AF290060

Manuel Busching

Zur Geschichte des Beipackzettels in Deutschland von den Anfängen bis 1990

Gebrauchsanweisungen für Arzneimittel zwischen Werbung, medizinischer Aufklärung und Information

Quellen und Studien zur Geschichte der Pharmazie

Begründet von Rudolf Schmitz †

Herausgegeben von Christoph Friedrich
und Tanja Pommerening

Band 136

Manuel Busching

Zur Geschichte des Beipackzettels in Deutschland von den Anfängen bis 1990

Gebrauchsanweisungen für Arzneimittel zwischen Werbung, medizinischer Aufklärung und Information

Mit einem Geleitwort von Christoph Friedrich

In Kommission:
Wissenschaftliche Verlagsgesellschaft mbH Stuttgart 2025

Verantwortlicher Herausgeber: Prof. Dr. Christoph Friedrich

Bibliografische Informationen der Deutschen Nationalbibliothek:
Die Deutsche Nationalbibliothek verzeichnet diese Publikation in der Deutschen Nationalbibliografie; detaillierte bibliografische Daten sind im Internet über https://dnb.dnb.de abrufbar.

ISBN: 978-3-8047-4594-0

(Ursprünglich Naturwissenschaftliche Dissertation, Fachbereich Pharmazie, Marburg, unter dem Titel: Zur Geschichte des Beipackzettels in Deutschland von den Anfängen bis 1990; eingereicht am 13. September 2024, Tag der mündlichen Prüfung: 01. November 2024, Hochschulkennziffer: 1180)

Umschlag:
Entwurf: Druckerei Schröder Lindauer & Wolny GbR, Bad Endbach und Manuel Busching, Hardegsen
Abbildungen: Landesarchiv Thüringen – Staatsarchiv Rudolstadt: Gebrauchszettel vom Hamburgischen Universal-Lebens-Oel und vom Anker-Pain-Expeller®, medizinhistorische Sammlung des Universitätsklinikums der Friedrich-Schiller-Universität Jena: Packungen von Lepinal®, Myosalvarsan® und Ovosiston® mit Beipackzettel, Stiftung Haus der Geschichte Nordrhein-Westfalen: Beipackzettel von Contergan® forte, Schering Archiv der Bayer AG: Beipackzettel von Anovlar®, Museum Obertor-Apotheke: Blechdose von Pyramidon®. Der Druck der Abbildungen erfolgt mit freundlicher Genehmigung der genannten Archive, Museen, Sammlung und Stiftung.

Satz: Manuel Busching, Hardegsen
Druck: Druckerei Schröder Lindauer & Wolny GbR, Bad Endbach / Hessen

Gedruckt mit finanzieller Unterstützung des Vereins zur Förderung des Instituts für Geschichte der Pharmazie und Medizin der Philipps-Universität Marburg e. V.

Geleitwort

Informationsmittel über Arzneimittel wurden auch in der Pharmaziegeschichte immer wieder untersucht. Hierzu zählen neben Arzneibüchern, Taxen und Arzneimittelverzeichnissen auch Beipackzettel, die bisher noch keiner ausführlichen Analyse unterzogen worden sind. Herr Busching hat dazu ein umfangreiches Quellenmaterial aus 17 Archiven, Museen und Sammlungen, in denen er unter anderem Packungen mit Beipackzetteln fand, außerdem zahlreiche persönliche Mitteilungen zusammengetragen und zudem außerordentlich gründlich die vorhandene Literatur ausgewertet.

Im ersten Hauptkapitel gibt der Autor einen Überblick über die rechtlichen Rahmenbedingungen zur Gestaltung von Packungsbeilagen, wobei er mit großem methodischen Geschick, nicht zuletzt auch dank seiner juristischen Studien, ein umfangreiches Quellenmaterial erschließen konnte. Er gliederte seine Untersuchung in drei historische Epochen, die Zeit bis 1945, die der Bundesrepublik Deutschland und die der DDR. Im Einzelnen weist er nach, dass bereits 1926 das Reichsministerium des Innern den Gedanken der Regelung von Gebrauchsanweisungen thematisierte. Darüber hinaus zeigt Herr Busching, dass Gebrauchsanweisungen bereits Ende des 19. Jahrhunderts eine Bedeutung bei gerichtlichen Entscheidungen zukam. Diskussionen gab es zudem immer wieder über Gebrauchsanweisungen als Werbemittel, insbesondere, wenn die Angaben über sachliche Informationen weit hinausgingen.

Zu den rechtlichen Verhältnissen in der Bundesrepublik weist der Autor zurecht darauf hin, dass in bisherigen Untersuchungen die Ländergesetzgebung nahezu unberücksichtigt blieb. Eine besondere Situation herrschte, wie Herr Busching nachweist, im Saarland, in das ein Großteil der Arzneimittel aus Frankreich importiert wurde. In Bremen durften Packungsbeilagen bereits 1959 die vorgeschriebene ärztliche Gebrauchsanweisung auf Rezepten ersetzen. Sehr gründlich analysiert der Autor die Arzneimittelgesetze der BRD, das von 1961 und von 1976, sowie die Heilmittelwerbegesetze von 1965 und 1978 im Hinblick auf Anforderungen an Packungsbeilagen.

Auch die arzneimittelrechtlichen Bestimmungen der DDR werden eingehend untersucht. Hier erwähnt Herr Busching, dass bereits die Verordnung über den Verkehr mit Impfstoffen, Seren und Bakteriophagen die Hersteller verpflichtete, Packungsbeilagen mit bestimmten Informationen beizufügen. Gestützt auf sehr gründliche Recherchen zeigt der Autor, dass der Zentrale Gutachterausschuss auch Inhalte von Packungsbeilagen bei Anträgen auf Eintragung eines Arzneimittels in das Arzneimittelverzeichnis der DDR bewertete. Während das Arzneimittelgesetz der DDR von 1964 keine Aussagen zum Inhalt von Gebrauchsinformationen machte, gab das Institut für Arzneimittelwesen (IfAR) 1987, im Nachgang zum neuen Arzneimittelgesetz von 1986, Richtlinien für die inhaltliche Gestaltung patientengerechter Packungsbeilagen heraus, die erstmalig vollständig in der Arbeit abgedruckt werden. Das IfAR erarbeitete 1990 auch eine Richtlinie zur Gestaltung von Packungsbeilagen für Ärzte.

Das zweite Hauptkapitel untersucht die Vorgeschichte des Beipackzettels. Hier demonstriert der Autor breite Kenntnisse der mittelalterlichen und frühneuzeitlichen Pharmazie, wenn er Einblattdrucke und Arzneibegleitscheine für Theriak als Vorläufer der Beipackzettel, gestützt auf eine umfangreiche Literatur (Gundolf Keil, Karl Sudhoff oder Heinz Zimmermann), beschreibt. Ausführlich analysiert er Gebrauchszettel von Olitäten und gibt hier zunächst eine Einführung in das Olitätenwesen und die rechtlichen Verhältnisse in Thüringen und Sachsen.

Das dritte Hauptkapitel widmet sich der Analyse von Beipackzetteln im Deutschen Reich, beginnend mit den zu dieser Zeit noch existierenden Olitäten und den inzwischen weit verbreiteten Geheimmitteln, die es bereits vor Gründung des Deutschen Reiches gab. Sie enthielten wie die Olitäten meist eine umfangreiche Liste von Indikationen, und die werbende Funktion nahm somit breiten Raum ein. Ausführlich behandelt der Autor dann Gebrauchsanweisungen von Arzneispezialitäten, die wichtige Angaben wie Indikation, Dosierung und weitere Einnahmehinweise in zunehmend sachlicher und teilweise wissenschaftlicher Form enthielten. Allerdings gab es häufig Vorwürfe von Seiten der Ärzte, mit Gebrauchsanweisungen eine Selbstbehandlung zu fördern, obwohl angesichts der immer höheren Auslastung der Ärzte diese immer wichtiger wurden. Neben Gebrauchsanweisungen für Patienten werden in einem Exkurs auch solche für Fachkreise, wie die für Impfstoffe, analysiert. Nach einem selbst entwickelten Schema, das das methodische Geschick des Kandidaten zeigt, untersucht dieser dann fünf sehr repräsentative Beispiele, wozu auch nicht verschreibungspflichtige Arzneimittel zählen.

Das vierte Hauptkapitel widmet sich der Untersuchung von Beipackzetteln aus der Bundesrepublik, wobei zunächst die Frage der Abgrenzung zwischen Vorbeugungs- und Heilmitteln diskutiert wird. Hier kann der Autor nachweisen, dass die frühen Packungsbeilagen nicht nur der Arztinformation, sondern vor allem der Information von Patienten dienten. Anhand von neun ausgewählten Beipackzetteln analysiert Herr Busching detailliert Besonderheiten dieses Informationsmittels. Dabei wird auch hier die Frage diskutiert, inwieweit Beipackzettel zugleich der Werbung dienten, was der Autor auch an einigen Beispielen detailliert nachweist. Unabhängig von gewerblichen Zwecken lieferten Beipackzettel aber schon sehr früh wichtige Informationen für eine sichere Arzneimitteltherapie.

Zu einem Umdenken in der Arzneimittelinformation führte, wie Herr Busching überzeugend darlegt, die Contergan®-Katastrophe, die die Einführung einer verpflichtenden Gebrauchsinformation zur Folge hatte. Er weist nach, dass das vom Bundesverband der Pharmazeutischen Industrie (BPI) 1972 erarbeitete Merkblatt „Sorgfaltspflichten des Arzneimittelherstellers nach dem Einstellungsbeschluss im Contergan-Verfahren" erste, freilich noch relativ unverbindliche Hinweise zur Gestaltung von Packungsbeilagen lieferte. Mit dem neuen Arzneimittelgesetz von 1976 gab es dann verbindliche Forderungen für dieses Aufklärungsmittel für Patienten. Wichtige Warnhinweise, wie etwa vor einer Teilnahme am Straßenverkehr, aber auch Nebenwirkungen wie Agranulozytose werden kenntnisreich diskutiert. Besondere Aufmerksamkeit schenkt der Autor der Frage nach der Verständlichkeit der Packungsbeilagen. Die Beispiele sind gut gewählt und zeigen die Entwicklung sehr genau auf, wobei Herr Busching eine Fülle von Literatur erfasst und gekonnt auswertet.

Das letzte Hauptkapitel widmet sich der Untersuchung von Beipackzetteln in der DDR. Auch hier stand man Beipackzetteln zunächst skeptisch gegenüber, wie mehrere Zeitschriftenbeiträge des späteren Schweriner Bezirksapothekers Siegfried Tölke (1920–1993) zeigen, der einen durch Beipackzettel initiierten steigenden Arzneiverbrauch befürchtete und auch angesichts der häufigen Lieferengpässe bei Arzneimitteln und der Papierknappheit in der DDR auf diese ganz verzichten wollte. Auch der Zentrale Gutachterausschuss und das Deutsche Institut für Arzneimittelwesen wollten eine „Selbstinformation" der Patienten auf solchem Wege vermeiden. Erst Ende der 1970er-Jahre sah man indes den Vorteil von Packungsbeilagen für die Aufklärung der Patienten. Herr Busching schildert eingehend Untersuchungen zu Packungsbeilagen von Manfred Böhm, aber auch Diskussionen auf Kongressen der Pharmazeutischen Gesellschaft der DDR und ihrer Arbeitsgemeinschaften. Mitte der 1980er-Jahre einigte man sich schließlich darauf, dass die pharmazeutische Industrie und die Sektion Arzneimittelinformation der Pharmazeutischen Gesellschaft der DDR gemeinsam patientengerechte Packungsbeilagen erarbeiten sollten, deren finale Fassung das IfAR festlegte. Einen vorläufigen Höhepunkt bildete die Richtlinie des IfAR für die inhaltliche Gestaltung patientengerechter Packungsbeilagen von 1987. Aufgrund der Mangelwirtschaft – vor allem aber wegen fehlenden Papiers – konnten, wie der Autor feststellt, von den etwa 250 geplanten neuen Beipackzetteln nur ca. 18 % gedruckt werden.

Im Folgenden analysiert der Autor dann 18 Beipackzettel verschiedener Arzneimittelhersteller nach der von ihm entwickelten Methode, beginnend mit Euvernil® um 1950 und 1962 bis zu neuen Kontrazeptiva des VEB Jenapharm aus den 1980er-Jahren. Übte man zunächst Zurückhaltung bei Packungsbeilagen, sollten diese in den 1980er-Jahren das Recht der Bürger auf Information befriedigen. Der Autor bietet im DDR-Kapitel ferner interessante Informationen zur Geschichte einzelner Arzneimittelhersteller wie der ISIS-Chemie Zwickau oder dem VEB Jenapharm.

Die Dissertation ist reich bebildert, sie zeigt eine große Anzahl von historischen Packungsbeilagen. Die Untersuchung der verschiedenen Beipackzettel erfolgt nach einer vom Verfasser entwickelten Methode, bei der der Inhalt tabellarisch zusammengefast, die Gestaltung beschrieben und Inhalt und Gestaltung jeweils im Kontext der Zeit beurteilt werden. Dieses Vorgehen ermöglicht einen guten Vergleich der Packungsbeilagen.

Beeindruckend ist zudem die Literaturkenntnis des Autors, die das über 70 Seiten umfassende Literaturverzeichnis widerspiegelt. Sie ermöglicht ihm ebenso wie seine sorgfältigen Analysen die Korrektur einer ganzen Reihe von Fehlern und Ungenauigkeiten in der Literatur.

Das vorliegende Werk dürfte daher nicht nur für Apotheker und Wissenschaftshistoriker von Interesse sein, spiegelt es doch ein Stück deutscher Geschichte über mehrere Jahrhunderte wider.

Marburg im November 2024   Christoph Friedrich

Danksagung

Mein aufrichtiger Dank gilt meinem Doktorvater, Herrn Prof. Dr. Christoph Friedrich, für die Überlassung dieses interessanten Themas und insbesondere für die intensive Betreuung, geprägt von wertvollen Anregungen und konstruktiver Kritik, sowie die immer zügige Korrektur der Manuskripte.

Herrn Prof. Dr. Michael Keusgen und Herrn Prof. Dr. François Ledermann danke ich für Ihre Gutachten.

Die große Hilfsbereitschaft und kompetente Unterstützung zahlreicher Mitarbeiterinnen und Mitarbeiter der verschiedenen Archive und Museen trug ganz wesentlich zum Entstehen der vorliegenden Arbeit bei. Ihnen allen gebührt mein großer Dank. Insbesondere möchte ich mich bei Frau Raffaela Berger (ehemals Bayer Archiv Leverkusen) und Herrn Thore Grimm (Schering Archiv der Bayer AG), Frau Dr. Sabine Bernschneider-Reif und den Mitarbeiterinnen und Mitarbeitern des Merck-Archivs Darmstadt, Herrn Dr. Reiner Gottschall (medizinhistorische Sammlung des Universitätsklinikums der Friedrich-Schiller-Universität Jena), Frau Dr. Karin König (Karl-Sudhoff-Institut für Geschichte der Medizin und der Naturwissenschaften), Herrn Dr. Eric Martin (Museum Obertor-Apotheke), Frau Dr. Claudia Sachße (Deutsches Apotheken-Museum), Frau Susanna Seufert (Sächsisches Apothekenmuseum), Herrn Dr. Florian Breitsameter (Deutsches Museum) und den Mitarbeiterinnen und Mitarbeitern des Staatsarchivs sowie des Stadtarchivs in Rudolstadt, des Thüringer Apothekenmuseums und des Deutschen Hygiene-Museums Dresden bedanken.

Meiner Frau Jasmin Busching danke ich von ganzem Herzen, dass sie mir den nötigen Freiraum für die zeitintensiven Arbeiten einräumte und mir jederzeit unterstützend und verständnisvoll zur Seite stand. Gleiches gilt für meine Töchter Carlotta und Emilia, die häufig auf ihren Vater verzichten mussten, aber deren liebevolle Zuneigung mich stets dazu motivierte, die Studie zügig abzuschließen. Ihnen ist die vorliegende Arbeit in Dankbarkeit gewidmet.

Mein inniger Dank gilt meinen Eltern Susanne und Ingo Busching, meinen Brüdern Benjamin Helm, Adrian Busching und im Besonderen Joshua Busching für ihre Unterstützung und Ermutigung, diese Studie anzufertigen. Ebenso bedanke ich mich bei der Familie meiner Frau für ihre immerwährende Hilfsbereitschaft. Danken möchte ich auch meinen Großeltern Hannelore Kleinert, Heinz und Ilse Busching, die meinen Werdegang stets interessiert verfolgten, solange es ihnen möglich war.

Zudem danke ich den Mitarbeiterinnen und Mitarbeitern des Instituts für Geschichte der Pharmazie und Medizin der Philipps-Universität Marburg und den Lehrenden des Aufbaustudiums. Ebenso bedanken möchte ich mich bei den Kommilitoninnen und Kommilitonen des Aufbaustudiums für den regelmäßigen konstruktiven Austausch und die freundschaftliche Verbundenheit.

Für die finanzielle Unterstützung bei der Drucklegung bedanke ich mich bei dem Verein zur Förderung des Instituts für Geschichte der Pharmazie und Medizin der Philipps-Universität Marburg e. V., seinerzeit unter dem Vorsitz von Dr. Bernhard Müller.

Inhaltsverzeichnis

1 Einleitung

Für die Kundenzeitschrift eines Apothekers berichtete ein Patient im 21. Jahrhundert über persönliche Erfahrungen mit Packungsbeilagen zweier ihm neu verordneter aber nicht näher benannter Medikamente. Er schrieb, wie er in der ersten Packungsbeilage von „Magen- und Darmbeschwerden, Hautausschlag, Schüttelfrost [und] Veränderungen des Blutbildes"[1] als mögliche, wenn auch nur seltene, Nebenwirkungen las. Bereits etwas reserviert fuhr er mit der zweiten Packungsbeilage fort, die über potentiell lebensbedrohliche Erstickungsanfälle aufgrund einer Kehlkopfschwellung aufklärte und die Verfügbarkeit eines Notarztes empfahl.[2] Daraus zog er folgenden Entschluss:

> ‚Lieber Gott! Du wirst verstehen, dass ich angesichts einer solchen Fülle möglicher schwerer Erkrankungen auf die Medikamente verzichte. Wenn ich es recht bedenke, bin ich jetzt richtig dankbar für meine Krankheit. Wenn ich wählen darf, ist sie mir die allerliebste!'[3]

Die Europäische Kommission fasste im März 2017 in einem Bewertungsbericht Unzulänglichkeiten und Verbesserungsmöglichkeiten der Packungsbeilage sowie Fachinformation von Arzneimitteln zusammen. Grundlage für die Auswertung waren zwei in Auftrag gegebene Studien, die das Niederländische Institut für Forschung im Bereich Gesundheitsdienste in Zusammenarbeit mit der Universität Leeds durchführte: Die PIL-S Study[4] beschäftigte sich mit der Lesbarkeit und Verständlichkeit von Fachinformationen und Packungsbeilagen sowie der Bewertung möglicher Folgen, zu denen die im Rahmen der Studie erkannten Unzulänglichkeiten führen können. Zudem gab sie Empfehlungen zu Verbesserungsmöglichkeiten. Die PILS-Box Study[5] befasste sich darüber hinaus mit den möglichen Auswirkungen eines zusätzlichen Abschnitts ‚wesentliche Informationen' in den Gebrauchs- und Fachinformationen, der Angaben über die Sicherheit und den Nutzen eines Arzneimittels hervorhebt, wobei auch die Vereinbarkeit mit den europäischen Rechtsvorschriften sowie die Kosten und der Zusatzwert eines solchen Abschnitts analysiert wurden. Als Ergebnis zeigte sich, dass die Verständlichkeit und Lesbarkeit der an den Laien gerichteten Packungsbeilage, besonders im Hinblick auf die verwendete Sprache, die Gestaltung und das Layout, verbesserungswürdig sind und im Vergleich zur Fachinformation ein erhöhter Handlungsbedarf besteht. Da die geltenden europäischen Rechtsvorschriften eine Verbesserung zuließen, empfahl die Europäische Kommission, die entsprechenden Leitlinien[6] zu korrigieren und bei den im QRD Template[7] empfohlenen Informationen eine größere Gestaltungs-

---

[1] E.-J. WOLTER (2016), S. 63.
[2] Vgl. E.-J. WOLTER (2016), S. 60 und S. 62f.
[3] E.-J. WOLTER (2016), S. 63.
[4] Siehe hierzu L. van DIJK u. a. (2014/b).
[5] Siehe hierzu L. van DIJK u. a. (2014/a).
[6] Für die Packungsbeilage relevant ist hierbei v. a. die Guideline on the readability of the labelling and package leaflet of medicinal products for human use. Siehe hierzu EUROPÄISCHE KOMMISSION (2009).
[7] Das QRD Template wird von der 1996 innerhalb der European Medicines Agency (EMA) gegründeten Working Group on the Quality Review of Documents herausgegeben. Es stellt

freiheit einzuräumen. In Bezug auf einen neuen Abschnitt ‚wesentliche Informationen‘ wurde festgestellt, dass vor dessen Einführung noch weitere Erfahrungen gesammelt werden müssen.[8] Auf nationaler Ebene erfährt die Packungsbeilage ebenfalls deutliche Kritik bezüglich ihrer Verständlichkeit und Lesbarkeit.[9] Dabei könnte die aktuell noch als gedrucktes Erzeugnis vorzufindende Gebrauchsinformation bald der Vergangenheit angehören, da auf europäischer Ebene ihre Digitalisierung angestrebt wird.[10]

Diese Ausführungen zeigen, dass sich die Packungsbeilage im Zuge ihrer verpflichtenden Einführung für Fertigarzneimittel in Deutschland mit dem Gesetz zur Neuordnung des Arzneimittelrechts 1976, das 1978 in Kraft getreten ist, nach 40 Jahren noch immer im Wandel und insbesondere auch in der Kritik befindet.[11] Deren Aufbau und Inhalt wird hauptsächlich über den gleichnamigen § 11 im Arzneimittelgesetz (AMG) definiert. Dieser legt bspw. fest, dass eine Packungsbeilage die Überschrift ‚Gebrauchsinformation‘ zu tragen hat und bestimmte Pflichtangaben in einer vorgeschriebenen Reihenfolge sowie „allgemein verständlich in deutscher Sprache [und] gut lesbarer Schrift“[12] enthalten muss. Der geläufige Begriff ‚Beipackzettel‘ taucht im AMG nicht auf und ist damit wohl der bekannteste Vertreter einer Reihe inoffizieller Synonyme, zu denen u. a. auch ‚Arzneimittelinformation‘, ‚Laien- / Verbraucherinformation‘, ‚Waschzettel‘ und ‚Gebrauchsanweisung‘ zählen.[13] Rein sprachlich verdeutlicht diese Auswahl schon ihre Funktion, nämlich den Patienten, der i. d. R. ein medizinischer Laie ist, über den Gebrauch eines Arzneimittels zu informieren. Aus dem Bereich der Öffentlichkeitsarbeit übertragen, deutet die Bezeichnung ‚Waschzettel‘ zudem eine Übersicht der wichtigsten Informationen an.[14] War die Packungsbeilage zunächst für Patienten und Fachkreise gleichermaßen konzipiert, ist sie seit 1986 nunmehr von der Fachinformation, der speziell an Fachkreise gerichteten Gebrauchsinformation, abzugrenzen.[15] An dieser Stelle sei angemerkt, dass, obwohl das AMG die offiziellen Begriffe ‚Packungsbeilage‘ und ‚Gebrauchsinformation‘ festlegt,[16] wir uns im weiteren Verlauf der vorliegenden Studie aber nicht auf diese Bezeichnungen beschränken können und wollen. Zum einen, da in den Quellen viele unterschiedliche Begriffe verwendet

---

      eine Vorlage dar, die Überschriften und Standardtexte, u. a. auch für die Packungsbeilage, beinhaltet und vom pharmazeutischen Hersteller mit spezifischeren Informationen ergänzt werden kann. Einheitlichkeit in Struktur und Inhalt soll zur Harmonisierung der Patienteninformation in der Europäischen Union beitragen. Die erste Version des Templates erschien direkt im Gründungsjahr 1996. Vgl. A. WOLF (2015), S. 5. Zur Entwicklung des in Packungsbeilagen verwendeten QRD Templates siehe A. WOLF (2015). Der Verfasser gibt auch einen kurzen Überblick der Entwicklung der gesetzlichen Vorschriften zur Packungsbeilage in Deutschland und Europa. Siehe hierzu A. WOLF (2015), S. 2–5.

[8]   Vgl. EUROPÄISCHE KOMMISSION (2017). Für kurze Zusammenfassungen der wesentlichen Erkenntnisse vgl. auch J. BORSCH (2017), S. 1178; sowie A. EDALAT (2017), S. 4566.

[9]   Vgl. E. RÄUSCHER / M. SCHAEFER (2018), S. 2258–2263.

[10]   Vgl. N. N. (2024), S. 478.

[11]   Vgl. BGBl Teil I (1976), Nr. 110, S. 2451f.

[12]   BGBl Teil I (2005), Nr. 73, S. 3403.

[13]   Vgl. J. SCHULDT (1992), S. 151f. Die Verfasserin erhob eine Statistik über Begriffe, mit denen Packungsbeilagen vor Einführung einer festgelegten Überschrift bezeichnet wurden.

[14]   Vgl. N. SCHULZ-BRUHDOEL / K. FÜRSTENAU (2013). S. 205.

[15]   Vgl. H. BLASIUS (2014), S. 4556.

[16]   Vgl. BGBl Teil I (2005), Nr. 73, S. 3403.

wurden, zum anderen, da insbesondere die „Konkurrenzbezeichnung in der einschlägigen Literatur und in der Presse"[17] ‚Beipackzettel' ein im Volksmund wie in der Wissenschaft weit verbreiteter Ausdruck ist. Darüber hinaus ermöglicht die Variation der Begriffe einen eleganteren Sprachstil.

Ausgehend von der Aktualität des Themas stellt sich damit aus pharmazie- und medizinhistorischer Sicht die Frage, wann der Beipackzettel entstand, wie er in der Vergangenheit aufgebaut war und wie er beurteilt wurde. Die rechtlichen Rahmenbedingungen zur Gestaltung der Packungsbeilage wurden in verschiedenen Arbeiten als einleitende Grundlage, oft für eine darauffolgende Analyse der Verständlichkeit von Seiten des Patienten, oder im Zusammenhang mit der Entwicklung des gesamten Arzneimittelgesetzes dargelegt. Die Ausführlichkeit variiert jedoch stark und ist dazu vom Entstehungszeitpunkt der Untersuchung abhängig. Zum Teil werden nur bestimmte Zeitabschnitte der Gesetzgebung herausgegriffen und analysiert. So liefert Caroline Schlick in ihrer Dissertation arzneimittelgesetzliche Rahmenbedingungen während des Dritten Reichs, die insbesondere den Apothekenbetrieb betrafen.[18] Ute Stapel beschreibt in ihrer Promotionsarbeit die Vorgeschichte sowie die Entstehung der Arzneimittelgesetze von 1961 und 1976 in der Bundesrepublik Deutschland.[19] Dabei behandelt sie im Rahmen des AMG von 1961 die Packungsbeilage als Werbemittel und im Hinblick auf das AMG von 1976 ihre Rolle als festen Bestandteil des neu eingeführten Zulassungsverfahrens und damit der Arzneimittelsicherheit.[20] In seiner Untersuchung zur Arzneimittelsicherheit für die Bundesrepublik geht Michael M. Hannig, der die Aufnahme von Arzneimittelnebenwirkungen in die Gebrauchsinformation nach 1978 in der Bundesrepublik analysiert, auch auf haftungsrechtliche Aspekte und die Beeinflussung der Compliance ein.[21] Weiterhin verfasste er mit Marion Schaefer auf Grundlage seiner Dissertation einen Aufsatz, in dem der Gebrauchsinformation während der Geltungszeit des AMG 1961 ein werbender Charakter attestiert wird.[22] Hohgräwe greift die Packungsbeilage in seiner Dissertation über die Implementation der Arzneimittelsicherheitspolitik in der Bundesrepublik ebenfalls auf.[23] In welcher Form bereits der Apotheker Johann Bartholomäus Trommsdorff (1770–1837)[24] einen Beitrag zur Arzneimittelsicherheit leistete, analysiert Petra S. Liedtke in ihrer 2010 entstandenen Dissertation.[25] Wie Nils Kessel in seinem Aufsatz zum Appetithemmer Phentermin schildert, betrafen Maßnahmen der

---

[17] J. SCHULDT (1992), S. 151.
[18] Siehe hierzu C. SCHLICK (2008), S. 22–53, S. 217–243 und S. 304–311.
[19] Siehe hierzu U. STAPEL (1988). Zur Entstehung des Arzneimittelgesetzes von 1961 und 1976 siehe auch K. M. ROTTHEGE (2011). Zudem gibt Murswieck einen Einblick in die Entwicklung der Arzneimittelgesetzgebung in Deutschland. Siehe hierzu A. MURSWIECK (1983), S. 267–289. Beide gehen jedoch nicht näher auf die Packungsbeilage ein.
[20] Siehe hierzu U. STAPEL (1988), S. 142–145 und S. 371–376.
[21] Siehe hierzu M. M. HANNIG (1995).
[22] Vgl. M. SCHAEFER / M. M. HANNIG (1996), S. 3994.
[23] Siehe hierzu U. HOHGRÄWE (1992).
[24] Siehe hierzu DApoB, Bd. 2, S. 692–695.
[25] Siehe hierzu P. S. LIEDTKE (2010).

Arzneimittelsicherheit schon vor dem AMG 1976 auch Packungsbeilagen, indem Nebenwirkungen in diese aufgenommen wurden.[26]

Dass die Packungsbeilage künftig mit der auch 1976 eingeführten Gefährdungshaftung für pharmazeutische Unternehmen bei nicht sorgfältiger Erstellung bzw. nicht fortlaufender Überarbeitung Teil eines Haftungstatbestandes werden kann, veranschaulicht Nicola Katharina Lang in ihrer Promotionsarbeit. Die Verfasserin gibt zunächst einen historischen Abriss über die rechtlichen Normen zum Aufbau und Inhalt der Gebrauchsinformation und behandelt anschließend unterschiedliche Haftungstypen für die pharmazeutische Industrie, Ärzte und Apotheker, wobei die Entwicklung der im direkten Zusammenhang mit der Packungsbeilage stehenden Gefährdungshaftung unter dem Einfluss der Contergan®-Katastrophe geschildert wird.[27] Die werbliche Nutzung von Packungsbeilagen Thalidomid enthaltender Präparate bspw. mithilfe der Angabe einer vermeintlichen Ungiftigkeit durch die Firma Grünenthal beschreiben Kirk und Lenhard-Schramm in ihren Dissertationen zur Contergan®-Katastrophe.[28] Einen historischen Abriss zu Haftungsregelungen für Arzneimittel liefert ferner Nina Jenke in ihrer Arbeit zum deutschen und amerikanischen Haftungsrecht für Arzneimittel und Medizinprodukte.[29] In welcher Weise die Verbände der pharmazeutischen Industrie Einfluss auf die Gestaltung des AMG von 1976 hatten, ist wiederum ein Teilaspekt der Dissertation von Verena I. Stumpf. Unter anderem erwähnt sie, dass besonders der Bundesverband der Pharmazeutischen Industrie e. V. in Form einer 1974 erlassenen Richtlinie zur Gestaltung des Beipackzettels entscheidend zum Inhalt des entsprechenden § 11 des AMG beigetragen hat.[30] Einen Überblick zum AMG von 1976 und den nachfolgenden, zum Teil auch die Gebrauchsinformation betreffenden Novellen bis einschließlich des Referentenentwurfs der 12. AMG-Novelle gibt Helga Blasius.[31] In einem weiteren Aufsatz ergänzt sie zur rechtlichen Einführung der Packungsbeilage mit dem AMG 1976 insbesondere die Übergangsvorschriften.[32] Die Einführung der Packungsbeilage mit dem AMG 1976 beschreibt auch der Jurist Gerhard H. Schlund in einem 1999 erschienenen Aufsatz. In diesem widmet er sich deren Veränderungen und beleuchtet die Forderung des Gesetzgebers nach ‚guter Lesbarkeit' und Abfassung ‚in deutscher Sprache' sowie den Haftungsaspekt der Packungsbeilage.[33] Randolf Berold und Wolf-Dieter Müller-Jahncke nennen in einem Aufsatz zu dem Analgetikum und Antipyretikum Pyramidon® speziell die Verordnung über die Bestimmung von Stoffen oder Zubereitungen aus Stoffen nach § 38a AMG 1961, die einen Warnhinweis zur Anwendungsdauer und Höhe der Dosierung in der Packungsbeilage forderte.[34] Einen kurzen Abriss zur Entwicklung rechtlicher Rahmenbedingungen enthalten zudem verschiedene andere Werke, wie bspw. der Gesetzeskommentar von Ulf Doepner für das Heilmittelwerbegesetz oder die

---

[26]　Vgl. N. KESSEL (2009), S. 295–301.

[27]　Siehe hierzu N. K. LANG (1996). Zur Entwicklung der Arzneimittelgesetzgebung unter dem Einfluss der Contergan®-Katastrophe siehe zudem B. KIRK (1999), S. 179–190.

[28]　Siehe hierzu B. KIRK (1999); sowie N. LENHARD-SCHRAMM (2016).

[29]　Siehe hierzu N. JENKE (2004), S. 21–27.

[30]　Siehe hierzu V. I. STUMPF (2009), S. 9–14 und S. 110–112.

[31]　Siehe hierzu H. BLASIUS (2003), S. 5234–5243.

[32]　Vgl. H. BLASIUS (2005), S. 3064f.

[33]　Siehe hierzu G. H. SCHLUND (1999), S. 757–772.

[34]　Vgl. R. BEROLD / W.-D. MÜLLER-JAHNCKE (1999), S. 44.

Dissertation von Andrea B. Gall bzw. Aufsätze von Hardy Scholz und Meike Hielscher für das AMG.[35]

Claudia Hertzsch verbindet in ihrer 2010 veröffentlichten Promotionsarbeit die Entwicklung der rechtlichen Rahmenbedingungen zur Packungsbeilage in der Bundesrepublik mit einer Analyse der Anforderungen des Fachpersonals und des Patienten an den Beipackzettel sowie darauf aufbauenden Vorschlägen zu einer patientenfreundlicheren Gestaltung. Sie beschreibt seit Einführung des AMG 1961 die Entwicklung der entsprechenden Gesetzesabschnitte sowie des Haftungsrechts, des Heilmittelwerberechts und des Rechts der Patienten auf Information. Ferner geht sie auf die historische Entwicklung der gesetzlichen Rahmenbedingungen auf europäischer Ebene sowie in Österreich, Großbritannien, Amerika, der Schweiz und Norwegen ein. Schließlich thematisiert sie negative wie positive Einflüsse der Gebrauchsinformation auf die Compliance.[36] Zudem veröffentlichten sie und andere einen Aufsatz zu den Anforderungen an Packungsbeilagen aus dem Haftungsrecht.[37] Einen ähnlichen Ansatz wählte Jörg Fuchs 2005 in seiner Dissertation. Nach einem kurzen Überblick zu den Veränderungen der rechtlichen Rahmenbedingungen in Deutschland seit Einführung des AMG 1961 und auf europäischer Ebene stellt er seine Untersuchung vor, die sich mit der Erarbeitung und Testung eines Instrumentes zur Bewertung und Optimierung im Verkehr befindlicher Packungsbeilagen beschäftigt. Das Resultat ist ein umfangreicher Katalog von Qualitätskriterien, der die Abschnittsreihenfolge des Beipackzettels, die Textstruktur und die Sprachstruktur im Hinblick auf Verständlichkeit und Übersichtlichkeit, die wesentlichen Einfluss auf das Vertrauen des Patienten und damit dessen Compliance haben, beurteilt.[38] Im Rahmen einer Erhebung des Wissenschaftlichen Instituts der AOK wurde im selben Jahr ein weiterer Kriterienkatalog für eine verbraucherfreundliche Packungsbeilage erstellt. Die Verfasser Katrin Nink und Helmut Schröder erläutern zunächst die Entwicklung der rechtlichen Normen in Deutschland und der Europäischen Union. Anschließend wird der Kriterienkatalog auf Grundlage einer Patientenumfrage, die sich auch auf die Verständlichkeit, Lesbarkeit und Priorisierung der Abschnitte des Beipackzettels konzentriert, entworfen und anhand eines Beispiels getestet.[39]

Einige weitere Studien, die sich hauptsächlich mit dem Inhalt, der Gestaltung und der daraus resultierenden Verständlichkeit sowie Compliance-Aspekten befassen, bieten entstehungsgeschichtliche Überblicke zu den rechtlichen Rahmenbedingungen auf deutscher und teilweise auch europäischer Ebene, die in ihrer Ausführlichkeit sehr differieren. Janina Schuldt unternimmt in ihrer Dissertation anschließend eine linguistische Analyse anhand von Beispielen sowie eine Umfrage, die eine Betrachtung der Packungsbeilage als Textsorte in den Mittelpunkt stellt.[40] Sie beschreibt darin zudem den

---

[35] Siehe hierzu U. DOEPNER (1980), S. 9–34; A. B. GALL (2009), S. 5–10; H. SCHOLZ (1997), S. 244; sowie M. HIELSCHER (1987), S. 3–5.
[36] Siehe hierzu C. HERTZSCH (2010).
[37] Siehe hierzu C. HERTZSCH u. a. (2010), S. 1189–1196.
[38] Siehe hierzu J. FUCHS (2005).
[39] Siehe hierzu K. NINK / H. SCHRÖDER (2005).
[40] Siehe hierzu J. SCHULDT (1992).

Clofibrat-Fall, der als Ausgangspunkt für die Einführung der Fachinformation 1986, zusätzlich zur Packungsbeilage für Patienten, gilt,[41] wie Retzar ebenfalls ausführt.[42] Iryna Leunikava untersucht zwei Gebrauchsinformationen als Anweisungstext. Hierbei steht im Fokus, wie die verwendete Sprache und die Lesbarkeit den Wissenstransfer und damit die Verständlichkeit beeinflussen.[43] Mit Wissenstransferprozessen und Fachsprache beschäftigt sich Jutta Berg-Schmitt in ihrer Dissertation.[44] Daniela Greifs Dissertation geht ebenso auf die Verständlichkeit von Packungsbeilagen ein, behandelt dabei allerdings weniger linguistische Aspekte.[45] Auch die Promotionsarbeit von Stefan Scharnhorst basiert auf einer Patientenumfrage und widmet sich hauptsächlich dem Problem eines negativen Einflusses auf die Compliance des Patienten.[46]

Die Entwicklung der Arzneimittelgesetzgebung in der DDR ist Teil der Arbeit zur Geschichte der unerwünschten Arzneimittelwirkungen von Ariane Retzar. Neben der Erprobung und Zulassung von Arzneimitteln in der DDR schildert die Verfasserin, in welcher Weise unerwünschte Arzneimittelwirkungen erfasst und bewertet wurden. Zudem stellt sie verschiedene Informationsmaterialien über unerwünschte Arzneimittelwirkungen vor, wobei sie in einem Kapitel auch die ‚patientengerechte Packungsbeilage‘ als ein Informationsmittel für den sachgemäßen Umgang mit Arzneimitteln behandelt. Schwerpunkte sind hierbei die sich verändernden Vorgaben zum Inhalt sowie die Verantwortlichkeiten bei der Erarbeitung und Herausgabe dieses Beipackzettels der DDR.[47] Auf die Entwicklung der Arzneimittelinformationsordnung, die die Packungsbeilage als Informationsmaterial in der DDR erstmals festlegte, geht Manfred Böhm in einem Aufsatz ein.[48] Christine Bergmann untersucht in ihrer Dissertation die Effektivität der Arzneimittelinformation in der DDR. Dabei gibt sie einen Einblick in die verschiedenen Informationsmittel für Arzneimittel, zu denen sie auch die Packungsbeilage zählt.[49] Darüber hinaus liefert ein 2007 erschienener Sammelband weitere Beiträge zur Pharmazie in der DDR, u. a. zur Arzneimittelgesetzgebung, zur Organisation des Apothekenwesens und zur Arzneimittelproduktion.[50] Darin widmet sich Joachim Richter der Entwicklung von ‚Gebrauchs- und Fachinformationen‘ in der DDR, der die vorgetragene Kritik und den mit der Patientenaufklärung im Zusammenhang stehenden Wandel der Packungsbeilage in den 1980er-Jahren zusammenfasst.[51] Ferner geben Christoph Friedrich und Albrecht Eichhorn in ihren Zeittafeln zur Geschichte der DDR einen all-

---

[41] Vgl. J. SCHULDT (1992), S. 74f.

[42] Siehe hierzu A. RETZAR (2019/b), S. 171–184.

[43] Siehe hierzu I. LEUNIKAVA (2011).

[44] Siehe hierzu J. BERG-SCHMITT (2003).

[45] Siehe hierzu D. GREIF (2009).

[46] Siehe hierzu S. SCHARNHORST (1986).

[47] Siehe hierzu A. RETZAR (2016). Für die Ausführungen zur patientengerechten Packungsbeilage siehe A. RETZAR (2016), S. 380–390.

[48] Siehe hierzu M. BÖHM (2007/b), S. 505–511. Ferner verfasste er einen Beitrag zur Arzneimittelgesetzgebung in der DDR, der einen Überblick darstellt und nicht näher auf Gebrauchsinformationen eingeht. Siehe hierzu M. BÖHM (2007/a), S. 24–39. Zur Entwicklung des Apothekenwesens in der DDR siehe U. VATER / C. FRIEDRICH (2010).

[49] Siehe hierzu C. BERGMANN (1989).

[50] Siehe hierzu 7b DIREKT APOTHEKENSERVICE AG (2007).

[51] Vgl. J. RICHTER (2007), S. 133–135.

gemeinen Überblick zur Entwicklung der pharmazeutischen Industrie,[52] der Hoch- und Fachschulausbildung, der Pharmazeutischen Gesellschaft und der Fachliteratur in der DDR, in dem die Einführung der Arzneimittelinformationsordnung auch erwähnt wird.[53]

Zur Gestaltung und Verwendung der Packungsbeilage vor Inkrafttreten rechtlicher Normen zur Festlegung des Inhalts liegen ausschließlich Arbeiten vor, die den Beipackzettel als Randthema beinhalten. Der Schwerpunkt dieser Untersuchungen liegt in den meisten Fällen auf der Werbung für Heilmittel. Ursula Lills Dissertation aus dem Jahr 1989 befasst sich mit der pharmazeutisch-industriellen Werbung in der ersten Hälfte des 20. Jahrhunderts. Sie gibt einen Überblick zu den gesetzlichen Vorgaben zur Werbung während des Kaiserreichs bis zur Mitte des 20. Jahrhunderts. Zudem stellt sie unterschiedliche Methoden sowie Mittel und Gegenstände der Arzneimittelwerbung vor, darunter auch der Beipackzettel. In einem kurzen Abschnitt zeigt sie anhand ausgewählter Beispiele die Haltung der Ärzte zur Packungsbeilage sowie die werblichen Komponenten der schon für den Arzt und Laien unterschiedlichen Ausführungen auf.[54] Auch Heinz Zimmermann stellt in einem Abschnitt seiner Dissertation anhand einiger Beispiele die Form und den Inhalt von Gebrauchsanweisungen des 16. bis 18. Jahrhunderts vor. Er betont ihren werbenden Charakter. Weiterhin analysiert er verschiedene Werbemittel, ihre inhaltlichen Elemente sowie Arzneimittelwerbung als gesundheitspolitisches Problem und geht auf Heilmittelwerbung in der Antike und im Mittelalter ein.[55] Die Gebrauchsanweisung als schriftliches und bildliches Werbemittel für Arzneien gegen Ende des 18. Jahrhunderts erwähnt Zimmermann wiederum in einem mit Rudolf Schmitz veröffentlichten Aufsatz.[56] Auch Sabine Bernschneider-Reif ordnet den Gebrauchszettel in ihrer Dissertation über das Olitätenwesen im Thüringer Wald den schriftlichen und bildlichen Werbemitteln zu. Dabei spielte die Religiösität der potentiellen Käufer eine große Rolle.[57] In einem Aufsatz fasst sie zudem Entstehung und Merkmale des Olitätenwesens zusammen, wobei auch der Gebrauchszettel als Medium zur Kommunikation der Wirkideen von Olitäten erwähnt wird.[58] Weitere Aufsätze zum Olitätenwesen behandeln jeweils am Rande unterschiedliche Aspekte zu Gebrauchszetteln. Von diesen sind bspw. die Beiträge von Siegfried Sieber zu nennen, der einen im Voraus gedruckten Gebrauchszettel als Werbemittel für die erzgebirgischen Arznei-

---

[52] Zur Entwicklung und Herstellung von Antihistaminika in der DDR siehe zudem U. MEYER (2002).

[53] Siehe hierzu C. FRIEDRICH / A. EICHHORN (1999), S. 247–301. Zur Einführung der Arzneimittelinformationsordnung vgl. C. FRIEDRICH / A. EICHHORN (1999), S. 277.

[54] Siehe hierzu U. LILL (1990). Für die Ausführungen zur Packungsbeilage siehe U. LILL (1990), S. 137–140. Zur historischen Entwicklung des Heilmittelwerberechts siehe H. SODAN / M. ZIMMERMANN (2008), S. 17–24.

[55] Siehe hierzu H. ZIMMERMANN (1974). Für die Ausführungen zur Gebrauchsinformation siehe H. ZIMMERMANN (1974), S. 61–69.

[56] Siehe hierzu R. SCHMITZ / H. ZIMMERMANN (1970), S. 804–809.

[57] Siehe hierzu S. BERNSCHNEIDER-REIF (2001), S. 343–345.

[58] Vgl. S. BERNSCHNEIDER-REIF (2000), S. 213–219.

händler erwähnt,[59] aber auch Aufsätze von August Elsässer und Walter Weiss zählen dazu.[60] Gleiches gilt für weitere Werke, wie die Dissertation von Heinz Peickert zu Geheimmitteln, die von Günther Petry zu Thüringer Haus- und Heilmitteln und die Abhandlung von J. A. Ernst Köhler zum Laborantenwesen im westlichen Erzgebirge.[61] Wie Elmar Ernst in einem Abschnitt seiner Dissertation feststellt, war die Gebrauchsanweisung bei den Geheimmitteln sogar ein unverzichtbarer Bestandteil jeder Packung, die als Werbemittel zur Verbreitung und Absatzerhaltung bzw. -steigerung der Produkte beitrug.[62] Langebner führt dazu in einem Aufsatz aus, dass die Gebrauchsanweisung der Mariazeller Magentropfen zur Unterscheidung von nachgemachten Präparaten diente.[63]

Als entfernte Verwandte des Beipackzettels nennt Rudolf Schmitz im ersten Band zur Geschichte der Pharmazie die zu den ersten Druckerzeugnissen zählenden Einblattdrucke,[64] von denen Zimmermann einige in seiner Dissertation untersuchte. Zudem liegen verschiedene Aufsätze zu Einblattdrucken vor, insbesondere von Karl Sudhoff, Gundolf Keil und Heinrich Huber.[65] Den ebenfalls den frühen Formen zuzuordnenden ‚Arzneimittelbegleitschein' des Theriaks erwähnt Holste in seiner Dissertation über den Theriakkrämer sowie in einem Aufsatz.[66] Langebner greift in einem Beitrag über den wandernden Arzneihändler Georg Faber ebenfalls einen Gebrauchszettel zum Theriak auf, indem er auf den Roman *Der abentheurliche Simplicissimus Teutsch* verweist,[67] auf den sich indes auch Holste bezieht.

Zusammenfassend kann festgestellt werden, dass eine zusammenhängende Darstellung zur Geschichte der Packungsbeilage in Deutschland bislang nicht existiert.

---

[59] Siehe hierzu S. SIEBER (1946), S. 230–232. Zu weiteren Beiträgen von Sieber siehe S. SIEBER (1942), S. 224f.; S. SIEBER (1950), S. 404–407; sowie S. SIEBER (1959), 58–83.

[60] Siehe hierzu A. ELSÄSSER (1925), S. 97–120; sowie W. WEISS (1937), S. 417–421.

[61] Siehe hierzu H. PEICKERT (1932); G. PETRY (1936); sowie J. A. E. KÖHLER (1898).

[62] Vgl. E. ERNST (1975), S. 138f. Neben dieser Dissertation veröffentlichte der Verfasser zusammen mit Rudolf Schmitz einen Aufsatz über die Schweizerpillen, in dem u. a. auch eine Gebrauchsanweisung abgedruckt wurde. Siehe hierzu R. SCHMITZ / E. ERNST (1971), S. 19–22.

[63] Vgl. T. LANGEBNER (2021/b), S. 10f.

[64] Vgl. R. SCHMITZ (1998), S. 402.

[65] Siehe hierzu K. SUDHOFF (1907 / 08), S. 388–390; K. SUDHOFF (1909 / 10), S. 397–402; K. SUDHOFF (1912 / 13), S. 309–312; G. KEIL (1966), S. 113–135; G. KEIL (1967), S. 302 bis 318; sowie H. HUBER (1939), S. 749f. Ein Aufsatz, der eine Handschrift zu einer Pestlatwerge aus dem 15. Jahrhundert als Beipackzettel vorstellt, wurde dabei nicht eingehender betrachtet, da eine Eingrenzung auf gedruckte Erzeugnisse im Rahmen dieser Arbeit erfolgte. Zu dem genannten Beitrag siehe T. SÄNGER / C. TENNER (1984), S. 19–28.

[66] Siehe hierzu T. HOLSTE (1976); sowie T. HOLSTE (1978), S. 175–178.

[67] Siehe hierzu T. LANGEBNER (2017), S. 43f.

2 Zielstellung

Die vorliegende Arbeit soll einen Beitrag zur Geschichte und Entwicklung der Packungsbeilage leisten. Dabei wird aufgezeigt, wie sich die Gebrauchsinformation für Arzneimittel veränderte und wodurch diese Veränderung beeinflusst wurde. Primärer Untersuchungsgegenstand sind dabei Beipackzettel von Humanarzneimitteln, die für die Anwendung durch Patienten vorgesehen sind. In Abgrenzung dazu werden Beipackzettel von Arzneimitteln, die Ärzte applizieren, wie Ampullenpräparate, nur vereinzelt betrachtet. Insbesondere sollen folgende Aspekte bearbeitet werden:

- Gestaltung und Zweck früher Formen von Beipackzetteln, insbesondere am Beispiel von Olitäten

- Entwicklung der Arzneimittelgesetzgebung hinsichtlich der Inhalte und Funktion der Packungsbeilage im Deutschen Reich, der Bundesrepublik sowie der DDR einschließlich der Umsetzung der Vorschriften

- Inhalte, Gestaltung und Zweck von Beipackzetteln industriell hergestellter Arzneimittel (Geheimmittel und Arzneispezialitäten) aus dem Deutschen Reich, insbesondere unter Berücksichtigung einer werblichen und informativen Verwendung sowie einer Einordnung der durch sie vermittelten medizinischen Aufklärung

- Entwicklung der Inhalte, Gestaltung und Verwendung von Beipackzetteln in der Bundesrepublik unter besonderer Berücksichtigung ihres zunehmend informativen Charakters, ihrer Rolle in der Arzneimittelsicherheit sowie der Verständlichkeitsschwierigkeiten

- Inhalte und Gestaltung von Packungsbeilagen in der DDR unter besonderer Berücksichtigung der Beurteilung ihrer werbenden Eigenschaften und der mit ihnen einhergehenden medizinischen Aufklärung sowie der Entwicklungstendenzen zur Nutzung als Informationsmittel

3 Material und Methodik

Die erste Etappe umfasste eine weitreichende Literaturrecherche mit dem Ziel, einen Überblick zum Thema zu erhalten. Daran schloss sich die Ermittlung des aktuellen Forschungsstands an. Hierbei diente in erster Linie die Bibliothek des Instituts für Geschichte der Pharmazie, aber auch die Universitätsbibliothek Marburg sowie die Staats- und Universitätsbibliothek Göttingen als erste Anlaufstellen. Weiterhin wurde der Karlsruher Virtuelle Katalog, eine Meta-Suchmaschine, die gleichzeitig mehrere und auch internationale Bibliothekskataloge abfragt, sowie die für historische Arbeiten spezifischen Verzeichnisse ‚Index wissenschaftshistorischer Dissertationen im deutschen Sprachraum' und ‚Pharmaziehistorische Bibliographie' genutzt.

Nach Auswertung der Literatur, die in der Einleitung vorgestellt wurde, erfolgte in der zweiten Etappe eine systematische Zeitschriftenrecherche. Für das Deutsche Reich und die Bundesrepublik wurden dabei ‚Die Pharmazeutische Industrie', die ‚Deutsche Apotheker Zeitung' und die ‚Pharmazeutische Zeitung' berücksichtigt, für die DDR wiederum die ‚Pharmazeutische Praxis', das ‚medicamentum' und ‚Die Pharmazie'. Diese Zeitschriften boten Informationen zu allen Aspekten, die in der Zielstellung genannt wurden. Hinzu kam die Zeitschrift ‚Werbung in der Medizin', die 1931 erstmals erschien und nach zwei Jahren bis einschließlich 1942 als ‚Heilmittelwesen und Werbung' fortgeführt wurde. Wie der Titel sagt, behandelt sie speziell medizinische Werbung. Dabei wurden ihre Inhalte besonders kritisch betrachtet, da sie zudem Gedankengut aus der NS-Zeit enthält. Diese grundlegende Zeitschriftenrecherche wurde punktuell zu speziellen Themengebieten oder zur Rückverfolgung von Quellenangaben um weitere medizinische und pharmazeutische Fachzeitschriften ergänzt, bspw. das ‚Archiv für Geschichte der Medizin', die ‚Münchener medizinische Wochenschrift' und das ‚Deutsche Ärzteblatt'.

In einer dritten Etappe wurden ungedruckte Quellen aus verschiedenen Archiven sowie Arzneifertigwaren aus Apothekenmuseen und medizinhistorischen Sammlungen erschlossen und ausgewertet. Als sehr ergiebig und gut sortiert speziell zu Packungsbeilagen erwies sich hierbei für das Deutsche Reich und die Bundesrepublik das Merck-Archiv der Merck KGaA Darmstadt. Ferner lieferten für diesen Zeitraum das Bayer Archiv und das Schering Archiv der Bayer AG wertvolle Unterlagen. Ebenfalls als sehr ergiebig erwies sich das Staatsarchiv Rudolstadt des Landesarchivs Thüringen. Neben Archivalien zum Olitäten- und Geheimmittelhandel verwahrt es einen Bestand zum Volkseigenen Betrieb (VEB) Jenapharm. Ergänzend dazu bewahrt das Stadtarchiv Rudolstadt Unterlagen zum VEB Ankerwerk Rudolstadt auf, zu denen auch Packungsbeilagen zählen. Zudem überliefert das Bundesarchiv Berlin-Lichterfelde Unterlagen des Instituts für Arzneimittelwesen der DDR. Weiteres Material aus der DDR konnte in Apothekenmuseen, medizinhistorischen Sammlungen und einem Privatarchiv von Arzneifertigwaren ausfindig gemacht werden, die teilweise Packungsbeilagen enthielten. Hierzu zählte das sächsische Apothekenmuseum, die medizinhistorische Sammlung des

Universitätsklinikums der Friedrich-Schiller-Universität Jena, das Privatarchiv von Pharmazierat Klaus-Joachim König in Jena sowie die medizinhistorische Sammlung am Karl-Sudhoff-Institut für Geschichte der Medizin und der Naturwissenschaften der Medizinischen Fakultät der Universität Leipzig. Sie verwahren teilweise auch Arzneifertigwaren aus dem Deutschen Reich und der Bundesrepublik. Zusätzlich erhielten wir Unterlagen aus dem Privatarchiv von Frau Gabriele Hollien über ihren Vater und Apotheker Siegfried Tölke, der Anfang der 1960er-Jahre Beiträge zu Packungsbeilagen in der Fachzeitschrift ‚Pharmazeutische Praxis‘ der DDR veröffentlichte. Von den Arzneifertigwarensammlungen ist zudem der große Bestand des Deutschen Apotheken-Museums in Heidelberg hervorzuheben, von dem Packungsbeilagen aus dem Deutschen Reich und der Bundesrepublik Verwendung fanden. Diese beiden Zeitabschnitte ergänzten ferner Arzneifertigwaren mit Packungsbeilagen aus dem Museum Obertor-Apotheke in Marktheidenfeld, dem thüringischen Apothekenmuseum Bad Langensalza sowie dem Deutschen Museum München. Ein für diese Arbeit besonderes Exemplar, eine frühe Packungsbeilage von einem Contergan®-Präparat, konnte nicht zuletzt in der Stiftung Haus der Geschichte Nordrhein-Westfalen aufgefunden werden.

In der letzten Etappe erfolgte schließlich die Auswertung des gesamten Materials gemäß der vorgestellten Zielstellung.

An dieser Stelle seien zudem einige formale Hinweise zur Abfassung der vorliegenden Arbeit erlaubt. Für eine bessere Lesbarkeit verzichten wir darauf, gleichzeitig männliche, weibliche und neutrale Sprachformen anzugeben. Stattdessen wird das generische Maskulinum verwendet. Jedoch meinen die Personenbezeichnungen stets alle Geschlechter, falls nicht ausdrücklich in abweichender Weise kenntlich gemacht. Ebenfalls aus Gründen der besseren Lesbarkeit werden entgegen rechtswissenschaftlicher Gepflogenheiten Gesetzesstellen nicht immer mit dem Kürzel des dazugehörigen Gesetzes, wie ‚AMG‘ für ‚Arzneimittelgesetz‘, vermerkt. Die korrekte Zuordnung ergibt sich in diesen Fällen aus dem Kontext. Zu den Analysen der Beipackzettel ist anzumerken, dass die Erfassung des Inhalts weitgehend dem Wortlaut der jeweiligen Packungsbeilage entspricht, die teilweise aufgeführten unterstrichenen Überschriften jedoch selbst nicht in diesen vorhanden sind. Zudem sind in der weiteren Analyse wörtlich aus den Beipackzetteln übernommene Passagen kenntlich gemacht, ohne dabei wiederholt die Quelle anzugeben. Dass die Abbildung der Packungsbeilage mit der entsprechenden Quellenangabe versehen ist, wird als ausreichend erachtet. Schließlich wurde die Anzahl der Wörter mathematisch auf die Dezimalstelle gerundet. Wörtliche Zitate, bei denen der wiedergegebene Text bereits in der Quelle mit doppelten Anführungszeichen beginnt und endet, werden direkt mit einfachen Anführungszeichen versehen. Außerhalb direkter Zitate dienen diese ansonsten der Hervorhebung von Begriffen.

4 Rechtliche Rahmenbedingungen zur Gestaltung von Packungsbeilagen

4.1   Im Deutschen Reich

4.1.1   Arzneimittelrechtliche Bestimmungen

Nach der Gründung des Deutschen Reiches 1871 erfolgte ein richtungsweisender Beschluss in der die Herstellung von Arzneien betreffenden Gesetzgebung, der deren Deregulierung forcierte. Hierbei handelte es sich nicht um die Verabschiedung einer gesamtstaatlichen Regelung zum Arzneimittelverkehr, sondern um die Übernahme der auf der Gewerbeordnung des Norddeutschen Bundes vom 21. Juni 1869[1] basierenden Reichsgewerbeordnung, die umfassende Gewerbefreiheit einräumte,[2] von der nur bestimmte Bereiche, u. a. die Errichtung von Apotheken und das Verkaufen von Arzneien,[3] ausgeschlossen wurden.[4] Die Arzneimittelherstellung außerhalb der Apotheke legalisierte das Gesetz jedoch und löste auf diese Weise die Bindung sowohl an die Konzession als auch an den Nachweis der Ausbildung, die für den Apothekenbetrieb notwendig waren, auf.[5] Dabei forderte es auch keine Erlaubnispflicht, wie bspw. eine zuvor in Preußen bei der Fertigung von Arzneien außerhalb der Apotheke vorgeschriebene Prüfung durch einen Amtsarzt.[6] Bis zum Inkrafttreten des ersten Arzneimittelgesetzes (AMG) in der Bundesrepublik 1961 waren nur Impfstoffe, Sera und serumähnliche Erzeugnisse[7] sowie Betäubungsmittel[8] von der Gewerbefreiheit ausgenommen.[9]

---

[1]   Siehe hierzu BGBlNB (1869), Nr. 26, S. 245–282.

[2]   Dazu gehörte unter Umständen auch die Kurierfreiheit. Vgl. E. ERNST (1975), S. 90, Anm. 28 und S. 195. Diese galt, wie das preußische Ministerium der geistlichen, Unterrichts- und Medizinal-Angelegenheiten 1871 in einem Zirkular-Erlass klarstellte, jedoch nicht für Apotheker, da apothekerliches Kurieren gegen die Trennung des Arzt- und Apothekerberufs verstieß und somit ihre Berufspflichten verletzte. Demgegenüber stand das Selbstdispensierverbot der Ärzte. Vgl. E. ERNST (1975), S. 195.

[3]   Vgl. BGBlNB (1869), Nr. 26, S. 246; sowie K. M. ROTTHEGE (2011), S. 30f.

[4]   Vgl. U. STAPEL (1988), S. 16; K. M. ROTTHEGE (2011), S. 26f.; sowie B. KIRK (1999), S. 20. Rotthege und Kirk beziehen sich auf die Angaben bei Stapel.

[5]   Vgl. U. STAPEL (1988), S. 16. Zur Gleichschaltung des deutschen Apothekenwesens im Dritten Reich siehe G. SCHRÖDER (1988). Zum Alltag von Apotheken in Deutschland im Dritten Reich siehe C. SCHLICK (2008).

[6]   Vgl. A. LINZ (1953), S. 508f.; sowie A. MURSWIECK (1983), S. 267f. Murswieck beruft sich auf die Angaben bei Linz. Es bestand zwar eine allgemeine Anmeldepflicht für das Gewerbe, aber keine Erlaubnis- oder Genehmigungspflicht. Vgl. A. ADLUNG / G. URDANG (1935), S. 128.

[7]   Reichsratsbeschlüsse führten zum Erlass landesrechtlicher Vorschriften auf diesem Gebiet. Vgl. A. LINZ (1949), S. 295. In Bayern galt beispielhaft die Verordnung, Vorschriften für Impfstoffe und Sera betreffend, die nach § 2 die Herstellung von einer Erlaubnis abhängig machte. Vgl. GuVBlB (1929), Nr. 7, S. 45.

Indes gab es regelmäßig Bestrebungen, strengere Regulierungen für den Arzneimarkt auf Reichsebene gesetzlich zu fixieren. 1876 wandte sich der Deutsche Apotheker-Verein in einer Eingabe an den Bundesrat, um die Gewerbefreiheit bei der industriellen Arzneimittelproduktion, insbesondere von Geheimmitteln, zu beschränken.[10] Der Schwerpunkt der Arzneimittelherstellung hatte sich inzwischen aus der Apotheke, in der mit den Pharmakopöen und der Apothekenbetriebsordnung streng einzuhaltende Vorschriften für die Herstellung galten,[11] in die Industrie verlagert, die bei der Fabrikation aber noch keinen qualitätssicherstellenden Regelungen unterlag. Dessen ungeachtet trug der Apotheker weiterhin die Verantwortung für die Abgabe unter diesen Bedingungen produzierter Arzneifertigwaren.[12] Die Gewerbefreiheit führte letztlich indes dazu, dass jedermann aus bekannten Arzneistoffen eigene Arzneien mit geschütztem Namen[13] herstellen und, falls diese nicht unter die Apothekenpflicht fielen, auch direkt an Patienten vertreiben konnte. Dadurch entstanden sogenannte „Waschküchenlabors"[14], in denen nachgemachte Spezialitäten oder Geheimmittel[15] produziert wurden. Zusätzlich er-

---

[8] Seit Inkrafttreten des Opiumgesetzes 1929 ist die Herstellung nach § 3 von einer Erlaubnis abhängig. Vgl. RGBl Teil I (1929), Nr. 43, S. 216. Zur Geschichte der Betäubungsmittelgesetzgebung siehe P. SCHENDZIELORZ (1988); sowie J. WRIEDT (2006).

[9] Vgl. R. SCHIEDERMAIR (1967), S. 104f.; U. STAPEL (1988), S. 81; sowie N. LENHARD-SCHRAMM (2016), S. 102. Lenhard-Schramm verweist auf Stapel, diese wiederum auf Schiedermair. Zur Entwicklung der gesetzlichen Bestimmungen des Arzneimittelverkehrs und der Arzneimittelherstellung seit den 1241 von Friedrich II. erlassenen Constitutiones von Melfi siehe U. STAPEL (1988), S. 4–15; sowie K. M. ROTTHEGE (2011), S. 5–24. Stapel datiert die Medizinalordnung auf 1231, wohingegen die vorherrschende Meinung das Jahr 1240 angibt. Vgl. A. ADLUNG / G. URDANG (1935), S. 7f.; H. MÜLLER-HESTER (1952), S. 943; R. SCHMITZ (1961), S. 1622; J. WEINGARTEN (1989), S. 32; sowie K. M. ROTTHEGE (2011), S. 5. Rotthege beruft sich auf Weingarten, der wiederum gibt Müller-Hester an. Schmitz korrigiert sich später auf das Jahr 1241 mit Verweis auf einen der Arzneizubereitung gewidmeten Paragraphen aus diesem Jahr. Vgl. R. SCHMITZ (1998), S. 449f.

[10] Vgl. C. FRIEDRICH / W.-D. MÜLLER-JAHNCKE (2005), S. 535; A. LINZ (1953), S. 509; sowie H. HORNUNG (1955), S. 98.

[11] Ein Instrument zur Qualitätssicherung stellte die Apothekenvisitation dar. Zu ihrer Geschichte von den Anfängen bis zum Ende des Zweiten Weltkrieges in Deutschland unter besonderer Berücksichtigung der Rheinprovinz siehe R. D. HORSTMANN (2017).

[12] Vgl. C. FRIEDRICH / W.-D. MÜLLER-JAHNCKE (2005), S. 535f.; C. FRIEDRICH (2000), S. 240; H. SALZMANN (1928), S. 994f.; U. STAPEL (1988), S. 44; B. KIRK (1999), S. 21; sowie E. HICKEL (2008), S. 471. Kirk verweist auf Stapel, Stapel wiederum auf Salzmann. Allerdings schien die gesetzliche Lage nicht gänzlich eindeutig. Nach einem Schreiben des Reichsministeriums des Innern sowie einem Urteil des Kammergerichts sollen Apotheker zumindest für die Güte und Beschaffenheit einer in Originalpackung abgegebenen Spezialität nicht verantwortlich gewesen sein. Vgl. N. N. (1926/f), S. 980.

[13] Das Gesetz zum Schutz der Waarenbezeichnungen trat 1894 in Kraft. Siehe hierzu RGBl (1894), Nr. 22, S. 441–448. Für eine Eintragung war es irrelevant, ob das Mittel eine Innovation, eine Nachahmung oder auch schon länger im Handel befindlich war. Vgl. U. LILL (1990), S. 78.

[14] U. STAPEL (1988), S. 82.

[15] Wie der Name bereits andeutet, wurden die Bestandteile von Geheimmitteln, die häufig pflanzlicher Herkunft waren, nicht deklariert. Sie zeichneten sich zudem durch einen direkten Vertrieb, eine umstrittene Wirksamkeit, eine für den Absatz notwendige Werbung, die

schwerte das Fehlen einer Deklarationspflicht der Inhaltsstoffe eine Einordnung als Heilmittel und den damit verbundenen Vertrieb über Apotheken.[16] Nicht die Spezialität an sich erschien also beunruhigend, sondern die Auswüchse des Spezialitätenwesens, insbesondere die weite Verbreitung einer unüberschaubaren Anzahl von Mitteln, deren Güte und Nützlichkeit bezweifelt werden musste.[17]

Diese offenkundigen Missstände zwangen den Gesetzgeber nunmehr zum Handeln: Anfang des 20. Jahrhunderts entwarf die Reichsregierung zunächst ein Gesetz gegen die Missstände im Heilwesen[18], das den Verkehr von Arzneimitteln, die in ausbeutender oder betrügerischer Weise vertrieben wurden, einschränken sollte. Besonders der die Kurpfuscherei einschränkende Teil des Gesetzes stieß jedoch auf Ablehnung, sodass dieses Vorhaben scheiterte.[19] Darauf folgend versuchte das Reichsministerium des Innern auf dem Weg der Neuordnung des Arzneiverkehrs außerhalb der Apotheken, also einer überarbeiteten Kaiserlichen Verordnung[20], dem Problem beizukommen. Dazu wandte es sich 1924 mit einem Rundschreiben an die Landesregierungen, dessen angefügter Fragebogen den Umfang der Änderungen ermitteln sollte.[21] Bei der Frage nach der Güte der Arzneimittel wurde an dieser Stelle auch der Forderung eines Mantelgesetzes über den Verkehr mit Arzneimitteln nachgegangen.[22] 1926 erging ein weiteres Rundschreiben an die Regierungen der Länder, das sich dieses Mal mit dem Verkehr von Arzneispezialitäten beschäftigte.[23] Es prüfte die Möglichkeit einer Spezialitätenverordnung als Ausführungsbestimmung auf Rechtsgrundlage eines entsprechend noch zu erstellenden Mantelgesetzes, um insbesondere Herstellung und Vertrieb der pharmazeutischen Erzeugnisse zu regeln.[24] Hierin stellte das Reichsministerium die Frage nach der Erlassung von Bestimmungen über die Verpackung der Spezialitäten. Dabei spezifizier-

---

den Patienten zugleich psychologisch beeinflusste, sowie einen in Relation zur Arzneitaxe überhöhten Preis aus. Vgl. E. ERNST (1975), S. 51f.

[16]   Vgl. U. STAPEL (1988), S. 81–83. Die Kaiserliche Verordnung machte den Apothekenzwang von Arzneien von einer Verwendung als Heilmittel abhängig.

[17]   Vgl. N. N. (1926/f), S. 979. Zu Vor- und Nachteilen der Spezialität siehe N. N. (1926/c), S. 931.

[18]   Nach Überarbeitung eines vorläufigen Entwurfs aus dem Jahr 1908 legte der Bundesrat 1910 dem Reichstag einen Entwurf vor. Vgl. A. MURSWIECK (1983), S. 271. Der vorläufige Entwurf samt Erläuterung ist abgedruckt bei N. N. (1908/a), S. 115–117, der vorgelegte Entwurf samt Begründung bei N. N. (1910/b), S. 951–955.

[19]   Vgl. A. LINZ (1959/a), S. 12; sowie A. MURSWIECK (1983), S. 271–273.

[20]   Siehe hierzu nachfolgend im Haupttext.

[21]   Vgl. N. N. (1924/b), S. 983–985; K. M. ROTTHEGE (2011), S. 43; sowie A. MURSWIECK (1983), S. 273f.

[22]   Vgl. N. N. (1924/b), S. 984.

[23]   Vgl. N. N. (1926/c), S. 931; E. WINCKELMANN (1928), S. 94; A. LINZ (1959/a), S. 13; U. STAPEL (1988), S. 86; K. M. ROTTHEGE (2011), S. 44; sowie A. MURSWIECK (1983), S. 274. Stapel bezieht sich u. a. auf Linz.

[24]   Vgl. N. N. (1926/c), S. 933; E. WINCKELMANN (1928), S. 95f.; sowie A. MURSWIECK (1983), S. 274–277. Für die internationale Behandlung des Spezialitätenproblems sowie Meinungen des Deutschen Apotheker-Vereins siehe N. N. (1926/d), S. 947–951. Für Stellungnahmen verschiedener Kammern, Vereine und Verbände zur Einrichtung einer zentralen Prüfstelle für Spezialitäten siehe N. N. (1926/e), S. 963–967.

te es u. a. auch Gebrauchsanweisungen[25] und griff somit erstmals den Gedanken gesetzlicher Bestimmungen zur Gestaltung beigefügter Gebrauchsinformationen auf.[26] Der Deutsche Apotheker-Verein forderte in seiner Stellungnahme zum Rundschreiben ein Verbot der Beifügung von Anpreisungen und Heilanzeigen; kurze Gebrauchsanweisungen beizulegen sollte jedoch gestattet sein.[27] Die pharmazeutische Industrie lehnte wegen aus ihrer Sicht fehlender Notwendigkeit jegliche Bestimmungen über beigelegte Drucksachen ab. Ein Verbot der Beifügung von Gebrauchsanweisungen widerspräche sogar dem Interesse der Allgemeinheit, da diese die Gefahren unzureichender Anweisungen überlasteter Ärzte minderten.[28] Die Gebrauchsanweisungen wären häufig sorgfältig ausgearbeitet, für den Patienten verständlich und zudem ausführlicher und detaillierter als vom vielbeschäftigten Arzt mitgegebene Hinweise.[29] Gemäß ihren Stellungnahmen hielten die Verbände der chemisch-pharmazeutischen Industrie für die Beschriftung und Verpackung lediglich bestimmte Angaben auf dem Etikett bzw. der äußeren Verpackung, wie den Namen, die Zusammensetzung und den Hersteller der Spezialität, für notwendig. Nach dem Verband pharmazeutischer Fabriken e. V. in Berlin und dem Verband rheinischer Fabriken pharmazeutischer Erzeugnisse e. V. in Köln-Raderthal sollten darüber hinaus keine weiteren Regelungen getroffen werden. Der Zentralverband der chemisch-technischen Industrie e. V. in Berlin und der Verband chemisch-pharmazeutischer Betriebe Thüringens in Rudolstadt lehnten weitergehende Bestimmungen, bspw. über die Beilegung von Gebrauchsanweisungen, sogar aufgrund unnötiger Erschwernis explizit ab.[30] Im amtlichen Entwurf des Reichsarzneimittelgesetzes, der im Januar 1931 veröffentlicht wurde, fand sich zunächst nur die Ermächtigung zur Erlassung von Vorschriften über die Verpackung von Arzneimitteln und Arzneien.[31] Die hohe Anzahl vorgesehener Ermächtigungen für weitere Verordnungen stieß, insbesondere bei der pharmazeutischen Industrie, auf Widerstand, die daraufhin mit Massenentlassungen drohte und in einer wirtschaftlich schwierigen Zeit mit hoher Arbeitslosig-

---

[25] Vgl. N. N. (1926/c), S. 933; N. N. (1926/h), S. 416; sowie E. WINCKELMANN (1928), S. 96.

[26] Von der Betrachtung ausgenommen sind ausdrücklich an den Arzt gerichtete Gebrauchsanweisungen, bspw. von Injektionspräparaten. Diese stellen einen Vorläufer der heutigen Fachinformation dar. Siehe hierzu Kapitel 6.3.6.

[27] Vgl. N. N. (1927/a), S. 212; N. N. (1927/c), S. 242; sowie W. STADER (1931), S. 247f.

[28] Vgl. W. STADER (1931), S. 247f. Eine ärztliche Verschreibung von Chenopodiumöl ohne schriftliche Gebrauchsanweisung führte zum Tod eines Patienten. Vgl. W. STADER (1931), S. 27. Siehe hierzu Kapitel 6.3.3.

[29] Vgl. W. STADER (1931), S. 28.

[30] Vgl. N. N. (1926/g), S. 1532f.

[31] Vgl. N. N. (1931), S. 74. Für den gesamten Entwurf, seine Entstehung und die Stellungnahme der *Pharmazeutischen Zeitung* siehe N. N. (1931), S. 73–78. Zur Erläuterung des Inhalts siehe K. M. ROTTHEGE (2011), S. 52–55. Bereits im Dezember 1930 druckte die *Süddeutsche Apotheker-Zeitung* einen ersten Gesetzentwurf ab, in dem die Ermächtigung schon verankert war. Vgl. N. N. (1930/d), S. 1471f. Zur Kritik an der vorzeitigen Veröffentlichung dieses Entwurfs im Frühjahr 1931, der wohl auf einen Vertrauensbruch im Reichswirtschaftsministerium zurückzuführen war, siehe A. LINZ (1953), S. 509; sowie A. LINZ (1959/a), S. 13f. Zu den Kritikpunkten der beteiligten Kreise am Entwurf siehe U. STAPEL (1988), S. 89–91.

keit auf diese Weise ihre Position durchsetzen konnte.[32] Ein dritter Entwurf aus dem Jahr 1932 enthielt abermals die Ermächtigung zur Erlassung von Vorschriften über die Verpackung von Arzneimitteln und Arzneien, allerdings sollten nun die Verordnungen vor ihrem Erlass einen Ausschuss durchlaufen, um die beteiligten Kreise in die Ausarbeitung einzubeziehen.[33] Dieser Entwurf „blieb im Dritten Reich liegen"[34]. 1938 arbeitete das Reichsgesundheitsamt eine Denkschrift zur Regelung des Arzneiverkehrs aus, die zusammen mit einem neuen Gesetzentwurf dem Reichsministerium des Innern vorgelegt wurde.[35] In diesem war die Ermächtigung von der Reichsregierung mit Zustimmung des Reichsrats auf den Bundesminister des Innern übergegangen.[36] Er scheiterte 1941 aber letztlich am Reichswirtschaftsministerium, das Einspruch gegen die Kriegswichtigkeit des Gesetzes erhob.[37] Bis zum Ende des Krieges wurde kein weiterer Versuch zur Schaffung reichseinheitlicher Vorschriften zum Arzneimittelverkehr mehr unternommen.[38] Zu erwähnen ist in diesem Zusammenhang jedoch die Verordnung über die Herstellung von Arzneifertigwaren vom 11. Februar 1943[39], die fortan die Herstellung neuer, also vor Inkrafttreten der Verordnung nicht im Verkehr befindlicher, Arzneifertigwaren untersagte, wobei sie die Möglichkeit von Ausnahmegenehmigungen einräumte.[40] Sie lieferte zumindest eine Definition des Begriffs ‚Arzneifertigware'.[41] Die Verordnung wurde durch einen Runderlass vom Mai 1943 spezifiziert, der bspw.

---

[32] Vgl. A. LINZ (1959/a), S. 14f.; A. LINZ (1953), S. 510; U. STAPEL (1988), S. 89f.; C. FRIEDRICH / W.-D. MÜLLER-JAHNCKE (2005), S. 536; A. MURSWIECK (1983), S. 277f.; sowie K. M. ROTTHEGE (2011), S. 45. Stapel verweist auf Linz von 1959. Rotthege verweist u. a. auf Friedrich / Müller-Jahncke.

[33] Vgl. N. N. (1932/a), S. 219f. Zur Beratung des Entwurfs im Reichsgesundheitsrat sowie der Stellungnahmen der Fachverbände siehe K. M. ROTTHEGE (2011), S. 55–80.

[34] H. HORNUNG (1955), S. 99. Der Entwurf erhielt im Frühjahr 1933 die Zustimmung aller Länder und Reichsministerien, wurde allerdings nicht unverzüglich dem Kabinett weitergeleitet, sodass er schließlich noch der nationalsozialistischen Partei zur Kenntnis vorgelegt werden musste. Weitere Änderungen waren nötig, wobei das Reichswirtschaftsministerium bereits deutlichen Widerstand leistete. Vgl. U. STAPEL (1988), S. 91; A. LINZ (1959/a), S. 16f.; sowie A. LINZ (1953), S. 510f. Dahingehend sind Lenhard-Schramm, der das Frühjahr 1932 für die Annahme des Entwurfs angibt, und Murswieck, der von der Annahme des vierten Entwurfs berichtet, zu korrigieren. Vgl. N. LENHARD-SCHRAMM (2016), S. 104; sowie A. MURSWIECK (1983), S. 279.

[35] Vgl. U. STAPEL (1988), S. 92; A. LINZ (1959/a), S. 18; sowie A. LINZ (1953), S. 510.

[36] Vgl. N. N. (1950), S. 682. Zur Erläuterung des Gesetzentwurfs siehe K. M. ROTTHEGE (2011), S. 97–105.

[37] Vgl. A. LINZ (1959/a), S. 18; A. LINZ (1953), S. 511; H. HORNUNG (1955), S. 99; sowie A. MURSWIECK (1983), S. 279. Wie Linz und Hornung berichten, erhob zudem das Preußische Finanzministerium Einspruch gegen das Gesetz.

[38] Vgl. A. LINZ (1959/a), S. 19; A. LINZ (1953), S. 512; sowie A. MURSWIECK (1983), S. 279.

[39] Siehe hierzu RGBl Teil I (1943), Nr. 16, S. 99.

[40] Vgl. RGBl Teil I (1943), Nr. 16, S. 99; sowie B. KIRK (1999), S. 22.

[41] Vgl. RGBl Teil I (1943), Nr. 16, S. 99.

auch die für den Antrag einer Ausnahmegenehmigung einzureichenden Angaben be-schrieb.[42]

Darüber hinaus beeinflusste § 6 Abs. 2 der Gewerbeordnung den Verkehr mit Arz-neien. Dieser ermächtigte zur Erlassung einer reichsrechtlich einheitlichen Regelung, die freiverkäufliche, also außerhalb von Apotheken vertriebene Arzneien in Form einer Positivliste bestimmen sollte. Auf dieser Grundlage wurde die Kaiserliche Verordnung, betreffend den Verkehr mit Apothekerwaren, vom 25. März 1872[43] verabschiedet.[44] Diese schloss allerdings in Form einer Negativliste bestimmte Zubereitungen unter der Voraussetzung, dass sie für Heilzwecke vorgesehen waren, sowie Drogen und chemi-sche Präparate vom Verkehr außerhalb der Apotheken aus.[45] Sie wurde 1875, fortan als Verordnung, betreffend den Verkehr mit Arzneimitteln,[46] 1890[47] und 1901[48] novel-liert.[49] Letztere stellte, unter dem Einfluss zahlreicher Änderungsverordnungen,[50] über-

---

[42] Vgl. MINISTERIALBLATT DES REICHS- UND PREUSSISCHEN MINISTERIUMS DES INNERN (1943), Nr. 21, S. 865–867. Bei der Beantragung einer Ausnahmegenehmigung mussten u. a. Angaben zur Gebrauchsanweisung gemacht werden. Vgl. MINISTERIALBLATT DES REICHS- UND PREUSSISCHEN MINISTERIUMS DES INNERN (1943), Nr. 21, S. 867. Dies mein-te indes keinen gedruckten Beipackzettel, sondern vermutlich Hinweise zur Einnahme. Zur Arzneifertigwaren-Stop-Verordnung und dem Runderlass siehe auch K. MEINE (1967), S. 11–14; sowie C. SCHLICK (2008), S. 50.

[43] Siehe hierzu RGBl (1872), Nr. 11, S. 85–89.

[44] Vgl. U. MEINECKE (1972), S. 138–140; A. ADLUNG / G. URDANG (1935), S. 127; H. HORNUNG (1955), S. 60; A. MURSWIECK (1983), S. 267–269; sowie K. M. ROTTHEGE (2011), S. 27f.

[45] Vgl. RGBl (1872), Nr. 11, S. 85; U. MEINECKE (1972), S. 141f.; U. STAPEL (1988), S. 16, Anm. 2; A. ADLUNG / G. URDANG (1935), S. 127; H. HORNUNG (1955), S. 60; sowie K. M. ROTTHEGE (2011), S. 28. Ein angehängtes Verzeichnis A listete Zubereitungen auf, die vom Verkehr außerhalb der Apotheken ausgeschlossen waren, wenn sie Heilzwecken dienen sollten. Verzeichnis B stellte die Drogen und chemischen Präparate zusammen, die unabhängig von ihrem Anwendungszweck apothekenpflichtig waren.

[46] Siehe hierzu RGBl (1875), Nr. 1, S. 5–10. Der Wortlaut ‚als Heilmittel' ersetzte ‚zu Heil-zwecken'. Damit sollten auch solche Mittel eingeschlossen werden, bei denen unabhängig von der subjektiven Absicht des Verkäufers ein Heilzweck ersichtlich war. Vgl. A. KLOESEL / W. CYRAN (1961), S. 105f. Dennoch war in der ersten Hälfte des 20. Jahrhun-derts zunächst der vom Vertreiber subjektiv deklarierte Zweck bei gerichtlichen Beschlüs-sen zur Apothekenpflicht entscheidender. Vgl. U. STAPEL (1988), S. 76f.; R. SCHIEDERMAIR (1969), S. 1592; sowie H. SEYDEL (1932), S. 107.

[47] Siehe hierzu RGBl (1890), Nr. 5, S. 9–17.

[48] Siehe hierzu RGBl (1901), Nr. 43, S. 380–390. Im Verzeichnis B wurden von nun an ‚Stof-fe' an Stelle der ‚Drogen und chemischen Präparate' aufgeführt. Vgl. A. KLOESEL / W. CYRAN (1961), S. 100. Zudem wurden Heilmittel erstmals definiert als „Mittel zur Beseiti-gung oder Linderung von Krankheiten bei Menschen oder Thieren". RGBl (1901), Nr. 43, S. 380.

[49] Vgl. U. STAPEL (1988), S. 17, Anm. 1; B. KIRK (1999), S. 20f.; H. HORNUNG (1955), S. 60 und S. 98; A. MURSWIECK (1983), S. 269; sowie K. M. ROTTHEGE (2011), S. 27f. Kirk be-zieht sich auf die Angaben bei Stapel.

[50] Vgl. A. ADLUNG / G. URDANG (1935), S. 127. Zu erwähnen ist die Ergänzung eines dritten Verzeichnisses C, das ebenfalls unabhängig vom Verwendungszweck Stoffe und Zuberei-tungen vom Verkehr außerhalb der Apotheken ausschloss. Vgl. RGBl Teil I (1924), Nr. 74,

greifend bis zum Inkrafttreten des AMG von 1961 geltendes Recht dar und war bezüglich der Apothekenpflicht bzw. Freiverkäuflichkeit sogar bis zum Erlass der Rechtsverordnungen auf Grundlage der §§ 30 und 32 AMG 1961 im Jahr 1969 gültig.[51] Die an den Zweck gebundene Einschränkung des Arzneimittelverkehrs hatte zur Folge, dass mitunter Heilmittel als Verhütungs- oder Vorbeugungsmittel in Umlauf gebracht wurden, um so einen größeren Abnehmerkreis zu erreichen.[52] Daher wurde „in Deutschland mehr ‚vorgebeugt' als in irgend einem [!] anderen Lande."[53]

Eine den Packungen von Arzneifertigwaren[54] beigefügte Gebrauchsanweisung tauchte zwar in den Verordnungen selbst nicht auf,[55] ihr Inhalt wurde allerdings bei der Entscheidung, ob einem Präparat objektiv ein Heilzweck zuzuschreiben war, berücksichtigt. In Gerichtsverhandlungen, teilweise bereits kurz nach Gründung des Kaiserreiches, wurde die Aufmachung von medizinischen Präparaten für eine mögliche Einordnung als Heilmittel herangezogen. Hierbei dienten die Inhalte beigegebener Gebrauchsanweisungen, oder u. a. auch Etiketten, der Beurteilung, ob dem Präparat eine Heilwirkung zugesprochen wurde und es damit, unabhängig von den Inhaltsstoffen, als Heilmittel einzustufen war.[56] Damit trugen Gebrauchsanweisungen auf Grundlage der Kaiserlichen Verordnung zur Festlegung des Vertriebsweges von Arzneien bei.[57]

S. 772–775. Dieses Verzeichnis sollte Geheimmittel enthalten. Vgl. K. M. ROTTHEGE (2011), S. 32. Die Angaben bei Kirk sind dahingehend zu ergänzen, dass der Gesetzgeber das dritte Verzeichnis erst 1924 erließ. Vgl. B. KIRK (1999), S. 21.

[51]   Vgl. U. STAPEL (1988), S. 18 und S. 73, Anm. 1; B. KIRK (1999), S. 21, Anm. 6; K. M. ROTTHEGE (2011), S. 31; sowie R. SCHIEDERMAIR (1969), S. 1590. Zur historischen Entwicklung der Apothekenbindung von Arzneimitteln und dem Konflikt zwischen Apothekern und Drogisten siehe U. MEINECKE (1972).

[52]   Vgl. U. STAPEL (1988), S. 73f. und S. 83. Für Beispiele, die aus der Lückenhaftigkeit der Kaiserlichen Verordnung resultierten, siehe auch C. SCHLICK (2008), S. 217–220.

[53]   H. SEYDEL (1932), S. 107. Zum vielbeachteten Spalt-Tabletten®-Urteil des Bundesgerichtshofs in diesem Zusammenhang siehe Kapitel 4.2.1.2. Zur Geschichte der Spalt-Tabletten® siehe C. FRIEDRICH (2007/a). Speziell zu den vielfältigen Werbemethoden für Spalt-Tabletten® siehe C. FRIEDRICH (2007/b), S. 4813f.

[54]   Der Begriff ‚Arzneifertigware' beschreibt gemäß Ernst eine „außerhalb der Apotheke hergerichtete Arznei, die in abgabefertigen Packungen vorrätig gehalten und bei Bedarf dispensiert wird." E. ERNST (1975), S. 31, Anm. 1. Sie besitzt zudem einen eigentümlichen (Phantasie-)Namen, der auf eine beständige Zusammensetzung hindeutet und vom Verbraucher auch damit wiedererkannt wird. Vgl. E. ERNST (1975), S. 31, Anm. 1. Ernst unterscheidet dabei zwischen der pharmazeutischen Spezialität, der Arzneispezialität sowie dem industriellen Geheimmittel. Siehe hierzu E. ERNST (1975), S. 31–53.

[55]   Die Kaiserliche Verordnung hatte jedoch Einfluss auf den Inhalt der Gebrauchsanweisungen. Siehe hierzu Kapitel 6.3.1.

[56]   Vgl. N. N. (1875), S. 198; N. N. (1879), S. 774; N. N. (1881/a), S. 252; N. N. (1884/c), S. 868; J. KUGLER (1892), S. 471; N. N. (1895/b), S. 848; N. N. (1896), S. 709; T. HUSEMANN (1897), S. 544; N. N. (1904/a), S. 193f.; N. N. (1904/c), S. 210; N. N. (1904/e), S. 495; N. N. (1910/c), S. 206; N. N. (1924/a), S. 752f.; W. LUSTIG (1926), S. 1582; N. N. (1926/a), S. 36; N. N. (1926/b), S. 724; N. N. (1927/b), S. 228; N. N. (1927/e), S. 858; N. N. (1927/f), S. 139; N. N. (1927/h), S. 371; N. N. (1927/i), S. 744; N. N. (1928), S. 6; sowie N. N. (1935/a), S. 657. Der ‚Hellmich'sche Lebensbitter' bspw. sollte gemäß der beiliegenden

Von der Kaiserlichen Verordnung abgesehen waren Regelungen des Arzneiverkehrs nach der Gründung des Deutschen Reiches zum Großteil Angelegenheit der Länder geblieben.[58] Überwiegend einheitliche landesrechtliche Vorschriften konnten dennoch über Bundesratsbeschlüsse erreicht werden.[59] Die preußische Apothekenbetriebsordnung von 1902[60], ab 1904 in Kraft getretene Verordnungen über den Verkehr mit Geheimmitteln und ähnlichen Arzneimitteln[61] sowie die Polizeiverordnungen über den Handel mit Giften von 1906[62] zählten bspw. hierzu.[63] Ferner gehörten dazu auch die Verordnungen über die Abgabe stark wirkender Arzneimittel von 1896[64]. Sie listeten in einem angehängten Verzeichnis Drogen und Präparate auf, die selbst sowie auch Zubereitungen aus diesen bei einer Verwendung als Heilmittel nur auf eine ärztliche Verordnung hin abgegeben werden durften.[65] Aufgrund der Einführung der Betäubungsmittel-Verschreibungsverordnung wurden sie durch einen Reichsratsbeschluss vom 31. März 1931 überarbeitet.[66] Zusätzlich stellten spezielle Verordnungen ausgewählte Stoffgrup-

---

Gebrauchsanweisung u. a. bei Cholera, Würmern, Kinderkrämpfen und Asthma eingesetzt werden. Vgl. N. N. (1881/b), S. 275.

[57] Vgl. N. N. (1887), S. 379. Als Heilmittel wurden nicht nur Stoffe und Zubereitung mit tatsächlich heilender Wirkung eingestuft, sondern auch solche, denen eine heilende Wirkung beigelegt wurde, obwohl sie sie objektiv nicht besaßen. Die Zweckbestimmung allein begründete ihre Einordnung als Heilmittel. Vgl. O. MEISSNER (1902), S. 24.

[58] Neben der Kaiserlichen Verordnung war die auch auf Grundlage des § 6 Abs. 2 der Gewerbeordnung 1941 erlassene Verordnung über den Verkehr mit Arzneimitteln usw., die der ärztlichen Verschreibungspflicht unterliegen, reichsweit gültig. Vgl. RGBl Teil I (1941), Nr. 29, S. 136. Dahingehend ist Murswieck zu korrigieren, der die Kaiserliche Verordnung als einzige Ausnahme ansieht. Vgl. A. MURSWIECK (1983), S. 267. Die Verordnung beschränkte den Verkauf rezeptpflichtiger Arzneien unabhängig von ihrem Verwendungszweck als Vorbeugungs- oder Heilmittel auf Apotheken. Vgl. C. SCHLICK (2008), S. 222; sowie U. LILL (1990), S. 400f.

[59] Vgl. A. LINZ (1949), S. 294; sowie A. MURSWIECK (1983), S. 267.

[60] Siehe hierzu H. BÖTTGER (1910), S. 256–314; sowie C. FRIEDRICH / W.-D. MÜLLER-JAHNCKE (2005), S. 909–911. Zur historischen Entwicklung der Apothekenbetriebsordnung siehe W. BAUER (1990). Zur Mitarbeit des preußischen Apothekerrats von 1896–1921 an der Novelle der preußischen Apothekenbetriebsordnung siehe A. SCHOCKMANN (2008), S. 219–240.

[61] Siehe hierzu H. BÖTTGER (1910), S. 327–335; sowie E. ERNST (1975), S. 204–214. Der Wortlaut der Verordnung findet sich bei Böttger in der Fassung des Jahres 1907. Siehe hierzu H. BÖTTGER (1910), S. 330–335. Für den Zusammenhang von Geheimmittelwesen und Ausgestaltung der Kaiserlichen Verordnung siehe E. ERNST (1975), S. 190–192.

[62] Siehe hierzu H. BÖTTGER (1910), S. 336–353. Zu den rechtlichen Bestimmungen im Umgang mit Giften seit Anfang des 16. Jahrhunderts siehe P. ELSTNER (1995), S. 3625–3630. Zur Tätigkeit von Apothekern als Toxikologen siehe C. FRIEDRICH (2012/a), S. 133–156.

[63] Vgl. U. STAPEL (1988), S. 18; A. LINZ (1949), S. 294; sowie A. MURSWIECK (1983), S. 267.

[64] Siehe hierzu H. BÖTTGER (1910), S. 315–323. Siehe hierzu auch N. N. (1915/a), S. 499 bis 501; N. N. (1915/b), S. 515f.; N. N. (1915/c), S. 523f.; sowie N. N. (1915/d), S. 701f.

[65] Vgl. H. BÖTTGER (1910), S. 315.

[66] Für den Reichsratsbeschluss siehe AMTSBLATT DES PREUSSISCHEN MINISTERIUMS FÜR VOLKSWOHLFAHRT (1931), Nr. 19, S. 897–904. Beispielhaft für die daraufhin in Bayern überarbeitete Abgabeverordnung siehe GuVBlB (1931), Nr. 11, S. 105–113.

pen oder Stoffe bzw. Präparate, wie weibliche Geschlechtshormone, Sedormid® oder Prontosil®, unter die Rezeptpflicht.[67] Indes führte erst die Verordnung über den Verkehr mit Arzneimitteln usw., die der ärztlichen Verschreibungspflicht unterliegen vom 13. März 1941[68] ein, dass verschreibungspflichtige Arzneien unabhängig von ihrem Anwendungszweck der Apothekenpflicht unterlagen, sodass bspw. auch als Vorbeugungsmittel deklarierte Präparate erfasst wurden.[69]

Die Bestimmungen zum Betäubungsmittelverkehr müssen hiervon getrennt betrachtet werden. Ab 1921 regelten Reichsgesetze den Verkehr mit Betäubungsmitteln, zunächst das Gesetz zur Ausführung des internationalen Opiumabkommens[70], 1924 durch ein Änderungsgesetz[71] modifiziert, und schließlich das Opiumgesetz[72] vom Dezember 1929. Ebenso verhielt es sich für die auf Grundlage des Opiumgesetzes erlassenen Verordnungen, zu denen u. a. die Verordnung über Ankündigung und Beschriftung von Betäubungsmitteln enthaltenen Arzneien[73] 1930 zählte.[74] Sie regelte die Beschriftung des Behältnisses und der Umhüllung von Arzneien, die Betäubungsmittel enthielten und in einer abgabefertigen Packung in der Apotheke bezogen sowie an den Patienten ausgehändigt wurden. Eine den Packungen beigefügte Gebrauchsanweisung erwähnte sie nicht.[75] Ferner gehörte die ebenfalls 1930 verabschiedete Verordnung über das Verschreiben Betäubungsmittel enthaltender Arzneien und ihre Abgabe in den Apotheken[76] dazu. Sie verlangte bspw. die Angabe einer ausdrücklichen Gebrauchsanweisung durch den Arzt auf Verschreibungen über Betäubungsmittel.[77]

Am 25. November 1939 verkündete der Reichsminister des Innern mit der Polizeiverordnung über Barbitursäureabkömmlinge[78] eine Verordnung, die auch Regelungen

---

[67] Vgl. C. SCHLICK (2008), S. 220, S. 222 und S. 236–242. So erklärte die Polizeiverordnung über die Abgabe von Aminobenzolsulfonamid und seinen Abkömmlingen in den Apotheken vom 30. Juni 1938 eine von der Verwendung als Heilmittel unabhängige Rezeptpflicht für entsprechende Arzneien, wie Prontosil®. Siehe hierzu PGS (1938), Nr. 14, S. 76. Die Landesregelungen von 1931 schafften im Wesentlichen einheitliche Rahmenbedingungen im Deutschen Reich. Unterschiede ergaben sich mit der Zeit durch spezielle Verordnungen, die die Verzeichnisse zu den stark wirkenden Arzneien, aber auch die allgemeinen Bestimmungen änderten. Vgl. P. BEHRENS (1960), S. 68.
[68] Siehe hierzu RGBl Teil I (1941), Nr. 29, S. 136.
[69] Vgl. C. SCHLICK (2008), S. 222; sowie U. LILL (1990), S. 400f.
[70] Siehe hierzu RGBl (1921), Nr. 1, S. 2–5.
[71] Siehe hierzu RGBl Teil I (1924), Nr. 24, S. 290f.
[72] Siehe hierzu RGBl Teil I (1929), Nr. 43, S. 215–217.
[73] Siehe hierzu RGBl Teil I (1930), Nr. 13, S. 144.
[74] Vgl. P. SCHENDZIELORZ (1988), S. 64–66.
[75] Vgl. RGBl Teil I (1930), Nr. 13, S. 144.
[76] Siehe hierzu RGBl Teil I (1930), Nr. 51, S. 635–655.
[77] Vgl. RGBl Teil I (1930), Nr. 51, S. 638.
[78] Siehe hierzu RGBl Teil I (1939), Nr. 236, S. 2304. Auch abgedruckt bei N. N. (1939/a), S. 1174f.; N. N. (1939/b), S. 667; sowie N. N. (1939/d), S. 850. Das bei Lill angegebene Datum (5. November 1939) ist zu korrigieren. Vgl. U. LILL (1990), S. 393, Anm. 388. Ebenfalls ist Hornung zu korrigieren, der den 25. Januar 1944 angibt, an dem jedoch die Polizeiverordnung über die Abgabe von Doryl® und anderen Arzneimitteln in den Apotheken verkündet wurde. Vgl. H. HORNUNG (1955), S. 112; sowie RGBl Teil I (1944), Nr. 8, S. 45f.

zur Beschriftung von Arzneien aufstellte, in diesem Fall dem Namen entsprechend für Arzneien, die Barbiturate enthielten. Auf Grundlage der Verordnung über die Polizeiverordnungen der Reichsminister vom 14. November 1938[79] erlassen, war sie im gesamten Deutschen Reich gültig und trat im April 1940 in Kraft.[80] In erster Linie stellte sie alle Barbitursäureabkömmlinge, ihre Salze, Verbindungen und Zubereitungen unter Rezeptpflicht, um einer größeren Schlafmitteleinnahme entgegenzuwirken, die aufgrund der Vielzahl neu entwickelter, nicht rezeptpflichtiger Barbitursäurederivate, die allesamt von den Herstellern als unschädlich bezeichnet wurden, in bedenklichem Maße zugenommen hatte.[81] Zudem schrieb § 4 Abs. 1 dieser Verordnung vor, dass Barbitursäureabkömmlinge in Arzneifertigwaren als solche auf den Packungen, Gebrauchsanweisungen, Werbeschriften und Ankündigungen gekennzeichnet werden müssen. Gemäß Abs. 2 war dies entweder auf Deutsch mit dem Anhang ‚-barbitursäure' oder der entsprechenden lateinischen Bezeichnung ‚Acidum … barbituricum' vorzunehmen.[82] Dies galt gleichermaßen für deren Salze, bspw. Natrium diäthylbarbituricum, und andere Verbindungen, sodass eine eindeutige Kennzeichnung sichergestellt wurde.[83] Abkürzungen erlaubte man nicht.[84] Damit lieferte diese Verordnung die erste gesetzlich vorgeschriebene Angabe für die gedruckte Gebrauchsanweisung einer Arzneifertigware.[85] Bereits 1936 hatte die Fachgruppe Pharmazeutische Erzeugnisse der Wirtschaftsgruppe Chemische Industrie eine Anweisung zur Kennzeichnung von Barbitursäure und ihrer Derivate enthaltender Präparate bekanntgegeben.[86] Diese hatte etwas allgemeiner vorgeschrieben, „auf allen Packungen und Werbeschriften […] entweder: Acidum … barbituricum (…barbitursäure, …barbital) oder: Urea malonylica [anzugeben]."[87]

Ebenfalls Einfluss auf die Beschriftung von Arzneifertigwaren, im Speziellen auf den Packungsaufdruck, nahm die Anordnung zur Regelung der Preisangabe auf Arzneifertigwaren vom 29. April 1942[88], die den Hersteller verpflichtete, den Preis der Arznei-

---

[79] Siehe hierzu RGBl Teil I (1938), Nr. 189, S. 1582.

[80] Nach § 5 der Verordnung über die Polizeiverordnungen war eine Verordnung des Reichsministers im gesamten Reich gültig, solange sie nicht selbst explizit einen engeren Geltungsbereich regelte. Vgl. RGBl Teil I (1938), Nr. 189, S. 1582.

[81] Vgl. F. DIEPENBROCK (1940), S. 195f.; sowie C. SCHLICK (2008), S. 238. Schlick bezieht sich in ihrer Ausführung auf Diepenbrock. Mit der Rezeptpflicht ging ein Werbungsverbot einher. Ausführlicher dazu siehe Kapitel 4.1.2.

[82] Vgl. RGBl Teil I (1939), Nr. 236, S. 2304.

[83] Vgl. F. DIEPENBROCK (1940), S. 196.

[84] Vgl. N. N. (1939/c), S. 849; sowie N. N. (1940/a), S. 154. Zu Gebrauchszetteln von Barbitursäurederivate enthaltenden Arzneifertigwaren siehe Kapitel 6.3.5. und 6.4.4.

[85] Von der Betrachtung ausgenommen sind ausdrücklich an den Arzt gerichtete Gebrauchsanweisungen, bspw. von Injektionspräparaten. Für diese wurde mitunter, wie im Fall der Gebrauchsanweisung für Tierlymphe, der Wortlaut bereits Ende des 19. Jahrhunderts vorgegeben. Sie stellen vielmehr einen Vorläufer der heutigen Fachinformation dar. Dazu vgl. Kapitel 6.3.6.

[86] Vgl. [o. V.] WETZELL (1936), S. 658.

[87] [o. V.] WETZELL (1936), S. 658.

[88] Siehe hierzu DRPS (1942), Nr. 102, S. 1. Auch abgedruckt bei U. von BLANC (1942/b), S. 177; sowie N. N. (1943), S. 758f.

taxe einschließlich der Umsatzsteuer in der Form ‚RM. [Preis] laut Arzneitaxe mit Umsatzsteuer' oder ‚RM. [Preis] lt. AT. m. U.' auf die Umhüllung zu drucken.[89]

Zusätzlich soll an dieser Stelle auf Bestimmungen zur Ausübung von Heilkunde eingegangen werden, da insbesondere Ärzte die Abgabe von Arzneien mit Gebrauchsanweisungen durch Apotheker im Deutschen Reich teilweise als Kurpfuscherei auslegten.[90] Die Revidierte Apothekerordnung vom 11. Oktober 1801[91] grenzte in Titel I § 14 die Ausübung der Apothekerkunst ausdrücklich von den nicht zu ihr zählenden ärztlichen und chirurgischen Verrichtungen ab.[92] Kurierende Apotheker verstießen zwar nicht gegen die Gewerbeordnung, aufgrund der Apothekerordnung jedoch gegen ihre Berufspflichten.[93] Das Anempfehlen einer Arznei nach der Schilderung von Krankheitssymptomen zusammen mit der Verabfolgung einer Gebrauchsanweisung konnte dabei als verbotenes Ordinieren ausgelegt werden, wenngleich dies nicht einheitlich gehandhabt wurde.[94]

4.1.2   Wettbewerbs- und heilmittelwerberechtliche Bestimmungen

Neben den Regelungen des Arzneimittelverkehrs betrafen die Vorgaben bezüglich des (un)lauteren Wettbewerbs und der Werbung für Heilmittel die Inhalte beigefügter Gebrauchsanweisungen. Dass Gebrauchszettel schon seit dem 16. bis ins 18. Jahrhundert auch werbliche Komponenten enthielten, wies Zimmermann nach, der die Verwendung des Bildes, im 16. Jahrhundert mit dem Einsatz einfacher Holzschnitte, im 18. Jahrhundert besonders mit dem Abbilden von Werbemarken realisiert, als werbewirksam hervorhebt.[95] Bernschneider-Reif beschreibt den Gebrauchszettel als Werbemedium im Olitätenwesen des Thüringer Waldes.[96] Die erzgebirgischen Arzneihändler nutzten gedruckte Gebrauchszettel ebenfalls auf diese Weise.[97] Die Gebrauchsanweisung von Ge-

---

[89]   Vgl. DRPS (1942), Nr. 102, S. 1; U. von BLANC (1942/b), S. 177; N. N. (1943), S. 758; sowie C. SCHLICK (2008), S. 52f. Schlick verweist auf N. N. (1943). Die Kassenärztliche Vereinigung hatte noch 1936 Preisangaben auf der Verpackung und den Gebrauchsanweisungen kritisiert und Herstellern einen Verzicht nahegelegt, da sie Patienten dazu verleiten würden, beim Arzt teurere Präparate aufgrund einer vermeintlich besseren Wirksamkeit einzufordern. Vgl. H. GROTE (1936), S. 266; sowie N. N. (1936/c), S. 484. Für die Preisfindung von Arzneifertigwaren gab die Deutsche Arzneitaxe ab 1936 Höchstzuschläge zu den Großhandelspreisen vor. Vgl. L. WOLF-KROWARTZ / C. FRIEDRICH / W.-D. MÜLLER-JAHNCKE (2019), S. 55. Zur preußischen Arzneitaxe des 18. und 19. Jahrhunderts siehe L. WOLF-KROWARTZ (2019).
[90]   Siehe hierzu Kapitel 6.3.2.
[91]   Siehe hierzu H. BÖTTGER (1910), S. 218–231.
[92]   Vgl. H. BÖTTGER (1910), S. 222.
[93]   Vgl. H. LEHNERT (1871), S. 493.
[94]   Vgl. H. STADELMANN (1890), S. 56. Zur Unsicherheit der Auslegung, ob die Verabfolgung von Gebrauchsanweisungen bei der Abgabe von Arzneien eine ärztliche Tätigkeit darstellte, und dahingehenden ministeriellen Verfügungen siehe Kapitel 6.3.2.
[95]   Vgl. H. ZIMMERMANN (1974), S. 66–74. Dazu vgl. auch Kapitel 5.1.1.
[96]   Vgl. S. BERNSCHNEIDER-REIF (2001), S. 344f.
[97]   Vgl. S. SIEBER (1946), S. 230–232. Zu Gebrauchsanweisungen im Olitätenwesen Thüringens sowie des sächsischen und schlesischen Erzgebirges siehe Kapitel 5.2 und 5.3.

heimmitteln des 19. Jahrhunderts glich inhaltlich anderen Werbekündern, sodass Ernst sie als Werbehilfe[98] bezeichnete. Ihre oft mehrsprachig gewählte Ausführung sollte den Eindruck einer weitläufigen Verbreitung des Mittels erwecken.[99]

Gegen Ende des 19. Jahrhunderts waren die technischen und wirtschaftlichen Möglichkeiten der pharmazeutischen Industrie so weit fortgeschritten, dass damit auch die Werbemaßnahmen für arzneiliche Präparate merklich zunahmen und teilweise marktschreierische Ausmaße erreichten.[100] Zur einheitlichen Regelung der Werbung auf Reichsebene standen dem nur einige Bestimmungen aus dem 19. Jahrhundert entgegen.[101] Mit dem Reichsgesetz zur Bekämpfung des unlauteren Wettbewerbs[102] trat 1896 eine erste, wichtige Rechtsnorm in Kraft, die ihrem Titel entsprechend unlautere Wettbewerbspraktiken untersagte.[103] Hiernach konnten Wettbewerber nach §§ 1 und 4 bspw. im Fall von unrichtigen oder zur Irreführung geeigneten Angaben über die Beschaffenheit einer Ware einen Unterlassungs- und Schadensersatzanspruch geltend machen.[104] 1909 trat eine überarbeitete Fassung dieses Gesetzes[105] in Kraft, das nunmehr im neu gefassten § 1 jede Handlung, die gegen die guten Sitten verstieß, den genannten Ansprüchen unterstellte. Zusätzlich wurde der unwahre, zur Schädigung eines anderen geeignete Vergleich verboten, vergleichende Werbung allgemein allerdings nicht.[106]

---

[98] Im Gegensatz zu Werbemitteln, die Werbekünder mit allein oder mindestens überwiegend werbender Funktion sind, stellen Werbehilfen sekundäre Werbekünder dar. Sie dienen primär einem nicht-werblichen Zweck, enthalten aber gleichzeitig werbende Komponenten. In erster Linie informiert die Gebrauchsanweisung den Patienten über die sachgemäße Anwendung des Mittels. Zwischen Werbemitteln und Werbehilfen sind die Übergänge fließend, zudem besitzt die Unterscheidung keinen grundsätzlichen Charakter. Vgl. R. SEŸFFERT (1966), Bd. 1, S. 236 und Bd. 2, S. 985f. Dementsprechend differenzierten die Quellen überwiegend nicht zwischen den Begriffen. Aus diesen Gründen und wegen der sprachlichen Abwechslung werden in der vorliegenden Arbeit beide Bezeichnungen verwendet.

[99] Vgl. E. ERNST (1975), S. 138f. Zu Gebrauchsanweisungen von Geheimmitteln siehe auch Kapitel 6.2.

[100] Vgl. U. DOEPNER (1980), S. 9; H. STRUNZ (1986), S. 22; sowie H. SODAN / M. ZIMMERMANN (2008), S. 17. Strunz verweist auf Doepner. Allgemein war die Entwicklung der Werbung eng mit der Industrialisierung verknüpft. Vgl. E. ERNST (1975), S. 115; sowie R. SEŸFFERT (1966), Bd. 2, S. 1504. Die Meinung über die gesamte Heilmittelwerbung wurde allerdings besonders von der Art und Weise der Geheimmittelwerbung geprägt. Vgl. E. ERNST (1975), S. 117. Sie war für den Absatz von grundlegender Bedeutung, sodass die Verbreitung von Geheimmitteln u. a. mittels Werbeverboten eingeschränkt werden sollte. Vgl. C. FRIEDRICH / W.-D. MÜLLER-JAHNCKE (2005), S. 898. Das industrielle Aufkommen der Geheimmittel und Spezialitäten zum Ende des 19. Jahrhunderts beeinflusste auch die Werbung in Apotheken. Siehe hierzu C. FRIEDRICH / W.-D. MÜLLER-JAHNCKE (2005), S. 912 bis 918.

[101] Vgl. U. LILL (1990), S. 353.

[102] Siehe hierzu RGBl (1896), Nr. 13, S. 145–149.

[103] Vgl. U. LILL (1990), S. 353; sowie H. STRUNZ (1986), S. 22.

[104] Vgl. RGBl (1896), Nr. 13, S. 145f.; sowie U. LILL (1990), S. 353.

[105] Siehe hierzu RGBl (1909), Nr. 31, S. 499–506.

[106] Vgl. RGBl (1909), Nr. 31, S. 499 und S. 502f.; sowie U. LILL (1990), S. 353f. Der ursprüngliche § 1 fand sich fortan im Wesentlichen in § 3 der Neufassung wieder. Vgl. RGBl (1909), Nr. 31, S. 499. Otto, Gähtgens und Dickmann kritisierten, dass das Gesetz gegen

Daneben lag Anfang des 20. Jahrhunderts eine Vielzahl an Länderverordnungen zur Heilmittelwerbung vor, die jedoch z. T. differierten.[107] Diese wurden im Laufe der Jahre zwar vereinzelt überarbeitet, aber zunächst nicht durch ein reichseinheitliches Gesetz ersetzt.[108] Einige dieser Verordnungen regelten das öffentliche Ankündigen von Heilmitteln. Steht dies auf den ersten Blick naturgemäß nicht mit einer Gebrauchsanweisung in Verbindung, da sie dem Käufer erst nach Erwerb eines Präparats zugänglich ist, fällte dennoch das Kammergericht am 30.05.1904 in dieser Hinsicht ein erstes Urteil. Demnach galt das Beilegen von zahlenmäßig mehr Gebrauchsanweisungen als bestellten Produkten sowie von Gebrauchsanweisungen nicht bestellter Arzneien als öffentliches Ankündigen.[109] Gemäß einem Urteil des Hanseatischen Oberlandesgerichts von 1914 stellte es ein strafbares öffentliches Ankündigen eines Heilmittels dar, wenn in dem Gebrauchszettel eines Präparats eine weitere Arznei des Herstellers zusammen mit den dazugehörigen, aber über die wahre Wirkung hinausgehenden Anwendungsgebieten aufgeführt wurde.[110]

Anfängliche Überlegungen, Bestimmungen zur Heilmittelwerbung in ein Reichsarzneimittelgesetz zu integrieren, mussten verworfen werden, da die Vorarbeiten für ein solches Gesetz sehr zeitintensiv waren, die Heilmittelwerbung aber einer zeitnahen Regelung bedurfte.[111] Erste landesweit einheitliche Vorgaben entstanden 1936 im Dritten

---

den unlauteren Wettbewerb für die Anwendung im Heilmittelbereich zu allgemein und kaufmännisch ausgerichtet sei. Vgl. W. OTTO / W. GÄHTGENS / W. DICKMANN (1936), S. 5f. Die in § 1 hinterlegte Generalklausel erlaubte die Erfassung unterschiedlichster Tatbestände, wobei es der Rechtsprechung oblag, über die Lauterkeit eines Verhaltens zu urteilen. Sie stellte zusammen mit den §§ 3 und 4 die im Heilmittelbereich wichtigsten Regelungen des Gesetzes dar. Vgl. B. BLÄHSER / U. REIMANN (1983), S. 201f.

[107] Vgl. U. LILL (1990), S. 353. Lill beziffert die Verordnungen auf etwa 200. Vgl. U. LILL (1990), S. 342, S. 353f. und S. 369. Urban zählte nahezu 200, Peickert über 200 Verordnungen. Vgl. E. URBAN (1904), S. VI; sowie H. PEICKERT (1932), S. 148. Peickert bezog sich auf eine Aussage auf der Hauptversammlung des Rechtsschutzvereins der Fabrikanten pharmazeutischer Spezialitäten von 1905. Wiederum Urban, Winckelmann in Bezugnahme auf Urban, Achner und Stader gaben über 250 an. Vgl. E. URBAN (1925), S. 6; E. WINCKELMANN (1928), S. 93; H. ACHNER (1932), S. 11; sowie W. STADER (1931), S. 262. Achner und Stader erwähnen einen Aufsatz von W. Baecker als Referenz, Achner ist dahingehend zu korrigieren, dass dieser Aufsatz nicht 1921, sondern 1927 erschien. Vgl. W. BAECKER (1927), S. 136. Urban gab die Situation im jeweiligen Erscheinungsjahr seiner Werke wieder. Somit lag die Zahl der Verordnungen Anfang des 20. Jahrhunderts um 200 und stieg bis Ende der 1930er-Jahre auf über 250 an. Für eine Übersicht der wichtigsten, direkt und indirekt auf Arzneimittelwerbung Einfluss nehmenden, gesetzlichen Regelungen von der Kaiserzeit bis zum Anfang der 1950er-Jahre siehe U. LILL (1990), S. 343–352.

[108] Vgl. U. LILL (1990), S. 369.

[109] Vgl. K. MARCETUS (1943), S. 23; sowie K. MARCETUS (1955), S. 886. Zur Geschichte des Kammergerichts als ältestes deutsches Gericht siehe R. WASSERMANN (2004).

[110] Vgl. N. N. (1915/e), S. 366.

[111] Vgl. W. OTTO / W. GÄHTGENS / W. DICKMANN (1936), S. 8. Die Autoren gaben weiterhin an, dass aufgrund des Gesetzes über Wirtschaftswerbung die Zuständigkeit zur Ausarbeitung einer einheitlichen Regelung beim Werberat der deutschen Wirtschaft lag, wobei nur eine enge Zusammenarbeit mit den entsprechenden Behörden zielführend sein könnte. Vgl. W. OTTO / W. GÄHTGENS / W. DICKMANN (1936), S. 8f.

Reich: Der auf Grundlage des Gesetzes über die Wirtschaftswerbung vom 12. September 1933[112] zur Aufsicht über die Wirtschaftswerbung im gesamten Reich ermächtigte Werberat der deutschen Wirtschaft[113] erließ seine 17. Bekanntmachung[114], auch Heilmittel-Bekanntmachung genannt.[115] Die Bekanntmachungen des Werberats besaßen zwar keinen Gesetzes- oder Verordnungscharakter,[116] die 17. Bekanntmachung erlangte jedoch über einen gesetzgeberischen Umweg Rechtswirksamkeit im gesamten Reich.[117] Zunächst erließ Preußen eine der Bekanntmachung gleichlautende Polizeiverordnung[118] im Mai 1936.[119] Auf dem Weg eines gleichzeitig ergangenen Runderlasses[120] forderte der Reichs- und Preußische Innenminister schließlich die außerpreußischen Länder dazu auf, dem Beispiel Preußens folgend gleichlautende, rechtsverbindliche Polizeiverordnungen zu erlassen.[121] Die Heilmittel-Bekanntmachung untersagte, wie das Gesetz zur

---

[112] Siehe hierzu RGBl Teil I (1933), Nr. 99, S. 625f. Dem Gesetz folgten zwei Durchführungsverordnungen, von denen die zweite den Werberat dazu ermächtigte, allgemeine Richtlinien zur Werbung zu erlassen, die sogenannten Bekanntmachungen. Vgl. RGBl Teil I (1933), Nr. 121, S. 791f. § 3 des Gesetzes führte i. V. m. § 4 der zweiten Durchführungsverordnung ein Verbot mit Erlaubnisvorbehalt für jede Form der Wirtschaftswerbung ein. Die Erlaubnis war beim Werberat einzuholen, der diese auch versagen oder wieder zurückziehen konnte. Vgl. RGBl Teil I (1933), Nr. 99, S. 625; RGBl Teil I (1933), Nr. 121, S. 791; sowie W. GREULING (1938), S. 47.

[113] Der Werberat der deutschen Wirtschaft, eine vom Reichspropagandaministerium eingesetzte Instanz, war für die gesamte Werbung im Deutschen Reich zuständig. Vgl. C. FRIEDRICH / W.-D. MÜLLER-JAHNCKE (2005), S. 940f. Zum Werberat siehe auch M. RÜCKER (2000), S. 103–174.

[114] Siehe hierzu DRPS (1936), Nr. 111, S. 1. Zur Erläuterung der Inhalte und praktischen Durchführung der 17. Bekanntmachung siehe W. OTTO / W. GÄHTGENS / W. DICKMANN (1936), S. 11–41.

[115] Vgl. U. DOEPNER (1980), S. 10; sowie U. LILL (1990), S. 383f. und S. 387.

[116] Vgl. U. DOEPNER (1980), S. 10; G. GOLDMANN (1938), S. 25–27; sowie V. ROSSWOG (1939), S. 50–53. Dass diese Ansicht seinerzeit strittig war, zeigte Wied. Vgl. H. WIED (1936), S. 126–150. Ergänzend dazu ging Müller bspw. schon von einer Rechtsverbindlichkeit der Richtlinien aus. Vgl. H. MÜLLER (1938), S. 56. Unabhängig davon drohte bei Missachtung der Entzug der Werbungsgenehmigung. Vgl. U. DOEPNER (1980), S. 10; U. LILL (1990), S. 384f.; sowie N. N. (1935 / 36), S. 188.

[117] Vgl. W. DICKMANN (1936 / 37), S. 43; U. LILL (1990), S. 387; W. OTTO / W. GÄHTGENS / W. DICKMANN (1936), S. 1; sowie W. OTTO (1936), S. 297 und S. 299.

[118] Zur Polizeiverordnung über die Werbung auf dem Gebiete des Heilwesens 1936 siehe PGS (1936), Nr. 13, S. 105–108, abgedruckt bei W. OTTO / W. GÄHTGENS / W. DICKMANN (1936), S. 47–53; sowie N. N. (1936/a), S. 316f.

[119] Vgl. U. DOEPNER (1980), S. 10; W. DICKMANN (1936 / 37), S. 43; U. LILL (1990), S. 387; W. OTTO / W. GÄHTGENS / W. DICKMANN (1936), S. 1; sowie W. OTTO (1936), S. 299. Lill bezieht sich an dieser Stelle auf Dickmann.

[120] Dieser ist abgedruckt bei W. OTTO / W. GÄHTGENS / W. DICKMANN (1936), S. 53; sowie W. FRICK (1936), 317f. Verwaltungsrechtlich bezeichnet ein Runderlass den Befehl einer höheren Behörde an einen Kreis untergeordneter Behörden bezüglich interner Angelegenheiten. Vgl. H. PETERS (1949), S. 49, Anm. 1.

[121] Vgl. W. OTTO / W. GÄHTGENS / W. DICKMANN (1936), S. 1; sowie U. LILL (1990), S. 387. Otto, Gähtgens und Dickmann vertauschten an dieser Stelle Anlage III und IV. Ein erstes reichseinheitliches Gesetz mit Bestimmungen zur Heilmittelwerbung wurde schon 1927

Bekämpfung des unlauteren Wettbewerbs, unter Nr. 3 allgemein irreführende Werbung.[122] Hierzu zählte bspw. Buchstabe a unrichtige Angaben über die Zusammensetzung oder Beschaffenheit und Buchstabe b über den wahren Wert hinausgehende Wirkungen, den fälschlichen Eindruck über einen regelmäßig mit Sicherheit oder Wahrscheinlichkeit eintretenden Behandlungserfolg, also Garantieversprechen, und Allheilmitteldarstellungen.[123] Bei der Beurteilung des entsprechenden Abschnitts der Polizeiverordnung war laut Urteil des Oberlandesgerichts Dresden der Zweck der Vorschrift zu berücksichtigen. Dieser erstreckte sich über den Schutz der Bevölkerung vor gesundheitlichen Schäden, die durch Fehlgebrauch einer Arznei oder durch die verzögerte Anwendung einer wirksamen Arznei aufgrund falscher Hoffnungen in ein Präparat, das eine werblich zugesprochene Wirkung nicht entfaltete, entstehen konnten. Zugleich war der Inhalt der Werbung aus der Sicht eines Durchschnittslesers, der an dem Mittel interessiert war und daher die Formulierung einigermaßen aufmerksam las, zu sehen.[124] Unter Nr. 4 erklärte die Heilmittel-Bekanntmachung u. a. Werbung, die zur Selbstbehandlung von Geschlechtskrankheiten führen konnte oder Ängste schürte, und unter Nr. 5 u. a. Laienwerbung für rezeptpflichtige Arzneien sowie für bestimmte Indikationsgebiete, wie Krebs und Tuberkulose, als unzulässig. Ferner beschränkte sie unter Nr. 6 Werbung für Mittel zur Behandlung von Geschlechtskrankheiten und Verhütungs- sowie Abtreibungsmittel auf Fachkreise.[125] Darüber hinaus führte sie zur kritischen Hinterfragung des Gebrauchs schmückender Adjektive, des Superlativs und insbesondere des Ausdrucks ‚ärztlich empfohlen' sowie seiner abgewandelten Formen.[126] Etwa ein Jahr nach ihrem Inkrafttreten tauchten in der Heilmittelwerbung jedoch weiterhin typische, irreführende Angaben auf. Insbesondere Übertreibungen und über den wahren Wert hinausgehende Wirkungen, die beide mit der Verwendung des Superlativs einhergingen,

---

verabschiedet. Dieses betraf allerdings nur die Werbung für Mittel zur Verhütung, Heilung oder Linderung von Geschlechtskrankheiten. Siehe hierzu RGBl Teil I (1927), Nr. 9, S. 61 bis 63; U. Lill (1990), S. 370; U. Doepner (1980), S. 10; sowie W. Otto / W. Gähtgens / W. Dickmann (1936), S. 3. Da das Gesetz zur Bekämpfung von Geschlechtskrankheiten die Erteilung von Ratschlägen zur Selbstbehandlung entsprechender Krankheiten untersagte, hatte es auch Auswirkungen auf Gebrauchsanweisungen, da diese unter Umständen gegen dieses Verbot verstießen. Vgl. W. Lustig (1929), S. 461f.; N. N. (1929/b), S. 507; N. N. (1929/c), S. 658; N. N. (1929/e), S. 344; sowie N. N. (1929/f), S. 681f. Zur Behandlung von Geschlechtskrankheiten im Deutschen Reich siehe auch C. Schlick (2008), S. 332–337. Auf Landesebene prägend für die Gesetzgebung zur Heilmittelwerbung war die bereits 1933 in Preußen erlassene Polizeiverordnung über die öffentliche Ankündigung oder Anpreisung von Mitteln oder Verfahren zur Verhütung oder Heilung von Menschen- oder Tierkrankheiten, die Grundlage für Erlasse ähnlich verfasster Bestimmungen in anderen Ländern war. Vgl. U. Lill (1990), S. 382f.; sowie PGS (1933), Nr. 41, S. 215.

[122] Vgl. U. Lill (1990), S. 388; sowie DRPS (1936), Nr. 111, S. 1.

[123] Vgl. DRPS (1936), Nr. 111, S. 1. Vgl. dazu auch in Teilen U. Lill (1990), S. 388.

[124] Vgl. K. Marcetus (1955), S. 913–915.

[125] Vgl. DRPS (1936), Nr. 111, S. 1. Vgl. dazu auch in Teilen U. Lill (1990), S. 388.

[126] Vgl. U. Lill (1990), S. 389. Der Werberat gab eine Auflistung zulässiger und unzulässiger Adjektive heraus. Vgl. N. N. (1934 / 35), S. 299f.; sowie U. Lill (1990), S. 389. Zu Erläuterungen über zulässige und unzulässige Werbeinhalte und -formulierungen siehe auch E. Naue / M. Röttger (1937); sowie R. Riedemann (1938).

sowie Heilungsversprechen und die Angabe verschiedenster Indikationen wurden bemängelt.[127] Im Juli 1941 folgte eine weitere Fassung der 17. Bekanntmachung[128], die nunmehr unter Nr. 4 auch Werbung mit Selbstbehandlungsschriften und Bemerkungen ärztlicher Empfehlung, wie ‚ärztlich empfohlen‘ oder ‚ärztlich geprüft‘ als unzulässig erklärte. Zudem wurden die Indikationsgebiete der auf Fachkreise beschränkten Werbung erweitert, u. a. um ernste Herz- und Nierenerkrankungen sowie Diabetes, und Werbung für bestimmte Therapeutika und Stoffgruppen bzw. Stoffe, zu denen bspw. Schlafmittel, Bromverbindungen, Dimethylamino-phenyldimethyl-pyrazolon und seine Verbindungen sowie jeweils Zubereitungen dieser Stoffe, Borverbindungen enthaltende Abmagerungsmittel, Erektions- und Sexualkräftigungsmittel zählten, wurde ebenfalls auf Fachkreise eingeschränkt.[129] Bezüglich des Verbots von Selbstbehandlungsschriften stellte man dabei klar, dass Gebrauchsanweisungen nicht darunter fielen.[130] Etwa zwei Monate später wurden die Polizeiverordnungen der Länder zu Gunsten der reichsweiten Polizeiverordnung über die Werbung auf dem Gebiete des Heilwesens[131], die auf Grundlage der im November 1938 erlassenen Verordnung über die Polizeiverordnung der Reichsminister erlassen wurde, aufgehoben.[132] Sie entsprach der überarbeiteten Fassung der Heilmittel-Bekanntmachung[133] und verkörperte bis 1965 in der Bundesrepublik geltendes Recht.[134]

Von entscheidender Bedeutung war allerdings die grundsätzliche Frage, ob die einer Arznei beigefügte Gebrauchsanweisung überhaupt Werbung darstellte oder nicht? Sie entschied nämlich erst über die Anwendbarkeit der Heilmittel-Bekanntmachung bzw. der Polizeiverordnungen und somit über entsprechende Überwachungsmöglichkeiten.[135] Wie Lill darlegt, bot die Packungsbeilage auch in der ersten Hälfte des 20. Jahrhunderts noch werbliche Möglichkeiten, wenngleich sie kein klassisches Werbemittel der phar-

---

[127] Vgl. W. DICKMANN (1937 / 38), S. 50–52.

[128] Siehe hierzu DRPS (1941), Nr. 171, S. 1f.

[129] Vgl. U. LILL (1990), S. 390 und S. 392f.; sowie DRPS (1941), Nr. 171, S. 1.

[130] Vgl. W. SPANGENBERG (1941), S. 71; H. W. KRÖNING (1941), S. 74; H. D. SCHOLTZ (1943), S. 86f.; sowie U. LILL (1990), S. 392. Wie Jonas ausführte, lag in Abgrenzung zur Gebrauchsanweisung „eine Selbstbehandlungsschrift [...] nur vor, wenn die Schrift allgemeine Ausführungen über Entstehung, Wesen und Behandlung von Krankheiten oder Schilderungen eines bestimmten Heilsystems oder ein Verzeichnis der Heilanzeigen der empfohlenen Mittel oder gesundheitliche Ratschläge enth[ie]lt, die mit der Anwendung der Mittel in keinem unmittelbaren Zusammenhang st[and]en.“ H. W. KRÖNING (1941), S. 74.

[131] Siehe hierzu RGBl Teil I (1941), Nr. 109, S. 587–590.

[132] Vgl. U. DOEPNER (1980), S. 10; sowie RGBl Teil I (1941), Nr. 109, S. 587 und S. 590.

[133] Vgl. U. DOEPNER (1980), S. 10; sowie U. LILL (1990), S. 391.

[134] Vgl. U. DOEPNER (1980), S. 10f. Nach der Auflösung des Dritten Reichs kamen Zweifel an der verfassungsrechtlichen Gültigkeit der Polizeiverordnung über die Werbung auf dem Gebiete des Heilwesens auf. Vgl. U. DOEPNER (1980), S. 11; sowie U. LILL (1990), S. 427f. Die Rechtsprechung räumte diese jedoch aus. Vgl. U. DOEPNER (1980), S. 11. Zur diesbezüglichen Rechtsprechung siehe K. MARCETUS (1955), S. 891–904 und S. 918. Zur weiteren Rechtsprechung der Polizeiverordnung bis einschließlich 1954 siehe K. MARCETUS (1955), S. 904–928, bis 1958 siehe FACHVEREINIGUNG HEILMITTELWERBUNG E. V. (1958).

[135] Vgl. K. H. JONAS (1941), S. 153f.

mazeutischen Industrie darstellte.[136] Ähnlich sah es auch Simon in der ersten Hälfte der 1930er-Jahre. Er zählte den Beipackzettel zu den elementaren Bestandteilen einer werblichen Packung, der dem Patienten im ausgewählten Beispiel des Mittels Jerrofan®[137] eine gewisse Erfolgswahrscheinlichkeit bei der Anwendung vermittelte.[138] In ausführlicheren Abhandlungen zur Werbung der Heilmittelindustrie findet die Gebrauchsanweisung jedoch nur teilweise Erwähnung als Werbemittel und wird überwiegend vernachlässigt.[139] Das Fehlen einer Legaldefinition des Begriffs ‚Werbung' erschwerte zusätzlich eine eindeutige Zuordnung und eröffnete gleichermaßen einen Ermessensraum. Das Kammergericht stellte allerdings in seinem Urteil vom 3. August 1937 (1. S. 187 / 37) hinsichtlich der Werbung klar:

> „Dieser Begriff ist nach dem Zwecke und dem Inhalt der Polizeiverordnung über die Werbung auf dem Gebiete des Heilwesens vom 5.5.1936 weit auszulegen. [...] Unter ‚Werbung' ist danach, wie der Senat schon in seinem Urteil vom 21.5.1937 (1 Ss. 109.37) ausgeführt hat, jede die Förderung des Absatzes bezweckende Ankündigung oder Anpreisung des Heilmittels zu verstehen"[140].

Auf die Gebrauchsanweisung angewendet: Sollte sie den Patienten zum erneuten Kauf des Mittels oder zum Kauf eines anderen Mittels motivieren, fiele sie unter den Begriff ‚Werbung', da sie den Absatz des Unternehmens förderte. Letztere Variante, die Methode der gekoppelten Werbung, also für zwei Produkte zugleich oder mit einem Produkt für ein anderes zu werben, nutzten einige Firmen der Kosmetikindustrie in ihren

---

[136] Vgl. U. LILL (1990), S. 137–140.

[137] Jerrofan® war eine Inhalationslösung zur Behandlung des Asthma bronchiale, die sich 1933 aus Adrenalin, Ephetonin®, Papaverin, Eumydrin® und Psicain zusammensetzte und von der Firma Asthmosana in Bad Reichenhall hergestellt wurde. Vgl. GEHES CODEX (1933), S. 561.

[138] Vgl. R. F. SIMON (1934 / 35), S. 225f. Simon räumte Beipackzetteln gegenüber der Packung einen Nachteil ein, wohl darauf abzielend, dass der Patient diesen erst nach dem Erwerb eines Mittels zu Gesicht bekommt. Vgl. R. F. SIMON (1934 / 35), S. 225.

[139] Achner, Schwabe, Kernd'l, Rosenberg, Reucker, Brand und Wildt erwähnten den Beipackzettel nicht als Werbemittel. Vgl. H. ACHNER (1932), S. 37–86; W. SCHWABE (1939), S. 128–143; A. KERND'L (1933), S. 59–121; E. ROSENBERG (1913), S. 9–20; K. REUCKER (1926), S. 59–62; A. BRAND (1940), S. 65–90; sowie W. WILDT (um 1910), S. 94–100. Weitere Arbeiten, die etwas näher auf die Gebrauchsanweisung von Arzneien eingingen, werden im Haupttext behandelt. Bei der Beurteilung dieses Sachverhalts ist auf die Auslegung des Begriffs ‚Gebrauchsanweisung' zu achten, die auf der einen Seite eine vom Arzt mitgegebene oder der Packung aufgedruckte Einnahmevorschrift, auf der anderen Seite die der Arznei beiliegende Druckschrift, den Beipackzettel, bezeichnen kann.

[140] K. MARCETUS (1943), S. 614. Die Beurteilung ist unabhängig davon, ob die Werbung zum gewünschten Erfolg führte. Vgl. N. N. (1937 / 38), S. 149. Seÿffert beschrieb Wirtschaftswerbung allgemein als jede Maßnahme, die darauf gerichtet ist, einen potentiellen Käufer zu gewinnen bzw. zur Kaufentscheidung zu bewegen. Vgl. R. SEÿFFERT (1966), Bd. 2, S. 1504. Ähnlich hebt auch Rücker das Ziel zur Absatzförderung hervor. Vgl. M. RÜCKER (2000), S. 21. Zur Etymologie des Wortes ‚Werbung', auch in Abgrenzung zu ‚Reklame' und ‚Propaganda', siehe H. ZIMMERMANN (1974), S. 19–21; sowie M. RÜCKER (2000), S. 21f.

Gebrauchsanweisungen, sodass sie als „Meisterwerke werblichen Könnens"[141] bezeichnet wurden. Daraus resultierte der Vorschlag, auf die gleiche Art und Weise auch für Arzneien zu werben, v. a. bei Mitteln, die sich in ihrem Anwendungsgebiet ergänzten, wie einem Blutreinigungstee und einem Hefe-Präparat für eine Blutreinigungskur.[142] Der Werberat der deutschen Wirtschaft erwähnte in einem 1938 veröffentlichten Handbuch für Werbungstreibende, das die gebräuchlichen Werbemittel beschrieb, ebenfalls die Möglichkeit, Packungen mit Werbezetteln zu versehen. Diese u. a. als Gebrauchsanweisung zu gestaltenden Werbedrucksachen sollten insbesondere Ergänzungs- und Anschlussverkäufe fördern.[143]

1941 widmete sich Dr. Karl Heinz Jonas (geb. 1907–?)[144], Abteilungsleiter im Werberat der deutschen Wirtschaft, in einem Aufsatz speziell der Gebrauchsanweisung von Arzneien.[145] Dabei stellte er fest, dass Gebrauchsanweisungen für pharmazeutische Präparate eine besondere Stellung einnahmen. Im Gegensatz zu solchen für andere Produkte, wie bspw. für eine Nähmaschine, enthielten sie bekanntermaßen Erwähnungen der Güte des Mittels und der Erfahrungen der Firma, also Informationen, die für die sachgemäße Anwendung nicht unbedingt notwendig waren. Diese Angaben konnten den Käufer bei künftigem Bedarf zum Erwerb des gleichen Produkts verleiten, weshalb der Beipackzettel streng genommen als Werbung anzusehen sei.[146] Auf Grundlage der mit der 17. Bekanntmachung bestehenden Beschränkung der Werbung für bestimmte Heilmittel auf Fachkreise, u. a. für alle verschreibungspflichtigen Präparate, für Schlafmittel sowie für Dimethylamino-phenyldimethyl-pyrazolon (Pyramidon®) und seine Verbindungen,[147] hätte dies jedoch ein Verbot zur Beilage von Gebrauchsanweisungen bei ent-

---

[141] P. VOLLMER (1935 / 36), S. 17. Bis zum Anfang des 20. Jahrhunderts nutzte auch der Geheimmittelhersteller Friedrich Adolf Richter (1846–1910) Gebrauchszettel, insbesondere zu seinem Pain-Expeller, auf diese Weise für werbende Zwecke. Dazu vgl. Kapitel 6.2. Zur Geschichte seiner chemisch-pharmazeutischen Fabrik F. Ad. Richter & Cie. siehe M. KÖPPE (2024).

[142] Vgl. P. VOLLMER (1935 / 36), S. 17f.

[143] Vgl. G. A. BISCHOFF (1938), S. 69. Bischoffs Ausführungen waren jedoch produktunabhängig, hatten also keinen expliziten Bezug zu Arzneien.

[144] Karl Heinz Jonas wurde am 20. Oktober 1907 als Sohn des Stadtsparkassenrendanten Otto Gustav Jonas in Bentschen, Provinz Posen, geboren. 1926 legte er das Abitur am Humanistischen Gymnasium zu Friedeberg, Neumark, ab und studierte anschließend in Jena, Berlin und Königsberg (Preußen) acht Semester Rechts- und Staatswissenschaften. Im Juni 1930 absolvierte er seine erste juristische Staatsprüfung am Oberlandesgericht Königsberg (Preußen) und schloss ab Juli sein Referendariat im Bezirk des Kammergerichts an. Zudem wurde er 1930 während seines Referendariats an der Hohen Rechts- und Staatswissenschaftlichen Fakultät der Albertus-Universität zu Königsberg (Preußen) zum Dr. jur. promoviert. Vgl. K. H. JONAS (1930), [Lebenslauf im Anhang].

[145] Vgl. K. H. JONAS (1941), S. 153–156.

[146] Vgl. K. H. JONAS (1941), S. 153f. Es entsteht somit eine Absatzförderung.

[147] Entsprechend Nr. 5 Abs. 1 Buchstabe b und Nr. 5 Abs. 2 Buchstaben a und c der Heilmittel-Bekanntmachung. Vgl. DRPS (1941), Nr. 171, S. 1. Anders herum formuliert lag ein Verbot medizinischer Laienwerbung für bestimmte Bereiche vor. Für verschreibungspflichtige Präparate wurde diese erstmals ausdrücklich mit der Polizeiverordnung 1933 in Preußen verboten. Vgl. U. LILL (1990), S. 382f. Die Erstfassung der Heilmittel-Bekanntmachung von

sprechenden Präparaten bedeutet. Ärzte und Apotheker wiederum wären damit zu verstärkter Beratung hinsichtlich der Arzneianwendung gefordert worden. Weil der Apotheker dieses hätte ablehnen müssen,[148] wäre ein Mittel ohne ärztliche Verschreibung
folglich entweder wertlos oder würde zu einer nicht sachgemäßen Einnahme nach der
Vorstellung des Patienten führen. Unter Berücksichtigung dieser Folgen wäre eine strikte Einordnung der Gebrauchsanweisung als Werbemittel nicht tragbar gewesen.[149] Auf
der anderen Seite führte Jonas auch die Schlussfolgerungen einer Nichtbeachtung der
Gebrauchsanweisung als Werbemittel auf: die Heilmittel-Bekanntmachung hätte keine
Anwendung gefunden, Gebrauchsanweisungen hätten nicht überprüft werden können,
der Hersteller wäre frei in der Aufmachung und den Inhalten des Beipackzettels gewesen und hätte diesen unter Umständen zu werblichen Zwecken genutzt, indem er auf die
Güte und nachhaltige Wirkung des Präparats sowie auf weitere Mittel seiner Firma hin-
weist. Auch dies erschien, insbesondere für solche Mittel, deren Laienwerbung verboten
war, nicht zufriedenstellend. Insgesamt ergibt sich daher ein differenzierteres Fazit, das
allerdings nicht gesetzlich fixiert wurde. Demnach musste die Gebrauchsanweisung in
jedem Fall, in dem sie über sachliche, zum korrekten Gebrauch der Arznei notwendige
Angaben hinausging, als werbend betrachtet werden, wobei die Einnahmevorschrift und
Indikation sowie der Name der Herstellerfirma und des Mittels zusammen mit dem Warenzeichen diese Grenze noch nicht überschritten.[150] Ferner durften Hinweise über eine
förderliche Diät gemacht werden, die jedoch einen Bezug zur Wirkung der Arznei haben mussten.[151] Die Darstellung der Wirkungsweise, Wiedergabe erfolgsversprechender
Erfahrungen oder Angaben zur Güte des Mittels bspw. gingen hingegen über die erforderlichen Informationen hinaus. Solche Hinweise waren geeignet, den Patienten bei zu-
künftigem Bedarf zum Kauf des gleichen Mittels zu bewegen und demnach als Werbung einzustufen.[152] Jonas spezifizierte damit die Abgrenzung zwischen werblichen und
informativen Inhalten in der Gebrauchsanweisung, die ansonsten unterschiedlich erfolgt
sein dürfte. An anderer Stelle wurde bspw. der Angabe der chemischen Zusammensetzung einer Arznei eine suggestive Wirkung zugeschrieben. Der für den Laien meist unverständliche, aber wissenschaftliche Begriff sollte vertrauenerweckend sein, vergleich-

---

1936 untersagte sie schließlich reichsweit. Das Verbot der Werbung für Schlafmittel und
andere freiverkäufliche Arzneien außerhalb der Fachkreise folgte erst in der überarbeiteten
Ausführung von 1941. Vgl. U. LILL (1990), S. 387f. und S. 392f.

[148] An dieser Stelle deutete Jonas vermutlich eine mögliche Ausübung der Heilkunde im Zuge
der benötigten ausführlichen Beratung über eine Arznei an. Diese wäre Apothekern aufgrund ihrer Berufspflichten jedoch untersagt gewesen. Siehe hierzu Kapitel 4.1.1. Um die
Wende zum 20. Jahrhundert herrschten zu der Frage, welche Tätigkeiten im Zusammenhang
mit der Arzneiabgabe als Kurieren angesehen wurden, unklare Vorstellungen, wobei die
Grenze zur Kurpfuscherei insbesondere nach Ansicht von Ärzten früh überschritten wurde.
Dazu vgl. Kapitel 6.3.2.

[149] Vgl. K. H. JONAS (1941), S. 154.

[150] Vgl. K. H. JONAS (1941), S. 154f.

[151] Vgl. H. W. KRÖNING (1941), S. 75.

[152] Vgl. K. H. JONAS (1941), S. 155; sowie H. D. SCHOLTZ (1943), S. 136. Scholtz bezieht sich
auf Jonas, führte die Wirkungsweise allerdings nicht auf.

bar mit dem vom Arzt ausgestellten Rezept.[153] Demnach ergaben sich den Vorschriften der Heilmittel-Bekanntmachung folgend je nach Präparat drei verschiedene Szenarien zu den Inhalten der Gebrauchsanweisung: Mittel, für die Laienwerbung erlaubt war, durften unter Beachtung der üblichen Vorgaben zur Heilmittelwerbung beworben werden. Für Präparate, deren Bewerbung aufgrund der enthaltenen Arzneistoffe oder des Verwendungszwecks auf Fachkreise beschränkt war, musste der Hersteller die Angaben auf die zur richtigen Anwendung unbedingt erforderlichen reduzieren. Andernfalls stellte es einen Verstoß gegen die Heilmittel-Bekanntmachung dar.[154] Ein Sonderfall waren zudem Präparate, die für eine Reihe unterschiedlicher Krankheiten indiziert waren, von denen nur ein Teil unter das Werbeverbot der Heilmittel-Bekanntmachung fiel. Der Natur einer das Erinnerungsvermögen fördernder Wiederholung geschuldet, könnten hier schon die sachlichen, zur Anwendung benötigten Angaben einen werbenden Charakter entfalten. Der häufige Erwerb eines Mittels aufgrund einer an sich rechtmäßigen Werbung in Zeitungs- und Zeitschriftenanzeigen für Indikationszwecke, die das Laienwerbungsverbot nicht erfasste, bspw. Husten, hätte somit einen unerlaubten Werbeeffekt zur Folge. Dieser häufige Erwerb führe dem Patienten nämlich zugleich immer wieder auch die Eignung für die Behandlung von den Krankheiten, die unter das Werbeverbot fielen, bspw. Tuberkulose, vor Augen. Zur Lösung dieses Problems blieben zwei Optionen: Entweder auf die an sich zulässige Laienwerbung verzichten und zugleich dem Präparat eine auf die sachlichen Informationen reduzierte Gebrauchsanweisung beifügen, um einer auf die Fachkreise beschränkten Werbung zu entsprechen, oder die Indikation von unter das Werbeverbot fallenden Krankheiten im Beipackzettel auslassen.[155]

Auf die dargelegte Ausführung des Werberats beziehend zählte auch Scholtz die Gebrauchsanweisung zu den Werbedrucksachen, sofern sie über die zur korrekten Anwendung der Arznei notwendigen Angaben hinausging. Zudem ergänzte er, dass die Gebrauchsanweisung mithilfe einer abgedruckten Firmenmarke als Werbesymbol nach-

---

[153] Vgl. W. SUHR (1939 / 40), S. 200.

[154] Vgl. K. H. JONAS (1941), S. 155. Insbesondere Nr. 5 und Nr. 6 waren hier einschlägig. Sie zählten die Mittel, Gegenstände, Verfahren und Behandlungen auf, deren Bewerbung nur in Fachkreisen erlaubt war. Bspw. nannte Nr. 5 Abs. 1 Buchstabe a verschreibungspflichtige Arzneien, Buchstabe b Arzneien zur Behandlung ausgewählter Krankheiten und Nr. 5 Abs. 2 u. a. Schlafmittel und Arzneien aus bestimmten Stoffgruppen. Weiterhin führte Nr. 6 Mittel zur Behandlung von Geschlechtskrankheiten sowie zur Verhütung und Abtreibung von Schwangerschaften auf. Vgl. DRPS (1941), Nr. 171, S. 1f.

[155] Vgl. K. H. JONAS (1941), S. 155f. Am ersten Lösungsvorschlag, der das gänzliche Laienwerbungsverbot und die Begrenzung der Inhalte der Gebrauchsanweisung auf für den sachlichen Gebrauch unbedingt erforderliche Informationen vorsieht, können Zweifel aufkommen. Erwarb ein Patient trotz fehlender Laienwerbung ein Präparat häufig, hätten die Informationen aufgrund der repetitiven Lektüre den werblichen Charakter ebenso entfaltet. Demzufolge wäre nur ein Verzicht auf die Anwendungsinformationen zu den unter Nr. 5 und Nr. 6 fallenden Krankheiten zielführend gewesen. Welche Angaben als sachlich notwendig und welche als darüber hinausgehend und damit werblich anzusehen waren, blieb auch in der Bundesrepublik Deutschland bis weit nach Inkrafttreten des Arzneimittelgesetzes von 1976 noch Diskussionsgegenstand. Wesentliche gerichtliche Entscheidungen ergingen dazu erst in den 1990er-Jahren. Sie liegen damit außerhalb des Untersuchungszeitraums. Dazu vgl. Kapitel 4.2.2.

haltiger in Erinnerung bliebe und generell zur Laien- als auch Fachkreiswerbung geeignet wäre.[156]

An dieser Stelle sollen die Bestimmungen zum Marken- bzw. Warenschutz und Patentschutz Erwähnung finden. Zur Gestaltung der beigefügten Gebrauchsanweisungen von Arzneien enthielten die Gesetze zwar keine direkten Vorgaben, spiegelten sich aber mitunter in diesen wider.[157] Die Gesetzgebung zum Marken- bzw. Warenschutz begann 1874 mit der Verabschiedung des Gesetzes über Markenschutz.[158] Dessen Regelungen legten den Schutz von Warenbezeichnungen im gesamten Deutschen Reich fest. Demnach durfte ein geschütztes Zeichen nur derjenige auf Waren und deren Verpackungen anbringen, der es angemeldet hatte.[159] Warenzeichen, die sich allein aus Worten, Buchstaben oder Zahlen zusammensetzten, schloss das Gesetz gemäß § 3 Satz 2 grundsätzlich aus und erklärte auf diese Weise ausschließlich figürliche Warenbezeichnungen als schutzwürdig.[160] 1894 löste das Gesetz zum Schutz der Waarenbezeichnungen[161] das Markenschutzgesetz ab und brachte zwei wesentliche Vorteile: Zum einen waren fortan auch reine Wortmarken, also solche nur aus Zahlen, Worten oder Buchstaben bestehende Zeichen, schutzwürdig und zum anderen ergänzte das Gesetz Bestimmungen über rechtswidrige Marken.[162] Für den Erhalt des Warenzeichenschutzes genügte die Eintragung der entsprechenden Marke in die Zeichenrolle.[163] Auf diese Weise ermöglichte das Gesetz den pharmazeutischen Unternehmen, Firmensymbole als Firmenname, -schrift-

---

[156] Vgl. H. D. SCHOLTZ (1943), S. 136; sowie U. LILL (1990), S. 137, Anm. 730. Lill verweist auf Scholtz.

[157] Vgl. dazu die untersuchten Gebrauchszettel in Kapitel 6.4.2, 6.4.3 und 6.4.4.

[158] Vgl. U. LILL (1990), S. 79; sowie M. RÜCKER (2000), S. 39. Zum Gesetzestext siehe RGBl (1874), Nr. 28, S. 143–146. Das Gesetz trat im Mai 1875 in Kraft. Dahingehend ist Kickler zu korrigieren, die Dezember 1874 angibt. Vgl. RGBl (1874), Nr. 28, S. 146; sowie H. KICKLER (2012), S. 39.

[159] Vgl. RGBl (1874), Nr. 28, S. 144.

[160] Vgl. H. KICKLER (2012), S. 39; U. LILL (1990), S. 79; sowie W. HEINE (1912), S. 10. Lill verweist in Ihren Angaben auf Heine. Zudem schränkten die §§ 9 und 10 die Schutzfähigkeit von Zeichen, die bspw. zuvor bereits landesrechtlich geschützt waren oder im freien Gebrauch Verwendung fanden, weiter ein. Vgl. RGBl (1874), Nr. 28, S. 144.

[161] Siehe hierzu RGBl (1894), Nr. 22, S. 441–448. 1923 folgte eine überarbeitete Fassung des Gesetzes. Siehe hierzu RGBl Teil II (1923), Nr. 48, S. 445–452. 1936 wurde es vom Warenzeichengesetz abgelöst. Siehe hierzu RGBl Teil II (1936), Nr. 16, S. 134–141. Dieses enthielt keine wesentlichen Neuerungen. Vgl. D. KLIPPEL (1985), S. 267. Zum parlamentarischen Prozess des Warenzeichengesetzes 1936 siehe H. KICKLER (2012), S. 108–120.

[162] Vgl. W. HEINE (1912), S. 12f.; sowie U. LILL (1990), S. 79.

[163] Vgl. U. LILL (1990), S. 78; sowie RGBl (1894), Nr. 22, S. 441. Die Marke musste die im Warenbezeichnungsgesetz geforderten Bedingungen erfüllen, insbesondere durfte sie nicht gegen § 4 des Gesetzes verstoßen. Dieser stellte aber keine Voraussetzungen an die Eigenschaften der Ware im Sinne einer festzustellenden Schutzwürdigkeit, sondern schloss lediglich bestimmte Warenzeichen, wie solche, die ausschließlich aus Zahlen über Preis-, Mengen- oder Gewichtsverhältnisse der Ware bestanden, aus. Vgl. RGBl (1894), Nr. 22, S. 442. Für die praktische Umsetzung beim Kaiserlichen Patentamt siehe auch W. WILDT (um 1910), S. 55–61. Auch unter dem Markenschutzgesetz genügte bereits die Eintragung, falls die dazu erwähnten Bedingungen eingehalten wurden. Vgl. RGBl (1874), Nr. 28, S. 143f.

zug oder -marke und Produktbezeichnungen als Marke zu schützen und Arzneien mit einem für sie einzigarten Namen zu bewerben.[164] Der Schutz vor Nachahmern erlangte dabei für Arzneien eine besondere Bedeutung. Auf Seiten der Hersteller entfaltete er eine protektive Wirkung für das Image des Markenartikels, indem er eine Abgrenzung zu minderwertigen Produkten schaffte.[165] Darüber hinaus lieferte die mit dem Exklusivitätsrecht einhergehende Monopolstellung der Marke die Grundlage für eine erfolgreiche Bewerbung des Mittels.[166] Auf Seiten der Patienten wiederum symbolisierte das Warenzeichen ein Garantiemerkmal für die Qualität der erhaltenen Ware, die bei Arzneien für den Laien nur schwer beurteilbar war.[167] Insgesamt wirkte sich das Warenbezeichnungsgesetz somit auf die pharmazeutisch-industrielle Werbung grundsätzlich positiv aus.[168]

Das erste für das gesamte Deutsche Reich gültige Patentgesetz trat 1877 in Kraft.[169] Dieses stellte an die Erteilung eines Patents im Vergleich zu einem Marken- bzw. Warenzeichenschutz sehr viel höhere Ansprüche. Gemäß § 1 konnten grundsätzlich nur neue Erfindungen, die zudem eine gewerbliche Verwendung gestatteten, patentiert werden. Zusätzlich waren Nahrungs-, Genuss und Arzneimittel sowie auf chemischem Weg hergestellte Stoffe selbst nicht patentierbar, sondern zunächst nur deren Herstellungs-

---

[164] Vgl. U. LILL (1990), S. 5f. und S. 78f. Zur Unterscheidung von Firmenname, Firmensymbol und Firmenschriftzug, deren Übergänge jedoch fließend waren, siehe U. LILL (1990), S. 6–39. Häufig wählten Hersteller Wortmarken, die in Verbindung zum enthaltenen Stoff standen. Vgl. G. FISCHER (1931 / 32), S. 362f.

[165] Vgl. W. HEINE (1912), S. 15; sowie U. LILL (1990), S. 83. Lill bezieht sich auf Heine. Nachahmungen des Desinfektionsmittels Creolin® führten vor Inkrafttreten des Gesetzes 1894 sogar zu Todesfällen. Vgl. W. HEINE (1912), S. 15. Dieses Beispiel unterstreicht zugleich den positiven Beitrag des Gesetzes für die Patienten. Allerdings stand für den Großteil des Reichstags bei der Entwicklung des Gesetzes der Schutz privater Interessen, insbesondere von Herstellern und Händlern, im Vordergrund. Vgl. D. KLIPPEL (1985), S. 134f.

[166] Vgl. R. SEŸFFERT (1966), Bd. 2, S. 1510. Die Werbung war geprägt von einer häufigen Wiederholung des geschützten Produktnamens, der teilweise mit Zusätzen wie ,gesetzlich geschützt' oder ,eingetr. Warenzeichen' versehen war. Zudem wurde dem Verbraucher geraten, keine anderen Produkte zu erwerben. Vgl. U. LILL (1990), S. 83. Die möglichen Auswirkungen einer gelungenen Werbung auf die Wahrnehmung eines Arzneimittels zeigt Helmstädter anhand ausgewählter Beispiele, wie Klosterfrau Melissengeist®. Siehe hierzu A. HELMSTÄDTER (2009), S. 57–74.

[167] Vgl. U. LILL (1990), S. 83f. Das Merkmal gleicher Qualität fand auch Eingang in eine Reihe von Definitionen des Markenartikels. Vgl. G. BERGLER (1933), S. 11–15. Einschränkend muss angemerkt werden, dass die Qualität letztendlich in den Händen des Herstellers lag. Die Werbung beeinflusste zudem Patienten in ihrer Sichtweise auf das Produkt und somit in ihrer Qualitätswahrnehmung. Da jedoch das Interesse des Herstellers nicht allein in einer gleichbleibenden, sondern vielmehr in einer gleichbleibend hochwertigen Beschaffenheit lag, um auf dem Markt konkurrenzfähig zu sein, wurden dementsprechende Bemühungen in der Produktion wohl eingehalten. Vgl. R. SEŸFFERT (1966), Bd. 2, S. 1515f.

[168] Vgl. U. LILL (1990), S. 4. Das Gesetz war allgemein für die pharmazeutische Industrie von großer Bedeutung. Vgl. W. HEINE (1912), S. 13 und S. 15f.

[169] Siehe hierzu RGBl (1877), Nr. 23, S. 501–510. Ausführlich zur Patentgesetzgebung im Deutschen Kaiserreich siehe A. FLEISCHER (1984).

verfahren.[170] Aufgrund des fehlenden Stoffschutzes für Arzneimittel wurden möglichst viele verschiedene Varianten von Herstellungsverfahren patentiert, um die Umgehung eines Patents mithilfe leichter Stoff- oder Verfahrensabwandlungen zu verhindern.[171] 1891 folgte das zweite Reichspatentgesetz[172], das fortan in § 4 die Schutzwirkung des Patents auf die durch das Verfahren unmittelbar hergestellten Erzeugnisse erweiterte und damit den bedingten Stoffschutz einführte.[173] Das Reichsgericht hatte zuvor mit seinen Grundsatzentscheidungen im Methylenblau-Streit 1888 zwischen der BASF[174] und der Baseler Firma Geigy sowie im Antipyrin®-Streit 1890 zwischen den Farbwerken Hoechst und einer Schweizer Firma den bedingten Stoffschutz für chemische Stoffe bzw. Arzneien begründet.[175] Aufgrund einer Vielzahl angemeldeter Patente sowie daneben bestehender Absprachen und Verträge der chemisch-pharmazeutischen Industrie bestand bis zum Zusammenbruch des Dritten Reichs, der die Nichtigkeit der Vereinbarungen zur Folge hatte, bereits ein faktischer Stoffschutz.[176] Gesetzlich fixiert wurde dieser für chemische Stoffe und Arzneien allerdings erst mit dem Gesetz zur Änderung des Patentgesetzes, des Warenzeichengesetzes und weiterer Gesetze 1967[177] in der Bundesrepublik Deutschland.[178] In der Deutschen Demokratischen Republik war hingegen durchgehend ausschließlich das Herstellungsverfahren von Arzneimitteln schutzwürdig, der Stoff selbst nicht.[179]

---

[170]   Vgl. RGBl (1877), Nr. 23, S. 501; A. FLEISCHER (1984), S. 79; sowie C. FRIEDRICH / W.-D. MÜLLER-JAHNCKE (2005), S. 1016f. Friedrich und Müller-Jahncke verweisen auf Fleischer.

[171]   Vgl. A. FLEISCHER (1984), S. 342; sowie C. FRIEDRICH / W.-D. MÜLLER-JAHNCKE (2005), S. 1017.

[172]   Siehe hierzu RGBl (1891), Nr. 12, S. 79–90. 1923 erschien eine überarbeitete Fassung des Gesetzes. Siehe hierzu RGBl Teil II (1923), Nr. 48, S. 437–443. 1936 erschien wiederum ein neues Patentgesetz. Siehe hierzu RGBl Teil II (1936), Nr. 16, S. 117–130. Zu dessen wichtigsten Neuerungen siehe A. FLEISCHER (1984), S. 348f.

[173]   Vgl. A. FLEISCHER (1984), S. 150f.; sowie C. FRIEDRICH / W.-D. MÜLLER-JAHNCKE (2005), S. 1017.

[174]   Badische Anilin & Soda Fabrik. Für eine kurze Zusammenfassung der Entwicklung der BASF von der Gründung 1865 bis zum Übergang in die I.G. Farben Aktiengesellschaft 1925 siehe C. FRIEDRICH / W.-D. MÜLLER-JAHNCKE (2005), S. 1019. Ausführlich zur Geschichte der BASF siehe W. ABELSHAUSER (2002).

[175]   Vgl. A. FLEISCHER (1984), S. 137–142 und S. 343f.

[176]   Vgl. A. FLEISCHER (1984), S. 352.

[177]   Siehe hierzu BGBl Teil I (1967), Nr. 56, S. 953–962.

[178]   Vgl. A. FLEISCHER (1984), S. 356f.

[179]   Vgl. GBl (1950), Nr. 106, S. 989; GBl Teil I (1983), Nr. 29, S. 285; AWD.PHARMA (2002), S. 50; sowie D. ONKEN (2006), S. 9. Zum Patentrecht der DDR im Allgemeinen siehe M. WIESSNER (2013), S. 230–271.

4.2   In der Bundesrepublik Deutschland

4.2.1   Arzneimittelrechtliche Bestimmungen

4.2.1.1   Die Entwicklung nach dem Zweiten Weltkrieg und der Gründung der BRD

Nachdem die Bemühungen um ein erstes Arzneimittelgesetz (AMG) im Deutschen Reich gescheitert waren,[180] entwickelten sich zunächst einzelne Landesvorschriften zur Regelung des Arzneimittelverkehrs. Noch vor Gründung der Bundesrepublik Deutschland genehmigte die Alliierte Kommandantur Berlin die Verordnung über Arzneimittel und Schönheitsmittel vom 10. Mai 1947[181] des Berliner Magistrats, die Ende Juni 1947 in Kraft trat.[182] Sie definierte u. a. Begriffe, wie ‚Arzneimittel' und ‚Arzneifertigware', und legte Bestimmungen für eine Erlaubnispflicht sowie Überwachung der Herstellung fest, ohne dabei auf Packungsbeilagen einzugehen.[183] Bereits ein Jahr zuvor hatte man in Bayern mit dem Gesetz zur Lenkung der Herstellung und des Verkaufs medizinischer Erzeugnisse und Ausrüstungen in Bayern vom 6. März 1946[184] Bereiche des Arzneimittelverkehrs geregelt.[185] Gemäß Artikel I, Nr. 4 sah dieses vor, dass „ein zum Verkauf bestimmtes pharmazeutisches Erzeugnis [...] mit einer Beschriftung oder Gebrauchsanweisung versehen sein [muss]"[186]. Allerdings kritisierte die pharmazeutische Industrie das Gesetz als praktisch nicht durchführbar,[187] was sich schließlich auch in einer mangelnden Umsetzung zeigte.[188] Ferner verabschiedete das Saarland die Polizeiverordnung über den Verkehr mit chemisch-pharmazeutischen Erzeugnissen im Saarland vom 1. Oktober 1948[189]. Diese regelte den Vertrieb und bspw. auch die Kennzeichnung der Präparate, jedoch auch ohne Packungsbeilagen zu erwähnen.[190] Dabei lag im Saarland eine besondere Situation vor. Aufgrund eines französisch-saarländischen Abkommens

---

[180] Siehe hierzu Kapitel 4.1.1.

[181] Siehe hierzu VERORDNUNGSBLATT FÜR GROSS-BERLIN (1947), Nr. 9, S. 130f. Abgedruckt bei N. N. (1947/b), S. 108f.; sowie N. N. (1947/a), S. 379f.

[182] Vgl. N. N. (1947/b), S. 107. Allerdings bestätigte das Berliner Verwaltungsgericht die Gültigkeit der Verordnung 1952 und 1954 nicht. Vgl. K. MARCETUS (1955), S. 30, Anm. 1; sowie B. KIRK (1999), S. 22, Anm. 16. Kirk verweist auf Marcetus.

[183] Vgl. VERORDNUNGSBLATT FÜR GROSS-BERLIN (1947), Nr. 9, S. 130f.; N. N. (1947/b), S. 108f.; sowie N. N. (1947/a), S. 379f. Zur Entwicklung der Pharmazie in der Sowjetischen Besatzungszone und der DDR siehe C. FRIEDRICH / A. EICHHORN (1999), S. 247–301.

[184] Siehe hierzu BAYER. GESETZ- UND VERORDNUNGSBLATT (1946), Nr. 11, S. 177f. Abgedruckt bei N. N. (1946/a), S. 40f.; sowie N. N. (1946/b), S. 42.

[185] Vgl. M. BÖHM (1999), S. 120.

[186] BAYER. GESETZ- UND VERORDNUNGSBLATT (1946), Nr. 11, S. 177; N. N. (1946/a), S. 40; sowie N. N. (1946/b), S. 42. Vgl. dazu auch G. HEROLD (1946), S. 60. Ob der Begriff ‚Gebrauchsanweisung' eine gedruckte Packungsbeilage oder eine einfache Dosierangabe meinte, konnte im Rahmen dieser Arbeit nicht abschließend geklärt werden. Die Unterscheidung zwischen Beschriftung oder Gebrauchsanweisung deutet auf das Druckerzeugnis hin.

[187] Vgl. [o. V.] S. (1946), S. 191.

[188] Vgl. H. W. KRÖNING (1946), S. 279.

[189] Siehe hierzu AMTSBLATT DES SAARLANDES (1948), Nr. 79, S. 1290–1292.

[190] Vgl. AMTSBLATT DES SAARLANDES (1948), Nr. 79, S. 1290f.

wurde ein Großteil der zur medikamentösen Versorgung der Bevölkerung benötigten Arzneispezialitäten aus Frankreich importiert. Da die französische Fachsprache für die Patienten jedoch unverständlich war, beschloss die Sozialdemokratische Partei Saar auf einem Parteitag Ende März 1954, für die Arzneien eine deutsche Beschreibung und Gebrauchsanweisung zu fordern.[191] Die Apothekerkammer Saar wies im April 1954 darauf hin, dass sie seit ihrer Gründung französische Hersteller regelmäßig aufgefordert hatte, Gebrauchsanweisungen auf Deutsch beizufügen, und daher die meisten Präparate bereits Prospekte oder Aufdrucke in deutscher Sprache enthielten. Nichtsdestotrotz verlangte man in dem zu der Zeit diskutierten Regierungsentwurf für ein AMG im Saarland ausdrücklich eine deutsche Gebrauchsanweisung für Arzneispezialitäten.[192] Angesichts der bevorstehenden gesetzlichen Regelung empfahl die *Deutsche Apotheker-Zeitung* bei der Abgabe von Arzneispezialitäten auf eine Beschriftung bzw. das Vorhandensein einer Packungsbeilage in deutscher Sprache zu achten und zukünftig nur noch bei solchen französischen Unternehmen einzukaufen, die die Vorgaben einhielten.[193]

Für das Inverkehrbringen von Arzneifertigwaren besaß zunächst die Verordnung über die Herstellung von Arzneifertigwaren vom 11. Februar 1943[194] in der BRD Gültigkeit. Indes entstand mit Gründung der BRD ein Kompetenzkonflikt zwischen Bund und Ländern über die Erteilung der Ausnahmegenehmigungen, der darin mündete, dass der Bund ab 1953 die Ausführung durch die Länder duldete.[195] Nachdem das Bundesverfassungsgericht 1959 jedoch die Nichtigkeit der Verordnung festgestellt hatte,[196] erließen die Länder übergangsweise jeweils Vorschriften, die unter bestimmten Voraussetzungen eine Anmeldepflicht von Arzneifertigwaren vorsahen.[197] Dabei forderte ein-

---

[191] Vgl. N. N. (1954/b), S. 284.

[192] Vgl. N. N. (1954/c), S. 335. Zur Ankündigung der beschriebenen Regelung vgl. auch N. N. (1954/d), S. 1334. Ein entsprechender Rechtsakt konnte indes nicht ermittelt werden. Da mit Inkrafttreten der Verordnung über den Verkehr mit Arzneifertigwaren im Saarland 1959 die Polizeiverordnung über den Verkehr mit chemisch-pharmazeutischen Erzeugnissen von 1948 außer Kraft trat, ist anzunehmen, dass kein Gesetz verabschiedet wurde. Vgl. AMTSBLATT DES SAARLANDES (1959), Nr. 99, S. 1146.

[193] Vgl. N. N. (1954/a), S. 1274.

[194] Siehe hierzu RGBl Teil I (1943), Nr. 16, S. 99. Zur Arzneifertigwaren-Stop-Verordnung siehe auch Kapitel 4.1.1.

[195] Vgl. N. LENHARD-SCHRAMM (2016), S. 107f. In Nordrhein-Westfalen bspw. gab es bereits seit 1946 ein entsprechendes Verfahren zur Beantragung einer Ausnahmegenehmigung. Dieses sah u. a. auch vor, Packungsbeilagen als Anlage zu den Anmeldeunterlagen vorzulegen. Vgl. N. LENHARD-SCHRAMM (2016), S. 108f. Die in Hamburg zuständige Behörde schilderte im Rahmen eines Gerichtsverfahrens 1955 allerdings dazu einschränkend, dass „sie [...] durch kein Gesetz verpflichtet [sei], vor Erteilung der Herstellungs[ge]nehmigung die Gebrauchsanweisung auf Richtigkeit zu überprüfen". N. N. (1955/i), S. 1449.

[196] Vgl. K. MEINE (1967), S. 13f.; B. KIRK (1999), S. 30–32; H. BRENNHAUSEN (1959), S. 1239; sowie A. MURSWIECK (1983), S. 283. Für eine kritische Betrachtung der Gültigkeit der Verordnung siehe N. LENHARD-SCHRAMM (2017), S. 136–140.

[197] Vgl. H. BRENNHAUSEN (1959), S. 1239–1241. Zu den Abdrucken der Landesverordnungen von Baden-Württemberg, Bayern, Berlin (Westsektoren), Rheinland-Pfalz, Saarland, Hamburg, Hessen, Bremen, Niedersachsen und Schleswig-Holstein in der *Pharmazeutischen Zeitung* siehe in der angegebenen Reihenfolge N. N. (1959/k), S. 484; N. N. (1959/l), S. 485;

zig das Saarland in der Verordnung über den Verkehr mit Arzneifertigwaren im Saarland vom 6. Juli 1959[198], bei der Anmeldung auch Proben der Präparate sowie des Werbematerials beizufügen,[199] sodass vermutlich auch Packungsbeilagen zu den einzureichenden Unterlagen zählten.

Ferner besaß bundesweit die Polizeiverordnung über Barbitursäureabkömmlinge[200] von 1939 und mit ihr die Deklarationspflicht von Barbitursäureabkömmlingen in u. a. der Gebrauchsanweisung entsprechender Arzneifertigwaren vorerst weiterhin Gültigkeit.[201] Sie trat nach 20 Jahren Ende November 1959 außer Kraft. Ein nachfolgendes Bundesgesetz wurde nicht auf den Weg gebracht, stattdessen oblag es den Ländern, eigene Verordnungen zu dem Regelungsinhalt zu erlassen.[202] Dies setzten als erstes Schleswig-Holstein und Rheinland-Pfalz um.[203] Beide verzichteten dabei jedoch darauf, die Deklarationspflicht zu übernehmen,[204] was der überwiegende Teil der Länder ihnen gleich tat.[205] Insgesamt lösten die Länder die Etablierung einer Nachfolgeregelung allerdings sehr unterschiedlich. Während Schleswig-Holstein, Hamburg, der Westen Berlins und Hessen eigens Barbitursäureabkömmlinge behandelnde Verordnungen erließen,[206] fügten Rheinland-Pfalz, Bayern und Baden-Württemberg nur einen Passus in die

---

N. N. (1959/m), S. 588; N. N. (1959/o), S. 746f.; N. N. (1959/p), S. 772f.; N. N. (1959/r), S. 948; N. N. (1959/s), S. 1005; N. N. (1959/t), S. 1123; N. N. (1959/u), S. 1201f.; sowie N. N. (1959/x), S. 1344f. Allein Nordrhein-Westfalen erließ keine entsprechende Verordnung. Vgl. N. LENHARD-SCHRAMM (2017), S. 144.

[198] Siehe hierzu AMTSBLATT DES SAARLANDES (1959), Nr. 99, S. 1146. Abgedruckt bei N. N. (1959/p), S. 772f.

[199] Vgl. AMTSBLATT DES SAARLANDES (1959), Nr. 99, S. 1146; N. N. (1959/p), S. 772; H. BRENNHAUSEN (1959), S. 1241; N. N. (1959/q), S. 942; sowie N. N. (1959/b), S. 745. Bereits 1928 hatte man in einer Abhandlung zu einer möglichen gesetzlichen Regelung des Arzneispezialitätenwesens für das Deutsche Reich vorgeschlagen, bei der Eintragung von Arzneispezialitäten in einem Verzeichnis Muster der ihnen beigegebenen Druckschriften hinzuzufügen. Die Eintragung sollte u. a. versagt werden können, falls auf den Drucksachen unwahre Angaben über die Heilwirkung des Präparats gemacht wurden. Vgl. E. WINCKELMANN (1928), S. 117f.

[200] Siehe hierzu RGBl Teil I (1939), Nr. 236, S. 2304. Auch abgedruckt bei N. N. (1939/a), S. 1174f.; N. N. (1939/b), S. 667; sowie N. N. (1939/d), S. 850.

[201] Zur Deklarationspflicht von Barbitursäureabkömmlingen vgl. Kapitel 4.1.1. Noch 1958 bemerkte die nordrhein-westfälische Arzneimittelprüfungskommission im Rahmen eines Genehmigungsverfahrens für das Thalidomid und Secobarbital enthaltende Schlaf- und Beruhigungsmittel Noctosediv® der Firma Grünenthal, dass die Verwendung von Abkürzungen für Barbitursäureabkömmlinge nicht erlaubt war. Vgl. N. LENHARD-SCHRAMM (2016), S. 178.

[202] Vgl. N. N. (1959/v), S. 1337.

[203] Vgl. N. N. (1959/v), S. 1337; sowie N. N. (1959/e), S. 1266.

[204] Vgl. N. N. (1959/v), S. 1337.

[205] Vgl. N. N. (1960/f), S. 583.

[206] Vgl. N. N. (1959/w), S. 1344; N. N. (1959/d), S. 1255f.; N. N. (1959/y), S. 1403; N. N. (1959/z), S. 1435f.; N. N. (1959/g), S. 1314; N. N. (1959/h), S. 1314f.; N. N. (1960/k), S. 369; sowie N. N. (1960/c), S. 365.

Vorschriften über die Abgabe stark wirkender Arzneimittel ein.[207] Auf gleiche Weise gingen Nordrhein-Westfalen und das Saarland vor,[208] Bremen nahm Barbitursäurederivate in eine Verordnung zu dem Gesetz über die Abgabe verschreibungspflichtiger Arzneimittel auf.[209] Niedersachsen wiederum ergänzte die Verordnung zur Abgabebeschränkung von Aureomycin und anderen Arzneimitteln entsprechend.[210] Nur Berlin behielt in der Verordnung über Barbitursäureabkömmlinge[211] auch die Kennzeichnungspflicht der Vorläuferverordnung.[212] Die Arbeitsgemeinschaft der Berufsvertretungen Deutscher Apotheker (ABDA) berichtete, dass Hersteller bereits 1960 den Wegfall der Deklarationspflicht nutzten, um in ihren Präparaten enthaltene Barbitursäureabkömmlinge hinter einer wissenschaftlich chemischen Nomenklatur zu verstecken.[213]

Das erwähnte Gesetz über die Abgabe verschreibungspflichtiger Arzneien[214] aus Bremen stellte eine weitere, für diese Arbeit interessante Vorschrift dar. Dass eine dazugehörige Verordnung zur Auflistung der verschreibungspflichtigen Arzneien auch Barbitursäurederivate erfasste,[215] entsprach auch der Handhabung anderer Länder. Dabei legte das Gesetz für die auf der Ordination des Arztes vermerkte Gebrauchsanweisung Besonderheiten fest, die dem informativen Charakter der Packungsbeilage Rechnung trugen. § 2 schrieb bei der Belieferung von rezeptpflichtigen Arzneien zum inneren Gebrauch die Angabe einer Gebrauchsanweisung auf dem Rezept vor, aus der die Einzel- und Tagesgabe hervorging. Fehlte diese, durfte die Arznei trotzdem abgegeben werden, falls auf oder in der Packung eine entsprechende Gebrauchsanweisung vorlag. Überdies musste eine auf dem Rezept vermerkte Einnahmevorschrift gemäß § 4 der Arznei mitgegeben werden. Dies durfte entfallen, falls auf oder in der Packung eine inhaltlich übereinstimmende Gebrauchsanweisung vorzufinden war.[216] Mögliche Auswir-

---

[207] Vgl. N. N. (1959/e), S. 1266, N. N. (1959/f), S. 1295; sowie N. N. (1960/b), S. 26 Für das Apothekenwesen in Baden von 1945 bis 1960 siehe I. DENNINGER (2019).

[208] Vgl. GESETZ- UND VERORDNUNGSBLATT FÜR DAS LAND NORDRHEIN-WESTFALEN Ausgabe A (1960), Nr. 9, S. 37; sowie AMTSBLATT DES SAARLANDES (1961), Nr. 47, S. 432. Weitergehend zu den Vorschriften der Verschreibungspflicht in Nordrhein-Westfalen vor Inkrafttreten des AMG von 1961 siehe N. LENHARD-SCHRAMM (2016), S. 117–123.

[209] Vgl. GESETZBLATT DER FREIEN HANSESTADT BREMEN (1959/b), Nr. 33, S. 158.

[210] Vgl. N. N. (1960/a), S. 23f.

[211] Siehe hierzu GESETZ- UND VERORDNUNGSBLATT FÜR BERLIN (1959), Nr. 55, S. 1222.

[212] Vgl. P. BEHRENS (1960), S. 70; N. N. (1959/h), S. 1314f.; sowie N. N. (1959/i), S. 1323. Die Vorschriften in Hessen, Nordrhein-Westfalen und im Saarland wurden in den hier genannten Quellen nicht aufgeführt.

[213] Vgl. H. MEYER (1960), S. 24. Übereinstimmendes schilderte die Arzneimittelkommission der deutschen Ärzteschaft. Vgl. N. N. (1960/f), S. 583; sowie N. N. (1960/h), S. 202. Zur Geschichte der ABDA siehe C. FRIEDRICH (2000).

[214] Siehe hierzu GESETZBLATT DER FREIEN HANSESTADT BREMEN (1959/a), Nr. 33, S. 155f. Abgedruckt bei N. N. (1960/j), S. 50f.

[215] Vgl. GESETZBLATT DER FREIEN HANSESTADT BREMEN (1959/b), Nr. 33, S. 158.

[216] Vgl. GESETZBLATT DER FREIEN HANSESTADT BREMEN (1959/a), Nr. 33, S. 155. Ferner war die Abgabe ohne eine auf dem ärztlichen Rezept vermerkte Gebrauchsanweisung in Notfällen, die eine umgehende Anwendung der Arznei erforderten, statthaft. In diesem Fall musste der Überbringer zudem über die korrekte Anwendung aufgeklärt sein. Vgl. GESETZBLATT DER FREIEN HANSESTADT BREMEN (1959/a), Nr. 33, S. 155.

kungen auf die Apothekenpraxis, bei entsprechenden Verordnungen ohne Gebrauchsanweisung die Packung bzw. einen enthaltenen Beipackzettel auf eine Gebrauchsanweisung hin zu untersuchen, stießen dabei auf Kritik.[217] Zeitlich nach Inkrafttreten des
AMG von 1961, aber nicht auf dessen Grundlage, überarbeiteten die Länder 1961 die
Verschreibungspflicht, die wiederum mit der Apothekenpflicht entsprechender Präparate einherging,[218] zunächst nochmals eigenständig. Der Ausschuss für Apotheken- und
Arzneimittelwesen der Arbeitsgemeinschaft der leitenden Medizinalbeamten der Länder
hatte einen Entwurf für eine Verordnung über die Abgabe verschreibungspflichtiger
Arzneimittel erarbeitet, um die in der Vergangenheit allmählich weiter auseinanderge-
henden Landesbestimmungen zu vereinheitlichen. Bezüglich der Pflichtangaben auf
ärztlichen Verordnungen verschreibungspflichtiger Arzneimittel zum inneren Gebrauch
sah dieser u. a. eine ärztliche Gebrauchsanweisung vor, die die Einzel- und Tagesgabe
bestimmte. Diese konnte jedoch entfallen, falls der Hersteller der Arzneispezialität eine
solche Gebrauchsanweisung beigegeben hatte, bspw. in einer enthaltenen Packungsbeilage. Als erstes Land setzte das Saarland eine entsprechend gefasste Landesverordnung
um.[219] Die Vorschrift wurde dahingehend kritisiert, dass auf diese Weise Standardge-
brauchsanweisungen an die Stelle individueller ärztlicher Gebrauchsanweisungen traten.[220] In Bayern indes lobte man den Passus, da er eine Erleichterung für den Abgabeprozess in Apotheken bedeutete.[221] Allerdings erlaubte man hier auch die Abgabe verschreibungspflichtiger Arzneien ohne eine auf dem Rezept vermerkte Gebrauchsanweisung, falls der Überbringer der Verschreibung über die korrekte Anwendung der Arznei
ausreichend informiert war oder andernfalls der Apotheker imstande war, ihn zu informieren.[222] Insgesamt war die Verschreibungspflicht und mit ihr die Festlegung der Arz-

---

[217] Vgl. P. BEHRENS (1960), S. 69. Zum Apothekenwesen in der BRD von 1945 bis 1961 am
       Beispiel der Länder Niedersachsen und Bremen siehe T. FUNKE (2013).
[218] Vgl. U. STAPEL (1988), S. 281, Anm. 3. Für eine Übersicht der verschiedenen Verordnun-
       gen der Länder, die in der BRD bis 1967 die Verschreibungspflicht festlegten, siehe K.
       MEINE (1967), S. 92–100.
[219] Vgl. N. N. (1961/h), S. 887. Für die Verordnung des Saarlandes siehe AMTSBLATT DES
       SAARLANDES (1961), Nr. 47, S. 431–436. In den genannten Fällen mussten die Arzneispe-
       zialitäten auch mit der ihnen enthaltenen Gebrauchsanweisung abgegeben werden. Vgl.
       AMTSBLATT DES SAARLANDES (1961), Nr. 47, S. 431; sowie BAYERISCHES GESETZ- UND
       VERORDNUNGSBLATT (1961/a), Nr. 15, S. 194. Davon abweichend war eine Gebrauchsan-
       weisung auf Verschreibungen in Hessen, Nordrhein-Westfalen und Schleswig-Holstein
       nicht vorgeschrieben. Vgl. R. SCHIEDERMAIR (1967), S. 144.
[220] Vgl. N. N. (1961/h), S. 887.
[221] Vgl. N. N. (1961/i), S. 992. Für die Verordnung Bayerns siehe BAYERISCHES GESETZ- UND
       VERORDNUNGSBLATT (1961/a), Nr. 15, S. 194–199; sowie BAYERISCHES GESETZ- UND
       VERORDNUNGSBLATT (1961/b), Nr. 18, S. 227.
[222] Vgl. BAYERISCHES GESETZ- UND VERORDNUNGSBLATT (1961/a), Nr. 15, S. 194. Die Beur-
       teilung der hinreichenden Unterrichtung des Überbringers oblag dem Apotheker, der die
       Gebrauchsanweisung in diesem Fall auf der Verschreibung und der abzugebenden Arznei zu
       notieren hatte. Vgl. BAYERISCHES GESETZ- UND VERORDNUNGSBLATT (1961/a), Nr. 15,
       S. 194. Das Saarland erlaubte die Abgabe verschreibungspflichtiger Arzneien trotz fehlen-
       der Gebrauchsanweisung unter ähnlichen Umständen. Zusätzlich zu der hinreichenden Un-
       terrichtung des Überbringers musste jedoch ein Notfall vorliegen, der einer umgehenden

neimittel, deren Verordnung die Angabe einer Gebrauchsanweisung auf dem Rezept erforderte, zunächst noch sehr unterschiedlich geregelt.[223] Bundeseinheitlich indes waren die Bestimmungen über die Verschreibung und Abgabe von Betäubungsmitteln.[224] Für eine Auswahl bestimmter Betäubungsmittel, wie Ethylmorphin, Codein und Dihydrocodein, führte der Verordnungsgeber 1961 ebenfalls die Abgabeerleichterung ein, dass die auf dem Rezept vorgeschriebene Gebrauchsanweisung über Einzel- und Tagesdosierung u. a. dann entfallen konnte, wenn das Arzneimittel eine Packungsbeilage enthielt, die entsprechend der geforderten Gebrauchsanweisung über die Einnahme informierte.[225]

4.2.1.2 Das Arzneimittelgesetz 1961

Als erstes bundeseinheitliches Arzneimittelgesetz (AMG) trat 1961 das Gesetz über den Verkehr mit Arzneimitteln (Arzneimittelgesetz) vom 16. Mai 1961[226] in Kraft. Zugleich verloren landesrechtliche Vorschriften zum Arzneimittelwesen ihre Gültigkeit.[227] Das Gesetz regelte im ersten Abschnitt verschiedene Begriffsbestimmungen, sodass erstmals eine gesetzliche Definition von ‚Arzneimitteln‘ vorlag. Gemäß § 1 Abs. 1 waren dies

> „Stoffe und Zubereitungen aus Stoffen, die vom Hersteller oder demjenigen, der sie sonst in den Verkehr bringt, dazu bestimmt sind, durch Anwendung am oder im menschlichen oder tierischen Körper
> 1. die Beschaffenheit, den Zustand oder die Funktionen des Körpers oder seelische Zustände erkennen zu lassen oder zu beeinflussen,

---

Anwendung bedurfte. Vgl. AMTSBLATT DES SAARLANDES (1961), Nr. 47, S. 431. Dadurch dürfte die saarländische Regelung nur selten Anwendung gefunden haben.

[223] Vgl. R. SCHMIDT-WETTER (1958), S. 939f.; H. MEYER (1962), S. 26; H. MEYER (1964), S. 24; sowie G. BÜSCH (1966), S. 30f. Eine bundeseinheitliche Vorschrift erging erst 1968, dazu vgl. Kapitel 4.2.1.2.

[224] Dies ging auf die 1930 erlassene Verordnung über das Verschreiben Betäubungsmittel enthaltender Arzneien und ihre Abgabe in den Apotheken zurück. Dazu vgl. Kapitel 4.1.1.

[225] Vgl. BGBl Teil I (1960), Nr. 53, S. 770; sowie BGBl Teil I (1961), Nr. 86, S. 1916. 1971 ersetzte man zunächst den Begriff ‚Packungsbeilage‘, ebenso wie die zuvor noch erwähnte ‚äußere Umhüllung‘ bzw. das ‚Behältnis‘ als mögliche Träger der Gebrauchsanweisung, in dem betreffenden Teil der Verordnung durch einen allgemeinen Bezug auf eine ‚Gebrauchsanweisung des Herstellers‘. Vgl. BGBl Teil I (1971), Nr. 31, S. 318. Mit der Neuregelung dieser Materie durch die Betäubungsmittel-Verschreibungs-Verordnung 1974 verschwand der Passus schließlich gänzlich. Vgl. BGBl Teil I (1974), Nr. 8, S. 112.

[226] Siehe hierzu BGBl Teil I (1961), Nr. 33, S. 533–546. Auf den Verweis weiterer Stellen, an denen das AMG abgedruckt wurde, wird in diesem Kapitel aufgrund der freien Verfügbarkeit des Bundesgesetzblatts verzichtet. Dies gilt gleichermaßen für nachfolgende Gesetze und Verordnungen. Das AMG wurde am 19. Mai 1961 im Bundesgesetzblatt verkündet, dabei ist Rotthege zu korrigieren, der den 16. Mai 1961 angibt. Vgl. K. M. ROTTHEGE (2011), S. 246. Ausführlicher zur Entstehung des AMG 1961, insbesondere zum Gesetzgebungsprozess, siehe K. M. ROTTHEGE (2011), S. 107–246. Ausführlich zum Inhalt des AMG 1961 siehe U. STAPEL (1988), S. 103–260. Für Gesetzeskommentare siehe bspw. A. KLOESEL / W. CYRAN (1961); sowie F. BERNHARDT (1961). Für eine zeitgenössische Betrachtung des Entwurfs von 1958 siehe A. LINZ (1959/b), S. 20–61. Inhaltlich unterschied sich das AMG 1961 zu dem Entwurf von 1939 sehr. Vgl. C. SCHLICK (2008), S. 243, Anm. 148.

[227] Vgl. K. M. ROTTHEGE (2011), S. 246f.

2. vom menschlichen oder tierischen Körper erzeugte Wirkstoffe oder Körperflüssigkeiten zu ersetzen oder

3. Krankheitserreger, Parasiten oder körperfremde Stoffe zu beseitigen oder unschädlich zu machen."[228]

Im Gegensatz zum bisherigen Verständnis, dass aus der Herrichtung eines Arzneimittels die für die Abgabe an den Patienten vorgesehene Arznei entstand, bildete fortan die inzwischen im Sprachgebrauch weitverbreitete Bezeichnung ‚Arzneimittel' den übergeordneten Sammelbegriff. Problematisch an der Definition erschien der Maßstab für die Zweckbestimmung. Dieser berücksichtigte lediglich die vom Hersteller subjektiv festlegbare Sichtweise, ohne die bereits in Gerichtsurteilen etablierte Differenzierung zwischen der subjektiven und einer objektiven Betrachtungsweise aufzugreifen.[229] Dies bereitete nicht nur Schwierigkeiten für die Unterscheidung zwischen Heil- und Nichtheilmitteln,[230] sondern auch für die Abgrenzung von Arzneimitteln zu Lebensmitteln.[231]

Unter den Begriffsbestimmungen des ersten Abschnitts des AMG fanden sich ferner die ‚Arzneispezialitäten', die gemäß § 4 „Arzneimittel, die in gleichbleibender Zusammensetzung hergestellt und in abgabefertigen Packungen unter einer besonderen Bezeichnung in den Verkehr gebracht w[u]rden"[232], darstellten. Generika fielen nicht unter diesen Wortlaut, da es ihnen an der ‚besonderen Bezeichnung' mangelte. Entsprechend adressierte Teile des Gesetzes, wie die Eintragungspflicht in das Spezialitätenregister, waren demzufolge nicht anwendbar.[233]

In § 5 legte das Gesetz zudem Anforderungen an Arzneimittel fest. Diese mussten zum Großteil erstmals auch außerhalb der Apotheke den Anforderungen des Arzneibuchs entsprechen.[234]

Ferner mussten Arzneimittel fortan bestimmte Pflichtangaben tragen,[235] ohne dass das Gesetz, das zwischen dem Behältnis und der äußeren Umhüllung von Arzneimitteln

---

[228] BGBl Teil I (1961), Nr. 33, S. 533f. Die Legaldefinition des Begriffs ‚Arzneimittel' umfasste nunmehr bspw. auch Vorbeugungs- und Aufbaumittel. Vgl. U. STAPEL (1988), S. 117. Die vollständige Definition nach § 1 des Gesetzes umfasste weitere Aspekte, die im Rahmen dieser Arbeit jedoch nicht vertieft werden.

[229] Vgl. U. STAPEL (1988), S. 117f. und S. 129.

[230] Vgl. U. STAPEL (1988), S. 129–132. Da die Zweckbestimmung eines der maßgebenden Kriterien für die Unterscheidung von Heilmitteln und Nichtheilmitteln, wie Vorbeugungsmitteln, war und damit über den durch die Kaiserliche Verordnung festgelegten Vertriebsweg entschied, konnten Hersteller weiterhin Heilmittel als Vorbeugungsmittel ankündigen, um eine Apothekenpflicht zu umgehen. Eine Vielzahl gerichtlicher Klärungen des Heilmittelcharakters führte zu einem langwierigen Prozess. Vgl. U. STAPEL (1988), S. 129–132.

[231] Siehe hierzu U. STAPEL (1988), S. 133–141. Auch hier dienten Packungsbeilagen als ein objektives Kriterium bei Einstufungsentscheidungen. Vgl. U. STAPEL (1988), S. 134.

[232] BGBl Teil I (1961), Nr. 33, S. 534. Sie lehnte sich an die Definition der ‚Arzneifertigware' aus der Arzneifertigwaren-Stop-Verordnung an. Vgl. U. STAPEL (1988), S. 165.

[233] Vgl. U. STAPEL (1988), S. 165–167; sowie B. KIRK (1999), S. 186.

[234] Vgl. U. STAPEL (1988), S. 170f. Noch bis zum Inkrafttreten des Deutschen Arzneibuchs 7 1969 war die zu dem Zeitpunkt inzwischen über 40 Jahre alte Ausgabe 6 gültig. Vgl. U. STAPEL (1988), S. 172; sowie M. BÖHM (1999), S. 164. Zur Verordnung über das Deutsche Arzneibuch (DAB 7) siehe BGBl Teil I (1968), Nr. 56, S. 913.

unterschied, in den entsprechenden §§ 9 und 10 auf eine Packungsbeilage als mögliches Hilfsmittel zur Informationsvermittlung ausdrücklich hinwies.[236] Angaben über Nebenwirkungen und Kontraindikationen verlangte der Gesetzgeber dabei nicht,[237] ebenso wenig wie eine Chargenbezeichnung.[238] Dahingegen wies die im Juni 1962 verabschiedete Verordnung über die Zulassung von Arzneimitteln, die mit ionisierenden Strahlen behandelt worden sind oder die radioaktive Stoffe enthalten[239] auf Packungsbeilagen als Hilfsmittel zur Wiedergabe von Pflichtangaben auf dem Behältnis und der äußeren Umhüllung entsprechender Arzneimittel hin.[240] Das Gesetz verpflichtete demgemäß nicht zur Beilage einer Gebrauchsinformation.[241] Indes schrieb die 1972 erlassene Verordnung über Sera und Impfstoffe nach den §§ 19b und d des Arzneimittelgesetzes[242] darüber hinausgehend vor, dass „ein Serum oder Impfstoff [...] nur mit einer Gebrauchsanweisung in den Verkehr gebracht werden [darf], die auch Angaben über die Anwendungsgebiete und die Gegenanzeigen enthält.“[243] Für diese Arzneimittel stellte die Packungsbeilage bereits eine Pflicht dar.[244]

---

[235] Vgl. U. STAPEL (1988), S. 174. Arzneispezialitäten waren gemäß § 9 auf den Behältnissen und den äußeren Umhüllungen in deutlich lesbarer Schrift bspw. mit dem Namen bzw. der Firma und der Anschrift des Herstellers, der Bezeichnung der Arzneispezialität, der Darreichungsform, der Art der Anwendung, den arzneilich wirksamen Bestandteilen, dem Verfalldatum sowie ggf. mit dem Zusatz ‚Verschreibungspflichtig‘ oder ‚Apothekenpflichtig‘ zu kennzeichnen. Vgl. BGBl Teil I (1961), Nr. 33, S. 535. An dieser Stelle muss Rotthege korrigiert werden, der als Errungenschaften des Gesetzes u. a. auch eine „Deklarationspflicht für Arzneispezialitäten für alle Bestandteile nach Art und Menge“ angibt. K. M. ROTTHEGE (2011), S. 248. Vielmehr existierte diese Kennzeichnungspflicht auf dem Behältnis und der äußeren Umhüllung nur für arzneilich wirksame Bestandteile. Vgl. BGBl Teil I (1961), Nr. 33, S. 535; sowie U. STAPEL (1988), S. 174. Allerdings erforderte die Eintragung in das Spezialitätenregister die Offenlegung aller Bestandteile, qualitativ wie quantitativ, gegenüber der Behörde. Vgl. BGBl Teil I (1961), Nr. 33, S. 537; sowie U. STAPEL (1988), S. 175.
[236] Vgl. BGBl Teil I (1961), Nr. 33, S. 535. Gesetzeskommentare erwähnten bei der Erläuterung der ‚äußeren Umhüllung‘ keine Packungsbeilage. Vgl. A. KLOESEL / W. CYRAN (1961), S. 159; sowie F. BERNHARDT (1961), S. 61.
[237] Vgl. U. STAPEL (1988), S. 176; sowie M. M. HANNIG (1995), S. 9.
[238] Vgl. M. BÖHM (1999), S. 160.
[239] Siehe hierzu BGBl Teil I (1962), Nr. 24, S. 439f.
[240] Vgl. BGBl Teil I (1962), Nr. 24, S. 440. Gleiches galt für die Neufassung der Verordnung 1967. Vgl. BGBl Teil I (1967), Nr. 50, S. 891 und S. 895.
[241] Vgl. U. STAPEL (1988), S. 526, Anm. 3; C. HERTZSCH (2010), S. 30; A. SANDER (1980), S. 7; H. SCHOLZ (1997), S. 244; sowie FACHGRUPPE APOTHEKEN IN DER ÖTV BERLIN (1982), S. 5.
[242] Siehe hierzu BGBl Teil I (1972), Nr. 121, S. 2088–2093.
[243] BGBl Teil I (1972), Nr. 121, S. 2091. Neben Kennzeichnungsvorschriften enthielt die Verordnung Bestimmungen über die Zulassung von Sera und Impfstoffen, die staatliche Prüfung und Freigabe von Chargen sowie die Herstellung. Vgl. M. BÖHM (1999), S. 175. Die §§ 19 b und d AMG, auf die die Verordnung Bezug nahm, wurden im Juli 1972 mit dem Gesetz über die Errichtung eines Bundesamtes für Sera und Impfstoffe in das AMG eingefügt. Siehe hierzu BGBl Teil I (1972), Nr. 64, S. 1163–1166. Impfstoffe mussten bereits im Deutschen Reich mit einer Gebrauchsanweisung versehen werden. Dazu vgl. Kapitel 6.3.6.
[244] Vgl. A. SANDER / H. E. KÖBNER (1987), C AMG Erl. § 11, S. 2; sowie C. HERTZSCH (2010), S. 30.

„Arzneimittel unter irreführender Bezeichnung, Angabe oder Aufmachung zum Verkauf vorrätig zu halten, feilzuhalten, zu verkaufen oder sonst in den Verkehr zu bringen"[245], untersagte das AMG in § 8 nunmehr ausdrücklich. Diese Formulierung erfasste auch den Vertrieb von Arzneimitteln als vermeintliche Vorbeugungsmittel, obwohl sie dafür nicht geeignet waren oder entsprechend ihrer Zusammensetzung, Anwendung und Wirkung Heilmittel darstellten.[246] Allerdings erschien eine Anwendung des § 8 auch auf Packungsbeilagen strittig.[247] Nichtsdestotrotz waren in der Packungsbeilage enthaltene Informationen vom Hersteller verbindliche Angaben, für die er verantwortlich zeichnete.[248] Einen für die Kennzeichnung von Arzneimitteln wichtigen Abschnitt fügte der Gesetzgeber nachträglich mit dem Gesetz über die Werbung auf dem Gebiete des Heilwesens[249] (HWG) im Juli 1965 ein. Der ergänzte § 38a schrieb fortan für nicht verschreibungspflichtige Schmerz-, Schlaf- und Abmagerungsmittel, die noch durch eine Rechtsverordnung festzulegende Stoffe und Zubereitungen aus Stoffen, ggf. reduziert auf ausgewählte Darreichungsformen, enthielten, einen Warnhinweis auf den Behältnissen, äußeren Umhüllungen und ausdrücklich auch auf den Packungsbeilagen vor, „daß sie nicht ohne ärztlichen oder zahnärztlichen Rat längere Zeit oder in höheren Dosen angewendet werden sollen."[250] Die entsprechende Verordnung über die Bestimmung von Stoffen oder Zubereitungen aus Stoffen nach § 38a des Arzneimittelgeset-

---

[245] BGBl Teil I (1961), Nr. 33, S. 535.

[246] Vgl. N. N. (1962/i), S. 106f.

[247] Vgl. J. HÖPKER (1961), S. 2050; sowie U. STAPEL (1988), S. 144f. Höpker bezweifelte die Anwendbarkeit, da Packungsbeilagen ein Werbemittel darstellen würden und das AMG die Werbung für Heilmittel unberührt lassen sollte, um nicht der Neuregelung der Heilmittelwerbung vorzugreifen. Stapel schränkt die Darstellungen Höpkers ein. Wie sie richtigerweise ausführt, durften Packungsbeilagen, auch falls sie Werbemittel darstellten, keine irreführenden Angaben enthalten. Dies ergab sich allerdings vielmehr aus der Polizeiverordnung über die Werbung auf dem Gebiete des Heilwesens, dazu vgl. Kapitel 4.1.2, und ab 1965 schließlich aus dem Gesetz über die Werbung auf dem Gebiete des Heilwesens. Jedoch muss an dieser Stelle zumindest von einer auch informierenden und keiner rein werbenden Funktion der Packungsbeilage ausgegangen werden. Eine irreführende Bezeichnung oder Angabe konnte in diesem Zusammenhang auch der Schein eines Vorbeugungsmittels darstellen, das entsprechend der Zusammensetzung, Wirksamkeit und gebräuchlichen Anwendung ein Heilmittel war. Vgl. A. KLOESEL / W. CYRAN (1961), S. 156.

[248] Vgl. W. WEIMAR (1965), S. 337f.; sowie U. STAPEL (1988), S. 176. Stapel verweist auf Weimar. Die oftmals Arzneimitteln mitgegebenen Packungsbeilagen enthielten vielbeachtete Informationen über die Dosierung, Kontraindikationen und Nebenwirkungen. Insbesondere Angaben zu letzteren konnten bereits unter Umständen haftungsrechtliche Relevanz erlangen. Vgl. W. WEIMAR (1965), S. 337f.

[249] Siehe hierzu BGBl Teil I (1965), Nr. 30, S. 604–607. Zum HWG siehe Kapitel 4.2.2.

[250] BGBl Teil I (1965), Nr. 30, S. 607; sowie R. BEROLD / W.-D. MÜLLER-JAHNCKE (1999), S. 44. Berold und Müller-Jahncke beschreiben die Verordnung in Bezug auf Aminophenazon enthaltende Analgetika und sind dabei hinsichtlich des Beginns ihrer Gültigkeit zu korrigieren, der nicht 1973, sondern 1974 war. Diese Regelung stellte einen Ersatz für die mit dem HWG gegenüber der Werbepolizeiverordnung entfallenen Werbeverbote für bestimmte Inhaltsstoffe, wie Pyrazolon oder Brom, dar. Vgl. J. HÖPKER (1965), S. 426. Höpker beschrieb die neue Vorschrift fälschlicherweise als ‚§ 18a'.

zes[251] wurde allerdings erst 1973 erlassen und trat ab Mai 1974 in Kraft. Sie führte die Stoffe gegliedert in drei Anlagen auf und erfasste bspw. die analgetischen Wirkstoffe Acetylsalicylsäure, Phenacetin und Paracetamol, solange sie nicht in Darreichungsformen zum äußeren Gebrauch oder in Ohrentropfen Anwendung fanden. Einen genauen Wortlaut gab sie indes nicht vor.[252] Die Verordnung stellte einen Beginn zur Verbesserung des Verbraucherschutzes dar.[253] Sie blieb mit Inkrafttreten des AMG von 1976 gemäß Art. 3 § 12 Satz 2 des Gesetzes zur Neuordnung des Arzneimittelrechts gültig.[254]

Für die Herstellung von Arzneimitteln außerhalb von Apotheken, die bis dahin keinen besonderen Bestimmungen unterlag, obwohl die pharmazeutische Industrie inzwischen etwa 85 % der Arzneimittel herstellte, führte das Gesetz ebenfalls erstmals Vorschriften ein, bspw. die Herstellungserlaubnis, die an die Sachkenntnis und Zuverlässigkeit einer verantwortlichen Person, des Herstellungsleiters, sowie an die Herstellungsstätte geknüpft wurde.[255]

Ferner regelte das Gesetz die Apothekenpflicht von Arzneimitteln und damit die Gestaltung ihrer Vertriebswege neu, indem es in § 28 einen Apothekenvorbehalt verankerte, von dem es allerdings in § 29 zugleich eine Reihe von Produktklassen und in § 31 nicht die Behandlung von Krankheiten beabsichtigende Verwendungszwecke ausnahm.[256] Demgemäß durften Arzneimittel fortan ausschließlich in Apotheken abgegeben werden, falls für sie keine Ausnahme nach den §§ 29 und 31 oder der nach § 30 erlassenen Rechtsverordnung bestanden. Die bis dahin auf der Kaiserlichen Verordnung beruhende Bindung der Apothekenpflicht von Arzneimitteln an ihren Heilzweck entfiel hingegen.[257] Eine direkte Anwendung dieser Vorgaben verzögerten jedoch die in den §§ 30 und 32 aufgeführten Ermächtigungen zum Erlass spezifizierender Verordnungen, die erst 1969 in Kraft traten.[258] Bis zu ihrem Erlass galten gemäß § 63 Abs. 7 weiterhin

---

[251] Siehe hierzu BGBl Teil I (1973), Nr. 97, S. 1708f. Bis zur Verabschiedung der Verordnung dauerte es demgemäß noch unverhältnismäßig lang. Insbesondere vor dem Hintergrund, dass bereits 1966 Entwürfe der Stofflisten in Fachzeitschriften veröffentlicht worden waren. Vgl. N. N. (1966/a), S. 334f.; sowie N. N. (1966/e), S. 289.

[252] Vgl. BGBl Teil I (1973), Nr. 97, S. 1708f. In der *Deutschen Apotheker-Zeitung* wurde eine Liste der von der Verordnung betroffenen Arzneimittel veröffentlicht, allerdings ohne Gewähr auf Vollständigkeit. Die Aufbrauchfrist von bereits im Handel befindlichen Arzneimitteln, die der Kennzeichnung nicht entsprachen, wurde nachträglich bis zum Anfang des Jahres 1975 verlängert. Vgl. N. N. (1974/f), S. 1043f. Für Packungsbeilagen von Pyramidon® mit einem solchen Hinweis siehe Kapitel 7.6.3.

[253] Vgl. N. N. (1974/c), S. 812.

[254] Vgl. BGBl Teil I (1976), Nr. 110, S. 2479; sowie H. KLEIST / U. ALBRECHT / H.-G. HOFFMANN (1979), S. 207.

[255] Vgl. U. STAPEL (1988), S. 178f. Die Sachkenntnis erlangte man entweder durch die Approbation als Apotheker oder aber durch verschiedene naturwissenschaftliche Studienabschlüsse zusammen mit einer mindestens zweijährigen praktischen Tätigkeit in der Herstellung von Arzneimitteln. Vgl. U. STAPEL (1988), S. 180.

[256] Vgl. U. STAPEL (1988), S. 191–193.

[257] Vgl. BGBl Teil I (1961), Nr. 33, S. 539.

[258] Vgl. U. STAPEL (1988), S. 193f. und S. 202f. Die Verordnungen sollten bestimmte Arzneimittel ausdrücklich für den Verkehr außerhalb von Apotheken zulassen bzw. ausdrücklich

die Kaiserliche Verordnung von 1901 und die Verschreibungsverordnung von 1941 zur Beurteilung der Apothekenpflicht bzw. Freiverkäuflichkeit.[259] Die damit an den Heilzweck gebundene Einschränkung des Arzneimittelverkehrs hatten sich Hersteller auch seit Gründung der Bundesrepublik Deutschland weiterhin zu Nutze gemacht, um Heilmittel als Verhütungs- oder Vorbeugungsmittel unter Umgehung der Apotheken in den Verkehr zu bringen. Auf diese Weise konnten sie einen größeren Abnehmerkreis erreichen.[260] In diesem Zusammenhang wurde der Inhalt von Packungsbeilagen nach wie vor bei der Entscheidung berücksichtigt, ob einem Präparat objektiv ein Heilzweck zuzuschreiben war. Beispielhaft dafür ist das Spalt-Tabletten®-Urteil des Bundesgerichtshofs von 1957, das die von einem Drogisten als Vorbeugungsmittel abgegebenen Spalt-Tabletten® aufgrund der objektiven Verwendung als Heilmittel, die sich bereits aus dem Inhalt des beigefügten Prospekts ergab,[261] der Apothekenpflicht unterstellte.[262] Grund dafür waren einige der angegebenen Indikationen, wie Migräne und Neuralgie, die das Gericht als Krankheiten klassifizierte. Unter Berufung auf die nach § 1 der Kaiserlichen Verordnung vom Krankheitsbegriff abhängige Definition eines Heilmittels bestätigte die Judikative den Heilmittelcharakter, der auch bei häufiger Verwendung als Vorbeu-

---

von diesem ausschließen. Vgl. BGBl Teil I (1961), Nr. 33, S. 539f. Zur Verordnung über die Zulassung von Arzneimitteln für den Verkehr außerhalb der Apotheken siehe BGBl Teil I (1969), Nr. 97, S. 1651–1661. Zur Verordnung über den Ausschluss von Arzneimitteln vom Verkehr außerhalb der Apotheken siehe BGBl Teil I (1969), Nr. 97, S. 1662–1666. Damit griff man das bereits in der Gewerbeordnung 1869 geforderte Prinzip einer Positivliste auf. Ausgehend von einem grundsätzlichen Apothekenvorbehalt wurden Präparate in Ausnahmeregelungen für den Verkehr außerhalb der Apotheken freigegeben. Vgl. U. MEINECKE (1972), S. 208–210.

259 Vgl. K. MEINE (1967), S. 66 und S. 86f.; sowie U. STAPEL (1988), S. 193f. Wie Stapel berichtet, vertraten verschiedene Gesetzeskommentare zum Inkrafttreten von § 29 verschiedene Ansichten. Zu den unterschiedlichen Auffassungen siehe auch K. MEINE (1967), S. 84 bis 87. Allerdings bestätigte das Kammergericht 1964, dass § 29 erst mit Erlass der Rechtsverordnung nach § 32 in Kraft trat. Es urteilte auch, dass § 31 AMG erst mit Erlass der Rechtsverordnung nach § 32 in Kraft trat. Vgl. K. MARCETUS (1968), S. 22f. und S. 39. Die Kaiserliche Verordnung von 1901 hatte in der Fassung von Oktober 1933 Bestand. Vgl. B. KIRK (1999), S. 34. Zu den Verordnungen aus dem Deutschen Reich siehe Kapitel 4.1.1.

260 Vgl. U. STAPEL (1988), S. 73f. und S. 83; R. SCHIEDERMAIR (1969), S. 1592; sowie U. MEINECKE (1972), S. 210. Meinecke verweist auf Schiedermair. Für Beispiele, die aus der Lückenhaftigkeit der Kaiserlichen Verordnung resultierten, siehe auch C. SCHLICK (2008), S. 217–220. Die Vermarktung als vermeintliche Vorbeugungsmittel schlug sich auch in den Packungsbeilagen nieder. Dazu vgl. Kapitel 7.1. Zur Wirtschaftsgeschichte des Apothekenwesens in der BRD von 1958 bis 1988 siehe U. STIFTEL (2021).

261 Vgl. A. KLOESEL / W. CYRAN (1961), S. 103; K. MARCETUS (1968), S. 30; N. N. (1957/a), S. 284; sowie N. N. (1957/d), S. 340.

262 Vgl. U. STAPEL (1988), S. 77; sowie R. SCHIEDERMAIR (1969), S. 1592. Zur Geschichte der Spalt-Tabletten® siehe C. FRIEDRICH (2007/a). Speziell zu den vielfältigen Werbemethoden für Spalt-Tabletten® siehe C. FRIEDRICH (2007/b), S. 4813f. Das Urteil verwies auf den seit der Fassung von 1875 bestehenden Wortlaut ‚als Heilmittel‘ innerhalb der Kaiserlichen Verordnung, der die Abgabe ‚als Heilmittel‘ oder ‚auch als Heilmittel‘ umfasste. Vgl. A. KLOESEL / W. CYRAN (1961), S. 105f.; K. MARCETUS (1968), S. 30; N. N. (1957/a), S. 284; sowie N. N. (1957/d), S. 341. Das Gericht befand also den objektiven Heilmittelzweck für die Feststellung der Apothekenpflicht als maßgebend.

gungsmittel nicht verloren gehe.[263] Damit trugen Packungsbeilagen auf Grundlage der Kaiserlichen Verordnung zur Festlegung des Vertriebsweges von Arzneimitteln bei.[264] Dabei stellte sie für den Bundesgerichtshof einen der maßgebenden Faktoren dar, das für die Beurteilung des Verkehrscharakters entscheidende objektive Auftreten des allgemeinen Verwendungszwecks eines Präparats während des Verkaufs oder Feilhaltens zu bestimmen.[265]

Zur Verschreibungspflicht erließen die Länder Anfang der 1960er-Jahre, auch nach Inkrafttreten des AMG, zunächst noch eigenständige Verordnungen.[266] Nachdem man zwischenzeitlich mit dem zweiten Gesetz zur Änderung des Arzneimittelgesetzes[267] 1964 zwar bereits Arzneimittel mit Stoffen, die eine in der medizinischen Wissenschaft nicht allgemein bekannte Wirksamkeit aufwiesen, einer automatischen Rezeptpflicht unterstellt hatte,[268] erreichte man vollständige Einheitlichkeit in der BRD jedoch erst mit dem Erlass der Verordnung nach § 35 des Arzneimittelgesetzes über verschreibungspflichtige Arzneimittel[269] im Jahr 1968.[270] Auch diese forderte für die Abgabe von verschreibungspflichtigen Arzneimitteln zum inneren Gebrauch eine Information des Patienten über die einzelne Gabe und Häufigkeit der Anwendung, die u. a. eine vom Hersteller mitgegebene Gebrauchsanweisung erfüllte, sofern sie die entsprechenden Informationen enthielt. Wie zuvor bereits bspw. in Bayern, reichte es nunmehr für die Abgabe verschreibungspflichtiger Arzneien ohne eine auf dem Rezept vermerkte Ge-

---

[263] Vgl. A. KLOESEL / W. CYRAN (1961), S. 102f.; N. N. (1957/a), S. 284; sowie N. N. (1957/d), S. 340. Insgesamt führten Unzulänglichkeiten der Kaiserlichen Verordnung zu einer allgemeinen Rechtsunsicherheit, die in widersprüchlichen Gerichtsurteilen zum Ausdruck kam. Vgl. U. STAPEL (1988), S. 73f.; R. SCHIEDERMAIR (1969), S. 1590–1594; sowie F. STRACHE (1962), S. 196f. Zur Rechtsprechung der Kaiserlichen Verordnung bis 1955 siehe K. MARCETUS (1955), S. 32 281.

[264] Vgl. U. STAPEL (1988), S. 77; sowie F. STRACHE (1962), S. 196. Stapel verweist auf Strache. Dem Wortlaut nach bezieht sich Strache auf das Spalt-Tabletten®-Urteil des Bundesgerichtshofs. Vgl. A. KLOESEL / W. CYRAN (1961), S. 106.

[265] Vgl. K. MEINE (1967), S. 81. Insbesondere bei Präparaten mit Markenbezeichnungen, die üblicherweise keinen Rückschluss auf enthaltene wirksame Bestandteile oder Anwendungsgebiete zuließen, prägten eine Gebrauchsanweisung, wie auch die Werbung für die Präparate, die Wahrnehmung des allgemeinen Verwendungszwecks. Vgl. K. MARCETUS (1957), S. 939; sowie K. MEINE (1967), S. 82. Meine bezieht sich auf Marcetus.

[266] Dazu vgl. Kapitel 4.2.1.1.

[267] Siehe hierzu BGBl Teil I (1964), Nr. 30, S. 365–369. Ein erstes Änderungsgesetz 1961 beinhaltete nur redaktionelle Anpassungen. Vgl. M. BÖHM (1999), S. 154.

[268] Vgl. U. STAPEL (1988), S. 280; B. KIRK (1999), S. 179–181; sowie K. M. ROTTHEGE (2011), S. 251f. Die automatische Rezeptpflicht stellte eine der arzneimittelrechtlichen Konsequenzen aus der Contergan®-Katastrophe dar. Vgl. B. KIRK (1999), S. 179; sowie N. LENHARD-SCHRAMM (2017), S. 156–162. Zur wechselseitigen Beeinflussung der Contergan®-Katastrophe und der arzneimittelrechtlichen Gesetzgebung siehe N. LENHARD-SCHRAMM (2017), S. 135–165.

[269] Siehe hierzu BGBl Teil I (1968), Nr. 56, S. 914–937. Im Anhang der Verordnung wurden die verschreibungspflichtigen Stoffe und Zubereitungen aus Stoffen aufgelistet. Vgl. BGBl Teil I (1968), Nr. 56, S. 917–937.

[270] Vgl. U. STAPEL (1988), S. 282. Bis dahin lagen jeweils landesrechtliche Verordnungen über die Abgabe stark wirkender Arzneimittel vor. Vgl. R. SCHIEDERMAIR (1967), S. 108.

brauchsanweisung bundeseinheitlich ebenfalls aus, wenn der Überbringer der Verschreibung über die richtige Anwendung unterrichtet war oder andernfalls der Apotheker ihn unterrichten konnte.[271] Nach der neubearbeiteten Fassung der Verordnung 1977 war eine Gebrauchsanweisung indes nur noch auf Verordnungen über in Apotheken herzustellenden Rezepturen auf der Verschreibung erforderlich.[272]

Darüber hinaus versuchte das Gesetz auch den insbesondere in den 1950er-Jahren missbräuchliche Ausmaße erreichenden Vertrieb von Ärztemustern zu regulieren. Allerdings wiesen die Vorschriften Unzulänglichkeiten auf, sodass die Muster vorrangig zweckentfremdet mit werblicher Absicht oder sogar zur Kostendämpfung abgegeben wurden. Die Legislative hatte sie hingegen als Informationsmittel vorgesehen, um Ärzte u. a. auch durch die enthaltene Packungsbeilage mit dem jeweiligen Präparat vertraut zu machen.[273]

Abschließend stellte das in den §§ 20 bis 26 abgebildete Registrierungsverfahren für Arzneispezialitäten eine wesentliche Neuerung zur Regulierung des Arzneimittelwesens dar.[274] Es sollte den Arzneimittelmarkt übersichtlicher gestalten.[275] Jedoch musste für eine erfolgreiche Eintragung in das Spezialitätenregister kein Wirksamkeitsnachweis erbracht werden, vielmehr handelte es sich um einen rein formalen Akt. Lieferte der Hersteller die geforderten Unterlagen, hatte die Eintragung zu erfolgen, ohne dass das Bundesgesundheitsamt (BGA) dabei eine materielle Prüfung durchführte.[276] Gemäß § 21 Abs. 4 zählte zu den einzureichenden Unterlagen auch „ein Muster des Behältnisses und der äußeren Umhüllung der Arzneispezialität oder der Wortlaut der für diese vorgesehenen Angaben sowie der Wortlaut der vorgesehenen Packungsbeilagen"[277].

---

[271] Vgl. BGBl Teil I (1968), Nr. 56, S. 914; sowie N. N. (1968/d), S. 1237.

[272] Vgl. BGBl Teil I (1977), Nr. 70, S. 1933.

[273] Vgl. U. STAPEL (1988), S. 233–246.

[274] Vgl. BGBl Teil I (1961), Nr. 33, S. 537f.

[275] Vgl. U. STAPEL (1988), S. 252 und S. 259. Zum langwierigen Prozess der Registrierungen siehe U. STAPEL (1988), S. 289–292; sowie M. BÖHM (1999), S. 170.

[276] Vgl. U. STAPEL (1988), S. 247–251; sowie K. MEINE (1967), S. 32–35. Allerdings konnten Landesbehörden auf Grundlage von § 6 i. V. m. § 42 das Inverkehrbringen schädlicher Arzneimittel untersagen. Indes gestaltete sich die Anwendung für die Behörden schwierig, da ihnen die Beweislast der Arzneimittelschäden oblag. Vgl. A. MURSWIECK (1983), S. 285.

[277] BGBl Teil I (1961), Nr. 33, S. 538. Die Packungsbeilage gehörte demgemäß zu den Registrierungsunterlagen. Vgl. U. STAPEL (1988), S. 145. Für die Registrierung wurden das Muster des Behältnisses und der äußeren Umhüllung oder der für diese vorgesehene Wortlaut auf Übereinstimmung mit den Deklarationsvorgaben für Arzneispezialitäten nach § 9 Abs. 1 kontrolliert. Vgl. A. KLOESEL / W. CYRAN (1961), S. 202; sowie F. BERNHARDT (1961), S. 87. Bei Abweichungen konnte die Eintragung jedoch auch nicht versagt werden. Stattdessen registrierte die Behörde gemäß § 22 Abs. 2 die Arzneispezialität unter der Auflage, sie in einer den Kennzeichnungsvorschriften entsprechenden Form in den Verkehr zu bringen. Vgl. A. KLOESEL / W. CYRAN (1961), S. 202. Für die Anmeldung forderte das Gesetz ferner die Firma oder den Namen sowie die Anschrift des Anmeldenden, die Bezeichnung der Arzneispezialität, die qualitative und quantitative Zusammensetzung aller Bestandteile, unter Umständen einen pharmakologischen und ärztlichen Prüfbericht, die Anwendungsgebiete, Kontraindikationen, Darreichungsform, Gebrauchsanweisung und die Packungsgrößen. Vgl. BGBl Teil I (1961), Nr. 33, S. 537f.

Damit wurde erstmals der Begriff ‚Packungsbeilage' gesetzlich verwendet, wobei dies die einzige Erwähnung im AMG von 1961 darstellte. Der Wortlaut der Packungsbeilagen von Arzneispezialitäten war demnach Teil des Registrierungsverfahrens. Allerdings diente dies nur dem Zweck, „der Registerbehörde die Vorstellung von dem angemeldeten Arzneimittel zu erleichtern."[278] Den kommentierenden Beiträgen zufolge, ging man bei Packungsbeilagen überwiegend von einem werbenden Charakter aus.[279] So konnte ihr Wortlaut im Allgemeinen auch nach erfolgter Registrierung geändert werden, ohne dass dies der Behörde gemäß § 23 gemeldet werden musste. Dass dies jedoch nur in solchen Fällen erlaubt war, in denen keine der Anzeigepflicht unterliegenden Angaben, zu denen der Herstellername, Indikationen und Kontraindikationen, die Gebrauchsanweisung und die Packungsgröße zählten, betroffen waren, zeugt andererseits von dem Bewusstsein ihres auch informativen Charakters.[280] Grundsätzlich beschränkte man den Kreis der zu registrierenden Präparate allerdings durch die Anknüpfung der Eintragungspflicht an eine Einstufung als Arzneispezialität, die wiederum eine besondere Bezeichnung erforderte, also Generika bspw. nicht erfasste.[281] Mit dem zweiten AMG-Änderungsgesetz führte der Gesetzgeber 1964 zumindest eine dem Stand der wissenschaftlichen Erkenntnis entsprechende Prüfung von Arzneispezialitäten mit bislang unbekannten Wirkstoffen ein, wenngleich ein Wirksamkeitsnachweis nicht dazu zählte.[282] Für sie war fortan ein Bericht über die pharmakologische Prüfung und klinische Erprobung, die dem Stand der wissenschaftlichen Erkenntnis entsprach, erforderlich. Diese Änderung des AMG stellte eine Reaktion auf die Contergan®-Katastrophe dar.[283] Ferner

---

[278] J. HÖPKER (1961), S. 2050.

[279] Vgl. A. KLOESEL / W. CYRAN (1961), S. 202; J. HÖPKER (1961), S. 2050; sowie U. STAPEL (1988), S. 145. Stapel verweist auf Höpker. Nach dem Wortlaut des Gesetzestextes erfasste man eine Mehrzahl von beiliegenden Druckerzeugnissen und beschränkte sich nicht auf die eine Packungsbeilage. Dies lässt Stapel außer Acht und berichtet stattdessen über ‚die Packungsbeilage', die dem Arzt, Apotheker und Patienten wichtige Informationen, wie die Indikation sowie Neben- und Wechselwirkungen, vermittelte.

[280] Vgl. A. KLOESEL / W. CYRAN (1961), S. 198 und S. 204f.; sowie F. STARCK (1971), S. 868f. Höpker berichtete, dass Änderungen von Packungsbeilagen nicht der Anzeigepflicht unterlagen, ohne die genannten Einschränkungen einzubeziehen. Vgl. J. HÖPKER (1961), S. 2050; sowie U. STAPEL (1988), S. 144f. Stapel verweist auf Höpker. Dabei erscheint die Einschätzung von Kloesel und Cyran sowie Starck nachvollziehbar, da § 23 allgemein auf die Änderung bestimmter, mit der Registrierung übermittelter Informationen abstellte, unabhängig von ihrem Anbringungsort. Demzufolge ist Stapel zu korrigieren, die eine von Höpker postulierte, nicht vorhandene Anzeigepflicht anhand der rein formellen Registrierung zu erklären versucht. Zutreffend indes war die fehlende Auflagenbefugnis der Behörde zu Inhalten von Packungsbeilagen. Vgl. U. STAPEL (1988), S. 145.

[281] Vgl. U. STAPEL (1988), S. 254f.

[282] Vgl. U. STAPEL (1988), S. 259.

[283] Vgl. U. STAPEL (1988), S. 275f.; B. KIRK (1999), S. 179–182; A. MURSWIECK (1983), S. 284f.; sowie N. LENHARD-SCHRAMM (2017), S. 161. Hersteller kritisierten später, dass die Prüfung eingereichter Unterlagen zu lange dauerte. Vgl. M. BÖHM (1999), S. 165. Die behördlichen Prüfungen bei der Registrierung von Arzneispezialitäten mit Stoffen, deren Wirksamkeit in der medizinischen Wissenschaft nicht allgemein bekannt war, erfolgten nunmehr unter strengeren Gesichtspunkten. Bereits im Rahmen der Aufarbeitung der Con-

führte das Änderungsgesetz in § 42 eine Auflagenbefugnis der Landesbehörden im Hinblick auf Warnhinweise auf Behältnissen, Umhüllungen und in Packungsbeilagen ein, falls bestimmte Anwendergruppen auch bei bestimmungsgemäßem Gebrauch geschädigt werden konnten.[284] Diese „g[a]lt auch für Arzneimittel, die geeignet sind, allein oder im Zusammenwirken mit anderen Arzneimitteln oder mit bestimmten Lebens- oder Genußmitteln die Verkehrstüchtigkeit zu beeinträchtigen."[285] Die Aussage, „daß die Packungsbeilage auch Warnhinweise und Gegenanzeigen enthalten muß[te], sofern dies aus Gründen der Sicherheit erforderlich [war]"[286], kann in diesem Zusammenhang hinterfragt werden. Unseren Erkenntnissen zufolge lieferten die gesetzlichen Vorschriften keine Grundlage für das BGA, Warnhinweise und Kontraindikationen während des Registrierungsverfahrens festzulegen. Dass „in begründeten Einzelfällen [...] von den Überwachungsbehörden diesbezüglich Anordnungen getroffen werden [konnten]"[287], ist hingegen zutreffend, wie zur Auflagenbefugnis nach § 42 beschrieben.

---

tergan®-Katastrophe wurden auch materielle Prüfungen durch die Behörde gefordert, um Schäden durch Arzneimittelanwendungen vorzubeugen. Vgl. U. STAPEL (1988), S. 270f. und S. 275–279. Dies wurde erst mit der Arzneimittelprüfrichtlinie 1971 realisiert. Vgl. U. STAPEL (1988), S. 271, Anm. 1; A. MURSWIECK (1983), S. 286f.; sowie K. M. ROTTHEGE (2011), S. 252 und S. 255. Zur Arzneimittelprüfrichtlinie siehe U. STAPEL (1988), S. 313 bis 318; sowie K. M. ROTTHEGE (2011), S. 254f. Zu den Prüfmöglichkeiten im Rahmen der Registrierung durch das BGA siehe U. STAPEL (1988), S. 283–288. Böhm berichtet, dass das Gesundheitsministerium das BGA bereits 1969 angewiesen hatte, Registrierungen abzulehnen, falls eine Arzneispezialität ‚nicht [...] ausreichend pharmakologisch geprüft und klinisch erprobt worden war, schädliche Wirkungen hatte, die [...] nicht zu vertreten waren, oder nicht die vom Hersteller behauptete Wirkung hatte.' M. BÖHM (1999), S. 165.

[284] Vgl. BGBl Teil I (1964), Nr. 30, S. 367. Hertzsch und Sander sind dahingehend zu ergänzen, dass die Befugnis der Behörden, gemäß § 42 Packungsbeilagen einzufordern, erst mit dem zweiten Änderungsgesetz 1964 eingeführt wurde. Vgl. C. HERTZSCH (2010), S. 30; sowie A. SANDER (1980), S. 7. Der im Gesetz verwendete Begriff ‚Personenkreise' schloss unterschiedlichste Bevölkerungsgruppen, wie Schwangere, Personen mit bestimmten Krankheiten oder Ältere, ein. Üblicherweise sollte das BGA die Landesbehörden zu entsprechenden Maßnahmen anstoßen. Vgl. J. B. GRILLMAIER (1968 / 69), S. 328. Allerdings erfolgte eine Anwendung dieser Anordnungsbefugnis selten. Dazu vgl. Kapitel 7.3.2.

[285] BGBl Teil I (1964), Nr. 30, S. 367f. Zur Kennzeichnung von Arzneimitteln, die sich negativ auf die Fahrtauglichkeit auswirken konnten, vgl. auch Kapitel 7.3.2.

[286] U. STAPEL (1988), S. 176, Anm. 2. Stapel bezieht sich auf Grillmaier. Dieser führte 1969 aus, dass das BGA im Zuge der Registrierung Warnungen und Kontraindikationen in Packungsbeilagen vorgeben konnte, wobei Packungsbeilagen von Arzneimitteln, die die Ärzteschaft spezialisiert in der Therapie einsetzen würde, weniger kritisch betrachtet worden wären als solche, deren Anwendung weitläufig durch eine Vielzahl von Ärzten möglich erschien. Die Inhalte der Packungsbeilage, wie die Anwendungsgebiete, sollten den Ergebnissen der klinischen Testung entsprechen. Insgesamt müssten bei einer größeren Zahl an Anwendungsgebieten und möglicherweise ausschmückenden Beschreibungen der Wirkung und Vorteile eines Präparats die Abschnitte über Warnhinweise und Kontraindikationen in gleicher Ausführlichkeit erfolgen. Unwahre und übertriebene Angaben waren nicht zulässig. Vgl. J. B. GRILLMAIER (1968 / 69), S. 324f. Die tatsächliche Registrierungspraxis des BGA zu ermitteln, überstieg den Rahmen dieser Arbeit.

[287] U. STAPEL (1988), S. 176, Anm. 2. Vgl. dazu auch J. B. GRILLMAIER (1968 / 69), S. 326 und S. 328.

4.2.1.3 Das Gesetz zur Neuordnung des Arzneimittelrechts 1976

Wie die Erfahrung zeigte, genügten die bisherigen Regelungen des Arzneimittelgesetzes (AMG) von 1961 nicht, um einen ausreichenden Schutz der Bevölkerung vor Arzneimittelrisiken zu gewährleisten. Aufgetretene Arzneimittelschäden, wie im Falle des Contergan®,[288] führten die Notwendigkeit für Änderungen der Gesetzgebung deutlich vor Augen. Dazu kamen die Forderung einer ausführlichen Prüfung von Arzneimitteln vor ihrem Inverkehrbringen und Entwicklungen auf europäischer Ebene,[289] die schließlich die Neustrukturierung des Arzneimittelrechts prägten.[290] Das Ergebnis dieses Prozesses stellte das im August 1976 veröffentlichte Gesetz zur Neuordnung des Arzneimittelrechts[291] dar, das ein höheres Maß an Sicherheit der im Verkehr befindlichen Arzneimittel garantierte, indem es für den Zugang zum Arzneimittelmarkt den Nachweis der Qualität, Wirksamkeit und Unbedenklichkeit der Präparate verlangte.[292] Es diente zugleich auch der Umsetzung europäischen Rechts, wie der ersten Richtlinie (RL) des Rates vom 26. Januar 1965 zur Angleichung der Rechts- und Verwaltungsvorschriften über Arzneispezialitäten (65/65/EWG)[293] und der zweiten Richtlinie des Rates vom 20. Mai 1975 zur Angleichung der Rechts- und Verwaltungsvorschriften über Arzneispezialitäten (75/319/EWG)[294].[295] Aufgrund der Länge des Gesetzes und der zahlreichen

---

[288] Zur Contergan®-Katastrophe und ihren Auswirkungen auf Packungsbeilagen von Arzneimitteln siehe Kapitel 7.3.1.

[289] Basierend auf den 1958 in Kraft getretenen Römischen Verträgen, beeinflussten Rechtsakte auf europäischer Ebene fortan die nationale Gesetzgebung mit dem Ziel der Harmonisierung der nationalen Rechtsvorschriften innerhalb der Europäischen Wirtschaftsgemeinschaft. Für das Arzneimittelrecht wurden mehrere europäische Richtlinien verabschiedet, die zwar national kein unmittelbar geltendes Recht darstellten, indes innerhalb einer Übergangsfrist in nationales Recht umgesetzt werden mussten. Vgl. U. STAPEL (1988), S. 343f.

[290] Vgl. U. STAPEL (1988), S. 336.

[291] Siehe hierzu BGBl Teil I (1976), Nr. 110, S. 2445–2482. Der Großteil des Gesetzes trat am 1. Januar 1978 in Kraft. Vgl. BGBl Teil I (1976), Nr. 110, S. 2482; sowie M. BÖHM (1999), S. 184. Zum Gesetzgebungsverfahren siehe U. HOHGRÄWE (1992), S. 51–89; sowie K. M. ROTTHEGE (2011), S. 256–258.

[292] Vgl. U. STAPEL (1988), S. 339f.; A. MURSWIECK (1983), S. 288; sowie K. M. ROTTHEGE (2011), S. 258. Dabei gestattete das Gesetz für ausgewählte Arzneimittelgruppen, bspw. Naturheilmittel, Erleichterungen für die Nachweiserbringung, um die Vielfalt der Präparate zu erhalten. Vgl. U. STAPEL (1988), S. 341. Für eine Zusammenfassung der Vorschriften des AMG 1976 und nachfolgender Novellen siehe H. BLASIUS (2003), S. 5234–5243.

[293] Siehe hierzu ABl (1965), Nr. 22 vom 09.02.1965, S. 369/65–373/65.

[294] Siehe hierzu ABl (1975), Nr. L 147 vom 09.06.1975, S. 13–22.

[295] Vgl. K. M. ROTTHEGE (2011), S. 260f. Art. 6 der RL 75/319/EWG räumte den Mitgliedsstaaten ein, dass sie Packungsbeilagen für Arzneispezialitäten vorschreiben können. Falls eine solche vorhanden war, sollte sie sich nur auf die dazugehörige Arzneispezialität beziehen. Ferner musste sie den Zulassungsunterlagen entsprechen, von der zuständigen Behörde genehmigt sein sowie bestimmte Mindestangaben enthalten. Vgl. ABl (1975), Nr. L 147 vom 09.06.1975, S. 15. Dazu zählten „Name und Anschrift oder Firma und Anschrift bzw. Sitz der für das Inverkehrbringen verantwortlichen Person und gegebenenfalls des Herstellers; Bezeichnung sowie qualitative und quantitative Zusammensetzung der Arzneispezialitäten aus wirksamen Bestandteilen. [...] vorbehaltlich einer gegenteiligen Entscheidung der zuständigen Behörden Heilanzeigen, Gegenanzeigen, Nebenwirkungen und besondere Vor-

kommentierenden Literatur soll im Folgenden auf eine Gesamtabhandlung verzichtet und ausschließlich ausgewählte Aspekte behandelt werden.[296]

Der erste Abschnitt des Gesetzes führte dessen Zweck sowie verschiedene Begriffsbestimmungen auf. Demnach waren ‚Arzneimittel' gemäß § 2 Abs. 1 Nr. 1 nunmehr „Stoffe und Zubereitungen aus Stoffen, die dazu bestimmt sind, durch Anwendung am oder im menschlichen oder tierischen Körper Krankheiten, Leiden, Körperschäden oder krankhafte Beschwerden zu heilen, zu lindern, zu verhüten oder zu erkennen"[297]. In Abgrenzung zur Definition nach dem AMG von 1961 bestimmte nicht mehr ein vom Hersteller festgelegter Zweck den Arzneimittelcharakter, sondern die objektive Geeignetheit eines Präparats.[298] Schwierigkeiten ergaben sich indes bei der Abgrenzung zu Kos-

---

sichtshinweise für den Gebrauch. [...] jede Angabe betreffend die Anwendung der Arzneispezialität (Art der Anwendung, Dauer der Behandlung, wenn diese nur begrenzte Zeit angewendet werden soll, übliche Dosierung); erforderlichenfalls besondere Aufbewahrungshinweise." ABl (1975), Nr. L 147 vom 09.06.1975, S. 15. Weitere Angaben waren von diesen deutlich zu separieren. Vgl. ABl (1975), Nr. L 147 vom 09.06.1975, S. 15. Da es sich bei dem Rechtsakt um eine europäische RL handelte, stellten die Inhalte kein unmittelbar in den Mitgliedsstaaten geltendes Recht dar. Vielmehr mussten die Mitgliedsstaaten die Vorgaben, unter Einräumung einer Frist und eines gewissen Spielraums, in nationales Recht umsetzen. Die Vorschriften zur Packungsbeilage setzte Deutschland mit dem AMG 1976 um. Vgl. A. KLOESEL / W. CYRAN (1984), A 1.0, § 11, Anm. Vorbemerkung. Eine verpflichtende Packungsbeilage ging dabei zunächst über die europäischen Vorgaben hinaus. Vgl. M. HIELSCHER (1987), S. 4. Diese wurde auf europäischer Ebene erst 1989 mit der RL 89/341/EWG eingeführt, die Art. 6 der RL 75/319/EWG dahingehend anpasste, dass Packungsbeilagen verwendet werden mussten, sofern die genannten Angaben nicht vollständig auf dem Behältnis und der äußeren Umhüllung angebracht werden konnten. Allerdings mussten die Mitgliedsstaaten dies erst mit Beginn des Jahres 1992 umsetzen. Vgl. ABl (1989), Nr. L 142 vom 25.05.1989, S. 12f.; sowie L. JOOSSENS (1992), S. 29 und S. 32. Die im selben Jahr verabschiedete RL 92/27/EWG über die Etikettierung und die Packungsbeilage von Humanarzneimitteln machte schließlich genauere Vorgaben zum Inhalt von Packungsbeilagen. Siehe hierzu ABl (1992), Nr. L 113 vom 30.04.1992, S. 8–12. Für einen Diskussionsbeitrag zu der RL siehe D. WALLUF-BLUME (1992), S. 142–144. Sie wurde 1994 mit dem fünften Gesetz zur Änderung des Arzneimittelgesetzes, das eine Neufassung des § 11 zur Packungsbeilage enthielt, in nationales Recht umgesetzt. Vgl. C. HERTZSCH (2010), S. 32; sowie BGBl Teil I (1994), Nr. 54, S. 2072f. 2001 löste die heute noch gültige RL 2001/83/EG zur Schaffung eines Gemeinschaftskodexes für Humanarzneimittel die zuvor genannten RL ab. Siehe hierzu ABl (2001), Nr. L 311 vom 28.11.2001, S. 67–128. Zur Entwicklung der rechtlichen Vorgaben für Packungsbeilagen auf europäischer Ebene seit der RL 92/27/EWG siehe C. HERTZSCH (2010), S. 22f.

[296] Weiter zur Qualität siehe U. STAPEL (1988), S. 351–376, zur Wirksamkeit siehe U. STAPEL (1988), S. 377–394 und S. 432–471 und zur Unbedenklichkeit siehe U. STAPEL (1988), S. 472–475. Zu den verschiedenen Phasen der klinischen Prüfung und weiteren Erkenntnisverfahren siehe U. STAPEL (1988), S. 395–431 und S. 668–672.

[297] BGBl Teil I (1976), Nr. 110, S. 2448. Die vollständige Definition nach § 1 umfasste weitere Aspekte, die im Rahmen dieser Arbeit jedoch nicht vertieft werden. Zu erwähnen ist die Unterscheidung von Arzneimitteln nach § 2 Abs. 1 und fiktiven Arzneimitteln nach § 2 Abs. 2, zu denen bspw. gemäß § 2 Abs. 2 Nr. 3 Verbandstoffe zählten. Vgl. BGBl Teil I (1976), Nr. 110, S. 2448.

[298] Vgl. U. STAPEL (1988), S. 126.

metika und Lebensmitteln. Abhängig von ihrer Verwendung konnten bspw. Vitamin-
präparate sowohl Lebensmittel als auch Arzneimittel sein.[299] Um die für die Beurteilung
maßgebende überwiegende Zweckbestimmung objektiv zu ermitteln, berücksichtigte
man nicht nur ihre Indikation und Dosierung, sondern auch die durch Werbung und weitere Informationen des Herstellers, wie die Packungsbeilage, vermittelte Verkehrsauf-
fassung durch den Verbraucher.[300] In den sonstigen Begriffsbestimmungen beschrieb
das Gesetz ferner erstmals ‚Fertigarzneimittel‘ als „Arzneimittel, die im Voraus hergestellt und in einer zur Abgabe an den Verbraucher bestimmten Packung in den Verkehr
gebracht werden.“[301] Im Gegensatz zur Definition der ‚Arzneispezialität‘ erstreckte sich
diese neue Begriffsbestimmung fortan auch auf Generika.[302]

Im zweiten Abschnitt des Gesetzes wurden abermals verschiedene Anforderungen
an Arzneimittel gestellt. Nach § 8 war es bspw. untersagt, sie mit irreführenden Angaben zu versehen, zu denen das Gesetz insbesondere zählte, Arzneimitteln nicht vorhandene Wirkungen zu attestieren oder fälschlicherweise den Anschein zu vermitteln, „daß
ein Erfolg mit Sicherheit erwartet werden kann oder daß nach bestimmungsgemäßem
oder längerem Gebrauch keine schädlichen Wirkungen eintreten.“[303] Ferner legte man
bestimmte Pflichtangaben für ihre Kennzeichnung fest. Neu war an dieser Stelle § 11,
der sich ausschließlich der Packungsbeilage widmete. In § 11 Abs. 1 fanden sich erstmals ausführliche Vorgaben zu ihrem Inhalt:

> „Fertigarzneimittel, die Arzneimittel im Sinne des § 2 Abs. 1 oder Abs. 2 Nr. 1 sind und
> nicht zur klinischen Prüfung oder zur Rückstandsprüfung bestimmt sind, dürfen im Gel-
> tungsbereich dieses Gesetzes nur mit einer Packungsbeilage in den Verkehr gebracht
> werden, die die Überschrift ‚Gebrauchsinformation‘ trägt sowie folgende Angaben in
> deutscher Sprache und in deutlich lesbarer Schrift enthalten muß:
>
> 1. den Namen oder die Firma und die Anschrift des pharmazeutischen Unternehmers,
> 2. die Bezeichnung des Arzneimittels,
> 3. die wirksamen Bestandteile nach Art und Menge; § 10 Abs. 6 findet Anwendung,
> 4. die Anwendungsgebiete,
> 5. die Gegenanzeigen,
> 6. die Nebenwirkungen,
> 7. die Wechselwirkungen mit anderen Mitteln,
> 8. die Dosierungsanleitung mit Einzel- und Tagesgaben und den Hinweis ‚soweit nicht
>   anders verordnet‘,
> 9. die Art der Anwendung und bei Arzneimitteln, die nur begrenzte Zeit angewendet
>   werden sollen, die Dauer der Anwendung,
> 10. den Hinweis, daß das Arzneimittel nach Ablauf des Verfalldatums nicht mehr ange-
>   wendet werden soll,

---

[299] Vgl. U. STAPEL (1988), S. 148–159.

[300] Vgl. R.-U. SCHLENKER (1987), S. 238; sowie U. STAPEL (1988), S. 159. Stapel verweist auf
Schlenker. Schlenker verwendete den Begriff ‚Hersteller‘, jedoch wäre der ‚pharmazeutische Unternehmer‘ präziser gewesen.

[301] BGBl Teil I (1976), Nr. 110, S. 2449. Mit der Festlegung der Definition für den noch heute
in Gebrauch befindlichen Begriff ‚Fertigarzneimittel‘ soll dieser Terminus auch Eingang in
die vorliegende Arbeit finden.

[302] Vgl. B. KIRK (1999), S. 188; sowie A. MURSWIECK (1983), S. 288.

[303] BGBl Teil I (1976), Nr. 110, S. 2450.

11. den Hinweis, daß Arzneimittel unzugänglich für Kinder aufbewahrt werden
sollen.'[304]

Im Hinblick auf die Verbundenheit zwischen Dosierungsanleitung und Art der Anwendung durften diese Inhalte zusammen aufgeführt werden.[305] Angaben zu den Gegenanzeigen, Nebenwirkungen und Wechselwirkungen konnten dabei gemäß § 11 Abs. 5 entfallen, falls sie nicht gemacht werden konnten.[306] Zur Vorbeugung von Schäden waren
die Nebenwirkungen zugleich mit möglichen Gegenmaßnahmen, wie der Verringerung
der Dosis, dem Absetzen des Arzneimittels oder einer ärztlichen Konsultation, zu versehen.[307] Für Arzneimittel ohne äußere Umhüllung war es gemäß § 11 Abs. 6 erlaubt,
auf eine Packungsbeilage zu verzichten, solange die nach § 11 geforderten Angaben auf
dem Behältnis zu finden waren. Weitere als die in § 11 geforderten Angaben gestattete
man mit der Vorgabe, dass diese deutlich abgesetzt und abgegrenzt sein mussten. Die
Abgrenzung konnte bspw. durch einen größeren Zwischenraum, einen farblichen Balken oder durch Verwendung der Rückseite erfolgen.[308] Dies erscheint insbesondere vor
dem Hintergrund bemerkenswert, dass der erste Referentenentwurf zum AMG Ende des
Jahres 1973 zusätzliche Angaben als die Pflichtangaben noch ausdrücklich untersagte.[309] Allerdings bestanden für die Gestaltung der zusätzlichen Informationen Grenzen.

---

[304] BGBl Teil I (1976), Nr. 110, S. 2451. Vgl. dazu auch FACHGRUPPE APOTHEKEN IN DER
ÖTV BERLIN (1982), S. 6. Im Referentenentwurf forderte man darüber hinaus die Kenn-
zeichnung der Hilfsstoffe sowie Angaben zu Antidoten bei Vergiftungserscheinungen. Vgl.
N. N. (1974/l), S. 51; sowie FACHGRUPPE APOTHEKEN IN DER ÖTV BERLIN (1982), S. 6.
Dass Apotheker Arzneimittel auf Verschreibung eines Arztes ‚sine confectione' abgaben,
war weiterhin möglich, da Arzneimittel ohne die zur Abgabe an den Verbraucher bestimmte
Packung kein Fertigarzneimittel mehr darstellten, sodass keine Pflicht zur Beilage der Gebrauchsinformation bestand. Vgl. A. KLOESEL / W. CYRAN (1984), A 1.0, § 11, Anm. 1.

[305] Vgl. A. SANDER / H. E. KÖBNER (1987), C AMG Erl. § 11, S. 6. Die Dosierung war ggf. in
Anwendergruppen, bspw. Säuglinge, Kinder und Erwachsene, zu trennen. Vgl. A. SANDER /
H. E. KÖBNER (1987), C AMG Erl. § 11, S. 6; sowie N. K. LANG (1996), S. 13. Lang be-
zieht sich auf Sander und Köbner. Besonderes Augenmerk sollte dabei auf eine Angabe für
Kinder gerichtet werden. Vgl. A. SANDER / H. E. KÖBNER (1987), C AMG Erl. § 11, S. 2.

[306] Möglich war auch der Hinweis, dass bisher keine Gegenanzeigen und Wechselwirkungen
bekannt sind. Es durfte allerdings nicht behauptet werden, dass keine existieren. Vgl. A.
KLOESEL / W. CYRAN (1984), A 1.0, § 11, Anm. 7 und Anm. 9. Auch Nebenwirkungen
durften nicht verneint werden. Vgl. A. SANDER / H. E. KÖBNER (1987), C AMG Erl. § 11,
S. 5. Wechselwirkungen mit anderen Mitteln umfassten auch Lebens- und Genussmittel.
Vgl. A. SANDER / H. E. KÖBNER (1987), C AMG Erl. § 11, S. 6; sowie N. K. LANG (1996),
S. 13. Lang verweist auf Sander und Köbner.

[307] Vgl. A. SANDER / H. E. KÖBNER (1987), C AMG Erl. § 11, S. 5; sowie N. K. LANG (1996),
S. 12f. Lang verweist auf Sander und Köbner.

[308] Vgl. A. SANDER / H. E. KÖBNER (1987), C AMG Erl. § 11, S. 8. Zusätzliche Beilagen mit
weiteren, auch werblichen Angaben, standen dem zunächst nicht entgegen. Vgl. A.
KLOESEL / W. CYRAN (1984), A 1.0, § 11, Anm. 1; sowie C. HERTZSCH (2010), S. 53. Erst
mit der fünften AMG-Novelle 1994 untersagte der Gesetzgeber Werbung innerhalb der
Pflichtangaben und weiteren Angaben der Packungsbeilage. Vgl. H. SCHOLZ (1997), S. 248
und S. 254; sowie S. WINNANDS (2009), S. 1360–1362.

[309] Vgl. N. N. (1974/l), S. 52. Das Entgegenkommen, diese Vorgabe entsprechend den hier beschriebenen Ausführungen anzupassen, wurde teilweise als industriefreundlich kritisiert.

Diese durften nicht dazu führen, „daß der Patient nach der Lektüre des ergänzenden Textes Gegenanzeigen, Neben- und Wechselwirkungen nicht beachtet und bei auftretenden Beschwerden oder Problemen von einem Arztbesuch absieht."[310] Gleichfalls durften die zusätzlichen Angaben keine Informationen enthalten, die durch die Zulassungsunterlagen nicht nachgewiesen wurden oder allgemein den Pflichtangaben entgegenstanden. Angaben zu weiteren Stärken und Darreichungsformen einer Arznei waren dabei möglich.[311] Eine Beschreibung der Eigenschaften und Wirkungsweise durfte die Anwendungsgebiete ohne Abtrennung ergänzen.[312] Ferner schrieb § 11 Abs. 2 Warnhinweise und Aufbewahrungshinweise vor, falls solche durch die Bundesoberbehörde im Rahmen der Zulassung angeordnet oder durch Rechtsverordnung nach § 12 Abs. 1 Nr. 3 oder § 36 Abs. 1 festgelegt wurden.[313] Während letztere Rechtsverordnung die Zulassungsbefreiung bestimmter Arzneimittel in Form einer Standardzulassung betraf, in deren Zuge auch Vorgaben für eine entsprechende Packungsbeilage erlassen werden konnten,[314] diente die Rechtsverordnung nach § 12 ausdrücklich der Ausweitung der

---

Vgl. S. C. ZACHARIAS (1986), S. 24. Abweichend von der tatsächlichen Regelung sollte gemäß dem Referentenentwurf die Überschrift ‚Gebrauchsanleitung' lauten. Die Pflichtangaben sollten zusätzlich Anwendergruppen nach Geschlecht und Alter differenziert, Antidote zur Behandlung von Intoxikationen sowie Darreichungsformen und Packungsgrößen aufführen. Ferner durften Nebenwirkungen, Kontraindikationen und Wechselwirkungen nicht einfach entfallen, sondern mussten mit dem Hinweis, dass dazu keine Daten vorliegen bzw. keine Angaben gemacht werden konnten, vermerkt werden. Vgl. N. N. (1974/l), S. 51f. Der vom Bundestag an den Bundesrat weitergegebene zweite Gesetzentwurf entsprach bezüglich der Packungsbeilage weitestgehend schon der tatsächlich verabschiedeten Fassung. Vgl. N. N. (1974/g), S. 1129 und S. 1132.

[310] H. CRANZ / H. KLEIST / B. SICKMÜLLER (1986), S. 129; sowie J. SCHULDT (1992), S. 12. Demnach durften bspw. Nebenwirkungen keinesfalls bagatellisiert werden. Vgl. H. CRANZ / H. KLEIST / B. SICKMÜLLER (1986), S. 129; sowie J. SCHULDT (1992), S. 11. Schuldt zitiert bzw. verweist auf Cranz, Kleist und Sickmüller.

[311] Vgl. K. P. MOHRBUTTER (1987), S. 42. Das Landgericht Aachen hatte im Contergan®-Beschluss 1970 festgehalten, dass „die Information frei von irreführenden oder bagatellisierenden Angaben und Zusätzen sein [muss], weil sonst ihr Schutzzweck gefährdet ist." N. N. (1971/e), S. 517. Zum Merkblatt des Bundesverbands der pharmazeutischen Industrie e. V. über die Sorgfaltspflichten eines Arzneimittelherstellers nach dem Einstellungsbeschluss im Contergan®-Verfahren siehe A. KLOESEL / W. CYRAN (1984), A 2.17.

[312] Vgl. A. SANDER / H. E. KÖBNER (1987), C AMG Erl. § 11, S. 5.

[313] Vgl. BGBl Teil I (1976), Nr. 110, S. 2452. Sie waren für die Verbraucherinformation vorgesehen. Vgl. U. STAPEL (1988), S. 373. Warnhinweise freiwillig aufzuführen, war weiterhin möglich und auch ratsam, falls der pharmazeutische Unternehmer sie für erforderlich erachtete. Vgl. A. SANDER / H. E. KÖBNER (1987), C AMG Erl. § 11, S. 7.

[314] Vgl. BGBl Teil I (1976), Nr. 110, S. 2460. Durch Rechtsverordnung nach § 7 Abs. 2 waren gleichfalls Vorgaben für Packungsbeilagen von radioaktiven und mit ionisierenden Strahlen behandelten Arzneimitteln möglich. Vgl. BGBl Teil I (1976), Nr. 110, S. 2450. Die entsprechende Verordnung trat im Februar 1987 in Kraft. Vgl. BGBl Teil I (1987), Nr. 10, S. 504; sowie M. BÖHM (1999), S. 213. Sie übernahm im Wesentlichen die Vorgaben nach § 11 AMG. Zusätzlich mussten Packungsbeilagen radioaktiver Arzneimittel einen Hinweis auf spezielle Angaben auf dem Behältnis und der äußeren Umhüllung sowie das Strahlenwarnzeichen zusammen mit dem Zusatz ‚Radioaktives Arzneimittel' aufweisen. Vgl. BGBl Teil I (1987), Nr. 10, S. 503.

Kennzeichnungsvorschriften nach §§ 10 und 11 „auf andere Arzneimittel"[315] und, um bspw. „für bestimmte Arzneimittel oder Arzneimittelgruppen vorzuschreiben, daß Warnhinweise, Warnzeichen oder Erkennungszeichen auf den Behältnissen, auf den äußeren Umhüllungen oder auf der Packungsbeilage anzubringen sind"[316]. Die daraufhin erlassene Arzneimittel-Warnhinweisverordnung[317] trat ab April 1985 in Kraft und schrieb für bestimmte ethanolhaltige Arzneimittel zur inneren Anwendung bei Menschen sowie für Tartrazin enthaltende Arzneimittel zur Anwendung bei Menschen bestimmte Warnhinweise vor.[318] Über behördlich angeordnete Hinweise hinaus mussten jedoch grundsätzlich alle „Warn- und Aufbewahrungshinweise, die nach medizinischen Erkenntnissen erforderlich sind[,] [...] [und] auch alle sonstigen Hinweise, die nach medizinischen Erkenntnissen [...] erforderlich sind"[319], angegeben werden.[320] Homöopathische Arzneimittel mussten gemäß § 11 Abs. 3 mit einem entsprechenden Hinweis gekennzeichnet sein und durften keine Indikationsangabe führen.[321] Für Tierarzneimittel waren nach § 11 Abs. 4 zudem zusätzliche Angaben zu machen.[322] Auf Grundlage von § 10 Abs. 6 verabschiedete der Verordnungsgeber für die Bezeichnungen der wirksamen Bestandteile ferner 1980 die Verordnung über die Bezeichnung der Art der wirksamen Bestandteile von Fertigarzneimitteln (Bezeichnungsverordnung)[323], die in einer Anlage die Begriffe für Wirkstoffe festlegte.[324] Gemäß § 10 Abs. 6 mussten zuvor die Kurzbezeichnungen der Weltgesundheitsorganisation oder, falls es diese nicht gab, gebräuchliche wissenschaftliche Bezeichnungen verwendet werden.[325] Im Übrigen durfte

---

[315] BGBl Teil I (1976), Nr. 110, S. 2452. Darunter fielen bspw. Altarzneimittel. Vgl. S. C. ZACHARIAS (1986), S. 272.

[316] BGBl Teil I (1976), Nr. 110, S. 2452. Die nach § 38a AMG 1961 i. d. F. v. 1965 bereits vorgeschriebenen Warnhinweise entsprachen dieser Regelung. Vgl. A. SANDER / H. E. KÖBNER (1987), C AMG Erl. § 12, S. 2.

[317] Siehe hierzu BGBl Teil I (1985), Nr. 1, S. 22f.

[318] Vgl. BGBl Teil I (1985), Nr. 1, S. 22f. Inhaltlich zur Arzneimittel-Warnhinweisverordnung vgl. auch A. KLOESEL / W. CYRAN (1985), S. 935f.; sowie C. HERTZSCH (2010), S. 33.

[319] H. J. KULLMANN (1981), S. 117. Allein behördlich angeordnete Warn- und Aufbewahrungshinweise nach § 11 Abs. 2 AMG anzugeben, genügte nicht. Vgl. H. J. KULLMANN (1981), S. 119, Anm. 67. Vgl. dazu auch N. N. (1989/a), S. 279f.

[320] Dies ging aus den Bestimmungen zur Gefährdungshaftung nach § 84 AMG hervor, nach denen Packungsbeilagen den Erkenntnissen der medizinischen Wissenschaft entsprechen mussten. Dazu siehe nachfolgend im Haupttext.

[321] Dies galt für registrierte homöopathische Arzneimittel, da die Wirksamkeit der Präparate nicht nachgewiesen werden musste. Vgl. A. SANDER / H. E. KÖBNER (1987), C AMG Erl. § 11, S. 8; sowie M. HIELSCHER (1987), S. 6. Folgerichtig durfte in dem Fall auch nicht mit Indikationsangaben geworben werden. Vgl. BGBl Teil I (1978), Nr. 58, S. 1679. Durchliefen Homöopathika ein reguläres Zulassungsverfahren mit Wirksamkeitsnachweis, waren Indikationsangaben erlaubt. Vgl. A. SANDER / H. E. KÖBNER (1987), C AMG Erl. § 11, S. 8.

[322] Vgl. BGBl Teil I (1976), Nr. 110, S. 2451.

[323] Siehe hierzu BGBl Teil I (1980), Nr. 58, S. 1736.

[324] Vgl. BGBl Teil I (1980), Nr. 58, S. 1736. Sie war für die Angabe in Packungsbeilagen maßgebend. Vgl. K. P. MOHRBUTTER (1987), S. 42. Zum Inhalt der Bezeichnungsverordnung vgl. auch C. HERTZSCH (2010), S. 33.

[325] Vgl. BGBl Teil I (1976), Nr. 110, S. 2451.

das auf den Behältnissen und äußeren Umhüllungen anzubringende Verfalldatum nach § 10 Abs. 7 entfallen, falls die Haltbarkeit mehr als drei Jahre betrug.[326] Unter dieser Voraussetzung galt das Gleiche vermutlich für den Hinweis auf das Verfalldatum in der Gebrauchsinformation, der ansonsten ins Leere und damit zu Verwirrung geführt hätte.

Das AMG 1976 legte damit erstmals eine Packungsbeilage für Fertigarzneimittel verpflichtend fest,[327] die als Informationsmittel zur Gewährleistung der Arzneimittelsicherheit beitrug.[328] Nach dem Willen des Gesetzgebers sollte sie fortan eine sachgerechte Arzneimittelanwendung sicherstellen.[329] Sie war für jede Stärke und Darreichungsform eines Arzneimittels unter Beachtung der charakteristischen Eigenschaften der Arzneiform einzeln zu erstellen. Die Reihenfolge der Angaben sollte dabei bevorzugt der Gliederung des § 11 Abs. 1 AMG entsprechen, um eine gewisse Übersicht- und Einheitlichkeit zu gewährleisten.[330] Pharmazeutische Unternehmer mussten gemäß den Überleitungsvorschriften nach Art. 3 § 11 Abs. 2 des Gesetzes zur Neuordnung des Arzneimittelrechts für bereits zum Zeitpunkt des Inkrafttretens des AMG 1976 im Verkehr befindliche Fertigarzneimittel die Einhaltung der Vorgaben nach § 11 „ein Jahr nach der ersten Verlängerung der Zulassung oder nach der Registrierung"[331] sicherstellen. Allerdings galten diese Altarzneimittel[332] aufgrund Art. 3 § 7 Abs. 3 für zwölf Jahre als fiktiv zugelassen, falls kein Antrag auf Verlängerung der Zulassung gestellt wurde oder sie von der Zulassungspflicht befreit wurden.[333] Erst spätestens nach dieser Frist hatten sie ein Nachzulassungsverfahren zu durchlaufen,[334] sodass sie unter Umständen noch bis 1990 keine dem § 11 entsprechende Packungsbeilage enthalten mussten.[335] Ei-

---

[326] Vgl. BGBl Teil I (1976), Nr. 110, S. 2450f. Mit dem zweiten AMG-Änderungsgesetz 1986 schränkte man dies auf Tierarzneimittel ein. Vgl. BGBl Teil I (1986), Nr. 41, S. 1297.

[327] Vgl. U. STAPEL (1988), S. 373; sowie C. HERTZSCH (2010), S. 30.

[328] Vgl. U. STAPEL (1988), S. 371.

[329] Vgl. BT-Drs. 7/3060, S. 46f.

[330] Vgl. K. P. MOHRBUTTER (1987), S. 41f.

[331] BGBl Teil I (1976), Nr. 110, S. 2478. Eine erteilte Zulassung war fünf Jahre gültig und wurde auf Antrag um jeweils fünf weitere Jahre verlängert, falls kein Grund für eine Versagung, eine Rücknahme oder einen Widerruf vorlag. Vgl. BGBl Teil I (1976), Nr. 110, S. 2458.

[332] Altarzneimittel waren solche Arzneimittel, die am Tag der Verkündung des AMG 1976 im Verkehr waren oder für die bis zu diesem Tag bereits ein Antrag auf Eintragung in das Spezialitätenregister nach dem AMG 1961 gestellt worden war, der anschließend die Eintragung zur Folge hatte. Sie mussten in einem ersten Schritt der Bundesoberbehörde nur innerhalb von sechs Monaten angezeigt werden. Vgl. BGBl Teil I (1976), Nr. 110, S. 2477f.

[333] Vgl. BGBl Teil I (1976), Nr. 110, S. 2478.

[334] Vgl. M. HIELSCHER (1987), S. 7; sowie B. STRÄTER (1987), S. 3.

[335] Vgl. B. STRÄTER (1987), S. 3; sowie H. GEISSLER (1983), S. 10. Da das AMG 1961 Packungsbeilagen nicht vorgeschrieben hatte, lag eine zügige Bearbeitung der Nachzulassung auch im Sinne der Arzneimittelsicherheit. Vgl. U. STAPEL (1988), S. 526, Anm. 3. Weil diese wesentlich länger dauerte als angedacht, konnten Altarzneimittel aus Westdeutschland unter Umständen sogar nach der Jahrtausendwende noch eine Packungsbeilage enthalten, die nicht den Vorschriften des § 11 entsprach. Vgl. H. BLASIUS (2005), S. 3064f. Erst im Jahr 2000, mit dem zehnten AMG-Änderungsgesetz, passte der Gesetzgeber die Übergangsvorschriften an. Pharmazeutische Unternehmer mussten nun bis Ende Juli 2001 die Abfas-

ne inhaltliche Begutachtung von nicht im Rahmen des Verlängerungsverfahrens vorgelegten Packungsbeilagen auf Richtigkeit und Vollständigkeit konnte das Bundesgesundheitsamt (BGA) nicht leisten. Stattdessen war der pharmazeutische Unternehmer vollumfänglich für freiwillig erstellte Gebrauchsinformationen verantwortlich und sollte die fehlende Abstimmung mit dem BGA auch als solche kennzeichnen.[336] Falls jedoch zwischenzeitlich eine Nutzen-Risiko-Bewertung im Rahmen eines Stufenplanverfahrens durchgeführt wurde, ordnete die Bundesoberbehörde eine mit den Vorgaben des § 11 übereinstimmende Gebrauchsinformation an.[337]

Dabei richtete sich die Gebrauchsinformation jedoch nicht nur an Patienten, sondern zunächst ebenso an Fachkreise, wie Apotheker und Ärzte. Das Informationsbedürfnis dieser zwei Empfängergruppen zu vereinen, gestaltete sich naturgemäß schwierig, sodass insbesondere Verständnisprobleme auf Seiten der Patienten daraus resultierten.[338] In der Folge führte man eine zusätzliche Arztinformation ein, ab 1980 erst über öffentlich-rechtliche Verträge, mit dem zweiten Gesetz zur Änderung des Arzneimittelgeset-

---

sung der Packungsbeilage bei der Bundesoberbehörde einreichen. Vgl. BGBl Teil I (2000), Nr. 31, S. 1004; sowie H. BLASIUS (2005), S. 3065. Zugleich mussten Packungsbeilagen von Altarzneimitteln, die nach wie vor kein Zulassungsverfahren durchlaufen hatten, ab dem 1. August 2001 den folgenden Hinweis enthalten: ‚Dieses Arzneimittel ist nach den gesetzlichen Übergangsvorschriften im Verkehr. Die behördliche Prüfung auf pharmazeutische Qualität, Wirksamkeit und Unbedenklichkeit ist noch nicht abgeschlossen.' BGBl Teil I (2000), Nr. 31, S. 1004. Fertigarzneimittel aus der ehemaligen DDR durften gemäß dem Einigungsvertrag vom pharmazeutischen Unternehmer hingegen nur bis Ende 1991 ohne eine dem § 11 entsprechende Packungsbeilage in den Verkehr gebracht werden. Vgl. BGBl Teil II (1990), Nr. 35, S. 1084f.; sowie H. BLASIUS (2005), S. 3065.

[336] Vgl. N. N. (1987/c), S. 1734; sowie J. SCHULDT (1992), S. 48.

[337] Vgl. B. STRÄTER (1987), S. 3. Während der Übergangsphase sollen dadurch mitunter deutliche Unterschiede bei den Druckerzeugnissen entstanden sein. Vgl. B. STRÄTER (1987), S. 3. Bis 1982 war nur ein geringer Teil der Packungsbeilagen von Altarzneimitteln, die den Großteil der im Verkehr befindlichen Arzneimittel ausmachten, an die Vorgaben nach § 11 angeglichen worden. Vgl. FACHGRUPPE APOTHEKEN IN DER ÖTV BERLIN (1982), S. 6. Indes scheinen diese Aussagen vor dem Hintergrund fraglich, dass die Haftungsregelung nach § 84 ab Januar 1978 in Kraft getreten war und pharmazeutische Unternehmer dazu anhielt, Gebrauchsinformationen im Hinblick auf die von einem Arzneimittel ausgehenden Risiken auf dem Stand der Wissenschaft zu halten. So erreichten allein 1980 etwa 12000 Änderungsanzeigen das BGA, wobei ein Großteil der Anzeigen „unter dem Gesichtspunkt der Arzneimittelsicherheit indifferent oder sogar zu begrüßen [war], wie z. B. jene, mit denen die Packungsbeilagen von Altpräparaten an die Bestimmungen des § 11 AMG angepaßt w[u]rden". BT-Drs. 9/1355, S. 20; sowie U. STAPEL (1988), S. 521, Anm. 4. Stapel zitiert die Bundestagsdrucksache. Allerdings bezeichnete es der Bundestag als besorgniserregend, dass wenige Tage nach Zulassungserteilung mitunter Änderungsanzeigen eingereicht wurden, die für eine sichere Arzneimittelanwendung wesentliche Aspekte, wie unerwünschte Wirkungen, Wechselwirkungen, Kontraindikationen, die Dosierung oder die Art der Anwendung, zum Gegenstand hatten. Vgl. BT-Drs. 9/1355, S. 20; sowie U. STAPEL (1988), S. 521, Anm. 4. Stapel zitiert die Bundestagsdrucksache. Nötigenfalls sollte das BGA die Angaben in den Packungsbeilagen durch Auflagen bestimmen oder die Rücknahme oder den Widerruf der Zulassung in Betracht ziehen. Vgl. BT-Drs. 9/1355, S. 20.

[338] Vgl. U. STAPEL (1988), S. 374f. Zur Verständnisproblematik siehe Kapitel 7.4.3.

zes[339] 1986 schließlich auch gesetzlich. Die Inhalte der Gebrauchsinformation für Fachkreise, kurz ‚Fachinformation', definierte der mit dem Änderungsgesetz eingefügte § 11 a.[340] Zugleich forderte das Gesetz fortan, dass die Angaben in der Gebrauchsinformation ‚allgemeinverständlich' waren.[341] In einer Veröffentlichung zu den einzureichenden Zulassungsunterlagen betonte das BGA im Hinblick auf die Trennung von Packungsbeilage und Fachinformation nunmehr auch die Allgemeinverständlichkeit der Angaben in der Gebrauchsinformation, „die insbesondere für den nicht fachlich vorgebildeten Patienten (Laien) verständlich sein soll[t]en."[342] Zu den Inhalten der Gebrauchsinformation ergänzte man mit dem zweiten Änderungsgesetz ferner die Haltbarkeit nach Anbruch bzw. nach Herstellung einer gebrauchsfertigen Zubereitung zu dem Hinweis auf ein Unterlassen der Anwendung nach dem Verfalldatum. Wurden Angaben zusätzlich in einer anderen Sprache gemacht, mussten diese der deutschen Formulierung entsprechen.[343] Bei der Angabe der Zusammensetzung von Monopräparaten musste dem wirksamen Bestandteil zur Kennzeichnung zudem ‚Wirkstoff:' vorangestellt werden.[344] Sofern nicht von der Zulassungspflicht freigestellt, war ein Muster der Packungsbeilage des Arzneimittels dem BGA zu übermitteln.[345] Mit dem vierten Gesetz zur Änderung des Arzneimittelgesetzes[346] führte der Gesetzgeber im Untersuchungszeitraum weitere

---

[339] Siehe hierzu BGBl Teil I (1986), Nr. 41, S. 1296–1304. Ein erstes Gesetz zur Änderung des AMG betraf im Wesentlichen tierarzneimittelrechtliche Anpassungen. Vgl. A. B. GALL (2009), S. 8. Zum ersten Änderungsgesetz siehe BGBl Teil I (1983), Nr. 8, S. 169–178.

[340] Vgl. U. STAPEL (1988), S. 374–376. Die Entschließung, eine gesonderte Information für Fachkreise einzuführen, hielt die Bundesregierung bereits 1982 in ihrem Bericht über Erfahrungen mit dem AMG fest. Eine separate Arztinformation sollte zugleich die Möglichkeit schaffen, die Packungsbeilage als Informationsmittel für den Patienten insbesondere sprachlich besser auf dessen Bedürfnisse abzustimmen. Vgl. BT-Drs. 9/1355, S. 12; sowie M. HIELSCHER (1987), S. 4f. Der Bericht war Anstoß für das zweite AMG-Änderungsgesetz 1986. Vgl. M. HIELSCHER (1987), S. 4; sowie A. B. GALL (2009), S. 8. Die Fachinformation musste mit dem nächsten Antrag zur Verlängerung der Zulassung oder Registrierung bei der Bundesoberbehörde eingereicht werden. Vgl. BGBl Teil I (1986), Nr. 41, S. 1303.

[341] Vgl. BGBl Teil I (1986), Nr. 41, S. 1297; U. STAPEL (1988), S. 376; sowie H. SCHOLZ (1997), S. 245. Nink und Schröder, Greif sowie Leunikava sind dahingehend zu korrigieren, dass das AMG nicht bereits in der ab 1978 gültigen Fassung eine Allgemeinverständlichkeit der Angaben in Gebrauchsinformationen forderte. Vgl. K. NINK / H. SCHRÖDER (2005), S. 14; D. GREIF (2009), S. 2; sowie I. LEUNIKAVA (2011), S. 20.

[342] N. N. (1986/e), S. 2777.

[343] Im Rahmen der Zulassung hatten pharmazeutische Unternehmer dafür beglaubigte Übersetzungen einzureichen. Vgl. K. P. MOHRBUTTER (1987), S. 42.

[344] Vgl. BGBl Teil I (1986), Nr. 41, S. 1296f.; sowie A. SANDER (1986), S. 866.

[345] Vgl. BGBl Teil I (1986), Nr. 41, S. 1297. Den Hinweis auf das Verfalldatum zu erweitern, entsprach einer Umsetzung der RL 83/570/EWG. Vgl. M. HIELSCHER (1987), S. 5. Für diese Anpassungen bestand gleichfalls die Übergangszeit bis zur nächsten Verlängerung der Zulassung oder Registrierung oder bis zur Festlegung der Fachinformation für eine Standardzulassung. Bis dahin durften Packungsbeilagen in den Verkehr gebracht werden, die nicht dem neuen § 11 Abs. 1 entsprachen. Vgl. BGBl Teil I (1986), Nr. 41, S. 1303.

[346] Siehe hierzu BGBl Teil I (1990), Nr. 19, S. 717–727. Das Änderungsgesetz sollte übergeordnet die Bearbeitung der sich angestauten Zulassungsanträge beschleunigen. Vgl. A. B. GALL (2009), S. 8.

Änderungen der Vorgaben nach § 11 ein. Im Wesentlichen umfasste dies die Ergänzung der qualitativen Angabe der Hilfsstoffe,[347] zusätzlich zu den qualitativ wie quantitativ aufzuführenden arzneilich wirksamen Bestandteilen. Ferner durften sich die deutlich abzusetzenden weiteren Angaben i. d. R. inhaltlich nicht mehr auf die Indikationen, Kontraindikationen und Nebenwirkungen beziehen.[348]

Der dritte Abschnitt des AMG regelte die Herstellung von Arzneimitteln. Dazu zählten bspw. die Erteilung der Herstellungserlaubnis sowie die Sachkenntnis des Herstellungs- und des Kontrollleiters. Gemäß § 19 Abs. 1 fiel es in den Verantwortungsbereich des Herstellungsleiters, dass „Arzneimittel entsprechend den Vorschriften über den Verkehr mit Arzneimitteln hergestellt, gelagert und gekennzeichnet werden sowie mit der vorgeschriebenen Packungsbeilage versehen sind."[349] Arzneimittel vorsätzlich oder fahrlässig ohne die vorgeschriebene Packungsbeilage in den Verkehr zu bringen, stellte eine Ordnungswidrigkeit dar.[350]

Der vierte Abschnitt widmete sich der Zulassung von Arzneimitteln. Vor ihrem Inverkehrbringen mussten diese nunmehr eine Zulassung erhalten, für deren Erteilung ein behördliches Verfahren festgelegt wurde. Zu den in § 22 geforderten Zulassungsunterlagen zählte dabei auch „der Wortlaut der für das Behältnis, die äußere Umhüllung und die Packungsbeilage vorgesehenen Angaben"[351], von denen die Behörde zusätzlich ein oder mehrere Muster anfordern konnte. Die Erteilung der Zulassung konnte gemäß § 28 Abs. 2 Nr. 2 mit Auflagen verbunden werden, die Einhaltung der Vorgaben nach § 11 sicherzustellen. Zusätzlich konnte die Behörde auch Warn- oder Aufbewahrungshinweise für Patienten vorschreiben.[352] Gemäß § 28 Abs. 2 Nr. 3 war es ferner möglich,

---

[347] Vgl. BGBl Teil I (1990), Nr. 19, S. 718; sowie C. HERTZSCH (2010), S. 32.

[348] Vgl. BGBl Teil I (1990), Nr. 19, S. 718. Letztere Regelung zu den weiteren Angaben wurde mit der nachfolgenden fünften AMG-Novelle 1994 bereits wieder gestrichen. Vgl. H. SCHOLZ (1997), S. 245.

[349] BGBl Teil I (1976), Nr. 110, S. 2453.

[350] Vgl. BGBl Teil I (1976), Nr. 110, S. 2475. Vgl. dazu auch A. SANDER / H. E. KÖBNER (1987), C AMG Erl. § 11, S. 9; sowie N. K. LANG (1996), S. 14. Lang verweist auf Sander und Köbner, die jedoch die Tatbestandsmerkmale ‚vorsätzlich' bzw. ‚fahrlässig' nicht erwähnen.

[351] BGBl Teil I (1976), Nr. 110, S. 2455.

[352] Anhand von Auflagen, die aus Stufenplanverfahren resultierten, fanden seltene schwere Nebenwirkungen öfter Eingang in Packungsbeilagen. Vgl. H. CRANZ / H. KLEIST / B. SICKMÜLLER (1986), S. 128. Dazu vgl. Kapitel 7.4.1. Die Auflagenerteilung und Durchführung von Stufenplanverfahren fiel in den Zuständigkeitsbereich derselben Abteilung, ‚Arzneimittelverkehr', innerhalb des BGA. Vgl. S. C. ZACHARIAS (1986), S. 250. Die Auflagenbefugnis fand sogar üblicherweise nur im Zusammenhang mit einem Stufenplanverfahren Anwendung, da das BGA einzelne Arzneimittel nach der Zulassung nicht gesondert beobachtete. Vgl. S. C. ZACHARIAS (1986), S. 272f. Dadurch wurden im Zulassungsverfahren zunächst einzeln behandelte Präparate nunmehr anhand der wirksamen Bestandteile gesammelt prozessiert und ggf. mit einheitlichen Risikoinformationen versehen. Vgl. S. C. ZACHARIAS (1986), S. 273f. Der Wortlaut, Auflagen für eine Zulassung anzuordnen, erfasste Altarzneimittel zunächst nicht. Für diese bedurfte es einer Anordnung nach § 12 AMG, Packungsbeilagen für ‚andere Arzneimittel' vorzuschreiben, die jedoch nicht dem BGA, sondern dem Bundesministerium oblag. Vgl. S. C. ZACHARIAS (1986), S. 254 und S. 272.

Auflagen festzulegen, um die Inhalte der Gebrauchsinformation den weiteren Zulassungsunterlagen unter Verwendung einheitlicher und verständlicher Begriffe anzugleichen.[353] Dabei hatte das BGA die Befugnis, für verschreibungspflichtige Arzneimittel die Streichung bestimmter Indikationen anzuordnen, falls diese geeignet schienen, den therapeutischen Erfolg zu gefährden.[354] Gemäß § 29 Abs. 1 unterlag eine Änderung der Packungsbeilage zunächst uneingeschränkt der Anzeigepflicht.[355] Mit dem zweiten Gesetz zur Änderung des AMG führte man ab Februar 1987 ein,[356] dass Anpassungen der Kennzeichnung einschließlich der Packungsbeilage „bei Änderungen der Dosierung, der Art oder der Dauer der Anwendung sowie bei einer Einschränkung der Gegenanzeigen, Nebenwirkungen oder Wechselwirkungen"[357] einer Zustimmung des BGA bedurften.[358] Das Einfügen neuer Anwendungsgebiete erforderte indes eine Neuzulassung des Arzneimittels.[359] Auch bereits zum Zeitpunkt des Inkrafttretens des Gesetzes im Verkehr befindliche Arzneimittel mussten ein Zulassungsverfahren durchlaufen. Während der dafür eingeräumten Übergangsfrist von zwölf Jahren galten Altarzneimittel als fiktiv zugelassen, wenn sie dem BGA zumindest rechtzeitig angezeigt worden waren. Jedoch war das BGA bereits in dieser Zeit befugt, bspw. Warnhinweise anzuordnen.[360] Diese Nachzulassung bedeutete für die Bundesoberbehörde einen hohen Verwaltungsaufwand.[361] Eine spezielle Art der Zulassung stellten die Standardzulassungen dar. Gemäß

---

[353] Vgl. BGBl Teil I (1976), Nr. 110, S. 2454–2457. Zur Anwendung der Auflagenbefugnis durch das BGA siehe Kapitel 7.4.1. Der genannte § 28 Abs. 2 Nr. 3 wurde mit dem dritten Gesetz zur Änderung des Arzneimittelgesetzes von 1988 abgeändert. U. a. fand die Bezeichnung ‚allgemeinverständlich' für die in Packungsbeilagen enthaltenen Begriffe auch an dieser Stelle Eingang in das Gesetz. Vgl. BGBl Teil I (1988), Nr. 34, S. 1051. Das Änderungsgesetz sollte auch die Bearbeitung der sich angesammelten Zulassungsanträge beschleunigen. Vgl. M. BÖHM (1999), S. 216; sowie A. B. GALL (2009), S. 8.

[354] Vgl. BGBl Teil I (1976), Nr. 110, S. 2457; A. SANDER / H. E. KÖBNER (1987), C AMG Erl. § 11, S. 4; sowie N. K. LANG (1996), S. 12. Lang verweist auf Sander und Köbner.

[355] Vgl. BGBl Teil I (1976), Nr. 110, S. 2458. Weitergehend zur Zulassung, auch auf europäischer Ebene, und zur Registrierung von Arzneimitteln nach dem AMG von 1976 siehe U. STAPEL (1988), S. 482–543 und S. 609–614.

[356] Vgl. BGBl Teil I (1986), Nr. 41, S. 1299; sowie U. STAPEL (1988), S. 376.

[357] BGBl Teil I (1986), Nr. 41, S. 1299.

[358] Vgl. BGBl Teil I (1986), Nr. 41, S. 1299; U. STAPEL (1988), S. 376; sowie G. ASSMANN (1987), S. 88. Die Zustimmung galt als erteilt, wenn das BGA der Änderung nicht innerhalb von drei Monaten widersprach. Vgl. BGBl Teil I (1986), Nr. 41, S. 1299; sowie G. ASSMANN (1987), S. 88. Für fiktiv zugelassene Arzneimittel galt die Zustimmungspflicht allerdings nur eingeschränkt. Hatte der pharmazeutische Unternehmer keine für eine materielle Beurteilung der Änderung benötigten Unterlagen vorgelegt, behandelte das BGA dies wie eine anzeigepflichtige Änderung. Offensichtliche Mängel führten jedoch zum Eingreifen der Behörde von Amts wegen. Vgl. N. N. (1988/a), S. 1868.

[359] Vgl. U. STAPEL (1988), S. 521; sowie G. ASSMANN (1987), S. 90.

[360] Vgl. U. STAPEL (1988), S. 512–520. Bei Vorlage unzureichender Zulassungsunterlagen erhielt der pharmazeutische Unternehmer zudem weitere drei Jahre für die Behebung der Mängel. Vgl. U. STAPEL (1988), S. 514, Anm. 1 und Anm. 4.

[361] Zur Nachzulassung siehe B. SCHNIEDERS / R. MECKLENBURG (1987); sowie M. HOLZSLOMCZYK (1990), S. 292–297. Zum Vollzug des Gesetzes und den personellen Ressourcen des BGA siehe U. STAPEL (1988), S. 544–549.

§ 36 war es möglich, Arzneimittel durch Rechtsverordnung von der Zulassungspflicht freizustellen, u. a. da ihre Qualität, Wirksamkeit und Unbedenklichkeit als erwiesen angesehen wurden.[362] Dafür erarbeitete das BGA Monografien der jeweiligen Arzneimittel, in denen auch die Kennzeichnung einschließlich des Wortlauts der Packungsbeilage bestimmt und damit gesetzlich festgelegt wurden.[363]

Im siebten Abschnitt behandelte das Gesetz die Abgabe von Arzneimitteln, zu denen Aspekte wie die Apothekenpflicht und Freiverkäuflichkeit zählten.[364] Hierbei übernahm man die mit dem AMG 1961 eingeführte Regelung,[365] die mit Inkrafttreten der spezifizierenden Rechtsverordnungen 1969 Anwendbarkeit erlangt hatte.[366] Auch die bestehenden Bestimmungen zur Verschreibungspflicht fanden Eingang in das neue Gesetz.[367]

Ferner berührte der zehnte Abschnitt des AMG über die Beobachtung, Sammlung und Auswertung von Arzneimittelrisiken im Weiteren auch Packungsbeilagen. Mit ihm etablierte der Gesetzgeber in § 62 das BGA als zentrale Stelle für die Erfassung der bei der Anwendung von Arzneimitteln auftretenden Risiken, das AMG nannte hier insbesondere Nebenwirkungen, Wechselwirkungen, Kontraindikationen und Verfälschungen,[368] ihrer Auswertung sowie der Koordination der daraus abgeleiteten Maßnahmen.[369] Der Stufenplan zur Vorgehensweise bei Verdacht auf Arzneimittelnebenwirkungen, erstmals bereits 1970 vorgelegt,[370] erlangte nunmehr, veröffentlicht im Bundesanzeiger 1980, als Verwaltungsvorschrift zur Beobachtung, Sammlung und Auswertung von Arzneimittelrisiken nach § 63 AMG Rechtsverbindlichkeit.[371] Er legte indes nur das

---

[362] Vgl. BGBl Teil I (1976), Nr. 110, S. 2460; sowie U. STAPEL (1988), S. 533. Stapel verweist u. a. auf den Gesetzestext.

[363] Vgl. U. STAPEL (1988), S. 535. Erste Entwürfe solcher Monografien legte das BGA allerdings erst 1981 vor. Vgl. M. BÖHM (1999), S. 196. Die erste Verordnung über Standardzulassungen trat schließlich im Dezember 1982 in Kraft. Vgl. BGBl Teil I (1982), Nr. 47, S. 1601. Die Verordnung, und damit ihre die Standardzulassungen aufführende Anlage, wurde in den folgenden Jahren regelmäßig aktualisiert. Für den Untersuchungszeitraum vgl. BGBl Teil I (1985), Nr. 12, S. 446; BGBl Teil I (1986), Nr. 12, S. 354; BGBl Teil I (1987), Nr. 20, S. 886; sowie BGBl Teil I (1988), Nr. 63, S. 2620. Mit der dritten Verordnung 1987 waren zwischenzeitlich 225 Monografien vorhanden. Vgl. M. BÖHM (1999), S. 212.

[364] Vgl. BGBl Teil I (1976), Nr. 110, S. 2462f.

[365] Vgl. U. STAPEL (1988), S. 204.

[366] Siehe hierzu Kapitel 4.2.1.2.

[367] Vgl. BGBl Teil I (1976), Nr. 110, S. 2464f.

[368] Vgl. BGBl Teil I (1976), Nr. 110, S. 2468; sowie A. BERTELSMANN (1987), S. 133.

[369] Vgl. A. BERTELSMANN (1987), S. 133.

[370] Vgl. U. STAPEL (1988), S. 299; sowie M. BÖHM (1999), S. 169. Der Stufenplan wurde von dem Ende der 1960er-Jahre im Bundesministerium für Jugend, Familie und Gesundheit angesiedelten Beirat für Arzneimittelsicherheit erstellt und von den beteiligten Stellen auch 1970 verabschiedet. Vgl. M. BÖHM (1999), S. 165 und S. 169. Die Gründung des Beirats wiederum resultierte aus dem Auftreten von Lungenhochdruck als Nebenwirkung bei der Anwendung des Appetitzüglers Menocil®, die teilweise zum Tod von Patienten und schließlich zur Marktrücknahme des Präparats 1968 geführt hatte. Vgl. M. HIELSCHER (1987), S. 3.

[371] Vgl. U. STAPEL (1988), S. 299; sowie U. HOHGRÄWE (1992), S. 213. Dabei sammelte bspw. die Arzneimittelkommission der deutschen Ärzteschaft von Patienten an Ärzte herangetragene Spontanmeldungen, die sie dem BGA mitteilte. Vgl. U. STAPEL (1988), S. 555–557.

Verfahren für die beteiligten Behörden und Stellen fest und führte nicht zu Handlungspflichten der pharmazeutischen Unternehmer.[372] Zu ihrer verpflichtenden Einbindung führte das zweite Gesetz zur Änderung des Arzneimittelgesetzes 1986 den Stufenplanbeauftragten ein, der fortan in persönlicher Verantwortung im pharmazeutischen Unternehmen Arzneimittelrisiken zu sammeln, bewerten und notwendige Maßnahmen zu koordinieren hatte.[373] Zu diesen Maßnahmen zählte auch die Änderung des Inhalts von Packungsbeilagen, bspw. durch die Aufnahme eines behördlich angeordneten Warnhinweises.[374] Aus Sicht des pharmazeutischen Unternehmers besaß insbesondere auch die ständige Aktualisierung möglicher Nebenwirkungen in der Gebrauchsinformation eine haftungsrechtliche Relevanz.[375]

Denn mit Abschnitt 16 des AMG über die Haftung für Arzneimittelschäden führte der Gesetzgeber die verschuldensunabhängige Gefährdungshaftung nach § 84 für Arzneimittel ein.[376] Unter bestimmten Umständen haftete der pharmazeutische Unternehmer fortan für Schäden, die von ihm in den Verkehr gebrachte Arzneimittel bei Patienten verursacht hatten.[377] Für die Begründung einer Ersatzpflicht musste neben den all-

---

Beide Organisationen wurden bereits 1952 gegründet. Ab 1961 sammelte und bewertete die Arzneimittelkommission der deutschen Ärzteschaft Meldungen von Nebenwirkungen in einem eigens dafür eingerichteten Büro. Vgl. M. BÖHM (1999), S. 129 und S. 143. 1958 hatte sie erstmals Ärzte dazu aufgerufen, Nebenwirkungen zu melden. Vgl. M. M. HANNIG (1995), S. 7. Für weitere Systeme zur Sammlung von Arzneimittelrisiken sowie ihrer Auswertung siehe A. BERTELSMANN (1987), S. 134–138.

[372] Vgl. U. STAPEL (1988), S. 551f.; sowie U. HOHGRÄWE (1992), S. 214. Abhängig vom Ausgang des Verfahrens ergaben sich diese erst aus behördlichen Anordnungen nach § 28 oder § 30 AMG. Vgl. A. BERTELSMANN (1987), S. 141f.

[373] Vgl. BGBl Teil I (1986), Nr. 41, S. 1301; A. BERTELSMANN (1987), S. 145f.; U. STAPEL (1988), S. 551f.; sowie U. HOHGRÄWE (1992), S. 223. Weiterhin führte das Änderungsgesetz eine Meldepflicht aller Verdachtsfälle von Nebenwirkungen ein. Vgl. BGBl Teil I (1986), Nr. 41, S. 1299; U. STAPEL (1988), S. 552, Anm. 3; sowie M. M. HANNIG (1995), S. 39. Stapel verweist in beiden Fällen u. a. auf den Gesetzestext. Die Berichtpflicht wurde mit dem vierten Änderungsgesetz jedoch wieder eingeschränkt. Vgl. BGBl Teil I (1990), Nr. 19, S. 720. Weitergehend zum Stufenplanverfahren siehe U. STAPEL (1988), S. 550 bis 560 b; A. BERTELSMANN (1987), S. 138–144; sowie U. HOHGRÄWE (1992), S. 213–220.

[374] Vgl. A. BERTELSMANN (1987), S. 141; U. STAPEL (1988), S. 571; U. HOHGRÄWE (1992), S. 218; sowie M. M. HANNIG (1995), S. 44. Neben der behördlichen Auflagenbefugnis mit Zulassungserteilung trugen diese Auflagen dazu bei, dass seltene schwere Nebenwirkungen öfter Eingang in Packungsbeilagen fanden. Vgl. H. CRANZ / H. KLEIST / B. SICKMÜLLER (1986), S. 128. Dazu vgl. Kapitel 7.4.1.

[375] Vgl. U. STAPEL (1988), S. 577.

[376] Diese spezielle Arzneimittelhaftung fand Eingang in das AMG, da die verschuldensabhängige Deliktshaftung gemäß Bürgerlichem Gesetzbuch für den Arzneimittelsektor nicht ausreichte. Vgl. C. HERTZSCH (2010), S. 30.

[377] Vgl. BGBl Teil I (1976), Nr. 110, S. 2473. Eine Erklärung der weiteren Bedingungen, die für eine Anwendung der Gefährdungshaftung erfüllt sein mussten, übersteigt den Rahmen dieser Arbeit. Zur Auslegung der Gefährdungshaftung liegt weitergehende Literatur vor. Siehe hierzu bspw. N. JENKE (2004), S. 28–76; sowie A. KOYUNCU (2004), S. 51–73. Jenke und Koyuncu erörtern die Haftungsvoraussetzungen des zur Zeit der Veröffentlichung ihrer Studien geltenden Rechts, dessen Auslegung wiederum durch Rechtsprechung aus dem Un-

gemeinen Haftungsvoraussetzungen nach § 84 Abs. 1 Satz 1 zusätzlich wenigstens eine der beiden speziellen Haftungsvoraussetzungen nach § 84 Abs. 1 Satz 2 zutreffen. Zum einen, falls „das Arzneimittel bei bestimmungsgemäßem Gebrauch[378] schädliche Wirkungen hat, die über ein nach den Erkenntnissen der medizinischen Wissenschaft vertretbares Maß hinausgehen und ihre Ursache im Bereich der Entwicklung oder der Herstellung haben"[379]. Zum anderen, falls „der Schaden infolge einer nicht den Erkenntnissen der medizinischen Wissenschaft entsprechenden Kennzeichnung oder Gebrauchsinformation eingetreten ist."[380] Pharmazeutische Unternehmer waren daher eigenverantwortlich bestrebt, die von Arzneimitteln ausgehenden Risiken weitergehend zu ermitteln, um einerseits die Arzneimittelsicherheit zu erhöhen und andererseits auch, um haftungsrechtliche Folgen zu vermeiden, indem bspw. Nebenwirkungen in der Gebrauchs- und Fachinformation hinterlegt wurden.[381] Bei fehlenden, fehlerhaften oder unvollständigen Hinweisen auf Gefahrenquellen entsprach die Packungsbeilage den Erkenntnissen der medizinischen Wissenschaft nicht. Dazu zählten bspw. falsche Indikationen oder Dosierungsangaben, falsche oder fehlende Hinweise zu Wechselwirkungen sowie fehlende Nebenwirkungen einschließlich der grundsätzlich vertretbaren, da sie die selbstbestimmte Entscheidung des Patienten für die Therapie beeinflussen konnten.[382] Allgemein gefasst waren alle „Warn- und Aufbewahrungshinweise, die nach medizinischen Erkenntnissen erforderlich sind[,] [...] [und] auch alle sonstigen Hinweise, die nach medizinischen Erkenntnissen [...] erforderlich sind"[383], zu vermerken. Ferner vermochte eine in der Gebrauchsinformation angegebene Wirksamkeit, die faktisch jedoch nicht

---

tersuchungszeitraum geprägt ist. Jenke gibt dazu einen historischen Abriss der Entwicklung des Arzneimittelhaftungsrechts. Siehe hierzu N. JENKE (2004), S. 21–27. Koyuncu benennt die Passagen, die erst später in das AMG aufgenommen wurden, wie bspw. die Kausalitätsvermutung nach § 84 Abs. 2. Vgl. A. KOYUNCU (2004), S. 66f. Im Übrigen sind weitere Vorschriften als § 84 AMG auf die Arzneimittelhaftung anwendbar, die jedoch im Rahmen dieser Arbeit nicht weiter behandelt werden können. Für die Produzentenhaftung nach § 823 Abs. 1 BGB bspw. siehe N. JENKE (2004), S. 190–207; A. KOYUNCU (2004), S. 77–85; sowie C. HERTZSCH (2010), S. 43–48. In diesem Zusammenhang sei auf das Estil®-Urteil des BGH 1972 verwiesen. Siehe hierzu [o. V.] KR. (1972), S. 2217–2222.

[378] Siehe hierzu C. HAUKE / G. KREMER (1992), S. 162–169.

[379] BGBl Teil I (1976), Nr. 110, S. 2473.

[380] BGBl Teil I (1976), Nr. 110, S. 2473. Entsprach die Packungsbeilage nicht dem medizinischen Stand der Wissenschaft, war dies aufgrund der Vermeidbarkeit unweigerlich gleichbedeutend mit einer medizinisch nicht vertretbaren Schädigung im Falle einer Rechtsgutsverletzung. Vgl. C. HERTZSCH (2010), S. 40.

[381] Vgl. U. STAPEL (1988), S. 577. Stapel merkte hierzu an, dass werbende Inhalte in Gebrauchsinformationen bereits aus eigenem Interesse zugunsten sachlicher Inhalte ausgelassen wurden, da die Haftungsregelung eine eindeutige Informationsvermittlung forderte. Vgl. U. STAPEL (1988), S. 373f. Ferner zählen auch Kontraindikationen und Wechselwirkungen zu von Arzneimitteln ausgehenden Risiken.

[382] Vgl. C. HERTZSCH (2010), S. 40; sowie C. HERTZSCH u. a. (2010), S. 1191. Hertzsch verweist auf weiterführende Quellen aus dem Untersuchungszeitraum.

[383] H. J. KULLMANN (1981), S. 117. Allein behördlich angeordnete Warn- und Aufbewahrungshinweise nach § 11 Abs. 2 AMG anzugeben, genügte nicht. Vgl. H. J. KULLMANN (1981), S. 119, Anm. 67. Vgl. dazu auch N. N. (1989/a), S. 279f.

vorhanden war, eine Haftung zu begründen, da sie möglicherweise die Inanspruchnahme wirksamer Therapiealternativen verhinderte.[384] Maßgebend für die Bewertung war der Zeitpunkt des Inverkehrbringens des Arzneimittels.[385] Für die Aufnahme einer Nebenwirkung in die Packungsbeilage genügte dabei unter Berücksichtigung des § 5 AMG i. V. m. § 25 Abs. 2 Nr. 5 sogar der begründete Verdacht eines Kausalzusammenhangs zwischen Arzneimitteleinnahme und aufgetretener Nebenwirkung, eines Beweises bedurfte es nicht.[386] Zudem musste der pharmazeutische Unternehmer auch auf naheliegende Fehlanwendungen aufmerksam machen, v. a. falls schwerwiegende Folgen drohten,[387] sowie vor einer starken Überdosierung, ebenfalls vor dem Hintergrund daraus resultierender erheblicher Gefahren, warnen.[388] Zusätzlich waren patientenspezifische Prädispositionen zu beachten, die ein in der medizinischen Wissenschaft bekanntes Risiko für die Anwendung des Arzneimittels bedeuteten.[389] Falls das Ausmaß eines Risikos für den Patienten unter Umständen andernfalls nicht verständlich war, mussten darüber hinaus Zusammenhänge zwischen der Arzneimitteleinnahme und Folgewirkungen erklärt werden, wobei dem die vom AMG geforderte Allgemeinverständlichkeit gegenüberstand.[390] Mit Einhaltung allein der gesetzlich geforderten Angaben ging kein

---

[384]   Vgl. C. HERTZSCH (2010), S. 40; sowie C. HERTZSCH u. a. (2010), S. 1191.

[385]   Vgl. M. VOGELER (1984), S. 58; N. K. LANG (1996), S. 57; sowie N. JENKE (2004), S. 71.

[386]   Vgl. B. STRÄTER (1987), S. 5; sowie J. SCHULDT (1992), S. 77. Schuldt zitiert Sträter. Gleiches galt für Wechselwirkungen und Kontraindikationen. Für weitere Erläuterungen zum ‚begründeten Verdacht‘ siehe H. LETZEL / H. WARTENSLEBEN (1989), S. 2–8.

[387]   Vgl. C. HERTZSCH (2010), S. 41; sowie C. HERTZSCH u. a. (2010), S. 1192. In dem 1972 vom BGH entschiedenen Fall ging eine Warnung vor einer fälschlichen intraarteriellen Anwendung des stattdessen intravenös zu verabreichenden Kurznarkotikums Estil® ohne die Andeutung einer möglichen Folge der Fehlanwendung, einer Amputation, nicht weit genug. Vgl. [o. V.] KR. (1972), S. 2218–2220; sowie N. K. LANG (1996), S. 62f. Lang bezieht sich auf das Urteil des BGH. Vor fernliegenden Fehlanwendungen musste in der Packungsbeilage hingegen nicht gewarnt werden. Vgl. C. HERTZSCH (2010), S. 42; sowie C. HERTZSCH u. a. (2010), S. 1192.

[388]   In der Asthma-Spray-Entscheidung entschied der BGH 1989, dass eine Warnung vor den Folgen einer Überdosierung notwendig gewesen wäre, nachdem ein Patient während eines Asthmaanfalls etwa 50 Sprühstöße inhaliert hatte und daran verstorben war. Vgl. N. K. LANG (1996), S. 64–67; C. HERTZSCH (2010), S. 41; sowie C. HERTZSCH u. a. (2010), S. 1192. Die Notwendigkeit eines Warnhinweises bedingten jedoch auch die weiteren Umstände, dass ein Patient in einer für ihn dramatischen Situation des Asthmaanfalls ein Dosieraerosol eigenverantwortlich anwandte, dessen Überdosierung lebensbedrohlich sein konnte. Vgl. N. N. (1989/a), S. 279–281; sowie G. H. SCHLUND (1999), S. 771.

[389]   Das OLG Stuttgart urteilte 1989, dass auf ein in der medizinischen Wissenschaft bekanntes Risiko bei der Anwendung eines Arzneimittels aufgrund eines Mangels an Pseudocholinesterase hingewiesen werden musste. Vgl. C. HERTZSCH (2010), S. 41f.; sowie C. HERTZSCH u. a. (2010), S. 1192. Zur Entscheidung des OLG Stuttgart siehe N. N. (1990), S. 631–634.

[390]   Vgl. C. HERTZSCH u. a. (2010), S. 1193. Der Risikohinweis musste dem Ausmaß des potentiellen Schadens Rechnung tragend entsprechend deutlich und angemessen sein. Für die Gestaltung forderte die Rechtsprechung Ende der 1980er-Jahre zudem eine gute Lesbarkeit, die zunächst einer Schriftgröße von mindestens sechs Didot-Punkten entsprach. Ferner attestierte sie auch der Gliederung, dem Zeilen- und Buchstabenabstand einen Einfluss auf die Lesbarkeit. Vgl. C. HERTZSCH (2010), S. 41f.; sowie C. HERTZSCH u. a. (2010), S. 1192f.

gleichbedeutender Schutz vor Haftungsansprüchen einher,[391] insbesondere da pharmazeutischen Unternehmern nach Inverkehrbringen eines Arzneimittels eine Produktbeobachtungspflicht oblag.[392] Einschränkend zur Auslegung des § 84 Abs. 1 Satz 2 Nr. 2 musste der entstandene Schaden allerdings auf den fehlerbehafteten Informationen in der Packungsbeilage beruhen. Um diesen Kausalzusammenhang zu erfüllen, muss der Patient eine Packungsbeilage jedoch zwingend vor der Einnahme gelesen haben.[393] Hielt der pharmazeutische Unternehmer die Packungsbeilage sowie die Kennzeichnung der von ihm in den Verkehr gebrachten Arzneimittel auf dem Erkenntnisstand der medizinischen Wissenschaft, verhinderte er damit die nach § 84 Abs. 1 Satz 2 Nr. 2 gegebene Möglichkeit zur Inanspruchnahme einer finanziellen Entschädigung infolge eines Arzneimittelschadens. Die Verknüpfung der Gefährdungshaftung mit dem wissenschaftlichen Kenntnisstand der Gebrauchsinformation führte damit zu ausführlicheren Angaben der Arzneimittelrisiken.

4.2.2 Wettbewerbs- und heilmittelwerberechtliche Bestimmungen

In der Nachkriegszeit bestand für den Bereich der Heilmittelwerbung Rechtsunsicherheit bezüglich der Gültigkeit der Polizeiverordnung auf dem Gebiete des Heilwesens[394], da die Militärregierung alle vom Reichsministerium für Volksaufklärung und Propaganda, dem auch der Werberat unterstand, erstellten Regelungen für nichtig erklärte.[395] Dagegen blieb das von 1909 stammende Gesetz gegen den unlauteren Wettbewerb[396] (UWG) weiterhin anwendbar und auch die Regelungen zum Patent- und Warenzeichenschutz von 1936 wurden mit dem ersten Gesetz zur Änderung und Überleitung von Vorschriften auf dem Gebiet des gewerblichen Rechtsschutzes vom 8. Juli 1949[397] in abgeänderter Form, ohne nationalsozialistisches Gedankengut, ab Oktober 1949 wieder in Kraft gesetzt.[398] Die Rechtsgültigkeit der Werbepolizeiverordnung blieb hingegen bis

---

[391] Vgl. C. HERTZSCH u. a. (2010), S. 1191; sowie M. VOGELER (1984), S. 58.

[392] Vgl. C. HERTZSCH (2010), S. 40; sowie C. HERTZSCH u. a. (2010), S. 1191.

[393] Vgl. A. KOYUNCU (2005), S. 294. Das Lesen der Gebrauchsinformation stellte die Mindestvoraussetzung des vom BGH im Rahmen der Asthma-Spray-Entscheidung geforderten Nachweises dar, dass ein entsprechender Hinweis in der Gebrauchsinformation den entstandenen Schaden verhindert hätte. Vgl. A. KOYUNCU (2005), S. 294. Dahingehend urteilte auch das OLG Stuttgart 1989. Vgl. N. N. (1990), S. 633; sowie N. K. LANG (1996), S. 61. Lang verweist auf das Urteil des OLG. Insbesondere im Hinblick auf den Patientenschutz blieb die neue Regelung strittig. Diese Zweifel bestätigten sich mit der Arzneimittelkatastrophe um HI-Virus kontaminierte Blutpräparate in den 1980er-Jahren, für die betroffenen Patienten nicht auf Grundlage der Gefährdungshaftung entschädigt worden sind. Vgl. B. KIRK (1999), S. 190; sowie K. M. ROTTHEGE (2011), S. 262f. Rotthege verweist u. a. auf Kirk.

[394] Siehe hierzu PGS (1936), Nr. 13, S. 105–108.

[395] Vgl. U. LILL (1990), S. 426.

[396] Siehe hierzu RGBl (1909), Nr. 31, S. 499–506.

[397] Siehe hierzu GESETZBLATT DER VERWALTUNG DES VEREINIGTEN WIRTSCHAFTSGEBIETES (1949), Nr. 24, S. 175–179.

[398] Vgl. U. LILL (1990), S. 427. Zur Werbepolizeiverordnung, zum Werberat und zu den genannten Regelungen aus dem Deutschen Reich siehe Kapitel 4.1.2.

in die 1960er-Jahre strittig,[399] obwohl die höchstrichterliche Rechtsprechung dies nicht infrage stellte.[400] Unabhängig vom tatsächlichen Rechtszustand bezüglich der Verordnung führte die unsichere Situation insbesondere in der Nachkriegszeit zu zahlreichen Verstößen gegen ihren Inhalt.[401] Abhilfe schaffte erst das Mitte Juli 1965 in Kraft getretene Gesetz über die Werbung auf dem Gebiete des Heilwesens[402] (HWG), dessen zeitintensive Beratungen dazu führten,[403] dass die ursprünglich auf 20 Jahre und damit bis Ende September 1961 begrenzte Geltungsdauer der Werbepolizeiverordnung zwei Mal verlängert werden musste.[404]

Das HWG fand u. a. Anwendung auf Werbung für Arzneimittel i. S. d. § 1 AMG. Dabei stellte sich an dieser Stelle abermals die Frage, ob Packungsbeilagen Werbung darstellten, wobei der Begriff ‚Werbung' weit auszulegen war und jede die Förderung des Absatzes bezweckende Ankündigung oder Anpreisung umfasste.[405] Eine grundsätzliche Einordnung der Packungsbeilage als Werbung hätte jedoch aufgrund des Laienwerbungsverbots den Wegfall der Packungsbeilagen bei verschreibungspflichtigen Arzneimitteln bedeutet. Andererseits hätte eine vollständige Ausklammerung des Beipackzettels als Werbemittel ebenfalls nicht zielführend die Anwendbarkeit des HWG verhindert. In der kommentierenden Literatur vertrat man überwiegend die Meinung, dass Packungsbeilagen, die höchstens die nach den §§ 9 und 21 AMG 1961 geforderten Pflichtangaben enthielten, keine Werbung darstellten.[406] Auch der Gemeinschaftsaus-

---

[399] Vgl. U. LILL (1990), S. 427f.; sowie H. SODAN / M. ZIMMERMANN (2008), S. 22.

[400] Vgl. K. MEINE (1967), S. 45–52; U. DOEPNER (1980), S. 11; U. DOEPNER (2000), S. 12; B. BLÄHSER / U. REIMANN (1983), S. 183; sowie H. SODAN / M. ZIMMERMANN (2008), S. 21.

[401] Vgl. U. LILL (1990), S. 429.

[402] Siehe hierzu BGBl Teil I (1965), Nr. 30, S. 604–607.

[403] Vgl. U. DOEPNER (1980), S. 11–14; U. DOEPNER (2000), S. 13–16; sowie B. BLÄHSER / U. REIMANN (1983), S. 184–186.

[404] Vgl. K. MEINE (1967), S. 44f.; U. DOEPNER (2000), S. 12; M. BÖHM (1999), S. 145, S. 154 und S. 156; sowie B. BLÄHSER / U. REIMANN (1983), S. 184 und S. 186. Anfänglich sollten Vorschriften zur Heilmittelwerbung in das Arzneimittelgesetz (AMG) 1961 integriert werden. Vgl. J. HÖPKER (1965), S. 424; U. DOEPNER (1980), S. 11; U. DOEPNER (2000), S. 13; sowie H. SODAN / M. ZIMMERMANN (2008), S. 22. Dies wurde jedoch verworfen. Stattdessen fand eine Möglichkeit zur Verlängerung der Geltungsdauer der Polizeiverordnung Eingang in das AMG. Vgl. J. HÖPKER (1961), S. 2050; sowie M. BÖHM (1999), S. 145. Zur ersten und zweiten Verordnung über das Außerkrafttreten der Polizeiverordnung über die Werbung auf dem Gebiete des Heilwesens siehe BGBl Teil I (1961), Nr. 58, S. 1106; sowie BGBl Teil I (1964), Nr. 43, S. 625. Die Verabschiedung des Gesetzes verlängerte sich kurz vor der Fertigstellung unvorhergesehen, sodass von Anfang bis Mitte Juli 1965 14 Tage lang keine Vorschriften für die Heilmittelwerbung gültig waren. Vgl. U. DOEPNER (1980), S. 14; U. DOEPNER (2000), S. 16; B. BLÄHSER / U. REIMANN (1983), S. 186; H. SODAN / M. ZIMMERMANN (2008), S. 23; sowie M. BÖHM (1999), S. 154.

[405] Zur Definition des Begriffs ‚Werbung' in einem Urteil des Kammergerichts 1937 siehe Kapitel 4.1.2.

[406] Vgl. J. HÖPKER (1965), S. 427; sowie BUNDESFACHVERBAND DER HEILMITTELINDUSTRIE UND DER IHR VERBUNDENEN WERBEWIRTSCHAFT E. V. (1966), S. 33 und S. 37. Der Verband verweist u. a. auf Höpker. Zusätzlich durfte die Art der Aufmachung keinen anpreisenden Charakter besitzen. Vgl. J. HÖPKER (1965), S. 427; sowie BUNDESFACHVERBAND DER HEILMITTELINDUSTRIE UND DER IHR VERBUNDENEN WERBEWIRTSCHAFT E. V. (1966),

schuss zur Selbstkontrolle der Heilmittelwerbung[407] nahm diesen Standpunkt ein, wobei er den §§ 9 und 21 noch die §§ 38a und 42 AMG 1961 i. d. F. v. 1965 ergänzte.[408] Allerdings galt dies nur für die Gebrauchsinformation in ihrer ursprünglichen Funktion. Eine werbende Verwendung, bspw. durch Abbildung der Packungsbeilage im Schaufenster, ließ sie zu einem Werbemittel werden.[409] Wenngleich das erste bundesdeutsche AMG 1961 keine Vorgaben für den Inhalt von Packungsbeilagen machte, boten die Vorschriften der Kennzeichnungspflicht und der Registrierungsunterlagen für die Beurteilung, ob eine Packungsbeilage im Einzelfall Werbung darstellte, einen Orientierungsmaßstab. Mit Inkrafttreten des AMG von 1976 übertrug sich diese Ansicht auf die entsprechenden neuen Vorschriften. Demnach stellten Packungsbeilagen mit den nach §§ 10, 11 und 12 AMG 1976 versehenen Angaben keine Werbung dar, da sie in erster Linie, auch im Sinne der Arzneimittelsicherheit, der Information und Aufklärung des Patienten dienten.[410] Mitunter sollte dies auch für die in der Richtlinie über Packungsinformationen des Bundesverbandes der Pharmazeutischen Industrie e. V. (BPI) vorgesehenen Angaben gelten.[411] Darüber hinausgehende Inhalte, die auf die För-

---

S. 37. In gleicher Weise argumentierten Kernd'l und Marcetus, die sich allerdings auf die §§ 21 und 38a AMG 1961 i. d. F. v. 1965 beschränkten. Vgl. A. KERND'L / K. MARCETUS (1965), S. 113. Anders hingegen sprach Zipfel die Angaben nach § 21 AMG 1961, insbesondere die Indikationen, nicht grundsätzlich von der Anwendung des HWG frei. Vielmehr sollte dies von der Art des Arzneimittels und der Aufmachung abhängen. Vgl. W. ZIPFEL (1971), S. 195f.

[407] Der Gemeinschaftsausschuss zur Selbstkontrolle der Heilmittelwerbung bildete seit 1964 das oberste Organ der Selbstkontrolle der Heilmittelwerbung. 1980 setzte er sich aus 16 Mitgliedern zusammen, die aus Verbänden und Institutionen, wie der Begutachtungsstelle für Arzneimittelwerbung oder dem Verein für lautere Heilmittelwerbung, zusammenkamen. Zu seinen Aufgaben zählten bspw. die Koordinierung der Selbstkontrollmaßnahmen sowie die Erarbeitung und Veröffentlichung von Leitlinien (Gutachten und Empfehlungen des Gemeinschaftsausschusses). Vgl. U. DOEPNER (1980), S. 31. Er war insbesondere in den 1960er- und 1970er-Jahren von Bedeutung. Vgl. U. DOEPNER (2000), S. 77.

[408] Vgl. GEMEINSCHAFTSAUSSCHUSS ZUR SELBSTKONTROLLE DER HEILMITTELWERBUNG (1966), S. 5; sowie BUNDESFACHVERBAND DER HEILMITTELINDUSTRIE / VEREIN FÜR LAUTERE HEILMITTELWERBUNG (1973), S. 36. Der Ausschuss begründete dies damit, dass das AMG die Anforderungen an die Kennzeichnung ungeachtet dessen stellte, ob für ein Arzneimittel Laienwerbung erlaubt war oder nicht. Ferner diente sie primär der Anleitung des Patienten und nicht der Werbung. Vgl. GEMEINSCHAFTSAUSSCHUSS ZUR SELBSTKONTROLLE DER HEILMITTELWERBUNG (1966), S. 5; sowie BUNDESFACHVERBAND DER HEILMITTELINDUSTRIE / VEREIN FÜR LAUTERE HEILMITTELWERBUNG (1973), S. 37. Zu den Inhalten der genannten Stellen des AMG 1961 siehe Kapitel 4.2.1.2.

[409] Vgl. GEMEINSCHAFTSAUSSCHUSS ZUR SELBSTKONTROLLE DER HEILMITTELWERBUNG (1966), S. 5; A. KERND'L / K. MARCETUS (1965), S. 113; U. DOEPNER (1980), S. 43; sowie C. HERTZSCH (2010), S. 52. Doepner verweist auf Kernd'l und Marcetus.

[410] Vgl. U. DOEPNER (1980), S. 42f.; sowie H. KLEIST / U. ALBRECHT / H.-G. HOFFMANN (1979), S. 48 und S. 97.

[411] Vgl. H. KLEIST / U. ALBRECHT / H.-G. HOFFMANN (1979), S. 48 und S. 97. Dies ist insofern naheliegend, dass der Wortlaut der Richtlinie im Wesentlichen Eingang in § 11 AMG 1976 gefunden hat. Dazu vgl. im Folgenden. Allerdings enthielten nach der Richtlinie gestaltete Packungsbeilagen im Abschnitt ‚Eigenschaften' werbende Inhalte. Dazu vgl. Kapitel 7.4.3 und 7.5.3.

derung des Absatzes zielten, fielen unter die Vorschriften des HWG. Gleiches galt für Angaben zu anderen Arzneimitteln.[412] Demzufolge hing die Anwendung des HWG auf Teile der Gebrauchsinformation von den jeweiligen Inhalten ab.[413]

Das HWG untersagte in § 3 grundsätzlich irreführende Werbung, wie zuvor auch die Werbepolizeiverordnung. Dazu zählte insbesondere, wenn einem Arzneimittel Wirkungen attestiert wurden, die es nicht besaß,[414] oder wenn der fälschliche Eindruck vermittelt wurde, dass „ein Erfolg mit Sicherheit erwartet werden kann [oder] bei bestimmungsgemäßer oder längerer Anwendung keine schädlichen Nebenwirkungen, abgesehen von besonderen Umständen des Einzelfalles, eintreten"[415]. Ferner durften bspw. keine „unwahre[n] oder zur Täuschung geeignete[n] Angaben über die Zusammensetzung oder Beschaffenheit von Arzneimitteln"[416] gemacht werden. In § 8 führte der Gesetzgeber das Laienwerbungsverbot für verschreibungspflichtige Arzneimittel und für Schlafmittel im Allgemeinen fort, in § 10 wiederum für Arzneimittel zur Behandlung bestimmter Erkrankungen.[417] Gemäß § 9 Nr. 7 war eine Werbung, die Angstgefühle hervorrufen konnte, hingegen nur noch gegenüber Laien untersagt.[418] Gleiches galt nach § 9 Nr. 6 für die Verwendung von „fremd- oder fachsprachlichen Bezeichnungen, soweit sie nicht in den allgemeinen deutschen Sprachgebrauch eingegangen [waren]"[419] sowie gemäß § 9 Nr. 10 für Selbstbehandlungsschriften.[420] Verstöße gegen das HWG stellten dabei gemäß Rechtsprechung und Literatur zugleich ein Verhalten entgegen der

---

[412] Vgl. U. DOEPNER (1980), S. 43; sowie H. KLEIST / U. ALBRECHT / H.-G. HOFFMANN (1979), S. 48 und S. 97.

[413] Dass die in Packungsbeilagen enthaltenen Pflichtangaben gemäß AMG bei Verwendung in ihrer originären Funktion keine Werbung darstellen, wurde auf europäischer und nationaler Ebene erst in den 1990er-Jahren klargestellt. Vgl. S. WINNANDS (2009), S. 1358f. Ausführlicher zu der entsprechenden europäischen Gesetzgebung und nationalen Rechtsprechung siehe U. DOEPNER (2000), S. 99–102 und S. 364–367. Zu Entscheidungen, in denen sich der BGH zu dieser Thematik äußerte, siehe C. STALLBERG (2010), S. 57–59; sowie H. SODAN / M. ZIMMERMANN (2008), S. 82–87.

[414] Vgl. BGBl Teil I (1965), Nr. 30, S. 604.

[415] BGBl Teil I (1965), Nr. 30, S. 604.

[416] BGBl Teil I (1965), Nr. 30, S. 604.

[417] Zu den bereits aus der Polizeiverordnung bekannten Krankheiten ergänzte man einige weitere, wie Trunksucht und Geisteskrankheiten. Vgl. K. MEINE (1967), S. 55.

[418] Vgl. BGBl Teil I (1965), Nr. 30, S. 605. Die Werbepolizeiverordnung ordnete solch eine Werbung als grundsätzlich irreführend und damit unzulässig ein. Dazu vgl. Kapitel 4.1.2.

[419] BGBl Teil I (1965), Nr. 30, S. 605.

[420] Vgl. BGBl Teil I (1965), Nr. 30, S. 605. Gebrauchsanweisungen zählten weiterhin nicht zu den Selbstbehandlungsschriften, wie das OLG Bremen 1955 bestätigte. Auch weitergehende Hinweise zu einer Diät während der Anwendung eines Arzneimittels nahm man als zulässig an. Vgl. A. KERND'L / K. MARCETUS (1965), S. 169f.; sowie BUNDESFACHVERBAND DER HEILMITTELINDUSTRIE UND DER IHR VERBUNDENEN WERBEWIRTSCHAFT E. V. (1966), S. 254f. Jedoch soll es unzulässig gewesen sein, „in der Gebrauchsanweisung für bestimmte Mittel beiläufig mitzuwerben, wenn diese mit den geschilderten ersten Hilfeleistungen oder der angesprochenen Krankheit in keinem Zusammenhang stehen." M. KOHLHAAS (1965), S. 1045f. Vgl. dazu auch BUNDESFACHVERBAND DER HEILMITTELINDUSTRIE UND DER IHR VERBUNDENEN WERBEWIRTSCHAFT E. V. (1966), S. 255. Der Verband verweist auf Kohlhaas.

guten Sitten nach § 1 UWG dar.[421] Ferner galten Verstöße gegen § 11 AMG 1976 durch unrichtige, unvollständige oder fehlende Gebrauchsinformationen, die den Produktabsatz zu fördern und somit Mitbewerbern zu schaden vermochten, als unlauter.[422]

Nachdem das HWG in den Folgejahren einige Änderungen, im Wesentlichen durch das Gesetz zur Neuordnung des Arzneimittelrechts, erfahren hatte, erschien 1978 die Neufassung des Gesetzes über die Werbung auf dem Gebiete des Heilwesens[423] in dem nunmehr geltenden Wortlaut.[424] U. a. formulierte der Gesetzgeber die Beispiele für irreführende Werbung nach § 3 in Teilen um. Eine wesentliche Veränderung brachte § 4, der neben § 5 gänzlich neu eingefügt wurde.[425] § 4 Abs. 1 schrieb vor, dass die Werbung für Arzneimittel i. S. d. § 2 Abs. 1 oder Abs. 2 Nr. 1 AMG 1976 fortan eine Reihe von Pflichtangaben enthalten musste, zu denen der Name oder die Firma sowie der Sitz des pharmazeutischen Unternehmers, die Bezeichnung und die qualitative und quantitative Zusammensetzung der wirksamen Bestandteile des Arzneimittels sowie Indikationen, Kontraindikationen, Nebenwirkungen, angeordnete Warnhinweise und unter Umständen die Wartezeit bei Tierarzneimitteln zählten. Diese Angaben mussten ferner gemäß § 4 Abs. 2 mit denen in der Packungsbeilage übereinstimmen und nach § 4 Abs. 4 deutlich von anderen Werbeaussagen getrennt und erkennbar sein.[426] Erinnerungswerbung, die also lediglich die Bezeichnung des Arzneimittels und ggf. zusätzlich den Namen, die Firma oder das Warenzeichen des pharmazeutischen Unternehmers enthielt,

---

[421] Vgl. U. DOEPNER (1980), S. 25–27; sowie B. BLÄHSER / U. REIMANN (1983), S. 202f. Dass ein Wettbewerber aufgrund eines Verstoßes gegen das HWG gegen einen Mitbewerber klagte, ereignete sich im Vergleich zu anderen Wettbewerbsbereichen zunächst eher selten. Stattdessen oblag dies bis in die 1970er-Jahre vielmehr gewerblichen Verbänden i. S. d. § 13 Abs. 1 UWG. Vgl. U. DOEPNER (1980), S. 30; sowie U. DOEPNER (2000), S. 76. Erst im Anschluss begannen auch vermehrt pharmazeutische Unternehmen, wettbewerbsrechtliche Verfahren zu eröffnen. Vgl. U. DOEPNER (2000), S. 76.

[422] Vgl. C. HERTZSCH (2010), S. 53.

[423] Siehe hierzu BGBl Teil I (1978), Nr. 58, S. 1677–1681. Zu den einzelnen Gesetzesstellen, die Änderungen im HWG eingeführt hatten, siehe BGBl Teil I (1968), Nr. 33, S. 517; BGBl Teil I (1974), Nr. 22, S. 549; BGBl Teil I (1974), Nr. 95, S. 1964f.; BGBl Teil I (1975), Nr. 76, S. 1752; sowie BGBl Teil I (1976), Nr. 110, S. 2479f. Die Neufassung war bereits mit Beginn des Jahres 1978 gültig. Vgl. BGBl Teil I (1978), Nr. 58, S. 1677.

[424] Vgl. B. BLÄHSER / U. REIMANN (1983), S. 187; sowie H. SODAN / M. ZIMMERMANN (2008), S. 23f.

[425] Das Gesetz zur Neuordnung des Arzneimittelrechts bezeichnete diese noch als §§ 3a und 3b. Vgl. BGBl Teil I (1976), Nr. 110, S. 2480. Durch die Integration der beiden neu hinzugefügten Paragraphen in die Verweisung verschob sich die nachfolgende Reihenfolge dementsprechend. Vgl. U. DOEPNER (1980), S. 17; sowie U. DOEPNER (2000), S. 19.

[426] Aufgrund der Übereinstimmung zwischen Packungsbeilage und Pflichtangaben konnte das Bundesgesundheitsamt über die Auflagenbefugnis nach § 28 AMG 1976 mittelbar Einfluss auf die Pflichtangaben nehmen. Für Laienwerbung empfahl sich eine wortwörtliche Übereinstimmung zwischen Packungsbeilage und Pflichtangaben, um Missverständnisse und Haftungsrisiken zu vermeiden. Für fiktiv zugelassene Arzneimittel, deren Packungsbeilage innerhalb der Übergangsfrist bis Ende 1990 nicht § 11 AMG 1976 entsprechen musste, galt § 4 Abs. 2 nicht. Für den Fall einer freiwillig hinzugefügten Packungsbeilage wurde aber ebenfalls eine wortwörtliche Übereinstimmung angeraten. Vgl. H. KLEIST / U. ALBRECHT / H.-G. HOFFMANN (1979), S. 103f.

wurde gemäß § 4 Abs. 5 von der Pflicht ausgenommen.[427] Ferner ergänzte man in § 10, vormals § 8 HWG 1965, dem Laienwerbungsverbot für Schlafmittel auch Arzneimittel zur Behandlung psychischer Störungen und zur Beeinflussung der Stimmungslage.[428]

In den nachfolgenden Jahren erfuhr das HWG weitere Änderungen im Rahmen von AMG-Novellen.[429] Dabei führte der Gesetzgeber mit der vierten AMG-Novelle 1990 den bekannten und der Packungsbeilage gegenüber dem Patienten zu weiterer Aufmerksamkeit verhelfenden Aufklärungshinweis „Zu Risiken und Nebenwirkungen lesen Sie die Packungsbeilage und fragen Sie Ihren Arzt oder Apotheker"[430] ein, der nunmehr ab Januar 1991 nach einem Werbebeitrag in audiovisuellen Medien wiederzugeben war.

Neben den gesetzlichen Vorgaben erlegte sich der BPI erstmals 1953 Richtlinien für die Arzneimittelwerbung[431] auf, die sich an die Regelungen der Werbepolizeiverordnung anlehnten, deren Gültigkeit zu dieser Zeit strittig erschien.[432] Sie untersagten u. a.

---

[427] Vgl. BGBl Teil I (1978), Nr. 58, S. 1678. Wies indes eine Packungsbeilage Werbung für das betreffende Arzneimittel auf, traten die Pflichtangaben nach § 4 gegenüber den Angaben nach §§ 10, 11 und 12 AMG 1976 bzw. § 9 AMG 1961 zurück. Sie waren nicht zusätzlich anzugegeben. Wurde jedoch für ein weiteres Arzneimittel in der Packungsbeilage geworben, mussten die dazugehörigen Pflichtangaben gemacht werden. Vgl. U. DOEPNER (1980), S. 165f.; sowie H. KLEIST / U. ALBRECHT / H.-G. HOFFMANN (1979), S. 48 und S. 97. Falls das andere Arzneimittel rezeptpflichtig war, verstieß man damit gegen das Laienwerbungsverbot für rezeptpflichtige Arzneimittel. Vgl. BUNDESVERBAND DER PHARMAZEUTISCHEN INDUSTRIE E. V. (1972/a), S. 28. Während des Gesetzgebungsverfahrens forderten u. a. Vertreter der Fachverbände der pharmazeutischen Industrie, die Pflichtangaben auf Fachkreiswerbung zu reduzieren. In der Publikumswerbung sollte stattdessen ein Hinweis ausreichen, die Angaben der Packung und Packungsbeilage zu beachten. Dies wurde allerdings nicht umgesetzt. Vgl. H. KLEIST / U. ALBRECHT / H.-G. HOFFMANN (1979), S. 92.

[428] Vgl. BGBl Teil I (1978), Nr. 58, S. 1679. Zum Gesetzgebungsverfahren und den Änderungen durch das Gesetz zur Neuordnung des Arzneimittelrechts siehe auch U. DOEPNER (1980), S. 15–17; sowie U. DOEPNER (2000), S. 17–19.

[429] Vgl. U. DOEPNER (2000), S. 20–23. Mit dem zweiten AMG-Änderungsgesetz mussten die Pflichtangaben fortan ‚gut lesbar' statt nur ‚erkennbar' sein. Vgl. BGBl Teil I (1986), Nr. 41, S. 1304; sowie U. DOEPNER (2000), S. 20. Den für Gebrauchsinformationen wesentlichen § 4a HWG, der es für unzulässig erklärte, „in der Packungsbeilage eines Arzneimittels für andere Arzneimittel [...] zu werben", fügte der Gesetzgeber erst mit der fünften AMG-Novelle 1994 ein. BGBl Teil I (1994), Nr. 54, S. 2086. Vgl. dazu auch M. M. HANNIG (1995), S. 35. Eine Harmonisierung mit europäischem Recht erfolgte erst ab 1992. Vgl. U. DOEPNER (2000), S. 41f.; sowie C. HERTZSCH (2010), S. 28. Bspw. wurde die 1992 erschienene Richtlinie (RL) 92/28 EWG über die Werbung für Humanarzneimittel 1994 in nationales Recht umgesetzt. Vgl. E. DEUTSCH / H.-D. LIPPERT (2011), S. 994, Anm. 4. Zur RL siehe ABl (1992), Nr. L 113 vom 30.04.1992, S. 13–18.

[430] BGBl Teil I (1990), Nr. 19, S. 726; sowie U. DOEPNER (2000), S. 21. Der Satz musste vor neutralem Hintergrund gut lesbar abgebildet und gleichzeitig gesprochen werden. Vgl. M. BÖHM (1999), S. 221.

[431] Siehe hierzu BUNDESVERBAND DER PHARMAZEUTISCHEN INDUSTRIE E. V. (1953), S. 48f.; sowie N. N. (1953/b), S. 180f. Solche Wettbewerbsvorschriften galten nur für die Verbandsmitglieder. Sie hatten keine rechtliche Verbindlichkeit für die Allgemeinheit, auch nicht, wenn sie beim Bundeskartellamt eingetragen wurden. Vgl. U. DOEPNER (1980), S. 27f.; sowie U. DOEPNER (2000), S. 65.

[432] Vgl. U. DOEPNER (1980), S. 31; sowie U. DOEPNER (2000), S. 76.

irreführende und bezugnehmende Werbung, die sie jeweils beispielhaft ausführten, machten Vorgaben für die Fachkreiswerbung, wie bestimmte Mindestinhalte, und legten sogar ein weitreichendes Laienwerbungsverbot für rezeptpflichtige Arzneimittel fest. Eine Packungsbeilage oder Gebrauchsanweisung wurde dabei aber nicht erwähnt.[433] 1956 verabschiedete der BPI mit den Werberichtlinien des Bundesverbandes der Pharmazeutischen Industrie e. V.[434] eine überarbeitete Fassung. Fortan regelten sie bspw. auch die Verwendung von Gutachten. Die Hinweise zur Abgabe von Ärztemustern waren wesentlich detaillierter.[435] Ferner empfahl der BPI für die Werbung gegenüber Fachkreisen, „in wissenschaftlichen Prospekten und auf oder in den Packungen [...] alle arzneilich wirksamen Bestandteile nach Art, und [...] auch nach Mengen oder Einheiten in einer allgemein verständlichen wissenschaftlichen Nomenklatur"[436] wiederzugeben. Als Richtlinien für die Arzneimittelwerbung[437] erschien 1969 wiederum eine überarbeitete Fassung. Nunmehr enthielten sie insbesondere für die Werbung bei Ärzten weitreichende Vorgaben, während für die Publikumswerbung ein Verweis auf das inzwischen erlassene HWG Eingang fand. Die Formulierung, bei Fachkreiswerbung die arzneilich wirksamen Bestandteile ‚in Packungen' anzugeben, war hingegen entfallen.[438] 1973 weitete der BPI den Regelungsinhalt zusätzlich auf wissenschaftliche Informationen

---

[433] Vgl. BUNDESVERBAND DER PHARMAZEUTISCHEN INDUSTRIE E. V. (1953), S. 48f.; sowie N. N. (1953/b), S. 180f. Eine mögliche Eintragung als Wettbewerbsregel beim Bundeskartellamt konnte nicht ermittelt werden. Da die überarbeitete Fassung von 1956 bis 1965 nicht eingetragen wurde, ist dies für die Fassung von 1953 ebenfalls anzunehmen.

[434] Siehe hierzu BUNDESVERBAND DER PHARMAZEUTISCHEN INDUSTRIE E. V. (1956), S. 278f.; sowie N. N. (1956/a), S. 663–665. Diese waren bis 1965 noch nicht als Wettbewerbsregel beim Bundeskartellamt eingetragen. Vgl. E.-D. SCHNEIDER (1965), S. 119. Der BPI begründete dies in seinem Tätigkeitsbericht 1959 / 60 damit, zunächst auf die neuen Vorschriften zur Heilmittelwerbung zu warten. Vgl. BUNDESVERBAND DER PHARMAZEUTISCHEN INDUSTRIE E. V. (1960), S. 344.

[435] Vgl. BUNDESVERBAND DER PHARMAZEUTISCHEN INDUSTRIE E. V. (1956), S. 278f.; sowie N. N. (1956/a), S. 664f. Die Vorgaben waren insgesamt ausführlicher. Sie sollten einige aus den Erfahrungen mit der ersten Fassung hervorgegangene, offene Aspekte abdecken. Vgl. BUNDESVERBAND DER PHARMAZEUTISCHEN INDUSTRIE E. V. (1956), S. 277.

[436] BUNDESVERBAND DER PHARMAZEUTISCHEN INDUSTRIE E. V. (1956), S. 278; sowie N. N. (1956/a), S. 664. Mit Angaben ‚in Packungen' berührten die Richtlinien damit vermutlich auch die Gestaltung von Packungsbeilagen. Es handelte sich dem Wortlaut nach allerdings nur um eine Empfehlung.

[437] Siehe hierzu BUNDESVERBAND DER PHARMAZEUTISCHEN INDUSTRIE E. V. (1969/b), S. 312 bis 314; sowie BUNDESVERBAND DER PHARMAZEUTISCHEN INDUSTRIE E. V. (1969/a), S. 1149–1151.

[438] Vgl. BUNDESVERBAND DER PHARMAZEUTISCHEN INDUSTRIE E. V. (1969/b), S. 312–314; sowie BUNDESVERBAND DER PHARMAZEUTISCHEN INDUSTRIE E. V. (1969/a), S. 1150f. Diese Fassung wurde 1971 als Wettbewerbsregel beim Bundeskartellamt eingetragen. Vgl. BUNDESVERBAND DER PHARMAZEUTISCHEN INDUSTRIE E. V. (1973/a), S. 417; BUNDESVERBAND DER PHARMAZEUTISCHEN INDUSTRIE E. V. (1973/c), S. 1378; U. DOEPNER (1980), S. 31; U. DOEPNER (2000), S. 76; sowie B. BLÄHSER / U. REIMANN (1983), S. 229. Dass der BPI 1969 diese Richtlinien erstmals erstellte, wie Blähser und Reimann angeben, ist den bisherigen Ausführungen dieser Arbeit folgend zu korrigieren. Vgl. B. BLÄHSER / U. REIMANN (1983), S. 229.

aus. Die Richtlinien für die wissenschaftliche Information und für die Arzneimittelwerbung[439] enthielten fortan auch einen entsprechenden Regelungsabschnitt gegenüber Apothekern.[440] 1977 folgte eine weitere Änderung der Richtlinien,[441] zu Beginn der 1980er-Jahre löste der Kodex des BPI[442] diese schließlich ab.[443] Er umfasste sodann auch die Bereiche Arzneimittelforschung, Entwicklung, Herstellung und Vertrieb sowie Wettbewerbsregeln zur Fachinformation.[444]

Überdies verabschiedete der BPI eine Richtlinie über Packungsinformationen[445] auf seiner Hauptversammlung am 25. Mai 1973 in Bonn,[446] die mit Beginn des Jahres 1975 für die Verbandsmitglieder Gültigkeit erlangte.[447] Der BPI wollte damit sicherstellen, dass „im Interesse des Verbraucherschutzes und der Gesundheitserziehung eine mög-

---

[439] Siehe hierzu BUNDESVERBAND DER PHARMAZEUTISCHEN INDUSTRIE E. V. (1973/a), S. 417–420; sowie BUNDESVERBAND DER PHARMAZEUTISCHEN INDUSTRIE E. V. (1973/c), S. 1378–1381. Die Eintragung in das Wettbewerbsregister des Bundeskartellamts erfolgte 1974. Vgl. BUNDESVERBAND DER PHARMAZEUTISCHEN INDUSTRIE E. V. (1974), S. 924.

[440] Vgl. BUNDESVERBAND DER PHARMAZEUTISCHEN INDUSTRIE E. V. (1973/a), S. 420; sowie BUNDESVERBAND DER PHARMAZEUTISCHEN INDUSTRIE E. V. (1973/c), S. 1381. Ferner wiesen die Richtlinien die Mitglieder nunmehr zur Verwendung der bekannten Rote-Hand-Briefe an. Vgl. BUNDESVERBAND DER PHARMAZEUTISCHEN INDUSTRIE E. V. (1974 / 75), S. 17; sowie BUNDESVERBAND DER PHARMAZEUTISCHEN INDUSTRIE E. V. (1974), S. 924. Zur Entstehung und Entwicklung des Rote-Hand-Briefs siehe B. SICKMÜLLER / S. LANG (2022), S. 288–295.

[441] Siehe hierzu BUNDESVERBAND DER PHARMAZEUTISCHEN INDUSTRIE E. V. (1977/b), S. 565–569. Die Eintragung als Wettbewerbsregel erfolgte 1978. Vgl. U. DOEPNER (1980), S. 32; U. DOEPNER (2000), S. 76; sowie B. BLÄHSER / U. REIMANN (1983), S. 230f.

[442] Siehe hierzu BUNDESVERBAND DER PHARMAZEUTISCHEN INDUSTRIE E. V. (1982/d), S. 561 bis 567.

[443] Vgl. U. DOEPNER (2000), S. 76. Der Kodex wurde in einer außerordentlichen Hauptversammlung des BPI im November 1981 beschlossen. Vgl. B. BLÄHSER / U. REIMANN (1983), S. 231. 1982 nahm das Bundeskartellamt die Eintragung in das Register der Wettbewerbsregeln vor. Vgl. B. BLÄHSER / U. REIMANN (1983), S. 231.

[444] Vgl. BUNDESVERBAND DER PHARMAZEUTISCHEN INDUSTRIE E. V. (1982/d), S. 561.

[445] Siehe hierzu BUNDESVERBAND DER PHARMAZEUTISCHEN INDUSTRIE E. V. (1973/b), S. 421f.; BUNDESVERBAND DER PHARMAZEUTISCHEN INDUSTRIE E. V. (1973/d), S. 1382f.; sowie A. KLOESEL / W. CYRAN (1984), A 2.19., Bl. 214 f–g.

[446] Vgl. BUNDESVERBAND DER PHARMAZEUTISCHEN INDUSTRIE E. V. (1973/b), S. 421; BUNDESVERBAND DER PHARMAZEUTISCHEN INDUSTRIE E. V. (1973/d), S. 1382; BUNDESVERBAND DER PHARMAZEUTISCHEN INDUSTRIE E. V. (1986/b), III, 33/1; A. KLOESEL / W. CYRAN (1984), A 2.19., Bl. 214 f; sowie U. STAPEL (1988), S. 176, Anm. 4. Die exakte Bezeichnung der Richtlinie unterschied sich geringfügig. Vgl. BUNDESVERBAND DER PHARMAZEUTISCHEN INDUSTRIE E. V. (1974 / 75), S. 17; FACHGRUPPE APOTHEKEN IN DER ÖTV BERLIN (1982), S. 5; sowie M. HOLZ-SLOMCZYK u. a. (1993), S. 6.

[447] Vgl. BUNDESVERBAND DER PHARMAZEUTISCHEN INDUSTRIE E. V. (1974 / 75), S. 17; sowie H. KLEIST (1974), S. 915. Teilweise wird auch das Ende des Jahres 1974 als Stichtag angegeben. Vgl. BUNDESVERBAND DER PHARMAZEUTISCHEN INDUSTRIE E. V. (1986/b), III, 33/1; U. STAPEL (1988), S. 176, Anm. 4; A. SANDER (1980), S. 7; M. HOLZ-SLOMCZYK u. a. (1993), S. 6; sowie FACHGRUPPE APOTHEKEN IN DER ÖTV BERLIN (1982), S. 5. Im September 1973 berichtete die *Deutsche Apotheker-Zeitung* über einen Vortrag des BPI und erklärte die Richtlinie fälschlicherweise schon als verbindlich. Vgl. N. N. (1973/g), S. 1390.

lichst umfassende Information und Aufklärung über das Arzneimittel beim Verbraucher durchgeführt wird"[448], sodass dieser ein ausführliches Bild der Vor- und Nachteile eines Arzneimittels erhielt, ohne das Vertrauensverhältnis zwischen Arzt und Patient negativ zu beeinflussen. Die Inhalte der Richtlinie gingen auf eine Entschließung des 75. Deutschen Ärztetages zurück, die die nach Auffassung der Ärzteschaft in Packungsbeilagen oder auf der Packung oder dem Behältnis anzubringenden notwendigen Angaben definierte.[449] Dazu legte sie fest:

> „Präambel
>
> Die Herstellung und der Vertrieb von Arzneimitteln bringen besondere Verpflichtungen gegenüber der Allgemeinheit mit sich.
> Im Interesse des Verbraucherschutzes und der Gesundheitserziehung sind daher eine möglichst umfassende Information und Aufklärung notwendig. Diese dürfen jedoch das Vertrauensverhältnis zwischen Arzt und Patient nicht beeinträchtigen. Der Verbraucher muß in die Lage versetzt werden, sich über Vor- und Nachteile des Arzneimittels zu unterrichten. Die Abwägung ist schwierig, denn jede Überbewertung positiver oder negativer Aussagen ist bedenklich. Stets muß das Sicherheitsbedürfnis des Patienten im Vordergrund stehen.
> Ein wichtiges Mittel für die Unterrichtung des Verbrauchers sind die Packungsinformationen, die Bestandteil jeder Arzneimittelpackung sein müssen. Hierzu dienen entweder die Packungsbeilage oder ein entsprechender Aufdruck auf der Packung oder dem Behältnis des Arzneimittels. Damit die Packungsinformationen ihren Zweck erfüllen können, müssen bei ihrer Abfassung folgende Bestimmungen berücksichtigt werden:
>
> § 1
>
> (1) Die in der Richtlinie vorgeschriebenen Angaben der Packungsbeilage sind unerläßliche Informationen des Arzneimittelherstellers an den Patienten. Bei Packungsbeilagen für nicht verschreibungspflichtige Arzneimittel ist zu berücksichtigen, daß oftmals die Erklärung oder Beratung durch den Arzt entfällt.
> (2) Packungsbeilagen für Arzneimittel, die aufgrund ihrer Darreichungsform vorwiegend oder ausschließlich vom Arzt appliziert werden (z. B. Injektionslösungen), und Diagnostika müssen die für eine sachgerechte Anwendung durch den Arzt erforderlichen Angaben enthalten.
>
> § 2
>
> (1) Soweit die Packungsbeilagen der Information der Verbraucher dienen, sind sie allgemein verständlich abzufassen. Fremd- und fachsprachliche Bezeichnungen dürfen nur verwendet werden, wenn Mißverständnisse anders nicht zu vermeiden oder Übertragungsmöglichkeiten in eine allgemein verständliche Sprache nicht gegeben sind.
> (2) Vom Bundesverband eventuell beschlossene Formulierungen für Warnhinweise usw. sind zu verwenden.

---

[448] BUNDESVERBAND DER PHARMAZEUTISCHEN INDUSTRIE E. V. (1973/b), S. 421; sowie BUNDESVERBAND DER PHARMAZEUTISCHEN INDUSTRIE E. V. (1973/d), S. 1382. Die Richtlinie betonte die Ausführlichkeit der Patientenaufklärung unter Verwendung einer für ihn verständlichen Sprache. Vgl. C. FRIEDRICH / W.-D. MÜLLER-JAHNCKE (2005), S. 1044.

[449] Vgl. BUNDESVERBAND DER PHARMAZEUTISCHEN INDUSTRIE E. V. (1973/b), S. 421; sowie BUNDESVERBAND DER PHARMAZEUTISCHEN INDUSTRIE E. V. (1973/d), S. 1382. Zu der genannten Entschließung des Ärztetages siehe Kapitel 7.3.1.

(3) Die Reihenfolge der Angaben in der Packungsbeilage muß einheitlich sein (siehe § 7 der Richtlinie).
(4) Enthalten Packungsbeilagen weitere Angaben, so sind diese von den in der Richtlinie vorgeschriebenen Angaben klar zu trennen.

§ 3

(1) Die Packungsbeilage ist laufend daraufhin zu überprüfen, ob ihr Inhalt dem jeweiligen Stand der wissenschaftlichen Erkenntnis entspricht.
(2) Die Packungsbeilage soll mit einem Kennzeichen versehen werden, das die Feststellung des Zeitpunktes ihrer Herausgabe ermöglicht.

§ 4

Es wird empfohlen, auf der äußeren Umhüllung des Arzneimittels einen Vermerk, z. B. ‚Packungsbeilage beachten!‘ anzubringen.

§ 5

Soweit durch eine umfassende Information die Therapie gefährdet wird, darf von der Richtlinie abgewichen werden (z. B. bei Zytostatika oder Psychopharmaka).

§ 6

Packungsbeilagen von Arzneimitteln, die nach dem 31. Dezember 1974 vom Hersteller oder Vertriebsunternehmer in den Verkehr gebracht werden, müssen der Richtlinie entsprechen.

§ 7

(1) Für die Gliederung der Packungsbeilage ist folgende Reihenfolge zu wählen, wobei die nachstehenden Stichworte jeweils als Überschrift für die einzelnen Abschnitte anzugeben sind, sofern hierzu Ausführungen gemacht werden müssen:
 1. Zusammensetzung
 2. Eigenschaften
 3. Anwendungsgebiete
 4. Dosierung und Anwendungsweise
 5. Nebenwirkungen, Begleiterscheinungen
 6. Unverträglichkeiten und Risiken
 7. Besondere Hinweise
 8. Darreichungsformen und Packungsgrößen

(2) Im einzelnen ist bei den Informationen folgendes zu beachten:

1. Zusammensetzung
Die arzneilich wirksamen Bestandteile sind mit einer ihrer im Deutschen Arzneibuch aufgeführten Bezeichnungen sowie deren Mengen nach gebräuchlichen Maßeinheiten anzugeben; im Deutschen Arzneibuch nicht aufgeführte Bestandteile sind mit ihren gebräuchlichen wissenschaftlichen Bezeichnungen anzugeben.
Falls von der Weltgesundheitsorganisation (WHO) Kurzbezeichnungen empfohlen sind, müssen diese gleichfalls angegeben werden. Die Hilfsstoffe, deren Deklaration der Medizinische Ausschuß und der Pharmazeutische Ausschuß des Bundesverbandes als erforderlich bezeichnen, sind nach Art und in besonders gelagerten Fällen nach Menge anzugeben.

2. Eigenschaften
Wirkungen und Wirkungsweise und sonstige Eigenschaften des Arzneimittels sind in allgemeiner Form sachlich zu beschreiben. Auf eine ausführliche wissenschaftliche Darlegung der Pharmakologie und des Wirkungsmechanismus kann verzichtet werden.

3. Anwendungsgebiete
Die Einsatzmöglichkeiten des Präparates sollen für den Laien allgemein verständlich beschrieben werden. Die Ausführungen unter Nr. 2 treffen auch hier zu.
Die Nrn. 2 und 3 (‚Eigenschaften und Anwendungsgebiete‘) können zusammengefaßt werden.

4. Dosierung
Bei der Angabe der Dosierung ist möglichst große Genauigkeit anzustreben. Dabei ist soweit notwendig z. B. nach Alter, Geschlecht, Schweregrad der Erkrankung zu differenzieren. Der Hinweis ‚Falls vom Arzt nicht anders verordnet...‘ ist vor der Dosierungsangabe aufzunehmen.

5. Nebenwirkungen, Begleiterscheinungen
Es müssen alle etwa zu erwartenden erheblichen Begleiterscheinungen, insbesondere Nebenwirkungen, genannt und die zur Abwendung von Schäden notwendigen Ratschläge erteilt werden, z. B. die Empfehlung, beim Auftreten bestimmter Erscheinungen die Dosis zu reduzieren, die Medikation auszusetzen oder den Arzt zu konsultieren.

6. Unverträglichkeiten und Risiken
Hier sind die Kontraindikationen anzugeben, z. B. wie folgt: ‚Das Präparat soll (darf) nicht angewandt werden bei..., es sei denn, daß der Arzt es ausdrücklich gestattet hat.‘ Dabei sind die Angaben in der Roten Liste über Kontraindikationen und Antidote zugrundezulegen. Auf eventuelle Gefahren bei Schwangerschaft und während der Stillzeit ist hinzuweisen. Ferner sind hier gegebenenfalls Warnungen vor dem gleichzeitigen Gebrauch anderer Arzneimittel, Alkohol, bestimmter Nahrungsmittel (z. B. bei MAO-Hemmern) usw. aufzuführen.

7. Besondere Hinweise
Hier sind z. B. Warnhinweise auf eine eventuelle Beeinträchtigung des Reaktionsvermögens bzw. der Verkehrstüchtigkeit sowie auf spezielle Haltbarkeits- und Aufbewahrungshinweise zu geben.

8. Darreichungsformen und Packungsgrößen [ohne Erläuterung]

§ 8

Die nach § 7 notwendigen Angaben auf der Packungsbeilage sind mit dem Hinweis ‚Wichtige Information, aufmerksam lesen!‘ einzuleiten und mit dem Hinweis ‚Arzneimittel sorgfältig aufbewahren! Vor Kindern sichern!‘ zu beenden.

§ 9

(1) Sofern der Packung eines Arzneimittels eine Packungsbeilage nicht beigefügt wird, hat der Hersteller auf dem Behältnis oder auf der äußeren Umhüllung in deutlich lesbarer Schrift die in § 7 Absatz 1 geforderten Hinweise anzubringen.
(2) Die §§ 1, 2 Absatz 1, 2 und 4, sowie die §§ 3, 5, 6 und 7 Absatz 2 gelten für die Angaben auf dem Behältnis und der äußeren Umhüllung entsprechend.

§ 10

Die Bestimmungen der Richtlinie gelten nicht für homöopathische Arzneimittel.“[450]

Laut Auskunft des BPI hatte ein Großteil der Unternehmen die Vorgaben dieser Richtlinie bereits vor Ihrem Inkrafttreten umgesetzt.[451] Ihren Wortlaut übernahm der Gesetz-

---

[450] BUNDESVERBAND DER PHARMAZEUTISCHEN INDUSTRIE E. V. (1973/b), S. 421f.; sowie BUNDESVERBAND DER PHARMAZEUTISCHEN INDUSTRIE E. V. (1973/d), S. 1382f. Die Richtlinie ist auch abgedruckt bei A. KLOESEL / W. CYRAN (1984), A 2.19., Bl. 214 f–g.

geber im Wesentlichen für die mit dem AMG 1976 festgelegten Vorgaben für Gebrauchsinformationen nach § 11.[452] Nachdem die Richtlinie am 22. November 1974 noch punktuell angepasst worden war, indem man § 10 veterinärmedizinische Arzneimittel ergänzte,[453] erfuhr sie 1977 eine weitergreifende Änderung, um sie den teilweise über die ursprüngliche Fassung hinausgehenden Bestimmungen des § 11 AMG 1976 anzugleichen.[454] Die Neufassung wird in Anlage 1 komplett wiedergegeben. Das Bundeskartellamt sah eine Eintragung der neuen Richtlinie indes kritisch, da sie teilweise über die gesetzliche Regelung des § 11 AMG 1976 hinausging. So wurden zusätzlich Angaben zu den Eigenschaften des Arzneimittels, zu Packungsgrößen und Darreichungsformen gefordert.[455] Daher legte der BPI in seiner im Juni 1978 abgehaltenen Hauptversammlung fest, dass für alle ab 1978 in Verkehr gebrachten Arzneimittel stattdessen die Vorgaben des § 11 AMG 1976 galten. Für Arzneimittel, die sich vor 1978 bzw. vor Inkrafttreten des AMG von 1976 bereits im Verkehr befanden, besaß hingegen die Richtlinie über Packungsinformationen in ihrer ursprünglichen Fassung weiterhin Gültigkeit.[456] Ferner konnten die Mitglieder des BPI Packungsbeilagen von Arzneimitteln, die vor 1978 im Verkehr waren, bereits vor Ablauf der Übergangsfrist freiwillig an die Bestimmungen des § 11 AMG 1976 anpassen.[457] Neben dem BPI wies auch der Bundesfachverband der Heilmittelindustrie (BFV) seine Mitglieder an, „in jede Packung diejenigen Informationen aufzunehmen, die die Richtlinie über die Packungsinformationen des BPI verlangt[e]"[458]. Dazu hatte der BFV 1973 allerdings eigene Richtlinien für

---

[451] Vgl. BUNDESVERBAND DER PHARMAZEUTISCHEN INDUSTRIE E. V. (1974 / 75), S. 17f. Für vorhandene Bestände nicht richtlinienkonformer Packungsbeilagen räumte der Verband seinen Mitgliedern eine Aufbrauchfrist bis zum 30. Juni 1975 ein. Vgl. BUNDESVERBAND DER PHARMAZEUTISCHEN INDUSTRIE E. V. (1974 / 75), S. 18.

[452] Vgl. A. KLOESEL / W. CYRAN (1984), A 1.0, § 11, Anm. Vorbemerkung; J. SCHULDT (1992), S. 7; J. FUCHS (2005), S. 1; C. HERTZSCH (2010), S. 30; A. WOLF (2015), S. 3; A. SANDER (1980), S. 7; M. HOLZ-SLOMCZYK u. a. (1993), S. 6; H. SCHOLZ (1997), S. 244; sowie FACHGRUPPE APOTHEKEN IN DER ÖTV BERLIN (1982), S. 6.

[453] Vgl. BUNDESVERBAND DER PHARMAZEUTISCHEN INDUSTRIE E. V. (1986/b), III, 33/2 und 33/7; A. KLOESEL / W. CYRAN (1984), A 2.19., Bl. 214 g; sowie U. STAPEL (1988), S. 176, Anm. 4.

[454] Vgl. BUNDESVERBAND DER PHARMAZEUTISCHEN INDUSTRIE E. V. (1977/a), S. 562.

[455] Vgl. BUNDESVERBAND DER PHARMAZEUTISCHEN INDUSTRIE E. V. (1986/b), III, 33/1.

[456] Vgl. BUNDESVERBAND DER PHARMAZEUTISCHEN INDUSTRIE E. V. (1986/b), III, 33/1f. Vgl. dazu auch A. KLOESEL / W. CYRAN (1984), A 2.19., Bl. 214 g; H. KLEIST / U. ALBRECHT / H.-G. HOFFMANN (1979), S. 39; U. DOEPNER (1980), S. 32; sowie U. DOEPNER (2000), S. 77. Doepner verweist auf die 2. Auflage von Kleist, Albrecht und Hoffmann, an der Albrecht jedoch nicht mehr beteiligt war. Die von den genannten Quellen verwendete Formulierung zur Gültigkeit erscheint jedoch unglücklich. Demnach meinte man an dieser Stelle vielmehr die Unterscheidung zwischen fiktiv zugelassenen Arzneimitteln, die sich vor Inkrafttreten des AMG von 1976 bereits auf dem Markt befanden, und solchen, die eine reguläre Zulassung nach den Bestimmungen des AMG 1976 erhalten hatten. Zu den regulatorischen Verhältnissen in der Übergangszeit des AMG 1976 siehe Kapitel 4.2.1.3.

[457] Vgl. BUNDESVERBAND DER PHARMAZEUTISCHEN INDUSTRIE E. V. (1986/b), III, 33/2; sowie A. KLOESEL / W. CYRAN (1984), A 2.19., Bl. 214 g.

[458] U. DOEPNER (1980), S. 32; sowie U. DOEPNER (2000), S. 77.

die Packungsinformation[459] veröffentlicht. Diese betonten stärker die Informationen auf der Packung, dem Behältnis oder der Packungsbeilage als Verbund, weniger explizit das Informationsmedium Packungsbeilage alleine. Inhaltlich ähnelten sie stark der Richtlinie des BPI von 1973.[460] Insbesondere die übergeordneten Pflichtangaben waren gleich.[461] Dabei war der BFV ebenfalls der Auffassung, dass die nach den §§ 9 und 21 AMG 1961 geforderten Angaben keine Werbung i. S. d. HWG darstellten.[462]

4.3 In der Deutschen Demokratischen Republik

4.3.1 Arzneimittelrechtliche Bestimmungen

4.3.1.1 *Die Entwicklung nach dem Zweiten Weltkrieg*

Mit dem Ende des Zweiten Weltkriegs wurde Deutschland 1945 in vier Besatzungszonen unterteilt, die britische, die amerikanische, die französische und die sowjetische.[463] In der sowjetischen Zone entstand am 9. Juni 1945 die Sowjetische Militäradministration in Deutschland (SMAD), die nunmehr als höchstes Verwaltungsorgan zusammen mit den neu gegründeten deutschen Verwaltungsorganen das gesellschaftliche Leben und damit u. a. auch das Gesundheitswesen in dieser Zone regelte.[464] Gemäß dem SMAD-Befehl Nr. 17 vom 27. Juni 1945 entstand neben zehn weiteren deutschen Zentralverwaltungen die Deutsche Zentralverwaltung für das Gesundheitswesen (DZVG).[465] Diese beriet die SMAD bei der Ausarbeitung von Anordnungen. Sie konnte Empfehlungen aussprechen, jedoch selbst keine Anordnungen erlassen.[466] Gemäß dem SMAD-Befehl

---

[459] Siehe hierzu BUNDESFACHVERBAND DER HEILMITTELINDUSTRIE / VEREIN FÜR LAUTERE HEILMITTELWERBUNG (1973), S. 22f.

[460] Vgl. BUNDESFACHVERBAND DER HEILMITTELINDUSTRIE / VEREIN FÜR LAUTERE HEILMITTELWERBUNG (1973), S. 22f.

[461] Vgl. H. KLEIST / U. ALBRECHT / H.-G. HOFFMANN (1979), S. 40. Die Textstelle bei Doepner kann dahingehend falsch interpretiert werden, dass der BFV die Richtlinie des BPI als für sich gültig übernahm. Doepner bezieht sich wiederum auf Kleist, Albrecht und Hoffmann. Vgl. U. DOEPNER (1980), S. 32; sowie U. DOEPNER (2000), S. 77.

[462] Vgl. BUNDESFACHVERBAND DER HEILMITTELINDUSTRIE / VEREIN FÜR LAUTERE HEILMITTELWERBUNG (1973), S. 37.

[463] Vgl. C. FRIEDRICH / W.-D. MÜLLER-JAHNCKE (2005), S. 947. Die britische und amerikanische Zone bildeten 1947 zusammen die ‚Bizone‘, der 1948 auch die französische Zone beitrat. Vgl. C. FRIEDRICH / W.-D. MÜLLER-JAHNCKE (2005), S. 947.

[464] Vgl. INTERESSENGEMEINSCHAFT MEDIZIN UND GESELLSCHAFT E. V. (1996/a), S. 4 und S. 7; sowie M. BÖHM (2007/a), S. 24. Böhm bezieht sich u. a. auf die Interessengemeinschaft. Zu verschiedenen SMAD-Befehlen betreffend das Gesundheitswesen vgl. auch C. FRIEDRICH / A. EICHHORN (1999), S. 250–252, S. 266f. und S. 296.

[465] Vgl. INTERESSENGEMEINSCHAFT MEDIZIN UND GESELLSCHAFT E. V. (1996/a), S. 7; A. RETZAR (2016), S. 17; sowie M. BÖHM (2007/a), S. 24. Böhm bezieht sich u. a. auf die Interessengemeinschaft. Vgl. dazu auch C. FRIEDRICH / A. EICHHORN (1999), S. 266.

[466] Vgl. A. RETZAR (2016), S. 17. SMAD-Befehle mit arzneimittelrechtlichem Inhalt regelten überwiegend Versorgungsprobleme, die einer schnellen Abhilfe bedurften. Vgl. M. BÖHM (2007/a), S. 24.

Nr. 110 vom 22. Oktober 1945 oblag es den Landes- und Provinzialverwaltungen, Gesetze und Verordnungen zu erlassen.[467] Um den Arzneimittelverkehr zu regeln, hatte die DZVG ausgearbeitete Entwürfe für ein Arzneimittelgesetz (AMG) und dazugehörige Durchführungsverordnungen den Ländern mit der Empfehlung übermittelt, diese entsprechend umzusetzen.[468] In der Folge verabschiedeten die Länder jeweils eigene Arzneimittelgesetze: Mecklenburg[469] im Jahr 1947, Sachsen[470], Thüringen[471], Sachsen-Anhalt[472] und Brandenburg[473] 1948,[474] die inhaltlich weitestgehend übereinstimmten und sich nur in einigen Formulierungen unterschieden.[475] Sie enthielten im Wesentlichen Begriffsdefinitionen, eine Erlaubnispflicht für die gewerbsmäßige Herstellung von Arzneimitteln sowie eine Registrierpflicht vor dem Inverkehrbringen in einem Verzeichnis der Arzneifertigwaren.[476] Zwar beinhalteten die Gesetze eine Ermächtigung zum Erlass von Vorschriften über die Werbung von Arzneimitteln,[477] direkte Hinweise zur Gestaltung oder zum Inhalt beigegebener Gebrauchsanweisungen gaben sie jedoch nicht.[478] Sie waren als Rahmengesetze formuliert, sodass ihre Umsetzung von den spezifizierenden Durchführungsverordnungen abhing, mit denen die Länder wiederum unterschiedlich umgingen.[479] Die Durchführungsverordnungen konkretisierten bspw. auch

---

[467] Vgl. INTERESSENGEMEINSCHAFT MEDIZIN UND GESELLSCHAFT E. V. (1996/a), S. 9; A. RETZAR (2016), S. 17; sowie M. BÖHM (2007/a), S. 25. Diese mussten den Vorgaben des Alliierten Kontrollrats und der Sowjetischen Militäradministration entsprechen. Vgl. INTERESSENGEMEINSCHAFT MEDIZIN UND GESELLSCHAFT E. V. (1996/a), S. 9; sowie M. BÖHM (2007/a), S. 25. Retzar verweist einzig, Böhm u. a. auf die Interessengemeinschaft.

[468] Vgl. K. PRITZEL (1949), S. 564; sowie A. RETZAR (2016), S. 17. Der Entwurf griff Vorarbeiten für ein AMG vom Reichsgesundheitsamt auf. Vgl. H. HOLTHÖFER (1946), S. 38f.; sowie A. RETZAR (2016), S. 17. Retzar bezieht sich auf Pritzel bzw. Holthöfer.

[469] Siehe hierzu REGIERUNGSBLATT FÜR MECKLENBURG (1947/a), Nr. 15, S. 137–139.

[470] Siehe hierzu GESETZ- UND VERORDNUNGSBLATT LAND SACHSEN (1948/a), Nr. 7, S. 137f.

[471] Siehe hierzu REGIERUNGSBLATT FÜR DAS LAND THÜRINGEN Teil I (1948), Nr. 10, S. 72 bis 74.

[472] Siehe hierzu GESETZBLATT DES LANDES SACHSEN-ANHALT Teil I (1948), Nr. 15, S. 83–85.

[473] Siehe hierzu GESETZ- UND VERORDNUNGSBLATT DES LANDES BRANDENBURG Teil I (1948), Nr. 8, S. 21–23.

[474] Vgl. K. PRITZEL (1949), S. 564; A. RETZAR (2016), S. 18; C. FRIEDRICH / A. EICHHORN (1999), S. 267; M. BÖHM (2007/a), S. 27; K. MEINE (1967), S. 124; sowie U. VATER / C. FRIEDRICH (2010), S. 65.

[475] Vgl. K. PRITZEL (1949), S. 564; sowie M. BÖHM (2007/a), S. 27. Böhm verweist auf Pritzel.

[476] Vgl. GESETZ- UND VERORDNUNGSBLATT DES LANDES BRANDENBURG Teil I (1948), Nr. 8, S. 21f. Das AMG in Brandenburg soll an dieser Stelle als stellvertretendes Beispiel dienen.

[477] Vgl. GESETZ- UND VERORDNUNGSBLATT DES LANDES BRANDENBURG Teil I (1948), Nr. 8, S. 22. Die dazu ermächtigte Stelle war in den verschiedenen Ländern unterschiedlich. Im Fall Brandenburgs übernahm dies der Minister für Arbeit und Sozialwesen. Vgl. GESETZ- UND VERORDNUNGSBLATT DES LANDES BRANDENBURG Teil I (1948), Nr. 8, S. 22. Während es in Thüringen bspw. die Landesregierung war. Vgl. REGIERUNGSBLATT FÜR DAS LAND THÜRINGEN Teil I (1948), Nr. 10, S. 73.

[478] Insofern kann Richters gleichlautende, aber nicht mit weiterer Ausarbeitung belegte Aussage bestätigt werden. Vgl. J. RICHTER (2007), S. 133.

[479] Vgl. K. PRITZEL (1949), S. 564; sowie A. RETZAR (2016), S. 19f. Retzar bezieht sich auf Pritzel.

das Verfahren zur Eintragung in das Verzeichnis der Arzneifertigwaren in den jeweiligen Ländern,[480] wobei einzig Brandenburg forderte, dem Antrag „sonstige Beilagen zu den Packungen, Prospekte usw."[481] beizufügen, und folglich auch Beipackzettel der Arzneien erfasste.[482] Die unterschiedliche Handhabung in den Ländern verhinderte eine effektive Umsetzung und damit die Zielsetzungen des AMG, zu denen insbesondere auch die Reduzierung der Fülle ähnlicher oder sogar gänzlich gleicher Arzneimittel zählte, die eine Folge der fehlenden gesetzlichen Rahmenbedingungen aus dem Deutschen Reich darstellte. Erschwerend kam hinzu, dass der Entwurf des AMG der DZVG bereits Zuständigkeiten zonaler, also länderübergreifender Institutionen, bspw. bei der Entscheidung über die Eintragung eines Arzneimittels in das Verzeichnis der Arzneifertigwaren, vorsah, zu denen neben der Zentralverwaltung selbst auch der 1949 gegründete Zentrale Gutachterausschuss für Arzneimittelverkehr (ZGA) gehören sollte, deren Legitimierung auf dem Weg der Landesgesetzgebung jedoch mindestens das Land Thüringen wegen verfassungsrechtlicher Bedenken anzweifelte.[483]

Mit dem SMAD-Befehl Nr. 138 vom 4. Juni 1947 gegründet und mit dem SMAD-Befehl Nr. 32 vom 12. Februar 1948 mit legislativen Vollmachten ausgestattet, entstand die Deutsche Wirtschaftskommission, die sich dem Aufbau der Wirtschaft in der Sowjetischen Besatzungszone widmete.[484] Im November 1948 wurde die DZVG als Hauptverwaltung Gesundheitswesen in die Deutsche Wirtschaftskommission integriert, sodass sie fortan Anordnungen zum Gesundheitswesen mit Geltung in der gesamten Besatzungszone verabschieden konnte.[485] Um das Recht zu vereinheitlichen und die nur langsam erfolgende Umsetzung der Länderarzneimittelgesetze voranzutreiben, bereitete die Hauptverwaltung Gesundheitswesen direkt eine solche Anordnung für den Arzneimittelverkehr vor,[486] die die Deutsche Wirtschaftskommission am 5. Oktober 1949 und

---

[480] Vgl. A. RETZAR (2016), S. 18. Zu den Durchführungsverordnungen siehe GESETZ- UND VERORDNUNGSBLATT DES LANDES BRANDENBURG Teil II (1950), Nr. 2, S. 43–45; REGIERUNGSBLATT FÜR MECKLENBURG (1947/b), Nr. 15, S. 139–143; GESETZ- UND VERORDNUNGSBLATT LAND SACHSEN (1948/b), Nr. 8, S. 157–160; sowie REGIERUNGSBLATT FÜR DAS LAND THÜRINGEN Teil I (1949), Nr. 1, S. 1f. Sachsen-Anhalt erließ keine entsprechende Durchführungsverordnung. Vgl. A. RETZAR (2016), S. 19 und S. 79.

[481] GESETZ- UND VERORDNUNGSBLATT DES LANDES BRANDENBURG Teil II (1950), Nr. 2, S. 44.

[482] Für die weiteren Länder vgl. REGIERUNGSBLATT FÜR MECKLENBURG (1947/b), Nr. 15, S. 141; GESETZ- UND VERORDNUNGSBLATT LAND SACHSEN (1948/b), Nr. 8, S. 159; sowie REGIERUNGSBLATT FÜR DAS LAND THÜRINGEN Teil I (1949), Nr. 1, S. 1. Für eine Übersicht der jeweils von den Ländern zur Eintragung geforderten Unterlagen siehe A. RETZAR (2016), S. 79.

[483] Vgl. K. PRITZEL (1949), S. 564f.; sowie A. RETZAR (2016), S. 19f. Retzar bezieht sich auf Pritzel.

[484] Vgl. INTERESSENGEMEINSCHAFT MEDIZIN UND GESELLSCHAFT E. V. (1996/a), S. 9; sowie M. BÖHM (2007/a), S. 25. Böhm bezieht sich auf die Interessengemeinschaft.

[485] Vgl. INTERESSENGEMEINSCHAFT MEDIZIN UND GESELLSCHAFT E. V. (1996/a), S. 9; A. RETZAR (2016), S. 20; sowie M. BÖHM (2007/a), S. 25. Retzar und Böhm verweisen auf die Interessengemeinschaft.

[486] Vgl. A. RETZAR (2016), S. 20.

damit zwei Tage vor Gründung der DDR als Anordnung über die Regelung und Überwachung des Verkehrs mit Arzneimitteln[487] erließ.[488] Danach durften Arzneifertigwaren nur noch in den Verkehr gebracht werden, wenn sie zuvor in das Verzeichnis der Arzneifertigwaren eingetragen worden waren. Über Eintragungen in das Verzeichnis entschied die Hauptverwaltung Gesundheitswesen der Deutschen Wirtschaftskommission nach Einholung einer Stellungnahme des ZGA. Dieser fand seine gesetzliche Grundlage in der Anordnung und war fortan bei der Hauptverwaltung Gesundheitswesen ansässig. Darüber hinaus wurde die Hauptverwaltung Gesundheitswesen beauftragt, Grundsätze und Richtlinien für eine einheitliche Gestaltung und Planung unter Hinzuziehung des ZGA aufzustellen, sowie ermächtigt, für die Durchführung der Anordnung erforderliche Rechts- und Verwaltungsvorschriften zu erlassen und die in den Ländern notwendigen Maßnahmen für die Koordinierung der Arzneimittelgesetzgebung durchzuführen.[489] Insgesamt legte die Anordnung somit „die Grundlage für eine einheitlich staatliche Kontrolle des Arzneimittelwesens"[490].

4.3.1.2 *Die Entwicklung nach Gründung der DDR*

Nach Gründung der DDR wurde die Hauptverwaltung Gesundheitswesen als Hauptabteilung in das Ministerium für Arbeit und Gesundheitswesen integriert.[491] Zwischen 1950 und 1960 folgten insgesamt 15 Durchführungsbestimmungen (DB) zur Anordnung über die Regelung und Überwachung des Verkehrs mit Arzneimitteln.[492] Die 1. DB vom 30. Juni 1950[493] regelte u. a. die Zusammensetzung des Zentralen Gutachterausschusses (ZGA)[494], Fristen für die Eintragung der auf dem Arzneimittelmarkt befindlichen Arz-

---

[487] Siehe hierzu ZVBl Teil I (1949), Nr. 89, S. 766f. Diese Anordnung stellte im Grunde bereits das erste AMG in der Sowjetischen Besatzungszone, bzw. wenig später DDR, dar. Allein weil sie nicht von einem Parlament verabschiedet worden war, war sie nicht als solches zu bezeichnen. Vgl. M. BÖHM (2007/a), S. 25.

[488] Vgl. A. RETZAR (2016), S. 21; sowie M. BÖHM (2007/a), S. 27. Sie trat am 6. Oktober 1949 in Kraft. Vgl. ZVBl Teil I (1949), Nr. 89, S. 767.

[489] Vgl. ZVBl Teil I (1949), Nr. 89, S. 766–768. Für die ersten Maßnahmen zum Anstoß des Registrierungsprozesses der Arzneifertigwaren siehe A. RETZAR (2016), S. 21f.

[490] C. FRIEDRICH / A. EICHHORN (1999), S. 268.

[491] Vgl. INTERESSENGEMEINSCHAFT MEDIZIN UND GESELLSCHAFT E. V. (1996/b), S. 20; sowie INTERESSENGEMEINSCHAFT MEDIZIN UND GESELLSCHAFT E. V. (1996/a), S. 10. Nach dem 15. Oktober 1950 erfolgte der Übergang zum Ministerium für Gesundheitswesen. Vgl. INTERESSENGEMEINSCHAFT MEDIZIN UND GESELLSCHAFT E. V. (1996/b), S. 20. Zumindest die 2. DB vom 31. Oktober 1950 signierte noch das Ministerium für Arbeit und Gesundheitswesen. Vgl. GBl (1950), Nr. 126, S. 1132. Richter und Keune sowie Böhm folgend war das Ministerium für Gesundheitswesen für die Vorschriften ab der 4. DB verantwortlich. Vgl. J. RICHTER / H.-G. KEUNE (1972), S. 11; sowie M. BÖHM (2007/a), S. 28. Allerdings zeichnete dieses bereits für die 3. DB verantwortlich. Vgl. GBl (1952), Nr. 61, S. 370. Zur Organisation des Ministeriums für Gesundheitswesen in den 1950er-Jahren siehe INTERESSENGEMEINSCHAFT MEDIZIN UND GESELLSCHAFT E. V. (1998), S. 46f.

[492] Vgl. A. RETZAR (2016), S. 30f.; sowie M. BÖHM (2007/a), S. 27f.

[493] Siehe hierzu GBl (1950), Nr. 78, S. 668f.; sowie GBl (1950), Nr. 84, S. 722.

[494] Der ZGA war ein Gremium mit beratender Funktion gegenüber dem Ministerium für Gesundheitswesen. Vgl. K. GERECKE (2007), S. 207.

neifertigwaren in das Verzeichnis sowie ihre Kennzeichnung. Jeder Hersteller musste die in Tabelle 1 gezeigten Angaben auf der Verpackung oder Umhüllung anbringen:

Tab. 1:   Angaben auf der Verpackung von Arzneifertigwaren nach der Anordnung über die Regelung und Überwachung des Verkehrs mit Arzneimitteln 1949[495]

Bezeichnung der Arzneifertigware
Name des Herstellers
Kennziffer, die bei der Eintragung in das Verzeichnis der Arzneifertigwaren vergeben wurde
Kennzeichen über die Apotheken- und Verschreibungspflicht bzw. von Betäubungsmitteln sowie veterinärmedizinischen Arzneimitteln
Menge des Inhalts
Einzelbestandteile nach Maßeinheit oder Wirkungswert
Verwendbarkeitsdatum, sofern die Haltbarkeit beschränkt war

Als Kennzeichen war bei nicht verschreibungspflichtigen, aber apothekenpflichtigen Arzneifertigwaren der Kennziffer ein ‚A' voranzustellen, bei rezeptpflichtigen hingegen ‚ARp'. Arzneimittel, die dem Opiumgesetz von 1929[496], aber nicht der Verordnung über das Verschreiben Betäubungsmittel enthaltender Arzneien und ihre Abgabe in den Apotheken vom 19. Dezember 1930[497] unterlagen, mussten mit ‚AB' versehen werden, solche Arzneimittel, die sowohl dem Gesetz als auch der Verordnung unterlagen, hingegen mit ‚ABV'. Darüber hinaus waren für die Aufschrift weitere Angaben, wie das Anwendungsgebiet, die Dosierung, die Anwendungsart und der Verkaufspreis, gestattet.[498]

Im Juli 1951 ermöglichte der Direktor des Pharmakologischen Instituts der Universität Leipzig, Fritz Hauschild (1908–1974)[499], Einsicht in die Tätigkeiten des ZGA rund um die Bearbeitung der Anträge auf Eintragung einer Arzneifertigware in das Verzeichnis. Für einen positiven Bescheid hatte der Antragsteller nicht nur die Wirksamkeit des Mittels, sondern u. a. auch eine einwandfreie Zubereitung, Reinheit und Wirkungskonstanz nachzuweisen. Zusätzlich war bei Neuzulassung eines gleichartigen bzw. gleichwertigen Arzneimittels die Frage des Bedarfs zu analysieren.[500] Zur Gestaltung der Packung und der Gebrauchsanweisung bemerkte Hauschild:

> „Wesentliche Hinweise für die Beurteilung eines Herstellerbetriebes werden auch darin zu sehen sein, ob die Versuchs- und Handelspackungen, aber auch jede einzelne Originalpackung mit einer Chargennummer versehen sind, so daß jederzeit Herstellungsdatum und -art ermittelt werden können. Gleiches gilt für die Art der Deklaration und im besonderen Maße für die textliche Abfassung der Gebrauchsanweisungen, Werbeschrif-

---

[495] Vgl. GBl (1950), Nr. 78, S. 668f.; sowie ZVBl Teil I (1949), Nr. 89, S. 766.

[496] Siehe hierzu Kapitel 4.1.1.

[497] Siehe hierzu RGBl Teil I (1930), Nr. 51, S. 635–655.

[498] Vgl. GBl (1950), Nr. 78, S. 668f.

[499] Vgl. A. RETZAR (2016), S. 380. Zum Werdegang von Fritz Hauschild siehe U. MEYER (2002), S. 400–402. Retzar verweist auf Meyer.

[500] Vgl. F. HAUSCHILD (1951), S. 313–315.

ten usw. Recht häufig entsprechen diese weder in stilistisch-orthographischer noch in fachlicher Hinsicht den Mindestanforderungen. Eine verkappte Laienwerbung, Kundenfang mit unsachlichen Argumenten u. ä. werden stets negativ bewertet."[501]

Hauschild erläuterte an dieser Stelle nicht näher, welche Inhalte einer Gebrauchsanweisung als ‚verkappte Laienwerbung' oder ‚unsachliche Argumente' anzusehen waren. Ausgehend von der werblichen Verwendung im Deutschen Reich und später in der DDR geübten Kritik an der Gestaltung von Beipackzetteln,[502] liegt es nahe, dass insbesondere eine lange Liste an Indikationsgebieten sowie Versprechungen einer völligen Unschädlichkeit und einer garantierten Heilwirkung darunter fielen, die allesamt zur Förderung der Selbstbehandlung bei Patienten geeignet waren. Auch eine Anfang der 1950er-Jahre beschriebene, vorläufige Regelung der Arzneimittelwerbung, die jedoch als eigenständige Vorschrift nicht in Kraft trat,[503] sowie ein Werbungs- und Kennzeichnungsverbot in der 14. DB zu Gesundheitspflegemitteln knüpften in Teilen inhaltlich an diese Punkte an. Die Hersteller waren demnach angehalten, ihre Gebrauchsanweisungen werbungsfrei und der wissenschaftlich bestätigten Wirkung ihrer Arznei entsprechend zu gestalten.

Die 2. DB vom 31. Oktober 1950[504] beauftragte das Ministerium für Arbeits- und Gesundheitswesen mit der Ausarbeitung eines Verzeichnisses über rezeptpflichtige Arzneimittel.[505] Zugleich setzte sie alle dem entgegenstehende Vorschriften außer Kraft, u. a. auch die Polizeiverordnung über Barbitursäureabkömmlinge.[506] Damit verbunden waren nunmehr die Vorschriften über die Kennzeichnung von Barbitursäureabkömmlingen[507] ungültig.

Mit der 8. DB vom 21. November 1955[508] erweiterte das Ministerium für Gesundheitswesen (MfGe) den Katalog deklarationspflichtiger Angaben auf Arzneifertigwaren aus der 1. DB um eine Chargennummer. Diese war fortan auf dem Etikett des Gefäßes anzugeben, bei Ampullen hingegen auf dem Umkarton und zusätzlich auf den Ampullen selbst, falls ihre Größe dies zuließ. Wie die Chargennummer zu gestalten war, regelte die DB nicht, sondern verwies stattdessen auf eine vom MfGe erlassene Richtlinie, die in der Fachzeitschrift *Die Pharmazie* bekannt gemacht worden war.[509] Dort hatte Dietrich Baumann (1914–2009)[510] in seiner Funktion als Abteilungsleiter im MfGe eine ent-

---

[501] F. HAUSCHILD (1951), S. 315.

[502] Siehe hierzu besonders Kapitel 6.2, 6.3.4 und 8.1.

[503] Dazu vgl. Kapitel 4.3.2. Erst das Arzneimittelgesetz 1964 beinhaltete Vorschriften zur Arzneimittelwerbung. Siehe hierzu Kapitel 4.3.1.3.

[504] Siehe hierzu GBl (1950), Nr. 126, S. 1131f.

[505] Zur ersten Bekanntmachung über dieses Verzeichnis siehe MBl (1950), Nr. 32, S. 193f.

[506] Vgl. GBl (1950), Nr. 126, S. 1131f. Wegen der Vielzahl an Polizeiverordnungen, die die Rezeptpflicht tangierten, war eine überarbeitete Regelung dringend notwendig. Vgl. K. PRITZEL (1951), S. 5; sowie M. BÖHM (2007/a), S. 29. Böhm bezieht sich auf Pritzel.

[507] Siehe hierzu Kapitel 4.1.1.

[508] Siehe hierzu GBl Teil I (1955), Nr. 109, S. 930f.

[509] Vgl. GBl Teil I (1955), Nr. 109, S. 930f.

[510] Vgl. C. FRIEDRICH / H. PROBST / M. SCHAEFER (2009), S. 495f.; M. SCHAEFER / C. FRIEDRICH (2009), S. 3230; sowie A. RETZAR (2016), S. 34. Retzar verweist auf die beiden

sprechende Mitteilung des Ministeriums bereits im November 1954, also schon etwa ein Jahr vor der Bekanntmachung der 8. DB, veröffentlicht:

> „Wir weisen die Arzneimittelhersteller der DDR darauf hin, daß in Kürze eine Durchführungsbestimmung die Werke verpflichtet, Arzneifertigwaren mit einer Chargennummer nach Richtlinien des Ministeriums für Gesundheitswesen zu versehen. Die Chargenkennzeichnung ist in folgender Weise vorzunehmen: Die erste Zahl gibt die Werk-Chargen-Nummer an (ein- bis mehrstellig), die zweite Zahl das Jahrzehnt der Herstellung, die dritte Zahl den Herstellungsmonat und die vierte Zahl das Herstellungsjahr. [...] Wir bitten die Werke Vorsorge zu treffen, damit die Chargenkennzeichnung mit Beginn des Jahres 1955 in der vorgenannten Form erfolgen kann.“[511]

Die Hersteller waren also bereits ein Jahr zuvor über die zukünftige Regelung informiert worden und dürften die Umstellung daher rechtzeitig realisiert haben. Zudem erläuterte der ZGA bereits 1951, dass die Angabe einer Chargennummer zu den Bewertungskriterien eines Herstellerbetriebes zählte.

Den mit der Anordnung eingeführten Registrierzwang für Arzneifertigwaren weichte die 11. DB vom 16. Januar 1958[512] in gewissem Maße auf. So mussten die Hersteller galenische Zubereitungen in abgabefertigen Packungen, die den Bestimmungen und den verwendeten Bezeichnungen der 5. DB und damit dem Deutschen Arzneibuch entsprachen, nicht mehr registrieren.[513]

Die 14. DB vom 26. November 1959[514] definierte eine neue Produktgruppe, die Gesundheitspflegemittel. Sie waren ihrem Charakter nach zwischen Arzneimitteln und Lebensmitteln einzuordnen, so gehörten bspw. Pflanzensäfte, Kräftigungsmittel und Heilwässer dazu.[515] Im Wesentlichen galten auch für sie die Bestimmungen für Arzneimittel,[516] solange die DB nicht etwas anderes festlegte.[517] Der Handel mit Gesundheitspflegemitteln war erlaubnispflichtig. Wie Arzneimittel mussten sie ebenfalls in einem Verzeichnis registriert werden.[518] Darüber hinaus untersagte die DB ausdrücklich eine Werbung und Kennzeichnung, die dazu geeignet wäre, zu einer „laienhaften Behand-

---

erstgenannten Literaturstellen. Ausführlicher zu Baumann, insbesondere auch zu seinem Wirken in der NS-Zeit, siehe U. MEYER (2019/a), S. 115–132. Für einen kurzen Überblick zu seinem Werdegang siehe U. MEYER (2002), S. 265, Anm. 101.

[511] D. BAUMANN (1954), S. 948. Bspw. konnten somit der Ziffer 165 024 die Information der Herstellungscharge (16), des Herstellungsjahrzehnts 1950 (5), des Herstellungsmonats Februar (02) und des Herstellungsjahres 1954 innerhalb des Jahrzehnts (4) entnommen werden. Vgl. D. BAUMANN (1954), S. 948. Hingegen war in der Nachkriegszeit üblicherweise kein Rückschluss von der Chargenbezeichnung auf den Zeitraum der Herstellung möglich. Vgl. J. RICHTER (2007), S. 91.

[512] Siehe hierzu GBl Teil I (1958), Nr. 16, S. 208.

[513] Vgl. GBl Teil I (1958), Nr. 16, S. 208. Zur 5. DB siehe im Folgenden.

[514] Siehe hierzu GBl Teil I (1959), Nr. 71, S. 915–917.

[515] Vgl. GBl Teil I (1959), Nr. 71, S. 915; sowie A. RETZAR (2016), S. 29.

[516] Vgl. GBl Teil I (1959), Nr. 71, S. 916; sowie C. FRIEDRICH / A. EICHHORN (1999), S. 270. Friedrich und Eichhorn sind dahingehend zu präzisieren, dass Gesundheitspflegemittel der Arzneimittelgesetzgebung mit den in der 14. DB wiedergegebenen, geringfügigen Änderungen unterlagen.

[517] Vgl. GBl Teil I (1959), Nr. 71, S. 916.

[518] Vgl. GBl Teil I (1959), Nr. 71, S. 915f.; sowie A. RETZAR (2016), S. 29.

lung von Krankheiten, Leiden oder Körperschäden zu verleiten und mit denen Heilwirkungen versprochen w[u]rden"[519]. Die Kennzeichnung unterlag, wie auch die Zusammensetzung und äußere Beschaffenheit, der Kontrolle der Staatlichen Institute für Arzneimittelprüfung.[520] Die DB regulierte damit Packungsbeilagen (von Gesundheitspflegemitteln) nicht direkt, berücksichtigte mit dem Werbungsverbot jedoch den Standpunkt des Gesetzgebers bezüglich einer Kennzeichnung, die möglicherweise eine Selbstbehandlung bei Patienten begünstigte, und schloss auf diese Weise Beipackzettel mit ein. Diese musste sich auf den Namen und die Zusammensetzung des Mittels sowie allenfalls allgemeine Anwendungshinweise beschränken,[521] deren Erläuterung oder Erweiterung in der Packungsbeilage oder auf der Packung "unter Verwendung weiterer medizinischer Begriffe oder Beschreibungen"[522] nicht gestattet war. Der Vergleich von Gesundheitspflegemitteln auf der einen Seite, die als geringere Gefahrenquelle im Rahmen der Selbstbehandlung einzustufen waren, mit Arzneimitteln auf der anderen Seite, die eine größere Gefahrenquelle darstellten, dürfte bei letzteren eine dementsprechend strengere Auslegung zur Folge gehabt haben.[523]

Die Inhalte der weiteren Durchführungsbestimmungen fasst nachfolgende Tabelle 2 zusammen.

---

[519] GBl Teil I (1959), Nr. 71, S. 916. Vgl. dazu auch A. RETZAR (2016), S. 30.
[520] Vgl. GBl Teil I (1959), Nr. 71, S. 916. Zu den Staatlichen Prüfungsinstituten siehe im Folgenden.
[521] Vgl. J. RICHTER / K. GERECKE (1960), S. 128.
[522] J. RICHTER / K. GERECKE (1960), S. 129.
[523] Siehe hierzu nachfolgend im Haupttext.

Tab. 2:   Weitere Durchführungsbestimmungen zur Anordnung von 1949[524]

Durchführungsbestimmung	Inhaltliche Schwerpunkte
3. DB vom 12. Mai 1952[525]	Inverkehrbringen von Futterkalk
4. DB vom 28. April 1954[526]	Abgabe von Arzneimitteln außerhalb von Apotheken
5. DB vom 12. August 1954[527]	Verbindlichkeitserklärung des Deutschen Arzneibuchs
6. DB vom 27. September 1954[528]	Freiverkäufliche Arzneifertigwaren
7. DB vom 15. März 1955[529]	Verkehr mit medizinischem Material, bspw. chirurgisches Nahtmaterial
9. DB vom 5. Dezember 1956[530]	Aktualisierung des Verzeichnisses freiverkäuflicher Arzneifertigwaren
10. DB vom 3. Oktober 1957[531]	Herstellung von Tinctura Digitalis
12. DB vom 22. April 1958[532]	Zweites Verzeichnis der Tierarzneifertigwaren
13. DB vom 14. Juni 1958[533]	Verkehr mit Verbandmitteln und zahnmedizinischen Erzeugnissen
15. DB vom 14. März 1960[534]	Verbindlichkeitserklärung des Deutschen Arzneibuchs

Die Anordnung und die dazugehörigen DB enthielten noch keine expliziten Regelungen für eine den Arzneifertigwaren beigegebene Gebrauchsanweisung in Form eines

---

[524] Für eine Übersicht der DB mit kurzer Angabe des Inhalts siehe auch A. RETZAR (2016), S. 30f.; J. RICHTER / H.-G. KEUNE (1972), S. 11; sowie M. BÖHM (2007/a), S. 28. Böhm ist dahingehend zu korrigieren, dass die 3. DB 1952, die 6. DB 1954 und die 9. DB 1956 erlassen wurde. Vgl. M. BÖHM (2007/a), S. 38, Anm. 22, Anm. 25 und Anm. 28.

[525] Siehe hierzu GBl (1952), Nr. 61, S. 370.

[526] Siehe hierzu GBl (1954), Nr. 45, S. 463f. Diese DB kann somit als Nachfolger der Kaiserlichen Verordnung betrachtet werden. Vgl. K. PRITZEL (1951), S. 5; sowie M. BÖHM (2007/a), S. 29. Böhm verweist auf Pritzel und nennt die 5. DB als Neuregelung, obwohl es sich um die 4. DB handelte. Vgl. M. BÖHM (2007/a), S. 29. Die DB regelte die Apothekenpflicht nunmehr dem ursprünglichen Wortlaut der Gewerbeordnung des Deutschen Reiches folgend als Positivliste der freiverkäuflichen Arzneimittel, sodass alle nicht genannten Arzneimittel automatisch der Apothekenpflicht unterlagen, während die Kaiserliche Verordnung noch eine Negativliste darstellte. Vgl. K. PRITZEL (1951), S. 6. Zur Gewerbeordnung und zur Kaiserlichen Verordnung siehe Kapitel 4.1.1.

[527] Siehe hierzu GBl (1954), Nr. 82, S. 797. Verbindlich war die sechste Ausgabe (Druckausgabe 1953) mit den Nachträgen von 1954. Dies galt auch für die pharmazeutische Industrie. Vgl. A. RETZAR (2016), S. 29; sowie M. BÖHM (2007/a), S. 28. Vgl. dazu auch U. VATER / C. FRIEDRICH (2010), S. 73f.

[528] Siehe hierzu GBl (1954), Nr. 88, S. 837.

[529] Siehe hierzu GBl Teil I (1955), Nr. 23, S. 211.

[530] Siehe hierzu GBl Teil I (1956), Nr. 113, S. 1355f.

[531] Siehe hierzu GBl Teil I (1957), Nr. 68, S. 561f.

[532] Siehe hierzu GBl Teil I (1958), Nr. 31, S. 393–397. Das erste Verzeichnis der Tierarzneifertigwaren war als Bekanntmachung zur Anordnung erlassen worden. Siehe hierzu GBl (1951), Nr. 123, S. 923–936.

[533] Siehe hierzu GBl Teil I (1958), Nr. 50, S. 574f.

[534] Siehe hierzu GBl Teil I (1960), Nr. 22, S. 216. Verbindlich war nunmehr zusätzlich der Nachtrag von 1959.

Beipackzettels. In Anbetracht ihrer primären Zielsetzung verwundert dies jedoch auch nicht. Denn „der Schwerpunkt in der Durchführung der Arzneimittelgesetze [lag] zunächst in der Frage der Bereinigung des Arzneifertigwarenmarktes"[535]. In das erste Verzeichnis der Arzneifertigwaren[536] gelangten etwa 1700 von 5000 angemeldeten Arzneifertigwaren, die sich auf insgesamt 199 Hersteller verteilten.[537] Beide Zahlen erschienen Konstantin Pritzel (1913–1997)[538], Abteilungsleiter für das Apotheken- und Arzneimittelwesen im MfGe,[539] jedoch weiterhin viel zu hoch.[540]

Neben diesen Bestimmungen regelte eine weitere Verordnung den Verkehr mit besonderen Mitteln, die das Arzneimittelgesetz (AMG) von 1964 der heutigen Auffassung entsprechend als Arzneimittel einordnete.[541] Die Verordnung über den Verkehr mit Impfstoffen, Seren und Bakteriophagen vom 20. September 1951[542] definierte u. a. die Begriffe ‚Impfstoffe', ‚Seren und ähnliche Zubereitungen' sowie ‚Bakteriophagen'. Ihre Legaldefinitionen nannten den Begriff ‚Arzneimittel' jedoch nicht, stattdessen wurden sie als ‚Stoffe', ‚Erzeugnisse' bzw. ‚Wirkstoffe' bezeichnet. Impfstoffe waren bspw.

> „Stoffe, die aus Krankheitserregern, aus Stoffwechselprodukten oder Giften von Krankheitserregern oder aus Krankheitsprodukten hergestellt und zur Anwendung beim Menschen […] zwecks Erzeugung von Abwehr- oder Schutzstoffen bestimmt sind."[543]

Die Verordnung verfügte eine Erlaubnispflicht für die Herstellung mit den dazugehörigen Voraussetzungen zu ihrer Erteilung, eine Prüfpflicht vor der Abgabe durch zentrale

---

[535] K. PRITZEL (1951), S. 3. Vgl. dazu auch M. BÖHM (2007/a), S. 28. Böhm verweist auf Pritzel. Zu den Zielen der gesetzgeberischen Maßnahmen auf dem Gebiet des Arzneimittelverkehrs vgl. auch K. PRITZEL (1949), S. 564f.

[536] Siehe hierzu MBl (1950), Nr. 21, S. 117–140.

[537] Vgl. K. PRITZEL (1951), S. 3; G. MARAWSKE (1964), S. 119; sowie J. RICHTER / H.-G. KEUNE (1972), S. 10. Andere Arbeiten geben etwa 1900 Präparate an. Vgl. A. RETZAR (2016), S. 21; sowie INTERESSENGEMEINSCHAFT MEDIZIN UND GESELLSCHAFT E. V. (1996/a), S. 32. Dies schließt Teepräparate mit ein. Vgl. INTERESSENGEMEINSCHAFT MEDIZIN UND GESELLSCHAFT E. V. (1996/a), S. 32. Ausführlich zur Entwicklung des Arzneimittelsortiments in der DDR siehe K. GERECKE (2007), S. 158–260.

[538] Vgl. T. FUNKE (2013), S. 241; sowie A. RETZAR (2016), S. 17. Retzar verweist auf Funke.

[539] Vgl. T. FUNKE (2013), S. 242. Pritzel leitete seit Mai 1948 zunächst die Abteilung Haushalt und Apothekenwesen der Deutschen Zentralverwaltung für das Gesundheitswesen. Anschließend war er in der Hauptabteilung Gesundheitswesen der Deutschen Wirtschaftskommission und im MfGe tätig. Im Herbst 1951 verließ Pritzel die DDR, obwohl er Anfang des Jahres 1948 erst in die Sowjetische Besatzungszone gezogen war. Während dieser Zeit wirkte er an der Verstaatlichung des Apothekenwesens mit. Vgl. T. FUNKE (2013), S. 242. Zur Entwicklung des Apothekenwesens in der DDR siehe U. VATER / C. FRIEDRICH (2010). Zu dem staatlichen pharmazeutischen und medizinischen System der DDR siehe C. FRIEDRICH (2020/b), S. 3866–3873. Zur Situation des Apothekenwesens in der DDR während der bevorstehenden Wiedervereinigung siehe H. WITTIG (2020), S. 70–77.

[540] Vgl. K. PRITZEL (1951), S. 4.

[541] Zum AMG der DDR von 1964 siehe Kapitel 4.3.1.3.

[542] Siehe hierzu GBl (1951), Nr. 118, S. 881–896.

[543] GBl (1951), Nr. 118, S. 881. Das AMG von 1964 erfasste diese Mittel ausdrücklich als Arzneimittel und umriss damit auch ihren Regelungsbereich. Ausführlicher dazu siehe Kapitel 4.3.1.3. Zur Geschichte des Pockenimpfstoffs in Deutschland siehe E.-M. HENIG (1997).

Prüfungsinstitute einschließlich des Prüfverfahrens sowie eine Erlaubnispflicht für den Vertrieb der Erzeugnisse.[544] Die zentrale Überwachung der Erzeugnisse übernahm ein von der zuständigen Landesregierung angestellter Kontrolleur, dessen Tätigkeiten in einer der Verordnung angehängten Dienstanweisung näher beschrieben wurden, die auch die Einhaltung der Kennzeichnungsbestimmungen nach § 12 der Verordnung vorsah.[545] Die dort hinterlegten Vorschriften über die Kennzeichnung und Verpackung der Impfstoffe, Seren und Bakteriophagen legten eine Reihe von Pflichtangaben auf Gefäßen, Packungen oder Behältnissen, zu denen bspw. die Herstellungsstätte, das zentrale Prüfungsinstitut, das Datum und die Kontrollnummer der Prüfung sowie ein Haltbarkeitsdatum zählten, fest. Weiter hieß es, dass „allen Erzeugnissen [...] gedruckte Anweisungen für die Art ihrer Verwendung, Aufbewahrung und für die bei ihrer Anwendung etwa erforderlichen Vorsichtsmaßregeln beizugeben"[546] waren. Dabei sollte die Abgabe der Mittel grundsätzlich an den „Verbraucher [erfolgen, jedoch] nur durch Apotheken und nur auf Rezept eines Arztes oder eines Zahnarztes"[547]. Vorsätzliche oder fahrlässige Verstöße gegen die Kennzeichnungsvorgaben nach § 12 konnten „mit Gefängnis bis zu einem Jahr oder mit Geldstrafe"[548] bestraft werden. Damit war die Verordnung über den Verkehr mit Impfstoffen, Seren und Bakteriophagen die erste Rechtsnorm in der DDR, die substantiell und inhaltlich Packungsbeilagen forderte, indem sie den Hersteller dazu verpflichtete, den Erzeugnissen eine solche mit bestimmten Inhalten beizufügen.

Mit der Anordnung über die Staatlichen Institute für Arzneimittelprüfung vom 16. Mai 1959[549] legte das Gesundheitsministerium u. a. die rechtliche Stellung, die Aufgaben, die Leitung und die Arbeitsweise dreier Staatlicher Institute mit Sitz in Jena, Berlin und Radebeul fest.[550] Diese Institute waren allerdings schon früher gegründet worden: 1949 in Jena, 1950 in Teltow[551] und 1951 in Radebeul.[552] Wie bereits seit ih-

---

[544] Vgl. GBl (1951), Nr. 118, S. 881–885. 1952 wurde in Berlin das Staatliche Institut für Serum- und Impfstoffprüfung gegründet. Vgl. C. FRIEDRICH / A. EICHHORN (1999), S. 269; sowie J. RICHTER (2007), S. 146. Ab Januar 1975 trug es die Bezeichnung ‚Staatliches Kontrollinstitut für Seren und Impfstoffe‘. Vgl. GBl Teil I (1975), Nr. 3, S. 60. 1986 wurde es fortan als ‚Staatliches Kontrollinstitut für immunbiologische Arzneimittel‘ in das Zentralinstitut für Hygiene, Mikrobiologie und Epidemiologie eingegliedert. Vgl. J. RICHTER (2007), S. 147.

[545] Vgl. GBl (1951), Nr. 118, S. 884 und S. 892.

[546] GBl (1951), Nr. 118, S. 885.

[547] GBl (1951), Nr. 118, S. 886. Da Patienten, wenn sie nicht zufällig einem entsprechenden medizinischen Berufsstand angehörten, die i. d. R. als Ampulle vorliegenden Impfstoffe, Seren und Bakteriophagen nicht selbst applizierten, erscheint es fraglich, ob sie den Beipackzettel oft zu Gesicht bekamen. Vielmehr informierte er den Arzt bei der Applikation.

[548] GBl (1951), Nr. 118, S. 888.

[549] Siehe hierzu GBl Teil II (1959), Nr. 11, S. 153–155.

[550] Vgl. GBl Teil II (1959), Nr. 11, S. 153f.

[551] Das Institut zog 1955 nach Berlin-Weißensee um. Vgl. J. RICHTER (2007), S. 98; sowie A. RETZAR (2016), S. 32. Retzar verweist auf Richter. Ergänzend ist hinzuzufügen, dass das Institut bereits im März 1953 in das Pharmakologische Institut der Berliner Humboldt-Universität umgezogen war. Vgl. J. RICHTER (2007), S. 96.

rem Bestehen festgelegt, besaßen die Institute auch nach der Anordnung weiterhin räumliche Zuständigkeitsbereiche.[553] Sie nahmen im Auftrag des Ministeriums für Gesundheitswesen „Kontrollen in Arzneimittelherstellerbetrieben, Arzneimittelgroßhandlungen, Apotheken [...] und sonstigen Verkaufs- und Abgabestellen von Arzneimitteln über die Einhaltung der Vorschriften des Verkehrs mit Arzneimitteln"[554] vor, zu denen insbesondere auch die „Überprüfung der Beschaffenheit von Arzneimitteln, die sich im Verkehr befinden oder in den Verkehr gebracht werden sollen, sowie deren Deklaration und Abpackung"[555] zählte. Weiterhin waren sie für die „Überprüfung und wissenschaftliche Beurteilung der zur Aufnahme in das Verzeichnis der Arzneifertigwaren angemeldeten Arzneimittel"[556] zuständig.[557] Für die Deklaration, Verpackung und Lagerung von Arzneimitteln hatte das Staatliche Institut für Arzneimittelprüfung Berlin bereits in den Jahren 1957 und 1958 vorläufige Normen in Form von Richtlinien, die es im Einvernehmen mit dem MfGe erarbeitet hatte, veröffentlicht.[558] Grundlage dieser Richtlinien waren vorwiegend Stellungnahmen des ZGA.[559] Sie dienten der Vereinheitlichung der sowohl von der Industrie als auch von den Apotheken unterschiedlich praktizierten Auslegung und Umsetzung der Bestimmungen aus der ersten Durchführungsverordnung bezüglich der Pflichtangaben auf Arzneifertigwaren.[560] Eine erste Mitteilung umfasste die Angaben über die Menge des Inhalts.[561] Die zweite Mitteilung behandelte Angaben über Einzelbestandteile und über Haltbarkeit sowie sonstige Forderungen, die an die Verpackung und die Deklaration gestellt wurden.[562] In letzterem Abschnitt erläuterte das Institut die Beurteilung des äußeren Gesamteindrucks einer Arzneifertigware, von dessen Untersuchung man sich Erkenntnisse für eine Verbesserung der Verpackung versprach.[563] Die Betrachtungen erstreckten sich dazu „auf die äußere Beschaffenheit des

---

[552] Vgl. J. RICHTER (2007), S. 93–96; sowie A. RETZAR (2016), S. 31. Retzar bezieht sich auf Richter.

[553] Vgl. J. RICHTER (2007), S. 96; sowie A. RETZAR (2016), S. 32. Zunächst war das Institut in Jena für Thüringen und Sachsen-Anhalt, das Institut in Radebeul für Sachsen und das Institut in Berlin für Ost-Berlin, Brandenburg und Mecklenburg-Vorpommern verantwortlich. Vgl. J. RICHTER (2007), S. 96. Ab 1958 ging die Länderzuständigkeit in eine Bezirkszuständigkeit über, wobei einige Aufgabenbereiche eine zentrale Zuständigkeit besaßen. Bspw. prüfte das Institut in Berlin grundsätzlich „Verpackung (außer Glas)". VuM MfGe (1957), Nr. 12, S. 2. Das territoriale Einteilungsprinzip änderte sich mit dem AMG von 1964. Dazu vgl. Kapitel 4.3.1.3.

[554] GBl Teil II (1959), Nr. 11, S. 154.

[555] GBl Teil II (1959), Nr. 11, S. 154.

[556] GBl Teil II (1959), Nr. 11, S. 154.

[557] Für einen Überblick der Aufgaben der Staatlichen Institute für Arzneimittelprüfung siehe A. RETZAR (2016), S. 32. Erläuternd zu den mit der Anordnung festgelegten Aufgaben siehe zudem W. PAAPE (1960), S. 49–55.

[558] Vgl. J. RICHTER / H.-J. NEUHAUS (1957), S. 680–683; sowie J. RICHTER / W. ODEBRECHT (1958), S. 144–148.

[559] Vgl. J. RICHTER / W. ODEBRECHT (1958), S. 148.

[560] Vgl. J. RICHTER / H.-J. NEUHAUS (1957), S. 680.

[561] Vgl. J. RICHTER / H.-J. NEUHAUS (1957), S. 680–683.

[562] Vgl. J. RICHTER / W. ODEBRECHT (1958), S. 144–148.

[563] Vgl. J. RICHTER / W. ODEBRECHT (1958), S. 147.

Inhalts, Zweckmäßigkeit des Behältnisses, Art des Verschlusses, äußere Aufmachung, Beschriftung und den Inhalt des Prospektes"[564] und flossen in eine Güteklassifizierung ein, die von „Klasse 1: Der äußere Gesamteindruck ist in jeder Beziehung vorbildlich"[565] abgestuft bis zu „Klasse 4: Der äußere Gesamteindruck läßt eine negative psychologische Beeinflussung des Verbrauchers erwarten [...] oder es sind mehr als zwei der unter Klasse 3 genannten Mängeltypen vorhanden"[566] reichte. Inwiefern bestimmte Aufmachungen oder Inhalte von Beipackzetteln mit welcher Güteklassifizierung korrelierten, beschrieben die Verfasser aber nicht näher. Die Aufzählungen beispielhafter Mängel der jeweiligen Güteklassen lieferten nur einen knappen Hinweis, dass u. a. „unsachliche Prospekte oder Beipackzettel"[567] zur Einstufung in die vierte Klasse beitrugen. Darüber hinaus bekräftigte das Institut den psychologischen Wert des äußeren Gesamteindrucks für die Unterstützung der Arzneimitteltherapie.[568] Weitere Erkenntnisse zur Bewertung der Inhalte von Packungsbeilagen lieferten die 1961 von der Vereinigung Volkseigener Betriebe (VVB) Pharmazeutische Industrie herausgegebene Anweisung für die Gestaltung von Packungsbeilagen für Arzneimittel sowie eine Anfang der 1950er-Jahre beschriebene, vorläufige Regelung der Arzneimittelwerbung, die jedoch als eigenständige Vorschrift nicht in Kraft trat.[569] Davon ausgehend wurden insbesondere die Angabe vieler Indikationsgebiete, die geeignet war, die Selbstbehandlung bei Patienten zu fördern, sowie Erwähnungen einer völligen Unschädlichkeit und einer garantierten Heilwirkung der Arznei negativ bewertet. Die Hersteller waren demnach angehalten, ihre Beipackzettel, die sie bei für den Patienten bestimmten Arzneifertigwaren ohnehin nur in notwendigen Fällen hinzufügen durften,[570] sachlich und präzise der Wirkung ihrer Arznei entsprechend zu gestalten. Bei der Bearbeitung von Anträgen zur Eintragung in das Verzeichnis der Arzneifertigwaren kooperierte das Sekretariat des ZGA mit dem Staatlichen Institut für Arzneimittelprüfung Berlin. In diesem Rahmen bearbeitete das Institut auch die Dokumente für die zu bestätigenden Gütevorschriften sowie Fragen zur Gestaltung des Beipackzettels. Die Resultate leitete es anschließend an den ZGA zur Beratung weiter.[571]

---

[564] J. RICHTER / W. ODEBRECHT (1958), S. 147.

[565] J. RICHTER / W. ODEBRECHT (1958), S. 147.

[566] J. RICHTER / W. ODEBRECHT (1958), S. 147.

[567] J. RICHTER / W. ODEBRECHT (1958), S. 147.

[568] Vgl. J. RICHTER / W. ODEBRECHT (1958), S. 147.

[569] Dazu vgl. Kapitel 4.3.2. Erst das AMG 1964 beinhaltete Vorschriften zur Arzneimittelwerbung. Siehe hierzu Kapitel 4.3.1.3.

[570] Die Anweisung schrieb vor, dass an den Patienten gelangenden Arzneifertigwaren keine Packungsbeilage beizufügen war, sofern die auf der äußeren Umhüllung angebrachten Angaben zur Indikation und Dosierung für die Anwendung und den Erfolg der Therapie ausreichten. Falls weitergehende Hinweise einer Packungsbeilage bedurften, erlaubte sie die Beifügung. Dabei schränkte sie diese Hinweise jedoch auf bestimmte Informationen ein. Der Wortlaut der Anweisung wird nachfolgend im Haupttext wiedergegeben.

[571] Vgl. H.-J. NEUHAUS (1963/a), S. 186; sowie H.-J. NEUHAUS (1963/b), S. 173. Neuhaus berichtete über die Arbeit des Anfang des Jahres 1963 umstrukturierten Instituts in Berlin. Das MfGe hatte die Institute zuvor angewiesen, bereits ab 1963 nach dem mit dem zukünftigen AMG in Kraft tretenden, neuen Statut für die Staatlichen Institute für Arzneimittelprüfung

Eben diese Antragstellung für die Eintragung in das Verzeichnis der Arzneifertigwaren hatte das MfGe mit dem Inkrafttreten der Anweisung über das Verfahren bei der Eintragung von Arzneimitteln in das Verzeichnis der Arzneifertigwaren[572] am 1. Januar 1961 vereinheitlicht. Sie definierte u. a. die Unterlagen, die dem Sekretariat des ZGA zu übergeben waren, die Tätigkeit des ZGA, der dem MfGe eine Empfehlung über die Eintragung übermittelte, und die darauffolgende Entscheidung des Ministeriums, die nur in Ausnahmefällen nicht mit der Empfehlung übereinstimmen sollte.[573] Folglich waren jeder Ausfertigung eines Antrags neben dem pharmazeutischen, dem pharmakologischen und dem klinischen Gutachten sowie dem Entwurf einer Gütevorschrift[574] u. a. auch „Muster für Prospekte, Beipackzettel usw."[575] beizufügen, deren Gestaltung dementsprechend bei der Bewertung der Arzneifertigware bezüglich der Empfehlung des ZGA über die Eintragung in das Verzeichnis Berücksichtigung fand. Die Anlagen der Richtlinie enthielten ein Muster des Antrags, das die zu beantwortenden Fragen auflistete. Darüber hinaus waren Richtlinien für die Erstattung des pharmazeutischen, des pharmakologischen und des klinischen Gutachtens[576] über Arzneifertigwaren sowie die Arbeitsordnung des ZGA, die sich dieser bereits in seiner Sitzung am 24. Februar 1960 gegeben hatte, angehängt.[577] Im pharmazeutischen Gutachten wurde demnach nicht nur eine Beurteilung der Prüfung auf Identität und des Gehalts des Wirkstoffs sowie der galenischen Verarbeitung, sondern auch der Deklaration und Verpackung gefordert.[578]

In der ordentlichen Sitzung vom 23. März 1961 setzte sich der ZGA erstmals mit den Inhalten von Beipackzetteln auseinander und es hieß dazu:

---

zu arbeiten, das eine fachliche Aufgabenteilung vorsah. Vgl. II.-J. NEUHAUS (1963/a), S. 183–186; sowie H.-J. NEUHAUS (1963/b), S. 171–173. Siehe hierzu auch Kapitel 4.3.1.3. Dem folgend zählten zu den Aufgaben des Staatlichen Instituts für Arzneimittelprüfung Berlin u. a. die „Überprüfung der Beschaffenheit von Arznei- und Gesundheitspflegemitteln […] sowie deren Kennzeichnung und Abpackung" und die „Überprüfung und wissenschaftliche Bestätigung der Gütevorschriften für Arzneimittel, deren Eintragung ins Arzneimittelregister beantragt ist". VuM MfGe (1963), Nr. 1, S. 9.

[572] Siehe hierzu VuM MfGe (1960), Nr. 9a, S. 71–76, vollständig abgedruckt bei N. N. (1961/d), S. 18–22, teilweise abgedruckt (ohne Anlage 3) bei N. N. (1961/b), S. 278–283.

[573] Vgl. VuM MfGe (1960), Nr. 9a, S. 71f.; sowie A. RETZAR (2016), S. 80f.

[574] Gütevorschriften beinhalteten zunächst Angaben über verschiedene Eigenschaften des Arzneimittels, wie die Summen- und Strukturformel, sowie über dessen Prüfungsvorschriften unter möglichem Verweis auf ein Arzneibuch. Vgl. VuM MfGe (1960), Nr. 9a, S. 71.

[575] VuM MfGe (1960), Nr. 9a, S. 71. Für eine vollständige Übersicht der vorgeschriebenen Anlagen des Antrags siehe A. RETZAR (2016), S. 80.

[576] Die neben dem pharmazeutischen Gutachten geforderten pharmakologischen und klinischen Gutachten stellten zugleich erstmals in der DDR erlassene Vorgaben zu präklinischen und klinischen Prüfungen von Arzneimitteln dar. Vgl. A. RETZAR (2016), S. 61. Näher zum pharmakologischen und klinischen Gutachten vor Inkrafttreten des AMG von 1964 siehe A. RETZAR (2016), S. 61–63.

[577] Vgl. VuM MfGe (1960), Nr. 9a, S. 71–76. Zum Gremium und den Vorsitzenden des ZGA siehe A. RETZAR (2016), S. 33–35. Zu Tätigkeiten des ZGA siehe auch K. GERECKE (2007), S. 207–211.

[578] Vgl. VuM MfGe (1960), Nr. 9a, S. 73.

> „Die in die Hand des Patienten gelangenden Beilegezettel und Prospekte bzw. die An-
> gaben auf den Packungen sind so abzufassen, daß kein Anreiz zur Selbstbehandlung
> bzw. zur Ableitung bestimmter Diagnosen gegeben ist. [...] Die VVB Pharmazeutische
> Industrie wird durch Rundschreiben allen Betrieben eine entsprechende Anweisung ge-
> ben.“[579]

Zusätzlichen Nachdruck zur Umsetzung dieser Vorgabe verlieh der ZGA mit der Ankündigung, bei neuen Anträgen auf Eintragung in das Verzeichnis fortan ein besonderes
Augenmerk auf ihre Einhaltung zu legen, und mit der zeitgleichen Bitte an die Staatlichen Institute für Arzneimittelprüfung, die bereits im Verkehr befindlichen Arzneimit-
telfertigwaren dahingehend zu prüfen.[580] Darüber hinaus äußerte der ZGA die Meinung,
Ärzte wären nicht auf solche Angaben auf der Packung oder im Beipackzettel angewiesen,[581] sodass dessen Standpunkt einer völligen Entbehrlichkeit – sowohl gegenüber Patienten als auch Ärzten – deutlich wurde. In regulatorischer Hinsicht waren die Stellungnahmen des ZGA zwar keine gesetzlichen Vorschriften, jedoch nahm er auf diesem
Weg veröffentlichte Vorgaben als Bewertungsmaßstab, der bspw. bei der Beurteilung
von Packungsbeilagen, die einem Antrag auf Eintragung in das Verzeichnis der Arzneifertigwaren angehängt waren, Anwendung fand.[582]

In der Ausgabe des *medicamentum* vom August 1961 veröffentlichte Gerhard Marawske (1910–1974)[583], der Schriftleiter der Zeitschrift,[584] die vom ZGA erwähnte Anweisung für die Gestaltung von Packungsbeilagen für Arzneimittel[585], die die Leitung
der VVB Pharmazeutische Industrie an die Betriebe der pharmazeutischen Industrie
herausgegeben hatte.[586] Diese legte für Packungsbeilagen apotheken- und rezeptpflichtiger Arzneimittel, die direkt an den Patienten abgegeben wurden, fest:

> „1.1 Von der Beifügung einer Packungsbeilage ist abzusehen, sofern die auf der äuße-
> ren Umhüllung gemachten Angaben über Indikationen und Dosierung für die Anwen-
> dung des Mittels und den angestrebten Therapieerfolg ausreichend sind. Das gilt insbe-
> sondere für einfache galenische Zubereitungen und Kombinationspräparate, wie z. B.
> Hustensaft, Analgetika usw.
> 1.2 Zusätzliche Hinweise, sofern sie eine besondere Packungsbeilage erforderlich ma-
> chen, haben sich zu beschränken auf allgemeine Verhaltens- und Anwendungsrichtli-
> nien sowie auf die Angabe einer mittleren Dosierung, soweit sie sich für ein umfassen-

---

[579] N. N. (1961/e), S. 140; sowie N. N. (1961/a), S. 217f. Veröffentlicht in der Zeitschrift
Pharmazeutische Praxis sowie im *medicamentum*.
[580] Vgl. N. N. (1961/e), S. 140; sowie N. N. (1961/a), S. 217.
[581] Vgl. N. N. (1961/e), S. 140; sowie N. N. (1961/a), S. 218.
[582] Zur Durchsetzung der Richtlinie durch den ZGA siehe das Beispiel der Arzneifertigware
Aponeuron® in Kapitel 8.2. Auch die VVB Pharmazeutische Industrie und damit die in ihr
zusammengefassten Hersteller sahen die Vorgaben als verbindlich an. Dazu vgl. Kapitel 8.2.
[583] Vgl. N. N. (1974/k), S. 216; sowie A. RETZAR (2016), S. 381. Auch zu Marawske siehe N.
N. (1970), S. 98f. Retzar verweist auf beide Quellen.
[584] Vgl. A. RETZAR (2016), S. 381.
[585] Siehe hierzu G. MARAWSKE (1961), S. 249.
[586] Vgl. G. MARAWSKE (1961), S. 249f.

des Indikationsgebiet angeben läßt. Bei sehr weitverzweigten Indikationen und entsprechend großen Dosierungsvariationen ist auf strikte Einhaltung der ärztlich verordneten Einnehmerichtlinien zu verweisen. Die Packungsbeilagen können weiterhin eine allgemeine Charakteristik der Wirkungsweise des betreffenden Arzneimittels sowie einen Hinweis auf etwaige, bei seiner Anwendung auftretende Nebenwirkungen enthalten. 1.3 Erforderliche Packungsbeilagen dürfen dagegen nicht enthalten: eine Aufzählung der für das Präparat in Betracht kommenden Anwendungsgebiete oder sonstige Hinweise, die geeignet sind, beim Patienten irrige Vorstellungen über die Art seiner Erkrankung zu erwecken, seine Psyche zu belasten oder den ärztlichen Therapiebestrebungen entgegenzuwirken."[587]

Für Packungsbeilagen apotheken- und rezeptpflichtiger Arzneimittel, die direkt an den Arzt abgegeben wurden, lauteten die Vorgaben hingegen:

„2.1 Für solche Arzneimittel, z. B. Ampullen-Präparate, Infusionslösungen, Röntgenkontrastmittel usw., ist weiterhin die Beifügung einer Packungsbeilage zulässig. Sie dient lediglich zur Kurzorientierung für den Arzt vor Anwendung des Präparates. Die darin gemachten Indikationsangaben sind auf solche mit ausreichend gesicherter und entsprechend breiter Wirkung zu beschränken. Anwendungsmöglichkeiten mit unsicherer oder unterschiedlicher Wirkung des Präparates sind als solche zu kennzeichnen, bzw. als Versuch zu empfehlen."[588]

Diese Richtlinien waren auch für die äußere Umhüllung der Arzneimittel zu übernehmen, auf der zusätzlich Platz für die Eintragung einer vom Arzt gegebenen Dosierung durch den Apotheker gefordert wurde, insbesondere in solchen Fällen, in denen auf der Packungsbeilage oder der äußeren Umhüllung keine Dosierungsangaben gemacht werden konnten.[589] Die Übergangsregelung sah aber abschließend vor, dass Restbestände von Verpackungen und Packungsbeilagen, die nicht die genannten Anforderungen erfüllten, weiterhin verwendet werden durften. Erst für neu produzierte Packmittel waren sie zu beachten.[590] Ergänzend unterstützte Gerhard Marawske den Vorschlag von Joachim Eichler (1931–2008)[591], „Packungsbeilagen zum Zwecke der gesundheitspoliti-

---

[587] G. Marawske (1961), S. 249; für eine Zusammenfassung des Inhalts vgl. auch A. Retzar (2016), S. 381. Für eine tabellarische Übersicht der für die Packungsbeilagen vorgesehenen bzw. nicht erlaubten Angaben siehe Kapitel 8.2.

[588] G. Marawske (1961), S. 249. Aus dieser Formulierung abzuleiten, dass Packungsbeilagen für solche Arzneimittel zu Händen eines Arztes nur zulässig waren, wenn sie dessen Kurzorientierung vor der Anwendung dienten, erscheint fraglich. Vgl. A. Retzar (2016), S. 381. Nach hier vertretener Ansicht waren die Packungsbeilagen grundsätzlich zulässig, gerade weil sie nur der Kurzinformation des Arztes nützten und im Vergleich zum ersten Fall nicht an den Patienten gelangten. Dies legt auch die 9. Mitteilung über die ordentliche Sitzung des ZGA vom 29. Juni 1961 nah, siehe hierzu im Haupttext.

[589] Vgl. G. Marawske (1961), S. 249f. Als vorbildliche Beispiele nannte die Richtlinie die Präparate Euvernil® und Disalunil® des Volkseigenen Betriebs (VEB) Arzneimittelwerk Dresden. Vgl. G. Marawske (1961), S. 250. Zu Packungsbeilagen von Euvernil® von 1950 und 1962 siehe Kapitel 8.4.1, zur Packungsbeilage von Disalunil® von 1959 siehe Kapitel 8.4.2. Zur Geschichte des VEB Arzneimittelwerk Dresden siehe AWD.Pharma (2002).

[590] Vgl. G. Marawske (1961), S. 250.

[591] Vgl. Persönliche Mitteilung N. Friebe, 25. Februar 2021. Zu einem biografischen Abriss des Werdegangs von Joachim Eichler und seinen Ausführungen zur Packungsbeilage siehe Kapitel 8.1, Anm. 45.

schen Aufklärung durch Hinweise prophylaktischen, diätetischen und sozialhygienischen Inhaltes"[592] abzufassen. Wie nachfolgende Abb. 1 zeigt, gab bspw. die Packungsbeilage des Choleretikums und Cholokinetikums Divalol® von 1968 Ernährungshinweise bei Gallenerkrankungen zur Unterstützung der medikamentösen Therapie.

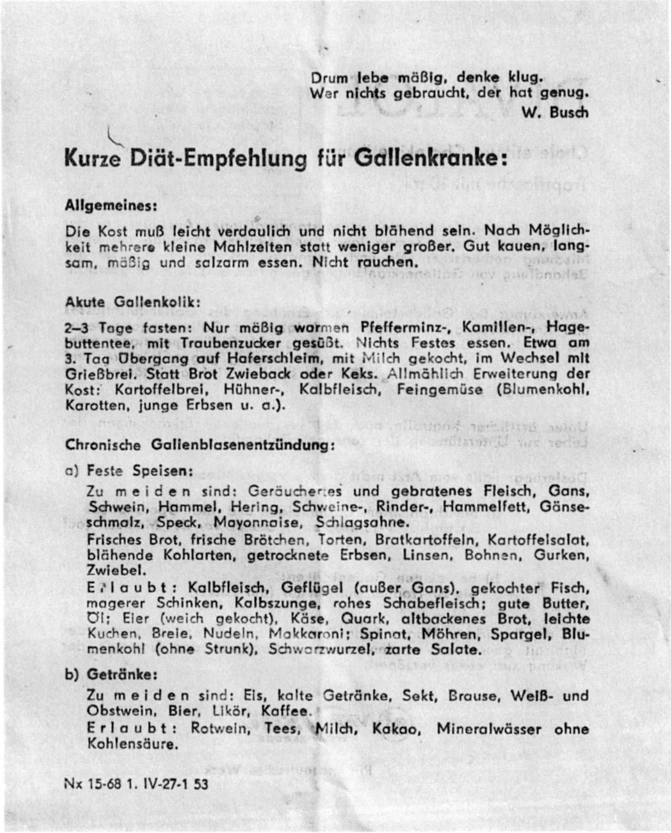

Drum lebe mäßig, denke klug.
Wer nichts gebraucht, der hat genug.
W. Busch

Kurze Diät-Empfehlung für Gallenkranke:

Allgemeines:

Die Kost muß leicht verdaulich und nicht blähend sein. Nach Möglichkeit mehrere kleine Mahlzeiten statt weniger großer. Gut kauen, langsam, mäßig und salzarm essen. Nicht rauchen.

Akute Gallenkolik:

2–3 Tage fasten: Nur mäßig warmen Pfefferminz-, Kamillen-, Hagebuttentee, mit Traubenzucker gesüßt. Nichts Festes essen. Etwa am 3. Tag Übergang auf Haferschleim, mit Milch gekocht, im Wechsel mit Grießbrei. Statt Brot Zwieback oder Keks. Allmählich Erweiterung der Kost: Kartoffelbrei, Hühner-, Kalbfleisch, Feingemüse (Blumenkohl, Karotten, junge Erbsen u. a.).

Chronische Gallenblasenentzündung:

a) Feste Speisen:

Zu m e i d e n sind: Geräuchertes und gebratenes Fleisch, Gans, Schwein, Hammel, Hering, Schweine-, Rinder-, Hammelfett, Gänseschmalz, Speck, Mayonnaise, Schlagsahne.
Frisches Brot, frische Brötchen, Torten, Bratkartoffeln, Kartoffelsalat, blähende Kohlarten, getrocknete Erbsen, Linsen, Bohnen, Gurken, Zwiebel.
E r l a u b t : Kalbfleisch, Geflügel (außer Gans), gekochter Fisch, magerer Schinken, Kalbszunge, rohes Schabefleisch; gute Butter, Öl; Eier (weich gekocht), Käse, Quark, altbackenes Brot, leichte Kuchen, Breie, Nudeln, Makkaroni; Spinat, Möhren, Spargel, Blumenkohl (ohne Strunk), Schwarzwurzel, zarte Salate.

b) Getränke:

Zu m e i d e n sind: Eis, kalte Getränke, Sekt, Brause, Weiß- und Obstwein, Bier, Likör, Kaffee.
E r l a u b t : Rotwein, Tees, Milch, Kakao, Mineralwässer ohne Kohlensäure.

Nx 15-68 1. IV-27-1 53

Abb. 1:   Rückseite der Packungsbeilage von Divalol®, 1968[593]

---

[592] G. MARAWSKE (1961), S. 250. Vgl. dazu auch A. RETZAR (2016), S. 381. Dieser Vorschlag wies Parallelen zu einer möglichen Regelung der Arzneimittelwerbung Anfang der 1950er-Jahre auf, die aber nicht in Kraft trat. Dazu vgl. Kapitel 4.3.2.

[593] SAM Schaudepot „Apothekenräume", Sammlung Arzneimittel DDR. Packung von Divalol® (VEB Ysat Wernigerode) mit Beipackzettel. Die Packungsbeilage lieferte allgemeine Ernährungshinweise, wie die Empfehlung leichter, nicht blähender Kost und die Bevorzugung vieler kleiner, statt wenig großer Mahlzeiten, sowie spezielle Ratschläge bei akuten Gallekoliken und chronischen Gallenblasenentzündungen. Für eine Packungsbeilage von Divalol® von ca. 1962, die ebenfalls diese Hinweise gab, siehe Stiftung Deutsches Hygiene-Museum Dresden, Sammlung, Inv.-Nr. 1998/1526. Rückseite des Beipackzettels Divalol®. Zu einer historischen Betrachtung von Leber-Galle- und Pankreas-Therapeutika siehe U. MEYER (2019/b), S. 385–393.

In seiner ordentlichen Sitzung vom 29. Juni 1961 beschäftigte sich der ZGA erneut mit Angaben auf Packungsbeilagen. Demnach durften die Hersteller aufgrund von „neuen wissenschaftlichen Erkenntnissen notwendige Änderungen von Indikations- und Dosierungsangaben in Prospekten, Beilegezetteln bzw. auf der Verpackung [...] in eigener Verantwortung"[594] vornehmen. Diese eigenständige Handlungsmöglichkeit überließ der ZGA den Herstellern aber nicht, ohne auf das Fortbestehen der Empfehlungen aus der Sitzung vom 23. März 1961 aufmerksam zu machen.[595] Darüber hinaus nahm der Unterausschuss Gesundheitspflegemittel des ZGA nach seiner Sitzung am 30. Juni 1961 Stellung zu Indikationsangaben in Beipackzetteln von Gesundheitspflegemitteln:

> „Anträge von Betrieben, die auf eine kritiklose Übernahme der Indikationsangaben auf den Etiketten bzw. Beilegezetteln unter Berufung auf die ‚Tradition' des Präparates hinauslaufen, müssen unter Hinweis auf den Charakter der 14. DB und die auch für Arzneifertigwaren (s. 7. Mitt. der Sitzung des ZGA) empfohlene Einschränkung der Indikationsangaben grundsätzlich abgelehnt werden. Soweit Informationsmaterial nur in die Hand des Arztes gelangt, bestehen keine Bedenken, Indikationsangaben zu machen."[596]

Wenngleich es in diesem Fall Gesundheitspflegemittel betraf, wird dennoch deutlich, dass der ZGA hinsichtlich der Angabe von Indikationen in für den Patienten bestimmten Beipackzetteln strenge Vorgaben machte, wohingegen er bei Indikationsangaben in für den Arzt bestimmten Beipackzetteln „keine Bedenken"[597] sah.

4.3.1.3 Das Arzneimittelgesetz 1964

Nachdem bereits auf einer Konferenz des Zentralkomitees der Sozialistischen Einheitspartei Deutschlands (SED), des Bundesverbandes des Freien Deutschen Gewerkschaftsbundes und des Ministeriums für Gesundheitswesen vom 11. bis 13. Februar 1960 in Weimar das Ministerium angehalten worden war, ein Arzneimittelgesetz (AMG) zu erarbeiten,[598] sollten noch über vier Jahre vergehen, bis das Gesetz über den Verkehr mit Arzneimitteln vom 5. Mai 1964[599] im Juni 1964 in Kraft trat.[600] Gleichzeitig traten sowohl die Länderarzneimittelgesetze als auch die Anordnung vom 5. Oktober 1949 über die Regelung und Überwachung des Verkehrs mit Arzneimitteln, auf deren Grundsätzen das neue AMG basierte,[601] außer Kraft. Von der Verordnung über den Verkehr mit Impfstoffen, Seren und Bakteriophagen erklärte es hingegen nur die §§ 1 und 2 sowie

---

[594] N. N. (1961/c), S. 377; sowie N. N. (1961/f), S. 187. Über die Inhalte der Sitzung wurde in den Zeitschriften *medicamentum* und *Pharmazeutische Praxis* berichtet.

[595] Vgl. N. N. (1961/c), S. 377; sowie N. N. (1961/f), S. 187.

[596] N. N. (1961/c), S. 385; sowie N. N. (1961/f), S. 193. Die 14. DB hatte diesbezüglich einen restriktiven Charakter, der insbesondere aus dem Werbungsverbot hervorging. Vgl. dazu bereits im Haupttext.

[597] N. N. (1961/c), S. 385; sowie N. N. (1961/f), S. 193.

[598] Vgl. A. RETZAR (2016), S. 38.

[599] Siehe hierzu GBl Teil I (1964), Nr. 7, S. 101–111.

[600] Vgl. GBl Teil I (1964), Nr. 7, S. 109.

[601] Vgl. G. MARAWSKE (1964), S. 120; sowie U. SCHNEIDEWIND (1964), S. 145. Für eine Übersicht der wesentlichen Neuerungen des AMG gegenüber den vorherigen Bestimmungen siehe G. MARAWSKE (1964), S. 120.

Teile der §§ 3 und 4 als ungültig.[602] Die Verkehrsfähigkeit von Arzneimitteln wurde fortan an drei Erfordernissen gemessen. Zum einen hatte ein „gesellschaftliches Bedürfnis zur Erhaltung und Förderung der Gesundheit der Bürger"[603] vorzuliegen. Zum anderen mussten „die Wirksamkeit der Arzneimittel und ihre Unschädlichkeit […] nachgewiesen sein"[604]. Dazu unterteilte sich das AMG in zwölf Abschnitte, die Tabelle 3 zeigt:

Tab. 3:   Inhaltsübersicht zum Arzneimittelgesetz der DDR von 1964[605]

Abschnitt und Paragraph(en)	Inhaltliche Schwerpunkte
Erster Abschnitt (§ 1)	Grundsätze
Zweiter Abschnitt (§§ 2–11)	Begriffsbestimmungen
Dritter Abschnitt (§§ 12–13)	Voraussetzungen für Herstellung, Abgabe und sonstiges Behandeln von Arzneimitteln
Vierter Abschnitt (§§ 14–19)	Anforderungen an die Beschaffenheit von Arzneimitteln im Verkehr
Fünfter Abschnitt (§§ 20–23)	Arzneimittelregister
Sechster Abschnitt (§ 23)	Zentraler Gutachterausschuss für Arzneimittelverkehr
Siebenter Abschnitt (§§ 24–26)	Abgabe und sonstiges Behandeln von Arzneimitteln
Achter Abschnitt (§ 27)	Arzneimittelinformation
Neunter Abschnitt (§§ 28–31)	Überwachung und Sicherung des Verkehrs mit Arzneimitteln
Zehnter Abschnitt (§§ 32–33)	Sonderbestimmungen
Elfter Abschnitt (§§ 34–37)	Verantwortlichkeit für Ordnungswidrigkeiten und strafbare Handlungen
Zwölfter Abschnitt (§§ 38–41)	Übergangs- und Schlussbestimmungen

Für die nähere Betrachtung einzelner Inhalte des AMG werden zugleich die Vorschriften der 1. Durchführungsbestimmung (DB) vom 15. Mai 1964[606] herangezogen, da diese das Gesetz mit direktem Bezug zu dem jeweiligen Paragraphen erläuterte.

Mit den im zweiten Abschnitt behandelten Begriffsbestimmungen definierte das AMG u. a. in § 2 das ‚Arzneimittel'. Des Weiteren beschrieb es in § 6 die ‚Arzneifer-

---

602 Vgl. GBl Teil I (1964), Nr. 7, S. 109–111. Die Kennzeichnungsvorschriften nach § 12 der Verordnung berührte das AMG nicht, dazu siehe im Folgenden. Insgesamt „beseitigt[e das Gesetz] die Überreste der früheren Gesetzgebung und damit eine bisher bestehende gewisse Unübersichtlichkeit." M. SEFRIN (1964), S. 146. Vgl. dazu auch A. RETZAR (2016), S. 38; sowie J. RICHTER / H.-G. KEUNE (1972), S. 17, die jeweils Sefrin wiedergeben.

603 GBl Teil I (1964), Nr. 7, S. 101.

604 GBl Teil I (1964), Nr. 7, S. 101. Vgl. dazu auch M. SEFRIN (1964), S. 146f.; sowie J. RICHTER / H.-G. KEUNE (1972), S. 18–20. Richter und Keune geben Sefrin wieder.

605 Vgl. GBl Teil I (1964), Nr. 7, S. 101–111.

606 Siehe hierzu GBl Teil II (1964), Nr. 56, S. 485–501.

tigware' als „Arzneimittel, die in einer zur Abgabe an den Verbraucher fertigen Abpackung des Herstellers in den Verkehr gebracht und vorrätig gehalten werden"[607] sowie
die ‚Arznei' als „Arzneimittel, die zur Abgabe an einen bestimmten Verbraucher herge-
richtet sind"[608]. Arzneifertigware und Arznei waren daher Unterkategorien zum Begriff
‚Arzneimittel'.[609] Ferner bestimmte es fortan in § 5 auch ‚Immunseren', ‚Impfstoffe'
und ‚Bakteriophagenzubereitungen' ausdrücklich als Arzneimittel i. S. d. § 2 AMG.[610]
Da das neue AMG nur die §§ 1, 2, 3 Abs. 2 und 3 sowie § 4 Abs. 1 und 2 der Verordnung über den Verkehr mit Impfstoffen, Seren und Bakteriophagen außer Kraft setzte,[611] blieben die in § 12 der Verordnung festgelegten Vorschriften über die Kennzeichnung und Verpackung dieser Mittel und damit auch die Pflicht zur Beigabe gedruckter
Anweisungen für die Art der Verwendung, Aufbewahrung und die bei der Verwendung
erforderlichen Vorsichtsmaßnahmen zunächst bestehen.[612]

Im dritten Abschnitt des Gesetzes legte § 12 die Pflicht zur Einholung einer Erlaubnis für die Herstellung von Arzneimitteln fest, die das Ministerium für Gesundheitswesen (MfGe) erteilte.[613] Die Inhalte der Anträge für eine solche Herstellungserlaubnis
bestimmte § 5 der 1. DB.[614]

Der vierte Abschnitt über die Anforderungen an die Beschaffenheit im Verkehr befindlicher Arzneimittel behandelte in § 14 das Erfordernis der wissenschaftlichen Erforschung, pharmazeutischen und pharmakologischen Prüfung und klinischen Erprobung
eines Arzneimittels.[615] Die Inhalte eines Antrags für die klinische Erprobung eines Arzneimittels, die der Genehmigung des Zentralen Gutachterausschusses (ZGA) bedurfte,
beschrieb wiederum die 1. DB in § 8.[616] Weiterhin forderte § 17 des AMG für jede Arzneifertigware die Erstellung einer Gütevorschrift[617] über „die Zusammensetzung und

---

[607] GBl Teil I (1964), Nr. 7, S. 102.

[608] GBl Teil I (1964), Nr. 7, S. 102.

[609] Vgl. J. RICHTER / H.-G. KEUNE (1972), S. 18–20.

[610] Vgl. GBl Teil I (1964), Nr. 7, S. 102; sowie J. RICHTER / H.-G. KEUNE (1972), S. 45.

[611] Vgl. GBl Teil I (1964), Nr. 7, S. 111.

[612] Vgl. GBl (1951), Nr. 118, S. 885. Zur Verordnung über den Verkehr mit Impfstoffen, Seren
und Bakteriophagen siehe Kapitel 4.3.1.2.

[613] Vgl. GBl Teil I (1964), Nr. 7, S. 103. Eine Erlaubnispflicht hatten auch bereits die Arznei-
mittelgesetze der Länder festgesetzt. Vgl. REGIERUNGSBLATT FÜR MECKLENBURG (1947/a),
Nr. 15, S. 138; GESETZ- UND VERORDNUNGSBLATT LAND SACHSEN (1948/a), Nr. 7, S. 137;
REGIERUNGSBLATT FÜR DAS LAND THÜRINGEN Teil I (1948), Nr. 10, S. 73; GESETZBLATT
DES LANDES SACHSEN-ANHALT Teil I (1948), Nr. 15, S. 84; sowie GESETZ- UND
VERORDNUNGSBLATT DES LANDES BRANDENBURG Teil I (1948), Nr. 8, S. 22.

[614] Vgl. GBl Teil II (1964), Nr. 56, S. 486.

[615] Für die Regelungen des AMG von 1964 und von 1986 zu klinischen Prüfungen in der DDR
siehe A. RETZAR (2016), S. 63–78.

[616] Vgl. GBl Teil II (1964), Nr. 56, S. 487. Das für diesen Zweck vorgesehene Muster des zu
prüfenden Arzneimittels schloss kein Verpackungsmuster mit ein. Ferner entsprach die ein-
zureichende vorläufige Gütevorschrift einer Analysevorschrift, die nicht die Verpackung betraf. Vgl. J. RICHTER / H.-G. KEUNE (1972), S. 79 und S. 100.

[617] Eine Gütevorschrift war sodann die vom Hersteller zu erarbeitende Beurteilungsgrundlage
für die Kontrolle eines Arzneimittels. Sie stellte eine Ergänzung der Arzneibuchvorschriften
speziell für das jeweilige Arzneimittel dar und konnte unter Umständen von diesen abwei-

Beschaffenheit des Arzneimittels sowie die Methoden seiner Prüfung"[618], die vom MfGe zu bestätigen war. Eine Arzneifertigware in den Verkehr zu bringen war demnach nur erlaubt, wenn sie mit der Gütevorschrift übereinstimmte.[619] Diesbezüglich machte die 1. DB in § 10 Vorgaben für deren Ausarbeitung und die Zuständigkeiten für ihre Genehmigung. Eine Gütevorschrift war vom Hersteller bzw. in Arzneimittelbetrieben[620] von der für die Arzneimittelherstellung zuständigen Technischen Kontrollorganisation Pharmazie (TKOP) zu erstellen und vom Deutschen Institut für Arzneimittelwesen (DIAR) zu bestätigen.[621] Zu den Pflichtangaben zählten der Name des Arzneimittels, dessen Zusammensetzung und Beschaffenheit, die Prüfmethoden oder Prüfvorschriften sowie eine Beschreibung der inneren und äußeren Umhüllung.[622] Sowohl die ‚Beschaffenheit' als auch die ‚Beschreibung' der ‚äußeren Umhüllung' schloss dabei Angaben über etwaige Beipackzettel mit ein.[623] Originale Ausfertigungen der Gebrauchszettel wurden der Gütevorschrift angehängt.[624] Da die innere und äußere Umhüllung Elemente der Gütevorschrift darstellten, war für Änderungen die Genehmigung des DIAR einzuholen.[625] Nachfolgende Tabelle 4 gibt das vorgeschlagene Muster einer Gütevorschrift wieder:

---

chende Vorgaben machen. Vgl. J. RICHTER / H.-G. KEUNE (1972), S. 111f.; sowie A. RETZAR (2016), S. 40. Retzar verweist auf Richter und Keune.

[618] GBl Teil I (1964), Nr. 7, S. 104.

[619] Vgl. GBl Teil I (1964), Nr. 7, S. 104. Allerdings bestand bei zeitlich begrenzten Abweichungen, die den Gesundheitsschutz nicht beeinträchtigten, die Möglichkeit für den Leiter der Technischen Kontrollorganisation, eine Ausnahmegenehmigung zu erwirken. Vgl. J. RICHTER / H.-G. KEUNE (1972), S. 112 und S. 200; sowie A. RETZAR (2016), S. 56, Anm. 241. Retzar verweist auf eine der Textstellen bei Richter und Keune.

[620] ‚Hersteller' i. S. d. AMG war, „wer Arzneimittel für andere herstellt[e], zubereitet[e], be- oder verarbeitet[e]", während ‚Arzneimittelbetriebe' „alle Betriebe und Einrichtungen [waren], die Arzneimittel für andere herstell[t]en, zubereite[te]n, be- oder verarbeite[te]n, mit Ausnahme der Apotheken." GBl Teil I (1964), Nr. 7, S. 104. Hersteller waren im Wesentlichen die Arzneimittelbetriebe und die Apotheken, während vom Begriff der ‚Arzneimittelbetriebe' Apotheken ausgenommen waren. Vgl. J. RICHTER / H.-G. KEUNE (1972), S. 51. Zu Arzneimittelbetrieben siehe auch VuM MfGe (1965), Nr. 14, S. 119.

[621] Vgl. GBl Teil II (1964), Nr. 56, S. 487; sowie A. RETZAR (2016), S. 40. Das DIAR handelte im Auftrag des MfGe. Vgl. J. RICHTER / H.-G. KEUNE (1972), S. 112; sowie GBl Teil I (1964), Nr. 7, S. 106. Permanente Änderungen einer Gütevorschrift musste das MfGe bestätigen. Vgl. GBl Teil I (1964), Nr. 7, S. 104. Diese Aufgabe übernahm auch das DIAR im Auftrag. Vgl. J. RICHTER / H.-G. KEUNE (1972), S. 113. Zum Deutschen Institut für Arzneimittelwesen, später Institut für Arzneimittelwesen (IfAR), siehe im Folgenden.

[622] Vgl. GBl Teil II (1964), Nr. 56, S. 487f.

[623] Vgl. J. RICHTER / H.-G. KEUNE (1972), S. 112 und S. 115. Beipackzettel zählten zur Umhüllung. Vgl. B. ALBRECHT / W. FÜRTIG (1976), S. 587. Zur ‚inneren Umhüllung' und ‚äußeren Umhüllung' siehe im Folgenden.

[624] Vgl. B. ALBRECHT / W. FÜRTIG (1976), S. 587.

[625] Vgl. J. RICHTER / H.-G. KEUNE (1972), S. 115. Veränderungen an der Packungsbeilage bedeuteten eine Änderung der Gütevorschrift und bedurften daher einer Genehmigung. Vgl. B. ALBRECHT / W. FÜRTIG (1976), S. 587.

Tab. 4: Gliederung und Anlagen einer Gütevorschrift des AMG 1964[626]

Gliederungspunkte
1. Zusammensetzung
2. Verpackung
3. Packungsgröße
4. Dauer der Haltbarkeit und Wirksamkeit
5. Aufbewahrung
6. Beschreibung
7. Physikalische Prüfung
8. Identitäts- und Reinheitsprüfungen
9. Gehalts- und Wertbestimmungen
10. Biologische und sonstige Prüfungen
11. Mindestzahl der Rückstellmuster
Anlagen
- Muster der Verpackung bzw. Muster der Etiketten o. ä.
- Prospektmaterial und Literaturhinweise

Im Übrigen durfte der Minister für Gesundheitswesen gemäß den in § 16 Abs. 1 des Gesetzes aufgeführten Ermächtigungen für Arzneimittel auch „weitere Vorschriften über die [...] Art und Beschaffenheit ihrer Umhüllungen oder Verpackungen [...] erlassen"[627]. Dieser Wortlaut erfasste auch „beigefügte Druckschriften"[628], zu denen der Beipackzettel zählte. Der Begriff ‚Beschaffenheit' umfasste an dieser Stelle ebenfalls die „inhaltliche und grafische Gestaltung der Beschriftung von Verpackungen und Umhüllungen einschließlich beigefügter Druckschriften."[629] Auf dieser Grundlage wurde jedoch keine Regelung bezüglich Packungsbeilagen getroffen.

Zur Kennzeichnung legte das AMG in § 18 nur allgemein fest, dass diese „den Kennzeichnungsvorschriften des Ministeriums für Gesundheitswesen"[630] entsprechen müsse.[631] Diese Vorschriften fanden sich in §§ 11–14 der 1. DB, von denen sich § 11 den Pflichtangaben der inneren und äußeren Umhüllung von im Verzeichnis eingetragenen Arzneimitteln widmete.[632] Eine dem voranzustellende Definition der ‚inneren Umhüllung' und ‚äußeren Umhüllung' lieferte die Richtlinie Nr. 1 zur Anwendung des

---

[626] Vgl. J. RICHTER / H.-G. KEUNE (1972), S. 624. Für die zur Verdeutlichung angegebene Gütevorschrift des Antidiabetikums Oranil® von 1968 siehe J. RICHTER / H.-G. KEUNE (1972), S. 625–627. Für den Verweis auf die Fundstelle bei Richter und Keune vgl. auch A. RETZAR (2016), S. 40.

[627] GBl Teil I (1964), Nr. 7, S. 104. So bspw. in der 7. DB zum AMG. Vgl. GBl Teil II (1970), Nr. 6, S. 27; sowie J. RICHTER / H.-G. KEUNE (1972), S. 109.

[628] J. RICHTER / H.-G. KEUNE (1972), S. 109.

[629] J. RICHTER / H.-G. KEUNE (1972), S. 109.

[630] GBl Teil I (1964), Nr. 7, S. 104.

[631] Vgl. GBl Teil I (1964), Nr. 7, S. 104.

[632] Vgl. GBl Teil II (1964), Nr. 56, S. 488.

Arzneimittelgesetzes vom 1. Juni 1965[633]. Demnach zählten zur inneren Umhüllung Behältnisse, die in direktem Kontakt zum Arzneimittel standen, während die äußere Umhüllung Behältnisse darstellten, die die innere Umhüllung umschlossen.[634] Zur Umhüllung bzw. Verpackung gehörten hierbei auch die beigefügten Druckschriften.[635] Der DB folgend mussten die innere und äußere Umhüllung mit den in der nachfolgenden Tabelle 5 aufgelisteten Angaben versehen werden:

Tab. 5:   Angaben auf innerer und äußerer Umhüllung nach dem AMG 1964[636]

Arzneimittelname
Arzneimittelbetrieb
Kennziffer der Eintragung im Arzneimittelregister
Menge des Inhalts
Arzneilich wirksame Bestandteile
Arzneiform
Anwendungsart
Verfallszeit (falls diese weniger als drei Jahre betrug)
Chargennummer (nach § 14 der DB)[637]
Aufbewahrungsvorschriften (falls insbesondere Licht, Feuchtigkeit oder Temperatur einen Einfluss auf Haltbarkeit oder Wirksamkeit hatten)
Apothekenabgabepreis
Abgabebezeichnung

Eine Gebrauchsanweisung zählte nicht zum Katalog der Pflichtangaben. Jedoch war es gestattet, über diesen hinausgehende Informationen auf den Umhüllungen anzubringen, sofern dies unter Einhaltung von § 27 des AMG geschah.[638] Zur Anbringung der Ge-

---

[633] Siehe hierzu VuM MfGe (1965), Nr. 14, S. 119–122. Inhaltlich erläuterte sie verschiedene Aspekte des AMG und v. a. der 1. DB. Vgl. dazu auch A. RETZAR (2016), S. 65f.; sowie M. BÖHM (2007/a), S. 34. Die Richtlinie Nr. 2 zur Anwendung des Arzneimittelgesetzes vom 28. Januar 1971 gab Hinweise zu pharmakologisch-klinischen Vorprüfungen von Tierarzneimitteln. Vgl. VuM MfGe (1971), Nr. 6, S. 16f.; sowie M. BÖHM (2007/a), S. 34.

[634] Vgl. VuM MfGe (1965), Nr. 14, S. 120; sowie J. RICHTER / H.-G. KEUNE (1972), S. 115.

[635] Vgl. J. RICHTER / H.-G. KEUNE (1972), S. 109. Das IfAR zählte zur ‚Verpackung‘ auch den Beipackzettel. Vgl. R. METZNER (1978), S. 31; sowie R. METZNER (1980), S. 32.

[636] Vgl. GBl Teil II (1964), Nr. 56, S. 488. Dabei beschränkte man die Angaben auf Ampullen aus Platzgründen auf ein Mindestmaß aus Arzneimittel- und Arzneimittelbetriebsname sowie Verfallszeit und Chargennummer. Vgl. GBl Teil II (1964), Nr. 56, S. 488.

[637] Diese setzte sich aus der Werkchargenbezeichnung sowie der Zahl des Herstellungsmonats gefolgt von den letzten beiden Ziffern des Herstellungsjahres zusammen. Vgl. GBl Teil II (1964), Nr. 56, S. 489. Die Regelung entsprach im Wesentlichen den Vorschriften der 8. DB zur Anordnung über die Regelung und Überwachung des Verkehrs mit Arzneimitteln. Die Reihenfolge der Ziffern von Herstellungsmonat und -jahrzehnt wechselte jedoch. Dazu vgl. Kapitel 4.3.1.2.

[638] Vgl. J. RICHTER / H.-G. KEUNE (1972), S. 120. Zu dem genannten Paragraphen, der die Arzneimittelinformation behandelte, siehe im Folgenden.

brauchsanweisung diente in diesem Fall die innere Umhüllung. Sie stattdessen auf einem Beipackzettel zu vermerken, blieb der Ausnahmefall.[639] Denn auf der inneren Umhüllung von rezeptpflichtigen[640] Arzneimitteln, die keine „allgemeine Gebrauchsanweisung des Herstellers"[641] enthielten, war ein Freiraum vorgeschrieben, der für den Vermerk der vom Arzt auf dem Rezept gegebenen Gebrauchsanweisung vorgesehen war.[642] Im letzten Absatz des § 11 der 1. DB wurde das MfGe dazu ermächtigt,

> „bei Arzneifertigwaren, die allein oder in Verbindung mit anderen Arznei- oder mit Lebens- insbesondere mit Genußmitteln [!] unter Berücksichtigung ihrer bestimmungsgemäßen Anwendungsarten geeignet sind, die Reaktionsfähigkeit zu beeinflussen, insbesondere die Fahrtüchtigkeit im Straßenverkehr zu beeinträchtigen, […] eine besondere Kennzeichnung [zu] verlangen[,] […] die bei Eintragung in das Arzneimittelregister festgelegt [wurde]"[643].

Nach einer Beratung am 23. Januar 1969 mit Arzneimittelherstellern und dem Zentralinstitut für Verkehrsmedizin gelangte der ZGA allerdings zu dem Entschluss, dem MfGe für diese besondere Kennzeichnung Symbole auf der Packung und nicht etwa Hinweise im Beipackzettel zu empfehlen.[644]

Im fünften Abschnitt wiederholte das AMG in § 20 die in der Anordnung über die Regelung und Überwachung des Verkehrs mit Arzneimitteln[645] aufgestellte Pflicht zur Eintragung einer Arzneifertigware in ein nun als Arzneimittelregister bezeichnetes Verzeichnis.[646] Gemäß § 21 entschied weiterhin das MfGe über die Eintragung, das diese an bestimme Auflagen, bspw. auch zur „Abpackung, Umhüllung, Verpackung [und] Kennzeichnung"[647], knüpfen konnte und das dabei gemäß dem sechsten Abschnitt über den ZGA von diesem nach der Prüfung des Antrags weiterhin eine begründete Empfeh-

---

[639] Vgl. J. RICHTER / H.-G. KEUNE (1972), S. 124.

[640] Welche Arzneimittel rezeptpflichtig waren, definierte § 25 des AMG i. V. m. § 23 der 1. DB. Vgl. GBl Teil I (1964), Nr. 7, S. 105f.; sowie GBl Teil II (1964), Nr. 56, S. 491. Diese durften nur auf eine Verschreibung abgegeben werden, auf der die ärztliche Gebrauchsanweisung vermerkt war. Bei innerlich zu gebrauchenden Arzneimitteln mussten aus der Gebrauchsanweisung die Einzel- und Tagesgabe hervorgehen. Vgl. GBl Teil I (1964), Nr. 7, S. 106; GBl Teil II (1964), Nr. 56, S. 492; sowie A. RETZAR (2016), S. 257f.

[641] GBl Teil II (1964), Nr. 56, S. 488. Diese Formulierung meinte keine Packungsbeilage, sondern eine Dosierungsvorschrift.

[642] Vgl. GBl Teil II (1964), Nr. 56, S. 488 und S. 492; sowie A. RETZAR (2016), S. 257f.

[643] GBl Teil II (1964), Nr. 56, S. 488. Der ‚bestimmungsgemäße Gebrauch' entsprach der Einnahme gemäß der Gebrauchsanweisung. Vgl. J. RICHTER / H.-G. KEUNE (1972), S. 127.

[644] Vgl. N. N. (1969), S. 254. Zur Beeinträchtigung der Fahrtüchtigkeit und diesbezüglichen Angaben im Beipackzettel siehe Kapitel 8.

[645] Siehe hierzu Kapitel 4.3.1.2.

[646] Ausführlicher zur Eintragung, einschließlich der dazu in der 1. DB ausführenden Regelungen, und beispielhaft zu einem Antrag des Volkseigenen Betriebs (VEB) Jenapharm von 1986 siehe A. RETZAR (2016), S. 80–87. Zur Entstehung und Entwicklung des VEB Jenapharm unter besonderer Berücksichtigung der Steroidforschung siehe A. MÖCKEL (2018). Zur Geschichte der Firma Jenapharm von 1950 bis 2000 siehe JENAPHARM (2000).

[647] GBl Teil I (1964), Nr. 7, S. 105. Den bisherigen Ausführungen zufolge dürfte diese allgemeine Formulierung auch Auflagen zum Beipackzettel abgedeckt haben.

lung über die Eintragung erhielt.[648] Abermals definierte die 1. DB dazu in § 17 die Angaben eines an das Sekretariat des ZGA zu richtenden Antrags auf Eintragung in das Arzneimittelregister.[649] So waren eine Begründung des medizinischen Bedürfnisses, ein pharmazeutisches, ein pharmakologisches und ein klinisches Gutachten, Unterlagen zur Haltbarkeits- und Wirksamkeitsprüfung, der Entwurf der Gütevorschrift[650], zwei Muster je Arzneiform sowie Abpackungsgröße und -art des Arzneimittels, ein Muster des vorgesehenen Informationsmaterials[651], der vorgesehene Apothekenabgabepreis und eine Stellungnahme der Vereinigung Volkseigener Betriebe (VVB) Pharmazeutische Industrie beizufügen.[652] Hierbei umfasste die Abpackungsart auch etwaige Beipackzettel, die für das Arzneimittel vorgesehen waren.[653] Ferner erfolgte gemäß der Richtlinie für die Erstattung von Gutachten für Arzneimittel[654] im Rahmen der Erstellung des pharmazeutischen Gutachtens durch das DIAR u. a. eine Beurteilung der Kennzeichnung und der Verpackung des Arzneimittels.[655] Bei Eintragung des Arzneimittels in das Arzneimittelregister vergab das MfGe gemäß § 18 der 1. DB eine Kennziffer und legte für Arzneimittel, die die Reaktionsfähigkeit zu beeinträchtigen vermochten, die spezielle Kennzeichnung fest.[656] Auch Importarzneimittel unterlagen gemäß § 33 des AMG der Pflicht zur Eintragung in das Verzeichnis.[657] Mit dieser Neuerung erstreckte sich die im Zuge des Eintragungsantrags vorgenommene Prüfung auch auf diese Arzneimittel.[658] Dabei richtete sich der Antragsteller jedoch nicht direkt an das Sekretariat des ZGA. Vielmehr vertrat das Beratungsbüro für Arzneimittel und medizinische Erzeugnisse (Import) beim

---

[648] Vgl. GBl Teil I (1964), Nr. 7, S. 104f.

[649] Vgl. GBl Teil II (1964), Nr. 56, S. 489f.

[650] Da der Hersteller das Arzneimittel während der Antragstellung üblicherweise noch nicht im Produktionsmaßstab fertigte, konnte er lediglich einen Entwurf übermitteln. Die finale, zu bestätigende Gütevorschrift ergab sich erst, nachdem die Produktion angelaufen war. Vgl. J. RICHTER / H.-G. KEUNE (1972), S. 156.

[651] Hiermit war das Informationsmaterial gemeint, das § 27 des Gesetzes bzw. § 28 der 1. DB vorsah. Vgl. J. RICHTER / H.-G. KEUNE (1972), S. 186. Dazu siehe im Folgenden.

[652] Vgl. GBl Teil II (1964), Nr. 56, S. 489f. Ausführlicher zum Antrag auf Eintragung in das Arzneimittelregister siehe A. RETZAR (2016), S. 80–87.

[653] Vgl. J. RICHTER / H.-G. KEUNE (1972), S. 156.

[654] Siehe hierzu GBl Teil II (1964), Nr. 56, S. 496–498.

[655] Vgl. GBl Teil II (1964), Nr. 56, S. 496; sowie J. RICHTER / H.-G. KEUNE (1972), S. 144.

[656] Vgl. GBl Teil II (1964), Nr. 56, S. 490.

[657] Vgl. GBl Teil I (1964), Nr. 7, S. 108.

[658] Vgl. J. RICHTER / H.-G. KEUNE (1972), S. 213. Importarzneimittel mussten ebenfalls die grundsätzlichen Voraussetzungen für die Verkehrsfähigkeit eines Arzneimittels, die Wirksamkeit, Unschädlichkeit und das Bedürfnis, erfüllen. Vgl. M. SCHAEFER / A. KRÜGEL (1979), S. 282. Allerdings galten für sie nicht alle Vorschriften des AMG. „Die Bestimmungen über bestätigte Gütevorschriften f[a]nden [bspw.] praktisch keine Anwendung." J. RICHTER / H.-G. KEUNE (1972), S. 213. Dass an importierte Arzneimittel die gleichen Anforderungen bzw. Prüfkriterien gestellt wurden, ist daher einzuschränken. Vgl. A. RETZAR (2016), S. 40; sowie M. BÖHM (2007/a), S. 33. Erst das AMG 1986 erstreckte die staatlichen Vorschriften über die Qualität, zu denen insbesondere das Arzneibuch und die Gütevorschriften zählten, auch auf importierte Arzneimittel. Vgl. GBl Teil I (1986), Nr. 37, S. 475; sowie J. RICHTER (2007), S. 108. Über den Gesetzestext hinaus erwähnte Richter zudem die Gutachten als staatliche Qualitätsvorschrift. Vgl. J. RICHTER (2007), S. 108.

MfGe dieses für die im Zusammenhang mit der Registrierung bestehenden Anliegen.[659] Bezüglich der Kennzeichnung der Importarzneimittel erhielt der Antragsteller mit der Bestätigung der Eintragung in das Arzneimittelregister vom MfGe nicht nur Hinweise für die Angaben auf dem Etikett und der Umhüllung, sondern auch „ein[en] in der Regel vom IfAR ausgearbeitete[n] Beipackzettel"[660]. Nichtsdestotrotz wurden Packungsbeilagen importierter Arzneimittel in einem Beitrag zur Anwendung von Piktogrammen in der Arzneimittelinformation im *medicamentum* aufgrund ihrer Ausführlichkeit und „z. T. schockierenden, d. h. nicht patientengerechten Texten"[661] kritisiert.

Der einzig aus § 27 bestehende achte Abschnitt des AMG führte die wissenschaftliche Arzneimittelinformation ein, um „Ärzte, Zahnärzte, Tierärzte und Apotheker regelmäßig über die Beschaffenheit, Wirkungsweise und Anwendung der vorhandenen Arzneimittel zur Förderung einer wissenschaftlichen und wirtschaftlichen Verordnungsweise zu informieren"[662], während sich die Arzneimittelinformation an Personen, die nicht dem genannten Fachpersonal angehörten, ausdrücklich nicht wenden durfte.[663] Der Gesetzgeber erlaubte die Arzneimittelinformation nicht nur, sondern machte sie zu einer „Pflichtinstitution"[664]. Denn die „Arzneimittelbetriebe, Versorgungseinrichtungen für Arzneimittel und die ihnen übergeordneten staatlichen oder wirtschaftlichen Organe ha[tt]en eine regelmäßige Unterrichtung [...] zu gewährleisten."[665] In dem Zusammenhang definierte die 1. DB in § 27 die Inhalte der Arzneimittelinformation und in § 28 die dafür genehmigten Medien.[666] Dazu gehörten bestimmte Zeitschriften, Anzeigen in Fachzeitschriften und in anderen für Fachkreise bestimmten Druckschriften, „Informationsschriften über einzelne Arzneimittel oder Arzneimittelgruppen, auch in Form von Gutachten, Sonderdrucken oder Abdrucken aus wissenschaftlichen Fachzeitschriften"[667] sowie der Informations- und Erfahrungsaustausch unter bestimmten Teilnehmern des Arzneimittelverkehrs, u. a. zwischen Mitarbeitern der medizinisch-wissenschaftlichen Abteilungen von Arzneimittelbetrieben und Apothekern oder Ärzten.[668] Eine Packungsbeilage erwähnte das AMG an dieser Stelle indes nicht. Da es zugleich „alle anderen

---

[659] Vgl. M. SCHAEFER / A. KRÜGEL (1979), S. 282.

[660] M. SCHAEFER / A. KRÜGEL (1979), S. 284. Für die Organisation und die weiteren Tätigkeiten des Beratungsbüros siehe M. SCHAEFER / A. KRÜGEL (1979), S. 282–285.

[661] H. FELDMEIER / E. HAUPT / N. JUNGE (1980), S. 112.

[662] GBl Teil I (1964), Nr. 7, S. 106. Zur wissenschaftlichen Arzneimittelinformation nach dem AMG 1964, bspw. durch Fachzeitschriften, siehe auch A. RETZAR (2016), S. 255–258.

[663] Vgl. GBl Teil I (1964), Nr. 7, S. 106; A. RETZAR (2016), S. 255; sowie M. BÖHM (2007/b), S. 506.

[664] J. RICHTER / H.-G. KEUNE (1972), S. 184. Vgl. dazu auch A. RETZAR (2016), S. 255; sowie M. BÖHM (2007/b), S. 507. Retzar und Böhm verweisen auf Richter und Keune.

[665] GBl Teil I (1964), Nr. 7, S. 106.

[666] Vgl. GBl Teil II (1964), Nr. 56, S. 492; sowie J. RICHTER / H.-G. KEUNE (1972), S. 185. Vgl. dazu auch A. RETZAR (2016), S. 257; sowie M. BÖHM (2007/b), S. 507.

[667] GBl Teil II (1964), Nr. 56, S. 492. Insbesondere Werksprospekte, aber auch Monografien oder Kongressberichte zu einzelnen Arzneimitteln oder Arzneimittelgruppen waren hier gemeint. Vgl. J. RICHTER / H.-G. KEUNE (1972), S. 189.

[668] Vgl. GBl Teil II (1964), Nr. 56, S. 492; A. RETZAR (2016), S. 257; sowie M. BÖHM (2007/b), S. 507.

Maßnahmen zur Förderung des Verbrauchs von Arzneimitteln [als] unzulässig"[669] erklärte, verfügte es ein Verbot der Laienwerbung.[670] Der Gesetzgeber führte unter Verwendung des Enumerationsprinzips in einer nicht abschließenden Aufzählung beispielhafte Verstöße an, zu denen „Angaben, die den Arzneimitteln über ihren tatsächlichen Wirkungswert hinaus Wirkungen zuschreiben, die sie nach den Erkenntnissen der Wissenschaft nicht besitzen, Übertreibungen oder andere irreführende Angaben"[671] gehörten. Das Verbot war die Konsequenz eines sozialistischen Gesundheitssystems, in dem eine auf die Steigerung des Umsatzes zielende Arzneimittelwerbung den politischen Grundgedanken widersprach.[672] Ferner sollte es die Bevölkerung vor Schäden durch Arzneimittel schützen, den Arzt vor Forderungen nach bestimmten Arzneimitteln seitens der Patienten bewahren und einen auf Selbstbehandlungsversuche zurückzuführenden verzögerten Therapiebeginn von Krankheiten verhindern.[673] Darüber hinaus wurde auch jede Werbung, Anpreisung oder Kennzeichnung, die Stoffen, Zubereitungen oder Gegenständen, die nicht unter den Arzneimittelbegriff fielen, eine arzneiliche Wirkung attestierte oder in anderer Form Eigendiagnosen oder Selbstbehandlungen bei Laien fördern konnten, verboten.[674] Verstöße einer Arzneimittelwerbung oder Arzneimittelinformation gegen die genannten Bestimmungen konnten bei vorsätzlichem oder fahrlässigem Handeln mit einem Verweis[675] oder einer Ordnungsstrafe von zehn bis zu 500 DM, in wiederholten Fällen innerhalb eines Jahres bis zu 1000 DM bestraft werden.[676]

Im neunten Abschnitt legte das Gesetz in § 28 die Zuständigkeit für die Überwachung und Sicherung des Arzneimittelverkehrs fest. Demnach lagen diese im Verantwortungsbereich des MfGe und der für die staatliche Leitung des Gesundheitswesens zuständigen Bezirks- und Kreisorgane.[677] Wie im AMG vorgesehen, legte die 1. DB dazu die mit bestimmten Aufgaben der Überwachung und Sicherung des Arzneimittel-

---

[669] GBl Teil I (1964), Nr. 7, S. 106.

[670] Vgl. GBl Teil I (1964), Nr. 7, S. 106; J. RICHTER / H.-G. KEUNE (1972), S. 186; sowie A. RETZAR (2016), S. 255f., Anm. 9. Retzar verweist auf Richter und Keune. Denn somit erlaubte man einzig die potentiell verbrauchsfördernde Arzneimittelinformation nach § 27 des Gesetzes, die auf Fachkreise beschränkt war. Vgl. J. RICHTER / H.-G. KEUNE (1972), S. 186. Bereits Entwürfe für eine Regelung der Arzneimittelwerbung aus den 1950er-Jahren enthielten ein Verbot der Laienwerbung, um die Verbraucher u. a. vor irreführenden Angaben über die Anwendung von Arzneimitteln zu schützen. Vgl. A. RETZAR (2016), S. 256.

[671] GBl Teil I (1964), Nr. 7, S. 106. Damit wollte man unlautere Methoden innerhalb der an den Fachkreis gerichteten Arzneimittelinformation verhindern. Vgl. J. RICHTER / H.-G. KEUNE (1972), S. 187.

[672] Vgl. J. RICHTER / H.-G. KEUNE (1972), S. 184; sowie A. RETZAR (2016), S. 255, Anm. 9. Retzar zitiert Richter und Keune.

[673] Vgl. J. RICHTER / H.-G. KEUNE (1972), S. 16 und S. 186.

[674] Vgl. GBl Teil I (1964), Nr. 7, S. 106.

[675] „Der Verweis [war] eine staatliche Mißbilligung einer Pflichtverletzung, verbunden mit einer schriftlichen Ermahnung des Rechtsverletzers, künftig ihm obliegende Pflichten zu erfüllen." MINISTERIUM DER JUSTIZ (1989), S. 31.

[676] Vgl. GBl Teil I (1964), Nr. 7, S. 108.

[677] Vgl. GBl Teil I (1964), Nr. 7, S. 106.

verkehrs betrauten staatlichen Institute fest,[678] zu denen u. a. das DIAR und das Deutsche Institut für Apothekenwesen zählten, deren Aufgaben und Arbeitsweise das jeweilige vom MfGe verabschiedete Statut bestimmte.[679]

Zum AMG von 1964 erschienen noch elf weitere DB.[680] Die 2. DB vom 15. Mai 1964[681] behandelte den Verkehr mit Gesundheitspflegemitteln.[682] Wie bereits 1959 in der 14. DB zur Anordnung über den Verkehr mit Arzneimitteln geregelt,[683] verbot der Gesetzgeber weiterhin gemäß § 7 „Werbung, Anpreisung oder Kennzeichnung, die geeignet [waren], zur Feststellung oder laienhaften Behandlung von Krankheiten [...] zu verleiten und mit denen Heilwirkung [!] versprochen w[u]rden"[684]. Die ‚Kennzeichnung' schloss dabei schriftliche Angaben auf der inneren und äußeren Umhüllung oder auf Beipackzetteln ein.[685]

Die 7. DB vom 16. Dezember 1969[686] legte Bestimmungen zur staatlichen Prüfung von Seren, Impfstoffen und anderen Arzneimitteln fest. Sie forderte bspw. für diese besonderen Arzneimittel bezüglich der Erteilung der Herstellungserlaubnis zusätzlich eine Verhinderung der Übertragung von Krankheitserregern innerhalb des Betriebes und legte über die im AMG geforderten Inhalte hinaus weitere Angaben für die auszuarbeitenden Gütevorschriften fest. Weiterhin waren Seren, Impfstoffe und Bakteriophagenzubereitungen vor dem Inverkehrbringen einer staatlichen Prüfung zu unterziehen, die sich nach der bestätigten Gütevorschrift richtete und für die das Staatliche Institut für Serum- und Impfstoffprüfung in Berlin zuständig war. Bei Bestehen dieser Prüfung erteilte das Institut die staatliche Freigabe für das entsprechende Mittel. Der auf der äußeren und, soweit möglich, auch auf der inneren Umhüllung anzubringende Vermerk ‚Staatlich geprüft' zeugte von diesem Vorgehen.[687] Indes war im Vergleich zur Verordnung über den Verkehr mit Impfstoffen, Seren und Bakteriophagen von 1951[688] die zwingende Beigabe einer gedruckten Gebrauchsanweisung nicht mehr vorgeschrieben.[689] Da das Gesetz zunächst nur Teile der genannten Verordnung außer Kraft setzte,[690] wurden ihre Kennzeichnungsvorschriften nach § 12 vorerst weiter angewendet.[691] Dies hätte sich auch mit

---

[678] Vgl. GBl Teil I (1964), Nr. 7, S. 106.

[679] Vgl. GBl Teil II (1964), Nr. 56, S. 492.

[680] Vgl. A. Retzar (2016), S. 41; sowie M. Böhm (2007/a), S. 33.

[681] Siehe hierzu GBl Teil II (1964), Nr. 56, S. 502–504.

[682] Vgl. A. Retzar (2016), S. 42; sowie M. Böhm (2007/a), S. 33.

[683] Dazu vgl. Kapitel 4.3.1.2.

[684] GBl Teil II (1964), Nr. 56, S. 503.

[685] Vgl. J. Richter / H.-G. Keune (1972), S. 261.

[686] Siehe hierzu GBl Teil II (1970), Nr. 6, S. 27–34.

[687] Vgl. GBl Teil II (1970), Nr. 6, S. 27–30. Unter den mit der 7. DB erlassenen, besonderen Vorschriften für Seren, Impfstoffe und andere Arzneimittel stellten die staatliche Prüfung und anschließende staatliche Freigabe für den Arzneimittelverkehr die bedeutendsten dar. Vgl. J. Richter / H.-G. Keune (1972), S. 289.

[688] Siehe hierzu Kapitel 4.3.1.2.

[689] Vgl. GBl Teil II (1970), Nr. 6, S. 27–31.

[690] Vgl. GBl Teil I (1964), Nr. 7, S. 110.

[691] Zu den Kennzeichnungsvorschriften siehe Kapitel 4.3.1.2.

Inkrafttreten der 7. DB am 1. Januar 1970 aufgrund der Rangordnung der Vorschriften noch nicht ändern können. Die DB als eine vom MfGe erlassene Rechtsnorm konnte demnach die vom Ministerrat erlassene Verordnung von 1951 nicht als ungültig erklären.[692] Vielmehr bedurfte es dazu der ebenfalls vom Ministerrat erlassenen Verordnung über die Aufhebung von Rechtsvorschriften vom 19. Januar 1970[693], die auch mit Wirkung vom 1. Januar 1970 in Kraft trat und als zumindest gleichwertige Rechtsnorm die genannte Verordnung zusammen mit der dazu erlassenen 1. DB als ungültig zu erklären vermochte.[694] Somit erlosch die Pflicht, „allen Erzeugnissen [...] gedruckte Anweisungen für die Art ihrer Verwendung, Aufbewahrung und für die bei ihrer Anwendung etwa erforderlichen Vorsichtsmaßregeln beizugeben"[695], mit Beginn des Jahres 1970.

Die 12. DB vom 17. Mai 1976[696] umfasste die Vorschriften der für den Nachweis der Wirksamkeit und Sicherheit erforderlichen Prüfung von Arzneimitteln zur Anwendung in der Humanmedizin. Sie teilte sich nach wie vor in eine pharmazeutische Prüfung, eine tierexperimentelle pharmakologisch-toxikologische Prüfung und eine klinische Prüfung am Menschen, über die jeweils Gutachten zu erstellen waren.[697] In § 16 erneuerte die Bestimmung zudem den Katalog der dem Antrag auf Eintragung in das Arzneimittelregister beizufügenden Anlagen.[698] Dabei definierte sie den Adressaten des in der 1. DB geforderten „Muster[s] des vorgesehenen Informationsmaterials"[699]. So war bei Anträgen für Arzneifertigwaren neben den jeweiligen Gutachten über die genannten Prüfungen u. a. „der Entwurf des vorgesehenen Informationsmaterials für Ärzte und Apotheker entsprechend den Anforderungen des Instituts für Arzneimittelwesen der Deutschen Demokratischen Republik"[700] beizufügen.

Den Inhalt der weiteren DB fasst die nachfolgende Tabelle 6 zusammen.

---

[692] Vgl. J. RICHTER / H.-G. KEUNE (1972), S. 289f.; sowie GBl (1951), Nr. 118, S. 888.

[693] Siehe hierzu GBl Teil II (1970), Nr. 6, S. 27.

[694] Vgl. J. RICHTER / H.-G. KEUNE (1972), S. 289f.; sowie GBl Teil II (1970), Nr. 6, S. 27.

[695] GBl (1951), Nr. 118, S. 885.

[696] Siehe hierzu GBl Teil I (1976), Nr. 17, S. 248–252.

[697] Vgl. GBl Teil I (1976), Nr. 17, S. 248. Erläuternd zur 12. DB siehe F. HACKENBERGER / H. KOCH (1977), S. 130–135. Ausführlicher zu klinischen Prüfungen in den 1960er- und 1970er-Jahren in der DDR und auch zu internationalen Richtlinien und Regelungen in der Bundesrepublik Deutschland siehe A. RETZAR (2016), S. 68–77. Zur Erprobung und Zulassung von Diclofenac und Nifedipin in der DDR siehe A. RETZAR (2016), S. 89–110. Zu Arzneimittelstudien, die pharmazeutische Unternehmen aus dem Westen im Zeitraum von 1964 bis 1990 in der DDR vornehmen ließen, siehe V. HESS / L. HOTTENROTT / P. STEINKAMP (2016). Speziell zur klinischen Untersuchung des Antidepressivums Levoprotilin in Jena von 1987 bis 1990 siehe F. STEGER / J. JESKOW (2018).

[698] Vgl. GBl Teil I (1976), Nr. 17, S. 250. Zugleich wurde der Anlagenkatalog aus der 1. DB außer Kraft gesetzt. Vgl. GBl Teil I (1976), Nr. 17, S. 250.

[699] GBl Teil II (1964), Nr. 56, S. 490.

[700] GBl Teil I (1976), Nr. 17, S. 250. Zum Informationsmaterial für Ärzte und Apotheker siehe im Folgenden.

Tab. 6:   Weitere Durchführungsbestimmungen zum AMG 1964[701]

Durchführungsbestimmung	Inhaltliche Schwerpunkte
3. DB vom 13. Juli 1967[702]	Medizinische Erzeugnisse
4. DB vom 22. Februar 1968[703]	Abgabe nichtrezeptpflichtiger Arzneimittel zur Schwangerschaftsverhütung und anderer Mittel
5. DB vom 26. September 1968[704]	Standardisierte Laboratoriumsmethoden
6. DB vom 20. Dezember 1968[705]	Medizintechnische Erzeugnisse
8. DB vom 6. September 1971[706]	Änderung der 2. DB bezüglich Kennzeichnung von Gesundheitspflegemitteln
9. DB vom 7. Juli 1972[707]	Medizinalfuttermittel
10. DB vom 19. Februar 1973[708]	Radioaktive Arzneimittel
11. DB vom 7. März 1974[709]	Änderung der 2. DB bezüglich Abgabe von Gesundheitspflegemitteln

Damit ist festzustellen, dass das AMG 1964 keine explizit konstruktiven Vorgaben für die Inhalte von Packungsbeilagen enthielt. Solche lieferte zuletzt die 1961 vom VVB Pharmazeutische Industrie an die pharmazeutischen Betriebe herausgegebene Anweisung.[710] Allerdings dürfte sich das Verbot der Laienwerbung auch auf Packungsbeilagen erstreckt haben, deren Gestaltung somit eingeschränkt wurde. Dem Gesetzeswortlaut nach waren „Angaben, die den Arzneimitteln über ihren tatsächlichen Wirkungswert hinaus Wirkungen zuschreiben, die sie nach den Erkenntnissen der Wissenschaft nicht besitzen, Übertreibungen oder andere irreführende Angaben"[711] untersagt. Zudem musste eine Packungsbeilage für ein Arzneimittel der Gütevorschrift bzw. übergeordnet dem Antrag auf Eintragung in das Arzneimittelregister beigefügt werden. Insofern ist die Aussage von Richter, das AMG von 1964 erwähnte anstelle von Packungsbeilagen nur Gebrauchsanweisungen in Form einer Dosierungsvorschrift und diese nur in der Hinsicht, sie auf die Packung zu drucken oder handschriftlich in ein dafür vorgesehenes Feld zu übertragen, einzuschränken.[712] Ferner setzte das Gesetz die Verordnung über Impfstoffe, Immunseren und Bakteriophagenzubereitungen anfangs nur z. T. außer

---

[701] Für eine tabellarische Übersicht der DB mit Angabe der inhaltlichen Schwerpunkte siehe A. RETZAR (2016), S. 42. Für eine Übersicht und kurze Inhaltszusammenfassung der DB siehe M. BÖHM (2007/a), S. 33f. Die DB erließ das MfGe. Vgl. GBl Teil I (1964), Nr. 7, S. 109.
[702] Siehe hierzu GBl Teil II (1967), Nr. 86, S. 641–643.
[703] Siehe hierzu GBl Teil II (1968), Nr. 25, S. 109.
[704] Siehe hierzu GBl Teil II (1968), Nr. 115, S. 908f.
[705] Siehe hierzu GBl Teil II (1969), Nr. 1, S. 6f.
[706] Siehe hierzu GBl Teil II (1971), Nr. 66, S. 573f.
[707] Siehe hierzu GBl Teil II (1972), Nr. 50, S. 563f.
[708] Siehe hierzu GBl Teil I (1973), Nr. 11, S. 103f.
[709] Siehe hierzu GBl Teil I (1974), Nr. 19, S. 185f.
[710] Siehe hierzu Kapitel 4.3.1.2.
[711] GBl Teil I (1964), Nr. 7, S. 106.
[712] Vgl. J. RICHTER (2007), S. 133.

Kraft, sodass für diese, mit dem AMG nunmehr ausdrücklich als Arzneimittel legaldefinierten Stoffgruppen, die Pflicht zur Beigabe einer schriftlichen Anweisung über „die Art ihrer Verwendung, Aufbewahrung und für die bei ihrer Anwendung etwa erforderlichen Vorsichtsmaßregeln"[713] nach § 12 der genannten Verordnung zunächst bestehen blieb. Erst im Januar 1970, mit Inkrafttreten der Verordnung über die Aufhebung von Rechtsvorschriften vom 19. Januar 1970, erloschen diese Kennzeichnungsvorschriften.

Neben diesen Bestimmungen zog das AMG eine Reihe weiterer Vorgaben für spezielle Regelungsbereiche nach sich.[714] Bereits zeitgleich mit der 1. und 2. DB erklärte die Anordnung über das Statut des Zentralen Gutachterausschusses für Arzneimittelverkehr vom 15. Mai 1964[715] dieses Statut als rechtsverbindlich. Es ging inhaltlich über die der Anweisung über das Verfahren bei der Eintragung von Arzneimitteln in das Verzeichnis der Arzneifertigwaren angehängten Arbeitsordnung des ZGA hinaus. Bspw. legte es nunmehr verbindlich fest, „aus dem Protokoll jeder Sitzung des Ausschusses […] einen gekürzten Bericht in den einschlägigen Fachzeitschriften zu veröffentlichen."[716]

Darüber hinaus ordnete der Gesetzgeber mit der parallel dazu erlassenen Anordnung Nr. 2 über die Staatlichen Institute für Arzneimittelprüfung vom 15. Mai 1964[717] diese Einrichtungen neu an. So löste man das Staatliche Institut für Arzneimittelprüfung Radebeul auf, während das Institut in Berlin in ‚Deutsches Institut für Arzneimittelwesen' und das Institut in Jena in ‚Deutsches Institut für Apothekenwesen' umfirmiert wurden.[718] Damit einher ging die Abschaffung der territorialen Zuständigkeitsteilung hin zu einer fachlichen Abgrenzung der Aufgabenbereiche.[719] Zugleich legten die Anordnung über das Deutsche Institut für Arzneimittelwesen vom 15. Mai 1964[720] sowie die Anordnung über das Deutsche Institut für Apothekenwesen vom 15. Mai 1964[721] die Aufgaben, Organisation, Leitung und Arbeitsweise der beiden neuen Institute fest, indem sie das Statut des Deutschen Instituts für Arzneimittelwesen bzw. das Statut des Deutschen Instituts für Apothekenwesen als verbindlich erklärten.[722] Demnach kontrollierte das Deutsche Institut für Arzneimittelwesen oder ‚DIAR', das ab 1974 als ‚Institut für Arzneimittelwesen', kurz ‚IfAR', bezeichnet wurde,[723] u. a. die Einhaltung der Vor-

---

[713] GBl (1951), Nr. 118, S. 885.

[714] Vgl. M. BÖHM (2007/a), S. 34. Für eine größere Auswahl dieser Vorschriften siehe M. BÖHM (2007/a), S. 34f.

[715] Siehe hierzu GBl Teil II (1964), Nr. 56, S. 504–508.

[716] GBl Teil II (1964), Nr. 56, S. 507. Ausführlich zum neuen Statut siehe A. RETZAR (2016), S. 43–50.

[717] Siehe hierzu GBl Teil II (1964), Nr. 56, S. 508.

[718] Vgl. GBl Teil II (1964), Nr. 56, S. 508; sowie A. RETZAR (2016), S. 50. Das Deutsche Institut für Apothekenwesen war zunächst in Berlin und dann in Frankfurt (Oder) ansässig. Vgl. J. RICHTER (2007), S. 105.

[719] Vgl. J. RICHTER (2007), S. 105; sowie A. RETZAR (2016), S. 50.

[720] Siehe hierzu GBl Teil II (1964), Nr. 56, S. 508–511.

[721] Siehe hierzu GBl Teil II (1964), Nr. 56, S. 511–513.

[722] Vgl. GBl Teil II (1964), Nr. 56, S. 508 und S. 511.

[723] Vgl. J. RICHTER (2007), S. 105; sowie A. RETZAR (2016), S. 50. Retzar verweist auf Richter.

schriften über den Verkehr mit Arzneimitteln, auch bezüglich der Beschaffenheit der Umhüllung und Verpackung sowie einer vorschriftsgemäßen Kennzeichnung. Es überprüfte und bestätigte im Auftrag des MfGe Gütevorschriften für Arzneimittel, für die die Eintragung in das Arzneimittelregister beantragt wurde, wobei es bei Immunseren, Impfstoffen und Bakteriophagenzubereitungen dazu mit dem Institut für Serum- und Impfstoffprüfung kooperierte, und arbeitete Gütevorschriften auch für Dritte aus. Im Auftrag des MfGe nahm es ferner auch Eintragungen in das Arzneimittelregister bzw. in das Verzeichnis für Gesundheitspflegemittel vor und genehmigte Deklarationsänderungen bei Arznei- und Gesundheitspflegemitteln.[724] Das Institut wurde den Aufgabengebieten nach in Bereiche und Abteilungen unterteilt.[725] Bspw. war die innerhalb des Bereichs K ‚Kontrolle und Qualitätssicherung‘ angesiedelte Abteilung K 1 ‚Pharmazeutische Industrie‘ u. a. für die Begutachtung von Arzneifertigwaren, die Erarbeitung und Bestätigung von Gütevorschriften sowie für Inspektionen zuständig,[726] während die Abteilung I 1 ‚Dokumentation und Arzneimittelinformation‘, die dem Bereich I ‚Information und Dokumentation‘ untergliedert war, u. a. systematisch Fachzeitschriften auswertete und die dazugehörigen Inhalte dokumentierte sowie die Ausarbeitung der Informationsmaterialien für Ärzte und Apotheker organisierte und überwachte.[727]

Wie bereits erwähnt, enthielt das AMG selbst zwar keine Vorgaben für die Gestaltung von Packungsbeilagen. Dafür legte es jedoch den Grundstein für die Richtlinie für die Ausarbeitung von Informationsmaterialien für Ärzte und Apotheker sowie von Packungsbeilagen vom 1.1.1979,[728] mit der das IfAR nunmehr Ende der 1970er-Jahre neue Regelungen für die Gestaltung von Packungsbeilagen aufstellte. Die Richtlinie basierte auf § 27 Abs. 6 des AMG, nach dem „der Minister für Gesundheitswesen […] im Einvernehmen mit den Leitern der beteiligten zentralen staatlichen Organe Inhalt und Methoden der Arzneimittelinformation"[729] bestimmte.[730] Bezüglich dieser Ankündigung waren einige Ausarbeitungen auf „nachgeordnete Einrichtungen des Ministeriums für

---

[724] Vgl. GBl Teil II (1964), Nr. 56, S. 509. Für eine Gesamtübersicht der Aufgaben des Deutschen Instituts für Arzneimittelwesen siehe A. RETZAR (2016), S. 51; sowie J. RICHTER (2007), S. 103–105.

[725] Vgl. J. RICHTER (2007), S. 108. Für die verschiedenen Bereiche und ihre Abteilungen sowie deren Aufgaben siehe J. RICHTER (2007), S. 108–111; sowie A. RETZAR (2016), S. 52f. Retzar bezieht sich u. a. auf Richter. Die Angaben geben den Stand vom April 1990 wieder. Vgl. J. RICHTER (2007), S. 108. Für eine Organisationsstruktur des IfAR siehe A. RETZAR (2016), S. 54.

[726] Zu Inspektionen in pharmazeutischen Herstellerbetrieben durch das IfAR siehe J. RICHTER (2007), S. 137.

[727] Vgl. J. RICHTER (2007), S. 109f.; sowie A. RETZAR (2016), S. 52f. Retzar verweist u. a. auf Richter.

[728] Siehe hierzu auch A. RETZAR (2016), S. 381f. Retzar verweist in ihren Ausführungen, die sich auf Beipackzettel für Patienten beschränken, auf BArch DC 20 / 10807. Vgl. A. RETZAR (2016), S. 382, Anm. 742–746.

[729] GBl Teil I (1964), Nr. 7, S. 106.

[730] Vgl. BArch DC 20 / 23109, fol. 60. Information über die Herausgabe der Richtlinie für die Ausarbeitung von Informationsmaterialien für Ärzte und Apotheker sowie von Packungsbeilagen durch das Institut für Arzneimittelwesen der DDR, S. 1.

Gesundheitswesen delegiert worden, wozu auch […] die[se] Richtlinie […] zählt[e]"[731]. Aufgrund ihrer Bedeutung für diese Arbeit gibt Anlage 2 die auf den Beipackzettel bezogenen Passagen komplett wieder.[732] Auffällig war die Unterscheidung zwischen Beipackzetteln von Arzneimitteln, die an Patienten abgegeben wurden, und solchen, die bspw. aufgrund der Verabreichung ausschließlich der Arzt erhielt. Letztere durften vergleichsweise mehr Informationen enthalten, wie Beipackzettel für Impfstoffe und Seren zeigen.[733] Bemerkenswert war zudem der weiterhin gültige Grundsatz, „Beipackzettel […] nur in unbedingt notwendigen Fällen einzusetzen"[734], wohingegen man einen solchen fortan zwingend vorsah, „wenn die Warnhinweise auf der Umhüllung des Arzneimittels nicht angebracht werden [konnten]"[735]. Ein Grund für diese Einschränkung dürfte besonders die anhaltende Papierknappheit in der DDR gewesen sein. Darüber hinaus gab die Richtlinie auch die Inhalte von Packungsbeilagen für Diagnostika zur Anwendung am Menschen und für Labordiagnostika vor.[736] Zudem legte sie die Anforderungen an die Gestaltung der Informationsmaterialien für Ärzte und Apotheker fest,[737] deren Entwurf seit der 12. DB den Zulassungsanträgen beigefügt werden musste.[738] Diese auch als ‚Zentrales Informationsmaterial' (ZIM) bezeichneten Unterlagen, deren Schaffung von § 27 des AMG ausging,[739] stellten Prospekte über einzelne Arzneimittel dar, die der wissenschaftlichen Information von Ärzten und Apothekern dienten.[740] Eine ers-

---

[731] BArch DC 20 / 23109, fol. 60. Information über die Herausgabe der Richtlinie für die Ausarbeitung von Informationsmaterialien für Ärzte und Apotheker sowie von Packungsbeilagen durch das Institut für Arzneimittelwesen der DDR, S. 1.

[732] Eine tabellarische Übersicht der für die Packungsbeilagen vorgesehenen Angaben findet sich in Kapitel 8.3.

[733] Vgl. BArch DC 20 / 23109, fol. 68f. Richtlinie des IfAR für die Ausarbeitung von Informationsmaterialien für Ärzte und Apotheker sowie von Packungsbeilagen vom 01.01.1979, S. 6f.

[734] BArch DC 20 / 23109, fol. 71. Richtlinie des IfAR für die Ausarbeitung von Informationsmaterialien für Ärzte und Apotheker sowie von Packungsbeilagen vom 01.01.1979, S. 9. Vgl. dazu auch A. RETZAR (2016), S. 381f.

[735] BArch DC 20 / 23109, fol. 71. Richtlinie des IfAR für die Ausarbeitung von Informationsmaterialien für Ärzte und Apotheker sowie von Packungsbeilagen vom 01.01.1979, S. 9. Diese wichtige Anmerkung kann die Ausführungen von Retzar zum Beipackzettel von Arzneimitteln für Patienten ergänzen.

[736] Vgl. BArch DC 20 / 23109, fol. 70f. Richtlinie des IfAR für die Ausarbeitung von Informationsmaterialien für Ärzte und Apotheker sowie von Packungsbeilagen vom 01.01.1979, S. 8f.

[737] Siehe hierzu BArch DC 20 / 23109, fol. 63–67. Richtlinie des IfAR für die Ausarbeitung von Informationsmaterialien für Ärzte und Apotheker sowie von Packungsbeilagen vom 01.01.1979, S. 1–5.

[738] Vgl. GBl Teil I (1976), Nr. 17, S. 250.

[739] Vgl. A. RETZAR (2016), S. 280; sowie J. RICHTER (2007), S. 134.

[740] Vgl. A. RETZAR (2016), S. 280f. Ausführlicher zum ZIM, das in der ersten Hälfte der 1970er-Jahre als ‚Normiertes Informationsmaterial' eingeführt worden war, siehe A. RETZAR (2016), S. 280–293. Für einen kurzen Überblick siehe J. RICHTER (2007), S. 134f. Das ZIM war vergleichbar mit der Fachinformation in der Bundesrepublik Deutschland. Vgl. J. RICHTER (2007), S. 134f.

te Beschreibung ihres Aufbaus und Inhalts lieferte das IfAR bereits 1977.[741] Die Richtlinie unterschied also zwischen Informationsmaterialien für Fachkreise und für Laien.[742]

4.3.1.4 Das Arzneimittelgesetz 1986

Die Vorarbeiten für ein neues Arzneimittelgesetz (AMG) begannen im April 1980 mit der Beratung von Mitarbeitern des Ministeriums für Gesundheitswesen (MfGe) sowie des Instituts für Arzneimittelwesen (IfAR) über einen Entwurf. Eine Überarbeitung erwies sich als notwendig, um der gesellschaftlichen Entwicklung Rechnung tragend die Verwirklichung einer sozialistischen Gesundheitspolitik sicherzustellen.[743] Dabei hielt das Gesetz über den Verkehr mit Arzneimitteln vom 27. November 1986[744] an den Rahmenbedingungen, die das AMG von 1964[745] geschaffen hatte, fest.[746] Aufgrund des gleichzeitigen Inkrafttretens und des inhaltlich ergänzenden Charakters werden die Bestimmungen der vier zu diesem Gesetz erlassenen Durchführungsbestimmungen (DB) im Folgenden parallel behandelt.[747]

Das neue AMG legte in den §§ 1–5 zunächst den Geltungsbereich, die Grundsätze sowie die Begriffsbestimmungen fest.[748] So definierte es ‚Arzneimittel‘, ‚Arzneimitteln gleichgestellte Erzeugnisse‘, ‚Verkehr mit Arzneimitteln‘, ‚Hersteller‘, ‚Versorgungsbetriebe für Arzneimittel‘ sowie ‚Verbraucher‘ und führte darüber hinaus in der Anlage zum Gesetz weitere Begriffe auf.[749] Zu diesen zählten bspw. ‚Arzneifertigware‘, ‚Antigenhaltige Zubereitungen‘, wie Impfstoffe, sowie ‚Antikörperhaltige Zubereitungen‘, die alle unter den Arzneimittelbegriff fielen.[750]

§ 7 des AMG enthielt grundsätzliche Vorschriften für die Prüfung und Zulassung von Arzneimitteln.[751] Nach wie vor stellten die Wirksamkeit, Sicherheit und das gesellschaftliche Bedürfnis die Grundvoraussetzungen für die Verkehrsfähigkeit eines Arz-

---

[741] Siehe hierzu M. BÖHM / R. METZNER / J. RICHTER (1977), S. 241–243. Für einen Ausschnitt des ZIM zum Mittel Falicard® aus den Jahren 1976 und 1979 siehe A. RETZAR (2016), S. 282f.

[742] Vgl. C. BERGMANN / M. BÖHM / B. GÖTHE (1988/a), S. 160f.

[743] Vgl. A. RETZAR (2016), S. 55; sowie H. MÖLLER / D. SINGER / A. LÜDICKE (1987), S. 157.

[744] Siehe hierzu GBl Teil I (1986), Nr. 37, S. 473–479. Das Gesetz trat, ebenso wie die vier dazugehörigen Durchführungsbestimmungen, am 1. Juni 1987 in Kraft. Vgl. GBl Teil I (1986), Nr. 37, S. 478, S. 483, S. 488, S. 491 und S. 496.

[745] Siehe hierzu Kapitel 4.3.1.3.

[746] Vgl. M. BÖHM (2007/a), S. 36. Den Verkehr mit medizinischen Erzeugnissen, mit Gesundheitspflegemitteln und mit diagnostischen Laboratoriumsmethoden regelten nunmehr hingegen andere Vorschriften. Vgl. M. BÖHM (2007/a), S. 36.

[747] Für eine tabellarische Übersicht der DB mit Angabe der inhaltlichen Schwerpunkte siehe A. RETZAR (2016), S. 58.

[748] Vgl. GBl Teil I (1986), Nr. 37, S. 473f.

[749] Vgl. GBl Teil I (1986), Nr. 37, S. 473; sowie A. RETZAR (2016), S. 55.

[750] Vgl. GBl Teil I (1986), Nr. 37, S. 478.

[751] Vgl. GBl Teil I (1986), Nr. 37, S. 474; sowie A. RETZAR (2016), S. 55.

neimittels dar,[752] das nunmehr einer Zulassung bedurfte, die die Eintragung in das Arzneimittelregister des MfGe zur Folge hatte.[753]

§ 8 forderte eine nicht weiter beschriebene Kennzeichnung von Arzneimitteln, deren Vorschriften das MfGe näher zu bestimmen hatte.[754] Die 1. DB zum AMG vom 1. Dezember 1986[755] konkretisierte die Bestimmungen über die Prüfung, Zulassung und Kennzeichnung von Humanarzneimitteln. Im ersten Abschnitt erläuterte sie bspw. die „für den Nachweis der Wirksamkeit und Sicherheit erforderliche Prüfung von Arzneimitteln zur Anwendung in der Humanmedizin"[756], die sich demnach weiterhin aus einer pharmazeutischen, einer pharmakologisch-toxikologischen sowie einer Prüfung am Menschen zusammensetzte.[757] Ferner legte sie im zweiten Abschnitt Näheres zur Zulassung von Arzneimitteln und zur Eintragung in das Arzneimittelregister fest. Der Zulassungsantrag war an den Zentralen Gutachterausschuss (ZGA) zu richten, der daraufhin eine Empfehlung an das MfGe aussprach.[758] Neben einer Reihe von Pflichtangaben hatte der Antrag auch einige Anlagen zu enthalten. Zu diesen zählten bspw. das pharmazeutische Gutachten, das vom IfAR selbst erstellt wurde, Gutachten über die pharmazeutisch-toxikologische und über die klinische Prüfung, ein „Entwurf des Textes über die innere und äußere Umhüllung des Arzneimittels und, soweit vorgesehen, der Packungsbeilage"[759] sowie über die für Ärzte und Apotheker vorgesehenen Informationsmaterialien. Entschied das MfGe positiv über den Antrag, erfolgte im Anschluss die Eintragung in das Arzneimittelregister über das IfAR.[760]

Der dritte Abschnitt beinhaltete schließlich genaue Kennzeichnungsvorgaben für Arzneifertigwaren sowie Standardrezepturen und Arzneien. Der Hersteller hatte die innere und, falls vorhanden, äußere Umhüllung von Arzneifertigwaren mit den in der folgenden Tabelle 7 aufgeführten Angaben zu kennzeichnen:

---

[752] Vgl. GBl Teil I (1986), Nr. 37, S. 475; A. RETZAR (2016), S. 56 und S. 89; M. BÖHM (2007/a), S. 36; sowie U. VATER / C. FRIEDRICH (2010), S. 89.

[753] Vgl. GBl Teil I (1986), Nr. 37, S. 475. Neu im Vergleich zum AMG von 1964 war die Trennung zwischen der Zulassung und dem Verwaltungsakt der Eintragung im Arzneimittelregister. Vgl. A. RETZAR (2016), S. 88.

[754] Vgl. GBl Teil I (1986), Nr. 37, S. 475.

[755] Siehe hierzu GBl Teil I (1986), Nr. 37, S. 479–483.

[756] GBl Teil I (1986), Nr. 37, S. 479.

[757] Vgl. GBl Teil I (1986), Nr. 37, S. 479–481.

[758] Vgl. GBl Teil I (1986), Nr. 37, S. 481f.

[759] GBl Teil I (1986), Nr. 37, S. 481. Vgl. dazu auch A. RETZAR (2016), S. 89; sowie J. RICHTER (2007), S. 134. Ein Muster der Packungsbeilage bei den einzureichenden Unterlagen ausdrücklich zu erwähnen, stellte eine Neuerung dar. Vgl. J. RICHTER (2007), S. 134.

[760] Vgl. GBl Teil I (1986), Nr. 37, S. 482.

Tab. 7:   Angaben auf innerer und äußerer Umhüllung nach dem AMG 1986[761]

> Arzneimittel- und Herstellername
>
> Deklarationspflichtige Bestandteile
>
> Menge des Inhalts
>
> Anwendungsform
>
> Anwendungsart
>
> Hauptanwendungsgebiet
>
> Chargennummer[762]
>
> Verwendbarkeitsdauer
>
> Aufbewahrungsvorschriften
>
> Anwendungsvorschriften und -beschränkungen
>
> Sonstige im Zusammenhang mit der Anwendung zu beachtende Festlegungen entsprechend dem Zulassungsbescheid
>
> Endverbraucherpreis
>
> Kennzeichen über die Verschreibungspflichtigkeit und über mögliche Vertriebswege außerhalb von Apotheken

Dabei war es erlaubt, die Vorschriften zur Anwendung und die sonstigen im Zusammenhang mit der Anwendung zu beachtenden Festlegungen ausschließlich auf einer Packungsbeilage aufzuführen.[763]

Die erforderliche Qualität der Arzneimittel definierte § 10 des Gesetzes als Voraussetzung für das Inverkehrbringen. Maßstab der Qualität waren die ‚staatlichen Qualitätsvorschriften‘, die das MfGe herausgab bzw. als verbindlich erklärte und zu denen insbesondere das Arzneibuch, die Gütevorschrift sowie weitere die Qualität bestimmende Regelungen zählten.[764]

Die 2. DB zum AMG vom 1. Dezember 1986[765] behandelte spezifizierende Regelungen zur Herstellung und Qualitätssicherung von Human- und Veterinärarzneimitteln. In Abschnitt drei führte sie Näheres zur Qualitätssicherung von Arzneimitteln aus.[766] Sie erklärte bspw. das Arzneibuch als verbindlich und legte die in den Gütevorschriften anzugebenden Inhalte fest. Neben dem Informationsmaterial für Ärzte und Apotheker war nunmehr u. a. auch ausdrücklich ein Muster der Packungsbeilage als Anlage zur Gütevorschrift vorgesehen. Des Weiteren wurde abermals die Aufgabe, Gütevorschrif-

---

[761] Vgl. GBl Teil I (1986), Nr. 37, S. 482. Die Angaben auf Ampullen beschränkte der Gesetzgeber auf ein Mindestmaß wie Arzneimittelname, Inhaltsmenge, Chargennummer und Verwendbarkeitsdauer. Vgl. GBl Teil I (1986), Nr. 37, S. 482f.

[762] Diese bestand weiterhin aus der Werkchargenbezeichnung, dem Herstellungsmonat und den beiden letzten Ziffern des Herstellungsjahres. Bei einer Haltbarkeit unter sechs Monaten war nunmehr zusätzlich der Herstellungstag anzugeben. Vgl. GBl Teil I (1986), Nr. 37, S. 482.

[763] Vgl. GBl Teil I (1986), Nr. 37, S. 483; sowie A. Retzar (2016), S. 258.

[764] Vgl. GBl Teil I (1986), Nr. 37, S. 475.

[765] Siehe hierzu GBl Teil I (1986), Nr. 37, S. 483–488.

[766] Vgl. GBl Teil I (1986), Nr. 37, S. 483–487.

ten für Humanarzneimittel als verbindlich zu erklären, dem IfAR übertragen, das im Auftrag des MfGe handelte.[767] Ferner legte die DB im dritten Abschnitt für jeden Arzneimittelhersteller die Einrichtung einer Technischen Kontrollorganisation Pharmazie (TKOP) fest, die für die Qualitätssicherung und bspw. für die Endprüfung und Freigabe einer jeden Charge zuständig war.[768] Weiterhin oblag es ihr, im Vorfeld „alle zur Herstellung der Arzneimittel erforderlichen Stoffe, Zubereitungen und sonstigen Ausgangsmaterialien sowie Verpackungs- und Etikettiermaterialien zu prüfen und über deren Freigabe zu entscheiden"[769]. Entsprach ein Arzneimittel nicht den staatlichen Qualitätsvorschriften, war es gemäß § 19 der DB möglich, eine Ausnahmegenehmigung des IfAR einzuholen, um es dennoch in den Verkehr zu bringen. Diese konnte „erteilt werden, wenn die Qualitätsabweichung die erforderliche Sicherheit bei der Anwendung des Arzneimittels nicht beeinträchtigt[e]."[770] Wie das Beispiel von Analgin®-Tabletten, die Metamizol enthielten,[771] zeigt, betrafen solche Ausnahmegenehmigungen mitunter auch die Packungsbeilage. Nachdem die dem Volkseigenen Betrieb Berlin-Chemie im Dezember 1989 erteilte Zulassung mit der Auflage verbunden worden war, in die Packungsbeilage u. a. einen Warnhinweis vor einer ärztlich unkontrollierten Einnahme länger als eine Woche oder in höheren Dosen aufzunehmen, der der Beschreibung der Symptome folgend das Risiko einer Agranulozytose aufgriff, ging im Februar 1990 beim IfAR ein Antrag ein, das Präparat auch ohne das beauflagte Druckerzeugnis für den Markt freizugeben. Dies erlaubte das IfAR befristet bis Ende Juni 1990,[772] obwohl damit auch die Anwendungssicherheit des Arzneimittels beeinträchtigt wurde.

Die §§ 11–15 des Gesetzes legten Vorschriften für die Verordnungsweise, Abgabe, Anwendung und Aufbewahrung von Arzneimitteln fest.[773] § 16 widmete sich der Arzneimittelinformation und erneuerte das bereits im AMG von 1964 festgeschriebene Verbot der Arzneimittelwerbung.[774] Nunmehr war eine bei der Verordnung und Abgabe über die Kennzeichnung der Arzneimittel vermittelte Arzneimittelinformation gegenüber dem Patienten gestattet und sogar ausdrücklich dazu bestimmt, „den Bürger in die

---

[767] Vgl. GBl Teil I (1986), Nr. 37, S. 485. Gemäß § 20 der DB übernahm das IfAR „als wissenschaftliche Einrichtung des Ministeriums für Gesundheitswesen Aufgaben der Überwachung und Sicherung des Verkehrs mit Arzneimitteln, insbesondere hinsichtlich der Herstellung und Qualitätssicherung" von Humanarzneimitteln. GBl Teil I (1986), Nr. 37, S. 487. Grundsätzlich widmete sich das IfAR gemäß § 19 des AMG wie zuvor weiterhin Kontrollaufgaben des Staates für die Überwachung und Sicherung des Arzneimittelverkehrs im Auftrag des MfGe. Vgl. GBl Teil I (1986), Nr. 37, S. 476.

[768] Vgl. GBl Teil I (1986), Nr. 37, S. 485f.

[769] GBl Teil I (1986), Nr. 37, S. 486.

[770] GBl Teil I (1986), Nr. 37, S. 487; sowie A. Retzar (2016), S. 56. 1989 entfielen von 921 erteilten Ausnahmegenehmigungen 210 auf Abweichungen bei der Verpackung. Vgl. A. Retzar (2016), S. 56, Anm. 241.

[771] Vgl. A. Retzar (2016), S. 222.

[772] Vgl. A. Retzar (2016), S. 226 und S. 402. Eine solche Packungsbeilage sollten auch die Importpräparate enthalten, was jedoch nicht realisiert werden konnte. Vgl. A. Retzar (2016), S. 226f., Anm. 354 und S. 402.

[773] Vgl. GBl Teil I (1986), Nr. 37, S. 475f.; sowie A. Retzar (2016), S. 57.

[774] Vgl. GBl Teil I (1986), Nr. 37, S. 476; sowie A. Retzar (2016), S. 258.

Lage [zu] versetzen, die Anwendung der Arzneimittel bestimmungsgemäß und sachgerecht durchzuführen."[775] Verstöße einer Arzneimittelwerbung oder -information gegen § 16 konnten bei vorsätzlichem oder fahrlässigem Handeln mit einem Verweis oder einer Ordnungsstrafe von zehn bis zu 500 DM, bei bestimmten schwerwiegenden Intentionen oder Folgen bis 1000 DM bestraft werden.[776] Mit der 3. DB zum AMG vom 1. Dezember 1986[777] legte der Gesetzgeber genauere Bestimmungen zur Anwendung von Humanarzneimitteln fest. Sie konkretisierte die Verordnung, Verschreibung und Abgabe von Arzneimitteln, den Umgang mit ihnen in Gesundheitseinrichtungen, eine Meldepflicht von schädlichen Wirkungen sowie den Zweck und die Wege der Arzneimittelinformation gegenüber medizinischen Fachkräften.[778] Der die Arzneimittelinformation behandelnde § 17 der 3. DB erwähnte jedoch keine Packungsbeilage.[779]

Ferner waren in §§ 17 und 18 des AMG fortan materielle Leistungen bei bestimmten Gesundheitsschäden vorgesehen. Demnach wurde bspw. bei einer erheblichen Gesundheitsschädigung, die ohne Verletzung der Sorgfaltspflicht bei einem Menschen nach einer bestimmungsgemäßen Anwendung eines ärztlich verordneten Arzneimittels eintrat und die dem Kenntnisstand der medizinischen Wissenschaft nach auf einer zuvor nicht bekannten oder nicht vorhersehbaren schädlichen Wirkung basierte, eine materielle Unterstützung eingeräumt.[780]

Die 4. DB zum AMG vom 1. Dezember 1986[781] regelte schließlich die Prüfung, Zulassung, Kennzeichnung und Anwendung von Veterinärarzneimitteln.

Mit der Richtlinie zur Arzneimittelinformation (Arzneimittelinformationsordnung) vom 14. Januar 1987[782] erließ der Gesetzgeber weitere Vorschriften, die sich speziell der Arzneimittelinformation annahmen und die zeitgleich mit dem Gesetz und seinen

---

[775] GBl Teil I (1986), Nr. 37, S. 476. Vgl. dazu auch A. RETZAR (2016), S. 258; C. BERGMANN / M. BÖHM / B. GÖTHE (1988/a), S. 160; J. RICHTER (2007), S. 134; sowie D. WALLUF-BLUME (1990), S. 550.

[776] Vgl. GBl Teil I (1986), Nr. 37, S. 477f.

[777] Siehe hierzu GBl Teil I (1986), Nr. 37, S. 488–491.

[778] Vgl. GBl Teil I (1986), Nr. 37, S. 488–491; sowie A. RETZAR (2016), S. 57 und S. 258.

[779] Vgl. GBl Teil I (1986), Nr. 37, S. 491.

[780] Vgl. GBl Teil I (1986), Nr. 37, S. 476; sowie A. RETZAR (2016), S. 58 und S. 174. Näheres zur Gewährung und zum Umfang der Leistung regelte die Anordnung über eine erweiterte materielle Unterstützung für Bürger bei Gesundheitsschäden infolge medizinischer Maßnahmen vom 28. Januar 1987. Siehe hierzu GBl Teil I (1987), Nr. 4, S. 34–36. Siehe hierzu auch A. RETZAR (2016), S. 173f.

[781] Siehe hierzu GBl Teil I (1986), Nr. 37, S. 491–496.

[782] Siehe hierzu VuM MfGe (1987), Nr. 2, S. 11–14. Ausführlicher zur Arzneimittelinformationsordnung siehe M. BÖHM (2007/b), S. 509–511; A. RETZAR (2016), S. 174f. und S. 258–263; sowie U. VATER / C. FRIEDRICH (2010), S. 93f. Ausführlich zu den Informationsmitteln für Fachkreise, bspw. das Arzneimittelverzeichnis, die Informationen für Apotheken und Versorgungsdepots, die Informationen für Ärzte und Apotheker bzw. das Zentrale Informationsmaterial (ZIM), die Mitteilungen des ZGA oder das Taschenbuch Arzneimittelsicherheit, siehe A. RETZAR (2016), S. 263–364. Zur Arzneimittelinformation der Fachkreise siehe auch U. VATER / C. FRIEDRICH (2010), S. 407–416. Für eine Übersicht zu den Informationsmaterialien mit kurzer Beschreibung siehe M. BÖHM (2007/b), S. 511 515.

vier DB am 1. Juni 1987 in Kraft traten.[783] Die Richtlinie regelte die Ziele der Arzneimittelinformation, ihre Inhalte und Vermittlungswege sowie die Aufgabenbereiche der verantwortlichen Beteiligten.[784] Diese sollte Ärzten, Zahnärzten und Apothekern „Kenntnisse über das vorhandene Arzneimittelsortiment und zur bestimmungsgemäßen Anwendung von Arzneimitteln"[785] verschaffen. Die an den Bürger gerichtete Arzneimittelinformation sollte hingegen, ähnlich wie im AMG formuliert, „dessen therapiegerechtes Verhalten fördern und [...] ihn in die Lage versetzen, die Anwendung der Arzneimittel bestimmungsgemäß und sachgerecht durchzuführen"[786]. Gemäß der Informationsordnung sollten „insbesondere Hinweise über den ordnungsgemäßen Umgang mit Arzneimitteln, die Arzneimittelwirkung sowie mögliche Nebenwirkungen und Wechselwirkungen, einschließlich damit im Zusammenhang stehender Verhaltensregeln"[787] vermittelt werden. Gegenstand der Arzneimittelinformation für Laien waren darüber hinaus „die Anwendung nicht verschreibungspflichtiger Arzneimittel unter dem Aspekt der Gesundheitserziehung"[788], potentielle Gefahren bei der Einnahme verschreibungspflichtiger Arzneimittel ohne ärztliche Vorgaben,[789] die häusliche Aufbewahrung sowie die Entsorgung von Arzneimitteln.[790] Zu diesem Zweck sah die Richtlinie erstmals auch ausdrücklich eine Packungsbeilage als der Arzneimittelverpackung zugeordnetes Mittel zur Information über „einen sicheren und ordnungsgemäßen Umgang [sowie] eine bestimmungsgemäße Anwendung"[791] vor. Bereits in einem Rundtischgespräch zum aktuellen Stand und der Entwicklung von Herz-Kreislauf-Pharmaka auf dem 12. Kongress der Pharmazeutischen Gesellschaft der DDR 1979 bemerkte Apotheker Hans Feldmeier (geb. 1924)[792] zur Rolle der Packungsbeilage in der Patienteninformation, dass sie dazu

---

[783] Vgl. VuM MfGe (1987), Nr. 2, S. 14.

[784] Vgl. VuM MfGe (1987), Nr. 2, S. 11–14; M. BÖHM (2007/b), S. 510; sowie A. RETZAR (2016), S. 260.

[785] VuM MfGe (1987), Nr. 2, S. 12.

[786] VuM MfGe (1987), Nr. 2, S. 12. Vgl. dazu auch A. RETZAR (2016), S. 260; sowie C. BERGMANN / M. BÖHM / B. GÖTHE (1988/a), S. 160. Auch in einem Entwurf der Arzneimittelinformationsordnung war bereits eine „inhaltliche Abgrenzung des Informationsumfanges für Ärzte, andere medizinische Fachkräfte, Apotheker und Patienten" vorgesehen. BArch DC 20 / 23109, fol. 61. Information über die Herausgabe der Richtlinie für die Ausarbeitung von Informationsmaterialien für Ärzte und Apotheker sowie von Packungsbeilagen durch das Institut für Arzneimittelwesen der DDR, S. 2. Für weitergehende Quellen zu vorherigen Entwürfen siehe A. RETZAR (2016), S. 259f., Anm. 43.

[787] VuM MfGe (1987), Nr. 2, S. 12.

[788] VuM MfGe (1987), Nr. 2, S. 12. Vgl. dazu auch A. RETZAR (2016), S. 260.

[789] Vgl. VuM MfGe (1987), Nr. 2, S. 12; sowie A. RETZAR (2016), S. 260.

[790] Vgl. VuM MfGe (1987), Nr. 2, S. 12.

[791] VuM MfGe (1987), Nr. 2, S. 12. Für eine Übersicht der beschriebenen Informationsmittel und ihres Zwecks siehe M. BÖHM (2007/b), S. 511–513; sowie A. RETZAR (2016), S. 261.

[792] Vgl. A. RETZAR (2016), S. 329. Zur Biografie von Hans Feldmeier siehe C. FRIEDRICH (1995), S. 133–135. Zu Hans Feldmeier siehe auch T. RICHTER (2014), S. 82; sowie S. LAUFER / M. STEIN (2019), S. 2909. Retzar verweist u. a. auf Friedrich und Richter. Zu Erfahrungen Hans Feldmeiers aus der Arzneimittelversorgung in Rostock zu DDR-Zeiten siehe H. FELDMEIER (1999), S. 105–118.

beitragen könnte, „das Recht des Bürgers auf einwandfreie Information zu erfüllen."[793] Für die Information der Patienten waren neben dem Beipackzettel noch die Packungsaufdrucke vorgesehen.[794] Verantwortlich für die Sicherstellung dieser beiden schriftlichen Informationskanäle war laut Arzneimittelinformationsordnung der Hersteller.[795] Dabei musste abgewogen werden, ob die über die Verpackung vermittelbaren Angaben den Informationsbedarf des Patienten abdecken konnten, oder ob es einer Packungsbeilage bedurfte.[796] Für diese trat am 1. Januar 1987 die vom IfAR überarbeitete Richtlinie für die inhaltliche Gestaltung patientengerechter Packungsbeilagen[797] in Kraft.[798] Aufgrund ihrer wesentlichen Bedeutung für diese Arbeit gibt Abbildung 2 die Richtlinie im Wortlaut wieder.[799]

---

[793] H. SCHÜMANN (1979), S. 508. Dazu vgl. auch Kapitel 8.3.

[794] Vgl. C. BERGMANN / M. BÖHM / B. GÖTHE (1988/a), S. 160; sowie D. WALLUF-BLUME (1990), S. 550. Walluf-Blume bezieht sich auf Bergmann, Böhm und Göthe. Für verschiedene Elemente der Patienteninformation sieh auch A. RETZAR (2016), S. 364–390; sowie U. VATER / C. FRIEDRICH (2010), S. 416–425.

[795] Vgl. VuM MfGe (1987), Nr. 2, S. 12; C. BERGMANN / M. BÖHM / B. GÖTHE (1988/a), S. 160; sowie D. WALLUF-BLUME (1990), S. 551. Walluf-Blume bezieht sich auf Bergmann, Böhm und Göthe. Für eine Übersicht der Verantwortlichkeiten zu den Informationsmitteln siehe A. RETZAR (2016), S. 262.

[796] Vgl. C. BERGMANN / M. BÖHM / B. GÖTHE (1988/a), S. 160. Die Aufdrucke mussten demnach die in § 16 der 1. DB genannten Angaben wiedergeben. Vgl. D. WALLUF-BLUME (1990), S. 551.

[797] Abgedruckt in den Zeitschriften *medicamentum* und *Die Pharmazeutische Industrie*. Siehe hierzu C. BERGMANN / M. BÖHM / B. GÖTHE (1988/c), S. 179f.; sowie D. WALLUF-BLUME (1990), S. 553. Für eine Zusammenfassung des Inhalts der Richtlinie siehe auch A. RETZAR (2016), S. 383f. Für eine Betrachtung der patientengerechten Packungsbeilage des atypischen Neuroleptikums Clozapin und der darin nicht ausdrücklich aufgeführten Nebenwirkung Agranulozytose sowie eine Abbildung der patientengerechten Packungsbeilage zu dem Thyreostatikum Methimazol siehe A. RETZAR (2016), S. 385–388.

[798] Vgl. C. BERGMANN / M. BÖHM / B. GÖTHE (1988/c), S. 180; C. BERGMANN / M. BÖHM / B. GÖTHE (1988/a), S. 160; D. WALLUF-BLUME (1990), S. 551; M. BÖHM (2007/b), S. 510; A. RETZAR (2016), S. 383; sowie J. RICHTER (2007), S. 134.

[799] Für eine tabellarische Übersicht der für die Packungsbeilagen vorgeschriebenen Angaben siehe Kapitel 8.3.

Richtlinie des IfAR zur inhaltlichen Gestaltung patientengerechter Packungsbeilagen vom 1. Januar 1987[1)] | Anhang 3 |

Präambel

Ziel der Packungsbeilage ist es, dazu beizutragen, den Patienten für eine richtige Arzneimittelanwendung zu motivieren und ihm die für den sachgemäßen Umgang mit seinem speziellen Arzneimittel notwendigen Kenntnisse zu vermitteln.

Name des Arzneimittels

Zusammensetzung

Deklarationspflichtige Bestandteile.

Anwendungsgebiete, Wirkungsweise

Hauptindikation in deutscher Sprache. Einfache und verständliche Erläuterung der Wirkungsweise, soweit erforderlich und möglich.

Anwendungshinweise

— Dosierempfehlungen

Sinngemäß anzuwendende Formulierungen:

„Wenn vom Arzt nicht anders verordnet . . ."

„Die durchschnittliche Dosis für Erwachsene beträgt . . ."

„Für Sie wird die individuelle Dosierung vom Arzt festgelegt."

„Halten Sie die vom Arzt festgelegte Dosis genau ein."

— zum Einnahmezeitpunkt (z. B. vor dem Essen, nach dem Essen),

— zur Art der Verabreichung (z. B. mit viel Flüssigkeit),

— zur Anwendungsdauer (z. B. nicht länger als . . . Tage anwenden),

— zur Vorbereitung des Arzneimittels für die Anwendung (z..B. Lösen von Wirkstoffen),

— zur Verwendung von Hilfsmitteln (z. B. Pipetten, Glasstäbchen),

— zu besonderen Regelungen für Kinder,

— zum Verhalten, wenn die Einnahme vergessen wurde.

Hinweise

Es sollen keine Hinweise gemacht werden, die die ärztliche Handlungsfreiheit einengen.

Nebenwirkungen, die in der Regel zu erwarten sind, ohne das Befinden des Patienten zu beeinträchtigen (z. B. Urin- und Stuhlverfärbungen), sind dem Patienten mit dem Hinweis der Unbedenklichkeit mitzuteilen. Häufig auftretende, das Befinden des Patienten beeinträchtigende Nebenwirkungen (z. B. Schwindelgefühl und Kopfschmerzen in der Einstellungsphase) sollten dem Patienten mitgeteilt werden. Weitere mögliche Nebenwirkungen können bei Notwendigkeit mit dem Hinweis, den behandelnden Arzt darüber zu informieren, angegeben werden.

Wechselwirkungen (z. B. Nahrungsmittel, andere Arzneimittel) sind nur anzugeben, wenn sie im Interesse der Sicherheit des Patienten wichtig sind. Evtl. hinzufügen: Teilen Sie Ihrem Arzt mit, welche anderen Arzneimittel (auch rezeptfreie) Sie einnehmen, da bei gleichzeitiger Einnahme mehrerer Arzneimittel Wirkungsverstärkungen oder -abschwächungen auftreten können.

[1)] Diese Richtlinie trat am 1. 1. 1987 in Kraft. Damit verlor die Richtlinie vom 1. 1. 1979, abgedruckt in AAR unter C 05 10 01 ihre Gültigkeit.

Kontraindikationen werden bei rezeptpflichtigen und frei verkäuflichen Arzneimitteln unterschiedlich angegeben, bei rezeptpflichtigen in der Regel nur absolute, bei frei verkäuflichen auch relative.

Warnhinweise, z. B. herabgesetzte Fahrtauglichkeit, eingeschränkte Reaktionsfähigkeit beim Arbeiten an laufenden Maschinen, verminderte Höhen- und Tiefentauglichkeit, kein Aussetzen einer UV-Strahlung, keine gleichzeitige Aufnahme von Alkohol, Rauchverbot bzw. Einschränkung des Rauchens etc., sind anzubringen, wenn es im Interesse des Therapieerfolges und der Sicherheit des Patienten wichtig ist.

Hinweise auf Schwangerschaft und Stillperiode (z. B. Teilen Sie Ihrem Arzt mit, ob eine Schwangerschaft besteht oder möglich sein kann, ob Sie stillen).

Aufbewahrung

Hier sollten Hinweise wie „Vor Sonnenlicht geschützt . . .", „Bei Temperaturen unter . . ." gegeben werden.

Unterstützende Maßnahmen

Erwähnt werden sollen Angaben spezifisch zum Arzneimittel und seinen Anwendungsgebieten über therapieunterstützende Maßnahmen (z. B. Diät, Gymnastik), keine allgemeingesundheitserzieherischen Hinweise.

Ist zu einem Gliederungspunkt nichts mitzuteilen, entfällt dieser.

Technische Hinweise

— Die Gliederungspunkte und ihre Inhalte sind in allgemein verständlicher Sprache zu vermitteln. Dabei sollten folgende Termini Verwendung finden:

— Name des Arzneimittels

— Zusammensetzung

— Was sollten Sie über dieses Arzneimittel wissen?

— Wie nehmen Sie dieses Arzneimittel richtig ein?

— Was sollten Sie noch beachten?

— Wie können Sie die Behandlung unterstützen?

— Wie bewahren Sie das Arzneimittel richtig auf?

— Weitere Hinweise

— Die Größe der Packungsbeilagen soll mindestens A7-Format betragen, die Schriftgröße nicht unter 8 Punkt sein.

— Für alle Packungsbeilagen soll die Überschrift „Arzneimittelinformation — bitte sorgfältig lesen" Anwendung finden

— Am Ende der gezielten Informationen zum Arzneimittel sind folgende Hinweise anzufügen:

— Arzneimittel sind vor Kindern sicher geschützt aufzubewahren.

— Nicht mehr benötigte Arzneimittel geben Sie bitte an Ihre Apotheke zur ordnungsgemäßen Beseitigung zurück.

— Bei weiteren Fragen wenden Sie sich bitte an Ihren Arzt oder Apotheker.

— Packungsbeilagen werden in Übereinstimmung mit den Packungsaufdrucken erarbeitet, um den verfügbaren Platz optimal zu nutzen.

— Der Text der Packungsbeilagen wird in das „Zentrale Informationsmaterial für Ärzte und Apotheker" aufgenommen.

Anschrift der Verfasser: Institut für Arzneimittelwesen der DDR, Große Seestraße 4, Berlin, DDR-1120

Abb. 2:   Richtlinie des IfAR zur Gestaltung von patientengerechten Packungsbeilagen 1987[800]

---

[800] D. WALLUF-BLUME (1990), S. 553.

Bei der Erstellung der patientengerechten Packungsbeilagen arbeiteten die Hersteller, die Sektion Arzneimittelinformation der Gesellschaft für Allgemeinpharmazie und das IfAR zusammen. Ausgehend von der Sektion Arzneimittelinformation, die eine erste Fassung der Beipackzettel formuliert hatte, erhielten die Betriebe diesen Entwurf zur Kontrolle und möglichen Überarbeitung. Anschließend übermittelten die Hersteller dem IfAR die Druckschrift zur Begutachtung. Das IfAR erarbeitete schließlich unter Mitarbeit von Vertretern der Fachgesellschaft Allgemeinmedizin, der Sektion Arzneimittelinformation der Gesellschaft für Allgemeinpharmazie und der pharmazeutischen Industrie den endgültigen Wortlaut.[801] Diesen ließ das IfAR dem Hersteller zur Ausführung des Drucks zukommen.[802]

Am 1. Januar 1988 trat zudem die überarbeitete Richtlinie des IfAR zur Gestaltung des Zentralen Informationsmaterials für Ärzte und Apotheker (ZIM)[803] in Kraft.[804] Gemäß dieser wurde der Wortlaut der Packungsbeilage fortan im ZIM abgedruckt.[805] Ferner trat am 1. Januar 1990 als Gegenstück zur patientengerechten Packungsbeilage die Richtlinie des IfAR zur inhaltlichen Gestaltung von Packungsbeilagen für den Arzt[806] in Kraft. Diese betraf insbesondere Packungsbeilagen von Injektionspräparaten und Diagnostika, um für den Arzt die bei der Anwendung der Arzneimittel erforderlichen Informationen bereitzustellen.[807] Abbildung 3 gibt ihren Wortlaut wieder. Aufgrund der bald darauf folgenden Wiedervereinigung dürfte ihre Bedeutung in der Praxis allerdings eingeschränkt gewesen sein.

Mit Inkrafttreten des Gesetzes zum Vertrag zwischen der Deutschen Demokratischen Republik und der Bundesrepublik Deutschland über die Herstellung der Einheit Deutschlands (Einigungsvertrag)[808] galten fortan die arzneimittelrechtlichen Bestimmungen der Bundesrepublik Deutschland.[809]

---

[801]   Vgl. C. BERGMANN / M. BÖHM / B. GÖTHE (1988/a), S. 161; A. RETZAR (2016), S. 383; sowie D. WALLUF-BLUME (1990), S. 551. Retzar und Walluf-Blume verweisen auf Bergmann, Böhm und Göthe.

[802]   Vgl. C. BERGMANN / M. BÖHM / B. GÖTHE (1988/a), S. 161; D. WALLUF-BLUME (1990), S. 551. Walluf-Blume verweist auf Bergmann, Böhm und Göthe.

[803]   Abgedruckt in den Zeitschriften *medicamentum* und *Die Pharmazeutische Industrie*. Siehe hierzu C. BERGMANN / M. BÖHM / B. GÖTHE (1988/b), S. 177–179; sowie D. WALLUF-BLUME (1990), S. 554–556.

[804]   Vgl. C. BERGMANN / M. BÖHM / B. GÖTHE (1988/b), S. 179; D. WALLUF-BLUME (1990), S. 556; sowie A. RETZAR (2016), S. 284.

[805]   Vgl. C. BERGMANN / M. BÖHM / B. GÖTHE (1988/c), S. 180; D. WALLUF-BLUME (1990), S. 553; M. BÖHM (2007/b), S. 513 und S. 515; sowie A. RETZAR (2016), S. 383, Anm. 754. Dies wurde bereits 1985 auf dem 15. Kongress der Pharmazeutischen Gesellschaft der DDR gefordert, um den Arzt bei der Patienteninformation zu unterstützen. Vgl. A. HANUSCH (1986/a), S. 68; sowie H. GÖRLT (1986), S. 653. Eine auf diese Weise stärker aufeinander abgestimmte Beratung von Arzt und Apotheker gegenüber dem Patienten sollte dessen Compliance fördern. Vgl. M. BÖHM (2007/b), S. 515.

[806]   Siehe hierzu H. GRABOW / B. GÖTHE (1990), S. 93f.

[807]   Vgl. H. GRABOW / B. GÖTHE (1990), S. 93.

[808]   Siehe hierzu GBl Teil I (1990), Nr. 64, S. 1627–1985.

[809]   Vgl. M. BÖHM (2007/a), S. 37.

Festlegungen zur Gestaltung des Inhaltes

Die Packungsbeilage für den Arzt soll die folgenden Gliederungspunkte enthalten. Sind zu einem Punkt keine Angaben zu machen, entfällt dieser.

1. Bezeichnung des Arzneimittels

Anzugeben ist der registrierte Name ohne Kürzungen. In der Regel ist aus der Bezeichnung bereits die Anwendungsform (z.B. xy-Ampullen, ggf. mit Konzentrationsangabe) erkennbar.

2. Gruppencharakteristik

Anzugeben ist die Indikations- und/oder Wirkstoffgruppe (z.B. Ulcustherapeutikum, Histamin-H2-Antagonist).

3. Zusammensetzung

Die deklarationspflichtigen Bestandteile nach Art und Menge gemäß Zulassungsbescheid sind aufzuführen. Die Sicherheit des Arzneimittels ist auszuweisen (z.B. „frei von HIV und HBV"). Bei zugelassener intrathekaler Anwendung ist Angabe „ohne Konservierungsmittel" erforderlich.
Herstellungsverfahren werden, nur soweit sie für das Verständnis der Zusammensetzung notwendig sind, angegeben (z.B. bei Lebendimpfstoffen).

4. Pharmakologische Eigenschaften

Hier soll nur soweit, wie für die Therapie relevant, stichwortartig auf die der Wirkungsweise zugrunde liegenden Mechanismen, auf das Wirkungsspektrum, auf die Stellung im Sortiment analog wirkender Arzneimittel sowie auf grundsätzliche pharmakokinetische Eigenschaften hingewiesen werden.

5. Anwendungsgebiete

Es sind die in der DDR zugelassenen Indikationen anzugeben.

6. Kontraindikationen

Alle bekannten absoluten und relativen Kontraindikationen sind aufzuführen.

7. Anwendung und Dosierung

Es sind anzugeben
– soweit erforderlich, Vorbereitung des Arzneimittels zur Anwendung (z.B. Herstellung der gebrauchsfertigen Zubereitung, Infusionslösung, Angabe des Lösungs- bzw. Verdünnungsmittels)
– empfohlene Dosierung mit Einzel- und Tagesgaben unter Berücksichtigung von Alter, Geschlecht, Körpermasse, Indikation, gestörter Organfunktion (z.B. Nierenfunktionsstörung)
– Anwendungsart (z.B. iv., am liegenden Patienten)
– Anwendungsdauer (z.B. Kurzzeitinfusion 30 min).

8. Hinweise

Die bei der Zulassung festgelegten Anwendungsbeschränkungen (z.B. betreffend Fahrtauglichkeit, Anwendung in Schwangerschaft und Stillperiode) sowie sonstige im Zusammenhang mit der Anwendung zu beachtende Festlegungen (z.B. cave iv., Karenz zu anderen Arzneimitteln) sind aufzuführen.

9. Nebenwirkungen

Es sind die beim bestimmungsgemäßen Gebrauch auftretenden unerwünschten Begleiterscheinungen, möglichst nach Häufigkeit und Symptomenkomplex gegliedert, aufzuführen sowie ggf. Empfehlungen zur Prophylaxe und Therapie zu geben.

10. Wechselwirkungen

Hier sind Angaben zu klinisch bedeutsamen Wechselwirkungen mit anderen Arzneimitteln zu bringen (Verstärkung oder Abschwächung, Verlängerung oder Verkürzung der Wirkung). Außerdem werden Wechselwirkungen mit anderen therapeutischen und labordiagnostischen Maßnahmen sowie mit Nahrungs- und Genußmitteln genannt.

11. Inkompatibilitäten

Die wichtigsten pharmazeutischen Inkompatibilitäten werden angegeben und Alternativen aufgezeigt: falls bereits im Abschnitt „Anwendung" eindeutige Angaben erfolgten (z.B. bezüglich Bereitung einer Mischinfusion) Verweis.

12. Intoxikationen und Gegenmaßnahmen

Sofortmaßnahmen bei versehentlicher Überdosierung und Antidota werden aufgeführt.

13. Verwendbarkeitsdauer, Aufbewahrungsvorschriften

Es erfolgen Angaben gemäß Festlegungen bei der Zulassung.

14. Aufbewahrung der Zubereitung

Bedingungen für die Aufbewahrung der Anbrüche in Mehrdosenbehältern werden genannt.

15. Handelsformen

Packungsgrößen und ggf. Preise werden aufgeführt.

16. Hersteller

Firmenkurzbezeichnung und Land werden benannt.

Technische Hinweise
Format: A6 bis A7 o.ä.
Umfang: 2seitig bis 4seitig
Druck: einfarbig schwarz
Textgestaltung: Schrift Helvetica
Grundschrift: mindestens 8 p mager
Überschriften und deklarationspflichtige Hinweise: mindestens 8 p halbfett
Titelzeile: mindestens 10 p bis 12 p halbfett.

Abb. 3:   Richtlinie des IfAR zur Gestaltung von Packungsbeilagen für Ärzte 1990[810]

---

[810] H. GRABOW / B. GÖTHE (1990), S. 94.

4.3.2 Heilmittelwerberechtliche Bestimmungen

Die vor der Gründung der DDR gültigen Länderarzneimittelgesetze enthielten jeweils eine Ermächtigung zum Erlass verschiedener Vorschriften, darunter auch solche über die Werbung für Arzneimittel.[811] Die Anordnung über die Regelung und Überwachung des Verkehrs mit Arzneimitteln vom 5. Oktober 1949[812] beauftragte die Hauptverwaltung Gesundheitswesen damit, Grundsätze und Richtlinien für eine einheitliche Gestaltung und Planung des Arzneimittelwesens unter Hinzuziehung des Zentralen Gutachterausschusses aufzustellen, und ermächtigte sie dazu, die für die Durchführung der Anordnung erforderlichen Rechts- und Verwaltungsvorschriften zu erlassen und die in den Ländern notwendigen Maßnahmen für die Koordinierung der Arzneimittelgesetzgebung durchzuführen.[813] In einem Entwurf für eine ‚Werbeordnung‘ von 1958 hatte das Ministerium für Gesundheitswesen (MfGe) ein Verbot der Arzneimittelwerbung gegenüber Laien vorgesehen, um u. a. die Verbraucher vor irreführenden Angaben über die Anwendung von Arzneimitteln zu schützen und einen bedarfsfördernden Effekt zu verhindern. Die Arzneimittelinformationen sollten stets wissenschaftlich ausgerichtet sein.[814] Gerhard Marawske (1910–1974)[815], späterer Schriftleiter der Zeitschrift *medicamentum*,[816] berichtete bereits Anfang der 1950er-Jahre über eine vom Austausch mit dem MfGe abgeleitete, mögliche Regelung der Arzneimittelwerbung. Auch danach sollte Arzneimittelwerbung als wissenschaftliche, auf Fachkreise beschränkte Information der Wissensvermittlung dienen. Die Öffentlichkeit war über Leistungen der Arzneimittelhersteller, die verbesserte Versorgung mit Arzneimitteln sowie medizinische und sozialhygienische Krankheitsprävention aufzuklären. Dabei durften allerdings keine Fern- oder Selbstbehandlungen empfohlen, keine falschen Angaben über die Zusammensetzung der Arzneimittel gemacht und keine über den wirklichen therapeutischen Wert hinausgehenden Wirkungen versprochen werden.[817] Jedoch war keine der auf Grundla-

---

[811] Vgl. REGIERUNGSBLATT FÜR MECKLENBURG (1947/a), Nr. 15, S. 138; GESETZ- UND VERORDNUNGSBLATT LAND SACHSEN (1948/a), Nr. 7, S. 137; REGIERUNGSBLATT FÜR DAS LAND THÜRINGEN Teil I (1948), Nr. 10, S. 73; GESETZBLATT DES LANDES SACHSEN-ANHALT Teil I (1948), Nr. 15, S. 84; sowie GESETZ- UND VERORDNUNGSBLATT DES LANDES BRANDENBURG Teil I (1948), Nr. 8, S. 22. Ausführlicher zu den Länderarzneimittelgesetzen siehe Kapitel 4.3.1.1.

[812] Siehe hierzu ZVBl Teil I (1949), Nr. 89, S. 766f.

[813] Vgl. ZVBl Teil I (1949), Nr. 89, S. 766f. Zu der Anordnung ausführlicher in den Kapiteln 4.3.1.1 und 4.3.1.2.

[814] Vgl. A. RETZAR (2016), S. 256. Insbesondere private Betriebe warben noch rege für ihre Produkte. Vgl. A. RETZAR (2016), S. 256.

[815] Vgl. N. N. (1974/k), S. 216; sowie A. RETZAR (2016), S. 381. Auch zu Marawske siehe N. N. (1970), S. 98f. Retzar verweist auf beide Quellen.

[816] Vgl. A. RETZAR (2016), S. 381.

[817] Vgl. G. MARAWSKE (1952), S. 389f. Diese Regelungen spiegelten teilweise die in der Fachpresse überwiegend diskutierten Kritikpunkte an Beipackzetteln wider. Siehe hierzu Kapitel 8.1 und 8.2. Über den Stellenwert der Arzneimittelwerbung wurde zuvor auch in der Fachpresse diskutiert. Marawske befürwortete diese grundsätzlich, forderte dabei allerdings inhaltlich eine wissenschaftliche Information ohne kommerziellen Charakter, die, insbesondere für rezeptpflichtige Arzneimittel, ausschließlich an Ärzte und Apotheker und nicht an

ge der Anordnung von 1949 erlassenen Durchführungsbestimmungen (DB) explizit der Arzneimittelwerbung gewidmet. Allein die 14. DB vom 26. November 1959 über Gesundheitspflegemittel[818] regelte in § 6 auch die Werbung für eben diese.[819]

In einem Beitrag in der Fachzeitschrift *Pharmazeutische Praxis* von 1959 kritisierte der Apotheker Siegfried Tölke (1920–1993)[820] aus Burgstädt das Fehlen heilmittelwerberechtlicher Bestimmungen.[821] Er attestierte den Werbemaßnahmen der pharmazeutischen Industrie, sich über den Arzt hinaus an den Patienten gerichtet zu haben, sodass „abgesehen von der seriösen pharmazeutischen Industrie, die derartige Werbemethoden aus fachlichen Gründen ablehnte, die Werbung bei Laien [entstand]."[822] Zugleich schlug er ein umfängliches Laienwerbungsverbot vor, das im Detail auch die Reduktion der Kennzeichnung von rezeptpflichtigen Arzneifertigwaren vorsah. Demnach sollten die nach der Anordnung über die Regelung und Überwachung des Verkehrs mit Arzneimitteln gestatteten ‚weiteren Angaben‘, insbesondere das Anwendungsgebiet und die Dosierung, eingeschränkt werden, um eine Aufklärung der Patienten und damit einhergehende Steigerungen des Verbrauchs der Arzneimittel zu verhindern. Den Verkaufspreis und die Anwendungsart aufzuführen, hielt er indes für richtig. Bei apothekenpflichtigen, nicht rezeptpflichtigen Arzneifertigwaren sah Tölke hingegen die Dosierungsangabe und die des Anwendungsgebiets, dann aber in einfacher Sprache, unkritisch.[823] Ferner „[gehörten] Erörterungen über Nebenwirkungen, die Injektionstechnik usw. [...] nicht zur Kenntnisnahme des Patienten, sondern vornehmlich nur in die Hand des Arztes."[824]

Laien zu richten war. Vgl. G. MARAWSKE (1951), S. 298–301; sowie G. MARAWSKE (1952), S. 388–390.

[818] Siehe hierzu GBl Teil I (1959), Nr. 71, S. 915–917.

[819] Ausführlicher zu den DB und dem Abschnitt zur Werbung und Kennzeichnung von Gesundheitspflegemitteln aus der 14. DB siehe Kapitel 4.3.1.2.

[820] Vgl. Persönliche Mitteilung G. HOLLIEN, 15. März 2021. Siegfried Tölke wurde am 22. Juli 1920 in Chemnitz als Sohn eines Beamten geboren. Er besuchte das Staatsgymnasium in Chemnitz und studierte anschließend Pharmazie. Nachdem er zwischenzeitlich zur Kriegsmarine einberufen worden war, begann er seine berufliche Laufbahn Mitte der 1950er-Jahre als Apothekenleiter der Adler-Apotheke in Burgstädt. Tölke zeigte sich u. a. bei der Arzneimittelversorgung, der Ausbildung von Apotheker-Lehrlingen und als Dozent eines Arzthelfer-Lehrgangs sehr engagiert, wofür ihm 1956 die Medaille für ausgezeichnete Leistungen verliehen wurde. 1962 erhielt er für seine besonderen Verdienste im Gesundheitsschutz die Hufeland-Medaille in Silber und veröffentlichte das Buch *Arbeitsschutz und Unfallverhütung im Apothekenwesen*. Zu seinem Werk siehe S. TÖLKE (1962). 1965 wurde er zum Pharmazierat und 1968 zum Oberpharmazierat ernannt. Zwischenzeitlich, ab 1966, hatte Tölke die Stelle als Bezirksapotheker in Schwerin übernommen. Zudem war er in der Gruppe Scheele-Gesellschaft der Pharmazeutischen Gesellschaft der DDR aktiv. Anfang Oktober 1993 verstarb Tölke. Vgl. Persönliche Mitteilung G. HOLLIEN, 15. März 2021; sowie Privatarchiv Gabriele Hollien. Persönliche Unterlagen und Auszeichnungen von Siegfried Tölke.

[821] Vgl. S. TÖLKE (1959/b), S. 75f.

[822] S. TÖLKE (1959/b), S. 75f.

[823] Vgl. S. TÖLKE (1959/b), S. 76f. Zu den von Tölke beschriebenen Auswirkungen der Laienwerbung und Kennzeichnung auf den Patienten siehe Kapitel 8.1. Zu den Kennzeichnungsvorschriften nach der genannten Anordnung siehe Kapitel 4.3.1.2.

[824] S. TÖLKE (1959/b), S. 77.

In der Konsequenz sollten „alle Beilagen zu den Arzneifertigwaren, ob rezeptpflichtig oder nicht, [weg]fallen"[825].

Nichtsdestotrotz besaß für Arzneimittel die Polizeiverordnung über die Werbung auf dem Gebiete des Heilwesens vom 29. September 1941[826] weiterhin Gültigkeit,[827] die erst mit Inkrafttreten des Gesetzes über den Verkehr mit Arzneimitteln vom 5. Mai 1964[828] am 1. Juni 1964 für dessen Geltungsbereich außer Kraft trat.[829] Demzufolge schloss der Normgeber diese Lücke nicht mit einem eigenständigen Gesetz, sondern mit dem Arzneimittelgesetz (AMG) 1964, das in § 27 die wissenschaftliche Arzneimittelinformation und zugleich ein Verbot der Laienwerbung für Arzneimittel festlegte.[830] Auch in den nachfolgenden Jahren wurde keine speziell auf den Bereich der Arzneimittelwerbung zugeschnittene Vorschrift erlassen, vielmehr bestätigte das Gesetz über den Verkehr mit Arzneimitteln vom 27. November 1986[831] in § 16 das bestehende Verbot der Laienwerbung für Arzneimittel. Zugleich erweiterte das AMG 1986 jedoch den Adressatenkreis der wissenschaftlichen Arzneimittelinformation um den Patienten.[832]

4.4 **Diskussion**

Für die Betrachtung der rechtlichen Rahmenbedingungen zur Gestaltung von Packungsbeilagen boten Arbeiten, die sich mit arzneimittel-, heilmittelwerbe- und wettbewerbsrechtlichen Bestimmungen sowie solchen angrenzender Rechtsgebiete zu den jeweiligen Zeitabschnitten befassten, eine Grundlage zur Erstellung der für unsere Untersuchung relevanten Übersicht.

Arzneimittelrechtliche Vorschriften im Deutschen Reich untersuchten in diesem Zusammenhang im Wesentlichen Stapel, Rotthege, Murswieck, Schlick und Kirk,[833] heil-

---

[825] S. TÖLKE (1959/b), S. 77.

[826] Siehe hierzu RGBl Teil I (1941), Nr. 109, S. 587–590. Ausführlicher zur Polizeiverordnung über die Werbung auf dem Gebiete des Heilwesens siehe Kapitel 4.1.2.

[827] Vgl. MINISTERIUM FÜR GESUNDHEITSWESEN (1952), Nr. 3, S. 103. Bis zur Veröffentlichung der Entscheidung des MfGe war dieser Umstand den Aussagen Marawskes folgend allerdings gemeinhin nicht angenommen worden. Vgl. G. MARAWSKE (1952), S. 391. Die Gültigkeit umfasste nur Bestimmungen der Polizeiverordnung, die kein nationalsozialistisches Gedankengut beinhalteten und die nicht bereits durch neue Regelungen abgelösten worden waren. Vgl. MINISTERIUM FÜR GESUNDHEITSWESEN (1952), Nr. 3, S. 103.

[828] Siehe hierzu GBl Teil I (1964), Nr. 7, S. 101–111.

[829] Vgl. GBl Teil I (1964), Nr. 7, S. 106 und S. 111. Der Geltungsbereich betraf Arzneimittel, den Arzneimitteln gleichgestellte Stoffe und Zubereitungen sowie Gesundheitspflegemittel. Für den Bereich der medizinischen Betreuung bleib die Polizeiverordnung in Kraft. Vgl. J. RICHTER / H.-G. KEUNE (1972), S. 243.

[830] Ausführlicher dazu und zum AMG von 1964 im Ganzen siehe Kapitel 4.3.1.3.

[831] Siehe hierzu GBl Teil I (1986), Nr. 37, S. 473–479.

[832] Ausführlicher dazu und zum AMG von 1986 im Ganzen siehe Kapitel 4.3.1.4.

[833] Siehe hierzu U. STAPEL (1988); K. M. ROTTHEGE (2011); A. MURSWIECK (1983), S. 267 bis 289; C. SCHLICK (2008), S. 22–53, S. 217–243 und S. 304–311; sowie B. KIRK (1999), S. 20–34. Auf die Studie von Henig zur Geschichte des Pockenimpfstoffs in Deutschland

mittel- und wettbewerbsrechtliche Vorschriften analysierte Lill in ihrer Dissertation zur pharmazeutisch-industriellen Werbung in der ersten Hälfte des 20. Jahrhunderts.[834] Einen Gesetzeskommentar mit einem eingehenden historischen Abschnitt bot ferner Doepner.[835] Von diesen Werken ausgehend, die Packungsbeilagen jedoch allenfalls einen kurzen Abschnitt widmeten, konnten wir erstmals eine ausführliche Darstellung der rechtlichen Rahmenbedingungen für die Gestaltung von Gebrauchsanweisungen im Deutschen Reich vorlegen. Dabei bestätigten wir die Darstellungen der vorgenannten Autoren zu Aspekten bezüglich Packungsbeilagen. Anhand unserer Recherchearbeit vermochten wir allerdings, einige Feinheiten zu korrigieren. Dazu zählten bspw. das bei Lill und Hornung angegebene Verkündungsdatum der Polizeiverordnung über Barbitursäureabkömmlinge und weitere Punkte, die indes nicht im Zusammenhang mit Erkenntnissen zu Gebrauchsanweisungen aus dem Deutschen Reich standen.

Wie unsere Untersuchung erstmals zeigt, griff das Reichsministerium des Innern den Gedanken der Regelung von Gebrauchsanweisungen von für Patienten bestimmten Arzneien bereits in einem Rundschreiben 1926 auf, das einen Fragenkatalog enthielt, der Meinungen über eine Spezialitätenverordnung als Ausführungsbestimmung zu einem geplanten Mantelgesetz über den Verkehr mit Arzneimitteln einholte. Die Stellungnahmen dazu fielen jedoch sehr unterschiedlich aus. So forderte der Deutsche Apotheker-Verein ein Verbot der Beifügung von Anpreisungen und Heilanzeigen, während kurze Gebrauchsanweisungen erlaubt sein sollten. Die pharmazeutische Industrie lehnte indes jegliche Bestimmungen zu Gebrauchsanweisungen ab. Gleiches galt für einen Teil der Verbände der chemisch-pharmazeutischen Industrie.

Ferner stellten wir fest, dass mit der Polizeiverordnung über Barbitursäureabkömmlinge eine erste Vorschrift, die inhaltliche Vorgaben für Gebrauchsanweisungen machte, im April 1940 in Kraft trat. Nach § 4 der Verordnung mussten Barbitursäureabkömmlinge in Arzneifertigwaren u. a. auch auf der Gebrauchsanweisung als solche durch Angabe ihrer Bezeichnung gekennzeichnet werden.[836] Sie erlangte damit für diese Arbeit besondere Bedeutung.

Belegen konnten wir darüber hinaus, dass Gebrauchsanweisungen schon Ende des 19. Jahrhunderts eine wesentliche Bedeutung im Rahmen von gerichtlichen Entscheidungen über einen möglichen Heilmittelcharakter medizinischer Präparate zukam. Da-

---

soll an dieser Stelle nur kurz verwiesen werden, da für den Arzt bestimmte Gebrauchsanweisungen, bspw. von Injektionspräparaten, kein primärer Untersuchungsgegenstand der vorliegenden Arbeit waren. Siehe hierzu E.-M. HENIG (1997). Solche Exemplare aus dem Deutschen Reich stellen eine frühe Form der heutigen Fachinformation dar, für die mitunter, wie im Fall der Gebrauchsanweisung für Tierlymphe, der Wortlaut bereits Ende des 19. Jahrhunderts vorgegeben wurde. Siehe hierzu Kapitel 6.3.6.

[834] Siehe hierzu U. LILL (1990).

[835] Siehe hierzu U. DOEPNER (1980), S. 9–34.

[836] Auch Schlick stellte die Verordnung vor, ohne jedoch die für unsere Analyse entscheidenden Inhalte zu den Kennzeichnungsvorgaben zu erwähnen. Vgl. C. SCHLICK (2008), S. 238.

mit trugen sie auf Grundlage der Kaiserlichen Verordnung bereits früher als bei Stapel beschrieben zur Festlegung des Vertriebsweges von Arzneien bei.[837]

Den Ergebnissen unserer Studie zufolge war eine Einordnung der Gebrauchsanweisung als Werbemittel und die damit verbundene Anwendbarkeit heilmittelwerberechtlicher Bestimmungen hingegen eine schon im Deutschen Reich diskutierte Fragestellung. Lill beschrieb zwar werbliche Möglichkeiten von Packungsbeilagen, aber ließ eine entsprechende Erörterung ihres rechtlichen Status weitgehend offen.[838] In diesem Zusammenhang zitierte sie in einer Anmerkung die damals erstellte Dissertation von Scholtz, der Gebrauchsanweisungen mit Inhalten, die über eine sachliche Aufklärung der Anwendung einer Arznei hinausgingen, als Werbemittel einstufte, und verwies auf einen Aufsatz von Jonas.[839] Dabei ergab unsere Prüfung, dass Scholtz bereits auf Jonas verweist, der wiederum eine ausführliche Abwägung der rechtlichen Einordnung der Gebrauchsanweisung als Werbemittel sowie der daraus resultierenden Folgen lieferte. Zunächst attestierte Jonas den Gebrauchsanweisungen pharmazeutischer Präparate eine besondere Stellung. Diese enthielten nämlich über die sachlichen Anwendungshinweise hinaus i. d. R. auch werbliche Inhalte, die ohne Weiteres eine Einordnung als Werbemittel rechtfertigten. Mit Blick auf die Bestimmungen der 17. Bekanntmachung des Werberats hätte dies jedoch ein Verbot zur Beilage von Gebrauchsanweisungen für alle Präparate bedeutet, die dem Laienwerbungsverbot unterlagen, was angesichts möglicher Folgen für die Arzneimittelanwendung deutlich gegen eine strikte Einordnung der Gebrauchsanweisung als Werbemittel sprach. Auf der anderen Seite hätte eine Nichtbeachtung der Gebrauchsanweisung als Werbemittel ebenfalls nicht zufriedenstellend die Anwendbarkeit der Heilmittel-Bekanntmachung verhindert und damit zu einer freien werblichen Verwendung von Gebrauchsanweisungen durch die Hersteller geführt. Insgesamt zog Jonas daher ein differenzierteres Fazit und betrachtete alle Gebrauchsanweisungen, die über sachliche, zum korrekten Gebrauch der Arznei notwendige Angaben hinausgingen, als werbend. Dabei ordnete er bestimmte Angaben, wie die Einnahmevorschrift und Indikation sowie den Namen der Herstellerfirma und des Mittels zusammen mit dem Warenzeichen als noch nicht werblich ein. Eine Beschreibung der Wirkungsweise, die Wiedergabe erfolgsversprechender Erfahrungen oder Angaben zur Güte des Mittels gingen nach Jonas hingegen darüber hinaus, der damit die Abgrenzung zwischen werblichen und informativen Inhalten in Gebrauchsanweisungen vornahm. Je nach Präparat ergaben sich daher drei verschiedene Szenarien: Präparate, die nicht dem Laienwerbungsverbot unterlagen, durften unter Beachtung der üblichen heilmittelwerberechtlichen Vorgaben beworben werden. Für Präparate, deren Bewerbung auf Fachkreise beschränkt war, musste der Hersteller die Angaben auf die zur richtigen Anwendung erforderlichen reduzieren. Einen Sonderfall stellten Präparate dar, die für verschiedene Krankheiten indiziert waren, von denen nur ein Teil unter das Werbeverbot der Heilmittel-Bekanntmachung fiel. Hier konnten schon die sachlichen Angaben durch

---

[837] Vgl. U. STAPEL (1988), S. 77.

[838] Vgl. U. LILL (1990), S. 137–140. Dazu vgl. auch Kapitel 6.5.

[839] Vgl. U. LILL (1990), S. 137, Anm. 730. Zu den genannten Beiträgen siehe K. H. JONAS (1941), S. 153–156; sowie H. D. SCHOLTZ (1943), S. 136.

wiederholte Lektüre einen werbenden Charakter entfalten. Daher sollten Hersteller entweder auf die an sich für ausgewählte Indikationen zulässige Laienwerbung verzichten und dem Präparat stattdessen eine auf die zur Anwendung benötigten Informationen reduzierte Gebrauchsanweisung beifügen oder die dem Werbeverbot unterliegenden Indikationen in der Gebrauchsanweisung auslassen.[840]

Die arzneimittelrechtliche Gesetzgebung der Bundesrepublik Deutschland analysierten Stapel, Rotthege, Murswieck und Kirk.[841] Sie ließen allerdings die Ländergesetzgebung im Zeitraum vor Inkrafttreten des Arzneimittelgesetzes (AMG) von 1961 überwiegend unberücksichtigt. Wie unsere Studie erstmals zeigt, lag im Saarland, das einen Großteil der Arzneien aus Frankreich importierte, eine besondere Situation vor, die zur Folge hatte, dass im Rahmen eines 1954 diskutierten Entwurfs für ein Länderarzneimittelgesetz eine Regelung zur Debatte stand, für Packungsbeilagen die deutsche Sprache festzulegen. Weiterhin konnten wir nachweisen, dass die Polizeiverordnung über Barbitursäureabkömmlinge, die Ende November 1959 außer Kraft trat, in verschiedenen Nachfolgeregelungen der Länder aufgegangen war. Unsere Untersuchung ergab, dass dabei indes nur Berlin die zuvor statuierte Deklarationspflicht der Barbitursäureabkömmlinge auf Gebrauchsanweisungen übernahm. In den übrigen Ländern entfiel sie, was Hersteller unmittelbar nutzten, um die Wirkstoffklasse hinter einer chemisch wissenschaftlichen Nomenklatur zu verstecken. Ferner konnten wir erstmals nachweisen, dass Bremen bereits 1959 auf Packungsbeilagen als Informationsmittel vertraute. Dies geht aus dem dort verabschiedeten Gesetz über die Abgabe verschreibungspflichtiger Arzneimittel hervor. Dieses erlaubte die Abgabe auch ohne die ansonsten für Arzneimittel zum inneren Gebrauch vorgeschriebene Gebrauchsanweisung auf dem ärztlichen Rezept, falls auf oder in der Packung eine entsprechende Gebrauchsanweisung vorlag. In dem Fall konnte zusätzlich die Übertragung der Gebrauchsanweisung von dem Rezept auf die Arznei entfallen. Im Saarland erging Anfang der 1960er-Jahre eine ähnlich lautende Verordnung. Gleiches galt für Bayern, das jedoch die Abgabe ohne Gebrauchsanweisung auf dem Rezept zusätzlich erleichterte. Demnach genügte es auch, dass der Überbringer der Ordination ausreichend über die Einnahme informiert war oder vom Apotheker ausreichend informiert werden konnte, was die Bedeutung einer Packungsbeilage für den Abgabeprozess im Vergleich zu der vorübergehenden Situation in Bremen schmälerte.

Überdies konnten wir Ausführungen zur Bedeutung der Gebrauchsanweisung aus dem Spalt-Tabletten®-Urteil für die Beurteilung des objektiven Heilzwecks eines Präparats, der aufgrund der Kaiserlichen Verordnung weiterhin über mögliche Vertriebswege entschied, den auf eine kurze Erwähnung beschränkten Angaben von Stapel ergänzen.[842] Wie für das Deutsche Reich von uns nachgewiesen, bedeutete dies eine konsequente Fortsetzung der Zuhilfenahme von Gebrauchsanweisungen für die Urteilsfindung.

Im Hinblick auf das bundesdeutsche AMG von 1961 und von 1976 konnten wir auf Packungsbeilagen bezogene Aspekte bestätigen, teilweise deutlicher herausarbeiten und insofern die genannten übergeordneten Quellen auch ergänzen und korrigieren. Als Ergänzung hervorzuheben sind die auf Grundlage des AMG 1961 erlassene Verordnung über die Zulassung von Arzneimitteln, die mit ionisierenden Strahlen behandelt worden sind oder die radioaktive Stoffen enthalten, die auf Packungsbeilagen als Hilfsmittel zur Informationsvermittlung hinwies, sowie der 1965 hinzugefügte § 38a und die dazu erlassene Verordnung über die Bestimmung von Stoffen oder Zubereitungen aus Stoffen nach § 38a des Arzneimittelgesetzes, die für eine Auswahl analgetischer, hypnotischer und appetithemmender Wirkstoffe in Arzneimitteln einen Warnhinweis zur Anwendungsdauer und Höhe der Dosierung auf den Behältnissen, äußeren Umhüllungen und Packungsbeilagen forderte.[843] Des Weiteren konnten wir Hertzsch dahingehend ergänzen, dass die Auflagenbefugnis für Landesbehörden nach § 42, Warnhinweise auf Behältnissen, Umhüllungen und in Packungsbeilagen anzuordnen, falls eine Schädigung bestimmter Anwendergruppen auch bei bestimmungsgemäßem Gebrauch möglich war, erst mit dem zweiten Änderungsgesetz 1964 Eingang in das AMG 1961 fand.[844] Ferner vermochten wir Stapel hinsichtlich der regulatorischen Anforderungen an die Änderung von Packungsbeilagen nach erfolgter Registrierung einer Arzneispezialität gemäß AMG 1961 zu korrigieren. Bezugnehmend auf Höpker übernahm sie die Ansicht, Packungsbeilagen dürften in jedem Fall ohne Anzeige bei der Bundesoberbehörde angepasst werden.[845] Unseren Analysen zufolge musste indes eine Anzeige beim Bundesgesundheitsamt (BGA) erfolgen, sofern der generellen Anzeigepflicht unterliegende Angaben, wie der Herstellername, die Indikationen und Kontraindikationen, die Gebrauchsanweisung und die Packungsgröße, in der Gebrauchsinformation geändert wurden. „Daß die Packungsbeilage auch Warnhinweise und Gegenanzeigen enthalten muß[te], sofern dies aus Gründen der Sicherheit erforderlich [war]"[846], wie Stapel mit Bezug auf Grillmaier für das Jahr 1969 beschreibt, können wir nicht bestätigen. Die gesetzlichen Vorschriften lieferten keine Grundlage, dass das BGA Warnhinweise und Kontraindikationen während des Registrierungsverfahrens festlegte, wie Grillmaier dazu ausführte.[847]

Von unserer Analyse des AMG 1976 sind die ausführlicheren Darstellungen der Anforderungen an Packungsbeilagen nach § 11 in seiner ursprünglichen Fassung sowie der mit den nachfolgenden AMG-Novellen im Untersuchungszeitraum bis 1990 eingeführten Anpassungen hervorzuheben, die insofern Stapel, Hertzsch, Lang und Schuldt je-

---

[843] Berold und Müller-Jahncke beschreiben die Verordnung allein bezüglich Aminophenazon enthaltender Analgetika und sind hinsichtlich des Beginns ihrer Gültigkeit zu korrigieren, der nicht 1973, sondern 1974 war. Vgl. R. BEROLD / W.-D. MÜLLER-JAHNCKE (1999), S. 44.

[844] Vgl. C. HERTZSCH (2010), S. 30.

[845] Vgl. J. HÖPKER (1961), S. 2050; sowie U. STAPEL (1988), S. 144f.

[846] U. STAPEL (1988), S. 176, Anm. 2. Vgl. dazu auch J. B. GRILLMAIER (1968 / 69), S. 325.

[847] Vgl. J. B. GRILLMAIER (1968 / 69), S. 324f. Diese Aussage stichhaltig zu widerlegen, erfordert jedoch eine Betrachtung der tatsächlichen Registrierungspraxis des BGA Ende der 1960er-Jahre. Dies überstieg den Rahmen dieser Arbeit.

weils in unterschiedlichen Punkten ergänzten.[848] Zudem konnten wir zeigen, wie der Aspekt der Allgemeinverständlichkeit mit den betrachteten AMG-Novellen Eingang in die gesetzlichen Vorschriften fand, wobei wir Nink und Schröder, Greif sowie Leunikava korrigieren konnten, die diesen Aspekt fälschlicherweise bereits für die 1978 in Kraft getretene Fassung des AMG beschreiben,[849] und vermochten die Regelungen zur Packungsbeilage fiktiv zugelassener Altarzneimittel während der Übergangsfrist des AMG 1976 gegenüber Stapel und Schuldt ausführlicher zu beschreiben.[850] So verkündete das BGA bspw., dass es außerhalb des Prozesses der Nachzulassung, also falls kein Antrag auf Verlängerung der Zulassung gestellt wurde, kapazitätsbedingt nicht zu realisieren war, vorgelegte Gebrauchsanweisungen fiktiv zugelassener Arzneimittel auf Richtigkeit und Vollständigkeit zu prüfen, und dass pharmazeutische Unternehmer, die die fehlende Abstimmung mit dem BGA als solche kennzeichnen sollten, die Verantwortung für freiwillig erstellte Gebrauchsinformationen trugen.

Bezüglich der heilmittelwerberechtlichen Vorschriften in der BRD konnten wir erstmals die Anwendbarkeit des Heilmittelwerbegesetzes (HWG) von 1965 bzw. 1978 auf Packungsbeilagen erläutern. Wie unsere Studie ergab, glich die zu der Zeit überwiegend vertretene Meinung im Grundsatz der bereits von Jonas im Deutschen Reich geäußerten Ansicht, dass sachliche, für die Anwendung eines Arzneimittels wichtige Informationen in Gebrauchsanweisungen keine Werbung darstellten, während darüber hinausgehende Inhalte zur Absatzförderung sowie Angaben zu anderen Arzneimitteln als Werbung galten. Eine generelle Einordnung der Packungsbeilage als Werbung hätte ansonsten aufgrund der Laienwerbungsverbote, bspw. für verschreibungspflichtige Arzneimittel, ihren Wegfall für diese Präparate bedeutet. Andererseits hätte eine vollständige Ausklammerung des Beipackzettels als Werbemittel die Anwendbarkeit des HWG in jedem Fall verhindert. Im Vergleich zu den Umständen bei Jonas bot nunmehr jedoch das jeweils gültige AMG einen Maßstab für die Orientierung, ob bestimmte Informationen sachlich der Anwendung eines Arzneimittels dienten und damit als nicht werblich anzusehen waren. Dafür zog man zunächst die nach den §§ 9 und 21 AMG 1961 geforderten Pflichtangaben heran und, mit Blick auf spätere Fassungen des AMG 1961, mitunter auch die nach § 38a vorgeschriebenen Warnhinweise einschließlich solcher evtl. nach § 42 behördlich angeordneter. Wenngleich also das AMG 1961 keine Vorgaben für den Inhalt von Packungsbeilagen machte, konnten für die Beurteilung, ob eine Packungsbeilage im Einzelfall Werbung darstellte, die Vorschriften über die Kennzeichnung und Registrierungsunterlagen als Orientierung herangezogen werden. Mit Inkrafttreten des AMG von 1976 übertrug sich die Ansicht auf den der Gebrauchsinformation gewidmeten § 11, aber auch auf die §§ 10 und 12. Ferner sollte dies auch für die Anga-

---

[848] Vgl. U. STAPEL (1988), S. 373–375; C. HERTZSCH (2010), S. 31f.; N. K. LANG (1996), S. 10–14; sowie J. SCHULDT (1992), S. 6–9. Dabei beschrieben Hertzsch, Lang und Schuldt in kurzen Abschnitten speziell die Vorgaben nach § 11 zu Gebrauchsinformationen.

[849] Vgl. K. NINK / H. SCHRÖDER (2005), S. 14; D. GREIF (2009), S. 2; sowie I. LEUNIKAVA (2011), S. 20.

[850] Vgl. U. STAPEL (1988), S. 521, Anm. 4 und S. 526, Anm. 3.; sowie J. SCHULDT (1992), S. 8f.

ben der Richtlinie über Packungsinformationen des Bundesverbandes der Pharmazeutischen Industrie e. V. (BPI) gelten, die im Wesentlichen § 11 AMG 1976 gebildet hatten.

Diese Richtlinie konnten wir vollständig wiedergeben. Dabei zeigten wir erstmals, dass sie auf eine Entschließung des 75. Deutschen Ärztetages zurückging und damit die nach Auffassung der Ärzteschaft in Packungsbeilagen oder auf der Packung oder dem Behältnis anzubringenden notwendigen Angaben definierte.[851] Gemäß einer Aussage des BPI sollte die Richtlinie von den Mitgliedern zum Großteil schon vor ihrem Inkrattreten umgesetzt worden sein. Insofern konnten wir Doepner ergänzen.[852] Zusätzlich fanden wir eine Neuformulierung der Richtlinie von 1977, die jedoch aufgrund von Bedenken des Bundeskartellamts nicht in Kraft trat.

Aus den Inhalten des HWG von 1965 und von 1978 arbeiteten wir die für Packungsbeilagen relevanten Abschnitte für den Fall der Anwendbarkeit der Vorschriften heraus. Hierzu zählten insbesondere das Verbot irreführender Angaben, bspw. die Vermittlung von Wirkungen eines Arzneimittels, die es nicht besaß, in Aussicht gestellte Erfolgsgarantien der Behandlung oder die Behauptung nicht vorhandener Nebenwirkungen sowie Laienwerbungsverbote, bspw. für verschreibungspflichtige Arzneimittel und Schlafmittel. Sie wiesen deutliche Parallelen zu den bereits im Deutschen Reich mit der 17. Bekanntmachung des Werberats der Deutschen Wirtschaft bzw. der Polizeiverordnung über die Werbung auf dem Gebiete des Heilwesens gültigen Regelungen auf.

Arzneimittelrechtliche Vorschriften in der Deutschen Demokratischen Republik untersuchte Retzar in ihrer Dissertation zur Geschichte unerwünschter Arzneimittelwirkungen bereits ausführlich.[853] Zudem lieferte Richter einen Beitrag zum Institut für Arzneimittelwesen (IfAR), in dem er auch die Regelungen des Arzneimittelverkehrs betrachtete,[854] sowie Böhm einen zur Arzneimittelinformation in der DDR, der ebenfalls rechtliche Vorschriften einschloss.[855] Anhand unserer Studie konnten wir dabei die Aus-

---

[851] Zu der Entschließung des Ärztetages siehe Kapitel 7.3.1.

[852] Vgl. U. DOEPNER (2000), S. 77.

[853] Siehe hierzu A. RETZAR (2016). Retzar widmete einen kurzen Abschnitt ihrer Arbeit ausdrücklich Packungsbeilagen. Siehe hierzu A. RETZAR (2016), S. 380–390. In diesem Kapitel behandelte sie nicht nur gesetzliche Grundlagen, sondern gewährte zugleich einen Einblick in die Gestaltung und Entwicklung von Packungsbeilagen in der DDR. Zur Diskussion unserer Ergebnisse bezüglich dieses Aspekts siehe Kapitel 8.8. Weitere Inhalte, die den rechtlichen Rahmenbedingungen von Packungsbeilagen zugeordnet werden können, fanden sich zudem in anderen Abschnitten ihrer Untersuchung. Vgl. dazu bspw. A. RETZAR (2016), S. 79, S. 226 und S. 261.

[854] Siehe hierzu J. RICHTER (2007), S. 81–156. Richter befasste sich in einem kurzen Ausschnitt explizit mit Gebrauchs- und Fachinformationen. Siehe hierzu J. RICHTER (2007), S. 133–135. Zur Diskussion der in diesem Abschnitt zugleich festgehaltenen Bedeutung und Entwicklung der Packungsbeilage in der DDR siehe Kapitel 8.8.

[855] Siehe hierzu M. BÖHM (2007/b), S. 506–532. Böhm erwähnte dabei nur die Richtlinie des IfAR für die inhaltliche Gestaltung patientengerechter Packungsbeilagen. Vgl. M. BÖHM (2007/b), S. 510. Ferner verfasste er einen Beitrag zur Arzneimittelgesetzgebung in der DDR, der indes einen Überblick darstellte und nicht näher auf Gebrauchsinformationen einging. Siehe hierzu M. BÖHM (2007/a), S. 24–39.

führungen zu Packungsbeilagen von Retzar und Richter im Wesentlichen bestätigen, in einigen Teilen ergänzen und ferner wenige Detailaspekte korrigieren.

Im Rahmen einer Betrachtung der noch Ende der 1940er-Jahre verabschiedeten Länderarzneimittelgesetze konnten wir bestätigen, dass diese keine Regelungen zu Packungsbeilagen enthielten, wie Richter richtig feststellte, ohne dies jedoch weiter zu belegen.[856] Allerdings entstand mit der Verordnung über den Verkehr mit Impfstoffen, Seren und Bakteriophagen bereits im September 1951 eine erste Rechtsnorm, die Hersteller dazu verpflichtete, diesen Erzeugnissen Packungsbeilagen mit bestimmten Inhalten beizufügen, wie der Art der Anwendung, der Aufbewahrung und zu beachtenden Vorsichtsmaßnahmen. Ihre Kennzeichnungsvorschriften blieben zunächst auch mit dem AMG 1964 bestehen und wurden erst 1970 aufgehoben. Eine den Inhalt der Verordnung stattdessen weiterführende Durchführungsbestimmung zum AMG 1964 führte die Gebrauchsinformationspflicht indes nicht fort.[857]

Mit unserer Analyse konnten wir erstmals behördliche Ansichten zu Packungsbeilagen für den Zeitraum vor der Veröffentlichung der Anweisung für die Gestaltung von Packungsbeilagen für Arzneimittel durch die Vereinigung Volkseigener Betriebe (VVB) Pharmazeutische Industrie 1961 aufzeigen. So berücksichtigte der Zentrale Gutachterausschuss (ZGA) bereits Anfang der 1950er-Jahre auch die Inhalte von Packungsbeilagen bei der Bewertung von Anträgen auf Eintragung einer Arzneifertigware in das Verzeichnis und legte dabei insbesondere eine versteckte Werbung oder auch unsachliche Argumente negativ aus. Letztere dürften v. a. lange Listen von Indikationsgebieten sowie Versprechungen einer Unschädlichkeit und einer garantierten Heilwirkung gewesen sein, die sich zur Förderung der Selbstbehandlung bei Patienten eigneten. Hersteller hielt man demnach dazu an, ihre Gebrauchsanweisungen werbungsfrei und der wissenschaftlich bestätigten Wirkung ihrer Arznei entsprechend zu gestalten. Des Weiteren ergab unsere Recherche, dass das Staatliche Institut für Arzneimittelprüfung Berlin für die Deklaration, Verpackung und Lagerung von Arzneimitteln bereits in den Jahren 1957 und 1958 vorläufige Normen in Form von Richtlinien, die es im Einvernehmen mit dem Ministerium für Gesundheitswesen erarbeitet hatte und die vorwiegend auf Stellungnahmen des ZGA basierten, veröffentlichte. Zur Beurteilung des äußeren Gesamteindrucks zog das Institut auch die Inhalte von Packungsbeilagen heran. Wiederum unsachliche Angaben bspw. wirkten sich negativ auf die Bewertung aus, die dem ZGA für die Bearbeitung von Anträgen zur Eintragung in das Verzeichnis der Arzneifertigwaren zugeleitet wurde. Dieser bekräftigte in einer ordentlichen Sitzung vom März 1961, dass Beipackzettel keinen Anreiz zur Selbstbehandlung oder zur Ableitung be-

---

[856] Vgl. J. RICHTER (2007), S. 133. Im Rahmen des Verfahrens zur Eintragung in ein Verzeichnis der Arzneifertigwaren forderte zumindest Brandenburg als einziges Land, Prospekte und Packungsbeilagen dem Antrag als Anlage beizufügen, wie Retzar korrekt darstellte. Vgl. A. RETZAR (2016), S. 79.

[857] Die genannten Arzneiformen applizierte der Arzt, sodass die Packungsbeilagen an diesen gerichtet waren. Grundsätzlich sind an den Patienten adressierte Beipackzettel primärer Untersuchungsgegenstand der vorliegenden Arbeit. Die Vorschrift sollte aufgrund ihrer Bedeutung jedoch an dieser Stelle zumindest Erwähnung finden.

stimmter Diagnosen liefern sollten, und kündigte an, dies zukünftig bei Anträgen auf Eintragung in das Verzeichnis verstärkt zu berücksichtigen. Zugleich bat er die Staatlichen Institute, bereits im Verkehr befindliche Arzneifertigwaren dahingehend zu prüfen.

Die regulatorischen Ausführungen von Retzar zu Packungsbeilagen vermochten wir dahingehend zu ergänzen, dass wir die von ihr bereits in ihren wesentlichen Inhalten beschriebene Anweisung der VVB Pharmazeutische Industrie für die Gestaltung von Packungsbeilagen für Arzneimittel von 1961 im vollständigen Wortlaut wiedergaben. Zudem fügten wir eine in der gleichen Quelle festgehaltene Übergangsregelung hinzu, nach der erst neu produzierte Gebrauchsinformationen der Anweisung entsprechen mussten. Bezüglich der Zulässigkeit von Packungsbeilagen für Arzneimittel, die an den Arzt gelangten, interpretierten wir die Anweisung überdies anders als Retzar, die Beipackzettel für zulässig hielt, falls sie der Kurzorientierung des Arztes dienten.[858] Indes gingen wir von einer generellen Zulässigkeit der Beipackzettel für den Arzt aus, weil sie diesem üblicherweise als Kurzinformation nutzten und nicht an den Patienten gelangten. Weiterhin konnten wir Retzar dahingehend ergänzen, dass der ZGA in einer ordentlichen Sitzung vom Juni 1961 Herstellern die Befugnis einräumte, aufgrund von neuen wissenschaftlichen Erkenntnissen notwendige Änderungen von Indikations- und Dosierungsangaben in Beipackzetteln eigenverantwortlich vorzunehmen, wobei er jedoch an das Fortbestehen der Empfehlungen aus der Sitzung vom März 1961 erinnerte.

Das AMG von 1964 machte selbst keine direkten Vorgaben zum Inhalt von Gebrauchsinformationen. Allerdings dürfte sich das Laienwerbungsverbot vermutlich auch auf Packungsbeilagen erstreckt haben, sodass werbende Inhalte nunmehr ausdrücklich verboten waren. Packungsbeilagen wurden darüber hinaus Gütevorschriften bzw. übergeordnet Anträgen auf Eintragung in das Verzeichnis der Arzneifertigwaren beigefügt.[859] Zudem legte das Gesetz in § 27 Abs. 6 den Grundstein für die Richtlinie für die Ausarbeitung von Informationsmaterialien für Ärzte und Apotheker sowie von Packungsbeilagen vom Januar 1979. Insofern ist Richters Aussage, das AMG von 1964 erwähnte keine Packungsbeilagen, sondern nur Gebrauchsanweisungen in Form einer Dosierungsvorschrift und nur in der Hinsicht, sie auf Packungen zu drucken oder handschriftlich in ein dafür vorgesehenes Feld zu übertragen, zwar korrekt,[860] das damit vermittelte Verständnis, Packungsbeilagen wären gesetzlich auf keine Weise erfasst, ist jedoch zu korrigieren. Die genannte Richtlinie gaben wir ergänzend zu Retzar, die teilweise daraus zitierte,[861] in ihrem vollständigen Wortlaut wieder, wobei wir auf neu erschlossenes Archivmaterial zurückgriffen.

Im Zusammenhang mit der Richtlinie zur Arzneimittelinformation (Arzneimittelinformationsordnung), die im Zuge des AMG 1986 erlassen wurde, konnten wir die vom IfAR überarbeitete und ab Januar 1987 gültige Richtlinie für die inhaltliche Gestaltung patientengerechter Packungsbeilagen vollständig wiedergeben und damit Retzar, die

---

[858] Vgl. A. RETZAR (2016), S. 381.
[859] Dies geht aus der Darstellung Retzars über Anträge auf Eintragung in das Verzeichnis der Arzneifertigwaren nach dem AMG 1964 nicht hervor. Vgl. A. RETZAR (2016), S. 80–87.
[860] Vgl. J. RICHTER (2007), S. 133.
[861] Vgl. A. RETZAR (2016), S. 381f.

Passagen daraus verwendete,[862] ergänzen. Schließlich wiesen wir erstmals auf die ab Januar 1990 als Gegenstück zur patientengerechten Packungsbeilage gültige Richtlinie des IfAR zur inhaltlichen Gestaltung von Packungsbeilagen für den Arzt hin.[863]

Zu den heilmittelwerberechtlichen Vorschriften der DDR vermochten wir erstmals festzustellen, dass die Teile der Polizeiverordnung auf dem Gebiete des Heilwesens ohne nationalsozialistisches Gedankengut bis zum Inkrafttreten des AMG von 1964 weiterhin Gültigkeit behielten. Dieser Umstand war jedoch, wie unser Beispiel eines kritischen Beitrags des Apothekers Siegfried Tölke (1920–1993)[864] verdeutlichte, auch Fachkreisen mitunter nicht bewusst.

Somit konnten wir erstmals für das Deutsche Reich, die Bundesrepublik Deutschland bis 1990 und die Deutsche Demokratische Republik jeweils ausführliche Darstellungen der rechtlichen Rahmenbedingungen, die die Gestaltung von Packungsbeilagen beeinflussten, vorlegen.

---

[862] Vgl. A. RETZAR (2016), S. 383.

[863] Die Vorschrift soll wegen der bisher ausgebliebenen Beachtung genannt werden, obwohl an den Arzt adressierte Packungsbeilagen nicht primärer Untersuchungsgegenstand der vorliegenden Arbeit sind. Aufgrund ihres Erscheinungsdatums kurz vor der Wiedervereinigung dürfte ihre Relevanz jedoch gering gewesen sein.

[864] Zu einer Übersicht des Werdegangs von Siegfried Tölke siehe Kapitel 4.3.2, Anm. 820 und 8.1, Anm. 8.

5 Zur Vorgeschichte des Beipackzettels

5.1   Erste Beipackzettel

Die Datierung der Anfänge erster Beipackzettel im deutschsprachigen Raum hängt in erster Linie von der zugrunde gelegten Definition ab. Für diese Arbeit erfolgt die Eingrenzung ausgehend von der Auffassung des Beipackzettels als ein Druckerzeugnis, das einer Arznei beigefügt wurde, um dem Anwender Informationen verschiedenster Art mitzugeben. Dementsprechend stellt die Erfindung des Buchdrucks mit beweglichen Lettern durch Johannes Gutenberg (um 1400–1468)[1] Mitte des 15. Jahrhunderts als technische Möglichkeit zur Herstellung von Druckerzeugnissen die historische Voraussetzung zur Erstellung erster Beipackzettel dar.[2]

5.1.1   Einblattdrucke

Die Zeit des Übergangs vom Mittelalter zur Frühen Neuzeit, in der die Erfindung des Buchdrucks erfolgte, war in pharmazeutisch literarischer Hinsicht geprägt von der Herbarienliteratur[3] sowie der Traktat- und Konsilienliteratur.[4] Gemäß der Definition von Schmitz gehen Konsilien auf einen medizinischen Ursprung zurück und überliefern therapeutische Kenntnisse, während Traktate pharmazeutisches Wissen in komprimierter Form behandeln.[5] Der Aufbau von Traktaten orientierte sich an dem der Herbarien, wenngleich sie üblicherweise nur ein Kapitel umfassten. Ein wesentlicher Unterschied stellte ferner die Überhöhung der Wirkung von Arzneien dar. Unter Verweis auf antike Autoren als Nachweis der Autorität und des Einflusses attestierte man Arzneien in Trak-

---

[1]   Siehe hierzu S. FÜSSEL (2013).

[2]   Daher soll an dieser Stelle nicht näher auf einen Aufsatz eingegangen werden, der eine Handschrift zu einer Pestlatwerge aus dem 15. Jahrhundert als Beipackzettel bezeichnet. Die Einordnung wurde anhand des Inhalts der Handschrift getroffen, der in Teilen charakteristisch für einen heutigen Beipackzettel war. So werden eine Dosierung, die Anwendung sowie hygienische und diätetische Maßnahmen beschrieben. Vgl. T. SÄNGER / C. TENNER (1984), S. 19–28. Zumindest fraglich erscheint die Verwendung als Beipackzettel in Anbetracht der Frage, ob ein Arzneihändler im Vorfeld die Mühe auf sich nahm, einen ausführlichen Zettel für jeden einzelnen Käufer händisch anzufertigen. Zudem war die Wahrscheinlichkeit, dass der Anwender ihn lesen konnte, nicht sehr hoch. Dies würde ferner implizieren, dass Arzneihändler häufig solche Handschriften ausstellten und den Käufern aushändigten. Stattdessen könnte die Handschrift auch eine eigene Wissensquelle des Händlers gewesen sein, der die Inhalte beim Verkauf mündlich weitergab.

[3]   Für eine Übersicht der Herbarienliteratur siehe R. SCHMITZ (1998), S. 385–392. Zu dem Leben und Werk der drei Väter der Botanik, Otto Brunfels (1488–1534), Hieronymus Bock (1498–1554) und Leonhart Fuchs (1501–1566) siehe R. TILLMANN (1988), S. 174–355. Für einen kürzeren Überblick siehe auch K. MÄGDEFRAU (1992), S. 23–42. Zu einer Untersuchung des Kräuterbuchs von Bock siehe auch B. HOPPE (1969).

[4]   Vgl. R. SCHMITZ (1998), S. 400.

[5]   Vgl. R. SCHMITZ (1998), S. 400–402.

taten mitunter sogar den Charakter einer Panazee.[6] Mit der Erfindung des Buchdrucks entstand aus der Traktatliteratur ein neues Kommunikationsmedium, der Einblattdruck, der sich gegen Ende des Spätmittelalters aufgrund seiner günstigen, schnellen und einfachen Verbreitung großer Beliebtheit erfreute.[7] Die üblicherweise einseitig bedruckten Blätter stellten „später [...] die ersten Werbeträger für vorgefertigte Medikamente oder anzupreisende Therapieergebnisse [dar], die zum Erwerb des eingesetzten Mittels anregen sollten."[8] Mit Blick auf die heutige Zeit bezeichnete der Pharmaziehistoriker Rudolf Schmitz (1918–1992)[9] Beipackzettel „als ganz ferne Nachkömmlinge [der Einblattdrucke]"[10].

Einblattdrucke waren bereits Anfang des 20. Jahrhunderts und insbesondere ab den 1960er-Jahren Gegenstand verschiedener Untersuchungen, die sich mit ihren Inhalten, insbesondere ihrer Herkunft, ihrem Aufbau und ihrer Verwendung beschäftigten.[11]

1908 publizierte der Medizinhistoriker Karl Sudhoff (1853–1938)[12] den Text eines aus dem Ende des 15. Jahrhunderts stammenden und in Augsburg hergestellten Einblattdrucks zum sogenannten Magdalenenbalsam.[13] Zu dem Druckerzeugnis selbst bemerkte Sudhoff:

> „Wenn [das Blatt] wirklich selbständig in die Welt ging, was [...] recht wohl möglich, aber keineswegs sicher ist, so kann es nur als eine Art Reklamezettel aufgefaßt werden, der auf Messen und Jahrmärkten mit dem Oleum de Spica selber gleichzeitig feilgeboten wurde. [...] Derart als Allheilmittel gepriesen, wie auf diesem fliegenden Zettel, verbrämt mit dem Geruch der Heiligkeit durch den Hinweis auf das köstliche Nardenöl der Maria Magdalena, bildet das Oleum de Spica am Ende des 15. Jahrhunderts ein interessantes Belegstück zur Geschäftsreklame im Arzneibetrieb"[14].

---

[6] Vgl. R. SCHMITZ (1998), S. 401. Herbarien des Spätmittelalters wurden auch „gebündelte Traktatform" genannt. R. SCHMITZ (1998), S. 401.

[7] Vgl. R. SCHMITZ (1998), S. 401f. Der Einblattdruck entstand zunächst häufig im Zusammenhang mit der Pest. Vgl. R. SCHMITZ (1998), S. 402.

[8] R. SCHMITZ (1998), S. 402.

[9] Siehe hierzu C. FRIEDRICH / A. LÖHNERT / W.-D. MÜLLER-JAHNCKE (2018), S. 434–436; sowie C. AHLHEIM (2018), S. 4876f. Zum Wirken von Schmitz, dem Gründer und langjährigen Direktor des Instituts für Geschichte der Pharmazie in Marburg, und seiner wissenschaftlichen Schule siehe A. LÖHNERT (2022).

[10] R. SCHMITZ (1998), S. 402.

[11] Siehe hierzu bspw. K. SUDHOFF (1907 / 08), S. 388–390; K. SUDHOFF (1909 / 10), S. 397 bis 402; K. SUDHOFF (1912 / 13), S. 309–312; G. KEIL (1966), S. 113–135; sowie G. KEIL (1967), S. 302–318. Zu inhaltlichen Betrachtungen dieser Quellen siehe nachfolgend im Haupttext.

[12] Siehe hierzu D. GROSS / W. F. KÜMMEL (2016), S. 5–10.

[13] Siehe hierzu K. SUDHOFF (1907 / 08), S. 388–390. Sudhoff nannte den wirksamen Bestandteil des Magdalenenbalsams ‚Oleum de Spica'. Vgl. K. SUDHOFF (1907 / 08), S. 390. Dabei handelt es sich um das auch Speik- oder Spiköl genannte Öl von Lavandula latifolia. Vgl. HUNNIUS (2004), S. 887. Dass das Öl auf eine Lavendelart zurückzuführen ist, teilte Sudhoff mit dem Stichwort ‚Lavandula' bereits mit, ohne darauf näher einzugehen. Vgl. K. SUDHOFF (1907 / 08), S. 390.

[14] K. SUDHOFF (1907 / 08), S. 390. Maria Magdalena war eine Heilige, die Jesus die Füße salbte. Vgl. V. ZIMMERMANN (1980), S. 355, Anm. 27.

Die These, dass dieser von Sudhoff beschriebene Einblattdruck aus Zeiten der Inkunabeln der Werbung diente, unterstützte der Medizinhistoriker Henry Ernest Sigerist (1891–1957)[15], der in diesem Zusammenhang den Text eines handschriftlichen Traktats über die Distel veröffentlichte, der insbesondere im zweiten Abschnitt ähnliche Formulierungen wie der zum Magdalenenbalsam aufwies.[16] Damit konnte Sigerist zugleich die aufgekommene Kritik, nach der der Druck des Magdalenenbalsams kein Reklamezettel, sondern Bruchstück eines theologischen Drucks wäre, zurückweisen.[17]

Sudhoff publizierte 1910 im *Archiv für Geschichte der Medizin* über zwei weitere Einblattdrucke, die um 1500 entstanden waren und die er der gleichen Literaturgattung zuordnete. Der erste Druck, möglicherweise aus Nürnberg stammend und die Maße 25,8 cm x 16,9 cm besitzend, listete Wirkungen und Anwendungen von Petroleum auf. Dabei stützten sich die Ausführungen auf Empfehlungen hochangesehener Gelehrter, wie den Arzt Avicenna (980–1037)[18]. Jedoch bezogen sich die Inhalte nicht auf originale Texte dieser Mediziner. Vielmehr stammt, von der Einleitung abgesehen, die erste Hälfte des Zettels teilweise wörtlich aus dem *Hortus sanitatis*.[19] Den Ursprung des nachfolgenden Teils vermutete Sudhoff hingegen aus regionalen Rezeptbüchern.[20] Unter diesen Umständen schlussfolgerte er:

> „Daß dies Schriftstück aus einem anderen Zwecke in Druck gelegt sein sollte, als um den Verkauf des Erdöles auf Jahrmärkten oder sonst im Umherziehen zu fördern, bzw. um verkauften Quantitäten als Gebrauchsanweisung beigegeben zu werden, scheint mir nicht wahrscheinlich. Nur mit dieser Annahme gewinnt der Druck des fliegenden Blattes einen vernünftigen Sinn."[21]

Den zweiten Zettel in Form eines kleinen Einblattdrucks über Eichenmistel, der mutmaßlich in Straßburg angefertigt wurde, konnte sich Sudhoff ebenfalls „nur als Gebrauchsanweisung beim Verkauf dieses Heilstoffes [...] erklären."[22] Ähnlich des Petro-

---

[15] Siehe hierzu E. BERG-SCHORN (1978).

[16] Vgl. H. E. SIGERIST (1925), S. 239f.

[17] Vgl. H. E. SIGERIST (1925), S. 240; sowie G. KEIL (1966), S. 115f. Keil verweist auf Sigerist.

[18] Siehe hierzu R. SCHMITZ (1998), S. 236–240; sowie J. MÜLLER (2013), S. 47f.

[19] Vgl. K. SUDHOFF (1909 / 10), S. 397–400; sowie R. J. FORBES (1958), S. 103 und S. 105f. Der *Hortus sanitatis* ist eine 1491 erstmals gedruckte, zunächst lateinische Inkunabel, die Arzneien aus den drei Naturreichen behandelte. Deutsche Übersetzungen der Abschnitte über Animalia und Mineralia ergänzten 1535 die vergleichsweise knapperen Inhalte im *Gart der gesuntheit*. Vgl. J. G. MAYER (2011), S. 127f.

[20] Vgl. K. SUDHOFF (1909 / 10), S. 400.

[21] K. SUDHOFF (1909 / 10), S. 400. Ebenfalls 1910 wurden Zeilen eines Drucks aus dem 17. Jahrhundert veröffentlicht, der einer als ‚St. Katharinenöl' bezeichneten Arznei in Tirol, hinter der man Petroleum vermutete, beigegeben wurde und die „Jugend, Krafft und Würkung des edlen und gerechten Öls, so St. Katharinenöl genannt wird" beschrieb. M. ANDREE-EYSN (1910), S. 132. Später wurde erkannt, dass der von Sudhoff veröffentlichte Petroleum-Text Parallelen zu dem Zettel über das St. Katharinenöl aufwies, sodass ersterer wohl als Vorlage diente. Vgl. P. ASSION (1975), S. 68f. Zur Geschichte des echten Graböls der St. Katharina und dem Ersatz durch Petroleum siehe P. ASSION (1975), S. 69–75.

[22] K. SUDHOFF (1909 / 10), S. 400.

leumzettels führte das Blatt unter Verweis auf einen angeblich in der Christenheit als Arzt bekannten Meister Peter von Konstantinopel eine Reihe von medizinischen Verwendungsmöglichkeiten der Eichenmistel auf.[23] Der Druck konnte auf einen handschriftlichen Misteltraktat aus dem 14. Jahrhundert zurückgeführt werden.[24]

Der zuvor von Sudhoff veröffentlichte Einblattdruck über das Petroleum wurde in einer weiteren Untersuchung abgedruckt und inhaltlich analysiert, wobei der Autor hinsichtlich der Verwendung des Zettels den gleichen Standpunkt vertrat:

> „This pamphlet was drawn up to sell small flakes of petroleum [...] and was handed out to clients to give them both the moral support and instructions on how to use this oil both internally and externally."[25]

Für den ersten Teil des Drucks konnte eine weitgehende Übereinstimmung mit einer Fassung des *Gart der gesuntheit* bestätigt werden.[26] Den zweiten Abschnitt vermutete man hingegen „culled from some undiscovered pharmacological handbook."[27]

Der Verweis auf medizinische Autoritäten fehlt in zwei Einblattdrucken über das Tegernseer Öl des heiligen Quirinus aus dem 18. Jahrhundert hingegen.[28] Während der erste Einblattdruck „Ursprung, Wirkung und Gebrauch des sogenannten heiligen Quirin-Oeles, welches bey Kloster Tegernsee in Ober-Bayern aus der Erde hervor fliesst"[29] entsprechend der Bezeichnung des Mittels zunächst gemäß des christlichen Glaubens eine Lobpreisung des Öls in einer dem Einblattdruck des Petroleums vergleichbaren Art vornahm und dann einen 19 Punkte umfassenden Anwendungskatalog folgen ließ, beschränkte sich der Inhalt des Gebrauchszettels „Krafft, Tugend und Würckung des Oels Sancti Quirini zu Tegernsee"[30] auf einen Anwendungskatalog ohne wundersame oder heilige Aspekte des Öls aufzugreifen.[31] Der den Anfängen der Buch-

---

[23] Vgl. K. SUDHOFF (1909 / 10), S. 400f.

[24] Vgl. W. F. DAEMS (1965), S. 90f.; sowie G. KEIL (1966), S. 117. Keil bezieht sich auf Daems. Zu weiteren medizinischen Handschriften über Eiche und Mistel siehe J. TELLE (1968), S. 37–61. Ausführlicher zum altdeutschen Eichenmisteltraktat siehe A. HÖGEMANN (1981).

[25] R. J. FORBES (1958), S. 103 und S. 106. Vgl. dazu auch G. KEIL (1966), S. 116 und S. 120. Für die Abbildung des Exemplars sowie eine mitgelieferte Niederschrift des Textes siehe R. J. FORBES (1958), S. 104 und S. 118f.

[26] Vgl. R. J. FORBES (1958), S. 106; sowie G. KEIL (1966), S. 117, Anm. 6. Keil zitiert Forbes.

[27] R. J. FORBES (1958), S. 106. Ob Forbes damit ein Kräuterbuch meinte, wie Keil annahm, geht aus der Formulierung nicht eindeutig hervor. Vgl. G. KEIL (1966), S. 117, Anm. 6.

[28] Vgl. R. J. FORBES (1958), S. 109f. Für beide Exemplare wurde der Wortlaut niedergeschrieben, einer zudem im Original abgedruckt. Siehe hierzu R. J. FORBES (1958), S. 123–127 und [o. S.], Abb. 14. Bezüglich der Datierung war für die ältere Ausführung der erstmalige Anfertigungszeitraum unbekannt. Vgl. R. J. FORBES (1958), S. 109.

[29] R. J. FORBES (1958), S. 123.

[30] R. J. FORBES (1958), S. 126.

[31] Vgl. R. J. FORBES (1958), S. 123–127. In einem früheren Aufsatz, der aller Voraussicht nach ebenfalls diesen Einblattdruck aufgriff, wurde etwa das Ende des 18. Jahrhunderts als Entstehungszeit genannt. Vgl. H. HUBER (1939), S. 749. Für eine kurze Beschreibung des Aufbaus dieser beiden Einblattdrucke siehe auch W. F. DAEMS / G. KEIL / R. JANSEN-SIEBEN (1993), S. 476f.

druckerei zugeordnete Gebrauchszettel „Vermerckt was krafft und würckung hat das Petrolium / welches man nennt Sant Quireins öl zu Tegernsee“[32] zählte 42 Heilwirkungen des Öls auf. Im August 1846 verfügte das Bayerische Staatsministerium des Innern zunächst eine Apotheken- und ärztliche Anordnungspflicht für das Quirinusöl als Arzneimittel, da es ohne ärztlichen Rat mitunter schädliche Wirkungen hervorrufen könnte, um es im September desselben Jahres als Geheimmittel einzustufen. Den Gebrauchszettel zu verbreiten wurde untersagt.[33]

In der zweiten Hälfte des 20. Jahrhunderts untersuchte der Medizinhistoriker und Germanist Gundolf Keil die Verwendung und die Quellen von Drogen-Einblattdrucken[34] des Spätmittelalters. Keil bestätigte die von Sudhoff anhand der Beispiele der aus der frühen Zeit des Buchsdrucks stammenden Zettel über den Magdalenenbalsam, die Eichenmistel und das Petroleum aufgestellte Vermutung zur Verwendung dieser Einblattdrucke als Werbemittel:

> „Die mittelalterliche Medizin kennt eine ganze Reihe von Wunderdrogen und Panazeen, die häufig in kurzen Traktaten beschrieben wurden. Wenn diese Texte in der Frühzeit des Buchdrucks unter die Presse kamen, dann in der Regel nicht als Lehrgedicht, sondern als Reklamezettel.“[35]

Zum Ursprung der Exemplare über die Eichenmistel und den Magdalenenbalsam fasste er die bereits vorhandenen Erkenntnisse zusammen:

> „Für den Mistel-Druck und den Magdalenenbalsam [...] ließ sich zeigen, daß mittelalterliche Wunderdrogentexte ohne nennenswerte Änderung gedruckt und als Reklamezettel verwendet worden waren.“[36]

Dagegen korrigierte er die Ausführungen von Sudhoff zur Entstehung des Petroleumdrucks. Nach seiner Auffassung war der zweite Teil des Textes nicht aus verschiedenen Rezeptbüchern zusammengetragen worden, sondern stammte aus einem Erdöltraktat. Dieser bildete den Hauptteil des Petroleumzettels. Die von Sudhoff im ersten Teil des

---

[32]   H. HUBER (1939), S. 749.

[33]   Vgl. H. HUBER (1939), S. 750.

[34]   In seinen Ausführungen über ‚Drogen‘-Einblattdrucke betrachtet Keil auch den Zettel über Erdöl. Im Deutschen umfasst der pharmazeutisch verwendete Begriff ‚Droge‘ jedoch üblicherweise Arzneipflanzen oder Teile von diesen. Der englischsprachige Begriff ‚drugs‘ geht hingegen über den pflanzlichen Bezug hinaus und umfasst Arzneimittel im Allgemeinen. Vgl. HUNNIUS (2004), S. 479. Um dem von der deutschen Sprache geprägten Begriff Rechnung zu tragen, wird im Folgenden die reduzierte Bezeichnung ‚Einblattdruck‘ verwendet.

[35]   G. KEIL (1966), S. 115. Im Vergleich zu einer Panazee, einer als Allheilmittel angepriesenen Arznei, wurden Wunderdrogen vornehmlich magische Wirkungen zugeschrieben. Vgl. G. KEIL (1968), S. 174, Anm. 53 und S. 175; G. KEIL / H. REINECKE (1971), S. 165f.; sowie V. ZIMMERMANN (1980), S. 351f.

[36]   G. KEIL (1966), S. 116f. Diese Beurteilung stützte sich auf die bereits im Haupttext wiedergegebenen Beiträge von Sudhoff, Sigerist und Daems. Einige Wunderdrogen-Traktate enthielten wiederum Ausschnitte aus größeren drogenkundlichen Werken. Vgl. G. KEIL / H. REINECKE (1971), S. 165f.; G. KEIL / H. REINECKE (1973), S. 393; sowie A. HÖGEMANN / G. KEIL (1982), S. 274. So bspw. aus dem *De vegetabilibus* des Albertus Magnus. Vgl. A. HÖGEMANN / G. KEIL (1982), S. 275.

Drucks wiedererkannten Auszüge aus dem *Gart der gesuntheit*[37] hatten als Einschübe die ursprüngliche Fassung des Traktats verändert.[38] Da diese Ergänzungen aber lediglich einen geringeren Teil des Textes ausmachten, leitete er für die Drucke über das Erdöl, die Mistel und den Magdalenenbalsam deren Ursprung aus der „mittelalterlich-pharmazeutischen Kleinliteratur"[39] ab.

Darüber hinaus äußerte sich Keil zu einer weiteren Annahme Sudhoffs kritisch:

> „Sudhoff hat bereits vermutet, daß die Reklamezettel auch als Gebrauchsanweisung benutzt und zusammen mit der Droge den Käufern ausgehändigt wurden; Forbes schloß sich dieser Meinung an; die mittelalterlichen Texte selbst geben indessen keinen Anhaltspunkt für eine derartige Verwendung der Einblattdrucke. Auch wenn Karel de Minne am Schluß seiner beiden Erdöldrucke sagt, wo er in Antwerpen zu erreichen sei, beweist das nicht, daß er die Drucke als Gebrauchsanweisung benutzte, denn ein Hinweis auf die Anschrift des Verkäufers lohnte sich grade bei solchen Flugblättern, die – verteilt bzw. angeschlagen – den Kauflustigen zum Stand oder Lager des Drogenhändlers leiten sollten. – Trotzdem hat Sudhoff recht gehabt mit seiner Vermutung: die Drogen-Einblattdrucke wurden tatsächlich als Gebrauchsanweisung den Kunden mitgegeben."[40]

Seine Einschätzung begründete Keil mit dem Verweis auf ein niederfränkisches Flugblatt aus dem 16. Jahrhundert, dessen Wortlaut der Arzt und Medizinhistoriker Egon Schmitz-Cliever (1913–1975)[41] veröffentlicht hatte.[42] Demnach konnte der Zettel, der

---

[37] Der *Gart der gesuntheit* ist die 1485 erschienene, erste deutsche Kräuterbuchinkunabel. Der Autor Johann Wonnecke von Knaub (um 1430–1503/04), seinerzeit Stadtarzt in Mainz, beschrieb darin Simplicia aus den drei Naturreichen, wobei die Vegetabilia den größten Teil darstellten. Bei der Abfassung griff er auf verschiedene lateinische Quellen zurück, wie das *Circa instans*, aus dem er auch die Darstellungsweise der Kapitel übernahm. Deutsche Quellen flossen ebenfalls in das Werk ein. Ab 1535 erweiterten deutsche Übersetzungen der Animalia und Mineralia aus dem *Hortus sanitatis* den *Gart der gesuntheit*. Vgl. J. G. Mayer (2011), S. 119–128. Das *Circa instans* entstand um 1150 in Salerno und gilt als Standardwerk der Drogenkunde im Mittelalter. Es beschrieb u. a. die Elementarqualitäten einschließlich Grade und Indikationen, die Lagerung, Zubereitung und Applikation verschiedener Arzneipflanzen. Vgl. R. Schmitz (1998), S. 386f.

[38] Vgl. G. Keil (1966), S. 117–119. Die ursprüngliche Fassung des Erdöltraktats überlieferte ein französisches Flugblatt. Vgl. G. Keil (1966), S. 118f. Keil führte die Abschnitte aus dem *Gart der gesuntheit* auf das *Circa instans* zurück. Vgl. G. Keil (1966), S. 117 und S. 119. Dazu vgl. auch W. F. Daems / G. Keil / R. Jansen-Sieben (1993), S. 474. Allerdings hat er später die Nennung lateinischer Quellen im *Gart der gesuntheit* als Täuschung über die tatsächlich genutzten deutschsprachigen Werke bezeichnet und nur die Übernahme der Kapitelstruktur aus dem *Circa instans* attestiert. Vgl. G. Keil (1982), S. 599 und S. 602. Inzwischen gilt die überwiegende Verwendung von Schriftgut lateinischer Sprache jedoch als belegt. Siehe hierzu J. G. Mayer (2011), S. 119–128.

[39] G. Keil (1966), S. 119.

[40] G. Keil (1966), S. 120f. Die von de Minne veröffentlichten Petroleumdrucke bedienten sich der französischen Sprache. Vgl. G. Keil (1966), S. 120, Anm. 4.

[41] Siehe hierzu E. Stephany (1976), S. 245–249.

[42] Siehe hierzu E. Schmitz-Cliever (1966), S. 178–186. Der Quellenangabe folgend lag das Flugblatt im Hauptstaatsarchiv Düsseldorf, das heute als Abteilung dem Landesarchiv Nordrhein-Westfalen angehört, unter Akten und Litteralien der Stadt Emmerich vor. Damit ist ei-

neben der Bezeichnung der Arznei ‚Trost der Armen' im Wesentlichen aus einer Auflistung der Anwendungsgebiete sowie Hinweisen für die Applikation bestand,[43] gleichermaßen als Beleg für eine Art Garantie verwendet werden. Denn wie am Schluss bemerkt, hatte der Käufer unter Vorlage des Zettels die Möglichkeit, den Kaufpreis zu-
rückzuverlangen, falls die Arznei ohne Wirkung blieb. Voraussetzung dafür war, dass
dem Käufer der Zettel beim Erwerb des Mittels ausgehändigt wurde.[44] Ohne auf die von
Keil erwähnte Passage des Zettels einzugehen, bemerkte Schmitz-Cliever:

> „Der Einblattdruck des Meister Heyndrick van Aken stellt einen medizinischen Werbe-
> zettel dar [...]. Der Heilkundige zog von Ort zu Ort und bot sein Mittel zum Verkaufe
> an, wobei das Flugblatt dem Medikament beigefügt wurde: es war nicht nur Werbezet-
> tel, sondern zugleich eine Aufstellung der Indikationen und eine genaue Gebrauchsan-
> weisung. [Anm. 3] Somit ist dieser Einblattdruck ein illegitimer Vorfahr der heute nach
> dem Arzneimittelgesetz vorgeschriebenen Anweisungen, die den pharmazeutischen
> Präparaten beigegeben werden mit Nennung der Indikationen und der Anwendungs-
> art."[45]

Keil verdeutlichte anhand dieses Beispiels ferner, dass Einblattdrucke nicht nur die
Fortführung mittelalterlicher Wunderdrogen-Traktate darstellten. Zwar fanden sich insbesondere in der anfänglichen Zeit Übereinstimmungen zwischen Traktaten und Einblattdrucken, doch bezogen sich diese nur auf den Wortlaut. Vielmehr ging mit der
Möglichkeit des Buchdrucks die Entwicklung einer neuen Textgattung einher, die auf
die ursprünglichen Texte zurückgriff, aber diese umgestaltete und einer anderweitigen
Verwendung anpasste. Wunderdrogen-Traktate besaßen einen zweigliedrigen Aufbau
und dienten vorrangig der Beschreibung der Wirkung der Arznei.[46] Bei den Einblattdrucken stand hingegen die Werbung im Vordergrund, sie waren „in erster Linie Reklamezettel"[47]. Im Aufbau wies der Druck zum ‚Trost der Armen' grundlegende Unterschiede
zu mittelalterlichen Wunderdrogen-Traktaten auf. Während die älteren Texte Indikationen und Anwendungsweise in Verbindung miteinander beschrieben, wurden sie in der
von Schmitz-Cliever veröffentlichten Druckschrift separiert. Die Anwendung schilderte
ein eigens dafür vorgesehenen Abschnitt, der auf die Beschreibung der Wirkung bzw.
der Anwendungsgebiete folgte.[48] „Auf diese Weise tr[a]t der Charakter einer Ge-
brauchs-Anweisung [!] deutlich hervor"[49]. Insgesamt gliederte Keil den Text in die in
Tabelle 8 aufgeführten, fünf Abschnitte:

---

ne deutsche Herkunft anzunehmen. Vgl. E. SCHMITZ-CLIEVER (1966), S. 180, Anm. 2; sowie G. KEIL (1966), S. 122, Anm. 6.

[43]   Vgl. E. SCHMITZ-CLIEVER (1966), S. 180–185.

[44]   Vgl. G. KEIL (1966), S. 121.

[45]   E. SCHMITZ-CLIEVER (1966), S. 185 und S. 185, Anm. 3. Hierzu muss jedoch festgestellt
werden, dass das 1966 gültige Arzneimittelgesetz in der Bundesrepublik keinesfalls einen
Beipackzettel für Arzneimittel zwingend vorschrieb. Dies geschah vielmehr auf freiwilliger
Basis der Hersteller. Dazu vgl. Kapitel 4.2.1.2.

[46]   Vgl. G. KEIL (1966), S. 119f.

[47]   G. KEIL (1966), S. 120. Der Einblattdruck zum ‚Trost der Armen' enthielt auch viele für die
Anwendung wichtige Informationen. Vgl. E. SCHMITZ-CLIEVER (1966), S. 185.

[48]   Vgl. G. KEIL (1966), S. 121f.

[49]   G. KEIL (1966), S. 122.

Tab. 8:   Aufbau eines Drogen-Einblattdrucks aus dem 16. Jahrhundert nach Keil[50]

Öffentliche Ankündigung
Beschreibung von Wesen und Herkunft des Arzneimittels
Die Heilwirkungen
Gebrauchsanweisung
Name (und Anschrift) des Drogenhändlers

Die mittleren Abschnitte zwei, drei und vier waren Wunderdrogen-Traktaten entlehnt, deren Inhalte im Gegensatz zu den mittelalterlichen Formen nunmehr jedoch keinen zwei-, sondern einen dreigliedrigen Aufbau besaßen. Der einleitende und der abschließende Abschnitt entsprangen hingegen Niederlassungsankündigungen wandernder Ärzte und hoben die werbende Intention des Einblattdrucks hervor.[51] Die Verbindung der beiden Textgattungen erfolgte im 16. Jahrhundert, möglicherweise um 1500, wenngleich sie über Jahrzehnte verlief.[52]

Zusammenfassend stellte Keil fest:

> „Die beiden Reklamezettel[53] mit ihrer engen formalen Übereinstimmung sind Vertreter einundderselben Gattung, sie lassen erkennen, daß zu Beginn des 16. J[ahr]h[undert]s. eine Form des Drogen-Einblattdrucks bestand, die in ihrer kennzeichnenden Ausprägung feste gattungsmäßige Züge besaß. Für das Beurteilen älterer Überlieferungen ist diese Form des Werbedrucks nicht unwichtig:
> Der Drogen-Einblattdruck des Mittelalters ist wenig charakteristisch. In der Regel unterscheidet er sich nicht von Wunderdrogen-Traktaten, deren Texte er übernimmt und nachahmt. Um sein Wesen zu erkennen und ihn als Gattung zu werten, ist es notwendig, seinen Weg ins 16. J[ahr]h[undert]. zu verfolgen. Erst an der Schwelle zur Neuzeit kommt es zur charakteristischen Umgestaltung, die in ihrer vollen Ausprägung gattungsmäßige Eigenständigkeit bezeugt und zugleich erkennen läßt, wozu die Drogen-Einblattdrucke verwendet wurden: Sie dienten als Reklamezettel und Gebrauchsanweisung, und in seltenen Fällen wurden sie auch als Garantieschein benutzt.“[54]

---

[50]   Vgl. G. KEIL (1966), S. 122.

[51]   Vgl. G. KEIL (1966), S. 123–125. Zudem erkannte Keil in den Abschnitten eins und fünf Einflüsse juristischer Formulierungen, deren Ursprung er jedoch nicht gesetzlichen Texten, sondern den Niederlassungsankündigungen zuordnete. Vgl. G. KEIL (1966), S. 123–125. Zu solchen Niederlassungsankündigungen aus dem 15. Jahrhundert siehe K. SUDHOFF (1912 / 13), S. 309–312; sowie G. KEIL (1967), S. 302–318.

[52]   Vgl. G. KEIL (1966), S. 125f. Ferner merkte Keil an, dass „die neue Form des Drogen-Einblattdrucks im deutschen Schrifttum der Niederlande verbreitet war.“ G. KEIL (1966), S. 126.

[53]   Keil beschrieb einen weiteren Druck, der aus dem ersten Drittel des 16. Jahrhunderts aus Deventer stammte. Vgl. G. KEIL (1966), S. 125–134. Mit Blick auf die Eingrenzung der Arbeit auf Deutschland wurde auf diesen jedoch nicht näher eingegangen.

[54]   G. KEIL (1966), S. 134f. Für einen sehr reduzierten Abriss der Darstellungen Keils vgl. auch T. HOLSTE (1976), S. 52f.

Zur Verwendung als Gebrauchsanweisung bemerkte er abschließend, dass „die Arznei in die Zettel gewickelt und so dem Kunden übergeben [wurde]"[55].

Der Inhalt und die Gestaltung von Arzneien beigegebenen Einblattdrucken aus dem 16. bis 18. Jahrhundert wurden anhand ausgewählter Beispiele im Rahmen einer Untersuchung der Arzneimittelwerbung ebenfalls näher betrachtet.[56] Demnach bauten Werbezettel aus dem genannten Zeitraum als übergeordnetes Element insbesondere auf Inkunabeln verschiedenen Inhalts, wie den Pestblättern, auf.[57] Sie konnten in drei Formen unterteilt werden, die Gebrauchsanweisungen, die Ankündigungszettel[58] sowie die Plakate[59], wobei letztere üblicherweise aus Ankündigungszetteln, ausnahmsweise aus Gebrauchsanweisungen hervorgingen.[60] Bereits im 16., 17. und 18. Jahrhundert wurden viele solcher Gebrauchszettel sowohl für Simplicia als auch für Composita und Geheimmittel mehrheitlich von Händlern oder, wie im Beispiel der Frankfurter Pillen, selten auch von Apothekern erstellt. Eingeleitet wurden die Texte noch bis in das 18. Jahrhundert mit Überschriften wie „Krafft, Würkung und Tugenden des..."[61]. Nach und nach wandelte sich dies in neutralere Formulierungen wie „Beschreibung und Gebrauchsnachricht [oder] Gebrauchsanzeige"[62], die wiederum im Laufe der Zeit teilweise durch den Namen der Arznei ersetzt wurden. Während im 16. und 17. Jahrhundert Auflistungen von Anwendungsgebieten und dazugehörigen, zugleich wiedergegebenen Anwendungsvorschriften den Inhalt der Drucke dominierten, erhielten sie Ende des 17. und im 18. Jahrhundert eine stärkere Gliederung, die sie übersichtlicher erscheinen ließ. Hierfür wurden verschiedene Abschnitte unter entsprechende Stichworte wie „Substantia"[63] gestellt, die ihren Inhalt ankündigten. Auch die Gestaltung änderte sich während dieser Zeit. Die Größe der Zettel variierte. Sie befand sich überwiegend innerhalb von 25 x 15 cm oder zumindest 35 x 25 cm. Während sie im 16. und 17. Jahrhundert noch größtenteils einfach bedruckt wurden, nutzten die Ersteller danach oft beide Seiten. Die Verwendung des Bildes erfolgte zwar bereits im 16. Jahrhundert in Form simpler Holz-

---

[55]   G. KEIL (1966), S. 134, Anm. 2. Ob dies für die von ihm beschriebenen Drogen-Einblattdrucke aus dem frühen 16. Jahrhundert bereits zutraf, muss jedoch mit Blick auf das zitierte Werk, *Der abentheurliche Simplicissimus Teutsch*, kritisch hinterfragt werden, da dieses erst in der zweiten Hälfte des 17. Jahrhunderts erschien.

[56]   Siehe hierzu H. ZIMMERMANN (1974), S. 65–74. Zimmermann untersuchte u. a. gedruckte Gebrauchsanweisungen von Angelikawurzel aus dem 16. Jahrhundert, Skorpion-Öl und Meerroßzähne aus dem 17. Jahrhundert sowie Frankfurter Pillen, gegenscorbutischen Trank, Melissengeist und Pest-, Magen- und Blutreinigungsbalsam aus dem 18. Jahrhundert, die er auch abdruckte. Die Studie konzentriert sich auf den werbenden Charakter. Vgl. dazu auch R. SCHMITZ / H. ZIMMERMANN (1970), S. 806.

[57]   Vgl. H. ZIMMERMANN (1974), S. 65f. Wie im Haupttext dargelegt, ließen sich Inhalte aus Einblattdrucken sogar bis hin zu handschriftlichen Werken zurückverfolgen. Die Ausführungen Heinz Zimmermanns sind dahingehend zu erweitern.

[58]   Siehe hierzu H. ZIMMERMANN (1974), S. 75–78.

[59]   Siehe hierzu H. ZIMMERMANN (1974), S. 78–82.

[60]   Vgl. H. ZIMMERMANN (1974), S. 66, S. 75 und S. 78–80.

[61]   H. ZIMMERMANN (1974), S. 68.

[62]   H. ZIMMERMANN (1974), S. 68.

[63]   H. ZIMMERMANN (1974), S. 71.

schnitte, wurde jedoch im 18. Jahrhundert insbesondere anhand der absatzfördernden Wirkung einer durch Werbemarken vermittelten Qualität verfeinert und von weiteren gestalterischen Elementen, wie Ornament-, Schmuck- und Kopfleisten, begleitet. Mitunter wirkten bestimmte gestalterische Faktoren jedoch auch unstimmig auf das Gesamtbild. So erfolgte aus Kostengründen zuweilen der Satz bis an den Rand, die Umrahmung zu eng oder der Schnitt minderwertig.[64] Ein teilweise täuschendes Qualitätsmerkmal sollten fremd- oder mehrsprachige Drucke darstellen, falls sie nicht, wie im Beispiel der Frankfurter Pillen, für zur Ausfuhr vorgesehene Arzneien bestimmt und damit gerechtfertigt waren.[65] Auf diese Weise übernahmen Gebrauchsanweisungen die Aufgabe des Gesprächs oder der am Gefäß angebrachten Signaturen über die Einnahme der Arznei,[66] sodass sie „wie bei keiner anderen Ware das unentbehrliche Hilfsmittel zur Gebrauchsinformation vom Hersteller an den Konsumenten darstellt[en].“[67] Über die Aufgabe als „Informationsblatt in unmittelbarer Verbindung mit dem Arzneimittelkauf“[68] hinaus, wurden sie jedoch gleichfalls „als Handzettel zur Angebots- und Qualitätsorientierung für den potentiellen Abnehmer“[69] mitgegeben. Zimmermann attestierte den Gebrauchszetteln in seiner Untersuchung somit nicht nur werbenden, sondern auch informativen Charakter.

5.1.2   Der „Arzneimittelbegleitschein“ des Theriaks

In dem Roman *Der abentheurliche Simplicissimus Teutsch* wurde in der zweiten Hälfte des 17. Jahrhunderts beschrieben, wie die Hauptfigur Simplicius einen Theriak zubereitet.[70] „Damit es auch ein Ansehen haben möchte“[71], ließ Simplicius zu diesem Theriak einen Zettel in französischer Sprache erstellen und drucken, „darinnen man sehen konnte, worzu ein und anders gut war“[72]. In ebendiesen Zettel wickelte er die Arznei bei der Abgabe schließlich ein.[73] Dem Vernehmen nach sollte der Druck also die Anwendungsgebiete auflisten[74] und zugleich eine höhere Wertigkeit der Ware demonstrieren. Ferner

---

[64] Vgl. H. ZIMMERMANN (1974), S. 66–71.

[65] Vgl. H. ZIMMERMANN (1974), S. 71. Zu dieser werblichen Verwendung fremdsprachiger Gebrauchsanweisungen vgl. auch Kapitel 5.1.2.

[66] Vgl. H. ZIMMERMANN (1974), S. 66.

[67] H. ZIMMERMANN (1974), S. 66.

[68] H. ZIMMERMANN (1974), S. 71.

[69] H. ZIMMERMANN (1974), S. 71.

[70] Vgl. GRIMMELSHAUSEN (1668), Bd. 2, S. 34f.

[71] GRIMMELSHAUSEN (1668), Bd. 2, S. 35. Vgl. dazu auch H. PEICKERT (1932), S. 42; T. HOLSTE (1976), S. 54; H. ZIMMERMANN (1974), S. 71; sowie T. LANGEBNER (2017), S. 44, Anm. 84.

[72] GRIMMELSHAUSEN (1668), Bd. 2, S. 35. Vgl. dazu auch H. PEICKERT (1932), S. 42; T. HOLSTE (1976), S. 54 und S. 85; H. ZIMMERMANN (1974), S. 71; sowie T. LANGEBNER (2017), S. 44, Anm. 84.

[73] Vgl. GRIMMELSHAUSEN (1668), Bd. 2, S. 37; H. PEICKERT (1932), S. 42; G. KEIL (1966), S. 134, Anm. 2; T. HOLSTE (1976), S. 53 und S. 85; sowie T. HOLSTE (1978), S. 175 und S. 181, Anm. 95. Peickert, Keil und Holste zitieren Grimmelshausen.

[74] Vgl. T. HOLSTE (1976), S. 54; sowie T. HOLSTE (1978), S. 175. Die Aufreihung von Anwendungsgebieten bzw. Wirkungen stellt eine Parallele zu den Wunderdrogen-Traktaten

unterstrich der auf Französisch gedruckte Zettel einen vermeintlichen internationalen Stellenwert der Arznei.[75] Er diente auf diese Weise sowohl der Werbung[76] als auch der Information. Dass die Beigabe solcher Zettel keine Ausnahme war, bezeugen weitere Werke aus dem 18. Jahrhundert.[77]

Dabei verwundert es nicht, dass ausgerechnet Theriak mithilfe eines auch als Gebrauchsanweisung verwendbaren „Arzneimittelbegleitschein[s]"[78] stärker beworben wurde. So war er, dessen Anfänge bis in die vorchristliche Zeit reichen und der in weiten Teilen der Erde verbreitet war,[79] u. a. bekannt für seine öffentlich zeremonielle Herstellung sowie die edlen Standgefäße zur Aufbewahrung in Apotheken.[80] Für den Inhalt seines Zettels bediente sich der Theriakkrämer unterschiedlicher Quellen, zu denen handschriftliche Theriaktraktate[81], aber auch Antidotarien, wie das *Antidotarium Nicolai* im Falle des Theriak-Tugendkatalogs,[82] und möglicherweise auch enzyklopädische Schriften zählten.[83]

---

    dar, in denen die ‚virtutes' der Arzneien behandelt wurden. Vgl. T. HOLSTE (1976), S. 54; sowie T. HOLSTE (1978), S. 175. Vgl. dazu auch G. KEIL / H. REINECKE (1971), S. 166.

[75] Vgl. H. ZIMMERMANN (1974), S. 71.

[76] Vgl. T. HOLSTE (1976), S. 53f.; T. HOLSTE (1978), S. 175; sowie T. LANGEBNER (2017), S. 44.

[77] Vgl. T. LANGEBNER (2017), S. 43f.

[78] T. HOLSTE (1976), S. 53f. Die Bezeichnung dürfte Holste geprägt haben, der ebenfalls die von Sudhoff beschriebenen Einblattdrucke zur Eichenmistel und zum Magdalenenbalsam als solche tituliert und im Folgenden den Begriff auf beim Verkauf des Theriaks ausgehändigte Druckerzeugnisse anwendet. Dabei verweist er auf die im Haupttext wiedergegebene Umschreibung des Zettels in *Der abentheurliche Simplicissimus Teutsch*. Vgl. T. HOLSTE (1976), S. 52–54; sowie T. HOLSTE (1978), S. 175. In Abgrenzung zum Begriff ‚Arzneimittel', der in Deutschland erst mit dem Arzneimittelgesetz 1961 definiert wurde, wäre die Bezeichnung ‚Arzneibegleitschein' aus Sicht des Verfassers passender gewesen.

[79] Siehe hierzu bspw. P. DILG (1986), S. 2677–2682; S. ANAGNOSTOU (2012), S. 45–70; R. SCHMITZ (1998), S. 558–561; T. HOLSTE (1976), S. 18–39; P. CATELLANI / R. CONSOLE (2007), S. 2–9; sowie L. GENTZ (1949), S. 73–83. Schmitz verweist auf Dilg. Zum Theriak in Galens Werk *De Antidotis* siehe L. WINKLER (1980). Zum Theriakbüchlein des Euricius Cordus (1486–1535), erster Professor für Medizin an der Universität Marburg, siehe P. DILG (1982), S. 417–447.

[80] Vgl. H. PETERS (1886), S. 643; sowie P. DILG (1986), S. 2679. Zu den Standgefäßen vgl. auch H. ZIMMERMANN (1974), S. 127; sowie T. HOLSTE (1976), S. 13. Zur Werbung für den Theriak zählten zudem auch die Kleidung des Krämers sowie vorgeführte Versuche wie die Purgier-Probe als Beweis der Wirksamkeit. Vgl. T. HOLSTE (1976), S. 74–84.

[81] Siehe bspw. zum oberdeutschen Theriaktraktat T. HOLSTE (1976), S. 55–57 und S. 89–101; sowie T. HOLSTE (1978), S. 176. Holste erwähnt ferner eine als ‚Wiener Theriak-Arzneimittelbegleitschein' bezeichnete Handschrift aus der zweiten Hälfte des 14. Jahrhunderts. Siehe hierzu T. HOLSTE (1976), S. 57–59, S. 102–106 und S. 164; sowie T. HOLSTE (1978), S. 176f. Handschriftliche Texte werden in dieser Arbeit aus den in Kapitel 5.1.1 genannten Gründen nicht näher berücksichtigt. Diese stehen auch der Einschätzung von Holste entgegen, dass „wahrscheinlich [...] derartige Texte als Arzneimittelbegleitschein schon im Mittelalter dem Käufer ausgehändigt wurden". T. HOLSTE (1978), S. 177.

[82] Vgl. T. HOLSTE (1976), S. 59f. und S. 107; sowie T. HOLSTE (1978), S. 177. Zum *Antidotarium Nicolai* siehe D. GOLTZ (1976).

[83] Vgl. T. HOLSTE (1976), S. 85f.

5.2　Olitäten

Als Olitäten bezeichnete man Arzneien, für die zumeist ätherische Öle pflanzlicher Herkunft charakteristisch waren, die mitunter aber auch mineralische oder animalische Bestandteile enthielten oder aus solchen angefertigt wurden, und die im Thüringer Wald nachweislich ab der Mitte des 17. Jahrhunderts verbreitet waren.[84] Der Thüringer Wald erlangte für die überwiegend laienpharmazeutisch hergestellten Waren, die mithilfe des Vertriebs durch Hausierhändler auch weit über die Region Thüringens hinaus angeboten wurden, hohe Bekanntheit.[85] Ähnliche Gewerbe entstanden u. a. auch in Tirol oder im sächsischen und schlesischen Erzgebirge.[86] Zu den zahlreichen Arzneiformen zählten bspw. Essenzen, Elixiere, Öle, Balsame und Pillen. Ihre Hersteller wurden als Destillatores, Balsammacher und Laboranten bezeichnet, obgleich sich unter ihnen auch Apotheker befanden, ihre im Wandergewerbe tätigen Händler bspw. als Balsamträger, Buckelapotheker und Olitätenhändler.[87]

---

[84] Vgl. S. BERNSCHNEIDER-REIF (2001), S. 17–19 und S. 362. Zu den in ausgewählten Olitäten verwendeten Bestandteilen siehe S. BERNSCHNEIDER-REIF (2001), S. 167–291. Für einen allgemeinen Überblick siehe auch O. LUDWIG (1989), S. 207–220. Zu Ausgangsmaterialien von Olitäten aus dem sächsischen Erzgebirge vgl. bspw. S. SIEBER (1951), S. 257f.

[85] Zur Verbreitung der Balsamträger aus dem Thüringer Wald siehe S. BERNSCHNEIDER-REIF (2001), S. 324f.; H. PEICKERT (1932), S. 62f.; R. WILDNER (1983), S. 66f.; H. HELLMUTH (1985), S. 354; sowie S. SIEBER (1951), S. 259.

[86] Vgl. S. BERNSCHNEIDER-REIF (2001), S. 25f. Die Regionen waren von Gebirgen geprägte, agrarisch schwer nutzbare Landschaften, die jedoch aufgrund großflächiger Waldgebiete mit einer ausgeprägten Artenvielfalt der Pflanzen aufwartete. Vgl. S. BERNSCHNEIDER-REIF (2001), S. 25; J. A. E. KÖHLER (1898), S. 8f.; H. PEICKERT (1932), S. 45; sowie R. WILDNER (1983), S. 64. In Olitäten enthaltene Öle wurden zum Großteil aus in solchen Gebirgsregionen beheimateten Pflanzen gewonnen. Vgl. S. BERNSCHNEIDER-REIF (2001), S. 19. Für eine historisch-topographische Betrachtung des Thüringer Waldes und für die Olitätenherstellung wichtiger Erwerbszweige der Region, wie Glasbläsereien, siehe S. BERNSCHNEIDER-REIF (2001), S. 53–59. Zu den erzgebirgischen Arzneihändlern siehe J. A. E. KÖHLER (1898); W. WEISS (1937), S. 417–421; S. SIEBER (1941), S. 408–410; S. SIEBER (1942), S. 224f.; S. SIEBER (1943), S. 287–289; S. SIEBER (1946), S. 230–232; sowie S. SIEBER (1959), S. 58–83. Zu den schlesischen Arzneihändlern aus Krummhübel siehe H. REITZIG (1952); S. SIEBER (1950), S. 404–407; sowie E. ZIMMERMANN (1960), S. 33–51.

[87] Vgl. S. BERNSCHNEIDER-REIF (2001), S. 17; sowie H. KÜHNERT (1955), S. 54, Anm. 1. Näher insbesondere zu den Bezeichnungen Laborant und Balsamträger siehe S. BERNSCHNEIDER-REIF (2001), S. 20–22. Der Ausdruck ‚Buckelapotheker‘ entstand in Anlehnung an das vom Händler auf dem Rücken getragene ‚Reff‘, einem Gestell aus Holz, auf dem die Waren transportiert wurden. Vgl. S. BERNSCHNEIDER-REIF (2001), S. 17 und S. 453; H. KÜHNERT (1955), S. 54, Anm. 1; sowie R. WILDNER (1983), S. 66. Für den Begriff ‚Olitäten‘ leitete Bernschneider-Reif eine Verbindung zum Thüringer Wald ab. Vgl. S. BERNSCHNEIDER-REIF (2001), S. 19. In Arbeiten zu Laboranten aus dem westlichen und schlesischen Erzgebirge wurde ebenfalls die Bezeichnung für die dort hergestellten Erzeugnisse verwendet. Vgl. J. A. E. KÖHLER (1898), S. 44f.; W. WEISS (1937), S. 419–421; S. SIEBER (1942), S. 224f.; sowie S. SIEBER (1943), S. 288. Aus diesem Grund und zudem der Einfachheit halber soll die Bezeichnung im Folgenden keinen regionalen Hinweis bedeuten.

Die Anfänge des Thüringer Laborantenwesens können spätestens nach dem dreißig-jährigen Krieg nachgewiesen werden, wobei frühere Praktiken anzunehmen sind.[88] Be-reits Anfang des 18. Jahrhunderts stand es in seiner Hoch-Zeit und trat mit niedergelas-senen Apothekern in Konkurrenz, zumal das Laborantenwesen einen erheblichen Bei-trag zur Versorgung der ländlichen Bevölkerung mit Arzneien leistete und aufgrund des florierenden Handels eine existenziell wichtige Verdienstmöglichkeit darstellte, die zu entsprechenden steuerlichen Abgaben führte.[89] Um dem Gewerbe einen gesetzlichen Rahmen zu geben und damit einhergehende Kontrolle zu erlangen, erließ die Regierung Schwarzburg-Rudolstadt Vorschriften unterschiedlicher Art. In Königssee legten bspw. Apothekenprivilegien ab dem 17. Jahrhundert Stoffe und Zubereitungen fest, die Apo-theken vorbehalten waren, wenngleich dies den Olitätenhandel kaum unterband.[90] Von finanziellen Anreizen geleitet erteilte die Regierung Schwarzburg-Rudolstadt demge-genüber im 18. Jahrhundert Laboranten auch Konzessionen und Privilegien für die Her-stellung und bspw. auch für die Kennzeichnung von Olitäten mit dem fürstlichen Wap-pen.[91] Ein solches Privileg umfasste auch explizit die Anbringung des fürstlichen Wap-pens auf einer Gebrauchsanweisung. Am 22. Juni 1785 hieß es dazu in einem Bericht an Ludwig Günther II. (1708–1790)[92], Fürst zu Schwarzburg-Rudolstadt:

> „Der Laborant Johann Georg Eckstein zu Unterschöblingen hat gebeten, daß ihm die Erlaubniß ertheilet werden mögte, wegen eines von dem D[octor] Möller zu Halle er-lernten rothfarben gülden Balsams auf seinen Nahmen die Gebrauchszeddel drucken zu laßen und dabey ein Wappen zu führen, damit dieser ächt befundene Balsam von dem hier und da nachgemachten hinlänglich unterschieden werden könne. Da nun bey die-sem Gesuche um so weniger einiges Bedencken obwaltet, als dieser Balsam von dem D[octor] und Physico Eckner allhier gehörig untersuchet worden ist, derselbe auch die in der Anfuge beygehende kurze Anweisung zum richtigen Gebrauch deßelben der Wahrheit und dem resultate seiner angestellten Untersuchung gemäß selbst verfertiget hat, und Eckstein überdies für die gebethene Erlaubniß 4–5 [Reichstaler] in das hiesige Waisenhauß zu entrichten sich erkläret, dabey aber um Nachsicht bis auf bevorstehende Michaelis gebethen hat, so zweifelt man im geringsten nicht, daß Ihro Hochfürstl[iche] Durchl[aucht] ihm das gebetene privilegium wegen dieses Balsams, jedoch absque jure prohibendi gegen das offerirte quantum zuzugestehen gnädigst geruhen werden.“[93]

---

[88] Siehe hierzu S. BERNSCHNEIDER-REIF (2001), S. 43–52.

[89] Vgl. S. BERNSCHNEIDER-REIF (2001), S. 311f. und S. 362.

[90] Vgl. S. BERNSCHNEIDER-REIF (2001), S. 312–316 und S. 426.

[91] Vgl. S. BERNSCHNEIDER-REIF (2001), S. 321 und S. 430.

[92] Siehe hierzu D. WINKER (2001), S. 66–83.

[93] LATh – StA RU Geheimes Ratskollegium Rudolstadt / 9344, fol. 1–2. Bericht der Fürstlich Schwarzburgischen Regierung [an Ludwig Günther II.] bezüglich der Bitte über die Ertei-lung eines Privilegs für den Laboranten Johann Georg Eckstein zu Unterschöblingen betref-fend einen rothfarben gülden Balsam. Bernschneider-Reif erwähnt diese Archivale, ohne dabei den hier ausschnittsweise dargelegten Wortlaut wiederzugeben. Vgl. S. BERNSCHNEIDER-REIF (2001), S. 321 und S. 430. Laborant Eckstein erlernte von Dr. Möller die Herstellung zehn verschiedener Arzneien. Vgl. H. PEICKERT (1932), S. 49.

Das Privileg, das Anfang Juli 1785 bewilligt wurde,[94] bezeugt die Verwendung von Gebrauchszetteln auch als Originalitätsnachweis anhand des Laborantennamens und eines
Wappens, der einen Schutz gegenüber Nachahmern bot und zugleich für die Herkunft
und Qualität der Ware bürgte. Obwohl dies die Arbeit der Nachahmer nicht zu verhindern vermochte,[95] dürfte es sie zumindest erschwert haben. Bereits Mitte des 17. Jahrhunderts wurden Olitäten und mit ihnen auch die beigefügten Gebrauchsanweisungen
mit hohem Aufwand imitiert, sodass auf den Gebrauchszetteln vor Fälschungen gewarnt
wurde:

> „Mathias Schmidt warnt da [in einem 1654 zu Gotha gedruckten Bericht ‚Von Nutz und
> Gebrauch des Balsami Sulphuris, bey Matthias Schmidt, Factorn und Freysassen zu
> Schmalkalden zu finden‘], wie immer auf den Gebrauchsanweisungen alter Zeit, vor
> den Pfuschern, die sein Präparat verfertigen und dabei seine Gebrauchsanweisung
> nachdrucken, mit seinem Namenszug versehen, mit seinem Petschaft ‚confirmiren‘ und
> sein Siegel nachstechen lassen. [...] Schon in einem ‚Vorigen Druck‘ hat der [...]
> Schmidt die Pfuscher [...] angegriffen, weil sie seinen Balsam samt der Originalpa-
> ckung (Gebrauchsanweisung mit dem Wappen der Römisch Keyserlichen Majestät, der
> Chur-Fürstlichen Durchlauchtigkeit zu Sachsen und beyder Hoch-Fürstlichen Häuser
> Hessen versehen, außerdem mit einem Ring-Petschaft, der Balsam abgefüllt in Büchs-
> lein mit spanischem Wachs verpetschiret und darauf ein Wappen) nachahmten.“[96]

Diese Praktik blieb aber keineswegs auf Olitäten beschränkt. Bspw. hatte auch das Au-
gustinerinnenkloster in Niederviehbach Ende des 18. Jahrhunderts mit Fälschungen des
Edlen Viehbachischen Schlagwassers zu kämpfen und versah daraufhin den beigefügten
Gebrauchszettel mit einer Warnung vor den nachgemachten Präparaten.[97]

Damit vergleichbar unterstützen Gebrauchszettel 1761 die Unterscheidung zweier
Universalbalsame, deren Hersteller aufgrund der Namensähnlichkeit Verwechslungen
befürchteten: Neben unterschiedlich eingefärbten Gläsern einigte man sich gleichfalls
auf den Druck eines der Zettel in roter, des anderen in schwarzer Farbe.[98]

---

[94] Vgl. LATh – StA RU Geheimes Ratskollegium Rudolstadt / 9344, fol. 4. Reskript von
      Ludwig Günther II. und dem F[ürstlich] S[chwarzburgischen] G[e]h[eimen] R[ats]Col-
      leg[ium] [an die Fürstlich Schwarzburgische Regierung] bezüglich [der Bitte über die Ertei-
      lung] eines Privilegs für [den Laboranten Johann Georg] Eckstein [zu Unterschöblingen be-
      treffend einen rothfarben gülden Balsam].

[95] Vgl. S. BERNSCHNEIDER-REIF (2001), S. 168; sowie S. SIEBER (1951), S. 258.

[96] G. PETRY (1936), S. 21f. Vgl. dazu auch H. KÜHNERT (1955), S. 68. Zur Warnung in Ge-
      brauchsanweisungen vor nachgearbeiteten Präparaten vgl. auch S. BERNSCHNEIDER-REIF
      (2001), S. 168. Vgl. dazu auch den Gebrauchszettel der kaiserl[ich] privilegirten Blutreini-
      gungs-Pillen, vormals Universal-Pillen genannt, in Kapitel 5.3.6.

[97] Vgl. G. KALLINICH / R. SCHNABEL (1964), S. 1310f.; sowie R. SCHNABEL (1965), S. 115.
      Zum Wortlaut der Gebrauchsanweisung des Edlen Viehbachischen Schlagwassers siehe G.
      KALLINICH / R. SCHNABEL (1964), S. 1311; R. SCHNABEL (1965), S. 115; sowie W.
      SCHNEIDER (1969), Bd. 4, S. 21f. Schneider verweist auf die beiden vorgenannten Quellen.
      Da der in den aufgeführten Literaturstellen wiedergegebene ursprüngliche Wortlaut der Ge-
      brauchsanweisung die genannte Warnung nicht enthält, sind Kallinich und Schnabel bzw.
      Schnabel wahrscheinlich so zu verstehen, dass diese nachträglich angebracht wurde. Für ei-
      ne Abbildung der originalen Gebrauchsanweisung siehe R. SCHNABEL (1965), S. 115.

[98] Vgl. S. BERNSCHNEIDER-REIF (2001), S. 209f.

1806 wurde im Fürstentum Schwarzburg-Rudolstadt die Verordnung, den Medizinalhandel in fürstlichen Landen betreffend[99] erlassen, die nunmehr das Laborieren an qualitätssichernde Voraussetzungen knüpfte und zusammen mit weiteren nachfolgenden Vorschriften die Tätigkeit der Laboranten erschwerte.[100] Besonders Mitte des 19. Jahrhunderts erlebte das Laborantenwesen multifaktoriell bedingt eine starke Regression, zu der auch die Entstehung industrieller Betriebe beitrug.[101] Wesentlich war zudem auch die Verwissenschaftlichung der zuvor als Handwerk betriebenen Pharmazie.[102] Der Arzt Dr. Friedrich Wilhelm Clemens (1819–1891)[103] hatte in einem Bericht 1859 festgestellt, dass fehlende Kenntnisse der Laboranten den Hauptgrund für den Rückgang des Laborantenwesens darstellten und fügte seinen Ausführungen zur Verdeutlichung verschiedene Gebrauchsanweisungen von durch Laboranten hergestellten Arzneien bei.[104]

In Sachsen avancierte insbesondere der Ort Bockau innerhalb des westlichen Erzgebirges zum wichtigsten Zentrum des Laborantenwesens.[105] Auch in dieser Region war es typisch, den Präparaten Gebrauchsanweisungen beizugeben. 1824 wurden einem Arzneihändler aus dem sächsischen Erzgebirge Arzneien abgenommen, die er aus Bockau bezogen hatte, und anschließend „16 Mittel mit Gebrauchszetteln […] untersucht."[106] Im Zusammenhang mit der Beschlagnahmung von Arzneien wurde 1822 in

---

[99] Abgedruckt bei G. PETRY (1936), S. 94f. und S. BERNSCHNEIDER-REIF (2001), S. 432f.

[100] Vgl. S. BERNSCHNEIDER-REIF (2001), S. 322–324; sowie G. PETRY (1936), S. 93–99. Bereits seit Anfang des 18. Jahrhunderts wurde die Tätigkeit der Laboranten qualitativ überprüft. Siehe hierzu S. BERNSCHNEIDER-REIF (2001), S. 335–338.

[101] Vgl. S. BERNSCHNEIDER-REIF (2001), S. 349f. und S. 365f.; sowie S. SIEBER (1959), S. 80.

[102] Vgl. S. BERNSCHNEIDER-REIF (2001), S. 349f. und S. 362f.

[103] Friedrich Wilhelm Clemens, 1819 als Sohn eines Landrats aus Lübeck geboren, war ein Arzt aus Blankenburg, der ab 1852 in Rudolstadt arbeitete. 1854 ernannte man ihn dort zum Medizinalassessor und 1862 zum Medizinalrat. Nachdem er 1859 seine erste Frau verloren hatte, heiratete er 1960 ein weiteres Mal. 1891 verstarb Clemens. Vgl. LATh – StA RU Witwen- und Waisensozietät Rudolstadt / 375, [ohne Paginierung]. Abschrift des Kirchenbuch-Eintrags 610 von 1819 anlässlich der Taufe; LATh – StA RU Witwen- und Waisensozietät Rudolstadt / 375, [ohne Paginierung]. Nachricht des Ministeriums über die Anstellung als Arzt vom 13.10.1852; LATh – StA RU Hofmarschallamt Rudolstadt / 159, fol. 23. Nachricht des Hofmarschallamts über die Ernennung zum Medizinalassessor vom 20.05.1854; LATh – StA RU Ministerium Rudolstadt, II. Abteilung (Inneres) / 2195, [ohne Paginierung]. Nachricht des Ministeriums über die Ernennung zum Medizinalrat vom 06.11.1862; LATh – StA RU Witwen- und Waisensozietät Rudolstadt / 375, [ohne Paginierung]. Mitteilung von Clemens an das Kuratorium der Witwenkasse Rudolstadt vom 11.12.1860; LATh – StA RU Witwen- und Waisensozietät Rudolstadt / 375, [ohne Paginierung]. Mitteilung über den Tod von Clemens vom 16.06.1891; sowie Persönliche Mitteilung P. TSCHERNOSCHEK, 24. Februar 2022.

[104] Vgl. LATh – StA RU Ministerium Rudolstadt, II. Abteilung (Inneres) / 2356, fol. 77^v. Bericht über das Laborantenwesen in der fürstl[ich] Schwarzb[urgischen] Oberherrschaft von Dr. Fr[iedrich] W[i]lh[elm] Clemens im August 1859. Vgl. dazu auch S. BERNSCHNEIDER-REIF (2001), S. 349. Für eine vollständige Transkription des Berichts siehe S. BERNSCHNEIDER-REIF (2001), S. 374–376.

[105] Vgl. J. A. E. KÖHLER (1898), S. 9 und S. 13; S. SIEBER (1941), S. 409; S. SIEBER (1942), S. 224f.; sowie S. SIEBER (1959), S. 81.

[106] S. SIEBER (1959), S. 74.

demselben Gebiet ebenfalls vom Vorhandensein gedruckter Gebrauchszettel berichtet.[107] Von besonderer Bedeutung für diese Arbeit ist das Mandat, den Verkauf von Arzneiwaaren betreffend[108], vom 30. September 1823, das u. a. auch die Herstellung und den Verkauf von Arzneien im Königreich Sachsen regelte.[109] Das Mandat untersagte fortan für Laboranten und Händler „die Fertigung und de[n] Verkauf von Arzneimitteln, welche außerhalb der Apotheken überhaupt nicht geführet werden dürfen, [...] ohne ausdrückliche Concession"[110] der Regierung. Für das ähnlich des Thüringer Waldes von einem Laborantenwesen geprägte Erzgebirge sollte der Arzneihandel jedoch ausdrücklich nicht gänzlich verboten, sondern lediglich an bestimmte Voraussetzungen geknüpft werden, um einerseits die Fertigung und den Vertrieb der Arzneien als wichtige Erwerbsmöglichkeit nicht zu unterbinden, aber andererseits zugleich missbräuchlichem Vorgehen Einhalt zu gebieten.[111] Dazu zählte der § 24 auch, dass Laboranten und Händler „kein Arzneimittel ohne einen vom Bezirksphysicus entworfenen kurzen, jedoch vollständigen Gebrauchszettel, auch nicht anders, als mit dem auf letzterem bezeichneten Petschafte des Laboranten behörig besiegelt, verkaufen"[112] dürfen. Auf diese Weise sollten „die Abnehmer der Arzneien [...] kurze gedruckte, vom Amtsphysikus unterschriebene Gebrauchszettel erhalten, worauf auch Qualitäten und Quantität zu vermerken wären"[113]. Mitunter enthielt auch die Konzession selbst, neben u. a. einer Auflistung der für den Handel bewilligten Arzneien sowie einer Verpflichtung zur Befolgung der amtsärztlichen Vorschriften, die Auflage, einen vom Amtsphysikus erstellten Gebrauchszettel, auf dem des Laboranten zur Versiegelung der Arzneien vorgeschriebene

---

[107] Vgl. S. Sieber (1959), S. 79.

[108] Siehe hierzu GsKgrS (1823), Nr. 22, S. 114–135.

[109] Seit 1750 bestehende Regelungen in Sachsen reichten dem Vorwort des Mandats folgend nicht aus, „mehrfache gemeinschädliche Mißbräuche" zu verhindern. GsKgrS (1823), Nr. 22, S. 114. Zu früheren Vorschriften siehe S. Sieber (1959), S. 74–78; W. Weiss (1937), S. 419; sowie S. Sieber (1943), S. 287f.

[110] GsKgrS (1823), Nr. 22, S. 119. Vier Verzeichnisse listeten Arzneien und Stoffe auf, die von Kaufleuten, teilweise nur unter bestimmten Bedingungen, veräußert werden durften. Vgl. GsKgrS (1823), Nr. 22, S. 114, S. 116 und S. 123–133.

[111] Vgl. GsKgrS (1823), Nr. 22, S. 119; sowie W. Weiss (1937), S. 420. Allerdings bewirkte das Mandat eher das Gegenteil und trug zum Rückgang des Laborantenwesens im Erzgebirge bei. Vgl. S. Sieber (1959), S. 78; W. Weiss (1937), S. 420; sowie S. Sieber (1943), S. 288. Bereits zuvor und auch im 18. Jahrhundert wurden Vorschriften verabschiedet, die die Laboranten und Hausierer einschränkten. Vgl. J. A. E. Köhler (1898), S. 31. Zum negativen Einfluss gesetzlicher Beschränkungen auf das Laborantenwesen im sächsischen Erzgebirge 1859 vgl. auch N. N. (1859), S. 45.

[112] GsKgrS (1823), Nr. 22, S. 121. Entgegen des Wortlauts der Vorschrift berichtet eine andere Quelle von einer „vom Amtsphysikus geprüfte[n] und mit einem Stempel versehene[n] Gebrauchsanweisung". J. A. E. Köhler (1898), S. 29. Vgl. dazu auch J. A. E. Köhler (1898), S. 35. Als Reaktion auf den Versuch der Regierung Schwarzburg-Rudolstadt, das Olitätenwesen zu ordnen, schlugen Thüringer Laboranten in einem Memorial vom 28. Februar 1711 u. a. vor, „über jedes Stück besonders eine Beschreibung vor was es gut und wie es zu gebrauchen, mit untenan gedruckter richtiger Petschaft" mitzugeben. G. Petry (1936), S. 38. Eine Umsetzung in nachfolgenden Vorschriften wurde jedoch nicht ersichtlich.

[113] S. Sieber (1959), S. 78.

Petschaft angegeben wurde, beizufügen.[114] Andernfalls drohte eine Strafe, Konfiszierung der Waren und im wiederholten Falle sogar der Entzug der Konzession.[115] Bspw. wurde in Colditz dem Arzneihändler Kitzmann aus Sosa im Jahr der Veröffentlichung des Mandats „der Arzneikasten weggenommen, weil er mit Arzneien hausiert hatte, die nicht mit Signatur und Gebrauchszettel versehen waren."[116] Dem Vernehmen nach wurde dieser Vorschrift gemeinhin nicht streng befolgt, obwohl in den in Schwarzenberg ausgestellten amtlichen Medizinal-Handelspässen, die Olitätenhändler bei sich trugen mussten, auch vermerkt wurde, „dass die Gebrauchszettel für die Arzneien mit dem Stempel des Physikus [...] versehen seien"[117]. Weiter heißt es:

> „Dass dieser Bestimmung nicht allzuängstlich nachgekommen worden ist, ersieht man aus einer Verfügung der Kreisdirektion zu Zwickau vom 10. Juni 1836, worin gesagt wurde, dass bei einer Revision der erzgebirgischen Arznei-Laboranten bei letzteren marktschreiersche und vorschriftswidrige, zum Teil auch gar nicht gestempelte Gebrauchszettel gefunden worden seien. Der Amtsphysikus Dr. Zeune in Schwarzenberg habe erklärt, dass er mehreren Laboranten gestattet habe, sich selbst Stempel fertigen zu lassen und die Bedruckung der Zettel selbst zu besorgen. Da dies ganz unstatthaft sei, so seien diese Stempel sowie die falschen Gebrauchsanweisungen unverzüglich wegzunehmen; Dr. Zeune solle sich einen Stempel anschaffen und die Anweisungen drucken lassen. Indem damit dem Amtsphysikus eine Rüge erteilt wurde, entschuldigte er sich damit, dass ihn häufig die Leute, welche die Zettel zur Stempelung in seine Wohnung gebracht, nicht angetroffen hätten, wodurch die Stempelung zum Nachteile der Geschäftsleute hinausgeschoben worden sei. [...] Auch sei von ihm nur den vorzüglichsten, [!] Laboranten in Eibenstock, Schönheide und Bockau die Anfertigung eines Stempels für die von ihm selbst angefertigten Gebrauchszettel gestattet worden, nachdem er sie auf ihre Vereidung hingewiesen habe."[118]

Schließlich wurde 1869 die Gewerbeordnung des Norddeutschen Bundes und 1871 die Reichsgewerbeordnung erlassen, die wiederum Gewerbefreiheit für die Herstellung von Arzneien vorsah.[119]

In Regionen außerhalb von Thüringen oder Sachsen entstanden ebenfalls bereits im 17. Jahrhundert Medizinalordnungen, die auch Olitäten und Hausierer erwähnten, und, wie z. B. in Regensburg, mit Ausnahme von Jahrmärkten und Kirchweihen den Handel untersagten. Im 18. Jahrhundert wurden den Olitätenhandel betreffende Reglementierungen mitunter verstärkt, wenngleich Landesherren ausdrückliche Genehmigungen für einzelne Händler ausstellten oder Privilegien für den Handel käuflich erworben wurden.[120] Die Verschärfung der Regularien setzte sich auch im 19. Jahrhundert weiter

---

[114] Vgl. J. A. E. KÖHLER (1898), S. 38; sowie S. SIEBER (1942), S. 225.

[115] Vgl. GsKgrS (1823), Nr. 22, S. 121.

[116] S. SIEBER (1959), S. 74.

[117] J. A. E. KÖHLER (1898), S. 45.

[118] J. A. E. KÖHLER (1898), S. 38f. Beispielhaft zu weiteren Verfehlungen von erzgebirgischen Arzneihändlern siehe J. A. E. KÖHLER (1898), S. 46f.

[119] Dazu vgl. Kapitel 4.1.1.

[120] Vgl. S. BERNSCHNEIDER-REIF (2001), S. 316 und S. 326–333. Häufig wurde der Olitätenhandel auf Messen und Jahrmärkten zunächst noch erlaubt, bevor er gänzlich verboten wurde. Vgl. S. BERNSCHNEIDER-REIF (2001), S. 332.

fort.[121] Jedoch fehlte den Vorschriften nach wie vor die Genauigkeit, sodass der Absatz nicht unterbunden werden konnte.[122]

Die Werbung für ihre Präparate war hingegen ein Aspekt, der die Balsamträger unterschiedlicher Herkunft einte, obgleich gerade die Konkurrenzsituation untereinander ein wesentlicher Beweggrund für die Werbung war.[123] Zu dieser trugen auch die mit den Arzneien abgegebenen Gebrauchszettel bei: „Bombastische Anpreisungen mußten die Käufer auf die Heilmittel aufmerksam machen. Verbunden waren damit Gebrauchsanweisungen und Heilanzeigen."[124]

Sogar bei der Herstellung der Olitäten berücksichtigte man organisatorisch die Beigabe der gedruckten Zettel. In Familienbetrieben wurden einzelne Arbeitsschritte aufgeteilt: „Einer füllte die Fläschchen, ein anderer verschloß sie mit Wachs, ein dritter wickelte die Gläser kunstgerecht in die Gebrauchsanweisungen ein."[125] Bei neueren Bauten wurde die Konstruktion an dem geplanten Gewerbe ausgerichtet. In der „Zubindestube"[126] standen für die Konfektionierung der Arzneien „Kästen mit Gebrauchsanweisungen"[127] und andere Verpackungsmaterialen bereit. „Zubinderinnen [...] verkork[t]en, etikettier[t]en, versiegel[te]n die Olitätenfläschchen, leg[t]en die Gebrauchsanweisungen bei und verpack[t]en sie"[128] als eigens dafür angestelltes Personal in grö-

---

[121] Vgl. S. BERNSCHNEIDER-REIF (2001), S. 333f.; sowie S. SIEBER (1951), S. 260. Für verschiedene Regularien zur Einschränkung des Olitätenhandels außerhalb von Thüringen vom 17. bis 19. Jahrhundert siehe auch G. PETRY (1936), S. 84–93.

[122] Vgl. S. BERNSCHNEIDER-REIF (2001), S. 333f. Verbote wurden mitunter über „eine Art Schleichhandel mit Hilfe alter Kunden" umgangen. N. N. (1858), S. 52.

[123] Vgl. S. SIEBER (1946), S. 230. „Die Olitätenhändler [geizten] mit Reklame und werbewirksamen Verpackungen nicht". R. WILDNER (1987), S. 234.

[124] S. SIEBER (1946), S. 231. Sieber veranschaulichte seine Ausführungen mit verschiedenen Abbildungen ohne nähere Bezeichnung, von denen zumindest zwei, das Roß-, Druß- und Freß-Pulver sowie die Ballhausischen Schwarzen Magen- und Gallen-Tropfen, vermutlich jeweils die erste Seite einer Gebrauchsanweisung darstellen. Vgl. S. SIEBER (1946), S. 230f. Gleichlautend schilderte man den „bombastischen Text der Gebrauchsanweisungen" als Interesse weckend. G. SCHMID (1937), S. 53. Die spezielle Wortwahl geht voraussichtlich zurück auf die von Elsäßer geschilderten „Gebrauchsanweisungen mit ihrer bombastischen Art der Anpreisung". A. ELSÄSSER (1925), S. 119.

[125] H. PEICKERT (1932), S. 52. Ähnliches berichtete Peickert für die bekannten Waisenhausarzneien aus Halle: „Sämtliche Medikamente wurden genauso wie die Olitäten in die bedruckten Gebrauchsanweisungen oder ‚Avertissements' eingewickelt." H. PEICKERT (1932), S. 69. Eine nähere Betrachtung der Waisenhaus-Medikamente überstieg indes den Rahmen dieser Arbeit. Eine Anfrage an das Studienzentrum der Franckeschen Stiftungen zu Halle bestätigte das Vorhandensein von längeren Druckschriften, die als Gebrauchsanweisung dienen konnten. Vgl. Persönliche Mitteilung A. MIES, 11. Februar 2019. Der vorhandene Bestand könnte im Rahmen einer zukünftigen Studie untersucht werden. Zur Medikamenten-Expedition des Hallischen Waisenhauses siehe H.-J. POECKERN (1998); sowie H.-J. POECKERN (1985).

[126] G. PETRY (1936), S. 74. Hierbei handelte es sich um einen schlichten Arbeitsraum. Vgl. G. PETRY (1936), S. 74.

[127] G. PETRY (1936), S. 74.

[128] G. PETRY (1936), S. 75.

ßeren Betrieben. Die Fläschchen der Thüringer Olitäten wurden dabei mitunter von der Gebrauchsanweisung in Form eines „faltigen Mantel[s]"[129] bedeckt.[130]

Ihre für das Olitätenwesen große Bedeutung belegt auch die Tatsache, dass sie in unterschiedlichen Veröffentlichungen zum Olitätenhandel Erwähnung fanden und teilweise genauer wiedergegeben wurden.[131] Auch in einem äußerst kurzen Absatz zum Thüringer Olitätenhandel und Laborantenwesen in der *Pharmaceutischen Zeitung* 1898 lautete eine Beschreibung der Waren:

> „Sie werden nach alten Vorschriften hergestellt, führen althergebrachte Bezeichnungen und werden in besonderen eigenartigen Fläschchen mit Gebrauchsanweisungen, die im alterthümlichen Stile abgefasst sind, versandt."[132]

Dr. Clemens äußerte 1859 in seinem Bericht über das Thüringer Laborantenwesen, dass „[man sich] durch deren Lectüre [...] auch, ohne Apotheker oder Arzt zu sein, einen Blick in's Innere des Laborantenwesens verschaffen kann."[133]

Für die jeweiligen Regionen wurden die Gebrauchszettel in bestimmten Druckereien hergestellt. Im sächsischen Erzgebirge übernahm dies über einen längeren Zeitraum die seit Anfang des 18. Jahrhunderts von einer Familie Fulde geführte Druckerei in Schneeberg.[134] Anschließend führte Familie Schumann die Druckerei weiter,[135] nachdem Carl

---

129 G. PETRY (1936), S. 75.

130 Vgl. G. PETRY (1936), S. 74f.

131 Vgl. J. A. E. KÖHLER (1898), S. 29, S. 35f., S. 38, S. 45 und S. 47; A. ELSÄSSER (1925), S. 115, S. 118f., Anhang zu S. 114, Anhang zu S. 116 und Anhang zu S. 120; H. PEICKERT (1932), S. 52, S. 55 und S. 58; G. PETRY (1936), S. 19–21, S. 55, S. 69, S. 71 und S. 74f.; W. WEISS (1937), S. 418; G. SCHMID (1937), S. 39, Anm. 1, S. 59 und [o. S.], Abb. 7; S. SIEBER (1942), S. 225; S. SIEBER (1946), S. 231; S. SIEBER (1950), S. 406; sowie S. SIEBER (1959), S. 59, S. 74 und S. 78f. Zu S. BERNSCHNEIDER-REIF (2001) vgl. Tabelle 9.

132 N. N. (1898/d), S. 828.

133 LATh – StA RU Ministerium Rudolstadt, II. Abteilung (Inneres) / 2356, fol. 77^v. Bericht über das Laborantenwesen in der fürstl[ich] Schwarzb[urgischen] Oberherrschaft von Dr. Fr[iedrich] W[i]lh[elm] Clemens im August 1859. Für eine vollständige Transkription des Berichts siehe S. BERNSCHNEIDER-REIF (2001), S. 374–376. Unterschiede zu Bernschneider-Reif bei der Schreibweise ‚Lectüre' und der Kommasetzung hinter statt vor dem Wort ‚auch' entsprechen der Originalvorlage. Bernschneider-Reif ist dahingehend zu korrigieren.

134 Vgl. SCHUMANN (1827), Bd. 14, S. 525 und Bd. 10, S. 510; sowie W. WEISS (1937), S. 418. Weiß verweist auf Schumann und bezeichnet den Betrieb als „Fuldasche" Druckerei. W. WEISS (1937), S. 418. Hierbei liegt offensichtlich ein Übertragungs- oder Lesefehler vor. Der Besitzer der Druckerei hieß Heinrich Fulde. Vgl. C. LEHMANN (1838), Bd. 2, S. 159. Zudem muss die bei Weiß bezüglich Schumann angegebene Seitenzahl von 519 auf 525 korrigiert werden. Vgl. W. WEISS (1937), S. 421, Anm. 19. Die Druckerei wurde „schon 1680 von einem gew[issen] Pfützner angelegt". SCHUMANN (1827), Bd. 10, S. 510. Dies war die Eröffnung der Druckerei durch Christian Pfützner. Vgl. C. LEHMANN (1838), Bd. 2, S. 93. Dass dieser bereits Gebrauchszettel für Arzneien anfertigte, ist jedoch nicht überliefert. Namensgebend war der Ort aufgrund der Lieferung von Anpreisungen und des Schachtelaufdrucks für den Schneeberger Schnupftabak. Vgl. S. SIEBER (1941), S. 409.

135 Vgl. SCHUMANN (1827), Bd. 14, S. 525; sowie W. WEISS (1937), S. 418. Weiß verweist auf Schumann und ist in seiner Quellenangabe entsprechend der vorherigen Anmerkung zu korrigieren.

Schumann (1801–1849)[136] den Betrieb des inzwischen verstorbenen Vorgängers 1826 übernommen hatte.[137] Später fertigte auch die in Aue und Schwarzenberg ansässige Druckerei C. M. Gärtner Gebrauchszettel an.[138] Die Laboranten aus Krummhübel ließen für ihre Arzneien Etiketten und Gebrauchsanweisungen in Hirschberg drucken.[139] In Thüringen wurden sie Anfang des 18. bis zumindest Anfang des 19. Jahrhunderts in Saalfeld erstellt,[140] später in Rudolstadt.[141] Dabei brachten die sämtlichen für Olitäten bereitgestellten Druckerzeugnisse einen „starken Verdienst"[142] ein.

Bernschneider-Reif untersuchte eine Reihe verschiedener Olitäten, bspw. bezüglich ihrer Zusammensetzung und Anwendung.[143] Dabei zog sie auch regelmäßig die gedruckte Gebrauchsanweisung heran, um die „Anwendung und postulierte Wirksamkeit der Medikamente"[144] nachzuvollziehen. Die aus den Gebrauchszetteln der jeweiligen Arznei verwendeten Informationen fasst Tabelle 9 zusammen.

---

[136] Vgl. E. BURGER (1998), S. 13. Carl Schumann war ein Bruder des Komponisten Robert Schumann (1810–1856). Siehe hierzu E. BURGER (1998).

[137] Vgl. C. LEHMANN (1840), Bd. 3, S. 313.

[138] Vgl. S. SIEBER (1946), S. 231. Vgl. dazu auch S. SIEBER (1942), S. 225.

[139] Vgl. S. SIEBER (1950), S. 405f.; sowie H. REITZIG (1952), S. 55. Zu den Ölträgern aus Turiec, der heutigen Slowakei, die Gebrauchsanweisungen für ihre Arzneien überwiegend in Schlesien anfertigen ließen, siehe P. ŠIMOVE (2011), S. 31–35.

[140] Vgl. G. PETRY (1936), S. 69.

[141] Vgl. G. PETRY (1936), S. 69; sowie S. SIEBER (1951), S. 258. Zu den Ortschaften, aus denen gedruckte Gebrauchsanweisungen stammten, vgl. auch H. PEICKERT (1932), S. 58.

[142] G. PETRY (1936), S. 69.

[143] Siehe hierzu S. BERNSCHNEIDER-REIF (2001), S. 167–291.

[144] S. BERNSCHNEIDER-REIF (2004), S. 152.

Tab. 9:   Gebrauchsanweisungen von Olitäten in S. BERNSCHNEIDER-REIF (2001)[145]

Bezeichnung des Präparats	Aus Gebrauchszettel verwendete Information
Edles Berg-Oel	Keine
Hamburgisches Universal-Lebens-Oel	Herkunft des Präparats
Vortrefflicher Gülden Balsam	Weitere Bezeichnungen des Präparats
Jerusalemitanischer Balsam	Besonderer Namenszusatz ‚von Antonio'
Haarlemer Öl (Tilly Tropfen)	Beschreibung des Präparats mit religiösem Bezug zur Medizin, Wirkungen, Hersteller
Echter Thüringer Balsam (Universalbalsam)	Anwendungsgebiete, Zusammensetzung
Schauerischer Balsam (Universalbalsam)	Aufzählung der Inhalte einschließlich Abbildung des Gebrauchszettels
Steinerscher Universalbalsam	Keine
Fiebertropfen	Anwendungsgebiet
Goldener volatilischer Melissengeist (Extraordinari Schlagwasser)	Weitere Bezeichnung des Präparats
Schwarze Wunder-Tropfen (Still[ae] nigri miraculos[ae])	Weitere Bezeichnung des Präparats, Beschreibung des mystischen Charakters, werbliche Formulierungen
Altonaische Wunder-Kron-Essenz / Schweerische oder Altonaische Wunderbare Essenz	Weitere Bezeichnungen des Präparats, zeitliche Einordnung der Herstellung
Augsburger Lebensessenz	Herkunft des Präparats, Originalitätsmerkmale, Hersteller, Privileg
Dr. Stoughton's Elixir Magnum Stomachicum	Hersteller
Hienfong-Essenz	Anwendungsgebiete, Teil der Zusammensetzung, Bekanntheit des Präparats
Tinctura Solaris	Anpreisung des Präparats
Doctor Steers Chemisches Opodedoc	Verwendung deutscher und französischer Sprache
Ballhausische Schwarze Magen- und Gallen-Tropfen	Wirkungsstätten des ursprünglichen Herstellers, Hersteller

---

[145] Vgl. S. BERNSCHNEIDER-REIF (2001), S. 131, S. 170, S. 177, S. 184f., S. 204, S. 206f., S. 466, S. 479, S. 221 und S. 150, S. 223f., S. 226f., S. 229, S. 231, S. 243, S. 249, S. 265f., S. 270f. und S. 427, S. 273f., S. 281, S. 284, S. 289 und S. 344f. Mitunter konnte eine Klassifizierung der Archivalien nicht eindeutig erfolgen, wie bspw. im Fall der Drucksachen zur Menadieschen oder Altonaischen Wunder-Kron-Essenz und zur Schweerischen oder Altonaer Wunderbaren Essenz. Möglich erscheinen auch Einordnungen als Werbeschrift und Werbeanzeige. Vgl. LATh – StA RU Ministerium Rudolstadt, II. Abteilung (Inneres) / 2356, fol. 93f. und fol. 97f. Anlagen zum Bericht über das Laborantenwesen in der fürstl[ich] Schwarzb[urgischen] Oberherrschaft von Dr. Fr[iedrich] W[i]lh[elm] Clemens im August 1859. Für eine Veröffentlichung solcher Drucksachen zur Schweerischen oder Altonaer Wunderbaren Essenz siehe A. ELSÄSSER (1925), Anhang zu S. 116.

Bezeichnung des Präparats	Aus Gebrauchszettel verwendete Information
Sulzbergersche allgemeine Flußtinktur	Weitere Bezeichnung des Präparats
Redlingerische Pillen	Warnung vor Nachahmern, Formulierung des Textes für Laien
Kaiserlich privilegirte Blutreinigungspillen, vormals Universal-Pillen genannt	Warnung vor Redlingerschen Pillen und weiteren Nachahmern, Formulierung des Textes für Laien, Prüfung der Qualität, Privileg, Namensänderung
Frankfurter Pillen	Weitere Bezeichnungen des Präparats, Anwender (auch Schwangere)
Morisons Pillen	Herkunft, Hersteller, Verbreitung, Anwendungsgebiete, Wirkungsweise, Verweis auf weitere Ratgeber zur angewandten Heilmethode
Schmerzstillende Kindertinktur	Erwerbsort des Präparats
Essentia antispasmodica	Keine
Emplastrum fodicatorum Paracelsi	Hersteller

5.3   Untersuchung ausgewählter Gebrauchszettel verschiedener Herkunft

5.3.1   Fieber-Tropfen, um 1859

Die Fieber-Tropfen, deren Gebrauchszettel nachfolgend abgebildet ist, wurden von dem Medizinhändler Johann Peter Möller hergestellt.[146] Eine Untersuchung durch den Arzt Dr. Friedrich Wilhelm Clemens (1819–1891)[147] ergab 1859, dass die Arznei „eine bedeutende Menge Arsenik unter der Form von arseniger Säure"[148] enthielt, was dieser

---

[146] Bernschneider-Reif bezeichnete Möller als Laboranten. Vgl. S. BERNSCHNEIDER-REIF (2001), S. 151. In der ursprünglichen Quelle wird Möller hingegen Medizinhändler genannt. Auf der Gebrauchsanweisung beschreibt er sich selbst als Destillat[eur]. Vgl. LATh – StA RU Ministerium Rudolstadt, II. Abteilung (Inneres) / 2356, fol. 74ᵛ. Bericht über das Laborantenwesen in der fürstl[ich] Schwarzb[urgischen] Oberherrschaft von Dr. Fr[iedrich] W[i]lh[elm] Clemens im August 1859. Bis zur Mitte des 18. Jahrhunderts nannten sich die Hersteller der Arzneien in Krummhübel ‚Destillateurs'. In Thüringen wurden anfangs die Begriffe ‚Laborant' und ‚Destillateur' nebeneinander verwendet. Jedoch schlugen 1711 Laboranten aus Königsee aufgrund ihrer Qualifikation eine Abgrenzung zu Destillateuren vor. Vgl. S. BERNSCHNEIDER-REIF (2001), S. 20f. Thüringer Laboranten mussten seit Anfang des 18. Jahrhunderts Befähigungsnachweise erbringen. Siehe hierzu S. BERNSCHNEIDER-REIF (2001), S. 335–338. Daher erscheint eine differenzierte Betrachtung an dieser Stelle notwendig.

[147] Siehe hierzu Kapitel 5.2, Anm. 103.

[148] LATh – StA RU Ministerium Rudolstadt, II. Abteilung (Inneres) / 2356, fol. 74ᵛ. Bericht über das Laborantenwesen in der fürstl[ich] Schwarzb[urgischen] Oberherrschaft von Dr. Fr[iedrich] W[i]lh[elm] Clemens im August 1859. Vgl. dazu auch G. PETRY (1936), S. 47; sowie S. BERNSCHNEIDER-REIF (2001), S. 309 und S. 374.

scharf kritisierte, da im Falle einer Behandlung mit Arsenik die zusätzliche Verabreichung der Tropfen eine Überdosierung hervorrufen konnte.[149]

Fieber-Tropfen.

Niemals bin ich zwar Willens gewesen, eine Beschreibung dieser meiner Fieber-Tropfen durch den Druck bekannt zu machen, wenn ich nicht durch oftmaliges Anhalten guter Freunde, und durch unzählige Proben dieser Tropfen, dazu wäre bewogen worden.

1) Ist es ein Universalmittel für das sogenannte kalte oder schüttelnde ein-, zwei- oder dreitägige Fieber, wovon erwachsene Personen 60, Kinder aber weniger Tropfen, drei Morgen nach einander, in frischem Wasser, ohne Besorgniß einnehmen können.

2) Sollte bei Jemanden das Fieber schon 14 Tage angehalten haben, der nehme vorher ein Vomitiv oder eine Laxirung ein, den Tag darauf diese Fieber-Tropfen und die folgenden Tage blutreinigende Tropfen und ein gut Stomachale, enthalte sich aller sauren und Milchspeisen, beobachte wenigstens acht Tage eine strenge Diät, und trinke nicht so viel als er Durst hat, so kommt der Leib wieder in seine Ordnung, und das Fieber bleibt ohne üble Folgen weg.

3) Diese meine Fiebertropfen sowohl, als die blutreinigenden Species oder Tropfen, auch mein Stomachale, gebe einem Jeden ohne Entgeld zur Probe, bis das Fieber weg ist.

Johann Peter Möller, Destillat. zu Dittersdorf, im Schwarzburg-Rudolstädtischen, verfertigt diese Medicin.

Abb. 4: Gebrauchszettel zu Fieber-Tropfen, um 1859[150]

---

[149] Vgl. LATh – StA RU Ministerium Rudolstadt, II. Abteilung (Inneres) / 2356, fol. 74^v und fol. 75^r. Bericht über das Laborantenwesen in der fürstl[ich] Schwarzb[urgischen] Oberherrschaft von Dr. Fr[iedrich] W[i]lh[elm] Clemens im August 1859. Vgl. dazu auch G. PETRY (1936), S. 47; sowie S. BERNSCHNEIDER-REIF (2001), S. 309 und S. 374. Zu den analytischen Nachweismöglichkeiten von Arsenik siehe S. BERNSCHNEIDER-REIF (2001), S. 247. Zur Anwendung von Arsenverbindungen in der Malaria-Therapie siehe U. J. GÖTZ (2014), S. 271–274.

[150] LATh – StA RU Ministerium Rudolstadt, II. Abteilung (Inneres) / 2356, fol. 74^v. Gebrauchszettel zu Fieber-Tropfen, Anlage zum Bericht über das Laborantenwesen in der fürstl[ich] Schwarzb[urgischen] Oberherrschaft von Dr. Fr[iedrich] W[i]lh[elm] Clemens im August 1859.

5.3.1.1 Erfassung des Inhalts

Tab. 10: Inhalt des Gebrauchszettels von Fieber-Tropfen, um 1859

a. Bezeichnung des Präparats	Fieber-Tropfen
b. Hersteller	Johann Peter Möller, Destillat[eur] zu Dittersdorf, im Schwarzburg-Rudolstädtischen
c. Zusammensetzung (qualitativ, quantitativ)	Keine Angabe
d. Indikation / Stoffgruppe	Ist es ein Universalmittel für das sogenannte kalte oder schüttelnde ein-, zwei- oder dreitägige Fieber, [siehe f.]
e. Darreichungsform / Art der Anwendung	Tropfen
f. Dosierung	[Siehe d.] wovon erwachsene Personen 60, Kinder aber weniger Tropfen, drei Morgen nach einander [siehe g.]
g. Weitere Einnahmehinweise	[Siehe f.] in frischem Wasser, [siehe i.]
h. Wirksamkeit	[Siehe m., Therapieempfehlung]
i. Nebenwirkungen	[Siehe g.] ohne Besorgnis einnehmen können.
j. Kontraindikationen	Keine Angabe
k. Wechselwirkungen	Keine Angabe
l. Explizite Warnhinweise	Keine Angabe

m. Weitere Inhalte

<u>Einleitung und Darstellung einer verbreiteten Anwendung:</u>
Niemals bin ich zwar Willens gewesen, eine Beschreibung dieser meiner Fieber-Tropfen durch den Druck bekannt zu machen, wenn ich nicht durch oftmaliges Anhalten guter Freunde, und durch unzählige Proben dieser Tropfen, dazu wäre bewogen worden.

<u>Therapieempfehlung:</u> Sollte bei Jemanden das Fieber schon 14 Tage angehalten haben, der nehme vorher ein Vomitiv oder eine Laxirung ein, den Tag darauf diese Fieber-Tropfen und die folgenden Tage blutreinigende Tropfen und ein gut Stomachale, enthalte sich aller sauren und Milchspeisen, beobachte wenigstens acht Tage eine strenge Diät, und trinke nicht so viel als er Durst hat, so kommt der Leib wieder in seine Ordnung, und das Fieber bleibt ohne üble Folgen weg.

<u>Weitere Mittel und Bepreisung:</u> Diese meine Fiebertropfen [!] sowohl, als die blutreinigenden Species oder Tropfen, auch mein Stomachale, gebe einem Jeden ohne Entgeld zur Probe, bis das Fieber weg ist.

5.3.1.2 Analyse der Gestaltung

Der Gebrauchszettel enthält ca. 180 Wörter in überwiegend allgemeinverständlicher Sprache. Er ist in eine Überschrift (Name des Präparats) und anhand einer Nummerierung in verschiedene Textabschnitte (Einleitung und Darstellung einer verbreiteten Anwendung; Anwendungsgebiet, Dosierung und weiterer Einnahmehinweis; Therapieempfehlung, weitere Mittel und Bepreisung) gegliedert. Abschließend werden Name, Berufsbezeichnung und Wohnort des Herstellers angegeben. Der Name des Präparats in der Überschrift ist fett und in einer höheren Schriftgröße gedruckt. Der Eigenname des

Herstellers ist zudem in Sperrschrift dargestellt. Abgesehen von dem noch in einer anderen Schriftart abgebildeten Begriff „Stomachale" besitzt der Text ansonsten keine Hervorhebungen. Der Druck erfolgte durchgehend in schwarzer Farbe.

Der Gebrauchszettel ist schlicht gestaltet, er weist keine grafischen Elemente auf.

5.3.1.3 *Beurteilung des Inhalts und der Gestaltung*

Von den Fachbegriffen „Vomitiv", „Laxirung" und „Stomachale" abgesehen ist der Gebrauchszettel in einer für Laien verständlichen Sprache abgefasst. Die für den Patienten relevanten Informationen beschränkten sich dabei im Wesentlichen auf die Dosierung des Präparats und den Einsatz, der bereits aus der Bezeichnung „Fieber-Tropfen" hervorgeht. Die Beschreibung als „Universalmittel" konnte jedoch zu einer breiteren Anwendung verleiten. Ferner wird der Hersteller in einer sachlichen Art genannt, was nicht selbstverständlich war. Mitunter nutzten Verfasser diese Möglichkeit auch, um auf ihre über Jahre gesammelten Erfolge hinzuweisen, die auf eine damit einhergehende Qualität des Präparats hindeuteten.[151] In diesem Fall suggerierten stattdessen andere Angaben eine gute Qualität des Mittels, bspw. das „Anhalten guter Freunde" oder die „unzählige[n] Proben dieser Tropfen", die den Verfasser erst zum Druck des Zettels bewogen hatten. Darüber hinaus fällt die Betonung einer sicheren Anwendung „ohne Besorgnis" auf, wobei eine Einnahme sogar für Kinder und dazu mit einer ungenauen Dosierung als möglich erachtet wurde. Zumal, wie von Dr. Clemens festgestellt, die Arznei „eine bedeutende Menge Arsenik"[152] als arsenige Säure enthielt, deren Toxizität der Laborant Möller vermutlich nicht einzuschätzen vermochte. Die therapeutischen und diätetischen Ratschläge zeigen humoralpathologische Vorstellungen. So sollte der Körper mithilfe von Laxantien oder Vomitiva und weiterer Maßnahmen „wieder in seine Ordnung" gebracht werden. An dieser Stelle nutzte der Verfasser die Gelegenheit und bot weitere von ihm hergestellte Mittel für die Therapie an. Die grafische Gestaltung ist hingegen schlicht.

Der Gebrauchszettel informierte den Patienten über das Anwendungsgebiet und die Dosierung bzw. Einnahme der Fieber-Tropfen. Aus heutiger Sicht bedenklich zeigten sich dabei die Dosierungsangaben für Kinder, insbesondere mit dem anschließenden Hinweis einer besorgnislosen Einnahme. Die mit der Bezeichnung „Universalmittel" einhergehenden Anwendungsvorstellungen wurden zumindest auf das Fieber eingeschränkt. Die übrigen Angaben zeugten von der Qualität des Mittels und verwiesen schließlich auf weitere Präparate des Herstellers, die dieser im Rahmen eines auf humoralpathologischen Vorstellungen beruhenden Therapiekonzepts empfahl. Somit überwiegt ein werbender Charakter des Gebrauchszettels, obgleich grafische Elemente diesen nicht bekräftigten. Zu den Inhalten von Gebrauchszetteln bestanden zur Zeit der Veröffentlichung um 1859 keine regionalen Vorgaben.

---

[151] Vgl. S. SIEBER (1959), S. 59.

[152] LATh – StA RU Ministerium Rudolstadt, II. Abteilung (Inneres) / 2356, fol. 74ᵛ. Bericht über das Laborantenwesen in der fürstl[ich] Schwarzb[urgischen] Oberherrschaft von Dr. Fr[iedrich] W[i]lh[elm] Clemens im August 1859. Vgl. dazu auch G. PETRY (1936), S. 47; sowie S. BERNSCHNEIDER-REIF (2001), S. 309 und S. 374.

5.3.2   Edles Berg-Oel, um 1859

Unter der Bezeichnung ‚Bergöl' wurden zunächst aus verschiedenen Arten der Familie Pinaceae mithilfe von Destillation gewonnene ätherische Öle verstanden. In Thüringen konnte diese Praxis für das Ende des 16. Jahrhunderts nachgewiesen werden. Die Destillatores verwendeten hierfür Abies- und Pinus-Arten. Im 18. Jahrhundert differenzierte sich die Bezeichnung. Weißes Bergöl entsprach Oleum petrae,[153] dem aus Schichtgestein gewonnenen Erdöl.[154] Schwarzes Bergöl enthielt rohes Petroleum oder Oleum Rusci oder auch Oleum Lini sulfuratum.[155] Zudem soll es mitunter auch Oleum Terebinthinae sulfuratum gewesen sein,[156] das auch in Haarlemer Öl und in Tillytropfen enthaltene geschwefelte Terpentinöl.[157] Zusätzlich konnte Bergöl aus Wacholderholzteer bestehen.[158] Den Gebrauchszettel eines Bergöls zeigt Abb. 5.

---

[153] Vgl. S. BERNSCHNEIDER-REIF (2001), S. 130.

[154] Vgl. HUNNIUS (2004), S. 1090.

[155] Vgl. HAGER (1938), Bd. 2, S. 275. Bernschneider-Reif bezeichnet Oleum rusci als Wacholderholzteer. Vgl. S. BERNSCHNEIDER-REIF (2001), S. 130. Hierunter war jedoch Birkenteer, später Pix Betulina genannt, zu verstehen. Die lateinische Bezeichnung für Wacholderholzteer lautete Oleum Juniperi empyreumaticum, später Pix Jinuperi. Vgl. HAGER (1938), Bd. 1, S. 668, S. 1572 und Bd. 2, S. 1354.

[156] Vgl. S. BERNSCHNEIDER-REIF (2001), S. 130f.

[157] Vgl. HUNNIUS (2004), S. 1091. Zur Zusammensetzung von Haarlemer Öl und Tilly Tropfen siehe S. BERNSCHNEIDER-REIF (2001), S. 204f.

[158] Vgl. A. ELSÄSSER (1925), S. 107.

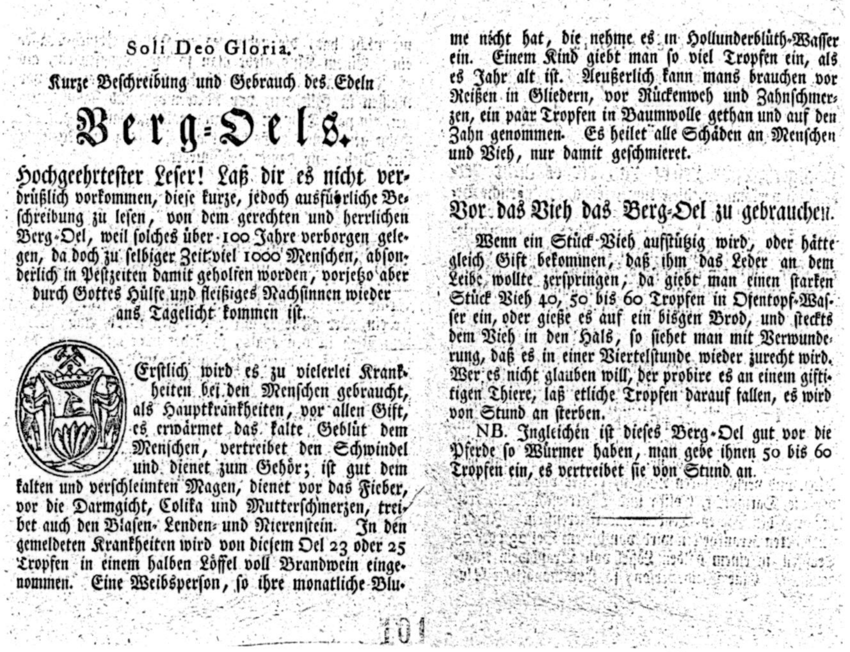

Soli Deo Gloria.

Kurze Beschreibung und Gebrauch des Edeln

Berg=Oels.

Hochgeehrtester Leser! Laß dir es nicht verdrüßlich vorkommen, diese kurze, jedoch ausführliche Beschreibung zu lesen, von dem gerechten und herrlichen Berg-Oel, weil solches über 100 Jahre verborgen gelegen, da doch zu selbiger Zeit viel 1000 Menschen, absonderlich in Pestzeiten damit geholfen worden, vorjetzo aber durch Gottes Hülfe und fleißiges Nachsinnen wieder ans Tagelicht kommen ist.

Erstlich wird es zu vielerlei Krankheiten bei den Menschen gebraucht, als Hauptkrankheiten, vor allen Gift, es erwärmet das kalte Geblüt dem Menschen, vertreibet den Schwindel und dienet zum Gehör; ist gut dem kalten und verschleimten Magen, dienet vor das Fieber, vor die Darmgicht, Colika und Mutterschmerzen, treibet auch den Blasen- Lenden- und Nierenstein. In den gemeldeten Krankheiten wird von diesem Oel 23 oder 25 Tropfen in einem halben Löffel voll Brandwein eingenommen. Eine Weibsperson, so ihre monatliche Blume nicht hat, die nehme es in Hollunderblüth-Wasser ein. Einem Kind giebt man so viel Tropfen ein, als es Jahr alt ist. Aeußerlich kann mans brauchen vor Reißen in Gliedern, vor Rückenweh und Zahnschmerzen, ein paar Tropfen in Baumwolle gethan und auf den Zahn genommen. Es heilet alle Schäden an Menschen und Vieh, nur damit geschmieret.

Vor das Vieh das Berg-Oel zu gebrauchen.

Wenn ein Stück-Vieh aufstützig wird, oder hätte gleich Gift bekommen, daß ihm das Leder an dem Leibe wollte zerspringen; da giebt man einen starken Stück Vieh 40, 50 bis 60 Tropfen in Ofentopf-Wasser ein, oder gieße es auf ein bisgen Brod, und stecks dem Vieh in den Hals, so siehet man mit Verwunderung, daß es in einer Viertelstunde wieder zurecht wird. Wer es nicht glauben will, der probire es an einem giftigen Thiere, laß etliche Tropfen darauf fallen, es wird von Stund an sterben.

NB. Ingleichen ist dieses Berg-Oel gut vor die Pferde so Würmer haben, man gebe ihnen 50 bis 60 Tropfen ein, es vertreibet sie von Stund an.

Abb. 5: Gebrauchszettel des Edeln Berg-Oels, um 1859[159]

---

[159] LATh – StA RU Ministerium Rudolstadt, II. Abteilung (Inneres) / 2356, fol. 101. Gebrauchszettel des Edeln Berg-Oels, Anlage zum Bericht über das Laborantenwesen in der fürstl[ich] Schwarzb[urgischen] Oberherrschaft von Dr. Fr[iedrich] W[i]lh[elm] Clemens im August 1859. Schmid bildete ebenfalls einen Gebrauchszettel des Edeln Berg-Oels ab, jedoch nur die erste Seite. Dessen Alter wurde grob auf zumindest nicht später als aus dem 18. Jahrhundert geschätzt. Vgl. G. SCHMID (1937), S. 39, S. 59 und [o. S.], Abb. 7. Er unterscheidet sich zu der hier wiedergegebenen Fassung in der Schriftart von ‚Berg-Oel' sowie im Wortlaut geringfügig. Eine Passage ist jedoch sinnverändert. So heißt es bei Schmid: „Eine Weibsperson, so ihre monatliche Blume hat, die nehme es in Hollunderblüth-Wasser ein." G. SCHMID (1937), [o. S.], Abb. 7. Demnach sollte das Berg-Oel augenscheinlich gegen Menstruationsbeschwerden eingesetzt werden. Vermutlich stellte der Einschub des Wortes ‚nicht' in den Satz bei der hier abgebildeten Version einen Druckfehler dar. Denkbar wäre zwar auch eine Anwendung als Abtreibungsmittel oder gegen klimakterische Beschwerden, auf die das Ausbleiben der Mensis hinweisen könnte. Dies wird jedoch für unwahrscheinlich gehalten. Elsässer druckte einen vollständigen Gebrauchszettel zum Edeln Berg-Oel ab, dessen Ausschnitt zur monatlichen Blume der von Schmid entspricht. Zudem fehlt das Anwendungsgebiet Rückenschmerzen und die Rechtschreibung weicht zur hier abgebildeten Fassung an vielen Stellen ab, sodass eine Datierung entsprechend des Veröffentlichungsjahres auf die erste Hälfte des 20. Jahrhunderts naheliegt. Vgl. A. ELSÄSSER (1925), Anhang zu S. 120.

5.3.2.1   *Erfassung des Inhalts*

Tab. 11:   Inhalt des Gebrauchszettels vom Edeln Berg-Oel, um 1859

a. Bezeichnung des Präparats	Edles Berg-Oel
b. Hersteller	Keine Angabe
c. Zusammensetzung (qualitativ, quantitativ)	Keine Angabe

d.   Indikation / Stoffgruppe

Erstlich wird es zu vielerlei Krankheiten bei den Menschen gebraucht, als Hauptkrankheiten, vor allem Gift, es erwärmet das kalte Geblüt dem Menschen, vertreibet den Schwindel und dienet zum Gehör; ist gut dem kalten und verschleimten Magen, dienet vor das Fieber, vor die Darmgicht, Colika und Mutterschmerzen, treibet auch den Blasen-[,] Lenden- und Nierenstein.

Äußerlich kann mans brauchen vor Reißen in Gliedern, vor Rückenweh und Zahnschmerzen.

Wenn ein Stück Vieh aufstützig wird, oder hätte gleich Gift bekommen, daß ihm das Leder an dem Leibe wollte zerspringen.

N[ota]B[ene]. Ingleichen ist dieses Berg-Oel gut vor die Pferde so Würmer haben.

e. Darreichungsform / Art der Anwendung	Tropfen

f.   Dosierung

In den gemeldeten Krankheiten wird von diesem Oel 23 oder 25 Tropfen [...] eingenommen.

Einem Kind giebt man so viel Tropfen ein, als es Jahr alt ist.

Einem starken Stück Vieh giebt man 40, 50 bis 60 Tropfen.

Pferde so Würmer haben gebe man 50 bis 60 Tropfen ein.

g.   Weitere Einnahmehinweise

Tropfen in einem halben Löffel voll Brandwein einnehmen. Eine Weibsperson, so ihre monatliche Blume nicht hat, die nehme es in Hollunderblüth-Wasser ein.

Äußerlich [...] ein paar Tropfen in Baumwolle gethan und auf den Zahn genommen.

Einem Vieh giebt man Tropfen in Ofentopf-Wasser ein, oder gieße es auf ein bisgen Brod, und steckts dem Vieh in den Hals.

h.   Wirksamkeit

Es heilet alle Schäden an Menschen und Vieh, nur damit geschmieret.

Giebt man einem starken Stück Vieh [...] Tropfen [...], so siehet man mit Verwunderung, daß es in einer Viertelstunde wieder zurecht wird.

Es vertreibet Würmer von Stund an.

i. Nebenwirkungen	Keine Angabe
j. Kontraindikationen	Keine Angabe
k. Wechselwirkungen	Keine Angabe
l. Explizite Warnhinweise	Keine Angabe

<table>
<tr><td>

m. Weitere Inhalte

<u>Ehrerbietung zu Gott:</u>

Soli Deo Gloria.

<u>Ankündigung des Inhalts:</u>

Kurze Beschreibung und Gebrauch des Edeln Berg-Oels.

<u>Ansprache des Lesers und bewährte Anwendung:</u>

Hochgeehrter Leser! Laß dir es nicht verdrüßlich vorkommen, diese kurze, jedoch ausführliche Beschreibung zu lesen, von dem gerechten und herrlichen Berg-Oel, weil solches über 100 Jahre verborgen gelegen, da doch zu selbiger Zeit viel 1000 Menschen, absonderlich in Pestzeiten damit geholfen worden, vorjetzo aber durch Gottes Hülfe und fleißiges Nachsinnen wieder ans Tageslicht kommen ist.

<u>Test der Wirksamkeit für Anwendung bei Tieren:</u>

Wer es nicht glauben will, der probire es an einem giftigen Thiere, laß etliche Tropfen darauf fallen, es wird von Stund an sterben.

</td></tr>
</table>

5.3.2.2 Analyse der Gestaltung

Der Gebrauchszettel enthält etwa 320 Wörter in überwiegend allgemeinverständlicher Sprache. Er ist in einen Überschriftenteil (Ehrerbietung zu Gott, Ankündigung des Inhalts) und anhand von Absätzen und einer Unterüberschrift in drei Textabschnitte (Ansprache des Lesers und bewährte Anwendung; Anwendungsgebiete, Dosierung und weitere Einnahmehinweise sowie Wirksamkeit: jeweils für Anwendung bei Menschen und bei Tieren, für letztere zusätzlich Test der Wirksamkeit) gegliedert. Der Name des Präparats im Überschriftenteil erscheint in einer höheren Schriftgröße. Die Ehrerbietung zu Gott und die Abkürzung „NB" (Notabene) werden abweichend vom übrigen Text in lateinischer Schrift angegeben. Zudem sind die Passagen „Soli Deo Gloria" und „Berg-Oels" im Überschriftenteil in Sperrschrift gehalten. Der Gebrauchszettel wurde durchgehend in schwarzer Farbe gedruckt.

Der Gebrauchszettel ist im Wesentlichen schlicht gestaltet. Als grafisches Element weist er ein Wappen auf.

5.3.2.3 Beurteilung des Inhalts und der Gestaltung

Von dem Fachbegriff „Colika" und der lateinischen Eingangsformel abgesehen ist der Gebrauchszettel in einer für Laien verständlichen Sprache abgefasst. Die für den Patienten relevanten Informationen beschränkten sich dabei im Wesentlichen auf die Dosierung des Präparats und weitere Einnahmehinweise sowie die Anwendungsgebiete. Letztere umfassen zahlreiche Krankheitsbilder, wodurch die Aufzählung der Beschreibung eines Universalmittels nahe kommt. Der Verfasser gab sogar an, nur die Hauptkrankheiten zu erwähnen, sodass Raum für zusätzliche Indikationen blieb, und beschrieb ferner veterinärmedizinische Anwendungsgebiete. Weitere Angaben suggerierten eine hohe Qualität des Mittels. Dazu zählt die Bezeichnung als edles oder gerechtes und herrliches Öl, aber auch die Nachricht über die Verwendung in Zeiten der Pest. Möglichen Zweifeln, die dem Leser bei Unkenntnis der Tropfen vor dem Hintergrund ihrer rühmlichen Anwendung kommen konnten, entgegnete der Verfasser zugleich mit dem Hinweis, dass die Tropfen über 100 Jahre im Verborgenen gelegen hatten und nun erst mit der Hilfe Gottes wiederentdeckt wurden. Dabei knüpfte er an den christlichen Glauben der Bevölkerung an, den ebenfalls die lateinische Eingangsformel „Soli Deo Gloria", Gott allein [sei] die Ehre, aufgriff. Auf diese Weise sprachen die Gebrauchszettel die Krankheitstheologie innerhalb der Bevölkerung an und verbanden positive als auch negative Wirkungen der Arznei mit dem Willen Gottes.[160] Die Formulierungen ließen ferner keine Zweifel an der Wirksamkeit des Mittels aufkommen. Die Beschreibung der Anwendungsgebiete spiegelt humoralpathologische Vorstellungen wider, bspw. sollte das Öl das kalte Geblüt erwärmen und gegen den kalten und verschleimten Magen helfen. Das abgebildete Wappen gestaltet die Druckschrift einprägsamer.

Der Gebrauchszettel informierte den Patienten zwar über Anwendungsgebiete und die Dosierung des Berg-Oels, die hohe Zahl verschiedenster Leiden vermittelte dem Patienten jedoch die Vorstellung einer universell einsetzbaren Arznei. Dabei wurden dem Wortlaut des Zettels folgend nur die Hauptkrankheiten, bei denen das Öl eingesetzt werden konnte, wiedergeben, das demnach bereits bei der Behandlung der Pest Erfolge verzeichnet hatte. Auch schmückende Adjektive, wie „edel", „gerecht" und „herrlich", suggerierten ein qualitativ hochwertiges Mittel, dem überdies mithilfe von Anknüpfungspunkten im christlichen Glauben ein gewisses Maß an Vertrauenswürdigkeit zugeschrieben wurde. Ein Wappen als grafisches Element erhöhte ergänzend den Wiedererkennungswert. Den Ausführungen folgend stand eindeutig ein werbender Charakter des Gebrauchszettels im Vordergrund, zu dessen Inhalt zur Zeit der Veröffentlichung um 1859 keine regionalen Vorgaben existierten.

5.3.3 Hamburgisches Universal-Lebens-Oel

Das Hamburgische Universal-Lebensöl stellte eine Mischung aus Sternanis-, Nelken-, Pommeranzenschalenöl und Weingeist dar.[161] Von den Laboranten nachgearbeitete Präparate bedienten sich einer organoleptischen Erfassung des ursprünglichen Mittels aus Hamburg. In Thüringen entstanden so gelbes, rotes und Universal-Lebensöl, von denen anzunehmen ist, dass sie sich untereinander in ihrer Zusammensetzung nur geringfügig unterschieden, die jedoch recht deutlich vom Hamburgischen Lebensöl abwich.[162] Den Gebrauchszettel eines in Thüringen bekannten Präparats zeigt Abb. 6.

---

[160] Vgl. S. BERNSCHNEIDER-REIF (2001), S. 345.

[161] Vgl. HAGER (1938), Bd. 1, S. 1512; sowie S. BERNSCHNEIDER-REIF (2001), S. 170. Bernschneider-Reif bezieht sich auf Hager.

[162] Vgl. S. BERNSCHNEIDER-REIF (2001), S. 170. Zur Zusammensetzung des gelben Lebensöls vgl. auch HAGER (1938), Bd. 1, S. 623.

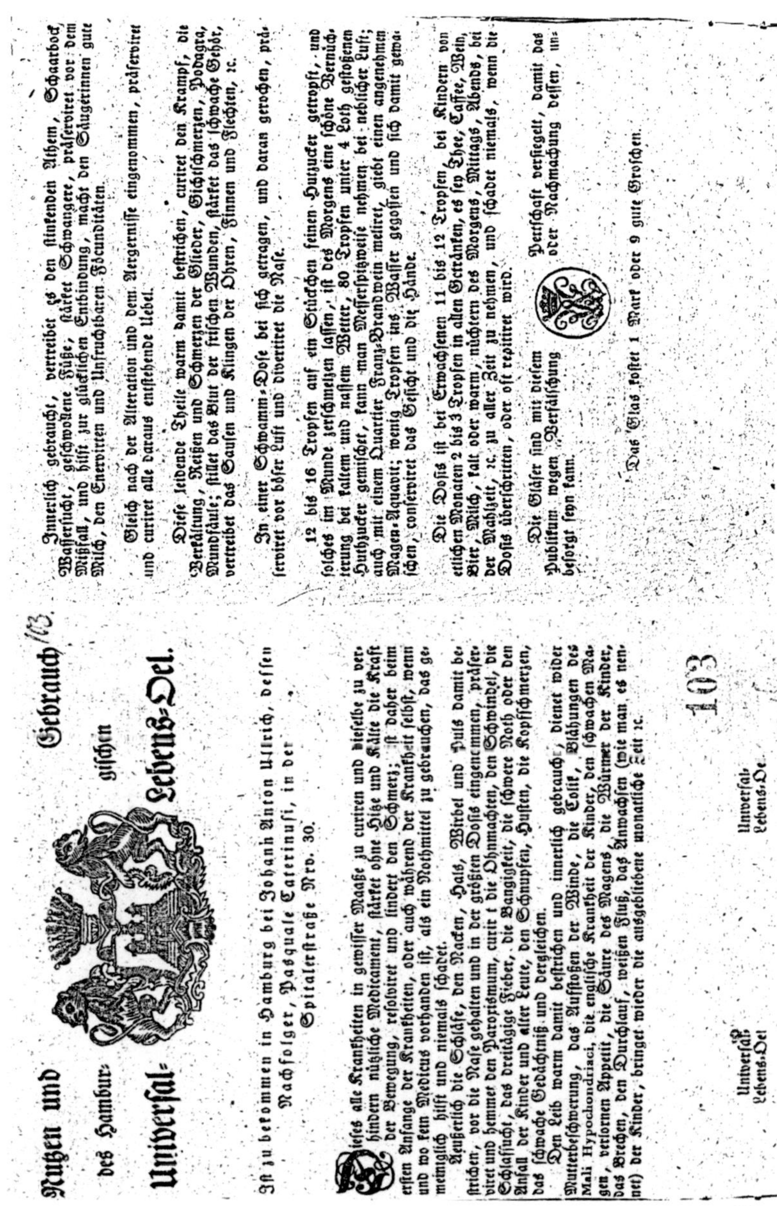

Abb. 6:   Gebrauchszettel zum Hamburgischen Universal-Lebens-Oel, um 1859[163]

---

[163] LATh – StA RU Ministerium Rudolstadt, II. Abteilung (Inneres) / 2356, fol. 103. Gebrauchszettel des Hamburgischen Universal-Lebens-Oels, Anlage zum Bericht über das Laborantenwesen in der fürstl[ich] Schwarzb[urgischen] Oberherrschaft von Dr. Fr[iedrich] W[i]lh[elm] Clemens im August 1859.

5.3.3.1　*Erfassung des Inhalts*

Tab. 12:　Inhalt des Gebrauchszettels zum Hamburgischen Universal-Lebens-Oel, um 1859

a.	Bezeichnung des Präparats	Hamburgisches Universal-Lebens-Oel
b.	Hersteller	Ist zu bekommen in Hamburg bei Johann Anton Ullrich, dessen Nachfolger, Pasquale Caterinusi, in der Spitalerstraße N[ume]ro. 30.
c.	Zusammensetzung (qualitativ, quantitativ)	Keine Angabe

d.	Indikation / Stoffgruppe*
	Stärket ohne Hitze und Kälte die Kraft der Bewegung, resolviret und lindert den Schmerz;
1.	[Siehe g.] präserviret und hemmet den Paroxismum, curirt die Ohnmachten, den Schwindel, die Schlafsucht, das dreitägige Fieber, die Bangigkeit, die schwere Roth oder den Anfall der Kinder und alter Leute, den Schnupfen, Husten, die Kopfschmerzen, das schwache Gedächtniß und dergleichen.
2.	[Siehe g.] dienet wider Mutterbeschwerung, das Aufstoßen der Winde, die Colik, Blähungen des Mali Hypochondriaci, die englische Krankheit der Kinder, den schwachen Magen, verlornen Appetit, die Säure des Magens, die Würmer der Kinder, das Brechen, den Durchlauf, weißen Fluß, das Anwachsen (wie man es nennet) der Kinder, bringet wieder die ausgebliebene monatliche Zeit [etc].
3.	[Siehe g.] vertreibet es den stinkenden Athem, Schaarbock, Wassersucht, geschwollene Füße, stärket Schwangere, präserviret vor dem Mißfall, und hilft zur glücklichen Entbindung, macht den Säugerinnen gute Milch, den Enervirten und Unfruchtbaren Föcunditäten.
4.	[Siehe g.] präserviret und curiret alle daraus entstehende Uebel.
5.	[Siehe g.] curiret den Krampf, die Verkältung, Reißen und Schmerzen der Glieder, Gichtschmerzen, Podagra, Mundfäule; stillet das Blut der frischen Wunden, stärket das schwache Gehör, vertreibet das Sausen und Klingen der Ohren, Finnen und Flechten, [etc].
6.	[Siehe g.] präserviret vor böser Luft und divertiret die Nase.
7.	[Siehe g.] eine schöne Vernüchterung bei kaltem und nassem Wetter.
8.	[Siehe f.] bei neblicher Luft; auch mit einem Quartier Franz-Brandwein meliret, giebt einen angenehmen Magen-Aquavit.
9.	[Siehe g.] conserviret das Gesicht und die Hände.

e.	Darreichungsform / Art der Anwendung	Öl zum Einreiben, Einnehmen und Riechen.

f.	Dosierung*
7.	12 bis 16 Tropfen [siehe g.]
8.	80 Tropfen unter 4 Loth gestoßenen Huthzucker gemischet, kann man Messerspitzweise nehmen [siehe d.]
9.	Wenig Tropfen ins Wasser gegossen [siehe g.]
	Die Dosis ist bei Erwachsenen 11 bis 12 Tropfen, bei Kindern von etlichen Monaten 2 bis 3 Tropfen [...] des Morgens, Mittags, Abends, bei der Mahlzeit, [etc] zu aller Zeit zu nehmen.

<table>
<tr><td colspan="2">g. Weitere Einnahmehinweise*</td></tr>
<tr><td colspan="2">1. Aeußerlich die Schläfe, den Nacken, Hals, Wirbel und Puls damit bestrichen, vor die Nase gehalten und in der größten Dosis eingenommen, [siehe d.]</td></tr>
<tr><td colspan="2">2. Den Leib warm damit bestrichen und innerlich gebraucht, [siehe d.]</td></tr>
<tr><td colspan="2">3. Innerlich gebraucht, [siehe d.]</td></tr>
<tr><td colspan="2">4. Gleich nach der Alteration und dem Aergernisse eingenommen, [siehe d.]</td></tr>
<tr><td colspan="2">5. Diese leidende Theile warm damit bestrichen, [siehe d.]</td></tr>
<tr><td colspan="2">6. In einer Schwamm-Dose bei sich getragen, und daran gerochen, [siehe d.]</td></tr>
<tr><td colspan="2">7. [Siehe f.] auf ein Stückchen feinen Hutzucker getropft, und solches im Munde zerschmelzen lassen, ist des Morgens [siehe d.]</td></tr>
<tr><td colspan="2">9. [Siehe f.] und sich damit gewaschen, [siehe d.]</td></tr>
<tr><td colspan="2">Tropfen [...] in allen Getränken, es sey Thee, Caffee, Wein, Bier, Milch, kalt oder warm, nüchtern [...] zu nehmen.</td></tr>
<tr><td>h. Wirksamkeit</td><td>Hilft gemeintlich.</td></tr>
<tr><td>i. Nebenwirkungen</td><td>Schadet niemals.
Schadet niemals, wenn die Dosis überschritten, oder oft repitiret wird.</td></tr>
<tr><td>j. Kontraindikationen</td><td>Keine Angabe</td></tr>
<tr><td>k. Wechselwirkungen</td><td>Keine Angabe</td></tr>
<tr><td>l. Explizite Warnhinweise</td><td>Keine Angabe</td></tr>
<tr><td colspan="2">m. Weitere Inhalte</td></tr>
<tr><td colspan="2"><u>Inhaltsankündigung:</u> Nutzen und Gebrauch des Hamburgischen Universal-Lebens-Oel.</td></tr>
<tr><td colspan="2"><u>Allgemeine Eigenschaften:</u></td></tr>
<tr><td colspan="2">Dieses alle Krankheiten in gewisser Maaße zu curiren und dieselbe zu verhindern nützliche Medicament, [...]; ist daher beim ersten Anfange der Krankheiten, oder auch während der Krankheit selbst, wenn und wo kein Medicus vorhanden ist, als ein Nothmittel zu gebrauchen.</td></tr>
<tr><td colspan="2"><u>Originalitätsnachweis:</u></td></tr>
<tr><td colspan="2">Die Gläser sind mit diesem Pettschaft versiegelt, damit das Publikum wegen Verfälschung oder Nachmachung dessen, unbesorgt seyn kann [einschließlich Abbildung der Petschaft].</td></tr>
<tr><td colspan="2"><u>Preis:</u> Das Glas kostet 1 Mark oder 9 gute Groschen.</td></tr>
</table>

*Die Nummerierung wurde zur Verdeutlichung der Zusammenhänge ergänzt.

5.3.3.2 *Analyse der Gestaltung*

Der Gebrauchszettel enthält etwa 460 Wörter in teilweise allgemeinverständlicher Sprache. Er ist in eine Überschrift (Inhaltsankündigung und Name des Präparats, Wappen) und anhand von Absätzen in verschiedene Textabschnitte (Hersteller, allgemeine Eigenschaften des Mittels, sechs Absätze zur Anwendung und den Anwendungsgebieten, zwei Absätze zur Dosierung und weiteren Einnahmehinweisen, Originalitätsnachweis) gegliedert. Abschließend wird der Preis der Arznei angegeben. Die Überschrift erscheint in fett und zwei unterschiedlichen, aber im Vergleich zum restlichen Text höheren Schriftgrößen. Der Abschnitt zum Hersteller ist in Sperrschrift dargestellt. Ferner beginnt die Beschreibung der allgemeinen Wirkung des Mittels mit einem verschnörkel-

ten Erstbuchstaben (D) und die Bezeichnung „Mali Hypochondriaci" besitzt eine abweichende Schriftart. Der Text wurde durchgehend in schwarzer Farbe gedruckt.

In der Mitte des Überschriftenteils befindet sich ein großes Wappen und am Ende im
Abschnitt zum Originalitätsnachweis die Petschaft.

5.3.3.3   Beurteilung des Inhalts und der Gestaltung

Der Gebrauchszettel ist in einer für Laien nur teilweise verständlichen Sprache abgefasst. An einigen Stellen zeigt sich ein gehobener Sprachstil (resolviren, präserviren,
enerviren, divertiren, meliren, conserviren, repetiren), an anderen Stellen medizinische
Fachausdrücke (Paroxismum, Colik, Föcunditäten, Podagra) und an einer Stelle die lateinische Sprache (Mali Hypochondriaci), die das Textverständnis erschwerten. Für den
Patienten waren die Dosierung des Präparats und die weiteren Einnahmehinweise sowie
die Anwendungsgebiete relevant. Letztere umfassen sehr viele unterschiedlichste
Krankheitsbilder, z. B. Husten, Schnupfen und Kopfschmerzen, aber auch mangelnden
Appetit oder die Anregung der Fruchtbarkeit, was die Vorstellung eines Universalmittels, passend zum Namen Universal-Lebens-Oel, hervorrief. Die z. T. gehobene Wortwahl sowie die Fachausdrücke sollten vermutlich den Eindruck von Wissenschaftlichkeit und Qualität vermitteln. Auch das Petschaft stand für eine gesicherte Qualität, deren
Herkunft das auffällige Wappen auf der ersten Seite, das der Verfasser augenscheinlich
in Anlehnung an das große Staatswappen der Freien und Hansestadt Hamburg konzipiert hatte, betonte. Zugleich förderte das Wappen, ebenso wie die zweifache Wiederholung der Bezeichnung des Mittels am Ende der ersten Seite, den Erinnerungswert. Zusammen mit der Behauptung einer völligen Unschädlichkeit, sogar bei Überschreitung
der angegebenen Dosierung, und der Empfehlung, die Arznei zu jeder Tageszeit und mit
den denkbarsten Flüssigkeiten einzunehmen, entstand das Bild eines Universalmittels,
das jederzeit und in jeglicher Menge ohne Bedenken angewendet werden konnte.

Auf den ersten Blick schien der Gebrauchszettel den Patienten zumindest auch über
die Anwendungsgebiete, Dosierung und Applikation des Universal-Lebens-Oels zu informieren. Die hohe Zahl verschiedenster Anwendungsgebiete des Mittels, das angeblich auch jederzeit in höherer Dosis ohne negative Folgen eingesetzt und auf nahezu alle
gebräuchlichen Arten appliziert werden konnte, entwertete den informativen Charakter
jedoch völlig. Eine teilweise gehobene Wortwahl, medizinische Fachausdrücke sowie
die Originalitätssicherheit anhand des Petschafts vermittelten zudem in werbender Weise eine gewisse Qualität. Das in der Überschrift wiedergegebene Wappen erhöhte darüber hinaus den Wiedererkennungswert. Somit bestand ein vor allem werbender Charakter des Gebrauchszettels. Zu den Inhalten von Gebrauchszetteln zur Zeit der Veröffentlichung um 1859 bestanden keine regionalen Vorgaben.

5.3.4   Schmerzstillende Kinder-Tinktur

Mitte des 19. Jahrhunderts lauteten die Bestandteile einer Kindertinktur: Tinctura Lau-
danum (Lobtinktur), Siripus simplex, Couleur und Tinctura Opii simplex. Dabei stellte
die Opiumtinktur ein beliebtes Ingredienz insbesondere zur Beruhigung in pädiatrischen
Zubereitungen dar. Bereits ab 1824 lässt sich die Herstellung von Kindertropfen nach-

weisen, die ebenfalls Opium enthielten.[164] Den Gebrauchszettel eines als ‚Schmerzstillende Kinder-Tinktur‘ bezeichneten Präparats zeigt die nachfolgende Abbildung.

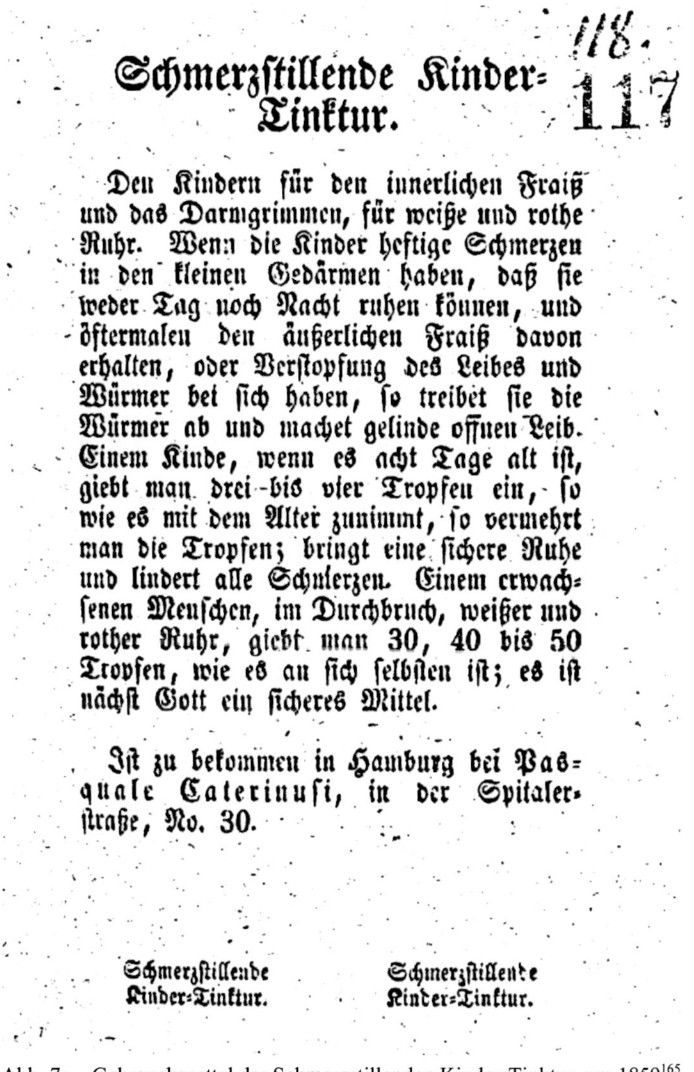

Schmerzstillende Kinder-Tinktur.

Den Kindern für den innerlichen Fraiß und das Darmgrimmen, für weiße und rothe Ruhr. Wenn die Kinder heftige Schmerzen in den kleinen Gedärmen haben, daß sie weder Tag noch Nacht ruhen können, und öftermalen den äußerlichen Fraiß davon erhalten, oder Verstopfung des Leibes und Würmer bei sich haben, so treibet sie die Würmer ab und machet gelinde offnen Leib. Einem Kinde, wenn es acht Tage alt ist, giebt man drei bis vier Tropfen ein, so wie es mit dem Alter zunimmt, so vermehrt man die Tropfen; bringt eine sichere Ruhe und lindert alle Schmerzen. Einem erwachsenen Menschen, im Durchbruch, weißer und rother Ruhr, giebt man 30, 40 bis 50 Tropfen, wie es an sich selbsten ist; es ist nächst Gott ein sicheres Mittel.

Ist zu bekommen in Hamburg bei Pasquale Caterinusi, in der Spitalerstraße, No. 30.

Schmerzstillende
Kinder-Tinktur.

Schmerzstillende
Kinder-Tinktur.

Abb. 7:   Gebrauchszettel der Schmerzstillenden Kinder-Tinktur, um 1859[165]

---

[164] Vgl. S. BERNSCHNEIDER-REIF (2001), S. 281.

[165] LATh – StA RU Ministerium Rudolstadt, II. Abteilung (Inneres) / 2356, fol. 117. Gebrauchszettel der Schmerzstillenden Kinder-Tinktur, Anlage zum Bericht über das Laborantenwesen in der fürstl[ich] Schwarzb[urgischen] Oberherrschaft von Dr. Fr[iedrich] W[i]lh[elm] Clemens im August 1859.

5.3.4.1 *Erfassung des Inhalts*

Tab. 13: Inhalt des Gebrauchszettels zur Schmerzstillenden Kinder-Tinktur, um 1859

a. Bezeichnung des Präparats	Schmerzstillende Kinder-Tinktur
b. Hersteller	Ist zu bekommen in Hamburg bei Pasquale Caterinusi, in der Spitalerstraße, N[umer]o. 30.
c. Zusammensetzung (qualitativ, quantitativ)	Keine Angabe
d. Indikation / Stoffgruppe	
Den Kindern für den innerlichen Fraiß und das Darmgrimmen, für weiße und rothe Ruhr. Wenn die Kinder heftige Schmerzen in den kleinen Gedärmen haben, daß sie weder Tag noch Nacht ruhen können, und öftermalen den äußerlichen Fraiß davon erhalten, oder Verstopfung des Leibes und Würmer bei sich haben, so treibet sie die Würmer ab und machet gelinde offnen Leib. Bringt eine sichere Ruhe und lindert alle Schmerzen. Einem erwachsenen Menschen, im Durchbruch, weißer und rother Ruhr.	
e. Darreichungsform / Art der Anwendung	Tinktur, Tropfen
f. Dosierung	Einem Kinde, wenn es acht Tage alt ist, giebt man drei bis vier Tropfen ein, so wie es mit dem Alter zunimmt, so vermehrt man die Tropfen. Einem erwachsenen Menschen [...] giebt man 30, 40 bis 50 Tropfen, wie es an sich selbsten ist.
g. Weitere Einnahmehinweise	Keine Angabe
h. Wirksamkeit	Keine Angabe
i. Nebenwirkungen	Es ist nächst Gott ein sicheres Mittel.
j. Kontraindikationen	Keine Angabe
k. Wechselwirkungen	Keine Angabe
l. Explizite Warnhinweise	Keine Angabe
m. Weitere Inhalte	Keine Angabe

5.3.4.2 *Analyse der Gestaltung*

Der Gebrauchszettel enthält ca. 140 Wörter in allgemeinverständlicher Sprache. Er ist in eine Überschrift (Bezeichnung des Präparats) und zwei Textabschnitte (Anwendungsgebiete, Dosierung und Nebenwirkungen; Hersteller) gegliedert. Abschließend wird zwei Mal die Bezeichnung des Präparats wiederholt. Der Name des Präparats in der Überschrift ist in einer höheren Schriftgröße, die zweimalige, abschließende Wiederholung des Namens in einer kleineren Schriftgröße gedruckt. Der Eigenname des Herstellers ist in Sperrschrift abgebildet. Der Druck erfolgte durchgehend in schwarzer Farbe.

Der Gebrauchszettel ist schlicht gestaltet, er weist keine grafischen Elemente auf.

5.3.4.3 *Beurteilung des Inhalts und der Gestaltung*

Der Gebrauchszettel ist in einer für Laien verständlichen Sprache ohne medizinische Fachbegriffe abgefasst. Er enthielt mit der Dosierung des Präparats und den Anwendungsgebieten für den Patienten relevante Informationen. Dabei werden auch über die Bezeichnung des Präparats hinausgehende Indikationen genannt, wie Würmer und Verstopfung, sowie die eingangs beschriebene, beliebte Wirkung als Beruhigungsmittel. Obwohl der Gebrauchszettel eine vergleichsweise geringe Anzahl Einsatzgebiete auswies, müssen sie indes in Frage gestellt werden, zumal die Behandlung der Ruhr und der Verstopfung im Gegensatz zueinander stehen.[166] Opiumtinktur ist auch heute noch zur Behandlung von Durchfallerkrankungen vorgesehen, obgleich es therapeutisch nicht die erste Wahl darstellt. Die ungenaue Angabe zur Dosierung bei Kindern, nach der die Anzahl der Tropfen proportional zum Alter erhöht werden sollte, erscheint insbesondere in Kombination mit der Aussage, die Tinktur wäre ein sicheres Mittel, bedenklich. Zur Unterstützung dieser Behauptung knüpfte der Verfasser überdies an den christlichen Glauben an. Die Betonung der Qualität der Tinktur wurde hingegen nur in einer kurzen Passage deutlich, die eine „sichere Ruhe" und die Linderung „aller Schmerzen" versprach. Die grafische Gestaltung des Gebrauchszettels fiel schlicht aus. Einzig die am Ende zwei Mal wiederholte Bezeichnung des Präparats förderte den Erinnerungswert an die Arznei.

Der Gebrauchszettel informierte den Patienten über die Anwendungsgebiete und die Dosierung der Schmerzstillenden Kinder-Tinktur. Bei den Indikationen fallen jedoch widersprüchliche Angaben auf. Ferner muss aus heutiger Sicht insbesondere die ungenaue Dosierungsangabe in Kombination mit dem Unbedenklichkeitshinweis kritisiert werden. Ungeachtet dessen, ob diese auch entsprechend befolgt wurden. Der Amtsphysikus aus Schwarzenberg im sächsischen Erzgebirge sah sich bspw. noch 1821 oder 1822 gezwungen, eine Änderung der Zusammensetzung von Olitäten im Rahmen eines Gesuchs um eine Konzession zur Anfertigung von Arzneien durch zwei Laboranten anzuordnen,

> „um nachteiligen Folgen vorzubeugen, zumal da diese Mittel fast ausschliessend in die Hände der niedrigsten oder wenigstens unwissendsten Menschenklasse gelangten, welche sich nicht genau an die auf den Gebrauchszetteln vorgeschriebenen Gaben bänden, getreu ihrem gewöhnlichen Grundsatze: Viel hilft viel!"[167]

Als ausschließlich werbend traten hingegen nur die kurz angedeutete Verbindung zu Gott sowie die Wiederholung der Bezeichnung des Mittels auf. Grundsätzlich überwiegt somit ein informativer Charakter des Gebrauchszettels, wenngleich dieser einzuschränken ist und auch ein werbender Charakter vorkommt. Zu den Inhalten von Gebrauchszetteln existierten zur Zeit der Veröffentlichung um 1859 keine regionalen Vorgaben.

5.3.5 Still[ae] nigri miraculos[ae] oder Schwarze Wunder-Tropfen

Schwarze Wunder-Tropfen wurden von einem Laboranten in Meuselbach mithilfe der Destillation von über 20 verschiedenen Drogen hergestellt, bspw. Fructus Juniperi, Flo-

---

[166] Dies ist nicht grundsätzlich falsch, bspw. können Flohsamenschalen ebenfalls zur Behandlung beider Krankheitsbilder eingesetzt werden. Diese Aussage soll sich allein auf die Verwendung von Opiumtinktur beziehen.

[167] J. A. E. KÖHLER (1898), S. 36.

res Chamomillae, Fructus Anisi, Fructus Foeniculi, Radix Rhei, Myrrha, Radix Liquiritiae und Aloe.[168] Die Tropfen, die zu den Lebensessenzen zählten,[169] konnten ferner das abführende Glaubersalz enthalten.[170]

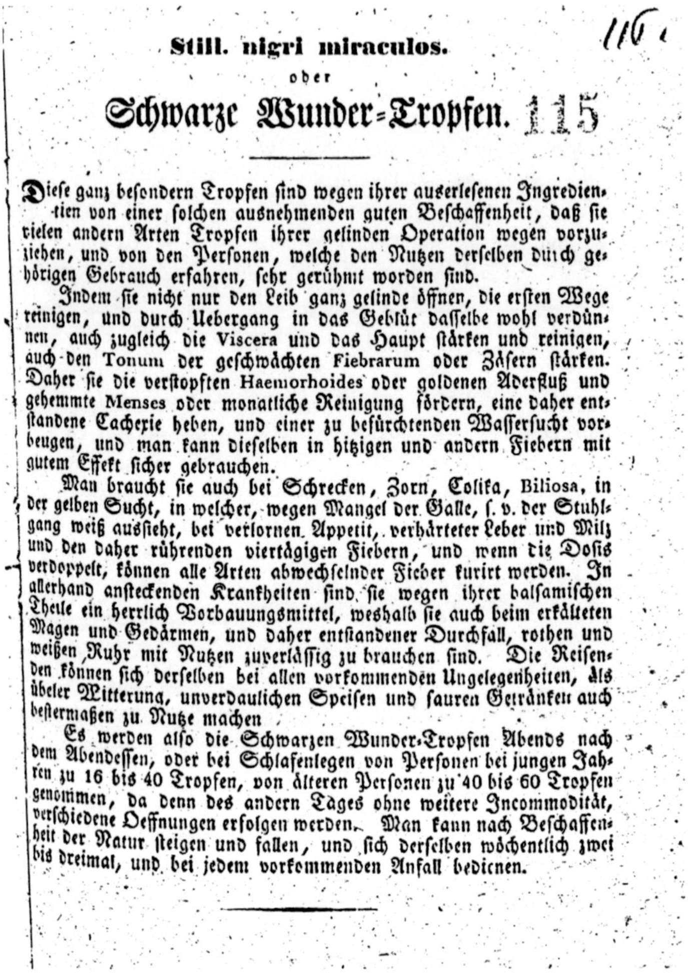

Still. nigri miraculos.

ober

Schwarze Wunder-Tropfen. 115

Diese ganz besondern Tropfen sind wegen ihrer auserlesenen Ingredientien von einer solchen ausnehmenden guten Beschaffenheit, daß sie vielen andern Arten Tropfen ihrer gelinden Operation wegen vorzuziehen, und von den Personen, welche den Nutzen derselben durch gehörigen Gebrauch erfahren, sehr gerühmt worden sind.

Indem sie nicht nur den Leib ganz gelinde öffnen, die ersten Wege reinigen, und durch Uebergang in das Geblüt dasselbe wohl verdünnen, auch zugleich die Viscera und das Haupt stärken und reinigen, auch den Tonum der geschwächten Fiebrarum oder Zäsern stärken. Daher sie die verstopften Haemorhoides oder goldenen Aderfluß und gehemmte Menses oder monatliche Reinigung fördern, eine daher entstandene Cacherie heben, und einer zu befürchtenden Wassersucht vorbeugen, und man kann dieselben in hitzigen und andern Fiebern mit gutem Effekt sicher gebrauchen.

Man braucht sie auch bei Schrecken, Zorn, Colika, Biliosa, in der gelben Sucht, in welcher, wegen Mangel der Galle, s. v. der Stuhlgang weiß aussieht, bei verlornen Appetit, verhärteter Leber und Milz und den daher rührenden viertägigen Fiebern, und wenn die Dosis verdoppelt, können alle Arten abwechselnder Fieber kurirt werden. In allerhand ansteckenden Krankheiten sind sie wegen ihrer balsamischen Theile ein herrlich Vorbauungsmittel, weshalb sie auch beim erkälteten Magen und Gedärmen, und daher entstandener Durchfall, rothen und weißen Ruhr mit Nutzen zuverlässig zu brauchen sind. Die Reisenden können sich derselben bei allen vorkommenden Ungelegenheiten, als übeler Witterung, unverdaulichen Speisen und sauren Getränken auch bestermaßen zu Nutze machen

Es werden also die Schwarzen Wunder-Tropfen Abends nach dem Abendessen, oder bei Schlafenlegen von Personen bei jungen Jahren zu 16 bis 40 Tropfen, von älteren Personen zu 40 bis 60 Tropfen genommen, da denn des andern Tages ohne weitere Incommodität, verschiedene Oeffnungen erfolgen werden. Man kann nach Beschaffenheit der Natur steigen und fallen, und sich derselben wöchentlich zwei bis dreimal, und bei jedem vorkommenden Anfall bedienen.

Abb. 8:   Gebrauchszettel der Still[ae] nigri miraculos[ae] oder Schwarze Wunder-Tropfen, um 1859[171]

---

[168] Vgl. S. BERNSCHNEIDER-REIF (2001), S. 228.

[169] Siehe hierzu S. BERNSCHNEIDER-REIF (2001), S. 223f.

[170] Vgl. S. BERNSCHNEIDER-REIF (2001), S. 265.

[171] LATh – StA RU Ministerium Rudolstadt, II. Abteilung (Inneres) / 2356, fol. 115. Gebrauchszettel der Still[ae] nigri miraculos[ae] oder Schwarzen Wunder-Tropfen, Anlage zum Bericht über das Laborantenwesen in der fürstl[ich] Schwarzb[urgischen] Oberherrschaft von Dr. Fr[iedrich] W[i]lh[elm] Clemens im August 1859.

5.3.5.1 *Erfassung des Inhalts*

Tab. 14: Inhalt des Gebrauchszettels der Still[ae] nigri miraculos[ae] oder Schwarze Wunder-Tropfen, um 1859

a. Bezeichnung des Präparats	Still[ae] nigri miraculos[ae] oder Schwarze Wunder-Tropfen
b. Hersteller	Keine Angabe
c. Zusammensetzung (qualitativ, quantitativ)	Keine Angabe

d. Indikation / Stoffgruppe

Indem sie nicht nur den Leib ganz gelinde öffnen, die ersten Wege reinigen, und durch Uebergang in das Geblüt dasselbe wohl verdünnen, auch zugleich die Viscera und das Haupt stärken und reinigen, auch den Tonum der geschwächten Fiebrarum oder Zäsern stärken. Daher sie die verstopften Haemorhoides oder goldenen Aderfluß und gehemmte Menses oder monatliche Reinigung fördern, eine daher entstandene Cachexie heben, und einer zu befürchtenden Wassersucht vorbeugen, und man kann dieselben in hitzigen und andern Fiebern mit gutem Effekt sicher gebrauchen.

Man braucht sie auch bei Schrecken, Zorn, Colika, Biliosa, in der gelben Sucht, in welcher, wegen Mangel der Galle, s. v. der Stuhlgang weiß aussieht, bei verlornen Appetit, verhärteter Leber und Milz und den daher rührenden viertägigen Fiebern, und wenn die Dosis verdoppelt, können alle Arten abwechselnder Fieber kurirt werden. In allerhand ansteckenden Krankheiten sind sie wegen ihrer balsamischen Theile ein herrlich Vorbauungsmittel, weshalb sie auch beim erkälteten Magen und Gedärmen, und daher entstandener Durchfall, rothen und weißen Ruhr mit Nutzen zuverlässig zu brauchen sind. Die Reisenden können sich derselben bei allen vorkommenden Ungelegenheiten, als übeler Witterung, unverdaulichen Speisen und sauren Getränken auch bestermaßen zu Nutze machen.

e. Darreichungsform / Art der Anwendung	Tropfen

f. Dosierung

Es werden also die Schwarzen Wunder-Tropfen [...] von Personen bei jungen Jahren zu 16 bis 40 Tropfen, von älteren Personen zu 40 bis 60 Tropfen genommen, da denn des andern Tages ohne weitere Incommodität, verschiedene Oeffnungen erfolgen werden. Man kann nach Beschaffenheit der Natur steigen und fallen, und sich derselben wöchentlich zwei bis dreimal, und bei jedem vorkommenden Anfall bedienen.

Die Dosis verdoppelt für alle Arten abwechselnder Fieber.

g. Weitere Einnahmehinweise	Es werden also die Schwarzen Wunder-Tropfen Abends nach dem Abendessen, oder bei Schlafenlegen [...] genommen.
h. Wirksamkeit	Mit gutem Effekt sicher gebrauchen; zuverlässig zu brauchen.
i. Nebenwirkungen	Keine Angabe
j. Kontraindikationen	Keine Angabe
k. Wechselwirkungen	Keine Angabe
l. Explizite Warnhinweise	Keine Angabe

<table>
<tr><td>

m. Weitere Inhalte

<u>Betonung der Qualität:</u> Diese ganz besondern Tropfen sind wegen ihrer auserlesenen Ingredientien von einer solchen ausnehmenden guten Beschaffenheit, daß sie vielen andern Arten Tropfen ihrer gelinden Operation wegen vorzuziehen, und von den Personen, welche den Nutzen derselben durch gehörigen Gebrauch erfahren, sehr gerühmt worden sind.

</td></tr>
</table>

5.3.5.2   *Analyse der Gestaltung*

Der Gebrauchszettel enthält ca. 300 Wörter in teilweise allgemeinverständlicher, aber aufgrund der Häufung von Fachbegriffen vielfach auch unverständlicher Sprache. Er ist in eine Überschrift (Name des Präparats) und anhand von Absätzen in vier Textabschnitte (Betonung der Qualität; Anwendungsgebiete und Wirksamkeit [zwei Absätze]; Dosierung und weitere Einnahmehinweise) gegliedert. Der Name des Präparats in der Überschrift erscheint fett und in einer höheren Schriftgröße, der lateinische Name zudem in einer abweichenden Schriftart. Ferner wird die abweichende Schriftart auch für einige Fachbegriffe verwendet (Viscera, Tonum, Fiebrarum, Haemorhoides, Menses und Biliosa). Der erste Buchstabe des Textabschnitts (D) ist fett geschrieben. Der Druck des Textes erfolgte durchgehend in schwarzer Farbe.

Der Gebrauchszettel ist schlicht gestaltet, er weist keine grafischen Elemente auf.

5.3.5.3   *Beurteilung des Inhalts und der Gestaltung*

Der Gebrauchszettel wurde teilweise in einer für Laien verständlichen Sprache abgefasst. Einige Auszüge, in denen sich Fachbegriffe mehrten, waren für Laien jedoch unverständlich. Hierzu zählt bspw. der Passus, „den Tonum der geschwächten Fiebrarum oder Zäsern [zu] stärken." Vermutlich sollten die über den gesamten Text verteilten Fachausdrücke (Viscera, Tonum, Fiebrarum, Haemorhoides, Menses, Cachexie, Colika, Biliosa und Incommodität) einen Eindruck von Wissenschaftlichkeit und Qualität vermitteln. In einem eigens dafür vorgesehen Absatz betonte der Verfasser die hohe Qualität der Ingredienzien sowie eine daraus abgeleitete Überlegenheit seiner Tropfen gegenüber anderen Präparaten und erwähnte die Zufriedenheit von Verwendern seiner Tropfen. Die für den Patienten relevanten Informationen beschränkten sich dabei auf die Dosierung und weitere Einnahmehinweise sowie die Anwendungsgebiete. Letztere umfassen jedoch verschiedenste Krankheitsbilder, deren Aufzählung der Beschreibung eines Universalmittels nahe kommt. Zugleich werden an dieser Stelle die humoralpathologischen Therapieansätze deutlich. Bspw. sollten die Tropfen „den Leib ganz gelinde öffnen, die ersten Wege reinigen, und durch Uebergang in das Geblüt dasselbe wohl verdünnen". Schließlich ließ der Verfasser bei der Dosierung eine Option zur Änderung der Einnahmemenge „nach Beschaffenheit der Natur" ohne weitere Einschränkungen offen.

Der Gebrauchszettel schien den Patienten zunächst zumindest auch über die Anwendungsgebiete, Dosierung und Applikation der Schwarzen Wunder-Tropfen zu informieren. Die weitreichenden Anwendungsgebiete sowie das Eröffnen der Möglichkeit, die Dosierung auch eigenmächtig ohne vorgegebene Anhaltspunkte zu verändern, beraubten jedoch den informativen Mehrwert. Ein von Fachausdrücken geprägter Text sollte vielmehr die zu Beginn des Gebrauchszettels ausdrücklich hervorgehobene Qualität der Arznei weiter betonen, sodass das Bild einer universell einsetzbaren Arznei vermittelt wurde. Daher ist dem Gebrauchszettel ein ausschließlich werbender Charakter zu attestieren, obgleich keine grafischen Elemente diesen stützen. Zu Inhalten von gedruckten Gebrauchsanweisungen bestanden zur Zeit der Veröffentlichung um 1859 keine regionalen Vorgaben.

5.3.6 Kaiserl[ich] privilegirte Blutreinigungs-Pillen, vormals Universal-Pillen genannt

Die kaiserl[ich] privilegirten Blutreinigungs-Pillen, vormals Universal-Pillen genannt, stellten eine laxierende Arznei dar. Die ihnen nachgearbeiteten ‚Redlingerischen Pillen' enthielten dazu u. a. Aloe als wirksamen Bestandteil.[172] Aufgrund der außergewöhnlichen Länge des Gebrauchszettels sowie seiner grundsätzlich übersichtlichen Struktur sollen die Abbildungen 9–12 nachfolgend zugleich der Texterfassung dienen und sind daher dem Unterkapitel 5.3.6.1 zugeordnet.

---

[172] Vgl. S. BERNSCHNEIDER-REIF (2001), S. 270f. Zur Zusammensetzung der Redlingerischen Pillen vgl. auch HAGER (1938), Bd. 1, S. 357.

5.3.6.1 *Erfassung des Inhalts*

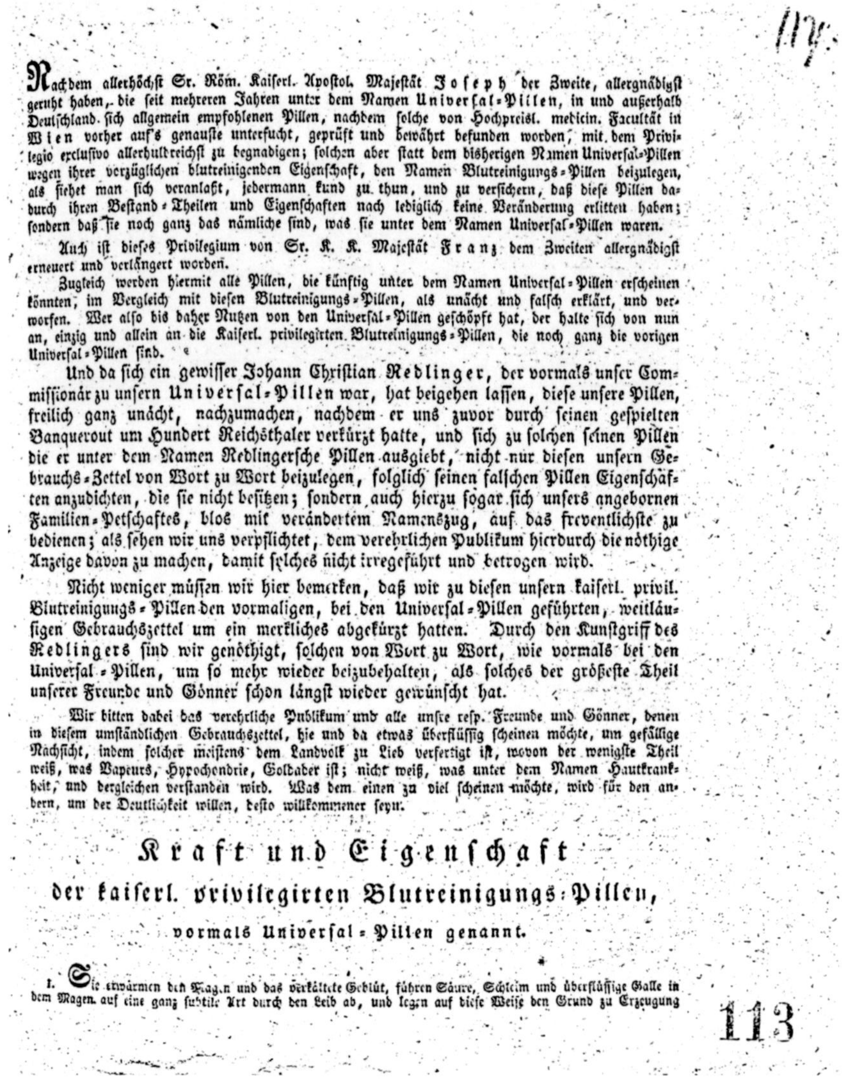

Nachdem allerhöchst Sr. Röm. Kaiserl. Apostol. Majestät J o s e p h der Zweite, allergnädigst geruht haben, die seit mehreren Jahren unter dem Namen U n i v e r s a l = P i l l e n, in und außerhalb Deutschland sich allgemein empfohlenen Pillen, nachdem solche von Hochpreisl. medicin. Facultät in W i e n vorher auf's genauste untersucht, geprüft und bewährt befunden worden, mit dem Privilegio exclusivo allerhuldreichst zu begnadigen; solchen aber statt dem bisherigen Namen Universal=Pillen wegen ihrer vorzüglichen blutreinigenden Eigenschaft, den Namen Blutreinigungs=Pillen beizulegen, als siehet man sich veranlaßt, jedermann kund zu thun, und zu versichern, daß diese Pillen dadurch ihren Bestand=Theilen und Eigenschaften nach lediglich keine Veränderung erlitten haben; sondern daß sie noch ganz das nämliche sind, was sie unter dem Namen Universal=Pillen waren.

Auch ist dieses Privilegium von Sr. K. K. Majestät F r a n z dem Zweiten allergnädigst erneuert und verlängert worden.

Zugleich werden hiermit alle Pillen, die künftig unter dem Namen Universal=Pillen erscheinen könnten, im Vergleich mit diesen Blutreinigungs=Pillen, als unächt und falsch erklärt, und verworfen. Wer also bis daher Nutzen von den Universal=Pillen geschöpft hat, der halte sich von nun an, einzig und allein an die Kaiserl. privilegirten Blutreinigungs=Pillen, die noch ganz die vorigen Universal=Pillen sind.

Und da sich ein gewisser Johann Christian R e d l i n g e r, der vormals unser Commissionär zu unsern U n i v e r s a l = P i l l e n war, hat beigehen lassen, diese unsere Pillen, freilich ganz unächt, nachzumachen, nachdem er uns zuvor durch seinen gespielten Banquerout um Hundert Reichsthaler verkürzt hatte, und sich zu solchen seinen Pillen die er unter dem Namen Redlingersche Pillen ausgiebt, nicht nur diesen unsern Gebrauchs=Zettel von Wort zu Wort beizulegen, folglich seinen falschen Pillen Eigenschaften anzudichten, die sie nicht besitzen; sondern auch hierzu sogar sich unsers angebornen Familien=Petschaftes, blos mit verändertem Namenszug, auf das freventlichste zu bedienen; als sehen wir uns verpflichtet, dem verehrlichen Publikum hierdurch die nöthige Anzeige davon zu machen, damit selches nicht irregeführt und betrogen wird.

Nicht weniger müssen wir hier bemerken, daß wir zu diesen unsern kaiserl. privil. Blutreinigungs=Pillen den vormaligen, bei den Universal=Pillen geführten, weitläufigen Gebrauchszettel um ein merkliches abgekürzt hatten. Durch den Kunstgriff des Redlingers sind wir genöthigt, solchen von Wort zu Wort, wie vormals bei den Universal=Pillen, um so mehr wieder beizubehalten, als solches der größeste Theil unserer Freunde und Gönner schon längst wieder gewünscht hat.

Wir bitten dabei das verehrliche Publikum und alle unsre resp. Freunde und Gönner, denen in diesem umständlichen Gebrauchszettel, hie und da etwas überflüssig scheinen möchte, um gefällige Nachsicht, indem solcher meistens dem Landvolk zu Lieb verfertigt ist, wovon der wenigste Theil weiß, was Vapeurs, Hypochondrie, Goldader ist; nicht weiß, was unter dem Namen Hautkrankheit, und dergleichen verstanden wird. Was dem einen zu viel scheinen möchte, wird für den andern, um der Deutlichkeit willen, desto willkommener seyn.

K r a f t u n d E i g e n s c h a f t

der kaiserl. privilegirten Blutreinigungs-Pillen,

vormals Universal = Pillen genannt.

1. Sie erwärmen den Magen und das verkältete Geblüt, führen Säure, Schleim und überflüssige Galle in dem Magen auf eine ganz subtile Art durch den Leib ab, und legen auf diese Weise den Grund zu Erzeugung

113

Abb. 9:   Inhalt des Gebrauchszettels der kaiserl[ich] privilegirten Blutreinigungs-Pillen, vormals Universal-Pillen genannt, Seite 1, um 1859[173]

---

[173] LATh – StA RU Ministerium Rudolstadt, II. Abteilung (Inneres) / 2356, fol. 113[r]. Gebrauchszettel der kaiserl[ich] privilegirten Blutreinigungs-Pillen, vormals Universal-Pillen genannt, S. 1, Anlage zum Bericht über das Laborantenwesen in der fürstl[ich] Schwarzb[urgischen] Oberherrschaft von Dr. Fr[iedrich] W[i]lh[elm] Clemens im August 1859. Für eine im Wortlaut weitestgehend übereinstimmende Abschrift des mehrheitlichen Teils des Textes der ersten Seite siehe auch S. BERNSCHNEIDER-REIF (2001), S. 427.

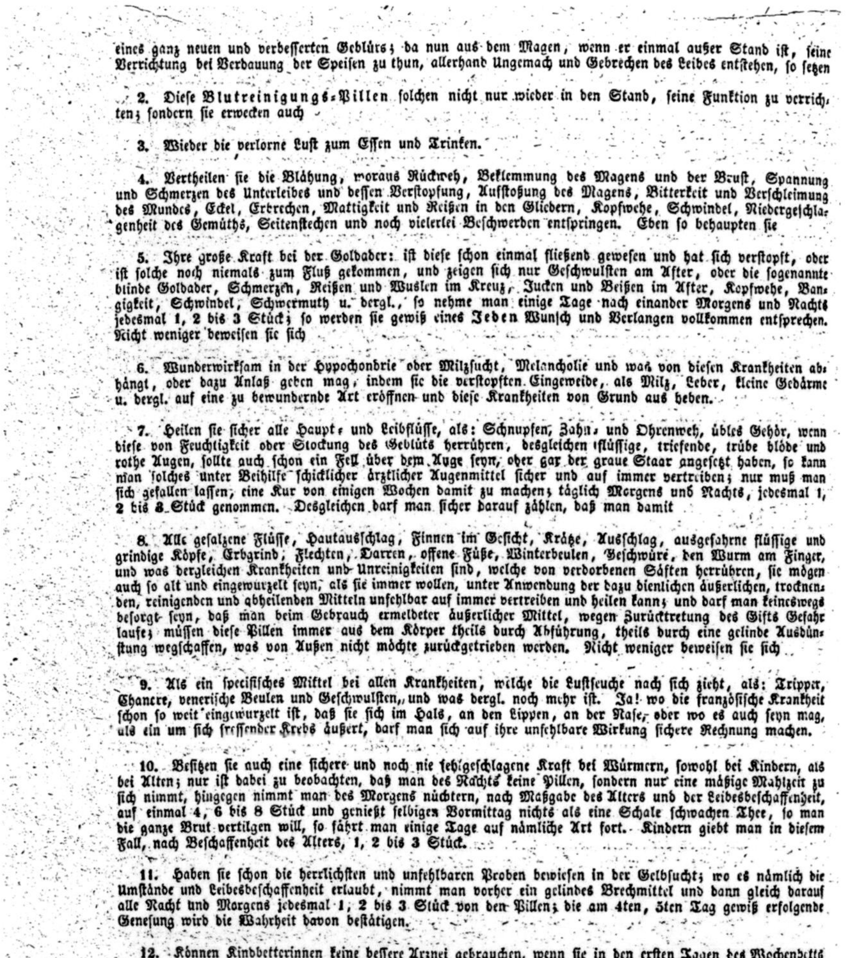

eines ganz neuen und verbesserten Geblüts; da nun aus dem Magen, wenn er einmal außer Stand ist, seine Verrichtung bei Verdauung der Speisen zu thun, allerhand Ungemach und Gebrechen des Leibes entstehen, so setzen

2. Diese Blutreinigungs-Pillen solchen nicht nur wieder in den Stand, seine Funktion zu verrichten; sondern sie erwecken auch

3. Wieder die verlorne Lust zum Essen und Trinken.

4. Vertheilen sie die Blähung, woraus Rückweh, Beklemmung des Magens und der Brust, Spannung und Schmerzen des Unterleibes und dessen Verstopfung, Aufstoßung des Magens, Bitterkeit und Verschleimung des Mundes, Eckel, Erbrechen, Mattigkeit und Reißen in den Gliedern, Kopfwehe, Schwindel, Niedergeschlagenheit des Gemüths, Seitenstechen und noch vielerlei Beschwerden entspringen. Eben so behaupten sie

5. Ihre große Kraft bei der Goldader: ist diese schon einmal fließend gewesen und hat sich verstopft, oder ist solche noch niemals zum Fluß gekommen, und zeigen sich nur Geschwulsten am After, oder die sogenannte blinde Goldader, Schmerzen, Reißen und Wuslen im Kreuz, Jucken und Beißen im After, Kopfwehe, Bangigkeit, Schwindel, Schwermuth u. dergl., so nehme man einige Tage nach einander Morgens und Nachts jedesmal 1, 2 bis 3 Stück; so werden sie gewiß eines Jeden Wunsch und Verlangen vollkommen entsprechen. Nicht weniger beweisen sie sich

6. Wunderwirksam in der Hypochondrie oder Milzsucht, Melancholie und was von diesen Krankheiten abhängt, oder dazu Anlaß geben mag, indem sie die verstopften Eingeweide, als Milz, Leber, kleine Gedärme u. dergl. auf eine zu bewundernde Art eröffnen und diese Krankheiten von Grund aus heben.

7. Heilen sie sicher alle Haupt- und Leibflüsse, als: Schnupfen, Zahn- und Ohrenweh, übles Gehör, wenn diese von Feuchtigkeit oder Stockung des Geblüts herrühren, desgleichen flüssige, triefende, trübe blöde und rothe Augen, sollte auch schon ein Fell über dem Auge seyn, oder gar der graue Staar angesetzt haben, so kann man solches unter Beihilfe schicklicher ärztlicher Augenmittel sicher und auf immer vertreiben; nur muß man sich gefallen lassen, eine Kur von einigen Wochen damit zu machen; täglich Morgens und Nachts, jedesmal 1, 2 bis 8 Stück genommen. Desgleichen darf man sicher darauf zählen, daß man damit

8. Alle gesalzene Flüsse, Hautausschlag, Finnen im Gesicht, Krätze, Ausschlag, ausgefahrne flüssige und grindige Köpfe, Erbgrind, Flechten, Darren, offene Füße, Winterbeulen, Geschwüre, den Wurm am Finger, und was dergleichen Krankheiten und Unreinigkeiten sind, welche von verdorbenen Säften herrühren, sie mögen auch so alt und eingewurzelt seyn, als sie immer wollen, unter Anwendung der dazu dienlichen äußerlichen, trocknenden, reinigenden und abheilenden Mitteln unfehlbar auf immer vertreiben und heilen kann; und darf man keineswegs besorgt seyn, daß man beim Gebrauch ermeldeter äußerlicher Mittel, wegen Zurücktretung des Gifts Gefahr laufe; müssen diese Pillen immer aus dem Körper theils durch Abführung, theils durch eine gelinde Ausdünstung wegschaffen, was von Außen nicht möchte zurückgetrieben werden. Nicht weniger beweisen sie sich

9. Als ein specifisches Mittel bei allen Krankheiten, welche die Lustseuche nach sich zieht, als: Tripper, Chancre, venerische Beulen und Geschwulsten, und was dergl. noch mehr ist. Ja! wo die französische Krankheit schon so weit eingewurzelt ist, daß sie sich im Hals, an den Lippen, an der Nase, oder wo es auch seyn mag, als ein um sich fressender Krebs äußert, darf man sich auf ihre unfehlbare Wirkung sichere Rechnung machen.

10. Besitzen sie auch eine sichere und noch nie fehlgeschlagene Kraft bei Würmern, sowohl bei Kindern, als bei Alten; nur ist dabei zu beobachten, daß man des Nachts keine Pillen, sondern nur eine mäßige Mahlzeit zu sich nimmt, hingegen nimmt man des Morgens nüchtern, nach Maßgabe des Alters und der Leibesbeschaffenheit, auf einmal 4, 6 bis 8 Stück und genießt selbiges Vormittag nichts als eine Schale schwachen Thee, so man die ganze Brut vertilgen will, so fährt man einige Tage auf nämliche Art fort. Kindern giebt man in diesem Fall, nach Beschaffenheit des Alters, 1, 2 bis 3 Stück.

11. Haben sie schon die herrlichsten und unfehlbaren Proben bewiesen in der Gelbsucht, wo es nämlich die Umstände und Leibesbeschaffenheit erlaubt, nimmt man vorher ein gelindes Brechmittel und dann gleich darauf alle Nacht und Morgens jedesmal 1, 2 bis 3 Stück von den Pillen; die am 4ten, 5ten Tag gewiß erfolgende Genesung wird die Wahrheit davon bestätigen.

12. Können Kindbetterinnen keine bessere Arznei gebrauchen, wenn sie in den ersten Tagen des Wochenbetts Nachwehen, Schmerzen und Verstopfung des Unterleibs verspüren, oder das die nöthige Reinigung nicht gehörig von Statten gehen will; desgleichen, wenn sie den Friesel haben, dem sie aber durch zeitlichen Gebrauch dieser Pillen zuvor kommen können; eins oder zwei des Nachts und Morgens genommen und im Nothfall noch ein paarmal wiederholt, werden gewiß erwünschte Wirkung machen. Auf gleiche Art gebrauchen sie

13. Ledige und verheirathete Frauenspersonen bei unordentlicher oder gar ausgebliebener monatlicher Reinigung, beim weißen Fluß, in der Bleichsucht; desgl. ferner Mädchen, welche noch nicht in Ordnung sind und

Abb. 10: Inhalt des Gebrauchszettels der kaiserl[ich] privilegirten Blutreinigungs-Pillen, vormals Universal-Pillen genannt, Seite 2, um 1859[174]

---

[174] LATh – StA RU Ministerium Rudolstadt, II. Abteilung (Inneres) / 2356, fol. 113v. Gebrauchszettel der kaiserl[ich] privilegirten Blutreinigungs-Pillen, vormals Universal-Pillen genannt, S. 2, Anlage zum Bericht über das Laborantenwesen in der fürstl[ich] Schwarzb[urgischen] Oberherrschaft von Dr. Fr[iedrich] W[i]lh[elm] Clemens im August 1859.

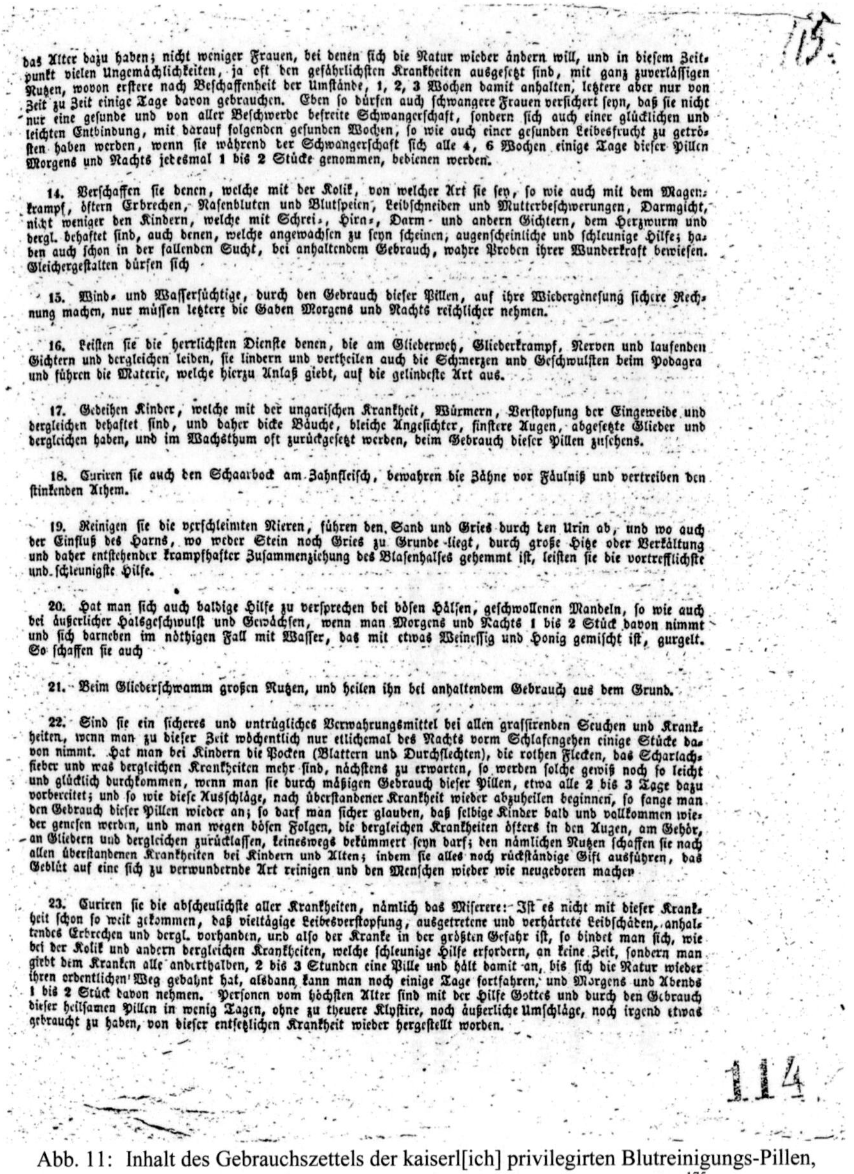

das Alter dazu haben; nicht weniger Frauen, bei denen sich die Natur wieder ändern will, und in diesem Zeitpunkt vielen Ungemächlichkeiten, ja oft ben gefährlichsten Krankheiten ausgesetzt sind, mit ganz zuverlässigen Nutzen, wovon erstere nach Beschaffenheit ber Umstände, 1, 2, 3 Wochen damit anhalten, letztere aber nur von Zeit zu Zeit einige Tage davon gebrauchen. Eben so dürfen auch schwangere Frauen versichert seyn, daß sie nicht nur eine gesunde und von aller Beschwerde befreite Schwangerschaft, sondern sich auch einer glücklichen und leichten Entbindung, mit darauf folgenden gesunden Wochen, so wie auch einer gesunden Leibesfrucht zu getrösten haben werden, wenn sie während ter Schwangerschaft sich alle 4, 6 Wochen einige Tage dieser Pillen Morgens und Nachts jedesmal 1 bis 2 Stücke genommen, bedienen werden.

14. Verschaffen sie benen, welche mit der Kolik, von welcher Art sie sey, so wie auch mit dem Magenkrampf, öftern Erbrechen, Nasenbluten und Blutspeien, Leibschneiden und Mutterbeschwerungen, Darmgicht, nicht weniger ben Kindern, welche mit Schrei, Hirn, Darm und andern Gichtern, dem Herzwurm und bergl. behaftet sind, auch benen, welche angewachsen zu seyn scheinen, augenscheinliche und schleunige Hilfe; haben auch schon in ber fallenden Sucht, bei anhaltendem Gebrauch, wahre Proben ihrer Wunderkraft bewiesen. Gleichergestalten dürfen sich

15. Wind und Wassersüchtige, durch ben Gebrauch bieser Pillen, auf ihre Wiedergenesung sichere Rechnung machen, nur müssen letztere bie Gaben Morgens und Nachts reichlicher nehmen.

16. Leisten sie bie herrlichsten Dienste benen, bie am Glieberweh, Glieberkrampf, Nerven und laufenden Gichtern und bergleichen leiben, sie lindern und vertheilen auch bie Schmerzen und Geschwulsten beim Podagra und führen bie Materie, welche hierzu Anlaß giebt, auf bie gelindeste Art aus.

17. Gedeihen Kinder, welche mit ber ungarischen Krankheit, Würmern, Verstopfung ber Eingeweide und bergleichen behaftet sind, und baher dicke Bäuche, bleiche Angesichter, finstere Augen, abgesetzte Glieber und bergleichen haben, und im Wachsthum oft zurückgesetzt werden, beim Gebrauch bieser Pillen zusehens.

18. Curiren sie auch ben Schaarbock am Zahnfleisch, bewahren bie Zähne vor Fäulniß und vertreiben ben stinkenden Athem.

19. Reinigen sie bie verschleimten Nieren, führen ben Sand und Gries burch ten Urin ab, und wo auch ber Einfluß bes Harns, wo weber Stein noch Gries zu Grunde liegt, burch große Hitze ober Verkältung und baher entstehenber krampfhafter Zusammenziehung bes Blasenhalses gehemmt ist, leisten sie bie vortrefflichste und schleunigste Hilfe.

20. Hat man sich auch baldige Hilfe zu versprechen bei bösen Hälsen, geschwollenen Mandeln, so wie auch bei äußerlicher Halsgeschwulst und Gewächsen, wenn man Morgens und Nachts 1 bis 2 Stück davon nimmt und sich barneben im nöthigen Fall mit Wasser, bas mit etwas Weinessig und Honig gemischt ist, gurgelt. So schaffen sie auch

21. Beim Glieberschwamm großen Nutzen, und heilen ihn bei anhaltendem Gebrauch aus bem Grund.

22. Sind sie ein sicheres und untrügliches Verwahrungsmittel bei allen grassirenden Seuchen und Krankheiten, wenn man zu bieser Zeit wöchentlich nur etlichemal bes Nachts vorm Schlafengehen einige Stücke bavon nimmt. Hat man bei Kindern bie Pocken (Blattern und Durchflechten), bie rothen Flecken, bas Scharlachfieber und was bergleichen Krankheiten mehr sind, nächstens zu erwarten, so werden solche gewiß noch so leicht und glücklich durchkommen, wenn man sie durch mäßigen Gebrauch bieser Pillen, etwa alle 2 bis 3 Tage bazu vorbereitet; und so wie biese Ausschläge, nach überstandener Krankheit wieder abzuheilen beginnen, so fange man ben Gebrauch bieser Pillen wieder an; so barf man sicher glauben, baß selbige Kinder bald und vollkommen wieber genesen werden, und man wegen bösen Folgen, bie bergleichen Krankheiten öfters in ben Augen, am Gehör, an Gliebern und bergleichen zurücklassen, keineswegs bekümmert seyn barf; ben nämlichen Nutzen schaffen sie nach allen überstandenen Krankheiten bei Kindern und Alten; indem sie alles noch rückständige Gift ausführen, bas Geblüt auf eine sich zu verwundernde Art reinigen und ben Menschen wieder wie neugeboren machen

23. Curiren sie bie abscheulichste aller Krankheiten, nämlich bas Misere: Ist es nicht mit bieser Krankheit schon so weit gekommen, baß vieltägige Leibesverstopfung, ausgetretene und verhärtete Leibschäben, anhaltendes Erbrechen und bergl. vorhanden, und also ber Kranke in ber größten Gefahr ist, so bindet man sich, wie bei ber Kolik und andern bergleichen Krankheiten, welche schleunige Hilfe erfordern, an keine Zeit, sondern man giebt bem Kranken aller anderthalben, 2 bis 3 Stunden eine Pille und hält bann an, bis bie Natur wieder ihren ordentlichen Weg gebahnt hat, alsbann kann man noch einige Tage fortfahren, und Morgens und Abends 1 bis 2 Stück bavon nehmen. Personen vom höchsten Alter sind mit ber Hilfe Gottes und burch ben Gebrauch bieser heilsamen Pillen in wenig Tagen, ohne zu theuere Klystire, noch äußerliche Umschläge, noch irgend etwas gebraucht zu haben, von bieser entsetzlichen Krankheit wieder hergestellt worden.

Abb. 11: Inhalt des Gebrauchszettels der kaiserl[ich] privilegirten Blutreinigungs-Pillen, vormals Universal-Pillen genannt, Seite 3, um 1859[175]

---

[175] LATh – StA RU Ministerium Rudolstadt, II. Abteilung (Inneres) / 2356, fol. 114[r]. Gebrauchszettel der kaiserl[ich] privilegirten Blutreinigungs-Pillen, vormals Universal-Pillen genannt, S. 3, Anlage zum Bericht über das Laborantenwesen in der fürstl[ich] Schwarzb[urgischen] Oberherrschaft von Dr. Fr[iedrich] W[i]lh[elm] Clemens im August 1859.

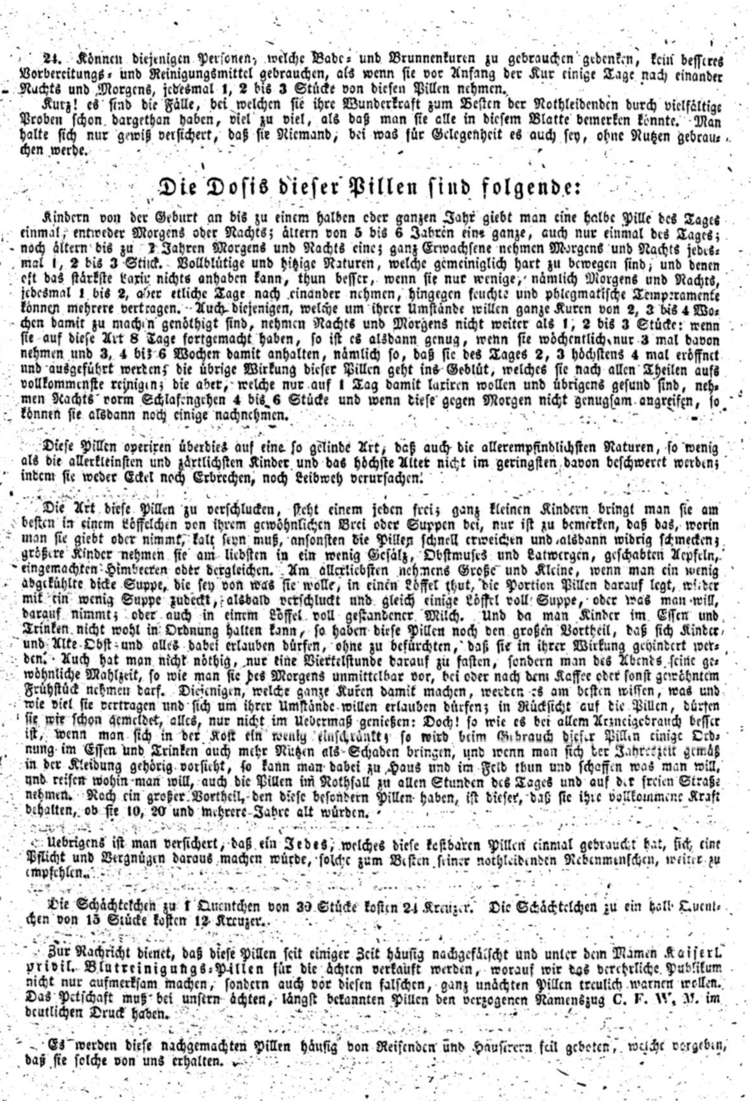

24. Können diejenigen Personen, welche Bade- und Brunnenkuren zu gebrauchen gedenken, kein besseres Vorbereitungs- und Reinigungsmittel gebrauchen, als wenn sie vor Anfang der Kur einige Tage nach einander Nachts und Morgens, jedesmal 1, 2 bis 3 Stücke von diesen Pillen nehmen.

Kurz! es sind die Fälle, bei welchen sie ihre Wunderkraft zum Besten der Nothleidenden durch vielfältige Proben schon dargethan haben, viel zu viel, als daß man sie alle in diesem Blatte bemerken könnte. Man halte sich nur gewiß versichert, daß sie Niemand, bei was für Gelegenheit es auch sey, ohne Nutzen gebrauchen werde.

Die Dosis dieser Pillen sind folgende:

Kindern von der Geburt an bis zu einem halben oder ganzen Jahr giebt man eine halbe Pille des Tages einmal, entweder Morgens oder Nachts; ältern von 5 bis 6 Jahren eine ganze, auch nur einmal des Tages; noch ältern bis zu 2 Jahren Morgens und Nachts eine; ganz Erwachsene nehmen Morgens und Nachts jedesmal 1, 2 bis 3 Stück. Vollblütige und hitzige Naturen, welche gemeiniglich hart zu bewegen sind, und denen oft das stärkste Laxir nichts anhaben kann, thun besser, wenn sie nur wenige, nämlich Morgens und Nachts, jedesmal 1 bis 2, aber etliche Tage nach einander nehmen, hingegen feuchte und phlegmatische Temperamente können mehrere vertragen. Auch diejenigen, welche um ihrer Umstände willen ganze Kuren von 2, 3 bis 4 Wochen damit zu machen genöthigt sind, nehmen Nachts und Morgens nicht weiter als 1, 2 bis 3 Stücke: wenn sie auf diese Art 8 Tage fortgemacht haben, so ist es alsdann genug, wenn sie wöchentlich nur 3 mal davon nehmen und 3, 4 bis 6 Wochen damit anhalten, nämlich so, daß sie des Tages 2, 3 höchstens 4 mal eröffnet und ausgeführt werden; die übrige Wirkung dieser Pillen geht ins Geblüt, welches sie nach allen Theilen aufs vollkommenste reinigen; die aber, welche nur auf 1 Tag damit laxiren wollen und übrigens gesund sind, nehmen Nachts vorm Schlafengehen 4 bis 6 Stücke und wenn diese gegen Morgen nicht genugsam angreifen, so können sie alsdann noch einige nachnehmen.

Diese Pillen operiren überdieß auf eine so gelinde Art, daß auch die allerempfindlichsten Naturen, so wenig als die allerkleinsten und zärtlichsten Kinder und das höchste Alter nicht im geringsten davon beschweret werden; indem sie weder Ekel noch Erbrechen, noch Leibweh verursachen.

Die Art diese Pillen zu verschlucken, steht einem jeden frei; ganz kleinen Kindern bringt man sie am besten in einem Löffelchen von ihrem gewöhnlichen Brei oder Suppen bei, nur ist zu bemerken, daß das, worin man sie giebt oder nimmt, kalt seyn muß, anfonsten die Pillen schnell erweichen und alsdann widrig schmecken; größere Kinder nehmen sie am liebsten in ein wenig Gesälz, Obstmuses und Latwergen, geschabten Aepfeln, eingemachten Himbeeren oder dergleichen. Am allerliebsten nehmens Große und Kleine, wenn man ein wenig abgekühlte dicke Suppe, die sey von was sie wolle, in einen Löffel thut, die Portion Pillen darauf legt, wieder mit ein wenig Suppe zudeckt, alsbald verschluckt und gleich einige Löffel voll Suppe, oder was man will, darauf nimmt; oder auch in einem Löffel voll gestandener Milch. Und da man Kinder im Essen und Trinken nicht wohl in Ordnung halten kann, so haben diese Pillen noch den großen Vortheil, daß sich Kinder und Alte Obst- und alles dabei erlauben dürfen, ohne zu befürchten, daß sie in ihrer Wirkung gehindert werden. Auch hat man nicht nöthig, nur eine Viertelstunde darauf zu fasten, sondern man des Abends seine gewöhnliche Mahlzeit, so wie man sie des Morgens unmittelbar vor, bei oder nach dem Kaffee oder sonst gewöhntem Frühstück nehmen darf. Diejenigen, welche ganze Kuren damit machen, werden es am besten wissen, was und wie viel sie vertragen und sich um ihrer Umstände willen erlauben dürfen; in Rücksicht auf die Pillen, dürfen sie wie schon gemeldet, alles, nur nicht im Uebermaß genießen: Doch! so wie es bei allem Arzneigebrauch besser ist, wenn man sich in der Kost ein wenig einschränkt, so wird beim Gebrauch dieser Pillen einige Ordnung im Essen und Trinken auch mehr Nutzen als Schaden bringen, und wenn man sich der Jahreszeit gemäß in der Kleidung gehörig vorsieht, so kann man dabei zu Haus und im Feld thun und schaffen was man will, und reisen wohin man will, auch die Pillen im Nothfall zu allen Stunden des Tages und auf der freien Straße nehmen. Noch ein großer Vortheil, den diese besondern Pillen haben, ist dieser, daß sie ihre vollkommene Kraft behalten, ob sie 10, 20 und mehrere Jahre alt würden.

Uebrigens ist man versichert, daß ein Jedes, welches diese kostbaren Pillen einmal gebraucht hat, sich eine Pflicht und Vergnügen daraus machen würde, solche zum Besten seiner nothleidenden Nebenmenschen, weiter zu empfehlen.

Die Schächtelchen zu 1 Quentchen von 30 Stücke kosten 24 Kreuzer. Die Schächtelchen zu ein halb Quentchen von 15 Stücke kosten 12 Kreuzer.

Zur Nachricht dienet, daß diese Pillen seit einiger Zeit häufig nachgefälscht und unter dem Namen Kaiserl. privil. Blutreinigungs-Pillen für die ächten verkauft werden, worauf wir das verehrliche Publikum nicht nur aufmerksam machen, sondern auch vor diesen falschen, ganz unächten Pillen treulich warnen wollen. Das Petschaft muß bei unsern ächten, längst bekannten Pillen den verzogenen Namenszug C. F. W. M. im deutlichen Druck haben.

Es werden diese nachgemachten Pillen häufig von Reisenden und Hausirern feil geboten, welche vorgeben, daß sie solche von uns erhalten.

Abb. 12: Inhalt des Gebrauchszettels der kaiserl[ich] privilegirten Blutreinigungs-Pillen, vormals Universal-Pillen genannt, Seite 4, um 1859[176]

---

[176] LATh – StA RU Ministerium Rudolstadt, II. Abteilung (Inneres) / 2356, fol. 114ᵛ. Gebrauchszettel der kaiserl[ich] privilegirten Blutreinigungs-Pillen, vormals Universal-Pillen genannt, S. 4, Anlage zum Bericht über das Laborantenwesen in der fürstl[ich] Schwarzb[urgischen] Oberherrschaft von Dr. Fr[iedrich] W[i]lh[elm] Clemens im August 1859.

5.3.6.2 *Analyse der Gestaltung*

Der Gebrauchszettel enthält etwa 2870 Wörter in überwiegend allgemeinverständlicher Sprache. Er ist in einen einleitenden Teil (Privilegierung, Namensgebung, Warnung vor Nachahmern, Warnung vor Redlingerischen Pillen, Gestaltung des Gebrauchszettels), eine Überschrift (Inhalt des Zettels und Name des Präparats), eine durchnummerierte Liste jeweils zusammengefasster Krankheitsbilder, die Dosierung und weitere Einnahmehinweise sowie einen Schlussteil (Aufforderung zur Weiterempfehlung, Preisangabe, wiederholte Warnung vor Nachahmern) gegliedert. Die Überschrift und die Zwischenüberschrift sind fett und in einer im Vergleich zum restlichen Text größeren Schrift abgebildet. Im einleitenden Teil setzt sich die Warnung vor den Redlingerischen Pillen durch eine höhere Schriftgröße ab. Der einleitende Teil sowie die Auflistung der Krankheitsbilder beginnen mit einem verschnörkelten Erstbuchstaben (N und S). Der Text wurde durchgehend in schwarzer Farbe gedruckt.

Der Gebrauchszettel ist schlicht gestaltet, er weist keine grafischen Elemente auf.

5.3.6.3 *Beurteilung des Inhalts und der Gestaltung*

Der Gebrauchszettel, mit über 2800 Wörtern auffällig umfassend,[177] wurde in einer überwiegend für Laien verständlichen Sprache abgefasst. An wenigen Stellen verwendete man Krankheitsbegriffe, die für Laien sicherlich fremd erschienen (z. B. Goldader, Hypochondrie, Melancholie, grauer Staar [!], Podagra), aber das Textverständnis nicht minderten. Im Gegenteil, der Verfasser gebrauchte gemessen an der Vielzahl der aufgelisteten Indikationen in großen Teilen für den Laien bekannte Begriffe. Inhaltlich wurde zunächst eine Einleitung vorangestellt, in der ausführlich über Stellenwert und die Qualität der Pillen referiert sowie vor Nachahmern gewarnt wird. Dazu griff man ihre Verbreitung, auch außerhalb Deutschlands, auf, berichtete von einer Prüfung durch die Medizinische Fakultät Wiens und betonte die wiederholte Privilegierung der Pillen durch zwei Kaiser des Heiligen Römischen Reiches Deutscher Nation. Zugleich erklärte der Verfasser den Namenswechsel von Universal-Pillen zu Blutreinigungs-Pillen mit der vor allem blutreinigenden Wirkung sowie den Nachahmern, die unter dem gleichen Namen unechte Präparate verbreiteten. Insbesondere kritisierte er die Redlingerischen Pillen, denen demnach sogar ein wortgleicher Gebrauchszettel beilag.[178] Abschließend wies er darauf hin, dass die vorliegende Fassung des Gebrauchszettels im Vergleich zu der vorherigen, die Universal-Pillen betreffenden Ausführung, einige Kürzungen erfahren hatte und bat zugleich um Verständnis für die Umständlichkeit des Zettels, die er

---

[177] Dies stellte keinen Einzelfall dar. Bspw. waren auch die Gebrauchszettel zu den Redlingerischen Pillen, zur Menadieschen oder Altonaischen Wunder-Kron-Essenz, zur Schweerischen oder Altonaer Wunderbaren Essenz und zu Universal-Kräuterarzneien von Morison dem Hygeisten sehr ausführlich. Vgl. LATh – StA RU Ministerium Rudolstadt, II. Abteilung (Inneres) / 2356, fol. 81f., fol. 93f., fol. 97f. und fol. 107f. Für eine Veröffentlichung der Drucksachen zur Schweerischen oder Altonaer Wunderbaren Essenz siehe A. ELSÄSSER (1925), Anhang zu S. 116.

[178] Zu einer kurzen Passage aus dem Gebrauchszettel der Redlingerischen Pillen siehe S. BERNSCHNEIDER-REIF (2001), S. 344.

mit der Erläuterung medizinischer Begriffe begründete, die das ländliche Volk andernfalls nicht verstanden hätte.

Anhand einer Überschrift separiert, die die Kraft und Eigenschaft der Blutreinigungs-Pillen ankündigt, folgten daraufhin die vermeintlich für den Patienten relevanten Informationen: Anwendungsgebiete und Dosierung sowie weitere Einnahmehinweise. Allerdings umfassen die Indikationen unüberschaubar viele Krankheitsbilder, die mithilfe einer Nummerierung in Gruppen aus jeweils verwandten Leiden strukturiert worden sind. Dieser Aufbau ließ auf den ersten Blick die weitreichende Anwendung erkennen und rief unmittelbar die Vorstellung einer universell einsetzbaren Arznei hervor, entsprechend dem ursprünglichen Namen des Präparats, Universal-Pillen. Die Beschreibung der Anwendungsgebiete spiegelt noch die humoralpathologischen Therapievorstellungen wider.

Zugleich hob der Verfasser regelmäßig die Qualität seines Mittels hervor, indem er bspw. von „sichere[r] und noch nie fehlgeschlagene[r] Kraft", „ganz zuverlässige[m] Nutzen", „unfehlbare[r] Wirkung", bewiesener „Wunderkraft", „vortrefflichste[r] und schleunige[r] Hilfe" und vollkommener Genesung schrieb, und stellte ferner eine Verknüpfung zum christlichen Glaube her (mit der Hilfe Gottes und durch den Gebrauch dieser Pillen).

Die nachfolgenden Dosierungsvorschriften erweckten den Anschein, für viele spezielle Fälle läge ein bestimmtes Einnahmeschema vor. Auch die Hinweise zur Einnahme mit dem Essen legen die Annahme nahe, dass der Verfasser viele Möglichkeiten anzubieten versuchte, um die Einnahme seines Präparats zu garantieren, die nicht am Geschmack oder aus anderen Gründen scheitern sollte. Weiterhin würden die Blutreinigungs-Pillen ihre Wirksamkeit auch nach 10, 20 oder mehr Jahren nicht verlieren. Abschließend forderte er Anwender mit positiven Erfahrungen auf, diese zu verbreiten, nannte den Preis seiner Arznei und wiederholte die gebotene Vorsicht wegen nachgearbeiteter Präparate.

Bereits bei der ersten Ansicht des Gebrauchszettels wird die hohe Zahl verschiedenster Anwendungsgebiete deutlich. Der Verfasser betonte durchweg das hohe Ansehen, bspw. mithilfe der Privilegierungen, und die Qualität seines Mittels. Scheinbar informative Inhalte boten dem Käufer hingegen keinen Mehrwert, da die Auffassung eines Universalmittels entstand, das auch in der Dosierung und Einnahme größte Freiheiten ließ. Der Gebrauchszettel, zu dessen Inhalten zur Zeit der Veröffentlichung um 1859 keine regionalen Vorgaben bestanden, besitzt daher einen ausschließlich werbenden Charakter.

5.4 Diskussion

Ausgehend von der am Anfang dieses Kapitels festgelegten Definition eines Beipackzettels als Druckerzeugnis, das einer Arznei beigefügte wurde, um Informationen verschiedener Art über diese an den Käufer zu übermitteln, beschränkte sich die hier vorgenommene Untersuchung zur Vorgeschichte des Beipackzettels auf den Zeitraum seit der Erfindung des Buchdrucks Mitte des 15. Jahrhunderts.

Der Pharmaziehistoriker Rudolf Schmitz (1918–1992)[179] bezeichnete die zu den ersten Druckerzeugnissen zählenden Einblattdrucke als entfernte Verwandte des Beipackzettels.[180] Diese Aussage können wir mit unserer Untersuchung bestätigen. Von uns zusammengetragene und aufgearbeitete, i. d. R. kürzere Einzeluntersuchungen vom Anfang des 20. Jahrhunderts und insbesondere auch ab den 1960er-Jahren führten zu dem gleichen Ergebnis. Dabei taten sich auf diesem Gebiet vor allem die Medizinhistoriker Karl Sudhoff (1853–1938)[181] und Gundolf Keil[182] hervor. Auch in der Dissertation von Zimmermann zur Arzneimittelwerbung im 16. bis 18. Jahrhundert wurden Einblattdrucke den Gebrauchsanweisungen zugeordnet, exemplarisch veröffentlicht und bezüglich ihres Inhalts und ihrer Gestaltung untersucht. Hierbei stellte er neben einem werbenden auch einen informativen Charakter der Drucke fest.[183]

Des Weiteren konnten wir den hohen Stellenwert der Gebrauchszettel für das Laborantenwesen herausarbeiten. Hierzu zogen wir überwiegend bereits vorhandene Untersuchungen sowie Aufsätze und Beiträge heran, die sich den Gebrauchszetteln der Laboranten jedoch nur beiläufig widmeten, sodass wir erstmals eine zusammenhängende, auf dieses spezielle Druckerzeugnis ausgerichtete Darstellung vorlegen konnten. Dabei konnten wir in einem Beitrag von Weiß aus der *Pharmazeutischen Zeitung* 1937 den Namen der für Gebrauchszettel im sächsischen Erzgebirge verantwortlichen Druckerei Fulde sowie die dazugehörige Quellenangabe korrigieren. Einen vergleichsweise genaueren Einblick in die Gebrauchszettel der Thüringer Olitäten gab Bernschneider-Reif in ihrer Dissertation.[184] Ihre Ergebnisse bezüglich der Gebrauchszettel sowie ausgewählte weitere Ergebnisse konnten von uns einerseits bestätigt, andererseits in einigen Aspekten ergänzt und in einem Punkt korrigiert werden. Anhand der Auswertung einer von Bernschneider-Reif mit Titel erwähnten, aber inhaltlich nicht näher dargelegten Archivale, konnten wir nachweisen, dass Ludwig Günther II. (1708–1790)[185], Fürst zu Schwarzburg-Rudolstadt, ein Privileg für die Anbringung des fürstlichen Wappens in Gebrauchszetteln gegen eine Spende erteilte. Für den Arzt Dr. Friedrich Wilhelm Clemens (1819–1891)[186] vermochten wir die Lebensdaten sowie biografische Angaben zu ergänzen. Dieser hatte einem Bericht über das Laborantenwesen in Thüringen 1859 eine große Auswahl an Gebrauchszetteln beigefügt und sie somit für spätere Untersuchun-

---

[179] Siehe hierzu C. FRIEDRICH / A. LÖHNERT / W.-D. MÜLLER-JAHNCKE (2018), S. 434–436; sowie C. AHLHEIM (2018), S. 4876f. Zum Wirken von Schmitz, dem Gründer und langjährigen Leiter des Instituts für Geschichte der Pharmazie in Marburg, und seiner wissenschaftlichen Schule siehe A. LÖHNERT (2022).

[180] Vgl. R. SCHMITZ (1998), S. 402.

[181] Siehe hierzu D. GROSS / W. F. KÜMMEL (2016), S. 5–10. Zu Sudhoffs Haltung gegenüber dem Nationalsozialismus siehe D. GROSS / W. F. KÜMMEL (2016), S. 10–22.

[182] Zu einer biografischen Übersicht Keils bis 2006 siehe M. THIERY (2006), S. 101–104.

[183] Siehe hierzu H. ZIMMERMANN (1974), S. 66–74.

[184] Vgl. dazu insbesondere Tabelle 9 in Kapitel 5.2.

[185] Siehe hierzu D. WINKER (2001), S. 66–83.

[186] Siehe hierzu Kapitel 5.2, Anm. 103.

gen, u. a. auch für diese Arbeit konserviert. Korrigieren konnten wir Bernschneider-Reif ferner bei der Übersetzung von Oleum Rusci, das nicht Wacholderholzteer, sondern Birkenteer darstellte, der später Pix Betulina genannt wurde.

Bernschneider-Reif legte bei der Analyse verschiedener Präparate der Laboranten das Hauptaugenmerk auf Bezeichnung, Zusammensetzung, Wirkung und Herstellung, einschließlich chemischer Betrachtungen, wofür sie auch Gebrauchszettel heranzog. Deren Inhalte wurden jedoch oft nicht tiefgehender analysiert.[187] Mit unserer exemplarischen Untersuchung von sechs Gebrauchszetteln legten wir erstmals eine detaillierte Analyse des Inhalts und der Gestaltung unterschiedlicher Gebrauchszettel der Thüringer Laboranten vor. Diese lieferte einige neue Erkenntnisse und bestätigte zudem Aussagen anderer Arbeiten.

Wie unsere Untersuchung ergab, waren Gebrauchszettel zu Olitäten sehr heterogen. Die Anzahl der Wörter schwankte zwischen etwa 140 und 2870, wobei längere Exemplare keinen Einzelfall darstellten. Auch dienten nicht alle Gebrauchszettel der Laboranten allein der Werbung, wie in bisherigen Arbeiten behauptet wird. Die Ausführung zur Schmerzstillenden Kinder-Tinktur vermittelte dem Käufer in einfacher Sprache die Anwendungsgebiete und die Dosierung. Zwar enthielt der Zettel auch werbende Züge, doch wird deutlich, dass dies nicht die einzige Hauptintention des Verfassers war.

Inhaltlich wiesen die Gebrauchszettel einige Gemeinsamkeiten auf. So wurde die Zusammensetzung der Präparate i. d. R. nicht angegeben.[188] Somit handelte es sich daher um Geheimmittel, was für Olitäten jedoch nicht unüblich war.[189] Ebenso fehlten Kontraindikationen, Wechselwirkungen und Warnhinweise, was jedoch aufgrund ihrer Entstehung nicht verwundert. Dass unsere exemplarische Untersuchung nur den Regelfall der Inhalte erfassen kann, zeigt an dieser Stelle die Gebrauchsanweisung zu der Dr. Sulzbergerschen allgemeinen Flußtinktur, die die Anwendung des Präparats u. a. bei „hitzigen oder Entzündungsfiebern [und] bösartigen Exanthemen"[190] untersagt und somit Kontraindikationen aufweist. Die Anwendungsgebiete wurden jedoch in jedem Fall mitgeteilt, häufig auch in werbender Art und Weise, sodass diese Angaben in einen Katalog verschiedenster Indikationen ausarteten und den Eindruck einer universell anwendbaren Arznei vermittelten. Deutlich zeigte sich diese Tendenz bei den kaiserl[ich] privilegirten Blutreinigungs-Pillen, vormals Universal-Pillen genannt, sowie beim Hamburgischen Universal-Lebens-Oel. Dass eine solche Flut an Anwendungsgebieten naturgemäß nicht der Realität entsprechen konnte, soll an dieser Stelle nur kurze Er-

---

[187] Siehe hierzu S. BERNSCHNEIDER-REIF (2001), S. 167–291.

[188] Vgl. dazu auch S. BERNSCHNEIDER-REIF (2001), S. 170, S. 177, S. 203 und S. 262. Auf der Gebrauchsanweisung des Thüringer Balsams wurde sie vermerkt. Vgl. H. KÜHNERT (1955), S. 69. Dies scheint eine Ausnahme gewesen zu sein.

[189] Vgl. S. BERNSCHNEIDER-REIF (2001), S. 150, S. 167, S. 173, S. 226f., S. 273 und S. 334.

[190] LATh – StA RU Ministerium Rudolstadt, II. Abteilung (Inneres) / 2356, fol. 89ᵛ und fol. 90ʳ. Gebrauchsanweisung zu der Dr. Sulzbergerschen allgemeinen Flußtinktur, S. 6f., Anlage zum Bericht über das Laborantenwesen in der fürstl[ich] Schwarzb[urgischen] Oberherrschaft von Dr. Fr[iedrich] W[i]lh[elm] Clemens im August 1859.

währung finden. Sie besaßen vielmehr werbenden Effekt.[191] Dosierungen wurden ebenfalls auf den Gebrauchszetteln vermerkt, oft auch für verschiedene Anwendungsgebiete
und für Kinder, wenngleich sich diese mitunter nur an deren Alter orientierten, wie die
Beispiele der Schmerzstillenden Kinder-Tinktur und des Edeln Berg-Oels belegen. Sie
wurden üblicherweise durch weitere Einnahmevorschriften, wie die Tageszeit, die Einnahme zu Mahlzeiten oder mit bestimmten Flüssigkeiten, ergänzt. Damit lieferten die
Zettel wichtige Informationen, ungeachtet dessen, ob diese auch befolgt wurden. Unter
der Rubrik Nebenwirkungen erfassten wir regelmäßig die Umschreibung einer sicheren
Anwendung, die dem Käufer den Eindruck nebenwirkungsfreier Arzneien vermitteln
sollte. Hinzu kam, dass Formulierungen zur Wirkung zugleich einen Therapieerfolg als
gewiss darstellten. Dabei wurden häufig auf dem humoralpathologischen Therapiekon-
zept beruhende Wirkungsweisen beschrieben, die die medizinischen Vorstellungen der
Laboranten widerspiegelten.[192]

Ferner enthielten die Drucksachen individuelle, auf die Werbung ausgerichtete Inhalte. Zu diesen zählte mitunter bereits die Bezeichnung des Präparats.[193] Überdies warb
der Gebrauchszettel für Fieber-Tropfen auch für weitere Mittel des Laboranten, wie ein
Stomachale. Bei dem Edeln Berg-Oel, wie auch bei der Schmerzstillenden Kinder-
Tinktur, knüpfte der Verfasser an den christlichen Glauben an.[194] Zudem wurde die lange Tradition des Berg-Oels betont, das schon in Pestzeiten seine Wirkung erwiesen hätte. Der Gebrauchszettel des Hamburgischen Universal-Lebens-Oels versicherte mit einem Hinweis auf das Petschaft die Originalität der Ware,[195] während der für die kaiserl[ich] privilegirten Blutreinigungs-Pillen, vormals Universal-Pillen genannt, sogar
ausdrücklich vor nachgearbeiteten Präparaten, namentlich den Redlingerischen Pillen,
warnte.[196] Zusätzlich rühmte sich der Verfasser mit kaiserlichen Privilegien und einer
Prüfung seiner Pillen durch die medizinische Fakultät Wiens. Schließlich wurde für die
Still[ae] nigri miraculos[ae] oder Schwarzen Wunder-Tropfen die außerordentlich gute
Beschaffenheit der Ingredienzien erwähnt, die den Tropfen eine gewisse Qualität unterstellte, und die Zufriedenheit früherer Anwender aufgeführt. Sie zeigen ferner, dass bereits die Bezeichnung der Präparate teilweise eine mystische Komponente enthält.[197]

Die Gestaltung der Gebrauchszettel unterschied sich nur geringfügig. Sie waren
überwiegend schlicht, die Ausführungen zu den Fieber-Tropfen, zur Schmerzstillenden
Kinder-Tinktur, zu den Schwarzen Wunder-Tropfen und zu den kaiserl[ich] privilegir-

---

[191] Vgl. dazu auch S. BERNSCHNEIDER-REIF (2004), S. 159, die jedoch keinen Bezug zum Ge-
       brauchszettel herstellt.
[192] Vgl. dazu auch S. BERNSCHNEIDER-REIF (2001), S. 295f. Ausführlicher zu Therapiekonzep-
       ten im Thüringer Laborantenwesen siehe S. BERNSCHNEIDER-REIF (2001), S. 293–303. Zu
       weiteren, in Gebrauchszetteln von Olitäten vorzufindenden Therapiekonzepten siehe auch S.
       BERNSCHNEIDER-REIF (2000), S. 216f.; sowie S. BERNSCHNEIDER-REIF (2004), S. 157f.
[193] Vgl. dazu auch S. BERNSCHNEIDER-REIF (2001), S. 345.
[194] Vgl. dazu auch S. SIEBER (1946), S. 231; sowie S. BERNSCHNEIDER-REIF (2001), S. 345.
[195] Für den Gebrauchszettel selbst als Originalitätsnachweis vgl. A. ELSÄSSER (1925), S. 115.
[196] Zur Warnung vor Nachahmern in Gebrauchsanweisungen vgl. auch G. PETRY (1936),
       S. 21f.; H. KÜHNERT (1955), S. 68; sowie S. BERNSCHNEIDER-REIF (2001), S. 168.
[197] Vgl. dazu auch S. BERNSCHNEIDER-REIF (2001), S. 345.

ten Blutreinigungs-Pillen, vormals Universal-Pillen genannt, enthielten bspw. keine grafischen Elemente. Bei den beiden übrigen Präparaten wurden zumindest Wappen und bzw. oder eine Petschaft abgebildet, die Wiedererkennungswert schafften und in werbender Weise für die Herkunft und Qualität der Präparate standen. Zugleich boten sie damit einen gewissen Schutz gegen Nachahmer.[198] Am Beispiel des Hamburgischen Universal-Lebens-Oels wird deutlich, dass mitunter ein gehobener Sprachstil Qualität und Wissenschaftlichkeit suggerieren sollte, während die Schwarzen Wunder-Tropfen zeigen, dass dieser Eindruck gleichfalls über die Verwendung von Fachausdrücken vermittelt wurde.[199]

Damit konnten wir erstmals eine zusammenhängende Vorgeschichte des Beipackzettels in Deutschland und insbesondere auch zum Gebrauchszettel im Laborantenwesen liefern. Diese bestätigt größtenteils die in der Literatur zu findende Vorstellung eines Werbemittels, dessen besondere Bedeutung für das Laborantenwesen wir hervorheben konnten. Noch in der zweiten Hälfte des 19. Jahrhunderts hatte „das Reklamekonto [...] an den Vertriebsorganisationskosten der eigentlichen Thüringer Volkshausmittel so gut wie keinen Anteil, weil die notwendigen Umhüllungen sowohl als Gebrauchsanweisungen wie als Propagandazettel dien[t]en."[200] Allerdings zeigt unsere Untersuchung auch, dass ein ausgewähltes Exemplar überwiegend der Information des Käufers diente. Die Auswahl der untersuchten Gebrauchszettel zum Olitätenwesen beschränkte sich dabei auf die Mitte des 19. Jahrhunderts. In Anbetracht der Aussage von Peickert dürften die Erkenntnisse im Grundsatz jedoch auch auf den vorhergehenden Zeitraum übertragbar sein, da der „Text [der Gebrauchszettel] in richtiger Einschätzung der Psyche des Konsumenten trotz aller Wandlungen der Rechtschreibung und der Maß- und Münzsysteme Jahrhunderte hindurch unverändert beibehalten wurde"[201].

---

[198] Vgl. A. ELSÄSSER (1925), S. 115.
[199] Zur Verwendung von Fremdwörtern vgl. auch S. SIEBER (1946), S. 231.
[200] G. PETRY (1936), S. 71.
[201] H. PEICKERT (1932), S. 58.

6 Zum Beipackzettel im Deutschen Reich

6.1 Olitäten

Olitäten wurden noch bis in das 20. Jahrhundert hergestellt und vertrieben.[1] Dabei enthielten die Präparate mindestens bis in die 1920er-Jahre in ihrer ursprünglichen Ausdrucksweise des 17. und 18. Jahrhunderts verfasste Gebrauchsanweisungen.[2]

Reißig widmete 1908 den Großteil eines dreiteiligen Beitrags über Königseer Olitäten der Untersuchung der den Präparaten beiliegenden Gebrauchszettel.[3] Die darin betrachteten Druckerzeugnisse hatte er ein Jahr zuvor auf einer Reise durch die Region um Königsee zusammengetragen.[4] Bereits einleitend bemerkte er, dass die seinerzeit verwendeten Texte vermutlich schon vor 100 bis 200 Jahren verfasst worden waren, da sie „von den ‚Wirkungen und Tugenden‘ der Arzneien handel[te]n"[5] und „die alten humoralpathologischen Anschauungen"[6] wiedergaben. Dies wies er anhand typischer Formulierungen aus den Gebrauchszetteln der Schwarzen Wundertropfen, des Harlemer Oels, des Universalbalsams und von Stoughton nach. Noch immer sollte man die Druckerzeugnisse von ausgewählten Druckereien erhalten können. Ferner stellte Reißig die Verknüpfung zum religiösen Glauben beim Harlemer Oel sowie die Verwendung von Wappen und Privilegien, bspw. bei der Augsburger Lebensessenz, bei dem Heil- und Wundpflaster der Jungfrau Thekla Brenner und bei der Menadischen oder Altonaischen Wunder-Kron Essenz, fest. Er beschrieb fortwährend aufgrund ihres anpreisenden oder marktschreierischen Charakters negativ auffällige Inhalte der Gebrauchszettel, wie die mit Gottes Hilfe erfolgte Wiederentdeckung des Bergöls oder im Voraus gegebene Begründungen für den Fall der Unwirksamkeit einer Arznei, bspw. durch fehlerhafte Anwendung. Insbesondere die bei den meisten Olitäten mithilfe ausführlicher Indikationslisten vermittelte Vorstellung eines Allheilmittels betonte er.[7] Mitunter verstärkte eine

---

[1] Vgl. C. REISSIG (1908/a), S. 849; A. ELSÄSSER (1925), S. 104 und S. 119; S. SIEBER (1959), S. 80; sowie S. BERNSCHNEIDER-REIF (2001), S. 309f. und S. 334. „Das Olitätengewerbe [hatte] noch Ende des 19. Jahrhunderts eine erhebliche Ausprägung". S. BERNSCHNEIDER-REIF (2001), S. 310. Ausführlicher zu Olitäten als Arznei und ihren Gebrauchsanweisungen vor der Gründung des Deutschen Reichs siehe Kapitel 5.2 und 5.3.

[2] Vgl. A. ELSÄSSER (1925), S. 118f.; sowie G. SCHMID (1937), S. 39, S. 59 und [o. S.], Abb. 7. Die Ähnlichkeit in der Formulierung lässt vermuten, dass sich Schmid auf Elsässer bezieht. Dazu, dass sich Inhalte von Gebrauchsanweisungen der Olitäten nicht geändert hatten, vgl. auch G. PETRY (1936), S. 19.

[3] Vgl. C. REISSIG (1908/a), S. 849f.; C. REISSIG (1908/b), S. 887f.; sowie C. REISSIG (1908/c), S. 925–927.

[4] Vgl. C. REISSIG (1908/c), S. 926.

[5] C. REISSIG (1908/a), S. 849.

[6] C. REISSIG (1908/a), S. 849.

[7] Vgl. C. REISSIG (1908/a), S. 849f. Auf Nachfrage zur historischen Bedeutung der Gebrauchsanweisungen berichtete auch die *Pharmazeutische Zeitung* in der Rubrik ‚Pharma-

Ausweitung des Patientenkreises auf Säuglinge, Kinder und teilweise sogar Tiere zusätzlich den Eindruck einer universellen Anwendbarkeit. Für diese lieferte die Gebrauchsanweisung der Allgemeinen Flußtinktur einen Erklärungsversuch, indem man die Behandlung vieler Krankheiten mit nur einer Arznei auf eine in den meisten Fällen identische Krankheitsursache zurückführte. Zu den inhaltlichen Ausnahmen zählten ebenfalls Kontraindikationen. Reißig betonte ferner, dass einige Gebrauchszettel, wie die des Hamburgischen Lebensöls, der Wunderkronessenz, der Augsburger Lebensessenz und der Universalsalbe, eine Reihe von explizit für Frauen geeignete Anwendungsgebiete enthielten, die im Wesentlichen die Fruchtbarkeit sowie den Verlauf von Schwangerschaft und Geburt betrafen. Andererseits gab es auch Präparate mit beschränktem Indikationskreis, wie die Schmerzstillende Kindertinktur und die Kinderpillen. Letztere kritisierte er wegen ihres Opiumgehalts. Des Weiteren erwähnte Reißig die werbende Funktion der Gebrauchsanweisungen mit ihrem anpreisenden Sprachstil. Auch Hinweise auf ärztliches Versagen bei der Diagnose und Therapie sowie Berichte über Heilungen schilderte er.[8] Letztlich sei „ein gutes Zeichen für den reißenden Absatz eines Mittels [...] eine hohe Auflagenziffer der Gebrauchsanweisung"[9] gewesen, die um die Behältnisse der Arzneien gewickelt war.[10] Insgesamt attestierte Reißig den Gebrauchsanweisungen einen negativen Einfluss auf die medizinische Aufklärung der Bevölkerung, indem sie „längst verlassene[ ] medizinische[ ] Anschauungen früherer Jahrhunderte beständig im Volk wach erhalten"[11] hätten. Zudem sei „durch die Olitäten andauernd der Glaube an das medizinische Universal- und Wundermittel, an das Lebenselixir [!] gefördert"[12] und aufgrund des Vertrauens in die mit Gebrauchszetteln verbreiteten Wirkungsversprechen womöglich der Beginn geeigneterer Behandlungsansätze verzögert worden.[13] Indes bemerkenswert erschien der über viele Jahre kaum veränderte Inhalt der Gebrauchsanweisungen.[14]

Vermutlich ab der zweiten Hälfte der 1920er-Jahre verschwanden diese altertümlichen Inhalte jedoch allmählich aus den Gebrauchszetteln. Einerseits verdrängten neue wissenschaftliche Erkenntnisse die alten Vorstellungen.[15] Andererseits verpflichteten sich die Thüringer Laboranten mit dem Beitritt zur Fachabteilung VII ‚Hersteller von Thüringer Hausmitteln', die der Fachgruppe ‚Pharmazeutische Erzeugnisse' innerhalb der Wirtschaftsgruppe ‚Chemische Industrie' angehörte, spätestens in den 1930er-Jahren, auf Übertreibungen sowie unwahre und unsachliche Angaben in der Werbung

---

zeutischer Fragekasten' in Kurzform von dem ersten der drei Beiträge Reißigs. Vgl. N. N. (1909/b), S. 737, Anm. 10.

[8]   Vgl. C. Reissig (1908/b), S. 887.

[9]   C. Reissig (1908/b), S. 887.

[10]   Vgl. C. Reissig (1908/b), S. 888.

[11]   C. Reissig (1908/c), S. 927.

[12]   C. Reissig (1908/c), S. 927. Hierfür machte Reißig nicht ausdrücklich die Gebrauchsanweisung verantwortlich. Allerdings vermittelten gerade diese durch die langen Indikationslisten das Bild universell einsetzbarer Arzneien.

[13]   Vgl. C. Reissig (1908/c), S. 927.

[14]   Zum Inhalt der Gebrauchsanweisungen von Olitäten siehe Kapitel 5.2 und 5.3.

[15]   Vgl. A. Elsässer (1925), S. 118f.

zu verzichten.[16] Die Gebrauchsanweisungen mussten daher notwendigerweise überarbeitet werden. 1935 waren demnach „die Drucksachen der Hersteller von Thüringer Hausmitteln [...] frei von Uebertreibungen in den Heilversprechungen. Diese Drucksachen der Verbandsmitglieder wurden im Reichsgesundheitsamt überprüft und genehmigt"[17]. Ohne die Mitgliedschaft im Verband hätten die Hersteller die Erlaubnis zur Verwendung der Druckerzeugnisse verloren, da diese Eigentum des Verbands und dessen Mitgliedern darstellten.[18]

6.2   Geheimmittel

Neben Olitäten waren Geheimmittel eine weitere besondere Form von Arzneien, die bereits vor der Gründung des Deutschen Reichs in Erscheinung traten.[19] Gebrauchszettel solcher Geheimmittel aus dem 16. bis 18. Jahrhundert untersuchte Heinz Zimmermann exemplarisch.[20] Im Rahmen dieser Arbeit soll indes das ‚industrielle' Geheimmittel[21] genauer betrachtet werden, dessen Entstehung geknüpft an eine industrielle Fertigung in der zweiten Hälfte des 19. Jahrhunderts anzusiedeln ist.[22] Obwohl sich Geheimmittel zunächst u. a. durch eine unbekannte Zusammensetzung auszeichneten, gingen viele Hersteller während des Wechsels vom 19. zum 20. Jahrhundert zu einer Deklaration der Bestandteile über, die jedoch oft nicht dem tatsächlichen Inhalt ent-

---

[16]   Vgl. G. PETRY (1936), S. 55. Vgl. dazu auch A. LICHTENHELDT (1935), S. 170.

[17]   A. LICHTENHELDT (1935), S. 170. Vgl. dazu auch G. PETRY (1936), S. 55. Petry verweist auf Lichtenfeldt. Noch 1925 berichtete die *Pharmazeutische Zeitung* über die Verurteilung eines Hausierers, der Thüringer Hausmittel verkauft hatte, sowie die in den Gebrauchsanweisungen der Präparate aufgeführte Fülle an Anwendungsgebieten. Vgl. [o. V.] SCHÜLLER (1925), S. 1555.

[18]   Vgl. A. LICHTENHELDT (1935), S. 171; sowie G. PETRY (1936), S. 55. Dies galt gleichermaßen für die Erlaubnis zur Anfertigung Thüringer Hausmittel. Vgl. G. PETRY (1936), S. 55 und S. 60. 1936 zählte der Verband etwa 125 Mitglieder. Vgl. G. PETRY (1936), S. 60. Zur Entwicklung industrieller Betriebe aus Laborantenhäusern siehe S. BERNSCHNEIDER-REIF (2001), S. 351–356.

[19]   Vgl. E. ERNST (1975), S. 22 und S. 47; H. ZIMMERMANN (1974), S. 35–37; sowie C. FRIEDRICH / W.-D. MÜLLER-JAHNCKE (2005), S. 894. Auch Olitäten werden in der pharmaziehistorischen Literatur zu den Geheimmitteln gezählt. Vgl. E. ERNST (1975), S. 49f.; H. PEICKERT (1932), S. 43; S. BERNSCHNEIDER-REIF (2001), S. 333f.; H. ZIMMERMANN (1974), S. 37; sowie A. HELMSTÄDTER (1994), S. 1438. Aufgrund ihrer besonderen Gebrauchsanweisungen wurde ihnen im Rahmen dieser Arbeit ein eigenes Kapitel gewidmet. Bezugnehmend auf Olitäten als Geheimmittel bezeichnete Peickert das 18. Jahrhundert als „Blütezeit des deutschen Geheimmittelwesens". H. PEICKERT (1932), S. 43. Für eine statistische Auswertung der Geheimmittel aus dem 19. Jahrhundert, v. a. zu Indikationen, Arzneiformen und Zusammensetzung, siehe A. HELMSTÄDTER (1994), S. 1435–1438.

[20]   Siehe hierzu H. ZIMMERMANN (1974), S. 66–74. Vgl. dazu auch R. SCHMITZ / H. ZIMMERMANN (1970), S. 804–809. Näher dazu siehe Kapitel 5.1.1.

[21]   Siehe hierzu E. ERNST (1975), S. 22 und S. 47–53; sowie R. SCHMITZ / E. ERNST (1970), S. 1418f.

[22]   Vgl. E. ERNST (1975), S. 21f.; sowie C. FRIEDRICH / W.-D. MÜLLER-JAHNCKE (2005), S. 894.

sprach.[23] Zu ihren Merkmalen zählten daneben intensive Werbebemühungen, die ausschlaggebend für den Absatz eines Präparats waren.[24]

In diesem Zusammenhang dienten auch die beigefügten Gebrauchszettel von Geheimmitteln der Werbung der Präparate. Ernst ordnete sie den Werbehilfen[25] zu und attestierte ihnen einen besonderen Stellenwert: „Unverbrüchlicher Bestandteil jedes Geheimmittels war die beigelegte Gebrauchsanweisung, die nicht selten in mehreren Sprachen abgefaßt war, um die weite Verbreitung des Mittels zu dokumentieren.“[26] Der Gebrauchszettel zu dem Geheimmittel ‚Swazatin, Zahnschmerz-Paste‘ wurde in sieben Sprachen gedruckt.[27] Eine als ‚Senfstift‘ bezeichnete Arzneispezialität enthielt aber bspw. auch eine Gebrauchsanweisung in Deutsch, Englisch und Französisch.[28] Der Gebrauchszettel der von der Firma Hoechst hergestellten Arzneispezialität Pyramidon® war ebenfalls in sechs Sprachen abgefasst.[29] Die ausführlichen Druckschriften trugen zudem dazu bei, eine eigenverantwortliche Anwendung der Geheimmittel im Rahmen der Selbstmedikation abseits des Rates und der Empfehlung des Arztes und Apothekers anzuregen.[30] Ihre Funktion als Einwickler, wie dies bei Olitäten üblich war,[31] bezeichnete Ernst hingegen als überholt.[32]

Ähnlich wie teilweise bei Olitäten enthielten Gebrauchszettel von Geheimmitteln mitunter eine ganze Liste von Krankheiten, gegen die sie wirken sollten.[33] Die beiliegende Gebrauchsanweisung pries mitunter fälschliche Anwendungsgebiete an, sodass

---

[23] Vgl. E. ERNST (1975), S. 51f.; sowie C. FRIEDRICH / W.-D. MÜLLER-JAHNCKE (2005), S. 895.

[24] Vgl. E. ERNST (1975), S. 51.

[25] Im Gegensatz zu den Werbemitteln, die Werbekünder mit allein oder mindestens überwiegend werbender Funktion sind, stellen Werbehilfen sekundäre Werbekünder dar. Sie dienen primär einem nicht-werblichen Zweck, enthalten aber gleichzeitig werbende Komponenten. Vgl. R. SEŸFFERT (1966), Bd. 1, S. 236 und Bd. 2, S. 985f. In erster Linie informiert die Gebrauchsanweisung den Patienten über die Anwendung des Mittels. Zwischen Werbemitteln und Werbehilfen sind die Übergänge fließend, zudem besitzt die Unterscheidung keinen grundsätzlichen Charakter. Vgl. R. SEŸFFERT (1966), Bd. 1, S. 236 und Bd. 2, S. 985. Dementsprechend differenzierten die Quellen überwiegend nicht zwischen den Begriffen.

[26] E. ERNST (1975), S. 139. Zur Gebrauchsanweisung als typischer Bestandteil von Geheimmitteln vgl. auch N. N. (1893/a), S. 382. In Apothekerkreisen wurde seinerzeit die Gebrauchsanweisung von Geheimmitteln ebenfalls als Reklame wahrgenommen. Vgl. N. N. (1893/b), S. 445.

[27] Vgl. N. N. (1885/b), S. 85.

[28] Vgl. H. HAGER (1884), S. 15.

[29] Vgl. [o. V.] MARTINI (1915), S. 331.

[30] Vgl. E. ERNST (1975), S. 160f.; sowie W. GRIMM (1898), S. 85. Dabei wurde die Befolgung der Anwendungsvorschriften häufig als Voraussetzung für eine erfolgreiche Behandlung dargestellt. Vgl. E. ERNST (1975), S. 161, Anm. 12.

[31] Vgl. H. PEICKERT (1932), S. 87.

[32] Vgl. E. ERNST (1975), S. 139. Dass auf diese Praktik aus versandtechnischen Gründen eher verzichtet wurde, wird aus der Textstelle bei Peickert, auf die Ernst verweist, nicht ersichtlich. Vgl. E. ERNST (1975), S. 139, Anm. 93.

[33] Vgl. dazu die Gebrauchsanweisung des Anker-Pain-Expeller® im Folgenden; H. von REICHE (1893), S. 200; N. N. (1899/a), S. 117; sowie N. N. (1906/a), S. 977.

Medizinalbehörden vor solchen Präparaten warnten. So versprach der Gebrauchszettel eines Pulvers von einem Th. Konetzky eine „sichere Heilung der Trunksucht, wenn die Medikamente pünktlich eingenommen werden und die vorgeschriebene Diät beachtet wird"[34], nach der nur Wasser, Milch und Limonaden getrunken werden durften. Dazu enthielt er Bilder vom Magen eines Alkoholabhängigen in unterschiedlichen Stadien, vom weißen Magen eines Gesunden bis hin zu dem angeblich grünlichen Magen mit gelben Punkten bei Alkoholsucht im Endstadium. Zugleich verdiente Konetzky mit der Gebrauchsanweisung zusätzliches Geld, sie wurde zusammen mit einer Broschüre erst gegen eine Gebühr von 10 Mark und 50 Pfennig versandt.[35] Auf vergleichbare Weise verfuhr ein Arzt, der das Präparat Lepsin bewarb und zunächst ohne Gebrauchszettel verkaufte. Dabei lag der Sendung ein Schreiben bei, dass der Gebrauchszettel nur gegen eine weitere Gebühr erstanden werden könnte.[36] Der Ortsgesundheitsrat Karlsruhe warnte 1905 abermals vor einem Präparat gegen Trunksucht, das gemäß seiner Zusammensetzung keine Wirkung haben konnte. In der Gebrauchsanweisung des in der Schweiz gefertigten ‚Deutschen Trunksuchtpulvers‘ versprach der Hersteller, dem ersten Abnehmer eine goldene Uhr oder eine Remontoir-Uhr, sobald durch Weiterempfehlung zehn neue Kunden gewonnen wurden.[37] Die Gebrauchsanweisung zu einem nur aus Natriumbicarbonat bestehenden ‚Universalmagensalz‘ wiederum enthielt Anwendungsgebiete, bei denen das Salz nachteilig wirken konnte.[38] Im Falle des ‚Himrods Cure‘, einem Pulver aus Fenchelsamen und Stechapfelblättern gegen verschiedenste Erkrankungen der Atemwege, dessen Rauch Patienten nach dem Anzünden einatmen sollten, konnte die Anwendung bei der auch aufgeführten Diphtherie sogar lebensbedrohlich sein.[39] Paradox indes warnte der Gebrauchszettel des ‚Anti-épileptique Uten‘ vor der Einnahme von Bromkalium, obwohl das Präparat selbst eine Bromkaliumlösung, grün eingefärbt und mit Bittermandelwasser versehen, enthielt.[40] Die Gebrauchsanweisung für ‚Dr. Carrey’s elektro-magnetische Kissen und Pulver‘ führte die Wirkung gegen u. a. Rheumatismus, Gicht und Nervenleiden auf einen Elektromagnetismus zurück, wenngleich lediglich Schwefelblume enthalten war.[41] Diese Beispiele verdeutlichen bereits die Heterogenität der Gebrauchszettel innerhalb der industriellen Geheimmittel, die bis hin zu einer gesundheitsgefährdenden Anwendungsvermittlung reichte.

---

[34] K. SCHNETZLER / [o. V.] SCHUMACHER (1885), S. 37; sowie N. N. (1885/c), S. 105. Zu Geheimmitteln in Pulverform siehe auch A. JOREK (1998), S. 172–176.

[35] Vgl. K. SCHNETZLER / [o. V.] SCHUMACHER (1885), S. 37; sowie N. N. (1885/c), S. 105. Im Verzeichnis für Geheimmittel findet sich Anfang des 20. Jahrhunderts ein ‚Trunksuchtmittel Konetzkys‘. Vgl. H. BÖTTGER (1910), S. 334.

[36] Vgl. N. N. (1899/b), S. 546; sowie N. N. (1899/c), S. 529. Diese Vorgehensweise wurde als Betrug strafrechtlich sanktioniert. Vgl. N. N. (1899/b), S. 546; sowie N. N. (1899/c), S. 529.

[37] Vgl. N. N. (1905/b), S. 807. Trunksuchtmittel waren häufige Geheimmittel. 1919 wurden in dem Werk *Spezialitäten und Geheimmittel* 25 verschiedene Präparate erfasst. Vgl. E. HAHN / J. HOLFERT / G. ARENDS (1919), S. 474–476.

[38] Vgl. N. N. (1886), S. 668.

[39] Vgl. K. SCHNETZLER (1887), S. 623.

[40] Vgl. N. N. (1888), S. 236. In Geheimmittel zur Anwendung bei Epilepsie fand man oft Bromsalze vor. Vgl. A. JOREK (1998), S. 174.

[41] Vgl. K. SCHNETZLER (1891), S. 578.

Welchen Stellenwert Gebrauchsanweisungen für Geheimmittel als Werbemittel mitunter einnahmen, verdeutlicht das Beispiel eines der wohl bekanntesten Geheimmittel, des Anker-Pain-Expeller®[42] der von Kaufmann Friedrich Adolf Richter (1846–1910)[43] gegründeten, gleichnamigen Firma F. Ad. Richter & Cie.[44] Als der Bundesrat 1898 einen ersten Entwurf von Vorschriften über den Verkehr mit Geheimmitteln ausgearbeitet hatte, um erstmals einheitliche Regelungen für das Deutsche Reich zu schaffen, erhob der fürstliche Staatsminister Rudolstadts auf Ersuchen Richters Einspruch beim Kaiserlichen Gesundheitsamt.[45] Vermutlich den zweiten Verordnungsentwurf des Bundesrats betreffend,[46] kritisierte Richter in einem Schreiben an die Regierung Schwarzburg-Rudolstadt insbesondere dessen § 4 Abs. 2, der seinen Produkten schweren Schaden zufügen würde, sollten sie in dem geplanten Verzeichnis für Geheimmittel aufgenommen werden.[47] Demnach sollte es verboten werden,

> „auf den Gefäßen oder äußeren Umhüllungen, in denen Geheimmittel abgegeben werden, Anpreisungen, insbesondere Empfehlungen […], in denen eine Heilwirkung oder Schutzwirkung dem Geheimmittel zugeschrieben wird, anzubringen oder solche Anpreisungen, sei es bei der Abgabe von Geheimmitteln, sei es auf sonstige Weise[,] zu verabfolgen."[48]

---

[42]   Zur Geschichte des Anker-Pain-Expeller® siehe T. LANGEBNER (2019), S. 40–57; sowie M. KÖPPE (2024), S. 98–103. Bis zum Ende seiner Marktpräsenz 1997 änderte sich dessen Zusammensetzung des Präparats mehrmals. Vgl. A. HELMSTÄDTER (1997), S. 7f. Zunächst wurde es unter Bezugnahme auf die Heilmethode eines erfundenen Arztes namens ‚Dr. Airy' als ‚Dr. Airy's Pain-Expeller' vertrieben. Vgl. A. HELMSTÄDTER (1997), S. 7; sowie S. BERNSCHNEIDER-REIF (2001), S. 251. Noch vor 1880 erhielt das Präparat entsprechend des charakteristischen Symbols der Firma die Bezeichnung ‚Anker-Pain-Expeller'®. Vgl. E. ERNST (1975), S. 110; sowie A. HELMSTÄDTER (1997), S. 7. Zum Beipackzettel des Anker-Pain-Expeller® in der DDR siehe Kapitel 8.7.2.

[43]   Siehe hierzu T. LANGEBNER (2019), S. 42–50.

[44]   Richter ließ seit 1878 Geheimmittel in Rudolstadt industriell herstellen. Vgl. A. HELMSTÄDTER (1997), S. 7; sowie S. BERNSCHNEIDER-REIF (2001), S. 251. Zu Richter und seiner Geheimmittelproduktion siehe auch E. ERNST (1975), S. 106–112. In der DDR stellte der Volkseigene Betrieb Rudolstadt den Anker-Pain-Expeller® weiter her. Vgl. S. BERNSCHNEIDER-REIF (2001), S. 251. Zur Geschichte der chemisch-pharmazeutischen Fabrik F. Ad. Richter & Cie. und des VEB Ankerwerk Rudolstadt siehe M. KÖPPE (2024).

[45]   Vgl. E. ERNST (1975), S. 204 und S. 206f.

[46]   Der zweite Entwurf wurde 1900 in der *Pharmaceutischen Zeitung* ungewollt vorläufig veröffentlicht. Vgl. E. ERNST (1975), S. 206. Dies beklagte auch Richter zu dem diskutierten handschriftlichen Verordnungsentwurf. Vgl. LATh – StA RU Ministerium Rudolstadt, II. Abteilung (Inneres) / 2371, fol. 246. Schreiben von [Friedrich Adolf] Richter an die Regierung Schwarzburg-Rudolstadt vom 11.01.1900. Zu Vorläuferregelungen einzelner Länder zur Ankündigung von Geheimmitteln siehe E. ERNST (1975), S. 197–200 und S. 204.

[47]   Vgl. LATh – StA RU Ministerium Rudolstadt, II. Abteilung (Inneres) / 2371, fol. 240. Schreiben von [Friedrich Adolf] Richter an die Regierung Schwarzburg-Rudolstadt vom 07.01.1900, S. 1.

[48]   LATh – StA RU Ministerium Rudolstadt, II. Abteilung (Inneres) / 2371, fol. 222ᵛ. Entwurf von Vorschriften über den Verkehr mit Geheimmitteln, S. 2, [um 1899]; sowie N. N. (1900/a), S. 19. In der verabschiedeten Fassung der Verordnung fand sich diese Passage abweichend in § 2 Abs. 2 wieder. Vgl. H. BÖTTGER (1910), S. 330.

Richter indes sah es in Anbetracht dieser Regelung „ganz unmöglich [an], eine Gebrauchsanweisung zu schreiben, deren Inhalt nicht mindestens einer ‚Empfehlung' gleich käme."[49] Bei einer Einordnung seiner Präparate als Geheimmittel hätte allein der Wegfall der Druckschriften erhebliche wirtschaftliche Folgen. Mit Verweis auf die typischen Gebrauchsanweisungen der Olitäten, die ohne diese charakteristischen Druckerzeugnisse von Käufern und womöglich auch abgebenden Apothekern als Fälschung betrachtet würden, schlug er vor, momentan bereits im Handel befindliche Präparate in unveränderter Weise weiter in den Verkehr bringen zu dürfen.[50] Andernfalls zeigte er jedoch auch die Bereitschaft, „gewünschte Aenderungen bereitwilligst vornehmen [zu] lassen"[51]. Seinem Schreiben fügte er beispielhaft eine 16 Seiten lange Gebrauchsanweisung zum Anker-Pain-Expeller® bei, die Abb. 13 auszugsweise zeigt.

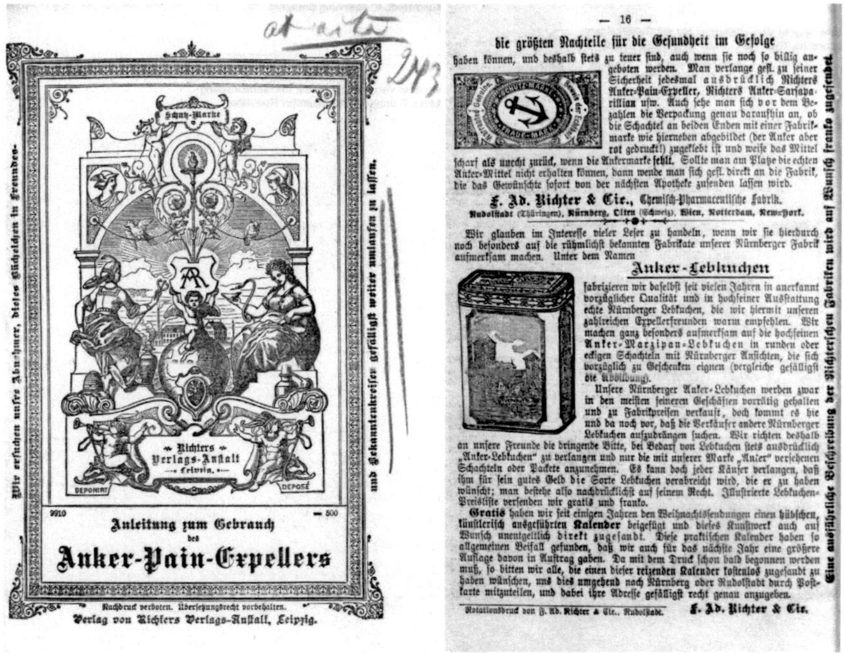

Abb. 13: [...]

---

[49] LATh – StA RU Ministerium Rudolstadt, II. Abteilung (Inneres) / 2371, fol. 240. Schreiben von [Friedrich Adolf] Richter an die Regierung Schwarzburg-Rudolstadt vom 07.01.1900, S. 1. Die Gebrauchsanweisungen waren von angestellten Ärzten ausgearbeitet worden. Vgl. W. WIMMER (1994), S. 79.

[50] Vgl. LATh – StA RU Ministerium Rudolstadt, II. Abteilung (Inneres) / 2371, fol. 240. Schreiben von [Friedrich Adolf] Richter an die Regierung Schwarzburg-Rudolstadt vom 07.01.1900, S. 1.

[51] LATh – StA RU Ministerium Rudolstadt, II. Abteilung (Inneres) / 2371, fol. 241. Schreiben von [Friedrich Adolf] Richter an die Regierung Schwarzburg-Rudolstadt vom 07.01.1900, S. 2.

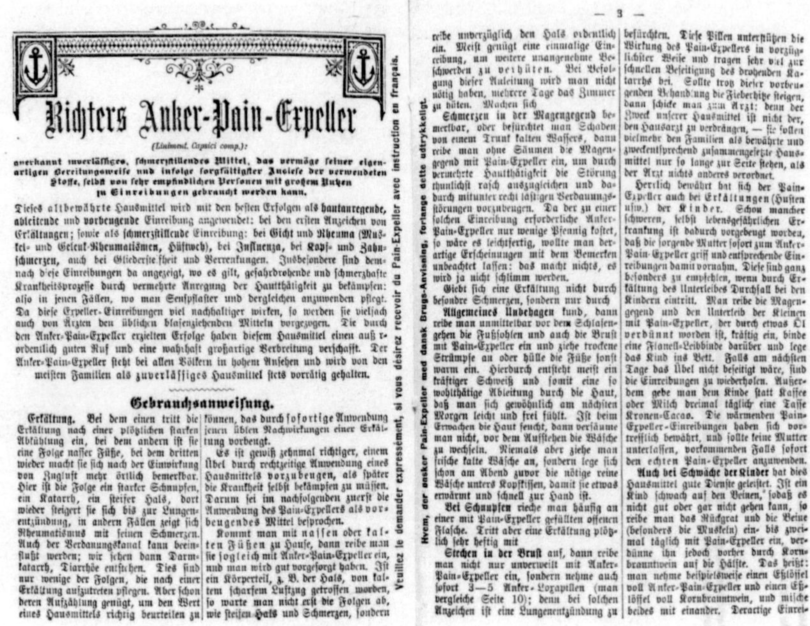

Abb. 13: Gebrauchsanweisung des Anker-Pain-Expeller®, Seite 1–3 und Seite 16, 1900[52]

Die Ausschüsse für Handel und Verkehr und Justiz äußerten sich jedoch auch nach einer weiteren Beratung, in der die Standpunkte des Fürstlich Schwarzburgischen Ministeriums zu verschiedenen Punkten und auch zu § 4 Abs. 2 des Verordnungsentwurfs vorgetragen wurden, dahingehend, dass die altertümlichen Gebrauchszettel nur weiterhin verwendet werden dürften, solange das dazugehörige Präparat nicht als Geheimmittel eingestuft wurde.[53] „Einfache Gebrauchsanweisungen seien indessen […] auch bei den als Geheimmittel erklärten Stoffen nach wie vor zulässig.“[54]

---

[52] LATh – StA RU Ministerium Rudolstadt, II. Abteilung (Inneres) / 2371, fol. 243. Gebrauchsanweisung des Anker-Pain-Expeller®, S. 1–3 und S. 16, Anlage zum Schreiben von [Friedrich Adolf] Richter an die Regierung Schwarzburg-Rudolstadt vom 07.01.1900.

[53] Vgl. LATh – StA RU Ministerium Rudolstadt, II. Abteilung (Inneres) / 2371, fol. 249 und fol. 252ʳ. Bericht des Bundesratsbevollmächtigten, Geh[eimer] Rat Paulssen an das Fürstlich Schwarzburgische Ministerium vom 16.01.1900, S. 1f. und S. 7. Hier ist anzumerken, dass die Ausschüsse nicht beabsichtigten, die Thüringer Olitäten in das Verzeichnis der Geheimmittel aufzunehmen, solange diese keine gesundheitsschädlichen Inhaltsstoffe enthielten und nicht zu überhöhten Preisen verkauft wurden. Vgl. LATh – StA RU Ministerium Rudolstadt, II. Abteilung (Inneres) / 2371, fol. 251. Bericht des Bundesratsbevollmächtigten, Geh[eimer] Rat Paulssen an das Fürstlich Schwarzburgische Ministerium vom 16.01.1900, S. 5f.

[54] LATh – StA RU Ministerium Rudolstadt, II. Abteilung (Inneres) / 2371, fol. 252. Bericht des Bundesratsbevollmächtigten, Geh[eimer] Rat Paulssen an das Fürstlich Schwarzburgische Ministerium vom 16.01.1900, S. 7f.

Mit Bekanntwerden, dass die vorgesehenen Geheimmittelverzeichnisse[55] auch einige Präparate der Firma Richters listeten, entgegnete dieser abermals mit einem Schreiben an das Fürstlich Schwarzburgische Ministerium. In diesem rechtfertigte er u. a. den Preis des Anker-Pain-Expeller® und bemerkte, dass die zuvor kritisierte Empfehlung zur inneren Anwendung seit 20 Jahren nicht mehr in den Gebrauchszetteln auftauche.[56] Ferner betonte er, dass er sich „wiederholt bereit erklärt ha[tt]e, in den Gebrauchsanweisungen [...] das zu streichen, was von der Comission beanstandet werden sollte.“[57]

Wenig später ließ er ein zweites Schreiben folgen, in dem er seine Ausführungen zu der in den Drucksachen, also auch in den Gebrauchsanweisungen, angegebenen Anwendung des Anker-Pain-Expeller® konkretisierte:

> „Der Anker-Pain-Expeller wird in meinen Drucksachen seit mehr als zwanzig Jahren nur zum äusserlichen Gebrauch empfohlen, und zwar in ganz sachlicher Weise als schmerzstillende Einreibung bei gichtischen oder rheumatischen Beschwerden, bei Gliederreissen und Erkältung. [...] Sollte [...] der Pain-Expeller nicht von der Liste abgesetzt werden, so würde fernerhin jede sachgemässe Empfehlung und Anleitung zum Gebrauch unmöglich werden.“[58]

Auch für weitere Präparate, wie Sarsaparillian und Kongo-Pillen, versicherte Richter:

> „Die Gebrauchsanweisungen zu diesen Mitteln sind ganz sachlich, ohne jede Uebertreibung abgefasst, werden aber sofort den Anforderungen des Reichsgesundheitsamtes angepasst werden, sobald ich von den Wünschen dieser hohen Behörde in Kenntnis gesetzt sein werde. Bis jetzt habe ich vergebens um dahin gehende Mittheilungen gebeten und konnte deshalb auch keine Aenderungen vornehmen.“[59]

Auf Anfrage eines Referenten des Fürstlich Schwarzburgischen Ministeriums, der die Reklame als ausschlaggebenden Faktor für die Einordnung des Anker-Pain-

---

[55] Zum Verordnungsentwurf wurden zwei Verzeichnisse ausgearbeitet. Das erste enthielt Präparate, die fortan als Geheimmittel eingestuft wurden, aber weiterhin gehandelt werden durften. Das zweite enthielt Geheimmittel, deren Handel verboten wurde. Vgl. LATh – StA RU Ministerium Rudolstadt, II. Abteilung (Inneres) / 2372, fol. 135ʳ. Entwurf eines Verzeichnisses derjenigen Stoffe, Zubereitungen und Gegenstände, welche nach § 2 der Vorschriften über den Verkehr mit Geheimmitteln als Geheimmittel angesehen werden sollen, S. 1, [um 1902]; sowie LATh – StA RU Ministerium Rudolstadt, II. Abteilung (Inneres) / 2372, fol. 137ʳ. Entwurf eines Verzeichnisses derjenigen Geheimmittel, welche nach § 6 der Vorschriften über den Verkehr mit Geheimmitteln nicht sollen angeboten oder feilgehalten werden dürfen, S. 1, [um 1902].

[56] Vgl. LATh – StA RU Ministerium Rudolstadt, II. Abteilung (Inneres) / 2372, fol. 111f. Schreiben von [Friedrich Adolf] Richter an das Fürstlich [Schwarzburgische] Ministerium vom 19.12.1901, S. 1f.

[57] LATh – StA RU Ministerium Rudolstadt, II. Abteilung (Inneres) / 2372, fol. 113. Schreiben von [Friedrich Adolf] Richter an das Fürstlich [Schwarzburgische] Ministerium vom 19.12.1901, S. 3.

[58] LATh – StA RU Ministerium Rudolstadt, II. Abteilung (Inneres) / 2372, fol. 116f. Schreiben von [Friedrich Adolf] Richter an das Fürstlich [Schwarzburgische] Ministerium vom 02.01.1902, S. 1f.

[59] LATh – StA RU Ministerium Rudolstadt, II. Abteilung (Inneres) / 2372, fol. 118. Schreiben von [Friedrich Adolf] Richter an das Fürstlich [Schwarzburgische] Ministerium vom 02.01.1902, S. 3.

Expeller® in die Geheimmittel kommunizierte,[60] erneuerte Richter sein Angebot, die Drucksachen für alle Präparate den Erfordernissen anzupassen, um so ihre Aufnahme in das Verzeichnis zu verhindern. Aufgrund des damit einhergehenden Werbeverbots befürchtete er andernfalls schwerwiegende wirtschaftliche Folgen für sein Unternehmen.[61] Demnach ginge „durch das Verbot jedweder, auch der bescheidensten Empfehlungen, […] notwendiger Weise der Absatz so zurück […], dass binnen Kurzem mehrere Hundert Arbeiter brodlos würden."[62] Ferner könnte er diese Ausfälle auch nicht durch neue Präparate auffangen:

> „Durch die Aufnahme des Pain-Expellers in die Liste würde aber die Einführung dieser [neuen] Präparate noch mehr erschwert, wenn nicht unmöglich gemacht werden, da die Expeller-Gebrauchsanweisungen und Reklamen gleichzeitig für diese Artikel benutzt werden; […] auch meine anderen Artikel müssten durch Unterbindung des Expeller-Absatzes gewaltig leiden, da auch für Chocolade, Lebkuchen, Steinbaukasten, Musikwerke usw. in den Drucksachen Reklame gemacht wird."[63]

Mit diesen Ausführungen offenbarte Richter schließlich die für ihn wichtigste Eigenschaft der Gebrauchsanweisung des Anker-Pain-Expeller®, ihren werbenden Charakter – nicht nur für das Präparat selbst, sondern auch für andere Arzneien und sogar Produkte abseits des Heilmittelmarktes. Seinem Schreiben fügte er wiederum eine nach wie vor 16 Seiten fassende Gebrauchsanweisung an,[64] deren erste Seite nachfolgende Abb. 14 zeigt.

---

[60]   In einer 1902 veröffentlichten Begründung zur Beurteilung des Anker-Pain-Expeller® hieß es: „Hautreizmittel. Aeußerlich zu Einreibungen. Empfohlen in besonderen und allgemeinen Broschüren, Prospekten, auf Abreißkalendern gegen Gicht, Rheumatismus und bei 31, von 85 alphabetisch angeordneten Krankheiten und Krankheitsgruppen, gegen die Richtersche Mittel, meist mehrere zugleich, als heilend oder lindernd empfohlen werden. Auch bei Brandwunden, Verbrühungen, Lungenschwindsucht, Diphtherie werden Einreibungen mit Anker-Pain-Expeller empfohlen; selbst bei Lähmungen sollen Einreibungen noch hier und da Hülfe gebracht haben. […] Ein Mittel, das lediglich als Hautreiz wirken kann, besitzt derartige allgemeine und spezielle Heilwirkungen nicht und muß deshalb als ein zu groben Täuschungen Anlaß gebendes, bei schweren Erkrankungen (Diphtherie, Verbrühungen, Verrenkungen, Fieber) zu Vernachlässigungen verleitendes, unter Umständen sogar schädliches Mittel angesehen werden." LATh – StA RU Ministerium Rudolstadt, II. Abteilung (Inneres) / 2372, fol. 173c. Schreiben Nr. 80 des Stellvertreters des Reichskanzlers, Graf von Posadowsky, an den Bundesrat, S. 27, 1902.
[61]   Vgl. LATh – StA RU Ministerium Rudolstadt, II. Abteilung (Inneres) / 2372, fol. 160f. Schreiben von [Friedrich Adolf] Richter an das Fürstlich [Schwarzburgische] Ministerium vom 29.07.1902, S. 2f.
[62]   LATh – StA RU Ministerium Rudolstadt, II. Abteilung (Inneres) / 2372, fol. 161. Schreiben von [Friedrich Adolf] Richter an das Fürstlich [Schwarzburgische] Ministerium vom 29.07.1902, S. 3.
[63]   LATh – StA RU Ministerium Rudolstadt, II. Abteilung (Inneres) / 2372, fol. 162. Schreiben von [Friedrich Adolf] Richter an das Fürstlich [Schwarzburgische] Ministerium vom 29.07.1902, S. 4.
[64]   Vgl. LATh – StA RU Ministerium Rudolstadt, II. Abteilung (Inneres) / 2372, fol. 169. Gebrauchsanweisung des Anker-Pain-Expeller®, Anlage 7 zum Schreiben von [Friedrich Adolf] Richter an das Fürstlich [Schwarzburgische] Ministerium vom 29.07.1902.

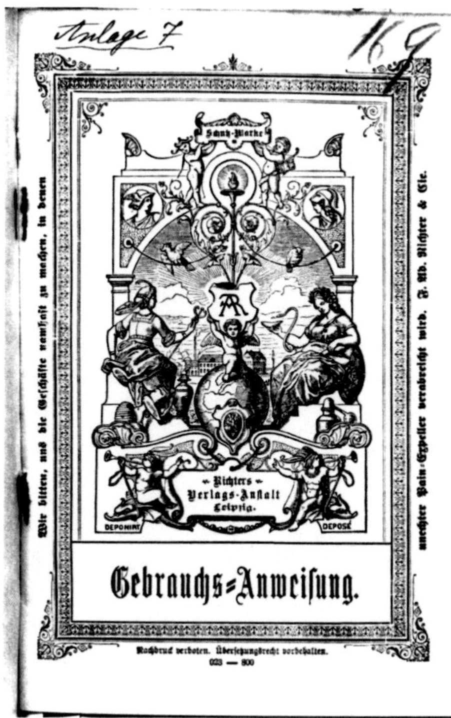

Abb. 14: Gebrauchsanweisung des Anker-Pain-Expeller®, Seite 1, 1902[65]

Sein Anliegen wiederholter er in ähnlicher Formulierung auch in einem direkt an das Reichsamt des Innern gerichteten Schreiben,[66] dem er ebenfalls eine Gebrauchsanweisung anhängte.[67] Innerhalb der behördlichen Kommunikation bekräftigte man hingegen die Notwendigkeit, den Anker-Pain-Expeller® Richters in das Verzeichnis der Geheimmittel aufzunehmen, im Wesentlichen da „übertriebene, zu Täuschungen und zur Vernachlässigung von Krankheiten geeignete Reklamen vor[liegen]."[68] Dem Vorschlag Richters zur Anpassung seiner Drucksachen stand man ablehnend gegenüber:

---

[65] LATh – StA RU Ministerium Rudolstadt, II. Abteilung (Inneres) / 2372, fol. 169. Gebrauchsanweisung des Anker-Pain-Expeller®, S. 1, Anlage 7 zum Schreiben von [Friedrich Adolf] Richter an das Fürstlich [Schwarzburgische] Ministerium vom 29.07.1902.

[66] Vgl. LATh – StA RU Ministerium Rudolstadt, II. Abteilung (Inneres) / 2372, fol. 175ᵛ und fol. 176. Schreiben von F[riedrich] Ad[olf] Richter an das Reichsamt des Innern vom 26.08.1902, S. 2–4.

[67] Vermutlich handelte es sich hierbei auch um eine Gebrauchsanweisung in der beschriebenen Ausführlichkeit. Diese ist allerdings nicht übermittelt. Vgl. Persönliche Mitteilung P. TSCHERNOSCHEK, 15. August 2022.

[68] LATh – StA RU Ministerium Rudolstadt, II. Abteilung (Inneres) / 2372, fol. 195. Bericht des Präsidenten des Kaiserlichen Gesundheitsamts, in Vertretung Wutzdorff, an den Staatssekretär des Innern bezüglich der Aufnahme des Richter'schen Pain-Expeller in die Liste der Geheimmittel vom 13.09.1902.

„Wenn die Firma Richter sich jetzt auch bereit erklärt, die Reklame ganz nach dem Wunsche und Ermessen des Gesundheitsamts in Zukunft einrichten zu wollen, so kann darauf nur erwidert werden, dass es nicht zu den Aufgaben des Gesundheitsamts gehört, Vorschriften für derartige Reklamen auszuarbeiten. Ja, es steht zu befürchten, dass eine derartige Festlegung der Form der Reklamen durch das Gesundheitsamt von dem betreffenden Fabrikanten missbraucht und dass diese gewissermassen staatlich sanktionirte [!] Form der Reklame als besonderer Stützpunkt ausgebeutet werden könnte."[69]

Das Reichsamt des Innern leitete diesen Bericht auszugsweise an das Fürstlich Schwarzburgische Ministerium weiter und bestätigte den Standpunkt bezüglich der Überprüfung der Drucksachen Richters durch das Kaiserliche Gesundheitsamt:

„Den in dem Berichte geltend gemachten Bedenken gegen die angeregte Festlegung der Richter'schen Reklamen durch das Gesundheitsamt kann ich nur beitreten, da amtlicherseits bis zu einem gewissen Grade die Verantwortung für die Richtigkeit des Inhalts der Anpreisungen übernommen würde, wenn deren Fassung nach einer vorausgegangenen Prüfung ausdrücklich genehmigt würde."[70]

Richter indes gab nicht auf und versuchte, das Fürstliche Ministerium Rudolstadt nochmals zum Eintreten für die Streichung der Präparate Richters aus dem Verzeichnis der Geheimmittel zu bewegen, indem er die negativen Folgen schilderte.[71] Dabei wird ein weiteres Mal deutlich, welchen erstaunlich hohen Stellenwert er der Gebrauchsanweisung des Anker-Pain-Expeller® als Werbemittel beimaß. Zunächst stellte er die charakteristische Bedeutung der Gebrauchsanweisungen für seine Präparate dar:

„Die Aufnahme in die Liste würde zur Folge haben, dass den Präparaten die bisherigen Gebrauchsanweisungen nicht mehr beigefügt werden dürften, da ja jede Art von Empfehlung verboten sein soll. [...] Dieser Umstand allein, würde eine schwere Schädigung zur Folge haben: das Publikum würde sofort misstrauisch, wenn es das alte Hausmittel nicht mehr mit der bekannten Gebrauchsanweisung bekäme und die Apotheker würden dieses Misstrauen dazu benutzen, um ihre Nachahmungen leichter unterschieben zu können."[72]

---

[69] LATh – StA RU Ministerium Rudolstadt, II. Abteilung (Inneres) / 2372, fol. 195. Bericht des Präsidenten des Kaiserlichen Gesundheitsamts, in Vertretung Wutzdorff, an den Staatssekretär des Innern bezüglich der Aufnahme des Richter'schen Pain-Expeller in die Liste der Geheimmittel vom 13.09.1902. Wie der Vorsitzende des Rechtsschutzvereins der Fabrikanten pharmazeutischer Spezialitäten, Apotheker Eugen Lahr, berichtete, versuchten mehrere Hersteller die Streichung ihrer Präparate von der Geheimmittelliste zu erreichen, indem sie dem Reichsamt des Innern vorschlugen, ihre Drucksachen nach dessen Vorgaben abzuändern, ohne dabei eine Rückmeldung zu erhalten. Vgl. E. LAHR (1904), S. 25.

[70] LATh – StA RU Ministerium Rudolstadt, II. Abteilung (Inneres) / 2372, fol. 193ʳ. Schreiben des Reichskanzlers (Reichsamts des Innern), in Vertretung Posadowsky, an das Fürstlich Schwarzburgische Ministerium vom 02.10.1902.

[71] Vgl. LATh – StA RU Ministerium Rudolstadt, II. Abteilung (Inneres) / 2372, fol. 206–210. Schreiben von [Friedrich Adolf] Richter an das Fürstlich [Schwarzburgische] Ministerium vom 23.10.1902.

[72] LATh – StA RU Ministerium Rudolstadt, II. Abteilung (Inneres) / 2372, fol. 206f. Schreiben von [Friedrich Adolf] Richter an das Fürstlich [Schwarzburgische] Ministerium vom 23.10.1902, S. 1f. In der Gebrauchsanweisung des Anker-Pain-Expeller® wurde mehrfach und ausführlich vor nachgemachten Präparaten gewarnt. Vgl. LATh – StA RU Ministerium Rudolstadt, II. Abteilung (Inneres) / 2372, fol. 169. Gebrauchsanweisung des Anker-Pain-

Daran anknüpfend beschrieb er die werbende Wirkung der Druckschrift für den Anker-Pain-Expeller® selbst:

> „Da viele Abnehmer von Pain-Expeller die den Flaschen beiliegende, rein sachlich gehaltene, Gebrauchsanweisung bei der Weiterempfehlung des Pain-Expellers zu überreichen pflegen, so würde auch dies wichtige Verbreitungsmittel verloren gehen, und dass dies wiederum den Absatz ganz bedeutend nachtheilig beeinflussen müsste, bedarf wohl keines weiteren Beweises."[73]

Abschließend wies er darauf hin, dass die Drucksachen des Anker-Pain-Expeller® zugleich eine kostenlose Reklame für weitere Produkte darstellten, so für den Steinbaukasten.[74] Aufgrund dieser hohen Bedeutung für die Produktpalette Richters erscheint die Vehemenz nachvollziehbar, mit der er versuchte, die Einordnung des Präparats, sowie auch weiterer, als Geheimmittel zu verhindern. Nichtsdestotrotz wurde der Anker-Pain-Expeller® letztlich als Geheimmittel eingestuft,[75] sodass Anpreisungen mit Inkrafttreten der Länderverordnungen ab Januar 1904 untersagt wurden.[76] Dem Anschein nach sah sich Richter durch die Regelung allerdings nicht gezwungen, in seinen Gebrauchsanweisungen gänzlich auf Empfehlungen zu verzichten. Im Fall des Anker-Pain-Expeller® bezogen sich diese zwar nicht auf das Präparat selbst, dafür aber weiterhin auf andere der von seiner Firma vertriebenen Produkte.[77] Als Reaktion auf ein in der *Pharmazeutischen Zeitung* veröffentlichtes Ergebnis einer Apothekenrevision in Schlesien, in der Empfehlungen auf Loxa-Pillen und Kongo-Pillen kritisiert wurden,[78] äußerte Richter noch 1909 die Ansicht, dass dieses Vorgehen nicht gegen bestehende Regelungen ver-

---

Expeller®, S. 8f. und S. 15f., Anlage 7 zum Schreiben von [Friedrich Adolf] Richter an das Fürstlich [Schwarzburgische] Ministerium vom 29.07.1902. Zu Nachahmungen des Anker-Pain-Expeller® durch Apotheker siehe E. ERNST (1975), S. 225–227. Auch im Gebrauchszettel der Schweizerpillen, einem von Kaufmann Gottfried Leonhard Daube (1842–1917) vertriebenen Geheimmittel, ist ein dementsprechender Absatz zu finden. Vgl. E. ERNST (1975), S. 307; sowie R. SCHMITZ / E. ERNST (1971), S. 21, Abb. 3. Zu Daube und dem Vertrieb der Schweizerpillen siehe E. ERNST (1975), S. 95–101. In ähnlicher Weise sollte die Echtheit der aus Österreich stammenden, aber gleichwohl auch im Deutschen Reich vertriebenen Mariazeller Magentropfen u. a. damit nachgewiesen werden, dass „die Gebrauchsanweisung [...] ‚mit dem Bildnisse der heiligen Muttergottes von Mariazell' und der gerichtlich hinterlegten Schmutzmarke versehen" war. T. LANGEBNER (2021/b), S. 10f. Das Geheimmittelverzeichnis listete beide Präparate. Vgl. H. BÖTTGER (1910), S. 333f.

[73]   LATh – StA RU Ministerium Rudolstadt, II. Abteilung (Inneres) / 2372, fol. 207. Schreiben von [Friedrich Adolf] Richter an das Fürstlich [Schwarzburgische] Ministerium vom 23.10.1902, S. 2.

[74]   Vgl. LATh – StA RU Ministerium Rudolstadt, II. Abteilung (Inneres) / 2372, fol. 209. Schreiben von [Friedrich Adolf] Richter an das Fürstlich [Schwarzburgische] Ministerium vom 23.10.1902, S. 4.

[75]   Vgl. H. BÖTTGER (1910), S. 330 und S. 334.

[76]   Vgl. E. ERNST (1975), S. 207.

[77]   Vgl. F. A. RICHTER (1904/a), S. 190; sowie F. A. RICHTER (1904/b), S. 206. In den hier genannten Textstellen verteidigt sich Richter mit dem Hinweis auf das Versanddatum der Loxa-Pillen, das angeblich vor Inkrafttreten der Verordnungen lag. In Anbetracht seiner zumindest noch 1909 vorherrschenden Meinung, dass die Empfehlungs-Praktik nicht verboten sei, erscheint die Begründung jedoch fragwürdig.

[78]   Vgl. N. N. (1909/a), S. 163; sowie F. A. RICHTER (1909), S. 213.

stoße.[79] Geheimmittelpackungen im Rahmen von Apothekenrevisionen zu öffnen und auf den Inhalt der Gebrauchszettel hin zu überprüfen, war indes nicht unüblich.[80]

Weiteren Einfluss auf Gebrauchsanweisungen von Geheimmitteln, die in das Deutsche Reich importiert wurden, übte der Zoll aus. Ab Ende 1902 wurden Zollgebühren auf Geheimmittel erhoben, die innerhalb der Produkte aus dem chemisch-pharmazeutischen Bereich der höchsten Stufe entsprachen.[81] In der Folge gingen manche Hersteller dazu über, die Aufmachung ihrer Präparate anzupassen, um einer Einstufung als Geheimmittel und den damit verbundenen Kosten zu entgehen.[82]

6.3   Arzneispezialitäten

Mit der Zunahme der industriellen Herstellung in der zweiten Hälfte des 19. Jahrhunderts entwickelten sich Großbetriebe, die schließlich auch eigene Forschungsarbeit durchführten und den Arzneischatz mit ihren Entdeckungen wesentlich prägten.[83] Als abgabefertig produzierte Arzneien entstanden Arzneispezialitäten, pharmazeutische Spezialitäten und Geheimmittel.[84] Das Gros der Arzneiherstellung verlagerte sich damit allmählich von Rezepturen aus der Apotheke hin zu Arzneifertigwaren industrieller Betriebe.[85] Zum wichtigsten Vertreter dieser Gruppe avancierten im 20. Jahrhundert die

---

[79]   Vgl. F. A. RICHTER (1909), S. 213.

[80]   Vgl. [o. V.] KOENIGS (1890), S. 319; N. N. (1894/a), S. 70; sowie A. HANZLIK (1907), S. 365. Zur Geschichte der Apothekenvisitationen siehe R. D. HORSTMANN (2017).

[81]   Vgl. E. ERNST (1975), S. 218f.

[82]   Vgl. N. N. (1904/b), S. 281; N. N. (1904/d), S. 239; N. N. (1908/b), S. 282; N. N. (1908/c), S. 631; N. N. (1916/a), S. 695; N. N. (1916/b), S. 543; sowie [o. V.] FLOHR (1937), S. 755. Anfang der 1920er-Jahre erhöhte man zudem die Umsatzsteuer auf Geheimmittel, sodass auch für inländische Präparate empfohlen wurde, in Gebrauchsanweisungen die Bestandteile nach Art und Menge anzugeben sowie auf bestimmte Begriffe zu verzichten. Vgl. M. GABRIEL (1921), S. 285. Dazu vgl. auch Kapitel 6.3.1.

[83]   Vgl. W. WIMMER (1994); W. WIMMER (1995), S. 153–163; sowie C. FRIEDRICH / W.-D. MÜLLER-JAHNCKE (2005), S. 977. Zur Isolierung von Alkaloiden, insbesondere des Morphins, als Grundlage erster Arzneistoffentwicklungen mit chemisch definierten Wirkstoffen siehe C. FRIEDRICH (2010/b), S. 102–117; C. FRIEDRICH (2005/c), S. 106–112; C. FRIEDRICH (2005/a), S. 1176–1182; sowie C. FRIEDRICH / H.-J. SEIDLEIN (1984), S. 340 bis 345. Zum Entdecker des Morphins, Friedrich Wilhelm Adam Sertürner (1783–1841), siehe C. FRIEDRICH (2022/a); M. R. KESSELMEIER (2008); sowie C. FRIEDRICH (1991), S. 1935 bis 1941. Zu den Anfängen pharmazeutisch-industrieller Herstellung in Deutschland siehe C. FRIEDRICH (1996), S. 243–255.

[84]   Vgl. E. ERNST (1975), S. 31; sowie C. SCHLICK (2008), S. 245. Schlick verweist auf Ernst. Dieser unterteilte Arzneifertigwaren in die drei genannten Klassen. Ihnen gemein war die Aufmachung in einer zur Abgabe fertigen Packung. Das Geheimmittel unterschied sich u. a. anhand der i. d. R. unbekannten Zusammensetzung von den beiden übrigen Klassen. Vgl. E. ERNST (1975), S. 31 und S. 47. Zur Unterscheidung zwischen pharmazeutischer Spezialität und Arzneispezialität siehe E. ERNST (1975), S. 44–46. Zu dieser Einteilung von Arzneifertigwaren vgl. auch R. SCHMITZ / E. ERNST (1970), S. 1413–1420.

[85]   Vgl. U. MEINECKE (1972), S. 97–101; C. SCHLICK (2008), S. 245–248; sowie C. FRIEDRICH / W.-D. MÜLLER-JAHNCKE (2005), S. 491.

Arzneispezialitäten.[86] Mit dieser Entwicklung dürfte auch die gedruckte Gebrauchsanweisung weitere Verbreitung gefunden haben, da „diese Arzneifertigwaren [...] in [...] meist mit Gebrauchsanweisung versehener Packung [...] in den Verkehr gebracht w[u]rden."[87] Andererseits trug der beigegebene Gebrauchszettel zugleich zur Emanzipation der industriellen Präparate gegenüber der Rezepturherstellung in der Apotheke bei, sodass von einer wechselseitigen Beeinflussung auszugehen ist.[88]

6.3.1   Genuss-, Vorbeugungs- oder Heilmittel?

Bereits 1890 wurde in der *Pharmaceutischen Zeitung* über den Wandel der Handverkaufspräparate in der Apotheke hin zu „vorzugsweise [...] fabrikmässig hergestellte[n], fein ausgestattete[n], mit Gebrauchsanweisung und anspruchsvoller Bezeichnung versehene[n] Gemische[n] und Präparate[n]"[89] berichtet. 1929 beschrieb die *Pharmazeutische Zeitung* Spezialitäten als „pharmazeutische Arzneibereitungen [...], welche in einer durch Form- und Inhaltsmenge gekennzeichneten Packung herausgegeben und mit Gebrauchsanweisung [...] an Verbraucher vertrieben werden."[90] Damit übereinstimmend schilderte Lill in ihrer Dissertation über die pharmazeutisch-industrielle Werbung in der ersten Hälfte des 20. Jahrhunderts, dass „Gebrauchsanweisungen [...] einigen Fertigarzneimitteln schon um die Jahrhundertwende beigegeben [wurden]"[91] und dass „dieser Brauch [...] in den folgenden Jahren immer mehr zu [nahm]."[92]

Bereits kurz nach Gründung des Kaiserreiches hatte die 1872 in einer ersten Fassung in Kraft getretene Kaiserliche Verordnung, betreffend den Verkehr mit Apothekerwaren, die die Apothekenpflicht bestimmter Zubereitungen an ihren Heilzweck knüpfte, dazu geführt, bei Gerichtsverhandlungen den Inhalt von Gebrauchsanweisungen medizinischer Präparate für eine mögliche Einordnung als Heilmittel heranzuziehen.[93] Die an den Zweck gebundene Beschränkung des Arzneiverkehrs auf Apotheken führte dazu, dass Heilmittel mitunter als Verhütungs- oder Vorbeugungsmittel vertrieben wurden, um einen größeren Abnehmerkreis zu erreichen.[94] Daher wurde „in Deutschland mehr ,vorgebeugt' als in irgend einem anderen Lande"[95]. Berichte über Gerichtsverhandlungen, in denen die Abgrenzung zwischen Genuss- oder Vorbeugungsmitteln und Heilmit-

---

[86]   Vgl. E. ERNST (1975), S. 52.

[87]   W. VERSHOFEN (1958), Bd. 3, S. 19. Vgl. dazu auch F. MERK (1939), S. 15; K. PANDTLE (1941), S. 74; sowie U. LILL (1990), S. 137. Lill verweist auf Merk und Pandtle. Grundsätzlich ist auf die Auslegung des Begriffs ,Gebrauchsanweisung' zu achten, die auf der einen Seite eine vom Arzt mitgegebene oder der Packung aufgedruckte Einnahmevorschrift, auf der anderen Seite die der Arznei beiliegende Druckschrift, den Beipackzettel, bezeichnen kann.

[88]   Dazu siehe Kapitel 6.3.3.

[89]   N. N. (1890), S. 609.

[90]   N. N. (1929/a), S. 482.

[91]   U. LILL (1990), S. 137.

[92]   U. LILL (1990), S. 137.

[93]   Dazu vgl. Kapitel 4.1.1.

[94]   Vgl. U. STAPEL (1988), S. 73f. und S. 83.

[95]   H. SEYDEL (1932), S. 107.

teln für die Beurteilung des Sachverhalts entscheidend war, und verwandte Diskussionsbeiträge zeugen damit nicht nur von dem Vorhandensein gedruckter Gebrauchszettel, sondern zugleich schon von ihrer beträchtlichen Bedeutung im Verkehr mit Arzneifertigwaren.[96]

Die Verordnung übte damit zugleich indirekt Einfluss auf die Inhalte der Gebrauchsanweisungen aus. Um sich bei den Absatzwegen nicht auf Apotheken beschränken zu müssen, gingen einige Hersteller dazu über, in den Gebrauchszetteln die vorbeugende Anwendung der Arzneien zu betonen und ausdrücklich von der Heilanwendung abzugrenzen. Demnach war es möglich, „dass für bereits eingeführte Mittel unter Umständen nur eine kleine Aenderung auf der Etikette oder der Gebrauchsanweisung nöthig fiel, um dieselben weiter verkaufen zu können"[97]. Bereits 1895 hieß es dazu in der *Pharmaceutischen Zeitung*, dass „Gebrauchsanweisungen […] jetzt meist sehr vorsichtig abgefasst und auf ihnen in der Regel Alles vermieden ist, was auf einen Heilzweck hinweisen könnte."[98] Das Präparat ‚Kothe's Zahnwasser' wurde noch 1884 aufgrund der in dem Gebrauchszettel angegebenen Anwendung gegen Zahnkrankheiten, wie Zahnfäule, als Heilmittel angesehen, während es zehn Jahre später als Kosmetikum galt, da in der Gebrauchsanweisung nur noch die Reinigung und Desinfektion der Zähne sowie eine prophylaktische Anwendung gegen Zahnschmerzen beschrieben wurden.[99] Im Gebrauchszettel zu ‚deutschen Schweizerpillen', ein Präparat in Anlehnung an Brandts Schweizerpillen, wurde „ausdrücklich erwähnt, dass es sich um kein Heilmittel, sondern um ein diätetisches Genussmittel handele"[100], wobei in diesem Fall aber die Gerichtsinstanzen eine andere Meinung vertraten.[101] Ähnlich hielt es ein Drogist, der in der Gebrauchsanweisung für einen Familienkräutertee anmerkte:

---

[96] Vgl. N. N. (1875), S. 198; N. N. (1879), S. 774; N. N. (1881/a), S. 252; N. N. (1884/c), S. 868; J. KUGLER (1892), S. 471; N. N. (1895/b), S. 848; N. N. (1896), S. 709; T. HUSEMANN (1897), S. 544; N. N. (1904/a), S. 193f.; N. N. (1904/c), S. 210; N. N. (1904/e), S. 495; N. N. (1910/c), S. 206; N. N. (1924/a), S. 752f.; W. LUSTIG (1926), S. 1582; N. N. (1926/a), S. 36; N. N. (1926/b), S. 724; N. N. (1927/b), S. 228; N. N. (1927/e), S. 858; N. N. (1927/f), S. 139; N. N. (1927/h), S. 371; N. N. (1927/i), S. 744; N. N. (1928), S. 6; sowie N. N. (1935/a), S. 657. Der als Genussmittel deklarierte ‚Hellmich'sche Lebensbitter' bspw. sollte gemäß der beiliegenden Gebrauchsanweisung u. a. bei Cholera, Würmern, Kinderkrämpfen und Asthma eingesetzt werden. Vgl. N. N. (1881/b), S. 275.

[97] J. KUGLER (1892), S. 471.

[98] N. N. (1895/a), S. 800f.

[99] Vgl. N. N. (1884/c), S. 868; sowie N. N. (1894/b), S. 98f. Die Vermarktung als Vorbeugungsmittel führte insbesondere zu Konflikten zwischen Drogisten und Apothekern. Drogisten versuchten auch auf anderen Wegen, die Apothekenpflicht von Präparaten zu umgehen. Man verkaufte an Stelle einer Pulvermischung, die als Zubereitungsform ‚Gemenge' unter die Kaiserliche Verordnung fiel, zwei einzelne Pulver und erklärte in einer beigegebenen Gebrauchsanweisung die Einnahme, „nachdem beide Sorten Pulver mit einem Löffel gut zerrieben und das Ganze gut untereinander gemischt worden ist". N. N. (1894/c), S. 861. In einem anderen Fall gab ein Drogist statt einer Teemischung, die ebenfalls als Zubereitung der Kaiserlichen Verordnung unterstand, drei fest miteinander verbundene Papiersäckchen mit dem jeweiligen Tee ab. Vgl. N. N. (1904/c), S. 210.

[100] N. N. (1910/d), S. 387.

[101] Vgl. N. N. (1910/d), S. 387.

„Ganz besonders möchte [ich] aber das Publikum beim Kauf dieses Thees aufmerksam machen, dass der Käufer hiermit eine ganz unschädliche Kräutersammlung [...] erhält, demnach kein Heilmittel, das für welch' eintretende Störungen des menschlichen Organismus helfen soll, sondern ein volksübliches Hausmittel."[102]

Ein weiteres Beispiel stellte das Präparat ‚Heidequell', dessen Hersteller den gleichen Namen trug, dar. 1932 sandte die Victoria-Apotheke München Werbematerialien der Firma Heidequell an das Reichsgesundheitsamt, um im Hinblick auf das zu der Zeit in weiterer Ausarbeitung befindliche Arzneimittelgesetz Anschauungsmaterial werblicher Methoden zur Verfügung zu stellen.[103] Den Unterlagen lag ein Schreiben der in Naumburg ansässigen Heideqell-Gesellschaft mbH bei, das ursprünglich die Sendung einer Probepackung begleitete.[104] In dem eine Seite fassenden Schreiben wurde ein einziger Satz unterstrichen: „Die beigefügte Gebrauchsanweisung bitten wir genau zu beachten."[105] In der Gebrauchsanweisung wurde das Präparat, bei dem es sich um ein Pulver handelte, als ‚Heidequell der Jungbrunn der Gesundheit' bezeichnet. Nach der Einnahmevorschrift folgte die Beschreibung der Wirkung:

„‚Heidequell' fördert die Verdauung, regt den Stoffwechsel an, belebt den Blutkreislauf, stärkt die Nerven, bewirkt Steigerung der allgemeinen Spannkraft, Leistungsfähigkeit und Widerstandskraft. Wer sich gesund, frisch und leistungsfähig erhalten will, nehme täglich eine Dosis ‚Heidequell'.
Wer sich aber krank fühlt, gehe zum Arzt und befolge dessen Ratschläge und Anordnungen."[106]

Daran anknüpfend wurden die zahlreichen Bestandteile des Pulvers angegeben, allerdings für Laien unverständlich in ihren lateinischen und zudem abgekürzten Bezeichnungen genannt. Zu den pflanzlichen Bestandteilen zählten u. a. Anis-, Fenchel- und Korianderfrüchte, Pfefferminz-, Sennes- und Birkenblätter, Enzianwurzel, Faulbaumrinde sowie Holunder- und Scharfgarbenblüten, zu denen verschiedene Salze, wie abführendes Magnesium- und Natriumsulfat[107], hinzukamen. Abschließend wurde eine durch einen approbierten Apotheker kontrollierte Herstellung versichert und der Hersteller angegeben.[108] In Anbetracht der Zusammensetzung des Pulvers, das zweifellos

---

[102] N. N. (1897/a), S. 347.

[103] Vgl. BArch R 86 / 3078, [ohne Paginierung]. Schreiben der Victoria-Apotheke München an das Reichsgesundheitsamt bezüglich der Einsendung von Werbematerial der Heidequellgesellschaft vom 08.12.1932.

[104] Vgl. BArch R 86 / 3078, [ohne Paginierung]. Schreiben der Heidequell-Gesellschaft mbH Naumburg a. d. S. an Euer Hochwohlgeboren bezüglich der Versendung einer Probepackung Heidequell vermutlich vom November 1932.

[105] BArch R 86 / 3078, [ohne Paginierung]. Schreiben der Heidequell-Gesellschaft mbH Naumburg a. d. S. an Euer Hochwohlgeboren bezüglich der Versendung einer Probepackung Heidequell vermutlich vom November 1932.

[106] BArch R 86 / 3078, [ohne Paginierung]. Gebrauchsanweisung zu Heidequell (Heidequell-Gesellschaft m. b. H., Naumburg a. d. S.) vermutlich vom November 1932.

[107] Zur Geschichte des Glaubersalzes, dem Natriumsulfat-Dekahydrat, siehe W.-D. MÜLLER-JAHNCKE (2009), S. 11–29.

[108] Vgl. BArch R 86 / 3078, [ohne Paginierung]. Gebrauchsanweisung zu Heidequell (Heidequell-Gesellschaft m. b. H., Naumburg a. d. S.) vermutlich vom November 1932.

eine Reihe arzneilich wirksamer Bestandteile enthielt, sollte die beschriebene Anwendung zur Erhaltung der Gesundheit und Leistungsfähigkeit sowie ein Verweis auf den ärztlichen Rat im Krankheitsfall offensichtlich über den Heilmittelcharakter hinwegtäuschen und stattdessen den Eindruck eines Vorbeugungsmittel entstehen lassen.

Um nicht Gefahr zu laufen, als Geheimmittel eingestuft zu werden, für die man Anfang der 1920er-Jahre eine erhöhte Umsatzsteuer eingeführt hatte, wurde für Gebrauchszettel von Heil- und Vorbeugungsmitteln gleichermaßen empfohlen,

> „daß in der Oeffentlichkeit keine wahrheitswidrigen, unvollständigen und übertriebenen, bzw. irreführenden Angaben über die Mittel erfolgen [und daher] bei der öffentlichen Ankündigung [...] zum mindesten die wesentlichen Bestandteile, auf der Packung und in der Gebrauchsanweisung aber die Bestandteile nach Art und Menge anzugeben. Angaben, wie zum Beispiel ‚einzige Wirkung‘, ‚wunderbare Erfolge‘, ‚unfehlbar‘, ‚hilft sicher‘, ‚hilft in allen Fällen‘, ‚hilft, wo ärztliche Kunst, oder hilft, wo andere Mittel versagten‘, sind zu vermeiden.“[109]

6.3.2   Widerstand gegen Gebrauchsanweisungen

Industriell hergestellte Arzneifertigwaren wiesen auf ihren Packungen, in den beigegebenen Gebrauchszetteln, aber auch in von der Packung unabhängigen Broschüren verschiedene Informationen auf. In den Reihen der Ärzte formierte sich mit dem verstärkten Aufkommen dieser Präparate Widerstand gegen diese Informationsvermittlung, der in einem Aufsatz eines Arztes in der *Apotheker-Zeitung* zum Ausdruck gelangte:

> „Es scheint jedoch, als ob sich langsam auch in ärztlichen Kreisen eine Strömung gegen die Arzneimittel in Originalpackungen geltend machen wollte. Man merkt, [...] daß die Arzneimittel in Originalpackung mit ihren Prospekten und Gebrauchsanweisungen tief in das Arbeitsgebiet des Arztes eingreifen, ja die ärztliche Tätigkeit, wenn auch nicht ganz auszuschalten, so doch wesentlich zurückzudrängen vermögen.“[110]

Als ein wesentlicher Teil der Informationsvermittlung trug der Gebrauchszettel zu einer medizinischen Aufklärung der Laien bei, die als Eingriff in den ärztlichen Tätigkeitsbereich empfunden wurde. Angaben zu Anwendungsgebieten und zur Dosierung förderten demnach die Selbstmedikation unter Umgehung des ärztlichen Rates sowie eine durch Laien vermittelte Behandlung, die Kurpfuscherei, die den Patienten womöglich schädigen konnte. Vertreter der Ärzteschaft befürchteten, in Therapiebereichen, die eine Selbstmedikation mitunter als möglich erscheinen ließen, überflüssig zu werden:

> „Sehen wir uns eine solche Packung genauer an, so ist meist für den Patienten um die Hülse, mit einem Gummibändchen eine Gebrauchsanweisung mit Indikationen befestigt, beigegeben. Die Konsequenzen daraus sind leicht zu überblicken. Greifen wir nur eines der Mittel heraus: Aspirin. [...] Wird der Arzt zu Leuten gerufen, die an chronischen Gelenk- oder Gliederschmerzen leiden, so findet er meist schon Aspirin vor. Ein früherer Arzt hatte es einmal verordnet oder ein Vetter hatte Kenntnis von den Tabletten, und sogleich wird es im ganzen Familienkreis gegen die undenkbarsten Schmerzen genommen. Das Mittel wird diskreditiert, der Arzt unnötig. Aber der sachverständige Rat des Arztes wird so oft nicht nur spät eingeholt, sondern den intelligenteren der Kur-

---

[109] M. GABRIEL (1921), S. 285.
[110] N. N. (1907), S. 174.

pfuscher wird der Weg gebahnt, das Pfuschertum im Hause (alle Halbgebildeten) unterstützt und nicht zuletzt der Patient häufig geschädigt."[111]

Auch etwaige Hinweise in der Gebrauchsanweisung auf die Einholung des ärztlichen Rates stimmten dabei nicht versöhnlich:

> „Die arztfreundlichen unter den Fabrikanten geben der Gebrauchsanweisung gewöhnlich noch die Klausel bei, die den Anschein erwecken soll, als ob dem Käufer geraten würde, den Rat des Arztes über das Mittel einzuholen. Doch das nennt man Sand in die Augen streuen. Wozu soll der Patient einen Arzt fragen, ob er drei- oder viermal entgegen dem Zweimal der Gebrauchsanweisung seine Tabletten schlucken soll, da er ja doch annehmen darf, daß Aerzte damit ihre Versuche angestellt haben und die Gebrauchsanweisung wieder geistiges Produkt dieser Aerzte ist."[112]

Deshalb forderte der Autor:

> „Fort mit den Originalpackungen, soweit auf diese Weise ein Mittel dem Handverkauf dadurch zugänglich gemacht, die Beratung des Arztes überflüssig, die Kurpfuscherei begünstigt und Mitmenschen geschädigt werden. Wir Aerzte sollten nur dann Originalpackungen verordnen, wenn dieselben nur gegen Rezept und ohne jegliche Indikationsangabe abgegeben werden."[113]

Die Ernsthaftigkeit der Ablehnung von Gebrauchsanweisungen zeigte sich allerdings insbesondere gegenüber Apothekern.[114] Ärzte brachten die Verabfolgung von Gebrauchszetteln regelmäßig in Verbindung mit der Ausübung der Heilkunde, die für Apotheker einen Verstoß gegen ihre Berufspflichten bedeutete.[115] So sprach man sich auf dem Ärztetag 1881, der in Kassel abgehalten wurde,[116] für eine Resolution aus, „dass das ‚directe oder indirecte Empfehlen oder Anpreisen von Arznei- und Geheimmitteln zu Heilzwecken seitens der Apotheker dem Selbstcuriren oder Selbstordiniren derselben gleich zu achten‘, mithin gesetzlich verboten sein soll."[117] Da gesetzliche Vorschriften diesen Fall nicht regelten und im Deutschen Reich bisher kein Urteil in einer entsprechenden Sache vorlag, teilte man in der *Pharmaceutischen Zeitung* von apothekerlicher Seite unter Berufung auf ein in Belgien ergangenes Urteil die Meinung,[118] dass „die

---

[111] N. N. (1907), S. 174. Zu der Aussage, dass Ärzte die Befürchtung hatten, ihr Rat könnte teilweise nicht mehr benötigt werden, vgl. auch U. LILL (1990), S. 137f.; sowie W. ROSENBERG (1921), S. 53. Lill bezieht sich auf N. N. (1907) und Rosenberg. Diese Sorge ging mit den industriell hergestellten Arzneispezialitäten grundsätzlich einher. Vgl. W. ZIMMERMANN (1925), S. 87; sowie W. STADER (1931), S. 13. Diese besaßen mit ihren Packungen und insbesondere beigefügten Gebrauchszetteln die Möglichkeit, für die Arzneianwendung wesentliche Informationen zu vermitteln.

[112] N. N. (1907), S. 174.

[113] N. N. (1907), S. 174.

[114] Angemerkt sei an dieser Stelle, dass sich die Abneigung auch gegen die Handverkaufsartikel der Apotheker richtete, die gemäß der einleitenden Definition nicht zu den industriell hergestellten Arzneispezialitäten zählten. Aufgrund der übereinstimmenden Thematik sollen sie an dieser Stelle jedoch eingeschlossen werden.

[115] Dazu vgl. Kapitel 4.1.1.

[116] Vgl. N. N. (1884/b), S. 771.

[117] N. N. (1882/a), S. 161. Vgl. dazu auch N. N. (1884/b), S. 771.

[118] Vgl. N. N. (1882/a), S. 161; sowie N. N. (1882/b), S. 419.

Ankündigung von Geheimmitteln, Vertheilung von Prospecten und Gebrauchsanweisungen [...] nicht den Begriff der unbefugten Ausübung der Medicin [involvirt]."[119]

In Preußen erging daraufhin 1884 eine Verfügung vom Ministerium der geistlichen,
Unterrichts- und Medizinalangelegenheiten betreffend die Abgabe von Bandwurmmit-
teln, die zum Handverkauf von Präparaten mit Gebrauchsanweisung folgendermaßen
Stellung nahm:

> „Als Drogen [dürfen Bandwurmmittel] von den Apothekern auch ohne ärztliche Ver-
> ordnung an das Publikum verabfolgt werden [...], da diese Stoffe nicht zu denjenigen
> gehören, welche [...] nur auf ärztliche schriftliche Verordnung abgegeben werden sol-
> len. Andererseits aber kann es keinem Zweifel unterliegen, dass es sich in denjenigen
> Fällen, in welchen die genannten Mittel von den Apothekern speciell zum Zwecke der
> Abtreibung des Bandwurmes in bestimmter Form und Dosis, mit Gebrauchsanweisung
> versehen anempfohlen und im Handverkaufe abgegeben werden, nicht sowohl um die
> den Apothekern zweifellos zustehende Zureitung [!] und Feilhaltung von Arrneimitteln
> [!], als vielmehr um die Ausübung einer ärztlichen Thätigkeit handelt, welche ihnen
> nach § 14 Tit. I der revidirten Apotheker-Ordnung vom 11. Oktober 1801 nicht gestattet
> und ausserdem noch durch die diesseitige Verfügung vom 23. September 1871, betref-
> fend das Betreiben ärztlicher Praxis durch die Apotheker ausdrücklich untersagt ist."[120]

In der *Pharmaceutischen Zeitung* stieß die Verfügung sodann auf deutliche Kritik:

> „Das Kriterium der Zulässigkeit oder Unzulässigkeit der Abgabe eines Arzneimittels im
> Handverkaufe der Apotheker ist nach obiger Verordnung nicht mehr allein ihre Zu-
> sammensetzung resp. Wirkung, sondern das Vorhandensein oder Nichtvorhandensein
> einer Gebrauchsanweisung an demselben! Denn eine ,bestimmte Form und Dosis' muss
> selbstredend jedes Arzneimittel haben. Und zwar wird dieser Grundsatz aus dem im
> § 14, Tit. I der preuss. Apoth.-Ordg. dem Apotheker ausgesprochenen Verbote ,weder
> ärztliche noch chirurgische Verrichtungen vorzunehmen' hergeleitet."[121]

Die Verfügung stand damit in Widerspruch zu einem erst 1880 von demselben Ministerium geäußerten Standpunkt,[122] demgemäß der genannte Paragraph der revidirten Apo-
theker-Ordnung Preußens von 1801[123] nur verletzt werde, wenn Apotheker „Mittel zur
Heilung von bestimmten Krankheiten verordnen, sich mithin in Wirklichkeit mit Kur-
iren von Krankheiten befassen."[124] Die Verfügung von 1884 erklärte indes „bereits in
der Abgabe eines Arzneimittels mit Gebrauchsanweisung den Begriff der unerlaubten
Kurpfuscherei"[125]. Auf diese Weise ergab sich die paradoxe Situation, dass industriell
hergestellte Arzneifertigwaren zur Wurmbehandlung mit beigelegter Gebrauchsanweisung nach dem Erlass von 1880 erlaubt waren, während die Abgabe einer in einer Apotheke hergestellten Rezeptur eines Bandwurmittels mit Gebrauchsanweisung aufgrund

---

[119] N. N. (1882/a), S. 161. Nichtsdestotrotz wurde ein Mann im Kreis Leipzig 1882 aufgrund
       der Abgabe von „Flaschen [...] mit fertig gedruckten resp. hektographirten Gebrauchsan-
       weisungen und Signaturen" angezeigt. F. Elsner (1882), S. 351.

[120] [o. V.] Greiff (1884), S. 559.

[121] N. N. (1884/a), S. 586. Für Kritik an der Verfügung vgl. auch [o. V.] H. (1885), S. 101.

[122] Vgl. N. N. (1884/a), S. 586; sowie N. N. (1885/a), S. 34.

[123] Siehe hierzu Kapitel 4.1.1.

[124] L. von Roon (1880), S. 577; sowie N. N. (1884/a), S. 586.

[125] N. N. (1884/a), S. 586.

der Verfügung von 1884 als verbotene ärztliche Tätigkeit galt. Der Verfasser des Aufsatzes vermutete den Anstoß für diese Kehrtwende in der auf dem Kasseler Ärztetag 1881 beschlossenen Resolution.[126] In der Folge untersagte die preußische Regierung Apothekern mitunter die Beifügung von Gebrauchsanweisungen für selbst hergestellte Spezialitäten mit Verweis auf die Ausübung einer ärztlichen Tätigkeit.[127] 1885 wurde zudem für Württemberg eine Verfügung erlassen, die es Apothekern allgemein untersagte, „irgend welche Stoffe oder Zubereitungen als Heilmittel gegen Krankheiten oder körperliche Beschwerden öffentlich anzukündigen oder bei deren Abgabe auf den Signaturen als solche anzupreisen"[128]. Bis zum Anfang des 20. Jahrhunderts hatte sich keine einheitliche Meinung und Auslegung entwickelt. Einerseits wurde „die Abgabe von mit Gebrauchsanweisung versehenen, zur Heilung bestimmter Krankheiten in bestimmter Form und Dosis anempfohlenen Mitteln als die Ausübung einer ärztlichen Tähigkeit angesehen"[129], andererseits berichtete die *Pharmaceutische Zeitung*, dass Spezialitäten mit Gebrauchsanweisungen abgegeben werden durften.[130]

Auch Apothekenrevisionen zeugen von diesen Umständen. So wurde 1898 angemahnt, dass „selbstbereitete Arzneien [...] keinen empfehlenden Hinweis und [keine] Gebrauchsanweisungen für bestimmte Krankheitszustände enthalten [dürfen]."[131] Mit Blick auf den gedruckten Gebrauchszettel waren Apotheker somit in einer misslichen Lage: „verkaufe ich eigene Spezialitäten mit ausführlicher Gebrauchsanweisung, so setze ich mich dem Vorwurfe der Kurpfuscherei aus, immer von Seiten der Aerzte, häufig auch von Seiten der Behörde."[132] 1903 wurde dazu in der *Pharmaceutischen Zeitung* berichtet, dass „einzelne Ärzte [...] geneigt [sind], jede gegebene Gebrauchsanweisung zu einem Hausmittel oder einer Spezialität als Kurpfuscherei anzusehen"[133]. Andererseits wusste das Publikum der Apotheken eine ansprechende Aufmachung der Handverkaufspräparate mitsamt Gebrauchsanweisung zu schätzen, was Apothekenbesitzern un-

---

[126] Vgl. N. N. (1884/a), S. 586. Dass ein Apotheker eine Gebrauchsanweisung an eine Arznei anheftete, erachtete die preußische Regierung als unrechtmäßige Ausübung der Heilkunde. Vgl. (1884/b), S. 772. 1897 gab eine preußische Zeitung für Medizinalbeamte den Vortrag eines Kreisphysikus wieder, in dem es als Ausüben der Heilkunde bezeichnet wurde, „wenn die vom Apotheker verkauften Mittel auf den Etiketten Anpreisungen gegen bestimmte Krankheiten enth[ie]lten, oder bei ihrem Verkauf mit derartige Anpreisungen enthaltenden Gebrauchsanweisungen versehen" wurden. N. N. (1897/b), S. 579f.

[127] Vgl. N. N. (1885/d), S. 551. Wie Ernst zur Abgabe von Geheimmitteln feststellte, bedeutete für das preußische Ministerium jede Handlung, die „über den bloßen Vorgang der Dispensation einer Arznei hinausging", Ordinieren, sodass „die Anpreisung eines Geheimmittels zu Heilzwecken, das zudem mit einer schriftlichen Gebrauchsanweisung versehen war, [...] gegen die Berufspflichten des Apothekers [verstieß]." E. ERNST (1975), S. 196.

[128] J. von HÖLDER (1885), S. 571. Vgl. dazu auch N. N. (1885/d), S. 551.

[129] N. N. (1897/c), S. 833; sowie N. N. (1898/a), S. 11.

[130] Vgl. N. N. (1900/b), S. 211; sowie N. N. (1901), S. 639.

[131] N. N. (1898/c), S. 706.

[132] K. IMMENDÖRFFER (1886), S. 449.

[133] K. LÜER (1903), S. 319. Mehrere Apotheker wurden wegen Gebrauchsanweisungen an Handverkaufsmitteln auf Grundlage ärztlicher Gutachten, die dies als Ausübung der Heilkunde bewerteten, verurteilt. Vgl. M. BIECHELE (1906), S. 35.

ter kaufmännischen Gesichtspunkten insbesondere auch im Wettbewerb mit Drogisten wichtig erschien.[134] Aufgrund der Umstände beabsichtigte man, Spezialitäten aus der Apotheke jedoch allenfalls zurückhaltend mit „erlaubten"[135], „in sehr vorsichtiger Weise abgefasst[en]"[136] oder „mit Umsicht abgefasst[en]"[137] Gebrauchsanweisungen zu versehen, wobei man „alle mögliche Rücksicht darauf genommen [hat], Empfindlichkeiten der Aerzte zu vermeiden."[138]

1910 forderte ein Thüringer Bezirksarzt einen Apotheker auf, alle Tätigkeiten zu unterlassen, die Patienten den Anschein vermitteln könnten, in Apotheken werde Heilkunde ausgeübt. Anlass dafür gaben Berichte, nach denen Patienten in Apotheken bestimmte Krankheitssymptome nannten und daraufhin ein Präparat mit Gebrauchsanweisung ohne ärztliche Verschreibung erhielten. Während der Bezirksarzt dem Anschein zufolge sehr empfindlich auf diese Nachrichten reagierte, wurde das Vorgehen in der *Pharmazeutischen Zeitung* dahingehend verteidigt, dass „die einfache Abgabe eines bekannten Arzneimittels auf Verlangen nach einem Mittel gegen ein genau bezeichnetes, geringfügiges Leiden [...] bisher [von der Rechtsprechung] nicht als eine Ausübung der Heilkunde angesehen"[139] wurde. Wie auch dieser Fall zeigt, bestand eine gewisse Unsicherheit, wann Apotheker die Linie zur Ausübung der Heilkunde überschritten. Naturgemäß sahen Ärzte diese wesentlich häufiger verletzt als Apotheker. Einen großen Einfluss hatte dabei jedenfalls eine Gebrauchsanweisung zu den Präparaten. Gaben Apotheker ein Präparat mit einem Gebrauchszettel ab, der mehrere Indikationsgebiete auflistete oder ein Mittel für ein Indikationsgebiet anpries, wurde dies häufig als Ausübung der Heilkunde erachtet. Bezüglich den Spezialitäten beigefügten Gebrauchsanweisungen erhob die schlesische Ärztekammer in einer Sitzung 1911 ebenfalls dahingehend Bedenken, dass sie zu „eine[r] Begünstigung des Selbstkurierens und Förderung der Kurpfuscherei"[140] führen würden. Die Regierung stellte im Rahmen der Beratungen eines Gesetzentwurfs gegen Mißstände im Heilgewerbe im gleichen Jahr indes klar, dass man zwingend zwischen dem Verkauf von Heilmitteln und der Behandlung unter Abgabe von Heilmitteln unterscheiden müsse. Zum Verkauf zählte demnach auch noch das Anpreisen eines Heilmittels, die Behandlung setzte hingegen erst ein, sobald der Krankheitszustand eines Patienten geprüft und auf Grundlage dessen eine Arznei ausgewählt wurde. Schon 1906 hatte das Kammergericht in zwei Fällen allgemein geurteilt, dass die Anpreisung einer Arznei keine Ausübung der Heilkunde darstellen könne.[141] Diese Ansicht dürfte sich nach und nach weiter durchgesetzt haben. 1934 erwähnte man in einer gerichtlichen Entscheidung beiläufig, aber in eindeutigem Wortlaut, dass „sonst [...] jeder

---

[134] Vgl. E. K. (1901), S. 229f.; sowie N. N. (1903/b), S. 877. Während Patienten nach ärztlicher Konsultation eher „eine ganz speziell [...] geschriebene Ordination, [...] keine Spezialität mit für alle Welt gedruckter Gebrauchsanweisung" bevorzugten. N. N. (1906/b), S. 1014.

[135] [o. V.] Sch. (1902), S. 689.

[136] N. N. (1903/a), S. 508.

[137] N. N. (1908/d), S. 777.

[138] N. N. (1908/d), S. 777.

[139] N. N. (1910/a), S. 867.

[140] N. N. (1911), S. 317.

[141] Vgl. N. N. (1911), S. 317.

[…] Apotheker, der ein Medikament mit Gebrauchsanweisung verkauft, Heilkunde treiben [würde], wovon selbstverständlich nicht die Rede sein kann."[142]

Als eine weitere Eskalationsstufe gegenüber Gebrauchszetteln der industriell hergestellten Arzneispezialitäten, und ihren äußeren Umhüllungen als Ganzes, könnte man die Vorgehensweise von Ärzten bezeichnen, über die 1913 in der *Pharmazeutischen Zeitung* berichtet wurde. Demnach wurde in einer ärztlichen Fachzeitschrift im Königreich Sachsen wiederholt aufgefordert:

,Um den immer mehr erkannten Mißständen zu steuern, welche sich aus den den Patentpräparaten von den Fabriken beigefügten Gebrauchsanweisungen und Reklameschriften für weitere Spezialitäten ergeben, verordne man die betreffenden Präparate, […] stets ,sine confectione'! unter Hinzufügung einer rezeptmäßigen Gebrauchsanweisung für den einzelnen Fall. Wir Ärzte züchten durch das gedankenlose Verordnen von Spezialitäten in Originalpackungen nur das gefährliche Selbstkurieren beim Publikum und treiben mit arzneilichem Nihilismus viele, viele Patienten den Kurpfuschern zu.'[143]

In einer überarbeiteten Fassung der Handverkaufsliste für Krankenkassen im Königreich Sachsen legte man 1917 fest, dass alle Umhüllungen und Beilagen von industriell hergestellten Arzneispezialitäten zu entfernen sind, falls der Arzt für diese eine individuelle Gebrauchsanweisung angegeben bzw. sie ,sine confectione' verordnet hatte.[144]

Auch 1927 erschien ein Beitrag in der *Pharmazeutischen Zeitung*, in dem Arzneispezialitäten aufgrund der ihrer Verpackung innewohnenden Informationen wegen der Förderung von Selbstbehandlungen und Kurpfuscherei kritisiert wurden.[145] Dabei echauffierte man sich, dass „bei manchen Mitteln […] die ,Gebrauchsanweisung' sogar eine Aufklärung über die verschiedenen Indikationen"[146] enthielt. Auf dem 10. Bayerischen Ärztetag 1929 hob man ,sine confectione'-Verordnungen von Arzneien in Originalpackungen als „wichtige Abwehrmaßnahme gegen das Treiben mancher Fabriken, durch Indikationsangabe und Gebrauchsanweisungen der Weiterverbreitung ihrer Präparate unter Ausschaltung des Arztes die Wege zu ebnen"[147], hervor. Noch 1933, im Rahmen von Diskussionen über die Gestaltung erster Ärztemuster, forderten Ärzte, „daß den von der chemischen Industrie hergestellten Originalpräparaten nicht, wie es meistens geschieht, Gebrauchsanweisungen oder Indikationszettel beigelegt werden."[148] Dabei dürfte inzwischen, vor allem aufgrund überlasteter ärztlicher Praxen, ein durch

---

[142] N. N. (1934/b), S. 832.

[143] N. N. (1913/a), S. 24.

[144] Vgl. N. N. (1917/a), S. 52; sowie N. N. (1917/b), S. 109. Ein Teil dieser Handverkaufsliste, einschließlich der genannten Bestimmung zu Umhüllungen und Beilagen, erging noch in demselben Jahr als offizielle Bekanntmachung des Landes. Vgl. KÖNIGLICHE KREISHAUPTMANNSCHAFTEN (1917), S. 523. Dieses Vorgehen bzw. ,sine confectione'-Verordnungen waren bereits zuvor und auch später nicht unüblich. Vgl. N. N. (1905/a), S. 284; N. N. (1906/c), S. 675; sowie N. N. (1933/c), S. 412f. Weitergehend zu Handverkaufstaxen siehe K. LANDGRAF-BRUNNER (1986), S. 144–152 und S. 157f.

[145] Vgl. N. N. (1927/d), S. 276f.

[146] N. N. (1927/d), S. 276.

[147] N. N. (1929/d), S. 24.

[148] N. N. (1933/a), S. 318; sowie N. N. (1933/b), S. 163.

Ansätze medizinischer Aufklärung erbrachter Mehrwert der Informationen die Bedenken überwogen haben.[149] Entgegen der Kritik, Spezialitäten und ihre Aufmachung würden die Selbstbehandlung der Laien und damit die Umgehung des ärztlichen Rates fördern, machte ein Beitrag in der *Süddeutschen Apotheker-Zeitung* von 1932 deutlich, dass Ärzte auch Positives an Arzneifertigwaren und ihren Gebrauchszetteln fanden:

> „Nun ist freilich zu sagen, daß nicht nur für den Apotheker (und für den Patienten) es sehr viel leichter und müheloser ist, eine Fertigpackung abzugeben oder zu erhalten und sich nach der ausführlichen beigelegten Gebrauchsanweisung zu richten, sondern daß es auch für den beschäftigten Arzt sehr viel mehr Schreibarbeit und Mühe bedeutet, ein ausführliches Rezept zu verfassen und dem Patienten oder den Angehörigen mit aller Sorgfalt einzuschärfen, was dabei zu beachten ist."[150]

Auch der Sanitätsrat Walther Vulpius (1860–1944)[151] erkannte Vorteile von mit Gebrauchsanweisungen versehenen Spezialitäten an.[152]

1936 schien sich die Kassenärztliche Vereinigung mit den Gebrauchsanweisungen abgefunden zu haben, jedoch nicht, ohne verbrauchsfördernde Angaben zu untersagen:

> „Es bestehen meinerseits keine Bedenken, daß diese Gebrauchsanweisungen neben den von der Industrie für notwendig befundenen Angaben auch Vermerke, wie beispielsweise ‚Falls vom Arzt nicht anders verordnet, dreimal täglich einen Eßlöffel‘ oder ‚Eine Tablette vor dem Schlafengehen‘, enthalten. Dagegen muß ich aufs schärfste Verwahrung einlegen, wenn in den Gebrauchsanweisungen zum Ausdruck gebracht wird, daß für eine erfolgreiche Kur 4, 5 oder 6 Packungen des Präparates erforderlich sind. Eine derartige zusätzliche Bemerkung muß ich als einen mittelbaren Eingriff in die Behandlungshoheit des Arztes betrachten, der allein darüber zu befinden hat, in welchem Umfange er die Verordnung eines Medikamentes für notwendig hält."[153]

Dem pflichtete die Fachgruppe Pharmazeutische Erzeugnisse bei und appellierte an ihre Mitglieder, „in [...] den Arzneiwaren beigelegten Drucksachen alles zu vermeiden, was die arzneisuchenden kranken Volksgenossen irgendwie zum Bezug von Arzneimengen anreizt."[154] Die Kassenärztliche Vereinigung rief die Hersteller 1936 ferner dazu auf, keine Preise auf Verpackungen und Gebrauchsanweisungen anzugeben, da Patienten dazu tendierten, die Wirksamkeit einer Arznei in Korrelation mit ihrem Preis zu beurteilen und bei Kenntnis über diese ein vergleichsweise teureres Präparat beim Arzt einzufordern.[155] Indes wurden Preisangaben auf Arzneifertigwaren 1942 verpflichtend.[156]

---

[149] Zur Gebrauchsanweisung als Informationsmittel siehe Kapitel 6.3.3.

[150] N. N. (1932/b), S. 140.

[151] Vgl. KALLIOPE-VERBUND (2020).

[152] Vgl. W. VULPIUS (1930), Nr. 197, [o. S.]; sowie W. STADER (1931), S. 28. Stader zitiert Vulpius. Vgl. dazu auch U. LILL (1990), S. 138. Lill verweist auf Stader.

[153] W. HEYL (1936), S. 142; sowie H. GROTE (1936), S. 266. Heyl zitierte an dieser Stelle ein Schreiben des Stellvertreters des Reichsführers der Kassenärztlichen Vereinigung Deutschlands, Heinrich Grote. Dieses ist auch abgedruckt bei N. N. (1936/b), S. 275.

[154] W. HEYL (1936), S. 142; sowie H. GROTE (1936), S. 266.

[155] Vgl. H. GROTE (1936), S. 265f.; sowie N. N. (1936/c), S. 484. Ein Apotheker mutmaßte 1923, dass bereits die deutschen Bezeichnungen und Gebrauchsanweisungen von Spezialitäten Patienten dazu verleiteten, sich um die Verordnung bestimmter Präparate beim Arzt zu bemühen. Vgl. [o. V.] DIETERICHSJUN. (1923), S. 11.

6.3.3 Gebrauchsanweisungen als Informationsmittel für Patienten

Bereits 1884 wurde im *Pharmaceutischen Handelsblatt* berichtet, dass bei der Abgabe von Handverkaufsartikeln in Apotheken meistens auch die Anwendung von den Patienten erfragt wurde. Zugleich erklärte man die Vorteile einer gedruckten Gebrauchsanweisung, die im Zweifelsfall auch nach einer mündlichen Aufklärung in der Apotheke zu Rate gezogen und bspw. auf Gefahren bei falscher oder übermäßiger Anwendung hinweisen konnte.[157] Trotz des bestehenden Widerstandes gegen gedruckte Gebrauchsanweisungen für Handverkaufsartikel aus der Apotheke,[158] avancierte der Gebrauchszettel in der ersten Hälfte des 20. Jahrhunderts zu einem wichtigen Informationsmittel in der Arzneitherapie. Neben der weiteren Verbreitung des Druckerzeugnisses, v. a. auch aufgrund der Zunahme von Arzneifertigwaren,[159] gab die Schaffung der sozialen Krankenversicherung unter dem ersten Reichskanzler Otto von Bismarck (1815–1898)[160] mit dem Gesetz, betreffend die Krankenversicherung der Arbeiter vom 15. Juni 1883[161], einen grundlegenden Anstoß für ihre zunehmende Bedeutung bei der Arzneianwendung. Die Krankenversicherung ermöglichte fortan breiteren Bevölkerungsschichten Zugang zu ärztlichen Konsultationen und Arzneien, sodass der Arzneiverbrauch im Laufe der Jahre stark zunahm.[162] Die Auswirkungen waren so drastisch, dass 1930 über „Arzneihunger und [...] Arzneivergeudung in Krankenkassenkreisen"[163] berichtet wurde, zu der die soziale Krankenversicherung zusammen mit der Reklame für Arzneien geführt hatte. Die steigende Zahl an Patienten bedeutete für Ärzte eine hohe Auslastung, sodass sie weniger Zeit für einzelne Diagnosen und individuelle Therapieentscheidungen aufbringen konnten.[164] Von diesen Umständen zeugen viele Berichte über ärztlich ausgestellte Rezepte ohne Angabe einer Gebrauchsanweisung, auch bei stark wirksamen Arznei-

---

[156] Dazu vgl. Kapitel 4.1.1.

[157] Vgl. N. N. (1884/d), S. 8. Etiketten und Gebrauchsanweisungen für Handverkaufspräparate stellte bspw. der Magister der Pharmazie Adolf Vomáčka (1856–1919) aus Prag her. Vgl. E. ERNST (1975), S. 226f. Für die Lebensdaten sowie eine Kurzbiografie siehe T. LANGEBNER (2021/a), S. 604f.

[158] Dazu siehe Kapitel 6.3.2.

[159] Dazu vgl. Kapitel 6.3 und 6.3.1.

[160] Siehe hierzu bspw. E. KOLB (2014).

[161] Siehe hierzu RGBl (1883), Nr. 9, S. 73–104.

[162] Vgl. K. BURKERT (1990), S. 1; sowie C. FRIEDRICH / W.-D. MÜLLER-JAHNCKE (2005), S. 422. Gemäß § 6 des Gesetzes konnten ärztliche Behandlungen und Arzneien von den Versicherten als Krankenunterstützung kostenfrei in Anspruch genommen werden. Vgl. RGBl (1883), Nr. 9, S. 75; K. LANDGRAF-BRUNNER (1986), S. 8; sowie C. FRIEDRICH / W.-D. MÜLLER-JAHNCKE (2005), S. 901. Die Versicherungspflicht wurde schrittweise auf weitere Gewerbe ausgedehnt. Vgl. K. LANDGRAF-BRUNNER (1986), S. 10 und S. 12. Zu den im Kaiserreich entstandenen sozialen Sicherungen siehe G. METZLER (2003), S. 16–37.

[163] W. VULPIUS (1930), Nr. 197, [o. S.].

[164] Vgl. W. VULPIUS (1930), Nr. 197, [o. S.]. 1930 fand demnach „ein vielbeschäftigter Kassenarzt, der vielleicht 60 bis 80 und mehr Patienten in seiner Sprechstunde abzufertigen hat[te], gar nicht die Zeit [...], um für die große Mehrzahl derselben [...] eine wohlerwogene, auf den individuellen Fall abgestimmte Arzneikomposition zu ersinnen und niederzuschreiben." W. VULPIUS (1930), Nr. 197, [o. S.].

en.[165] Stattdessen mündlich erteilte Informationen über die Einnahme waren gegenüber schriftlichen Mitteilungen sehr fehleranfällig.[166] Zusätzlich forcierten Krankenkassen Ärzte zu Sparmaßnahmen, bspw. auf eine Gebrauchsanweisung auf der Verordnung zu verzichten, die bei Übertragung auf das Behältnis einer Arznei in Apotheken eine Vergütung bedeutete.[167] In einer Richtlinie zur Arzneiverordnung zwischen Vertretern der Ärzte und Krankenkassen hielt man bereits 1925 fest, eine „schriftliche Gebrauchsanweisung auf der Verordnung [...] bei Handverkaufsartikeln nur in ganz besonderen Fällen zu geben; dagegen [...] bei allen rezepturmäßig verordneten Mitteln anzubringen, außer bei Wiederholungen"[168]. Der Zusammenhang zwischen zu erhebenden Kosten der Gebrauchsanweisung und erlaubten Fällen ihrer Anbringung wurde schließlich in einer überarbeiteten Richtlinie für wirtschaftliche Arzneiverordnung vom Juni 1932 deutlich:

> „9. Den nach Rezeptur herzustellenden Arzneien ist eine schriftliche Gebrauchsanweisung beizufügen; sie verursacht keine Kosten.
> 10. Bei Handverkaufsmitteln (ungelöst, ungemischt und ungeteilt abzugebenden Arzneimitteln) und abgabefertigen Packungen (Spezialitäten) bedingt die schriftliche Gebrauchsanweisung über die jeweils anzuwendende Menge oder die Zeitfolge und Häufigkeit der Anwendung einen Preisaufschlag von 10 Pf. Sie darf daher bei solchen Mitteln nur ausnahmsweise angebracht werden. Im allgemeinen genügt statt dessen [!] die Belehrung des Kranken durch den Arzt, wenn nötig durch eine schriftliche Anweisung. [...]
> 15. Das Verschreiben von wohlfeinen, nicht gemischten, nicht geteilten und nicht gelösten Handverkaufsmitteln ohne schriftliche Gebrauchsanweisung stellt die wirtschaftlichste Art der Arzneiverordnung dar."[169]

---

[165] Vgl. N. N. (1912), S. 595; N. N. (1913/b), S. 375; N. N. (1914), S. 36; H. WEBER / H. KOCH / C. SAENGER (1914), S. 135; B. E. (1914), S. 256; N. N. (1927/g), S. 270; N. N. (1930/a), S. 86; N. N. (1930/e), S. 37; N. N. (1930/f), S. 97; N. N. (1930/g), S. 112; N. N. (1930/h), S. 213; N. N. (1930/i), S. 286; W. VULPIUS (1930), Nr. 197, [o. S.]; J. POMP. (1930/a), S. 197; C. B. (1930), S. 120; sowie W. STADER (1931), S. 27. Zur Geschichte der Arzneiverordnung vom 13. bis zum 16. Jahrhundert siehe U. SEIDEL (1977).

[166] Vgl. N. N. (1933/d), S. 496.

[167] Vgl. N. N. (1914), S. 36; H. WEBER / H. KOCH / C. SAENGER (1914), S. 135; B. E. (1914), S. 256; H. WEITBRECHT (1923/a), S. 81; H. WEITBRECHT (1923/b), S. 95; N. N. (1923), S. 250; N. N. (1925/a), S. 3; N. N. (1925/b), S. 160; N. N. (1930/a), S. 86; N. N. (1930/b), S. 187; N. N. (1930/c), S. 399; N. N. (1930/e), S. 37f.; J. POMP. (1930/a), S. 197; J. POMP. (1930/b), S. 441f.; [o. V.] KLEINKNECHT (1930), S. 260; sowie K. LANDGRAF-BRUNNER (1986), S. 79. Zu der von Krankenkassen propagierten wirtschaftlichen Verordnungsweise siehe K. LANDGRAF-BRUNNER (1986), S. 79f. und S. 175f.

[168] P. J. STILL (1925), S. 302. Innerhalb eines Gedichts, das als Zuschrift an die Redaktion der *Pharmazeutischen Zeitung* die im Ergebnis einer Sitzung des Reichsauschusses für Ärzte und Krankenkassen erschienene Richtlinie ironisch zusammenfassen sollte, widmete man dieser Vereinbarung eine eigene Strophe: „Die Gebrauchsanweisung schreibe nie bei Spezialitäten; die Signierung kostet Geld. Lieber Kopfgymnastik treibe ein'ge Zeit mit einem Jedem, bis sein Schädel sie behält." [o. V.] SCH. (1925), S. 1674. Dass die Versicherten für Handverkaufsartikel und Spezialitäten nur in Ausnahmefällen schriftliche Gebrauchsanweisungen vom Arzt erhalten, aber bspw. auch einzelne Bestandteile von Tees selbst mischen sollten, machte sie zu Patienten zweiter Klasse. Vgl. N. N. (1925/c), S. 619.

[169] N. N. (1932/c), S. 364.

Die Richtlinie betonte zudem „größte Zurückhaltung [...] solchen Mitteln gegenüber [...], die mit Laienreklame vertrieben w[u]rden oder denen der Hersteller Empfehlungen für andere Mittel beifügt[e]"[170], was sich ebenfalls nicht förderlich auf die Verordnung von Präparaten mit enthaltenen Gebrauchsanweisungen ausgewirkt haben dürfte. Über einige gefährliche Fälle aus der Apothekenpraxis, die sich aus der Umsetzung der Richtlinie, teilweise auch aufgrund fehlender Gebrauchsanweisungen, ergaben, berichtete die *Pharmazeutische Zeitung* später.[171] Ende 1932 wurde die u. a. von Apothekern stark kritisierte Richtlinie überarbeitet. Sodann durfte die schriftliche Gebrauchsanweisung bei indifferenten[172] Präparaten ausnahmsweise mitgegeben werden, bspw. falls Verwechslungen oder Falschanwendungen möglich erschienen, bei nicht indifferenten Mitteln sollte sie hingegen immer angegeben werden.[173] Trotzdem fehlten weiterhin häufig Gebrauchsanweisungen auf den Verordnungen stark wirkender Arzneien.[174]

Wie wichtig die Gebrauchsanweisung mitunter sein konnte, zeigt bspw. ein Vergiftungsfall mit Chenopodiumöl[175] 1928. Ein Arzt hatte einer Frau 10 Gramm des Anthelminthikums verordnet, ohne eine schriftliche Gebrauchsanweisung mitzuteilen. Der herstellende Apotheker, es handelte sich hierbei um eine Rezeptur, die nicht notierte Gebrauchsanweisung war daher nicht den kassenärztlichen Vorgaben geschuldet, vermerkte ebenfalls keine Anwendungsvorschrift auf dem Etikett. Die Frau nahm daraufhin die gesamte Menge mit einer Einnahme und verstarb an der Überdosierung.[176] Von Sanitätsrat Walther Vulpius (1860–1944)[177] hieß es dazu:

---

[170] N. N. (1932/c), S. 365.

[171] Vgl. N. N. (1932/d), S. 624; N. N. (1932/e), S. 644, N. N. (1932/f), S. 651; sowie N. N. (1932/g), S. 658.

[172] Unbedenkliche Arzneien und solche ohne starke Wirkung. Vgl. HUNNIUS (2004), S. 771.

[173] Vgl. N. N. (1932/h), S. 743f. Im August 1935 wurden wiederum überarbeitete Bestimmungen zur wirtschaftlichen Arzneiverordnung in der Krankenversicherung bekannt gegeben, die bei abgabefertigen Packungen und Handverkaufsartikeln eine schriftliche Gebrauchsanweisung ausschließlich bei Bedarf erlaubten. Vgl. N. N. (1935/b), S. 798f.

[174] Vgl. N. N. (1933/d), S. 496; N. N. (1934/a), S. 294f.; N. N. (1936/d), S. 18f.; N. N. (1936/e), S. 125; N. N. (1938), S. 439; N. N. (1940/c), S. 301; sowie W. ZIMMERMANN (1942), S. 242. Zu Kriegszeiten wurden Ärzte stärker beansprucht, sodass Arzneifertigwaren eine dankbare Entlastung darstellten. Vgl. F. FRAUENKNECHT (1939 / 40), S. 176.

[175] Aus dem Kraut des Wurmsamen gewonnenes ätherisches Öl, das u. a. Ascaridol enthält und zur Behandlung von Helminthiasis, insbesondere von Spul- und Hakenwürmern eingesetzt wurde. Aufgrund des toxischen Potentials ist es inzwischen obsolet. Vgl. HUNNIUS (2004), S. 335f. Zur Tätigkeit von Apothekern als Toxikologen siehe C. FRIEDRICH (2012/a), S. 133–156. Zu einem Beipackzettel des Wurmmittels Askaridol-Lösung der Firma Bayer siehe Kapitel 7.3.2.

[176] Vgl. N. N. (1930/a), S. 85f.; N. N. (1930/e), S. 37. Vergiftungsfälle mit Chenopodiumöl hatten in den vorangegangenen Jahren zugenommen. Vgl. N. N. (1930/e), S. 38. Bereits 1924 wurde berichtet, dass einem 35 Jahre alten Mann 10 Gramm des Anthelminthikums ohne schriftliche Gebrauchsanweisung verordnet wurden. Dieser hatte ebenfalls die gesamte Menge auf einmal eingenommen und verstarb. Vgl. J. RAUHUT (1924), S. 752; sowie [o. V.] H. (1924), S. 367. H. gibt Rauhut wieder.

[177] Vgl. KALLIOPE-VERBUND (2020).

> „Vor solchen verhängnisvollen Mißanwendungen ist man bei den Spezialitäten schon dadurch geschützt, daß sie eine generelle Gebrauchsanweisung und Dosierungsangabe (vorbehaltlich anderer Bestimmungen von seiten des Arztes) aufgedruckt oder beigelegt erhalten."[178]

Ausführlicher urteilte in diesem Zusammenhang der Syndikus des Reichsverbandes der pharmazeutischen und diätetischen Mittel- und Klein-Industrie e. V.:

> „Die Hersteller von Arznei-Spezialitäten fügen aber diesen stets Gebrauchsanweisungen bei, die in den meisten Fällen sehr sorgfältig ausgearbeitet sind und häufig auch besondere Hinweise auf Einzelheiten der Krankheitserscheinungen enthalten. Vor allen Dingen sind diese Gebrauchsanweisungen allgemeinverständlich gehalten und umfangreicher und genauer als die Anweisungen, die ein stark beschäftigter Arzt in der Sprechstunde persönlich dem einzelnen Patienten geben kann. Die Spezialitäten stellen in dieser Hinsicht gegenüber ärztlichen Rezeptverschreibungen mit nur ungenügenden oder kurzen Gebrauchsanweisungen erhebliche Vorteile für die Einzelmitglieder der Allgemeinheit dar."[179]

Wenngleich Vulpius und Stader vordergründig die Abwägung von rezepturmäßiger Herstellung in der Apotheke und industrieller Herstellung außerhalb der Apotheke thematisierten, verdeutlichen sie jedoch einen besonderen Stellenwert, den ein Gebrauchszettel einnehmen konnte. Bereits durch die Mitteilung der korrekten Dosierung war dieser im Stande, tödliche Fehleinnahmen zu verhindern.[180] Sie zeugen damit von einem Beitrag des Beipackzettels zur Arzneimittelsicherheit, dessen Wert vor dem Hintergrund der kassenärztlichen Sparmaßnahmen und ausgelasteter Ärzte, besonders in Kriegszeiten, noch höher erscheint. Zugleich leisteten die enthaltenen Informationen einen Beitrag zur medizinischen Aufklärung der Bevölkerung.[181]

6.3.4   Gebrauchsanweisungen als Werbemittel

Wie von Lill beschrieben, konnten Packungsbeilagen auch in der ersten Hälfte des 20. Jahrhunderts werbende Eigenschaften aufweisen, obwohl sie kein klassisches Wer-

---

[178] W. Vulpius (1930), Nr. 197, [o. S.]; sowie W. Stader (1931), S. 28. Stader zitiert Vulpius.

[179] W. Stader (1931), S. 28.

[180] Es traten bspw. auch Todesfälle aufgrund nicht eindeutiger Gebrauchsanweisungen auf. Eine Verordnung über 6 Gramm Chloralhydrat ‚in zwei Portionen vor dem Schlafengehen zu nehmen' nannte keinen zeitlichen Abstand zwischen den Anwendungen. Die Einnahme der Portionen innerhalb von 30 Minuten führte zum Tod. Vgl. N. N. (1933/d), S. 496.

[181] Vgl. W. Stader (1931), S. 21. Um diesen Zweck erfüllen zu können, mussten Patienten die Vorgaben auf der Gebrauchsanweisung befolgen. In einem Todesfall 1889, zu dem eine zu hohe Dosierung eines zur Gichtbehandlung eingenommenen Liquor Colchici compositus geführt hatte, war ebendies nicht geschehen. Obwohl die Gebrauchsanweisung Dosierungsangaben enthielt, sah das Landgericht Elberfeld durch eine nicht völlig eindeutig vermittelte Maximaldosierung Fahrlässigkeit gegeben und verurteilte den Apotheker wegen fahrlässiger Tötung. Vgl. N. N. (1892/a), S. 306. Nach erfolgreicher Berufung beim Reichsgericht, das die Angelegenheit zur Neuverhandlung an das Landgericht Düsseldorf überwies, sprach dieses den Apotheker frei, da keine grobe Fahrlässigkeit vorlag. Vgl. N. N. (1892/b), S. 321.

bemittel der pharmazeutischen Industrie darstellten.[182] Ähnliches berichtete Simon, der den Beipackzettel in den 1930er-Jahren zu den elementaren Bestandteilen werblicher Packungen zählte, da er eine gewisse Erfolgswahrscheinlichkeit bei der Anwendung vermittelte.[183] In ausführlicheren Abhandlungen zur Werbung der Heilmittelindustrie findet die Gebrauchsanweisung jedoch nur teilweise Erwähnung als Werbemittel und wird überwiegend vernachlässigt.[184]

Während bei Gebrauchszetteln von Geheimmitteln und Olitäten den werbenden Eigenschaften wesentlich größere Bedeutung zukam, standen bei den Arzneispezialitäten zunächst andere Aspekte im Vordergrund, wenn man Beiträge und Diskussionen in Fachzeitschriften verfolgt. Diese gingen mit den informierenden Eigenschaften einher, wie die Abgrenzung zwischen Vorbeugungs- und Heilmitteln[185] sowie eine anhand der Inhalte vermittelte medizinische Aufklärung oder sogar ausgeübte Heilkunde.[186]

Grundsätzlich wurden im Deutschen Reich werbende Inhalte mit Inkrafttreten verschiedener Verordnungen, wie bspw. der Verordnung über den Verkehr mit Geheimmitteln und ähnlichen Arzneimitteln 1904 oder der 1936 durch den Werberat der deutschen Wirtschaft erlassenen Heilmittel-Bekanntmachung, zunehmend restriktiver geregelt.[187] Eine auch für Gebrauchszettel einschneidende Regelung stellten insbesondere Laienwerbungsverbote für bestimmte Arzneigruppen dar. Obwohl sie keine ausdrücklich auf Gebrauchszettel bezogene Vorgaben festlegten, müssen mit ihrem Inkrafttreten im Wesentlichen zwei Gruppen von Arzneien bezüglich ihres Inhalts der Gebrauchsanweisungen unterschieden werden: Präparate, für die Laienwerbung erlaubt war und die somit unter Beachtung der Vorgaben zur Heilmittelwerbung beworben werden durften, sowie Mittel, die aufgrund der enthaltenen Arzneistoffe oder des Verwendungszwecks der auf

---

[182] Vgl. U. LILL (1990), S. 137. Zur Unterscheidung, welche Inhalte als werblich angesehen wurden, insbesondere vor dem Hintergrund der Polizeiverordnung über die Werbung auf dem Gebiete des Heilwesens, siehe Kapitel 4.1.2.

[183] Vgl. R. F. SIMON (1934 / 35), S. 225f. Simon verdeutlichte dies am Beispiel des Mittels Jerrofan®. Hierbei handelte es sich um eine Inhalationslösung zur Behandlung von Asthma bronchiale, die sich aus Adrenalin, Ephetonin®, Atropinmethylnitrat, Psicain, Papaverin und Hypophysenhinterlappen-Extrakt zusammensetzte und von der Firma Asthmosana in Bad Reichenhall hergestellt wurde. Vgl. GEHES CODEX (1937), S. 859. Dabei wurde dem Beipackzettel gegenüber der Packung jedoch ein Nachteil eingeräumt, wohl darauf abzielend, dass der Patient diesen erst nach dem Erwerb eines Mittels erhält. Vgl. R. F. SIMON (1934 / 35), S. 225.

[184] Achner, Schwabe, Kernd'l, Rosenberg, Reucker, Brand und Wildt sowie Adam, der jedoch nur Fachwerbung betrachtete, erwähnten den Beipackzettel nicht als Werbemittel. Vgl. H. ACHNER (1932), S. 37–86; W. SCHWABE (1939), S. 128–143; A. KERND'L (1933), S. 59–121; E. ROSENBERG (1913), S. 9–20; K. REUCKER (1926), S. 59–62; A. BRAND (1940), S. 65–90; W. WILDT (um 1910), S. 94–100; sowie K. L. ADAM (1958), S. 20–75. Von Zglinicki wiederum zählte den Beipackzettel innerhalb einer Reihe von Werbedrucksachen auf, die für die Ärztewerbung bestimmt war. Diese Aufzählung erwähnte auch Müller. Vgl. F. von ZGLINICKI (1950), S. 155; sowie G. MÜLLER (1952), S. 139, Anm. 9.

[185] Dazu siehe Kapitel 6.3.1.

[186] Dazu siehe Kapitel 6.3.2 und 6.3.3.

[187] Dazu siehe Kapitel 4.1.2. Zur Verordnung über Geheimmittel siehe auch Kapitel 6.2.

Fachkreise beschränkten Werbung unterlagen. Einen dritten Sonderfall stellte zudem die Kombination von werbungsfreien und werbungsbeschränkten Indikationen dar.[188]

Gemäß den geltenden Bestimmungen durften Beipackzettel für Präparate, für die das Laienwerbungsverbot galt, keine werbenden Inhalte aufweisen, da sie bei der Verwendung an den Patienten gelangten. Sie mussten sich daher auf die sachlichen, zum korrekten Gebrauch der Arznei notwendigen Angaben beschränken. Welche Inhalte dies waren, stellte Dr. Karl Heinz Jonas (geb. 1907–?)[189], Abteilungsleiter im Werberat der deutschen Wirtschaft, 1941 in einem speziell der Gebrauchsanweisung von Arzneien gewidmeten Aufsatz klar.[190] Demnach durften der Name des Herstellers sowie des Präparats einschließlich des Warenzeichens, die Zusammensetzung, die Anwendungsgebiete und die Einnahmevorschriften aufgeführt werden.[191] Dabei durften gleichzeitig Anwendungsgebiete, deren Werbung auf Fachkreise beschränkt war, und solche, für die Laienwerbung erlaubt war, genannt werden, sofern keinerlei werbende Angaben, auch nicht für die freigegebenen Indikationen, gemacht wurden. Andernfalls mussten die werbungsbeschränkten Anwendungsgebiete in der Gebrauchsanweisung weggelassen werden.[192] Ferner durften Hinweise über eine förderliche Diät gemacht werden, die jedoch Bezug zur Wirkung des Präparats haben mussten.[193] Weiterführende Beschreibungen der Wirkungsweise, positive Erfahrungen, die man mit dem Präparat bereits gemacht hatte, oder Angaben zur Güte des Präparats gingen darüber hinaus und stellten Werbung dar.[194]

---

[188]   Vgl. K. H. JONAS (1941), S. 155. Nr. 5 und Nr. 6 der Heilmittel-Bekanntmachung waren hier v. a. einschlägig. Sie zählten Mittel, Gegenstände, Verfahren und Behandlungen auf, deren Bewerbung nur in Fachkreisen erlaubt war. Bspw. nannte Nr. 5 Abs. 1 Buchstabe a verschreibungspflichtige Arzneien, Buchstabe b Arzneien zur Behandlung ausgewählter Krankheiten und Nr. 5 Abs. 2 u. a. Schlafmittel und Arzneien aus bestimmten Stoffgruppen. Nr. 6 führte zudem Mittel zur Behandlung von Geschlechtskrankheiten sowie zur Verhütung und Abtreibung von Schwangerschaften auf. Vgl. DRPS (1941), Nr. 171, S. 1f.

[189]   Karl Heinz Jonas wurde am 20. Oktober 1907 als Sohn des Stadtsparkassenrendanten Otto Gustav Jonas in Bentschen, Provinz Posen, geboren. 1926 legte er das Abitur am Humanistischen Gymnasium zu Friedeberg, Neumark, ab und studierte anschließend in Jena, Berlin und Königsberg (Preußen) acht Semester Rechts- und Staatswissenschaften. Im Juni 1930 absolvierte er seine erste juristische Staatsprüfung am Oberlandesgericht Königsberg (Preußen) und schloss ab Juli sein Referendariat im Bezirk des Kammergerichts an. Zudem wurde er 1930 während seines Referendariats an der Hohen Rechts- und Staatswissenschaftlichen Fakultät der Albertus-Universität zu Königsberg (Preußen) zum Dr. jur. promoviert. Vgl. K. H. JONAS (1930), [Lebenslauf im Anhang].

[190]   Vgl. K. H. JONAS (1941), S. 153–156.

[191]   Vgl. K. H. JONAS (1941), S. 155. Vgl. dazu auch U. von BLANC (1942/a), S. 141. von Blanc bezieht sich auf Jonas. Dabei gab er ihn jedoch unvollständig wieder, indem er das Warenzeichen nicht erwähnte. Eine abgedruckte Firmenmarke konnte nachhaltig in Erinnerung bleiben und somit werbend wirken. Vgl. H. D. SCHOLTZ (1943), S. 136.

[192]   Vgl. K. H. JONAS (1941), S. 155f.; sowie U. von BLANC (1942/a), S. 141. von Blanc bezieht sich auf Jonas.

[193]   Vgl. H. W. KRÖNING (1941), S. 75.

[194]   Vgl. K. H. JONAS (1941), S. 155. Vgl. dazu auch U. von BLANC (1942/a), S. 141; sowie H. D. SCHOLTZ (1943), S. 136. von Blanc und Scholtz beziehen sich auf Jonas. Beide gaben

Bei Arzneien, für die das Laienwerbungsverbot nicht anwendbar war, durfte der Beipackzettel unter Einhaltung der Vorschriften der Heilmittel-Bekanntmachung auch werbende Inhalte aufweisen. In Werbekreisen wurde sogar ausdrücklich vorgeschlagen, bspw. auf die Methode der gekoppelten Werbung zurückzugreifen, also für zwei Produkte zugleich oder mit einem Produkt für ein anderes zu werben. Insbesondere für Mittel, die sich in ihrem Anwendungsgebiet ergänzten, wie einem Blutreinigungstee und einem Hefe-Präparat für eine Blutreinigungskur, konnte dies nützlich sein.[195] Im Rahmen der Abgrenzung von Selbstbehandlungsschriften bestätigte auch der Werberat, dass „Gebrauchsanweisungen [...] selbstverständlich auch dann noch zulässig [sind], wenn sie sich nicht nur mit einem, sondern mit mehreren Mitteln befassen und bei jedem Präparat das Anwendungsgebiet genau angegeben wird."[196] Allerdings durfte dies nicht in einer Übersicht von Krankheiten münden, zu der jeweils das passende Präparat der Firma empfohlen wurde.[197] Wie Lill schreibt, nutzten größere Firmen die Möglichkeit der gekoppelten Werbung nicht.[198] Dass diese Aussage jedoch nicht grundsätzlich getroffen werden kann, bezeugt bspw. eine Gebrauchsanweisung von Krysolgan®, einem Präparat zur Behandlung der Tuberkulose der Firma Chemische Fabrik auf Actien (vorm. E. Schering), die vermutlich aus dem Jahr 1925, mit Sicherheit aber aus dem Zeitraum vor 1927 stammt. Sie listete auf der Rückseite sieben weitere Präparate einschließlich der jeweiligen Darreichungsform und Anwendungsgebiete auf, u. a. auch das Schmerzmittel Veramon®.[199] Nachfolgende Abb. 15 gibt die Gebrauchsanweisung wieder:

---

ihn dabei jedoch unvollständig wieder, indem von Blanc die Güte des Präparats und Scholtz die Wirkungsweise nicht erwähnte. Ausführlicher zu dem genannten Aufsatz von Jonas siehe Kapitel 4.1.2.

[195] Vgl. P. VOLLMER (1935 /36), S. 17f. In einem 1938 veröffentlichten Handbuch für Werbungstreibende erwähnte der Werberat der deutschen Wirtschaft ebenfalls die Möglichkeit, Packungen mit Werbezetteln zu versehen. Diese u. a. als Gebrauchsanweisung zu gestaltenden Werbedrucksachen sollten v. a. Ergänzungs- und Anschlussverkäufe fördern. Vgl. G. A. BISCHOFF (1938), S. 69. Bischoffs Ausführungen waren jedoch produktunabhängig, hatten also keinen expliziten Bezug zu Arzneien.

[196] W. SPANGENBERG (1941), S. 71. Dazu vgl. auch Kapitel 4.1.2.

[197] Vgl. W. SPANGENBERG (1941), S. 71.

[198] Vgl. U. LILL (1990), S. 137. Mit Verweis auf Spangenberg bezeichnete sie dieses Vorgehen zudem als „in rechtlicher Hinsicht nicht unantastbar". U. LILL (1990), S. 137.

[199] Vgl. SchA-S6-317. Packung von Krysolgan® (Chemische Fabrik auf Actien (vorm. E. Schering)) mit Gebrauchsanweisung. Zur Geschichte der Tuberkulosemittel und Tuberkulosebehandlung siehe D. REDEKER (1990); sowie K. GRUNDMANN / C. FRIEDRICH (2012), S. 10 bis 18. Ferner listete eine Gebrauchsanweisung des MBK-Präparats Compretten® Antineuralgicum compositum auf der Rückseite zwölf weitere Mittel des Zusammenschlusses aus den großen deutschen Firmen E. Merck, C. F. Boehringer & Soehne GmbH sowie Knoll AG auf. Das Exemplar konnte jedoch nicht mit Sicherheit in den Zeitraum bis 1945 eingeordnet werden, sondern ist auf etwa 1940 bis 1950 zu datieren. Vgl. MA W 39 / 32. Gebrauchsanweisung von Compretten® Antineuralgicum compositum. Zu den Anfängen des MBK-Unternehmens siehe K. BURKERT (1990), S. 69–71. Zur Entwicklung der Tablettenherstellung siehe K. ZENTZIS (1985).

Gebrauchsanweisung
für
Krysolgan

Anwendung und Dosierung. Häufigkeit der Injektionen.

Krysolgan wird intravenös gespritzt. Die Lösung ist jedesmal vor Gebrauch frisch herzustellen. Man löst 0,0001 g bis 0,1 g Krysolgan in 0,5 bis 1 ccm sterilem destillierten Wasser. Der Sterilität des Wassers ist besondere Aufmerksamkeit zu schenken, nicht einwandfreies Wasser verursacht Fieber. Nötigenfalls kocht man unmittelbar vor Gebrauch in einem kleinen Porzellanschälchen die benötigte Wassermenge über der Spiritusflamme auf. Die Auflösung wird zweckmäßig in der Ampulle vorgenommen, in die nach Abfeilen des Halses das mit der Spritze aufgesogene Wasser gegeben wird. Mit einer 1—2 ccm fassenden Spritze läßt man die Lösung langsam tropfenweise in die vorher gestaute Armvene einlaufen.

Krysolgan wird in Einzeldosen von 0,0001 g bis 0,1 g angewandt. Gebieterischer als jede andere Erkrankung verlangt die Tuberkulose individuelle Behandlung eines jeden Einzelfalles. Nachstehende Vorschriften können daher nur als allgemeine Richtlinien dienen.

Unerläßlich ist die Führung genauer Temperatur- und Gewichtskurven.

Die Temperaturkurve allein ist kein verläßliches Kriterium für eine Reaktion mit Krysolgan. Trotz ausbleibender Temperaturerhöhung kann ausgesprochene Herdreaktion bestehen. Daher ist besondere Sorgfalt auf Feststellung von Herdreaktionen (besonders bei Lungen-, Nieren-, Darmtuberkulose) zu verwenden.

Zwischen den einzelnen Krysolganinjektionen sind genügend lange Pausen zu setzen, und zwar mindestens 10 Tage, falls deutliche Herdreaktionen auftreten 14 Tage, nach stärkeren Reaktionen 3—4 Wochen.

In jedem Falle ist als Anfangsdosis 0,0001 g Krysolgan zu wählen. Treten keine Reaktionen auf, auch nicht von seiten bis dahin kryptogener Herde (Darm, Nieren), ist die Dosis auf 0,0005—0,001—0,005—0,01—0,025—0,05—0,1 g zu steigern. Sobald eine Herdreaktion beobachtet wird, ist bei der gleichen Dosis zu verweilen und diese erst dann zu steigern, wenn auf die bisherige Dosis keine Reaktion mehr auftritt.

Nur bei großer Erfahrung mit Krysolgan darf man sich dazu entschließen, bei den Fällen, in denen Herdreaktionen ausbleiben oder wo sie prompt abklingen, mit der Dosensteigerung schneller voranzugehen und die Pausen zu verringern.

Das Krysolgan hat in den kleinsten Dosen (zu 0,1 und 1,0 mg) infolge der Streckung mit Kochsalz eine weiße Farbe, die mit steigender Dosis in eine immer stärker werdende goldgelbe Farbe übergeht. Dementsprechend ist die Lösung bei 0,1 mg in ½ ccm Wasser farblos und geht mit steigender Dosis in eine gelbe und schließlich bei 0,1 g dunkelbraune Farbe über.

Literatur steht den Herren Aerzten auf Wunsch kostenlos zur Verfügung.

Chemische Fabrik auf Actien (vorm. E. SCHERING.)
BERLIN N. 39

12. 25. 20000. Bg.

Andere medizinische Spezialpräparate

Schering

Arcanol — in Tabletten (Grippe und Erkältungskrankheiten).

Atophan — in Tabletten (Gicht und Rheumatismus).

Urotropin — in Tabletten (Desinfiziens der Blase und der Harnwege, zur Nachbehandlung der Gonorrhoe).

Veramon — in Tabletten (hervorragendes Mittel gegen Kopfschmerzen, zur Stillung aller Arten anderer Schmerzen).

Medinal — in Tabletten und zur Injektion (Schlaf- und Beruhigungsmittel).

Hegonon — in Tabletten und Stäbchen (zur Lokalbehandlung der Gonorrhoe beider Geschlechter).

Mercutin — a) 50 % Quecksilberpulver zur Schmierkur. b) 10 %   „   „   gegen Ungeziefer.

Abb. 15:   Vorder- und Rückseite der Gebrauchsanweisung von Krysolgan®, vermutlich 1925[200]

Dass Gebrauchsanweisungen mit werbender Intention konzipiert wurden, zeigt auch das nachfolgend abgebildete Exemplar zur Frost-Salbe, das einerseits informativ, andererseits bereits aufgrund des Layouts mit hohem Wiedererkennungswert den Patienten in Erinnerung geblieben sein dürfte.

---

[200]   SchA-S6-317. Packung von Krysolgan® (Chemische Fabrik auf Actien (vorm. E. Schering)) mit Gebrauchsanweisung.

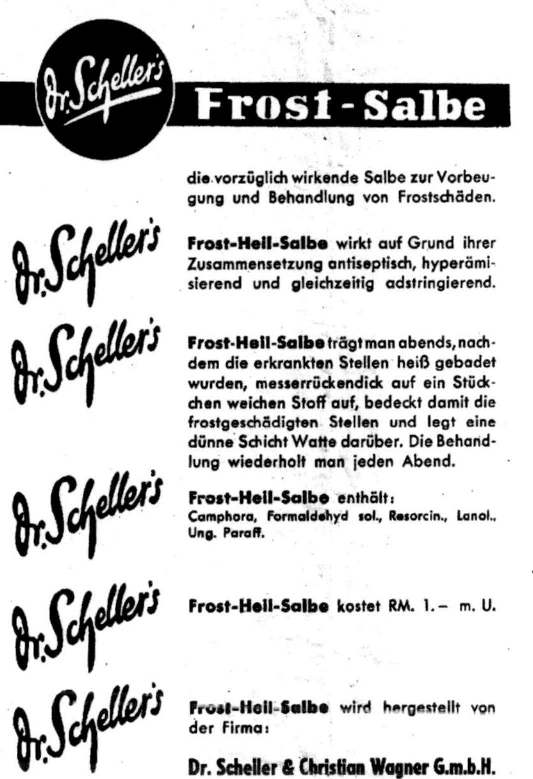

Abb. 16: Gebrauchsanweisung von Frost-Salbe, um 1942[201]

6.3.5 Gebrauchsanweisungen zu Barbituraten

Der erste Vertreter der Substanzklasse der Barbiturate, die Diethylbarbitursäure, wurde 1903 als Veronal® in die Therapie eingeführt. Ein weiteres bekanntes Präparat folgte 1912 mit der Phenylethylbarbitursäure, die unter der Bezeichnung Luminal® insbesondere in der Therapie der Epilepsie Bedeutung erlangte.[202] In der Folge ergänzten weitere Verbindungen die Substanzklasse, die jedoch aufgrund verschiedener Nebenwirkungen

---

[201] KSI UL Sign. 4186. Packung von Frost-Salbe (Dr. Scheller & Christian Wagner G. m. b. H.) mit Gebrauchsanweisung.

[202] Vgl. K. GODER (1985), S. 45 und S. 49; sowie W.-D. MÜLLER-JAHNCKE / C. FRIEDRICH / U. MEYER (2005), S. 144–146. Zur Entdeckung von Veronal® siehe H. REMANE / S. CZERWENKA (2002), S. 65–77. Zur Entwicklung von Barbituraten für die Therapie der Epilepsie siehe B. TAJERBASHI (2011), S. 51–78.

sowie ihrem Abhängigkeits- und Vergiftungspotential Mitte des 20. Jahrhunderts all-mählich durch neuere Hypnotika ersetzt wurde.[203]

Eine Rezeptpflicht für alle Barbitursäurederivate wurde dabei erst mit der Polizei-verordnung für Barbitusäureabkömmlinge 1939 eingeführt. Zugleich legte man mit der Verordnung fest, dass entsprechende Arzneifertigwaren auf den Packungen, Gebrauchs-anweisungen, Werbeschriften und Ankündigungen gekennzeichnet werden müssen. Dies hatte entweder auf Deutsch mit dem Anhang ‚-barbitursäure' oder der entspre-chenden lateinischen Bezeichnung ‚Acidum -barbituricum' zu geschehen, sinngemäß ergänzt um die jeweilige chemische Gruppe.[204] Auf diese Weise wurde der Deklarati-onschemie, an Stelle von Barbitursäure einen von der chemischen Struktur abgeleiteten Begriff wie Malonyl-Harnstoff zu verwenden, Einhalt geboten.[205] Die Verordnung schaffte damit erstmals Vorgaben für bestimmte Inhalte von Gebrauchszetteln von Arz-neifertigwaren, wenngleich diese zunächst auf eine Stoffbezeichnung begrenzt waren. Nichtsdestotrotz erlangen die Barbitursäureabkömmlinge daher für diese Arbeit eine besondere Bedeutung. Eine Übersicht der zahlreichen, 1939 im Verkehr befindlichen Präparate erschien in der *Süddeutschen Apotheker-Zeitung* im Hinblick auf die Unter-scheidung, ob eine wiederholte Abgabe auf Rezept zugelassen war oder nicht.[206] Die nachfolgenden Abbildungen zeigen Gebrauchszettel der Arzneifertigwaren Veramon®, das sich aus Dimethylaminophenazon, bekannt unter dem Namen Pyramidon®[207], und Diehtylbarbitursäure zusammensetzte,[208] Allional®, einer Kombination aus Dimethyla-minophenazon und Allylisopropylbarbitursäure,[209] sowie Bellergal®, das Phenylethyl-barbitursäure enthielt.

---

[203] Vgl. W.-D. MÜLLER-JAHNCKE / C. FRIEDRICH / U. MEYER (2005), S. 144–146. 1930 wurde bspw. in der *Süddeutschen Apotheker-Zeitung* über einen mit Luminal® verübten Suizid in Bayern sowie die grundsätzlich ansteigende Tendenz zur Einnahme von Luminal® und Ve-ronal® in suizidaler Absicht berichtet. Vgl. N. N. (1930/j), S. 409. Zur missbräuchlichen und suizidalen Verwendung von Barbituraten siehe auch M. GRÜTER / F. LEIMKUGEL (2020), S. 91–97; sowie B. KIRK (1999), S. 39f. Zur Geschichte der Schmerz-, Schlaf- und Betäu-bungsmittel in Mittelalter und früher Neuzeit siehe F.-J. KUHLEN (1983). Zur Einführung synthetischer Schlafmittel im 19. Jahrhundert siehe K. GODER (1985).

[204] Zu der Verordnung siehe Kapitel 4.1.1. Die Verordnung hatte „die Unterbindung des weitverbreiteten Mißbrauchs der Barbitursäureabkömmlinge" zum Ziel. N. N. (1940/b), S. 214.

[205] Vgl. F. DIEPENBROCK (1940), S. 196. Die Verwendung einer ‚Verdunkelungs-Nomenklatur' in Gebrauchsanweisungen war nicht auf Barbiturate beschränkt, sondern trat auch bei ande-ren Arzneien auf. Vgl. N. N. (1937), S. 507.

[206] Vgl. H. KAISER / G. SCHULTZ (1939), S. 857f. Für eine Zusammenfassung der mit der Poli-zeiverordnung geltenden Abgabevorschriften für Barbitursäureabkömmlinge siehe A. SCHMIERER (1940), S. 171f.

[207] Zur Geschichte des Pyramidon® siehe R. BEROLD / W.-D. MÜLLER-JAHNCKE (1999), S. 39 bis 47.

[208] Vgl. R. BEROLD / W.-D. MÜLLER-JAHNCKE (1999), S. 43.

[209] Vgl. R. BEROLD / W.-D. MÜLLER-JAHNCKE (1999), S. 43.

Abb. 17: Gebrauchsanweisung von Veramon®, ca. 1930[210]

BELLERGAL
Kombination von Bellafolin, Gynergen und Phenyläthylbarbitursäure
in kleinen Dosen.
1 dragierte Tablette = Bellafolin   0,0001
                        Gynergen   0,0003
                        Phenyläthylbarbitursäure 0,02
Bellergal ist ein mildes Beruhigungsmittel, das bei Störungen
im vegetativen Nervensystem ausgleichend wirkt; es dämpft
Uebererregung und löst Krämpfe durch peripheres und zentrales
Eingreifen, ohne schläfrig zu machen.

HEILANZEIGEN:
Gleichgewichtsstörungen des vegetativen Nervensystems im
Verlauf verschiedener Krankheiten und aus anderer, konstitutioneller
Ursache.
Nervöse oder depressive Allgemeinzustände mit Beteiligung des
vago-sympathischen Systems, geistige Ueberarbeitung, nervöse
Spannung und Reizbarkeit, Hypersensibilität, Angst und andere
psycho-neurotische Zustände.
Neurosen des vegetativen Nervensystems.
Migräne.
Basedow und basedowoide Fälle, sowie alle Aeußerungen gestei-
gerter Schilddrüsen-Tätigkeit mit Herzklopfen, Schweißausbrüchen
und Darmstörungen und besonders Unregelmäßigkeit im Herz-
kreislaufsystem: Tachykardie, Herzkrämpfe, Störungen des Gefäß-
systems, Vasoneurosen.
Urtikaria.
Nervöse Dyspepsie, vorwiegend sympathikotonischen Ursprungs.
Funktionelle Beschwerden bei Hypertonie.
Vegetative Störungen in der Pubertät und im Klimakterium.
Nachtschweiße usw.
DOSIERUNG:
Mittlere Gabe 3—5 Tabletten im Tag — nach Verordnung des Arztes.
Bei ausgeprägten Störungen beginne man eine kurmäßige Behandlung
mit größeren Dosen (z. B. 4—6 Tabletten im Tag).
Bei chronischen Zuständen kann man nach einigen Wochen die Dosen
allmählich vermindern (2—3 Tabletten im Tag) und bisweilen für
kürzere Zeit ganz aussetzen.
Man verteilt die Dosen so, daß eine größere auf den Abend trifft,
besonders dann, wenn zugleich Schlafstörungen vorliegen, z. B.
1 Tablette morgens, 1 Tablette mittags vor dem Essen, 2 Tabletten
abends vor dem Zubettgehen.
PACKUNGEN:
Fläschchen zu 25, 100 und 250 drag. Tabletten.
SANDOZ A.-G. NÜRNBERG

Abb. 18: Gebrauchsanweisung von Bellergal®, um 1942[211]

---

[210] SchA-S6-680. Packung von Veramon® (Schering-Kahlbaum A. G. Berlin) mit Gebrauchsanweisung.
[211] SAM Sammlung Arzneimittel vor 1945. Packung von Bellergal® (Sandoz A.-G. Nürnberg)
mit Gebrauchsanweisung.

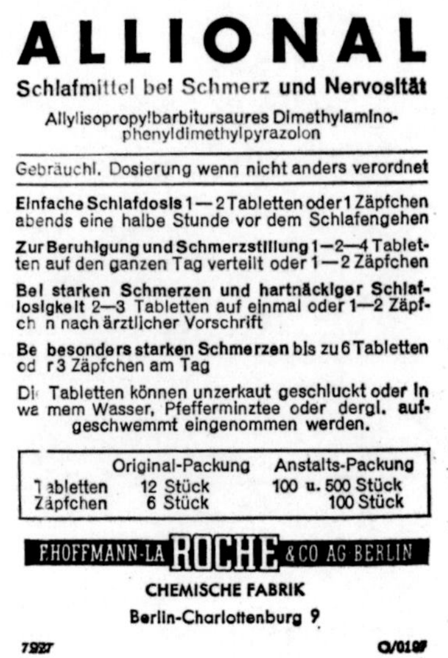

	Original-Packung	Anstalts-Packung
Tabletten	12 Stück	100 u. 500 Stück
Zäpfchen	6 Stück	100 Stück

Abb. 19: Gebrauchsanweisung von Allional®, vermutlich 1930er-Jahre[212]

6.3.6   Exkurs: Gebrauchsanweisungen für Fachkreise

Einige Gebrauchszettel waren speziell für Ärzte vorgesehen. Dies betraf üblicherweise Arzneien, deren Verabreichung ein Arzt vornehmen musste, die also bspw. intravenös oder intramuskulär appliziert wurden. Die mitgegebenen Gebrauchszettel stellten dabei für Ärzte verschiedene Informationen zur Verfügung. Gemäß Lill konnten sie damit zugleich die Verordnungsentscheidung eines Arztes beeinflussen und somit auch werbend wirken. Sie betrachtete diesen werbenden Effekt sogar als bedeutender als den von Gebrauchsanweisungen für Patienten, da dem Arzt naturgemäß die Verordnungshoheit oblag und führte ihn im Wesentlichen auf eine belehrende Funktion sowie eine Mehrzahl aufgeführter Anwendungsgebiete zurück.[213] Häufig enthielten sie „Angaben über die

---

[212]   MOA 13.1-016a-00. Packung von Allional® (F. Hoffmann-La Roche & Co. AG Berlin) mit Gebrauchsanweisung. Die Allylisopropylbarbitursäure wurde 1920/21 von der F. Hoffmann-La Roche & Co. AG in die Therapie eingeführt. Vgl. H. C. PEYER (1996), S. 94. Zur Geschichte der Firma Roche siehe A. L. BIERI (2021).

[213]   Vgl. U. LILL (1990), S. 137–139. Zum Gebrauchszettel als Werbemittel in Fachkreisen vgl. auch H. D. SCHOLTZ (1943), S. 136. Indes erscheint es fraglich, ob Ärzte tatsächlich Gebrauchszettel von Arzneien nutzten, um sich über diese zu informieren, oder eher auf andere Materialien zurückgriffen. Schließlich mussten sie dafür die Packungen in einem Moment der Ruhe öffnen, um die Gebrauchsanweisung vollständig lesen zu können, wodurch erst ein möglicher werbender Effekt entstehen konnte. Wenn ein Arzt eine Arznei zur Verabreichung eines Patienten im Behandlungsalltag erhielt, wird er sich möglicherweise auf die Informationen über die Applikationsweise und Dosierung beschränkt haben, um zügig mit der Behandlung und nachfolgenden fortfahren zu können.

Zusammensetzung, Art und Eigenschaften des Produktes, Indikationen und Stand der Forschung bezüglich der Anwendungsgebiete [...] mit Angabe von Referenzen, Dosierungs- und Applikationsanweisungen [sowie] Packungsgrößen"[214] und wurden mitunter eindeutig von Gebrauchszetteln für Patienten abgegrenzt, bspw. anhand der Bemerkung ‚Für den Arzt bestimmt'.[215] Dies war jedoch vom jeweiligen Hersteller abhängig und nicht der Regelfall. So trug bspw. auch die Gebrauchsanweisung für Papaverin von der Knoll AG Chemische Fabriken Ludwigshafen a. Rh. einen entsprechenden Hinweis,[216] während Antimosan®-Lösung von der Chemischen Fabrik von Heyden AG,[217] Xifalmilch® bzw. Xifalmilch® mit Jod von der Sächsischen Serumwerk AG Dresden,[218] Bayer 205 (Germanin®) von Bayer,[219] Neosalvarsan® von den Farbwerken vorm. Meister, Lucius & Brüning Hoechst a. M.[220] bzw. von Bayer[221] oder Atophanyl® von Schering,[222] bei denen es sich allesamt um Injektionspräparate handelte, keinen enthielten. Teilweise glichen die Gebrauchszettel für Ärzte, die viele Fachausdrücke und eine häufig positive, aber nicht überspitzte Wortwahl aufwiesen,[223] mehr wissenschaftlichen Aufsätzen.[224] Allerdings enthielten sie auch Formulierungen, die einen über eine positive Beschreibung hinausgehenden werbenden Effekt besaßen, wie „seit vielen Jahren mit ausgezeichneten Erfolgen verabfolgt"[225], „relativ ungiftiges Opiumalkaloid, bewährtes Spasmolyticum"[226], „die Verträglichkeit [...] ist auch parenteral so gut, daß sehr hohe Dosen gegeben werden können."[227]

---

[214] U. LILL (1990), S. 138.

[215] Vgl. U. LILL (1990), S. 138, Anm. 738.

[216] Vgl. DAM I B 124. Packung von Papaverin (Knoll AG Chemische Fabriken Ludwigshafen a. Rh.) mit Gebrauchsanweisung.

[217] Vgl. BAL-316-003/36. Gebrauchsanweisung zu Antimosan®-Lösung 5 % (Chemische Fabrik von Heyden Aktiengesellschaft Radebeul-Dresden).

[218] Vgl. DM Inv.-Nr. 2009-0410. Packung von Xifalmilch® (Sächsische Serumwerk AG Dresden) mit Gebrauchsanweisung zu Xifalmilch® und Xifalmilch® mit Jod.

[219] Vgl. DAM I B 2462. Packung von Bayer 205 (Germanin®) (Bayer Leverkusen) mit Gebrauchsanweisung.

[220] Vgl. KSI UL Sign. 4125. Packung von Neosalvarsan® (Farbwerke vorm. Meister Lucius & Brüning, Hoechst am Main) mit Gebrauchsanweisung.

[221] Vgl. MOA 13.1-057k-19. Packung von Neosalvarsan® (Bayer Leverkusen) mit Gebrauchsanweisung.

[222] Vgl. SchA-S6-023. Packung von Atophanyl® (Schering) mit Gebrauchsanweisung. Zur Geschichte der Schering Aktiengesellschaft siehe T. GRIMM (2010), S. 82–99; SCHERING AKTIENGESELLSCHAFT (2001); SCHERING AKTIENGESELLSCHAFT (1991); sowie H. HOLLÄNDER (1955).

[223] Bspw. wurde eine Überlegenheit der Eigenschaften, wie der Stärke und Dauer der Wirkung sowie der Verträglichkeit, betont oder das Präparat als ‚hochwirksam' beschrieben. Vgl. U. LILL (1990), S. 139.

[224] Vgl. U. LILL (1990), S. 138f.

[225] SchA-S6-023. Packung von Atophanyl® (Schering) mit Gebrauchsanweisung.

[226] DAM I B 124. Packung von Papaverin (Knoll AG Chemische Fabriken Ludwigshafen a. Rh.) mit Gebrauchsanweisung.

[227] DM Inv.-Nr. 2018-680T1. Packung von Euvernil® Heyden (Chemische Fabrik von Heyden Aktiengesellschaft Radebeul-Dresden) mit Gebrauchsanweisung.

Neben einem werbenden Effekt, lieferten die Gebrauchsanweisungen jedoch auch für die Anwendung essentielle Informationen. Dies war insbesondere vor dem Hintergrund wichtig, dass regelmäßig neue Arzneistoffe den Markt erweiterten und Kassenärzte in ihrer täglichen Praxisarbeit wenig Zeit für einzelne Patienten hatten.[228] Bereits in einem Entwurf einer Anweisung zur Gewinnung, Aufbewahrung und Verwendung von Tierlymphe[229] 1886, der ein Jahr später vom Bundesrat beschlossen wurde, schrieb der Gesetzgeber in § 30 vor, bei jedem Versand von Impfstoff eine Gebrauchsanweisung hinzuzufügen.[230] Deren Wortlaut wurde sogar als Anlage zu der genannten Anweisung vorgegeben:

> „Der Impfstoff ist an einem kühlen und dunkeln Orte aufzubewahren, woselbst er sich wochenlang wirksam erhält. Für den Gebrauch ist die jeweilig nöthige Menge aus den Haarröhrchen oder sonstigen Glasgefäßen auf einen reinen Objektträger oder unmittelbar auf das Impfinstrument zu entnehmen.
>
> Die Impfung wird der Regel nach an den Oberarmen vorgenommen. Sie hat nie durch Stiche, sondern nur durch Schnitte zu geschehen, welche mindestens je 2 cm von einander entfernt angelegt werden. Bei Erstimpflingen genügen 3 bis 5 seichte Schnitte von höchstens 1 cm Länge an jedem Arme; bei Wiederimpflingen 5 bis 8 seichte Schnitte an einem Arme. Stärkere Blutungen sind beim Impfen zu vermeiden.
>
> Der Impfstoff ist so, wie er vorliegt, zu verwenden, er ist sorgfältig und wiederholt in die Schnitte, welche durch Umspannen des Armes klaffend erhalten werden, einzureiben.
>
> Das Auftragen des Impfstoffes mit dem Pinsel ist verboten.
>
> Uebriggebliebene Mengen Impfstoff sollen nicht in das Gefäß zurückgefüllt werden.“[231]

Die Anweisung von 1887 wurde 1899 durch die Vorschriften über Einrichtung und Betrieb der staatlichen Anstalten zur Gewinnung von Thierlymphe[232] ersetzt, die nunmehr in § 37 die Beifügung einer Gebrauchsanweisung gemäß dem Wortlaut der §§ 13 bis 19 der Vorschriften, welche von den Aerzten bei der Ausführung des Impfgeschäftes zu befolgen sind[233], vorschrieb.[234] Die Inhalte der entsprechenden Paragraphen richteten sich direkt an den impfenden Arzt. Sie umfassten allgemeine Hinweise zur achtsamen Ausführung der Impfung, Angaben zur Lagerung der Lymphe, zu den Impfinstrumenten, zur Durchführung sowie Erfolgskontrolle der Impfung und zu Berichtspflichten des Arztes bei Störungen.[235] In Teilen glichen die Passagen der mit der Anweisung zur Ge-

---

[228] Zur hohen Auslastung von Kassenärzten siehe Kapitel 6.3.3.

[229] Tierlymphe meinte zunächst die von an Kuhpocken erkrankten Rindern gewonnene Lymphe zur Impfung gegen Pocken. Später wurde auch der von Kälbern gewonnene Impfstoff, nachdem diesen humanisierte Lymphe eingeimpft worden war, so bezeichnet. Vgl. E.-M. HENIG (1997), S. 111. Humanisierte Lymphe wiederum wurde aus der Einimpfung von Kuhpocken auf Menschen gewonnen. Vgl. E.-M. HENIG (1997), S. 38.

[230] Vgl. E.-M. HENIG (1997), S. 92.

[231] E.-M. HENIG (1997), S. 241. Diese Anweisung bezog sich auf die Anwendung von Glycerin-Tierlymphe. Zudem wurde eine ähnlich lautende Anweisung für die Anwendung pulverförmiger Tierlymphe vorgegeben. Vgl. E.-M. HENIG (1997), S. 241f.

[232] Siehe hierzu E.-M. HENIG (1997), S. 242–249.

[233] Für den Entwurf der Vorschriften siehe PVBDR (1899), S. 344–347.

[234] Vgl. E.-M. HENIG (1997), S. 94 und S. 247.

[235] Vgl. PVBDR (1899), S. 346f.

winnung, Aufbewahrung und Verwendung von Tierlymphe veröffentlichen Fassung. Allerdings waren sie deutlich ausführlicher. Dank der gesetzlichen Vorgabe für die Gebrauchsanweisung der Tierlymphe wurde eine werbende Verwendung im Vorhinein ausgeschlossen.[236] Ähnlich wie für die Tierlymphe schrieb man zudem für das von Emil von Behring (1854–1917)[237] entwickelte Diphtherieheilserum eine Gebrauchsanweisung vor, die Angaben zur Anwendung des Präparats enthalten musste.[238] Die Firma Hoechst wickelte die Gebrauchsanweisung um das Fläschchen.[239]

Gebrauchsanweisungen für Ärzte konnten mitunter auch mehrere Seiten lang sein, wie das Beispiel des Myosalvarsan®[240] in den nachfolgenden Abbildungen zeigt.

---

[236] Vgl. E.-M. HENIG (1997), S. 219.

[237] Zu Emil von Behring sowie den Marburger Behringwerken siehe K. GRUNDMANN (2007), S. 89–114. Ausführlich zum Leben Behrings siehe U. ENKE (2023). Für einen Überblick zum Leben Behrings siehe U. ENKE (2021), S. 15–23.

[238] Vgl. N. N. (1898/b), S. 605; E. von WEYRAUCH (1898), S. 673; J. von AMSBERG (1898), S. 765; N. N. (1898/e), S. 555; J. von PISCHEK (1899), S. 77; H. WEVER (1902), S. 475; sowie J. von PISCHEK (1902), S. 646. Zur Entwicklung des Diphtherieserums siehe C. THROM (1995), für einen Überblick siehe U. LANG (2020), S. 307–309.

[239] Vgl. C. THROM (1995), S. 112.

[240] Myosalvarsan® erlangte 1926 seine Marktreife. Vgl. S. ALT (2018), S. 49 und S. 256. Obwohl es schon 1911 entdeckt wurde, präferierten die Farbwerke Hoechst zunächst andere Mittel. Vgl. K. ULLMANN (1928), S. 650; sowie S. ALT (2018), S. 49 und S. 256. Alt verweist auf Ullmann. Wie Einzelfallberichte zeigen, führte Myosalvarsan® teilweise zu Vergiftungen und schweren Nebenwirkungen mit Todesfolge. Vgl. H. BERNSAU (1931), S. 49f.; sowie G. RIEHL / C. BACHEM (1931), S. 51f. Umso wichtiger dürfte die ausführliche Gebrauchsanweisung gewesen sein. Zur Einführung von Myosalvarsan® in die Therapie der Syphilis siehe auch M. BUSCHING / C. FRIEDRICH (2020).

15. Die Herstellung der Lösungen der einzelnen Salvarsan-Präparate ist jeweils unmittelbar vor der Einspritzung mit besonderer Sorgfalt unter Beachtung strenger Asepsis und unter Berücksichtigung der jeder Präparatpackung beiliegenden Anweisung vorzunehmen. Die Auflösung der Präparate in der Spritze ist zu vermeiden. Auch soll zur Herstellung der Lösungen nicht Leitungswasser, sondern steriles destilliertes Wasser benutzt werden, das leicht angewärmt ist, jedoch nicht über Körperwärme erhitzt sein darf. Es ist zweckmäßig, das destillierte Wasser zur Lösung der Präparate selbst, bei Benutzung von Gefäßen aus Quarz oder Jenaer Glas, durch doppelte Destillation herzustellen oder das in Ampullen im Handel befindliche sterile destillierte Wasser oder die Iso-Doppelampulle zu benutzen, sowie Ganzglasspritzen zu verwenden. Es dürfen nur vollkommen klare Lösungen von Salvarsan-Präparaten eingespritzt werden, die frei von sichtbaren Teilchen sind (siehe auch die Gebrauchsanweisungen der einzelnen Salvarsan-Präparate).

16. Da alle Salvarsan-Präparate, besonders Neosalvarsan und Salvarsan-Natrium, sich bei Zutritt von Luft leicht zersetzen und eine erhöhte Giftigkeit annehmen, so ist jede einzelne Ampulle der Präparate, bevor sie in Gebrauch genommen wird, genau darauf zu prüfen, ob sie nicht schadhaft ist. Der Inhalt schadhafter Ampullen darf nicht in Benutzung genommen werden, ebensowenig Reste aus früher geöffneten Ampullen, sowie Präparate, die eine abweichende Färbung zeigen. Die frisch zubereiteten Lösungen sind sofort zu verwenden. Es ist unzulässig, gebrauchsfertig hergestellte Lösungen aus den Apotheken zu beziehen, eine größere Menge Lösung für mehrere nacheinander zu behandelnde Kranke herzustellen sowie überhaupt Lösungen länger als einige Minuten stehen zu lassen.

17. Bei den intravenösen Einspritzungen ist sorgfältig darauf zu achten, daß die Nadel der Spritze außen mit der Salvarsan-Lösung nicht benetzt ist und nach dem Einstich gut in der Vene liegt, so daß eine Verletzung der Innenhaut der Vene oder deren Durchstechung während der Einspritzung nicht erfolgen kann. Die Einspritzung ist langsam (bei schwächlichen Personen, nicht intaktem Herzen usw. sogar sehr langsam — mehrere Minuten) vorzunehmen. Bei der geringsten Schmerzäußerung, bei den geringsten Anzeichen einer Infiltrat- (Quaddel-) bildung, sowie bei den leichtesten Erscheinungen von Atembeschwerden, Blutandrang usw. ist mit der Einspritzung sofort aufzuhören. Ebenso ist, sobald sich bei der Entleerung der Spritze ein Hindernis bemerkbar macht, die Einspritzung zu unterbrechen und erst wieder fortzusetzen, nachdem man sich durch Ansaugung von Blut in die Spritze von der richtigen Lage der Kanüle in der Vene überzeugt hat.

Die Salvarsan-Behandlung sollte nur durch einen Arzt ausgeübt werden, der die Technik vollkommen beherrscht und alle Vorsichtsmaßnahmen gewissenhaft beachtet.

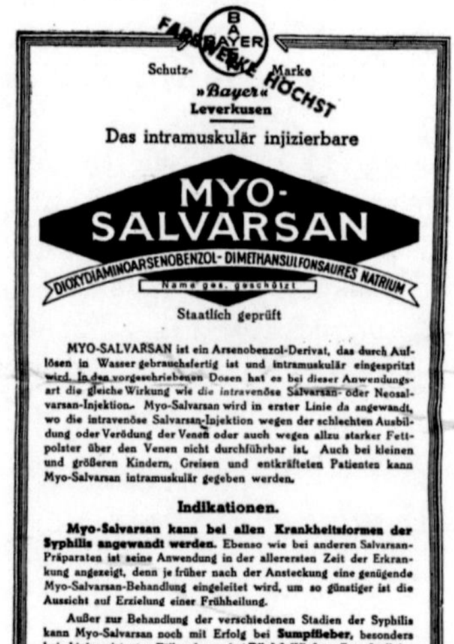

Staatlich geprüft

MYO-SALVARSAN ist ein Arsenobenzol-Derivat, das durch Auflösen in Wasser gebrauchsfertig ist und intramuskulär eingespritzt wird. In den vorgeschriebenen Dosen hat es bei dieser Anwendungsart die gleiche Wirkung wie die intravenöse Salvarsan- oder Neosalvarsan-Injektion. Myo-Salvarsan wird in erster Linie da angewandt, wo die intravenöse Salvarsan-Injektion wegen der schlechten Ausbildung oder Verödung der Venen oder auch wegen allzu starker Fettpolster über den Venen nicht durchführbar ist. Auch bei kleinen und größeren Kindern, Greisen und entkräfteten Patienten kann Myo-Salvarsan intramuskulär gegeben werden.

Indikationen.

Myo-Salvarsan kann bei allen Krankheitsformen der Syphilis angewandt werden. Ebenso wie bei anderen Salvarsan-Präparaten ist seine Anwendung in der allerersten Zeit der Erkrankung angezeigt, denn je früher nach der Ansteckung eine genügende Myo-Salvarsan-Behandlung eingeleitet wird, um so günstiger ist die Aussicht auf Erzielung einer Frühheilung.

Außer zur Behandlung der verschiedenen Stadien der Syphilis kann Myo-Salvarsan noch mit Erfolg bei **Sumpffieber**, besonders bei chininresistenten Fällen, ferner bei **Rückfallfieber, Framboesie, Filariasis, Ulcus tropicum, Kala-azar** und **Angina Plaut Vincent** verwendet werden.

D. 4114 (m. Richtl.) / K 0867 / (30181)

Anwendung und Dosierung.

Myo-Salvarsan wird intramuskulär injiziert. Dabei kommt in erster Linie die intraglutäale Injektion in Betracht. Man injiziert langsam in den oberen äußeren Quadranten des Glutäus maximus.

Die Injektionen werden meist 2 mal in der Woche vorgenommen. Anfangs können kleinere Dosen auch in etwas kürzeren Intervallen gegeben werden. Man beginnt mit 0,15 g und steigt bei der zweiten Injektion, gute Verträglichkeit vorausgesetzt, auf 0,3 g und dann rasch auf 0,45 bzw. 0,6 g. Die zu einer Kur verwandte Gesamtmenge soll etwa 5—6 g Myo-Salvarsan betragen. Nach mehrwöchiger Pause ist eine gleiche Kur durchzuführen, nach erneuter Pause kann eine dritte Kur während eines Jahres gemacht werden. Die Resultate der Behandlungen sind durch verschiedene serodiagnostische Methoden (WAR., S.G.R., M.T.R., Goldsol- bzw. Mastix-Reaktion) nachzuprüfen.

Die Dosierung für Kinder hängt noch mehr als beim Erwachsenen von der Konstitution des Patienten, vom Alter und von der Art der luetischen Infektion ab.

Im allgemeinen können folgende Dosierungen empfohlen werden:

Bei ganz kleinen Kindern bis zu 5 kg Gewicht kann als Einzeldosis anfänglich 0,005—0,01 g gewählt werden. Größeren Kindern im Gewicht von 6—8 kg gibt man als Anfangsdosis 0,015—0,02 g. Kindern von 10 kg 0,02—0,03 g und Kindern bis zu 15 kg 0,06—0,1 g.

Die weiterfolgenden Dosen, können bei guter Verträglichkeit in der Weise gesteigert werden, daß zunächst bis zur doppelten Menge und von der 4. oder 5. Spritze ab bis zum Dreifachen der Anfangsdosis gegangen wird.

Die Injektionen sind, ebenso wie bei Erwachsenen, mit Intervallen von 3—5 Tagen zu geben.

Die Myo-Salvarsan-Behandlung soll nur unter gewissenhafter Beobachtung aller erforderlichen Vorsichtsmaßnahmen durchgeführt werden. Vor allem ist bei Einleitung der Behandlung eine genaue Befragung des Kranken über frühere Erkrankungen und über sein gegenwärtiges Befinden sowie eine sorgfältige Untersuchung (Herz, Urin) vorzunehmen. Während der Kur, besonders am Tage der Einspritzung, sollen sich die Kranken vor ungewohnten körperlichen Anstrengungen und vor Exzessen jeder Art hüten. Es empfiehlt sich, die Patienten nach der Injektion eine Viertelstunde auf dem Ruhebett ausruhen zu lassen. Für gute Ernährung während der Kur ist nach Möglichkeit zu sorgen.

Treten nach der Injektion irgendwelche Störungen im Allgemeinbefinden auf, so mahnen diese zur Vorsicht. Wenn sie ernsterer Natur sind, ist die Kur abzubrechen und die nächste Einspritzung frühestens 8 Tage nach Wiederkehr völligen Wohlbefindens vorzunehmen, unter Verwendung einer kleineren Dosis bzw. eines anderen Salvarsan-Präparates. Nach der ersten Einspritzung tritt manchmal

eine rasch vorübergehende Erhöhung der Körpertemperatur ein, die keinen Hinderungsgrund für die Fortsetzung der Behandlung darstellt. Dagegen mahnen alle im weiteren Verlauf der Kur sich einstellenden Temperaturerhöhungen zur Vorsicht.

Auf das Auftreten von Exanthemen auch nur geringfügiger und flüchtiger Art ist besonders zu achten, da dieses leicht übersehen werden kann. Bei Anzeichen solcher Erscheinungen empfiehlt es sich, die Kur (mindestens für 14 Tage) zu unterbrechen. Beim Auftreten universeller Hautentzündungen ist von jeder antisyphilitischen Behandlung zunächst Abstand zu nehmen. Bei solchen Erscheinungen hat sich die intravenöse Zufuhr einer 5% bzw. 10%igen sterilen Natriumthiosulfat-Lösung in steigenden Dosen von 0,3—1 ccm bzw. die orale Verabreichung von 2—10 g gut bewährt.

Kontraindikationen.

Während des Bestehens von Gesundheitsstörungen, auch leichterer Art (Erkältung, Angina, Magenverstimmung), sind Einspritzungen von Salvarsan-Präparaten nur unter besonderer Beobachtung des Patienten vorzunehmen; bei Gesundheitsstörungen schwerer Art sind sie am besten ganz zu unterlassen. Es empfiehlt sich nicht, bei nüchternem oder überfülltem Magen Salvarsan-Einspritzungen zu machen.

Sollten Kopfschmerzen im Anschluß an Myo-Salvarsan-Injektionen auftreten, so leistet *Pyramidon* in Gaben von 0,3 g gute Dienste. Bei anaphylaktoiden Zuständen und in Fällen von Blutdrucksenkungen empfiehlt sich die intramuskuläre oder subkutane Injektion von 0,5—1 ccm *Solutio Suprarenin hydrochlor.* 1:1000 oder *Racedrin* bzw. *Rephrin*, 1 ccm der gebrauchsfertigen Lösung eventuell auch prophylaktisch.

Chem.-phys. Eigenschaften.

Myo-Salvarsan ist ein gelbes, in Wasser leicht und vollkommen klar lösliches Pulver. Kleine Farbenunterschiede sind ohne Belang und auf physikalische Ursachen zurückzuführen.

Myo-Salvarsan enthält als wirksamen Bestandteil neben anorganischen Salzen Dioxydiaminoarsenobenzol-dimethansulfonsaures Natrium $(C_{14}H_{10}O_2As_2N_2 \cdot (CH_2SO_3Na)_2)$. Der Arsengehalt beträgt 18—19%.

Myo-Salvarsan ist gegen atmosphärische Luft empfindlich und nimmt bei längerem Luftzutritt erhöhte Giftigkeit an.

Myo-Salvarsan wird deshalb in Glasampullen, die evakuiert oder mit einem indifferenten Gas gefüllt sind, eingeschmolzen und ist nur in diesen Originalpackungen vor Oxydationsvorgängen geschützt und haltbar. Der Inhalt von Ampullen, die auf dem Transport beschädigt wurden, darf ebensowenig benutzt werden, wie Reste aus früher geöffneten Ampullen.

Abb. 20: Gebrauchsanweisung von Myosalvarsan®, Seite 1 und 8 (oben) sowie Seite 2 und 3 (unten), 1945[241]

---

[241] UKJ E-405. Packung von Myosalvarsan® (Farbwerke Höchst) mit Gebrauchsanweisung.

Prüfung:

Myo-Salvarsan, das nur in seiner Originalpackung in den Handel kommt, ist sowohl analytisch als auch im Tierversuch, analog dem Salvarsan, aufs peinlichste geprüft. Es wird nur solches Myo-Salvarsan ausgegeben, das im *Staatl. Institut für experimentelle Therapie in Frankfurt am Main* biologisch auf einwandfreie Beschaffenheit und Ungefährlichkeit geprüft worden ist. Ferner findet vor der Uebergabe an den Handel regelmäßig eine eingehende klinische Prüfung statt. An Hand zurückgehaltener Kontrollröhrchen ist es jederzeit möglich, die völlige Intaktheit und Zuverlässigkeit des Myo-Salvarsan nachzuweisen.

Nur das geprüfte Myo-Salvarsan bietet eine Garantie für Reinheit und Zuverlässigkeit. Die Verwendung von Nachahmungen bedeutet eine Gefahr für den Patienten, da bei unsachgemäßer Fabrikation Nebenprodukte von außerordentlich hoher Giftigkeit entstehen können.

Bereitung der Lösungen:

Myo-Salvarsan-Lösungen sind mit destilliertem, sterilem Wasser, eventuell auch abgekochtem Brunnenwasser, mit 0,4%iger Kochsalzlösung oder auch mit ca. 10%iger Glukoselösung herzustellen, und zwar benötigt man für intramuskuläre Injektionen bei kleineren Dosierungen 1—2 ccm, bei Dosen von 0,3 bis 0,6 g Myo-Salvarsan ca. 3 ccm Lösungsmittel.

Ein Erhitzen der fertigen Lösungen hat zu unterbleiben.

Die frisch bereiteten Lösungen sollen möglichst bald injiziert werden; keinesfalls dürfen dieselben längere Zeit aufbewahrt oder vorrätig gehalten werden.

Es ist besonders davor zu warnen, ein größeres Quantum Myo-Salvarsan-Lösung, welches zur Behandlung mehrerer Patienten ausreicht, herzustellen. Der Arzt muß die anzuwendende Einzeldosis für jeden einzelnen Patienten unmittelbar vor dem Gebrauch frisch lösen, was bei der Leichtlöslichkeit des Myo-Salvarsan keine besondere Mühe verursacht. Die Anwendung einer nicht einwandfreien Lösung ist mit schweren Gefahren für den Kranken verbunden.

Öffnen der einfachen Ampullen:

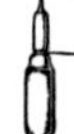

Durch Abreiben mit einem alkoholgetränkten Wattebausch wird zuerst die Glaswandung keimfrei gemacht und dann der Hals der Ampulle mit einer durch die Flamme gezogenen Feile dort, wo er mit einer ringförmigen Einkerbung versehen ist, der Buchstabe E bezeichnet die Stelle, angeritzt. Durch einen leichten, seitlichen Fingerdruck läßt sich das obere Ende des Ampullenhalses nunmehr splitterlos abbrechen. Zur Vorsicht kann man das zu entfernende Ampullenende vor dem Abbrechen mit etwas Mull, Watte oder dgl. umwickeln.

Originalpackungen

Myo-Salvarsan (in Substanz)

Trockenampullen mit 0.01; 0.02; 0.05; 0.075; 0.15; 0.3; 0.45 und 0.6 g.

Richtlinien für die Anwendung der Salvarsan-Präparate.

(Aufgestellt vom Reichsgesundheitsrat)

1. Die Salvarsan-Präparate können bei allen Krankheitsformen der Syphilis angewandt werden. Besonders wirksam ist ihre Anwendung in der allerersten Zeit der Erkrankung. Je früher nach der Ansteckung eine genügende Salvarsan-Behandlung eingeleitet wird (bezüglich Anwendung einer unterstützenden Wismut- oder Quecksilberkur, siehe Ziffer 13), um so günstiger ist die Aussicht auf Erzielung einer Frühheilung.

2. Voraussetzung für eine erfolgreiche Anwendung der Salvarsan-Präparate und für die tunlichste Vermeidung von Störungen ist die vollständige Beherrschung der Technik ihrer Anwendung und die genaue Beobachtung der Kranken vor, während und nach der Behandlung.

3. Vor Einleitung der Behandlung ist eine genaue Befragung des Kranken über etwaige frühere Erkrankungen und über sein gegenwärtiges Befinden sowie eine sorgfältige Untersuchung (Herz, Urin) mit Feststellung des Körpergewichtes vorzunehmen.

4. Während des Bestehens von akuten Gesundheitsstörungen, auch leichterer Art (Erkältung, Angina Magenverstimmung), sind Einspritzungen von Salvarsan-Präparaten nur bei ganz besonders wichtigen Indikationen und mit größter Vorsicht vorzunehmen, bei akuten Gesundheitsstörungen schwererer Art sind sie ganz zu unterlassen, ebenso bei Personen, welche die letzte Salvarsan-Einspritzung schlecht vertragen haben und noch unter ihren Folgen leiden. Auf nüchternen oder überfüllten Magen sollen Salvarsan-Einspritzungen nicht vorgenommen werden.

5. Besondere Vorsicht in der Anwendung der Salvarsan-Präparate ist ferner geboten: bei hochgradig unterernährten, kachektischen und schwer anämischen Kranken, bei Kranken mit Status thymolymphaticus, bei Diabetes, Struma, Basedow und Addisonscher Krankheit, bei Lungentuberkulose, bei Erkrankungen des Herzens und der Gefäße, der Nieren und der Leber (schon bei Verdacht auf solche Erkrankungen funktionelle Prüfung dieser Organe!), bei Leiden der Verdauungsorgane, bei Fettsucht, Alkoholismus, Epilepsie, sowie beim Vorliegen einer Schwangerschaft. In diesen Fällen ist zunächst mit tastenden Gaben vorzugehen und erst bei guter Verträglichkeit zu den normalen Dosierungen überzugehen. Ebenso ist zu verfahren bei Syphiliskranken mit Erscheinungen seitens des Zentralnervensystems oder anderer lebenswichtiger Organe und bei Personen, welche bei früheren Salvarsan-Einspritzungen Störungen irgendwelcher Art hatten (Ziffer 10—12).

6. Die Höhe der bei den Einspritzungen anzuwendenden Gaben ist unter Berücksichtigung des Körpergewichts, des allgemeinen Gesundheitszustandes und des Sitzes, der Art, der Schwere und der Ausdehnung der vorliegenden syphilitischen Erscheinungen in jedem Falle besonders festzustellen. Für die ersten Einspritzungen sind kleine Gaben (Dosierung I und II = 0,1—0,2 g Salvarsan, 0,15 bis 0,3 g Neosalvarsan oder Salvarsan-Natrium oder Myo-Salvarsan, 0,1—0,3 g Neosilbersalvarsan, 3—4 ccm Solu-Salvarsan) bei kräftigen jugendlichen Männern bis höchstens Dosierung III = 0,3 g Salvarsan, 0,45 g Neosalvarsan oder Salvarsan-Natrium oder Myo-Salvarsan, 0,3—0,4 g Neosilbersalvarsan, 4—5 ccm Solu-Salvarsan) und für die späteren Einspritzungen die größeren Gaben (Dosierung III und IV = 0,3—0,4 g Salvarsan, 0,45—0,6 g Neosalvarsan oder Salvarsan-Natrium oder Myo-Salvarsan 0,3—0,45 g Neosilbersalvarsan, 5—6 ccm Solu-Salvarsan) zu empfehlen. Selbst zum Zweck einer Abortivkur sollte aber auch bei kräftigen, sonst gesunden Männern als Einzelgabe Dosierung IV (0,4 g Salvarsan, 0,6 g Neosalvarsan-Natrium oder Myo-Salvarsan oder Salvarsan-Natrium oder Myo-Salvarsan, 6 ccm Solu-Salvarsan), bei Frauen als Einzelgabe Dosierung III (0,3 g Salvarsan, 0,45 g Neosalvarsan oder Salvarsan-Natrium oder Myo-Salvarsan oder Neosilbersalvarsan, 5 ccm Solu-Salvarsan) nicht überschritten werden. Bei der Dosierung für Kinder ist neben dem allgemeinen Kräftezustand besonders das Körpergewicht zu berücksichtigen.

Dosierung für Säuglinge:

0,007—0,02 g Salvarsan	
0,01 —0,03 g Neosalvarsan oder Salvarsan-Natrium oder Myo-Salvarsan	je kg Körpergewicht
0,007—0,025 g Neosilbersalvarsan	
0,25 —0,3 ccm Solu-Salvarsan	

7. Zwischen die einzelnen Einspritzungen sind Zwischenräume einzuschieben, die bei größeren Gaben (Dosierung III bei Frauen, Dosierung IV bei Männern) etwa 3—7 Tage betragen sollen. Bei Anwendung kleinerer Gaben können die Einspritzungen in kürzeren Zwischenräumen gemacht werden.

8. Die Gesamtmenge Salvarsan, die innerhalb eines Zeitraumes von etwa 6 Wochen angewandt wird, sollte bei reiner Salvarsan-Kur im allgemeinen 2,5—3,0 g Salvarsan, 4,0—5,0 g Neosalvarsan oder Salvarsan-Natrium oder Myo-Salvarsan, 4,0—4,5 g Neosilbersalvarsan, 50—70 ccm Solu-Salvarsan erreichen, aber nicht überschreiten. Für eine gründliche Gesamtkur wird empfohlen:

	bei Männern:	bei Frauen:
Salvarsan	3,0—4,5 g	2,5—4,0 g
Neosalvarsan oder Salvarsan-Natrium oder Myo-Salvarsan	4,5—6,0 g	4,0—5,0 g
Neosilbersalvarsan	4,0—5,0 g	3,5—4,5 g
Solu-Salvarsan	50—60 ccm	40—50 ccm

Es kann, falls eine besondere Veranlassung vorliegt, bei sonst kräftigen Personen über die angegebenen Dosen auch hinausgegangen werden. Voraussetzung für die Anwendung der Höchstmengen ist jedoch, daß die Kur andauernd gut vertragen wird (siehe die Ziffern 9—12). Bei kombinierter Behandlung mit Wismut oder Quecksilber ist eine besonders vorsichtige Dosierung unter aufmerksamer Beobachtung des Kranken während der Behandlung (siehe Ziffer 13) geboten. Vor jeder Einspritzung sowohl von Salvarsan, als auch von Wismut oder Quecksilber ist der Urin auf Eiweiß zu untersuchen.

9. Während der Kur, besonders am Tage der Einspritzung, sollen sich die Kranken vor ungewohnten körperlichen Anstrengungen und vor Exzessen jeder Art hüten. Für gute Ernährung während der Kur ist nach Möglichkeit zu sorgen.

10. Die Kranken sind jeweils dahin zu belehren, daß sie auf etwa nach einer Einspritzung auftretende Störungen, wie Kopfschmerzen, Uebelbefinden, Schwindel, Erbrechen, Fieber, Ohnmachtsanfälle, Schlaflosigkeit, Gesichtsröte, Blutungen, Hautausschlag (siehe Ziffer 12), Verlust an Körpergewicht und etwaige Abnahme der Harnmenge achten und dem Arzt darüber sofort auch unbefragt Mitteilung machen.

11. Vorkommnisse der in Ziffer 10 angeführten Art mahnen stets zur Vorsicht. Die Kur ist zunächst abzubrechen und die nächste Einspritzung frühestens 8 Tage nach Wiederkehr völligen Wohlbefindens unter Verwendung einer kleineren Dosis und eines anderen Salvarsan-Präparates vorzunehmen (siehe Ziffer 12). Nach der ersten Einspritzung tritt bei frischer Syphilis nicht selten eine rasch vorübergehende Erhöhung der Körperwärme sogar Schüttelfrost) ein, die keinen Grund gegen die Fortsetzung der Behandlung darstellt. Dagegen mahnen alle im weiteren Verlauf der Kur auftretenden Temperaturerhöhungen zur Vorsicht. Auch ein etwaiges Auftreten des sogenannten vasomotorischen Symptomenkomplexes während oder unmittelbar nach einer Einspritzung ist bei der Fortsetzung der Kur zu berücksichtigen (kleinere Dosen, Wechsel des Präparates, subkutane Einspritzung von 1 mg Adrenalin oder Suprarenin 10 Minuten vor der Salvarsan-Einspritzung).

12. Auf das Auftreten von Exanthemen, auch nur leichter und flüchtiger Art, ist besonders zu achten, da sie leicht übersehen werden können. Bei Anzeichen solcher Erscheinungen ist die Behandlung sofort auszusetzen. Bei Exanthemen auch leichterer Art ist eine Unterbrechung der Kur (mindestens etwa 14 Tage) erforderlich, da eine zu frühzeitige weitere Zufuhr von Salvarsan (und auch von Wismut und besonders von Quecksilber) schwerste universelle Hautentzündung zur Folge haben kann. Leichtere Ausschläge werden häufig durch intravenöse Einspritzung von 0,6—1,0 g Natriumthiosulfat zum Verschwinden gebracht oder am Schwererwerden verhindert. Bei universeller Hautentzündung ist die Kur gänzlich abzubrechen und von jeder weiteren antisyphilitischen Behandlung zunächst Abstand zu nehmen. Vor der Wiederaufnahme der Behandlung, die nur mit größter Vorsicht erfolgen soll, empfiehlt sich die Zuziehung eines Facharztes.

13. Bei der jetzt vielfach angewandten kombinierten Behandlung mit Salvarsan und Wismut oder Quecksilber muß auf die Nebenwirkungen der Präparate besonders geachtet werden.

14. Die Anwendung aller Salvarsan-Präparate hat unter Beachtung strengster Asepsis zu erfolgen. In jedem Falle ist die Kontrollnummer des benutzten Präparates und seine Bezugsquelle für eine etwaige spätere Kontrolle zu vermerken. Die Salvarsan-Präparate dürfen nur aus den Apotheken bezogen werden.

Abb. 21: Gebrauchsanweisung von Myosalvarsan®, Seite 4 und 5 (oben) sowie Seite 6 und 7 (unten), 1945[242]

---

[242] UKJ E 405. Packung von Myosalvarsan® (Farbwerke Höchst) mit Gebrauchsanweisung.

Der Gebrauchszettel enthielt nicht nur Richtlinien für die Anwendung der Salvarsan®-Präparate vom Reichsgesundheitsrat, sondern auch die Indikationen, Anwendung und Dosierung, Vorsichtsmaßnahmen bei der Behandlung, Kontraindikationen, Nebenwirkungen, chemisch-physikalische Eigenschaften, die staatliche Prüfung sowie die Zubereitung der Lösung. Daneben empfahl er für auftretende Nebenwirkungen die Anwendung Abhilfe schaffender Arzneien, bspw. das ebenfalls von den Farbwerken Hoechst hergestellte Pyramidon® zur Behandlung von Kopfschmerzen. Die Gebrauchsanweisung wies auch ausdrücklich auf die intramuskuläre Applikation hin, die abweichend von der intravenösen Applikation von Salvarsan® zu beachten war. Weiterhin enthielt sie eine Ermahnung an den Arzt, für jeden Patienten eine frische Lösung herzustellen, und förderte mit den beschriebenen Vorsichtsmaßnahmen einen sorgsamen Umgang sowie eine gewissenhafte Behandlung der Patienten. So wurde insbesondere beim Auftreten von Exanthemen eine Unterbrechung der Therapie empfohlen. Die Gebrauchsanweisung senkte auf diese Weise das Risiko falscher Handhabung, von der der als Begründer der Chemotherapie geltende Mediziner Paul Ehrlich (1854–1915)[243] schon im Falle des Salvarsan®[244] überzeugt gewesen war, dass sie einen großen Teil der schädigenden Wirkungen verursacht hatte,[245] und leistete damit einen Beitrag zur Erhöhung der Arzneimittelsicherheit.[246] Solche an Ärzte gerichteten Gebrauchsanweisungen stellten die Vorläufer der heutigen Fachinformation dar.[247]

---

[243] Siehe hierzu A. C. HÜNTELMANN (2011); sowie C. FRIEDRICH (2004), S. 808–812. Für einen kurzen biographischen Überblick siehe W.-D. MÜLLER-JAHNCKE / C. FRIEDRICH / U. MEYER (2005), S. 218.

[244] Zur Entwicklung von Salvarsan®, der ersten in die Therapie eingeführten organischen Arsenverbindung, siehe A. C. HÜNTELMANN (2009), S. 17–51; A. C. HÜNTELMANN (2013), S. 43–65; sowie S. ALT (2018), S. 44–48. Zur Entwicklung der Substanzklasse der organischen Arsenverbindungen siehe W.-D. MÜLLER-JAHNCKE / C. FRIEDRICH / U. MEYER (2005), S. 216–219. Zu Antimon- und Arsenverbindungen in der Malariatherapie siehe U. J. GÖTZ (2014), S. 271–274.

[245] Vgl. L. SAUERTEIG (2000), S. 96.

[246] Vgl. M. BUSCHING / C. FRIEDRICH (2020). Zum Beitrag des Apothekers Johann Bartholomäus Trommsdorff (1770–1837) zur Arzneimittelsicherheit siehe P. S. LIEDTKE (2010). Zu Johann Bartholomäus Trommsdorff, „Vater der wissenschaftlichen Pharmazie", siehe C. FRIEDRICH (2022/b), S. 17–36; C. FRIEDRICH (2020/a), S. 1872–1874; sowie C. FRIEDRICH (2012/c), S. 23–26.

[247] Vgl. U. LILL (1990), S. 138, Anm. 738.

6.4   Untersuchung ausgewählter Gebrauchsanweisungen verschiedener Herkunft

6.4.1   Digalen®, zwischen 1922 und 1928

Digalen® war ein von 1904 bis 1964 erhältliches, standardisiertes Digitalispräparat.[248]
Eine dem Präparat zwischen 1922 und 1928 hinzugefügte Gebrauchsanweisung zeigt
Abbildung 22:

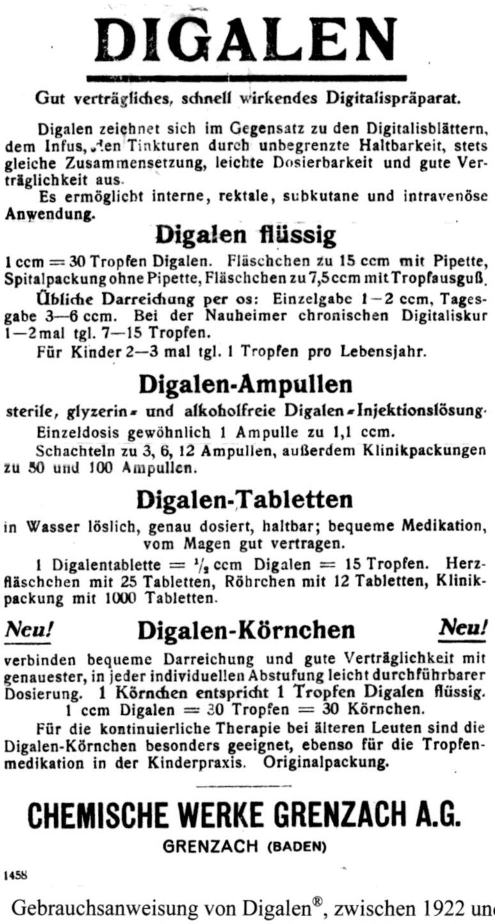

Abb. 22: Gebrauchsanweisung von Digalen®, zwischen 1922 und 1928[249]

---

[248] Vgl. H. C. PEYER (1996), S. 50. Zur Geschichte des Fingerhuts unter besonderer Berücksichtigung äußerlicher Anwendungen siehe A. OVERHAMM (1976). Zu historischen Aspekten der Herzinsuffizienztherapie siehe A. HELMSTÄDTER (2017), S. 175–180

[249] KSI UL Sign. 0929. Packung von Digalen® (Chemische Werke Grenzach A. G.), vermutlich
Körnchen, mit Gebrauchsanweisung. Die Chemische Werke Grenzach A. G. bestand von

6.4.1.1   Erfassung des Inhalts

Tab. 15:   Inhalt der Gebrauchsanweisung von Digalen®, zwischen 1922 und 1928

a. Bezeichnung des Präparats	Digalen
b. Hersteller	Chemische Werke Grenzach A. G., Grenzach (Baden)
c. Zusammensetzung (qualitativ, quantitativ)	Stets gleiche Zusammensetzung.
d. Indikation / Stoffgruppe	Digitalispräparat
e. Darreichungsform / Art der Anwendung	Es ermöglicht interne, rektale, subkutane und intravenöse Anwendung. Digalen flüssig, Digalen-Ampullen, Digalen-Tabletten, Digalen-Körnchen

f.   Dosierung (Einzel- / Tagesdosierung)

[Digalen flüssig] 1 ccm = 30 Tropfen Digalen. [...]

Übliche Darreichung per os: Einzelgabe 1–2 ccm, Tagesgabe 3–6 ccm. Bei der Nauheimer chronischen Digitaliskur 1–2 mal tgl. 7–15 Tropfen.

Für Kinder 2–3 mal tgl. 1 Tropfen pro Lebensjahr.

[Digalen-Ampullen] Einzeldosis gewöhnlich 1 Ampulle zu 1,1 ccm.

[Digalen-Tabletten] 1 Digalentablette = ½ ccm Digalen = 15 Tropfen.

[Digalen-Körnchen] 1 Körnchen entspricht 1 Tropfen Digalen flüssig. 1 ccm Digalen = 30 Tropfen = 30 Körnchen.

g. Weitere Einnahmehinweise	Digalen-Tabletten in Wasser löslich.
h. Wirksamkeit	Schnell wirkend
i. Nebenwirkungen	Gut verträglich
j. Kontraindikationen	Keine Angabe
k. Wechselwirkungen	Keine Angabe
l. Explizite Warnhinweise	Keine Angabe

m. Weitere Inhalte

Vorteile gegenüber Digitalisblättern und Digitaliszubereitungen:

Digalen zeichnet sich im Gegensatz zu den Digitalisblättern, dem Infus, den Tinkturen durch unbegrenzte Haltbarkeit, stets gleiche Zusammensetzung, leichte Dosierbarkeit und gute Verträglichkeit aus.

[Fortsetzung auf nächster Seite]

1916 bis 1928. Ab 1929 firmierte sie wieder unter dem Namen F. Hoffmann-La Roche & Co. Vgl. H. C. PEYER (1996), S. 50. Ferner wurde in Gehes Codex 1922 erstmals über die Darreichungsform Körnchen berichtet. Vgl. GEHES CODEX (1922), S. 21. Aus der Kombination dieser Eckdaten erschließt sich die Datierung. Zur Geschichte der Firma Roche siehe A. L. BIERI (2021).

<u>Eigenschaften:</u>

[Digalen-Ampullen] sterile, glyzerin- und alkoholfreie Digalen-Injektionslösung

[Digalen-Tabletten] in Wasser löslich, genau dosiert, haltbar; bequeme Medikation, vom Magen gut vertragen.

[Digalen-Körnchen] verbinden bequeme Darreichung und gute Verträglichkeit mit genauester, in jeder individuellen Abstufung leicht durchführbarer Dosierung. [...]

Für die kontinuierliche Therapie bei älteren Leuten sind die Digalen-Körnchen besonders geeignet, ebenso für die Tropfenmedikation in der Kinderpraxis.

<u>Handelsformen:</u>

[Digalen flüssig] Fläschchen zu 15 ccm mit Pipette, Spitalpackung ohne Pipette, Fläschchen zu 7,5 ccm mit Tropfausguß.

[Digalen-Ampullen] Schachteln zu 3, 6, 12 Ampullen, außerdem Klinikpackungen zu 50 und 100 Ampullen.

[Digalen-Tabletten] Herzfläschchen mit 25 Tabletten, Röhrchen mit 12 Tabletten, Klinikpackung mit 1000 Tabletten.

Neu! [Digalen Körnchen] Neu! [...] Originalpackung.

6.4.1.2 Analyse der Gestaltung

Der Gebrauchszettel enthält ca. 210 Wörter in allgemeinverständlicher Sprache. Er gliedert sich in einen Überschriftenabschnitt (Name des Präparats sowie Zusatz zu Nebenwirkungen und Wirksamkeit) und im Wesentlichen anhand der Angabe der Darreichungsform als Unterüberschrift in verschiedene Textabschnitte (Vorteile gegenüber Digitalisblättern und Digitaliszubereitungen, Abschnitte zu Digalen® flüssig, Digalen®-Ampullen, Digalen®-Tabletten und Digalen® Körnchen zu den Eigenschaften, der Dosierung und der Handelsformen der jeweiligen Darreichungsform). Abschließend wird der Name des Herstellers angegeben. Die Bezeichnung der Arzneifertigware in der Überschrift wurde fett, in einer höheren Schriftgröße und unterstrichen gedruckt. Der Zusatz zu Nebenwirkungen und der Wirksamkeit erscheint fett, die Unterüberschriften und die Herstellerangabe in fett sowie höherer Schriftgröße, die Anmerkung „Neu!" in fett, unterstrichen sowie in kursiver Schrift. Der Druck des gesamten Textes erfolgte in schwarzer Farbe.

Der Gebrauchszettel ist schlicht gestaltet, er weist keine zusätzlichen grafischen Elemente auf.

6.4.1.3 Beurteilung des Inhalts und der Gestaltung

Die Gebrauchsanweisung weist eine für Laien verständliche Sprache auf und wird anhand von Absätzen und Unterüberschriften klar gegliedert. Dabei erscheint auch die Länge von 210 Wörtern übersichtlich. V. a. die Angaben zur Dosierung und die weiteren Einnahmehinweise stellten für den Patienten wesentliche Informationen dar, während die Indikation lediglich über die Stoffgruppe „Digitalispräparat" ungenau benannt wurde. Die verwendete Sprache beschreibt Digalen® sehr positiv als „gut verträgliches, schnell wirksames Digitalispräparat" und „bequeme Medikation". Man stellte sogar einen direkten Vergleich zu Digitalisblättern sowie dem Infus und den Tinkturen aus solchen an, gegenüber denen sich Digalen® „durch unbegrenzte Haltbarkeit, stets gleiche Zusammensetzung, leichte Dosierbarkeit und gute Verträglichkeit" auszeichnen sollte, obwohl insbesondere eine unbegrenzte Haltbarkeit nicht vorlag. Durch die Aufzählung der verschiedenen Darreichungsformen konnte das Publikum zudem auf die gesamten Variationen aufmerksam gemacht werden. Hierbei betonte man für die Tabletten und Körnchen nochmals die positiven Eigenschaften. Im Gegensatz zum Inhalt fällt die grafische Gestaltung schlicht aus. Sie dient im Wesentlichen einer übersichtlichen Gliederung des Textes.

Gehes Codex beschreibt für Digalen® 1920 eine gleichlautende Dosierung, wobei die Gabe der Tabletten direkt als zwei bis vier angegeben wird und sich nicht, wie in der Gebrauchsanweisung, erst aus der Umrechnung der Tablettenäquivalente in Tropfen ergibt. Eine Dosierung für Kinder ist nicht vermerkt. Digalen® sollte eine Lösung des amorphen Digitoxins Cloëtta sein, zu dem auch physikalisch-chemische Eigenschaften genannt werden.[250] Abweichend von der Gebrauchsanweisung gibt er 25 % Glyzerin als Bestandteil an.[251] Die Anwendung lautet über Herzmittel ohne Nebenwirkungen.[252]

Die Gebrauchsanweisung informierte den Patienten über die Dosierung und weitere Einnahmehinweise der verschiedenen Digalen®-Präparate, während das Anwendungsgebiet nur über die Angabe „Digitalispräparat" abgeleitet werden konnte. Anhand einer positiven Beschreibung der Eigenschaften und der Betonung der Überlegenheit gegenüber anderen Digitaliszubereitungen entsteht ein werbender Charakter, der trotz der schlichten Gestaltung der Gebrauchsanweisung den informativen Charakter überwiegt. Zwischen 1920 und 1928 lag keine einheitliche Regelung für die Heilmittelwerbung im Deutschen Reich vor. Die Behauptung einer unbegrenzten Haltbarkeit im Vergleich zu anderen Digitaliszubereitungen war jedoch möglicherweise geeignet, die Vorgaben des unlauteren Wettbewerbs zu verletzen, da sie nicht der Wahrheit entsprach.

6.4.2   Synthalin® „Kahlbaum", 1926

Das orale Antidiabetikum Synthalin® enthielt den Wirkstoff Dekamethylendiguanidin und wurde 1926 erstmals klinisch angewendet.[253] Einen Gebrauchszettel der C. A. F. Kahlbaum chemische Fabrik GmbH, mit der die Chemische Fabrik auf Actien (vorm. E. Schering) 1927 zur Schering-Kahlbaum AG fusionierte,[254] gibt Abb. 23 wieder:

---

[250] Diese Angabe wurde in Gehes Codex 1933 auf Gesamtglykoside aus den Blättern des roten Fingerhuts, Digitalis purpurea, abgeändert. Vgl. GEHES CODEX (1933), S. 288.

[251] Diese Angabe wurde in Gehes Codex 1922 auf frei von Glycerin korrigiert. Vgl. GEHES CODEX (1922), S. 21.

[252] Vgl. GEHES CODEX (1920), S. 148.

[253] Vgl. U. BAACKE (1977), S. 13 und S. 16; U. MEYER / A. SCHUMANN / C. FRIEDRICH (2002), S. 243; sowie A. RETZAR / C. FRIEDRICH (2013), S. 205. Holländer spezifizierte den Wirkstoff als Dekamethylendiguanidindichlorhydrat. Vgl. H. HOLLÄNDER (1955), S. 98. Zur Geschichte der oralen Antidiabetika siehe U. BAACKE (1977); sowie U. MEYER / A. SCHUMANN / C. FRIEDRICH (2002), S. 242–250. Zur Geschichte der Mono-, Di- und Biguanide siehe A. RETZAR / C. FRIEDRICH (2013), S. 204–213. Zur Geschichte der Diabetesforschung siehe V. JÖRGENS (2022).

[254] Vgl. SCHERING AKTIENGESELLSCHAFT (2001), S. 24.

Synthalin „Kahlbaum"

Patente angemeldet.   Ⓚ   Name geschützt.

Erstes perorales synthetisches
Antidiabetikum
mit insulinartiger Wirkung

Die Synthalinbehandlung muß ausschließlich nach ärztlicher Anweisung und unter ärztlicher Kontrolle vorgenommen werden, um den richtigen Erfolg der Behandlung sicherzustellen und unerwünschte Nebenwirkungen auszuschließen.

Synthalin wird innerlich genommen in Einzeldosen von 1 kleinen Tablette (10 mg), 2 kleinen Tabletten (20 mg) oder 1 großen Tablette (25 mg), die zweckmäßig zu Beginn der Mahlzeiten mit etwas Flüssigkeit unzerkaut geschluckt werden sollen.

Am besten geeignet für die Synthalinbehandlung sind die leichten und mittelschweren Fälle von Diabetes.

Die Behandlung beginnt am zweckmäßigsten, nachdem zuvor durch Regelung der Diät die Toleranzgrenze festgestellt ist.

I. Behandlung der leichten und mittelschweren Fälle von Diabetes.

Durch diätetische Vorbehandlung wird der Patient auf eine Zuckerausscheidung von höchstens 30—45 g pro die eingestellt.

Ist der Patient eingestellt, so gibt man am 1. und 3. Tage zweimal je 2 kleine Tabletten (zu 10 mg), am zweiten Tage einmal 2 kleine Tabletten (zu 10 mg) und pausiert am vierten Tage. Allmählich geht man unter Beibehaltung der Pausen von 2 kleinen Tabletten (zu 10 mg) zu 1 großen Tablette (zu 25 mg) über.

Genaue Behandlungsschemata stehen den Herren Ärzten zur Verfügung.

Vor Einsetzen der Synthalinbehandlung kann man gegebenenfalls die Synthalintoleranz der Patienten durch Verabfolgung noch kleinerer Dosen prüfen.

II. Behandlung der schweren Fälle und Behandlung des Diabetes der Kinder.

Schwere Diabetesfälle und Diabetes der Kinder sollen nach Möglichkeit nur in klinischer Beobachtung für die Synthalin- resp. Synthalin-Insulin-Behandlung eingestellt werden (vergleiche Prospekt).

III. Fälle, die während der Insulinbehandlung zur Synthalinbehandlung übergeführt werden sollen.

a) Bei leichten und mittelschweren Fällen, z. B. bei Einspritzung von zweimal 20 Einheiten Insulin gibt man zweimal täglich 2 kleine Synthalin-Tabletten (zu je 10 mg) und senkt dann die Insulingaben täglich um ca. 5 Einheiten pro dosi. Manchmal genügt es auch, das Insulin abzusetzen, den Patienten neu einzustellen und dann zum Synthalin überzugehen.

b) Bei mit Insulin vorbehandelten Fällen von Diabetes gravis, die mit Synthalin allein voraussichtlich nicht zuckerfrei werden, empfiehlt es sich, den Abbau des Insulins und den Uebergang zum Synthalin ebenfalls in klinischer Beobachtung durchzuführen.

Kontraindikationen gegen die Synthalinbehandlung sind Koma und präkomatöse Zustände.

Nebenerscheinungen. Da die Verträglichkeit des Synthalin bei verschiedenen Patienten großen individuellen Schwankungen unterliegt, ist bei Darreichung größerer Synthalingaben das Auftreten leichter Nebenerscheinungen mitunter nicht ganz auszuschließen. Wir bitten deshalb um besondere Berücksichtigung der Angaben in unserm ausführlichen Prospekt. Dieser Prospekt mit ganz genauen Dosierungsschemata wird den Herren Aerzten auf Wunsch übersandt.

Originalpackung mit 40 (kleinen) Tabletten zu 10 mg
(rotes Etikett, rote Schachtel)
„ mit 10 (großen) Tabletten zu 25 mg
(blaues Etikett, blaue Schachtel)
„ mit 40 (großen) Tabletten zu 25 mg
(blaues Etikett, blaue Schachtel)

C.A.F.KAHLBAUM CHEMISCHE FABRIK
Gesellschaft mit beschränkter Haftung / Berlin N 39

Abb. 23:   Vorder- und Rückseite der Gebrauchsanweisung von Synthalin® „Kahlbaum", 1926[255]

---

[255]   SchA-S6-580. Packung von Synthalin® „Kahlbaum" (C. A. F. Kahlbaum chemische Fabrik GmbH) mit Gebrauchsanweisung.

6.4.2.1   Erfassung des Inhalts

Tab. 16:   Inhalt der Gebrauchsanweisung von Synthalin® „Kahlbaum", 1926

a. Bezeichnung des Präparats	Synthalin „Kahlbaum"
b. Hersteller	C. A. F. Kahlbaum chemische Fabrik Gesellschaft mit beschränkter Haftung
c. Zusammensetzung (qualitativ, quantitativ)	Keine Angabe
d. Indikation / Stoffgruppe	Erstes perorales synthetisches Antidiabetikum mit insulinartiger Wirkung Behandlung leichter, mittelschwerer und schwerer Fälle von Diabetes und Behandlung des Diabetes der Kinder.
e. Darreichungsform / Art der Anwendung	Tabletten zum Einnehmen
f. Dosierung (Einzel- / Tagesdosierung) g. Weitere Einnahmehinweise	Synthalin wird innerlich genommen in Einzeldosen von 1 kleinen Tablette (10 mg), 2 kleinen Tabletten (20 mg) oder 1 großen Tablette (25 mg), die zweckmäßig zu Beginn der Mahlzeiten mit etwas Flüssigkeit unzerkaut geschluckt werden sollen. [Siehe auch unter m.]
h. Wirksamkeit	Am besten geeignet für die Synthalinbehandlung sind die leichten und mittelschweren Fälle von Diabetes.
i. Nebenwirkungen Nebenerscheinungen. Da die Verträglichkeit des Synthalin bei verschiedenen Patienten großen individuellen Schwankungen unterliegt, ist bei Darreichung größerer Synthalingaben das Auftreten leichter Nebenerscheinungen mitunter nicht ganz auszuschließen. Wir bitten deshalb um besondere Berücksichtigung der Angaben in unserm ausführlichen Prospekt. Dieser Prospekt mit ganz genauen Dosierungsschemata wird den Herren Aerzten auf Wunsch übersandt.	
j. Kontraindikationen	Kontraindikationen gegen die Synthalinbehandlung sind Koma und präkomatöse Zustände.
k. Wechselwirkungen	Keine Angabe
l. Explizite Warnhinweise	Keine Angabe

m. Weitere Inhalte

Schutzrechte: Patente angemeldet. Name geschützt.

Therapeutische Hinweise:

Die Synthalinbehandlung muß ausschließlich nach ärztlicher Anweisung und unter ärztlicher Kontrolle vorgenommen werden, um den richtigen Erfolg der Behandlung sicherzustellen und unerwünschte Nebenwirkungen auszuschließen.

Die Behandlung beginnt am zweckmäßigsten, nachdem zuvor durch Regelung der Diät die Toleranzgrenze festgestellt ist.

I. Behandlung der leichten und mittelschweren Fälle von Diabetes.

Durch diätetische Vorbehandlung wird der Patient auf eine Zuckerausscheidung von höchstens 30–45 g pro die eingestellt.

Ist der Patient eingestellt, so gibt man am 1. und 3. Tage zweimal je 2 kleine Tabletten (zu 10 mg), am zweiten Tage einmal 2 kleine Tabletten (zu 10 mg) und pausiert am vierten Tage. Allmählich geht man unter Beibehaltung der Pausen von 2 kleinen Tabletten (zu 10 mg) zu 1 großen Tablette (zu 25 mg) über.

Genaue Behandlungsschemata stehen den Herren Ärzten zur Verfügung.

Vor Einsetzen der Synthalinbehandlung kann man gegebenenfalls die Synthalintoleranz der Patienten durch Verabfolgung noch kleinerer Dosen prüfen.

II. Behandlung der schweren Fälle und Behandlung des Diabetes der Kinder.

Schwere Diabetesfälle und Diabetes der Kinder sollen nach Möglichkeit nur in klinischer Beobachtung für die Synthalin- resp. Synthalin-Insulin-Behandlung eingestellt werden (vergleiche Prospekt).

III. Fälle, die während der Insulinbehandlung zur Synthalinbehandlung übergeführt werden sollen.

a) Bei leichten und mittelschweren Fällen, z. B. bei Einspritzung von zweimal 20 Einheiten Insulin gibt man zweimal täglich 2 kleine Synthalin-Tabletten (zu je 10 mg) und senkt dann die Insulingaben täglich um ca. 5 Einheiten pro dosi. Manchmal genügt es auch, das Insulin abzusetzen, den Patienten neu einzustellen und dann zum Synthalin überzugehen.

b) Bei mit Insulin vorbehandelten Fällen von Diabetes gravis, die mit Synthalin allein voraussichtlich nicht zuckerfrei werden, empfiehlt es sich, den Abbau des Insulins und den Uebergang zum Synthalin ebenfalls in klinischer Beobachtung durchzuführen.

Handelsformen:

Originalpackung mit 40 (kleinen) Tabletten zu 10 mg (rotes Etikett, rote Schachtel)

[Unterführungszeichen] mit 10 (großen) Tabletten zu 25 mg (blaues Etikett, blaue Schachtel)

[Unterführungszeichen] mit 40 (großen) Tabletten zu 25 mg (blaues Etikett, blaue Schachtel)

6.4.2.2 *Analyse der Gestaltung*

Der Gebrauchszettel enthält etwa 450 Wörter in überwiegend allgemeinverständlicher Sprache. Er ist in einen Überschriftenteil (Name des Präparats, Schutzrechte, Indikation und Stoffgruppe) und anhand von Absätzen und nummerierten Unterüberschriften in verschiedene Textabschnitte (Therapeutische Hinweise, Dosierung, Kontraindikationen Nebenwirkungen und Handelsformen) gegliedert. Abschließend wird der Name des Herstellers angegeben. Der Name des Präparats ist in einer höheren Schriftgröße als der übrige Text und fett abgedruckt. Die Indikationsgruppe „Antidiabetikum" ist in höherer

Schriftgröße abgebildet, die Adjektive „perorales" und „insulinartiger" unterstrichen. Die Unterüberschriften zu den durchnummerierten Behandlungsszenarien des Diabetes ist in höherer Schriftgröße als der übrige Text und in fett geschrieben. Zudem hob man wesentliche Passagen des Textes, wie „ausschließlich nach ärztlicher Anweisung" und „unter ärztlicher Kontrolle" sowie die abschnittseinleitenden Begriffe „Kontraindikationen" und „Nebenerscheinungen" fett hervor. Der Herstellername ist in einer höheren Schriftgröße, in fett und einer anderen Schriftart abgebildet. Der gesamte Text ist in schwarzer Farbe gedruckt.

Der Gebrauchszettel erscheint schlicht. Als grafisches Element weist er das Logo des Herstellers in Verbindung mit der von einem oberen und einem unteren Querbalken umgebenen Angabe der Schutzrechte auf.

6.4.2.3   *Beurteilung des Inhalts und der Gestaltung*

Die Gebrauchsanweisung ist in einer für Laien verständlichen und neutralen Sprache abgefasst, lediglich die Bezeichnungen „perorales" und „Kontraindikationen" stellen fachliche Begriffe dar. Anhand von Absätzen und hervorgehobenen Unterüberschriften strukturiert, vermittelte sie mit der Indikation, der Dosierung und weiteren Einnahmehinweisen sowie der Erwähnung möglicher Nebenwirkungen für die Anwendung wesentliche Informationen. Ferner wies man in den therapeutischen Hinweisen ausdrücklich darauf hin, Synthalin® nur nach der Anweisung des Arztes und unter dessen Kontrolle anzuwenden. Die weiteren therapeutischen Hinweise zu den unterschiedlichen Ausprägungen des Diabetes sowie die Kontraindikationen richteten sich an den Arzt. Als werbend kann lediglich die Indikationsangabe als „Erstes perorales synthetisches Antidiabetikum mit insulinartiger Wirkung" sowie das Logo des Herstellers in Verbindung mit der von Querbalken umgebenen Angabe der Schutzrechte empfunden werden.

Gehes Codex bietet 1927 einen ausführlichen Eintrag über Synthalin®. Neben der Bezeichnung des Wirkstoffs als alkyliertes Guanidin-Derivat wird die Wirkung als dem Insulin ähnlich angegeben. Zudem informiert er über klinische Daten aus der Behandlung von Kaninchen, Hunden und Menschen. Für letztere konnte Zucker im Urin um 30 bis 45 Gramm gesenkt sowie Acetonkörper vermindert oder sogar eliminiert werden. Anschließend werden die Unterschiede gegenüber Insulin verdeutlicht – die orale Anwendung und eine vergleichsweise verzögerte, aber länger anhaltende Wirkung – und die Anwendungsgebiete, Handelsformen, die Dosierung und weiteren Einnahmehinweise sowie der Hersteller angegeben.[256] Die Rote Liste 1935 beschränkt sich auf die Angabe des Wirkstoffs Dekamethylendiguanidindichlorhydrat, der peroralen Behandlung von Diabetes als Indikation sowie der Handelsform.[257]

Die Gebrauchsanweisung informierte über das Anwendungsgebiet, die Dosierung und weitere Einnahmehinweise sowie die Möglichkeit des Auftretens von Nebenwirkungen, ohne diese näher zu spezifizieren. Zusammen mit der Betonung der zwingenden Einhaltung des ärztlichen Therapieregimes sowie der ärztlichen Kontrolle in den

---

[256] Vgl. GEHES CODEX (1927), S. 184f.
[257] Vgl. ROTE LISTE (1935), S. 559. Die Rote Liste 1933 führte nur Synthalin® B. Vgl. ROTE LISTE (1933), S. 257.

therapeutischen Hinweisen ermöglichte sie damit eine korrekte Anwendung und trug zugleich zur Arzneimittelsicherheit bei. Auch für das Auftreten von Nebenwirkungen, die möglicherweise aus einer gefährlichen Überdosierung resultierten, wurde zumindest sensibilisiert. Ein Großteil der weiteren Angaben richtete sich hingegen ausschließlich an den Arzt. Formulierungen wie, „ist der Patient eingestellt", drücken aus, dass die Gebrauchsinformation auch in erster Linie für diesen bestimmt war. Dass nur die grafische Gestaltung der Gebrauchsanweisung, bestehend aus dem Herstellerlogo in Verbindung mit der von Querbalken umgebenen Angabe der Schutzrechte, den Erinnerungswert an das Präparat erhöhte, und die Indikationsangabe als ‚Erstes perorales synthetisches Antidiabetikum mit insulinartiger Wirkung' dessen Neuheit herausstellte, bekräftigt den deutlich überwiegenden informativen Charakter der Gebrauchsanweisung. So wurden bspw. auch ausschließlich sachliche und keine anempfehlenden Formulierungen gewählt. 1927 galt keine reichsweite Regelung für die Heilmittelwerbung. Die Vorgaben des unlauteren Wettbewerbs wurden nicht verletzt, da das zu den Diguanidinen zählende Synthalin® erstmals eine orale Diabetestherapie ermöglichte. Die ‚insulinartige Wirkung' konnte zudem als allgemein Blutzucker senkender Effekt aufgefasst werden.

6.4.3   Prontosil®-Tabletten, 1936

Prontosil® wurde 1935 als Prontosil® rubrum in die Therapie eingeführt und stellte damit den ersten Vertreter der Substanzgruppe der Sulfonamide dar.[258] Die antibakterielle Wirkung dieses Präparats hatte der Mediziner Gerhard Domagk (1895–1964)[259] entdeckt, dem dafür 1939 der Nobelpreis zuerkannt wurde. Aufgrund der Zustände im nationalsozialistischen Deutschland konnte er diesen allerdings erst 1947 entgegennehmen.[260] 1938 wurden Aminobenzolsulfonamid und seine Abkömmlinge, zu denen auch Prontosil® zählt, der Rezeptpflicht unterstellt.[261] Zuvor bestand für Prontosil®-Tabletten gemäß der Kaiserlichen Verordnung bei der Verwendung als Heilmittel aufgrund der Darreichungsform Tablette zunächst nur Apothekenpflicht. Einen dazugehörigen Gebrauchszettel von 1936 zeigt Abbildung 24:

---

[258] Vgl. W.-D. MÜLLER-JAHNCKE / C. FRIEDRICH / U. MEYER (2005), S. 221; G. ULRICH (2009), S. 218f.; E. HICKEL (2008), S. 524; sowie S. ALT (2018), S. 62f.

[259] Siehe hierzu E. GRUNDMANN (2018). Zu Domagk siehe auch C. FRIEDRICH (1989), S. 2169–2172.

[260] Vgl. W.-D. MÜLLER-JAHNCKE / C. FRIEDRICH / U. MEYER (2005), S. 221; C. FRIEDRICH (1989), S. 2172; sowie G. ULRICH (2009), S. 218f. Zur Geschichte der β-Lactam-Antibiotika siehe C. FRIEDRICH (2006), S. 392–398.

[261] Vgl. C. SCHLICK (2008), S. 236f. Diese war unabhängig von der Verwendung als Heil- oder Vorbeugungsmittel. Vgl. PGS (1938), Nr. 14, S. 76.

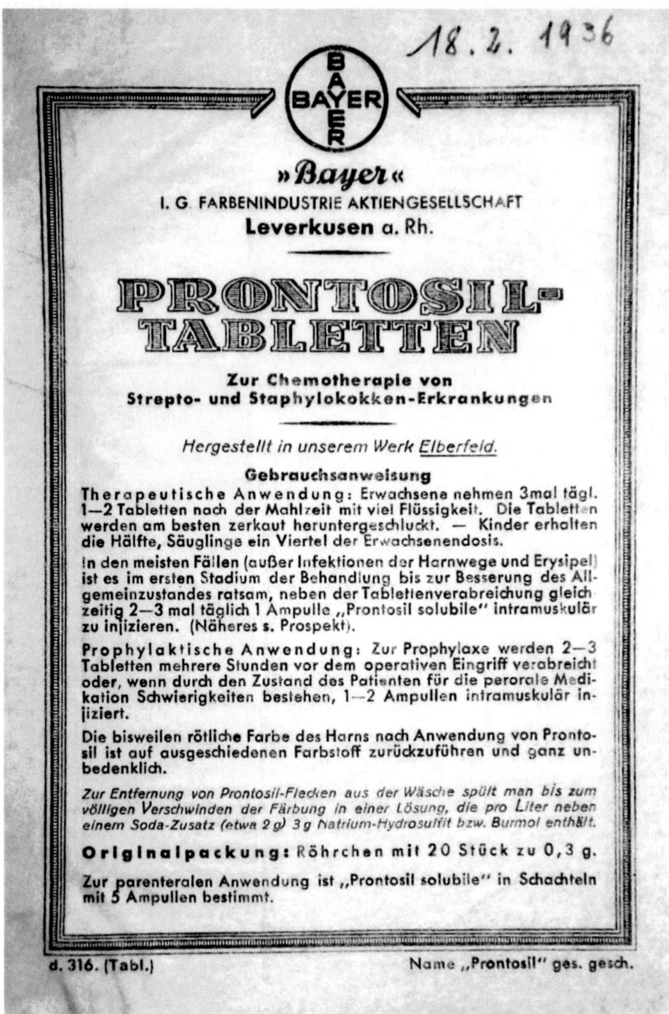

Abb. 24: Gebrauchsanweisung von Prontosil®-Tabletten, 1936[262]

---

[262] BAL-166-008, Prontosil®. Gebrauchsanweisung von Prontosil®-Tabletten. Zur Geschichte der Firma Bayer siehe BAYER (1988).

6.4.3.1   *Erfassung des Inhalts*

Tab. 17:   Inhalt der Gebrauchsanweisung von Prontosil®-Tabletten, 1936

a. Bezeichnung des Präparats	Prontosil-Tabletten
b. Hersteller	Bayer I. G. Farbenindustrie Aktiengesellschaft, Leverkusen a. Rh.
c. Zusammensetzung (qualitativ, quantitativ)	Keine Angabe
d. Indikation / Stoffgruppe	Zur Chemotherapie von Strepto- und Staphylokokken-Erkrankungen Infektionen der Harnwege und Erysipel
e. Darreichungsform / Art der Anwendung	Tabletten zum Einnehmen

f.   Dosierung (Einzel- / Tagesdosierung)

Therapeutische Anwendung: Erwachsene nehmen 3 mal tägl. 1–2 Tabletten. [...] – Kinder erhalten die Hälfte, Säuglinge ein Viertel der Erwachsenendosis.

Prophylaktische Anwendung: Zur Prophylaxe werden 2–3 Tabletten mehrere Stunden vor dem operativen Eingriff verabreicht oder [siehe m.]

g. Weitere Einnahmehinweise	Nach der Mahlzeit mit viel Flüssigkeit nehmen. Die Tabletten werden am besten zerkaut heruntergeschluckt.
h. Wirksamkeit	Keine Angabe
i. Nebenwirkungen	Die bisweilen rötliche Farbe des Harns nach Anwendung von Prontosil ist auf ausgeschiedenen Farbstoff zurückzuführen und ganz unbedenklich.
j. Kontraindikationen	Keine Angabe
k. Wechselwirkungen	Keine Angabe
l. Explizite Warnhinweise	Keine Angabe

m. Weitere Inhalte

Herstellort:

Hergestellt in unserem Werk Elberfeld.

Hinweise und Informationen zu Prontosil solubile:

In den meisten Fällen (außer bei Infektionen der Harnwege und Erysipel) ist es im ersten Stadium der Behandlung bis zur Besserung des Allgemeinzustandes ratsam, neben der Tablettenverabreichung gleichzeitig 2–3 mal täglich 1 Ampulle „Prontosil solubile" intramuskulär zu injizieren. (Näheres s. Prospekt).

Wenn durch den Zustand des Patienten für die perorale Medikation Schwierigkeiten bestehen, 1–2 Ampullen intramuskulär injiziert.

Zur parenteralen Anwendung ist „Prontosil solubile" in Schachteln mit 5 Ampullen bestimmt.

Umgang mit Prontosil-Flecken:

Zur Entfernung von Prontosil-Flecken aus der Wäsche spült man bis zum völligen Verschwinden der Färbung in einer Lösung, die pro Liter neben einem Soda-Zusatz (etwa 2 g) 3 g Natrium-Hydrosulfit bzw. Burmol enthält.

[Fortsetzung auf nächster Seite]

<u>Handelsform:</u>
Originalpackung: Röhrchen mit 20 Stück zu 0,3 g.
<u>Schutzrecht:</u> Name „Prontosil" ges. gesch.

6.4.3.2 Analyse der Gestaltung

Der Gebrauchszettel enthält ca. 210 Wörter in überwiegend allgemeinverständlicher Sprache. Er ist in einen Überschriftenteil (Logo und Name des Herstellers, Name des Präparats, Indikation, Herstellort) und anhand einer Überschrift sowie Absätzen in verschiedene Textabschnitte (Gebrauchsanweisung für therapeutische und prophylaktische Anwendung, Hinweise und Informationen zu Prontosil® solubile, Nebenwirkungen, Umgang mit Prontosil®-Flecken, Handelsform) gegliedert. Abschließend werden eine Folge aus Buchstaben und Zahlen sowie der Hinweis auf das Schutzrecht angegeben. Der Name des Präparats im Überschriftenteil erscheint in einer höheren Schriftgröße und auffälligen Schriftart. Der Name des Herstellers ist ebenfalls in anderen, aber weniger auffälligen Schriftarten gedruckt sowie etwas größer als der übrige Text. Teile des Herstellernamens, die Indikation, die Unterüberschrift „Gebrauchsanweisung" sowie der Begriff „Originalpackung" werden in fett, die Angabe des Herstellorts in kursiv und die Abschnittseinleitungen „Therapeutische Anwendung" sowie „Prophylaktische Anwendung" mithilfe von Sperrsatz hervorgehoben. Der Druck erfolgte durchgehend in schwarzer Farbe.

Der Gebrauchszettel weist eine charakteristische grafische Gestaltung auf. Zu dieser zählen das Logo des Herstellers in Verbindung mit dessen Name sowie eine äußere Umrandung um den Großteil des Textes, die einem Bilderrahmen gleichen. Der Überschriftenteil wird durch zwei Querstriche zudem in drei Bereiche unterteilt.

6.4.3.3 Beurteilung des Inhalts und der Gestaltung

Die Gebrauchsanweisung ist überwiegend in einer für Laien verständlichen und neutralen Sprache abgefasst, die Bezeichnungen „Chemotherapie", „Strepto- und Staphylokokken-Erkrankungen", „Erysipel", „peroral" und „intramuskulär injiziert" stellen Fachvokabular dar. Insbesondere mithilfe von Absätzen übersichtlich gegliedert, lieferte sie mit der Indikation, der Dosierung, die auch für Kinder angegeben wurde, den weiteren Einnahmehinweisen, Nebenwirkungen und dem Hinweis zum Umgang mit Prontosil®-Flecken für die Anwendung wichtige Informationen. Dabei war der Informationsgehalt zur Indikation für Patienten eingeschränkt, da sich hier die meisten Fachbegriffe befinden. Insbesondere der Hinweis auf eine mögliche Rotfärbung des Harns nach der Anwendung war für den Patienten sehr wichtig, da diese andernfalls zu Ängsten wegen Blut im Urin und damit unter Umständen zum Abbruch der Therapie geführt hätte. Der Umgang mit Flecken in der Kleidung stellte gleichermaßen eine Hilfestellung für den Patienten dar. Werbend ist hingegen die Empfehlung einer vorhergehenden Anwendung von Prontosil® solubile, die Patienten mitunter dazu bewegt haben könnte, dies vom Arzt einzufordern. Die Gestaltung erscheint übersichtlich. Die grafischen Elemente in Form des Herstellerlogos in Verbindung mit dessen Name sowie die äußere Umrandung förderten den Erinnerungswert des Präparats.

Noch im Jahr der Erscheinung verzeichnete Gehes Codex einen Eintrag für Prontosil®, der gleichlautend den Hersteller und die Dosierung auflistet, wobei für Kinder nur ungenau geringere Mengen angegeben werden. Das Anwendungsgebiet fasst man als septische Prozesse aller Art zusammen und gab dazu Beispiele, wie Scharlach oder Diphtherie. Zudem wird der Wirkstoff 4-Sulfonamid-2′, 4′-diaminoazobenzol-Hydrochlorid, den die Gebrauchsanweisung in diesem Fall nicht verzeichnet, sowie dessen chemisch-physikalische Eigenschaften beschrieben.[263] In der Ausgabe von 1937 sind die Indikationen und die Dosierung in Übereinstimmung mit der Gebrauchsanweisung angepasst.[264] Die Rote Liste von 1939 beschränkt sich auf die Wirkstoffbezeichnung, die Anwendung bei Streptokokkeninfektionen sowie die Handelsformen. Für die Dosierung verweist sie hingegen auf das „Bayer"-Ärztejahrbuch.[265]

Die Gebrauchsanweisung informierte den Patienten über das Anwendungsgebiet, wenngleich dieses nicht laienverständlich beschrieben wurde, die Dosierung und weitere Einnahmehinweise, eine mögliche Rotfärbung des Harns als Nebenwirkung sowie den Umgang mit durch Prontosil® versursachten Flecken. Insbesondere die Vorwarnung zur Verfärbung des Urins vermochte Patienten möglicherweise von einem eigenständigen Therapieabbruch abzuhalten, falls diese die rote Farbe andernfalls als Blut im Urin deuteten. Zusammen mit der Dosierung und den weiteren Einnahmehinweisen ermöglichte die Gebrauchsanweisung damit eine korrekte und vollständige Anwendung. Der Hinweis auf die Anwendung von Prontosil® solubile kann aber als werbend angesehen werden, andererseits führte eine solche zu einem schnelleren Erreichen der therapeutisch wirksamen Konzentration und war somit einer erfolgreichen Therapie förderlich. Die grafische Gestaltung der Gebrauchsanweisung, bestehend aus dem Herstellerlogo in Verbindung mit dessen Name, einer äußeren, als Ornament ausgestalteten Umrandung sowie der auffälligen Schriftart der Bezeichnung „Prontosil-Tabletten", war einerseits dazu geeignet, den Erinnerungswert zur erhöhen, andererseits zeigt sich keine anempfehlende Wortwahl, sondern die Inhalte sind im Gegenteil dazu sachlich gehalten. Wenige wissenschaftliche Ausdrücke sollten dabei vermutlich nicht von der Qualität zeugen, sondern waren an den Arzt gerichtet. Damit überwiegt der informative Charakter der Gebrauchsanweisung. Im Februar 1936 galt noch keine reichsweite Regelung für die Heilmittelwerbung. Die Vorgaben des unlauteren Wettbewerbs wurden nicht verletzt.

6.4.4   Phanodorm®, 1937 und 1943

Phanodorm® war ein von der Firma Merck[266] aus Darmstadt vertriebenes Schlafmittel mit dem Wirkstoff Cyclohexenylehtylbarbitursäure bzw. Cyclobarbital.[267] Abb. 25 gibt Gebrauchsanweisungen von 1937 und 1943 wieder:

---

[263] Vgl. GEHES CODEX (1935), S. 178.

[264] Vgl. GEHES CODEX (1937), S. 1326f.

[265] Vgl. ROTE LISTE (1939), S. 533.

[266] Zur Geschichte der chemisch-pharmazeutischen Fabrik E. Merck Darmstadt siehe C. BURHOP u. a. (2018); sowie I. POSSEHL (1994). Zur Entwicklung industrieller Herstellbetriebe aus Apothekenlaboratorien siehe G. HUHLE-KREUTZER (1989); sowie C. FRIEDRICH (2012/b), S. 24–29.

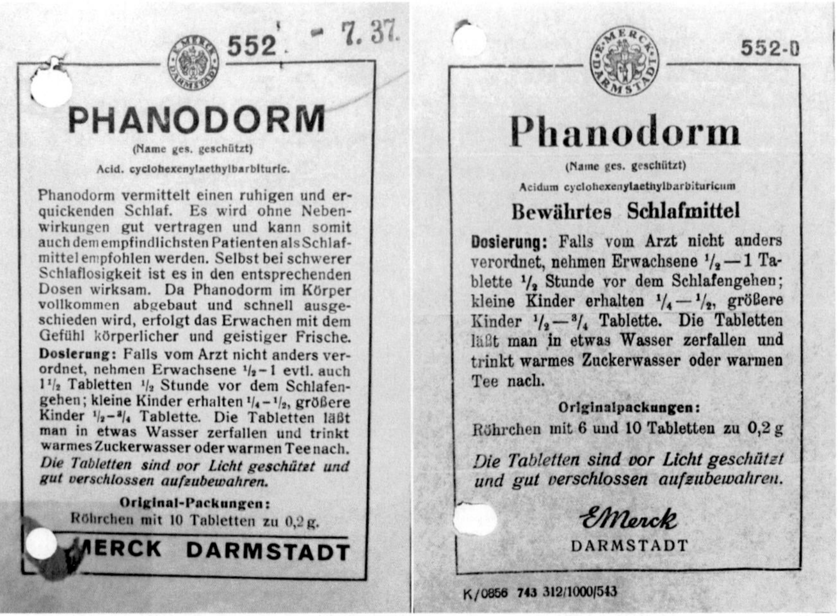

Abb. 25: Gebrauchsanweisung von Phanodorm®, Juli 1937 (links) und
Gebrauchsanweisung von Phanodorm®, 1943 (rechts)[268]

6.4.4.1 Erfassung des Inhalts

Tab. 18: Inhalt der Gebrauchsanweisung von Phanodorm®, 1937[269]

a.	Bezeichnung des Präparats	Phanodorm
b.	Hersteller	[E.] Merck Darmstadt
c.	Zusammensetzung (qualitativ, quantitativ)	Acid. cyclohexenylaethylbarbutric.
d.	Indikation / Stoffgruppe	Schlafmittel
e.	Darreichungsform / Art der Anwendung	Tabletten zum Einnehmen

f.	Dosierung (Einzel- / Tagesdosierung)
	Falls vom Arzt nicht anders verordnet, nehmen Erwachsene ½–1 evtl. auch 1½ Tabletten ½ Stunde vor dem Schlafengehen; kleine Kinder erhalten ¼–½, größere Kinder ½–¾ Tablette.

g.	Weitere Einnahmehinweise	Die Tabletten läßt man in etwas Wasser zerfallen und trinkt warmes Zuckerwasser oder warmen Tee nach.

---

[267] Vgl. HUNNIUS (2004), S. 411. Zu Barbituraten siehe auch Kapitel 6.3.5.

[268] MA W 39 / 31i. Gebrauchsanweisung von Phanodorm®, Juli 1937; sowie MA W 39 / 23e. Gebrauchsanweisung von Phanodorm®, [1943].

[269] Aufgrund der inhaltlichen Ähnlichkeit soll an dieser Stelle nur der Gebrauchszettel von Phanodorm® 1937 erfasst werden.

h. Wirksamkeit	
Phanodorm vermittelt einen ruhigen und erquickenden Schlaf.	
Selbst bei schwerer Schlaflosigkeit ist es in den entsprechenden Dosen wirksam.	
Da Phanodorm im Körper vollkommen abgebaut und schnell ausgeschieden wird, erfolgt das Erwachen mit dem Gefühl körperlicher und geistiger Frische.	
i. Nebenwirkungen	Es wird ohne Nebenwirkungen gut vertragen und kann somit auch dem empfindlichsten Patienten als Schlafmittel empfohlen werden.
j. Kontraindikationen	Keine Angabe
k. Wechselwirkungen	Keine Angabe
l. Explizite Warnhinweise	Keine Angabe
m. Weitere Inhalte	
<u>Schutzrecht:</u> (Name ges. geschützt)	
<u>Lagerung:</u> Die Tabletten sind vor Licht geschützt und gut verschlossen aufzubewahren.	
<u>Handelsform:</u> Original-Packungen: Röhrchen mit 10 Tabletten zu 0,2 g.	

6.4.4.2   Analyse der Gestaltung

Der Gebrauchszettel enthält etwa 130 Wörter in, abgesehen von der Wirkstoffbezeichnung, allgemeinverständlicher Sprache. Er ist in einen Überschriftenteil (Firmenlogo, Name des Präparats und Schutzrecht, Wirkstoffbezeichnung) und verschiedene Textabschnitte (Indikation, Wirksamkeit, Nebenwirkungen, Dosierung und weitere Einnahmehinweise, Lagerung) gegliedert. Abschließend werden die Handelsform, der Name des Herstellers sowie eine Folge aus Buchstaben und Zahlen angegeben. Der Name des Präparats und des Herstellers sind in einer höheren Schriftgröße und in einer schlichteren Schriftart als der übrige Text sowie in fett gedruckt. Das Schutzrecht, die Wirkstoffbezeichnung, die Begriffe „Dosierung" und „Original-Packungen" erscheinen in fett, der Lagerungshinweis komplett kursiv. Der Druck des gesamten Textes erfolgte in schwarzer Farbe.

Der Gebrauchszettel ist schlicht gestaltet. Als grafisches Element weist er das Firmenlogo sowie einen Querbalken, der den Namen des Herstellers vom übrigen Text trennt, auf.

6.4.4.3   Beurteilung des Inhalts und der Gestaltung

Außer der lateinischen und abgekürzten Stoffbezeichnung für den Wirkstoff von Phanodorm®, die für Patienten mitunter nicht eindeutig war, aber aufgrund der Endung „-barbituric" zumindest das enthaltene Barbitursäurederivat andeutet, weist die Gebrauchsanweisung eine für Laien verständliche Sprache auf. Der Text ist in verschiedene Abschnitte gegliedert, die mithilfe von fetten und kursiven Hervorhebungen etwas Übersichtlichkeit schaffen. Inhaltlich beschränkte man sich überwiegend auf für den Patienten wesentliche Informationen, was auch die Kürze von nur 128 Wörtern zeigt. Zu diesen zählen die Indikation, die Wirksamkeit, Nebenwirkungen, die Dosierung, einschließlich für Kinder, und weitere Einnahmehinweise sowie ein Lagerungshinweis. Die

Angaben zur Dosierung und Einnahme sowie der Lagerungshinweis erscheinen dabei sachlich. Wohingegen insbesondere die Wirkung von Phanodorm® sehr positiv beschrieben wird. Demnach bringt es einen „ruhigen und erquickenden Schlaf", hilft „selbst bei schwerer Schlaflosigkeit" und führt zu einem „Erwachen mit dem Gefühl körperlicher und geistiger Frische" nach der Anwendung, weil es „vollkommen abgebaut" und „schnell ausgeschieden" würde. Hierbei muss der Hinweis zu einer Einnahme „in den entsprechenden Dosen" bei schweren Fällen der Schlaflosigkeit sehr kritisch gesehen werden, da er den Patienten zu einer Einnahme nach eigenem Ermessen anregte, ohne eine einschränkende Maximaldosis anzugeben. Auch die Angabe der Nebenwirkungen ist werbend. Denn Phanodorm® sollte „ohne Nebenwirkungen gut vertragen" werden und eignete sich daher „auch dem empfindlichsten Patienten als Schlafmittel". Ferner stellt das Logo der Firma Merck ein Symbol dar, das die Erinnerung des Patienten an das Präparat unterstützte.

Gehes Codex 1937 listet für Phanodorm® eine gleichlautende Dosierung, einschließlich für Kinder, sowie die Anwendung als Schlafmittel bei Schlafstörungen unterschiedlichster Ätiologie auf. Den Wirkstoff, zu dem auch chemisch-physikalische Eigenschaften beschrieben werden, wird verständlicher in Deutsch und nicht abgekürzt als Cyclohexenyl-aethyl-barbitursäure angegeben. Neben E. Merck, Chemische Fabrik ist auch die Bayer I. G. Farbenindustrie A.-G. als Hersteller genannt. Der Lagerungshinweis fehlt.[270] Die Rote Liste 1939, die zwischen einem von Bayer und einem von Merck hergestellten Phanodorm® unterscheidet, führt keine physikalisch-chemischen Eigenschaften des Wirkstoffs auf, dafür erscheinen, neben deutscher und ungekürzter Wirkstoffbezeichnung, die Indikation als Schlafmittel und die Dosierung, Handelsformen sowie der Hinweis, dass die Einnahme eine halbe Stunde vor dem Schlafengehen zu erfolgen hat.[271]

Die Gebrauchsanweisung informierte den Patienten über das Anwendungsgebiet, die Dosierung und weitere Einnahmehinweise von Phanodorm®. Anhand einer positiven Beschreibung der Wirkung und der Betonung einer guten, nebenwirkungslosen Verträglichkeit, die neben dem Logo des Herstellers der Werbung dienten, wurde die bedenkenlose Anwendung eines Barbiturats gefördert. Vor allem im Zusammenhang mit der Einnahme bei schweren Fällen „in den entsprechenden Dosen" und dem Fehlen eines Hinweises auf Wechselwirkungen mit Alkohol oder anderen Arzneien könnte dies zu kritischen Dosierungen geführt haben. Damit steht dem informativen Charakter ein gleichermaßen werbender Charakter gegenüber, der ein Gesundheitsrisiko barg. Den Charakter eines Barbitursäurederivats betreffend, berücksichtigte man in der Gebrauchsanweisung die 1936 veröffentlichten Vorgaben der Fachgruppe Pharmazeutische Erzeugnisse der Wirtschaftsgruppe Chemische Industrie für die Kennzeichnung von Barbituraten.[272]

---

[270] Vgl. GEHES CODEX (1937), S. 1270.

[271] Vgl. ROTE LISTE (1939), S. 507f.

[272] Ob die Vorgaben Abkürzungen zuließen, konnte im Rahmen dieser Arbeit nicht ermittelt werden. Auf Februar 1936 datierte Gebrauchsanweisungen von Coffeminal® compositum, einem Präparat zur Vorbeugung und Behandlung von Reiseübelkeit, und den bspw. als Sedativum eingesetzten Prominaletten® der Firma Bayer gaben noch keinen Wirkstoff an.

Zudem unterlag der Inhalt der Heilmittel-Bekanntmachung des Werberats der deutschen Wirtschaft. Insbesondere die beschriebene Wirksamkeit konnte den unerlaubten Eindruck einer Wirkungsgarantie vermitteln, ohne dass dies jedoch mit Sicherheit feststellbar wäre.

Die Gebrauchsanweisung von 1943 veranschaulicht darüber hinaus die Auswirkungen der strenger werdenden Gesetzgebung aus der Zeit. Zum einen wurde die Wirkstoffbezeichnung nicht mehr abgekürzt, da dies nach der 1940 erlassenen Polizeiverordnung für Barbitusäureabkömmlinge unzulässig war. Zum anderen entfernte man den Abschnitt zur Wirksamkeit und zur Nebenwirkungslosigkeit bis auf einen Indikationshinweis „Bewährtes Schlafmittel" vollständig. Dies dürfte auf die überarbeitete Fassung der Heilmittel-Bekanntmachung des Werberats der deutschen Wirtschaft von 1941 zurückzuführen sein, die die Werbung für Schlafmittel nunmehr auf Fachkreise beschränkte und gemäß den Ausführungen des Werberats somit nur noch sehr reduzierte Inhalte für Gebrauchsanweisungen zuließ.[273]

6.4.5 Hogan, vermutlich um 1938

Hogan war ein Kombinationspräparat zur Schmerztherapie, bestehend aus Coffein, Phenacetin, Phenyldimethylpyrazolon und dem unter dem Namen Pyramidon®[274] bekannten Dimethylaminophenazon. In Gehes Codex trat es erstmals 1938 in Erscheinung.[275] Einen Gebrauchszettel, vermutlich aus dem Jahr oder den ersten Jahren nach der Markterscheinung, zeigt Abbildung 26:

<hr>

Vgl. BAL-166-008, Coffeminal. Gebrauchsanweisung von Coffeminal® compositum; sowie BAL-166-008, Prominal. Gebrauchsanweisung von Prominaletten®. Während Coffeminal® compositum u. a. die als Luminal® bekannte Phenylethylbarbitursäure und Coffein enthielt, war Methylphenobarbital für die Wirkung der Prominaletten® verantwortlich. Vgl. GEHES CODEX (1937), S. 358f. und S. 1325f.

[273] Dazu siehe Kapitel 4.1.2.

[274] Zur Geschichte des Pyramidon® siehe R. BEROLD / W.-D. MÜLLER-JAHNCKE (1999), S. 39 bis 47.

[275] Vgl. GEHES CODEX (1938), S. 98. Zur Geschichte der stark wirkenden Analgetika siehe C. FRIEDRICH (2016/a), S. 192–198.

HOGAN

bewährt sich angenehm bei Schmerzen aller Art wie Gicht, Grippe, Ischias, Rheuma, Migräne, Nerven- und Kopfschmerzen. Vielfach sehr gute Resultate werden auch erzielt bei allgemeinem Unbehagen, Frauenbeschwerden, nach Operationen, bei fieberhaften Erscheinungen, nervöser Schlaflosigkeit, bei Alkohol- und Nikotinmißbrauch, wie auch bei Erkältungskrankheiten.

Gebrauchsanweisung

Wenn vom Arzt nicht anders verordnet, können unbedenklich 2—3 mal täglich, je nach Wirkung und Befinden, 1—2 Tabletten, zerkleinert oder im ganzen mit etwas Flüssigkeit (ca. 1/2 Trinkglas) eingenommen werden. Kinder 1/4—1/2 davon in Zuckerwasser. Bei nicht zu vollem Magen und etwas liegender Ruhe raschere Wirkung.

Bestandteile:

Trimethylxanthin 0.05 + Acetphenetidinum 0,15 + Phenyldim. pyraz. 0.15 + Dim. aminophenyldimethylpyraz. 0.15. Frei von Salicylsäure.

Taschenpackung mit 10 Tabletten à 0.5 gr. RM. 0.90
Große Packung mit 20 Tabletten à 0.5 gr. RM. 1.50
HOGAN ist in allen Apotheken erhältlich.

Wenn aber nicht vorrätig, dann bitte nichts anderes nehmen, sondern unbedingt darauf bestehen, daß HOGAN durch die betreffende Apotheke umgehend beschafft wird.

Um gelegentliche Mitteilung des erreichten Erfolges bittet
Gothania-Präparate Nürnberg-S

HOGAN

verursacht nicht nur eine anhaltende wie auch rasche Schmerzbeseitigung, sondern bekämpft nebenher die Schmerzursache selbst, durch erhöhte Aktivierung der Gewebetätigkeit wodurch ein rascheres und schnelleres Ausscheiden der Krankheitsstoffe oder sonstiger Schädlichkeiten erreicht wird.

Durch diese grundsätzlichen Faktoren der Schmerzbefreiung ist die überraschend schmerzstillende Wirkung erklärlich und deshalb nicht zu befürchten daß es sich nur um eine vorübergehende Schmerzbetäubung handeln könnte.

Auch bei längerem Gebrauch ist keinerlei Gewöhnungsgefahr zu beobachten, weshalb die Anwendung von HOGAN unbedenklich solange fortgesetzt werden kann, bis ein Rückschlag nicht mehr zu erwarten ist.

Die Zusammensetzung läßt aber weiterhin erkennen, daß es sich um ein, für den menschlichen Organismus vollständig unschädliches Mittel handelt, welches auch auf Herz, Magen oder Darm keinerlei nachteiligen Einfluß ausübt.

HOGAN ist in allen Apotheken erhältlich.

Wenn aber nicht vorrätig, dann bitte nichts anderes nehmen, sondern unbedingt darauf bestehen, daß HOGAN durch die betreffende Apotheke umgehend beschafft wird.

Um gelegentliche Mitteilung des erreichten Erfolges bittet
Gothania-Präparate Nürnberg-S

Abb. 26: Vorder- und Rückseite der Gebrauchsanweisung von Hogan, um 1938[276]

6.4.5.1   Erfassung des Inhalts

Tab. 19: Inhalt der Gebrauchsanweisung von HOGAN, um 1938

a.	Bezeichnung des Präparats	Hogan
b.	Hersteller	Gothania-Präparate Nürnberg-S
c.	Zusammensetzung (qualitativ, quantitativ)	Trimethylxanthin 0.05 + Acetphenetidinum 0,15 + Phenyldim. pyraz. 0.15 + Dim. aminophenyldimethylpyraz. 0.15. Frei von Salicylsäure
d.	Indikation / Stoffgruppe	
	Hogan bewährt sich angenehm bei Schmerzen aller Art wie Gicht, Grippe, Ischias, Rheuma, Migräne, Nerven- und Kopfschmerzen. Vielfach sehr gute Resultate werden auch erzielt bei allgemeinem Unbehagen, Frauenbeschwerden, nach Operationen, bei fieberhaften Erscheinungen, nervöser Schlaflosigkeit, bei Alkohol- und Nikotinmißbrauch, wie auch bei Erkältungskrankheiten.	
e.	Darreichungsform / Art der Anwendung	Tabletten zum Einnehmen

---

[276] MOA 13.1-058k-19. Packung von Hogan (Gothania-Präparate Nürnberg-S) mit Gebrauchsanweisung.

f. Dosierung (Einzel- / Tagesdosierung) g. Weitere Einnahmehinweise	Gebrauchsanweisung Wenn vom Arzt nicht anders verordnet, können unbedenklich 2–3 mal täglich, je nach Wirkung und Befinden, 1–2 Tabletten zerkleinert oder im ganzen mit etwas Flüssigkeit (ca. ½ Trinkglas) eingenommen werden. Kinder ¼–½ davon in Zuckerwasser.

h. Wirksamkeit

Bei nicht zu vollem Magen und etwas liegender Ruhe raschere Wirkung.

Hogan verursacht nicht nur eine anhaltende wie auch rasche Schmerzbeseitigung, sondern bekämpft nebenher die Schmerzursache selbst, durch erhöhte Aktivierung der Gewebetätigkeit wodurch ein rascheres und schnelleres Ausscheiden der Krankheitsstoffe oder sonstiger Schädlichkeiten erreicht wird.

Durch diese grundsätzlichen Faktoren der Schmerzbefreiung ist die überraschend schmerzstillende Wirkung erklärlich und deshalb nicht zu befürchten daß es sich nur um eine vorübergehende Schmerzbetäubung handeln könnte.

i. Nebenwirkungen

Auch bei längerem Gebrauch ist keinerlei Gewöhnungsgefahr zu beobachten, weshalb die Anwendung von Hogan unbedenklich solange fortgesetzt werden kann, bis ein Rückschlag nicht mehr zu erwarten ist.

Die Zusammensetzung läßt aber weiterhin erkennen, daß es sich um ein, für den menschlichen Organismus vollständig unschädliches Mittel handelt, welches auch auf Herz, Magen oder Darm keinerlei nachteiligen Einfluß ausübt.

j. Kontraindikationen	Keine Angabe
k. Wechselwirkungen	Keine Angabe
l. Explizite Warnhinweise	Keine Angabe

m. Weitere Inhalte

<u>Handelsformen:</u>
Taschenpackung mit 10 Tabletten à 0.5 gr. RM. 0.90
Große Packung mit 20 Tabletten à 0.5 gr. RM. 1.50
<u>Erhältlichkeit (Vorder- und Rückseite):</u>
Hogan ist in allen Apotheken erhältlich.
Wenn aber nicht vorrätig, dann bitte nichts anderes nehmen, sondern unbedingt darauf bestehen, daß Hogan durch die betreffende Apotheke umgehend beschafft wird.
<u>Aufforderung zur Rückmeldung von Behandlungserfolgen (Vorder- und Rückseite):</u>
Um gelegentliche Mitteilung des erreichten Erfolges bittet Gothania-Präparate Nürnberg-S

6.4.5.2 *Analyse der Gestaltung*

Der Gebrauchszettel enthält ca. 310 Wörter in überwiegend allgemeinverständlicher Sprache. Er gliedert sich in eine Überschrift (Bezeichnung des Präparats) und anhand von Unterüberschriften und Absätzen in verschiedene Textabschnitte (Indikationen, Dosierung und weitere Einnahmehinweise, Zusammensetzung hinsichtlich der Wirkstoffe, Erhältlichkeit auf Vorder- und Rückseite, Wirksamkeit, Nebenwirkungen). Auf der Vorder- und Rückseite wird abschließend der Name des Herstellers in Verbindung mit einer Aufforderung zur Rückmeldung von Behandlungserfolgen angegeben. Die Bezeichnung des Präparats als Überschrift ist fett und in einer höheren Schriftgröße gedruckt. Ferner ist sie, auch im übrigen Text, durchgehend in Großbuchstaben gedruckt. Die einen Abschnitt einleitenden Passagen „bewährt sich angenehm bei Schmerzen aller Art wie" und „HOGAN ist in allen Apotheken erhältlich" sowie die Unterüberschriften erscheinen ebenfalls fett und in höherer Schriftgröße, allerdings kleiner als die Überschrift. Die Dosierung und weiteren Einnahmenhinweise, die Zusammensetzung hinsichtlich der Wirkstoffe und der Abschnitt zur Erhältlichkeit sind in etwas kleinerer Schrift als der übrige Text geschrieben. Der Druck des gesamten Textes erfolgte in schwarzer Farbe.

Der Gebrauchszettel ist schlicht gestaltet, er weist als grafische Elemente nur drei Querbalken auf, die in zwei Fällen die Herstellerangabe und in einem Fall die Handelsformen und den darunter liegenden Hinweis zur Erhältlichkeit vom übrigen Text trennen.

6.4.5.3 *Beurteilung des Inhalts und der Gestaltung*

Abgesehen von den bei der Zusammensetzung von Hogan verwendeten lateinischen und überdies abgekürzten Wirkstoffbezeichnungen, die für einen Großteil der Patienten nicht zu deuten waren, wird die Gebrauchsanweisung in einer für Laien verständlichen Sprache abgefasst und optisch klar in verschiedene Abschnitte gegliedert. Dabei stellt ein Großteil der Inhalte, insbesondere die Indikationen, die Dosierung, einschließlich einer solchen für Kinder, und weiteren Einnahmehinweise, die Nebenwirkungen sowie der Hinweis zur Erhältlichkeit, für den Patienten relevante Informationen dar. Allerdings werden diese anhand einer empfehlenden Wortwahl, wie „bewährt", „angenehm", „unbedenklich" sehr positiv dargestellt. Vor allem die Beschreibung der Nebenwirkungen gestaltet sich somit nicht informativ, sondern werbend, indem von „keinerlei Gewöhnungsgefahr" ohne Einschränkung der Anwendungsdauer berichtet und das Präparat als „vollständig unschädliches Mittel, [...] welches keinerlei nachteiligen Einfluß ausübt" angepriesen wird. Weiterhin suggeriert die Beschreibung der Wirksamkeit, dass nicht nur der Schmerz als Symptom, sondern gleichzeitig auch dessen Ursache behandelt würde. Dies konnte Patienten von der Konsultation eines Arztes abhalten und eine kausale Therapie verhindern oder zumindest aufschieben. Wegen der Vielzahl angegebener Anwendungsgebiete, die im Grunde auf die Behandlung von Schmerzen zu reduzieren sind, ist eine solche Gefahr vermutlich hoch gewesen. Für die Anwendung bei nervöser Schlaflosigkeit war Hogan aufgrund des enthaltenen Coffeins sogar ungeeignet. Sinnbildlich findet sich die werbliche Intention auch in der Aufforderung zur Rückmeldung von Behandlungserfolgen wieder, deren Berichte sicherlich für weitere Werbezwecke verwendet werden sollten.

Gehes Codex 1938 nennt für Hogan übereinstimmend, aber sachlich reduziert, eine Anwendung als Analgetikum und Antipyretikum in einer gleichlautenden Dosierung von zwei bis drei Einnahmen über jeweils ein bis zwei Tabletten pro Tag. Die Zusammensetzung hinsichtlich der Wirkstoffe wird verständlicher mit deutschen und nicht abgekürzten Bezeichnungen angegeben. Der Hersteller ist abweichend als H. Goth, jedoch mit gleicher Adresse, aufgeführt.[277] Die Rote Liste 1939 enthält das Präparat hingegen nicht.[278]

Die Gebrauchsanweisung informierte den Patienten zwar über die Anwendungsgebiete, die Dosierung und weiteren Einnahmehinweise von Hogan, jedoch vermittelte sie anhand einer positiven Wortwahl und den Inhalten zur Wirksamkeit und zu den Nebenwirkungen die Vorstellung einer völlig unschädlichen und als Universalmittel in der Schmerztherapie einsetzbaren Arznei, sodass Patienten in der Konsequenz möglicherweise auf einen Arztbesuch verzichteten. Obwohl die Gestaltung schlicht erscheint, steht damit ein werbender Charakter im Vordergrund, der ein gewisses Gesundheitsrisiko barg. Ausgehend von einer Datierung auf 1938 unterlag der Inhalt der Heilmittel-Bekanntmachung des Werberats der deutschen Wirtschaft. Insbesondere anhand der beschriebenen Wirkungsweise konnte der unerlaubte Eindruck einer Wirkungsgarantie entstehen, was jedoch nicht mit Sicherheit feststellbar ist. Mit der überarbeiteten Fassung der Heilmittel-Bekanntmachung des Werberats der deutschen Wirtschaft 1941 dürfte die Gebrauchsanweisung umformuliert oder die Zusammensetzung angepasst worden sein, da das enthaltene Dimethylaminophenazon fortan eine auf Fachkreise eingeschränkte Werbung begründete.

6.5   Diskussion

Unsere Untersuchung beschäftigte sich erstmals mit Gebrauchsanweisungen von Arzneien aus dem Deutschen Reich als zentralem Gegenstand, bspw. in Abgrenzung zu Lill, die diesen vor dem Hintergrund werbender Mittel eine nur knappe Betrachtung widmete.[279] Wie wir zeigen konnten, wiesen Gebrauchsanweisungen während dieses zeitlichen Abschnitts unterschiedlichste Ausprägungen auf, die nebeneinander verschiedene Entwicklungen durchliefen und deutlich mit dem Charakter der Arzneien, denen sie beilagen, und damit auch der Tradition des herstellenden Unternehmens korrelierten. Zugleich ließ die Vielfalt an Ausführungen der Druckerzeugnisse nur Rückschlüsse für einen überwiegenden Teil zu, sodass jede mögliche Ausnahme und Besonderheit im Rahmen dieser Arbeit nicht ermittelt werden konnte. Dennoch vermochten wir erstmals die verschiedenen Facetten der Gebrauchsanweisungen für Arzneien im Deutschen Reich zu analysieren.

Für die Gebrauchszettel von Olitäten konnten wir anhand einer Beitragsreihe von 1908 belegen, dass diese auch im Deutschen Reich noch über einen längeren Zeitraum charakteristische altertümliche Inhalte, wie humoralpathologische und religiöse Ansichten oder die Auflistung vieler verschiedenster Anwendungsgebiete, die mitunter das Bild eines Allheilmittels vermittelten, enthielten.[280] Vermutlich erst ab der zweiten

---

[277] Vgl. GEHES CODEX (1938), S. 98.

[278] Vgl. ROTE LISTE (1939), S. 315f.

[279] Siehe hierzu U. LILL (1990), S. 137–140.

[280] Zu Gebrauchszetteln von Olitäten vor Gründung des Deutschen Reichs siehe Kapitel 5.2 und 5.3.

Hälfte der 1920er-Jahre, jedoch spätestens in den 1930er-Jahren, verschwanden diese. Sie mussten den neuen wissenschaftlichen Erkenntnissen, aber auch der mit der Mitgliedschaft der Hersteller in der Fachabteilung VII ‚Hersteller von Thüringer Hausmitteln' verbundenen Verpflichtung, auf Übertreibungen sowie unwahre und unsachliche Angaben zu verzichten, weichen. Es erscheint indes bemerkenswert, dass die medizinisch überholten Vorstellungen bis weit in das 20. Jahrhundert Bestand haben konnten. Grundsätzlich spiegelt diese Entwicklung die allgemeine Tendenz der Verwissenschaftlichung medizinischer Behandlungsmöglichkeiten wider.

Für die Gebrauchsanweisungen von industriellen Geheimmitteln bestätigt unsere Untersuchung die von Ernst knapp dargestellte werbende Funktion, bspw. anhand mehrsprachiger Ausführungen.[281] Ergänzend dazu konnten wir nachweisen, dass sie mitunter auch eine zusätzliche geringfügige Einnahmequelle darstellten und teilweise Anwendungsgebiete führten, bei denen das entsprechende Mittel möglicherweise sogar schädlich wirkte. Ferner vermochten wir mit dem Beispiel des Anker-Pain-Expeller® der von Kaufmann Friedrich Adolf Richter (1846–1910)[282] gegründeten, gleichnamigen Firma F. Ad. Richter & Cie. die Funktion als Werbemittel zu unterstreichen. Richter schilderte in seiner Korrespondenz mit der Regierung Schwarzburg-Rudolstadt und dem Reichsamt des Innern eindrucksvoll, welche Bedeutung die Gebrauchsanweisung des Anker-Pain-Expeller® als Werbemittel für die Arznei selbst, aber auch für seine aus weiteren Arzneien, Genussmitteln und sogar Produkten wie dem Steinbaukasten bestehende übrige Produktpalette, besaß. Daher erscheint es vertretbar, in diesem Fall die von Ernst vorgenommene, grundsätzliche Einordnung von Gebrauchsanweisungen als Werbehilfe zu korrigieren und stattdessen auch die Möglichkeit zur Verwendung als ausdrückliches Werbemittel einzuräumen.[283] Auch im Rahmen von Apothekenrevisionen wurden Packungen von Geheimmitteln geöffnet, um den Inhalt der Gebrauchszettel zu prüfen. Dass bei industriellen Geheimmitteln die Werbung für den Absatz ausschlaggebend war,[284] spiegelt sich im Inhalt und der Gestaltung ihrer Gebrauchszettel wider. Wie von Langebner über die Mariazeller Magentropfen analysiert,[285] verwendete man Gebrauchsanweisungen zudem als Merkmal der Herkunft, um sich von nachgemachten Präparaten zu unterscheiden. Richter hielt sie für so charakteristisch für seinen Anker-Pain-Expeller®, dass er Zweifel des Publikums an der Echtheit des Präparats voraussagte, würde sie wegfallen.

---

[281] Vgl. E. ERNST (1975), S. 138f.

[282] Siehe hierzu T. LANGEBNER (2019), S. 42–50.

[283] Im Gegensatz zu den Werbemitteln, die Werbekünder mit allein oder mindestens überwiegend werbender Funktion sind, stellen Werbehilfen sekundäre Werbekünder dar. Sie dienen primär einem nicht-werblichen Zweck, beinhalten aber gleichzeitig werbende Komponenten. Vgl. R. SEŸFFERT (1966), Bd. 1, S. 236 und Bd. 2, S. 985f.

[284] Vgl. E. ERNST (1975), S. 22, S. 26 und S. 138; sowie A. HELMSTÄDTER (2009), S. 69. Eine erfolgreiche Werbung konnte sogar ausschlaggebender Faktor für die Vermarktung eines gesamten Arznei-Sortiments sein, wie das Beispiel der Dostrah-Präparate zeigt. Siehe hierzu A. HELMSTÄDTER (1999), S. 9–12. Zur Werbung für ausgewählte Arznei- und Geheimmittel siehe auch A. HELMSTÄDTER (2009), S. 57–74.

[285] Vgl. T. LANGEBNER (2021/b), S. 10f.

Für die Gebrauchsanweisungen von Arzneispezialitäten können wir erstmals eine ausführliche Analyse der Rahmenbedingungen ihrer Gestaltung sowie ihrer gesellschaftlichen Wahrnehmung und Funktion vorlegen. Wie unsere Untersuchung ergab, wirkte sich die ungenaue Regelung der Apothekenpflicht durch die Kaiserliche Verordnung auf ihre Inhalte aus. Stapel stellte bereits fest, dass Heilmittel mitunter als Verhütungs- oder Vorbeugungsmittel vertrieben wurden, um die Apothekenpflicht zu umgehen, da diese an den Heilzweck gebunden war.[286] Wir konnten zeigen, dass man zu diesem Zweck auch in Gebrauchsanweisungen eine vorbeugende anstelle einer heilenden Wirkung betonte oder sogar ausdrücklich davon abgrenzte. Beispielhaft steht hierfür das Präparat Heidequell, dessen arzneiliche Wirkung angesichts der Vielzahl abführender Bestandteile unbestreitbar erscheint, dessen Gebrauchsanweisung aber eine täglich Einnahme anriet, um sich gesund, frisch und leistungsfähig zu erhalten, während bei Krankheitsgefühl ein Arztbesuch empfohlen wurde. Zudem dienten die Druckerzeugnisse bei rechtlichen Auseinandersetzungen als Beweismittel, um über einen möglichen Heilmittelcharakter medizinischer Präparate zu urteilen. Berichte über Gerichtsverhandlungen und verwandte Diskussionsbeiträge, die bspw. bereits für 1875 und 1879 in der *Pharmaceutischen Zeitung* nachweisbar sind, bestätigen die Einschätzung Lills, dass Gebrauchsanweisungen Arzneifertigwaren bereits um die Zeitenwende Ende des 19. Jahrhunderts beigegeben wurden. Zusammen mit den Ausführungen zu Olitäten,[287] ergänzen sie die Angabe Lills dahingehend, dass Gebrauchszettel für Arzneifertigwaren schon deutlich früher existierten. Erste verwandte Druckschriften entstanden bereits nach Einführung des Buchdrucks.[288] Ob die Gewohnheit, Arzneifertigwaren Gebrauchsanweisungen beizugeben, „in den folgenden Jahren immer mehr zu[nahm]"[289], konnten wir anhand unserer Untersuchung nicht ermitteln. Allerdings dürfte die stärkere Verbreitung von Gebrauchsanweisungen in der ersten Hälfte des 20. Jahrhunderts an die Zunahme der industriellen Arzneiherstellung geknüpft gewesen sein, die die Rezepturherstellung in Apotheken als maßgeblichen Fertigungsort ablöste.

Von Ärzten wurden Gebrauchsanweisungen von Arzneispezialitäten, die die für eine korrekte Anwendung wesentlichen Angaben, wie Indikation, Dosierung und weitere Einnahmehinweise gegenüber Exemplaren von Olitäten oder Geheimmitteln üblicherweise in sachlicher und medizinisch fundierter Weise enthielten, Anfang des 20. Jahrhunderts zunächst kritisch gesehen. Demnach griffen sie als Medium zur Vermittlung medizinischen Wissens, neben u. a. Packungen und allgemeinen Prospekten, in das Arbeitsgebiet des Arztes ein, sodass man insbesondere für Therapiebereiche, die eine Selbstmedikation erlaubten, befürchtete, die ärztliche Tätigkeit könnte zugunsten von Selbstbehandlungen und Kurpfuscherei zurückgedrängt werden. Gegenüber Apothekern

---

[286] Vgl. U. STAPEL (1988), S. 73f. und S. 83.

[287] Dazu siehe Kapitel 5.2.

[288] Dazu siehe Kapitel 5.1.

[289] U. LILL (1990), S. 137. Die Aussage impliziert, dass Fertigarzneien anfangs häufiger ohne Gebrauchszettel in den Verkehr kamen und im Verlauf des 20. Jahrhunderts immer mehr Präparaten ein solcher hinzugefügt wurde. Die von Lill angegebenen Quellen lassen diesen Rückschluss allerdings nicht zu.

äußerten sie dies besonders deutlich, weil ihnen ihre Berufspflicht die Ausübung ärztlicher Tätigkeiten untersagte. Da keine gesetzliche Regelung existierte, die die Beifügung von Gebrauchsanweisungen durch Apotheker regelte, führte ein immanenter Vorwurf der Kurpfuscherei dazu, Gebrauchsanweisungen zu eigenen Hausmitteln oder Spezialitäten allenfalls sehr zurückhaltend zu formulieren. Ohne eine Handhabe gegenüber industriell hergestellten Arzneispezialitäten gingen Ärzte in den 1910er-Jahren dazu über, Arzneien regelhaft ‚sine confectione‘ zu verordnen, um diese Selbstbehandlungen zu unterbinden. Erst Anfang der 1930er-Jahre erkannte man allmählich die Vorteile der auf den Gebrauchsanweisungen vermittelten Informationen, die eine Unterstützung im ärztlichen Alltag darstellten, der sich durch die Gründung der sozialen Krankenversicherung Ende des 19. Jahrhunderts inzwischen deutlich arbeitsreicher gestaltete. Allerdings rief die Kassenärztliche Vereinigung noch 1936 Hersteller dazu auf, jede verbrauchsfördernde Angabe in Gebrauchsanweisungen zu unterlassen und keine Preise auf ihnen anzugeben. Somit können wir Lills Feststellung, dass „die Ärzteschaft [...] den Gebrauchsanweisungen zunächst skeptisch gegenüber [stand], da sie fürchtete, Patienten könnten auf ihren Rat verzichten"[290], und eine spätere positive Sicht auf das Druckerzeugnis wegen der Sicherheit der vermittelten Informationen gegenüber mündlichen Anweisungen[291] bestätigen und um weitere Quellen ergänzen. Zudem können wir erstmals ärztliche Maßnahmen, die ‚sine confectione‘-Verordnungen, aufzeigen.

Dabei erschien die Funktion von Gebrauchsanweisungen als Informationsmittel angesichts hoher Auslastungen von Ärzten und Sparmaßnahmen der Krankenversicherungen umso wichtiger. So wurden ärztliche Verordnungen, auch stark wirkender Arzneien, nicht selten ohne Gebrauchsanweisung ausgestellt, die bei der Übertragung auf das Gefäß in der Apotheke eine Vergütung bedeutet hätte. Als wirtschaftlichste Verordnungsweise empfahl eine von Vertretern der Ärzte und Krankenkassen ausgearbeitete Richtlinie zur Arzneiverordnung hingegen Handverkaufsmittel ohne Gebrauchsanweisung. Stattdessen mündlich gegebene Informationen stellten eine Fehlerquelle für die Anwendung dar. In der Folge wurde mehrfach über gefährliche oder bspw. in einem Fall von Chenopodiumöl sogar tödlich endende Fehleinnahmen von Arzneien berichtet. Die vorgedruckten Gebrauchszettel konnten somit zu einem wichtigen Informationsmittel avancieren, das bereits aufgrund der Mitteilung über die korrekte Anwendung einen deutlichen Beitrag zur Arzneimittelsicherheit leistete.

Neben diesem informativen Charakter besaßen Gebrauchsanweisungen von Arzneispezialitäten mitunter auch werbende Eigenschaften, wie Lills Betrachtung von Gebrauchsanweisungen der Firma Merck Darmstadt zeigt.[292] Anhand unserer Untersuchung können wir Lills Aussage, Gebrauchsanweisungen selbst nicht als Werbemittel aufzufassen,[293] nur einschränkend bestätigen. Für einen Großteil der Arzneispezialitäten, einschließlich der von ihr untersuchten Präparate der Firma Merck, stellten sie kein klassisches Werbemittel dar, wenngleich ein Teil der Inhalte geeignet war, zu einem

---

290 U. LILL (1990), S. 138.
291 Vgl. U. LILL (1990), S. 138.
292 Siehe hierzu U. LILL (1990), S. 137–140.
293 Vgl. U. LILL (1990), S. 137.

erneuten Kauf oder zur Weiterempfehlung zu motivieren.[294] Die Aussage lässt sich jedoch nicht vollständig verallgemeinern, wie das Bespiel des Anker-Pain-Expeller® belegt, dessen Gebrauchszettel gemäß unserer Untersuchung die Funktion eines Werbemittels wahrnahm. Zudem ist die allgemeine Aussage Lills zu korrigieren, größere Firmen schlossen sich dem rechtlich nicht unstrittigen Vorgehen, Gebrauchsanweisungen
als Werbemedium für andere Produkte zu verwenden, nicht an.[295] Denn wie wir nachweisen können, nutzte neben dem bedeutenden Geheimmittelproduzenten Richter bspw.
auch die Chemische Fabrik auf Actien (vorm. E. Schering) diese Praxis und machte in
der Gebrauchsanweisung für Krysolgan® auf sieben weitere Präparate einschließlich
ihrer Darreichungsform und Indikation aufmerksam. Ferner verwies die Chemische
Werke Grenzach A. G., die später wieder unter der Firma F. Hoffmann-La Roche & Co.
firmierte, in einem übergeordneten Gebrauchszettel zu Digalen® auf vier unterschiedliche Darreichungsformen. Ebenfalls zu korrigieren ist ein von Lill erwähnter erhöhter
Aufmerksamkeitswert für Gebrauchsanweisungen, den sie auf die Verwendung unterschiedlicher Papierfarben zurückführte. Unsere Archivrecherche ergab, dass die verschiedenen Farben der Gebrauchsanweisungen der Firma Merck für unterschiedliche
Sprachen und daher Länderaufmachungen standen. Bspw. waren Gebrauchsanweisungen auf Deutsch weiß, auf Englisch hellblau, auf Holländisch grün und in mehrsprachiger Ausführung weiß mit violettem Druck.[296] Wir sind der Auffassung, dass dadurch
keine erhöhte Aufmerksamkeit entstand.

Wie von Lill zutreffend beschrieben, muss man zwischen den inhaltlich unterschiedlichen Gebrauchsanweisungen für Ärzte und für Patienten differenzieren, wobei wir für
beide die von ihr festgestellte Verwendung von Firmenlogos und bzw. oder von Fir-
menschriftzügen bestätigen können.[297] Gebrauchsanweisungen für Ärzte waren nicht
primärer Gegenstand dieser Untersuchung, wurden jedoch in einem Exkurs behandelt.
Dabei konnten wir Lills Ausführungen zu ihrem Inhalt bestätigen, auch dass solche Gebrauchszettel viele fachsprachliche Begriffe enthielten und teilweise sehr lang waren,[298]
wie wir anhand vom Myosalvarsan® zeigen konnten. Dass diese üblicherweise durch
bestimmte Zusätze, wie ‚für den Arzt bestimmt‘, gekennzeichnet wurden,[299] müssen wir
hingegen korrigieren. Für die von Lill untersuchten Gebrauchsanweisungen der Firma
Merck traf dies zu. Wie wir anhand von Gebrauchsanweisungen der Chemischen Fabrik
von Heyden AG, der Sächsischen Serumwerk AG Dresden, von Bayer, Schering und
den Farbwerken vorm. Meister, Lucius & Brüning Hoechst a. M. nachweisen konnten,
war dies jedoch nicht der Regelfall. Ergänzend zu dem von Lill genannten werbenden
Charakter,[300] konnten wir zudem die Bedeutung des informativen Charakters hervorhe-

---

[294] Vgl. U. LILL (1990), S. 137.
[295] Vgl. U. LILL (1990), S. 137.
[296] Vgl. MA W 39 / 31a. Übersicht betr[effend] Farben der Gebrauchsanweisungen.
[297] Vgl. U. LILL (1990), S. 138–140.
[298] Vgl. U. LILL (1990), S. 138f.
[299] Vgl. U. LILL (1990), S. 138, Anm. 738.
[300] Dieser soll im Wesentlichen auf einer unterweisenden Funktion und einer Mehrzahl aufge-
      führter Anwendungsbiete beruhen. Vgl. U. LILL (1990), S. 138f.

ben. Im Fall der Tierlymphe war gegen Ende des 19. Jahrhunderts ein bereits von Henig veröffentlichter Wortlaut der Gebrauchsanweisung sogar vorgeschrieben,[301] der damit einen werbenden Effekt für solche Präparate ausschloss. Lills Darstellung, den Gebrauchsanweisungen für Ärzte als Verordnungsentscheider eine wichtigere absatzfördernde Funktion als denen für Patienten zu attestieren,[302] müssen wir zumindest relativieren. Sicherlich konnten die fachlichen Informationen über die Arznei und ihre Qualität mitunter eine Verordnungsentscheidung beeinflussen,[303] jedoch erscheint es zweifelhaft, ob Ärzte Gebrauchsanweisungen abseits der Anwendungserklärung als wesentliches Informationsmedium nutzten, zumal überwiegend nur Packungen von solchen Arzneien bei ihnen verblieben, die sie selbst applizierten. Vermutlich griffen sie eher auf Zeitschriften oder weitere Prospekte der Hersteller zurück, um sich breiter zu informieren.

Grundsätzlich richtig differenzierte Lill bei den an Laien adressierten Gebrauchsanweisungen zwischen solchen von rezeptfreien und rezeptpflichtigen Präparaten.[304] Diese Unterscheidung gewinnt allerdings erst ab dem Inkrafttreten von Laienwerbungsverboten für rezeptpflichtige Präparate an Bedeutung. Den ausschlaggebenden Einfluss für Änderungen von Inhalten in Gebrauchsanweisungen gab nicht die Rezeptpflicht selbst, sondern das damit ab 1936 aufgrund der Heilmittel-Bekanntmachung reichsweit verbundene Verbot der Laienwerbung. Solange diese Verknüpfung nicht bestand, nahm sie für den vorhergehenden Zeitraum hingegen eine untergeordnete Rolle ein. Wie die Präparate Digalen®, Synthalin® und Prontosil® zeigen, gestalteten sich Gebrauchsanweisungen von Arzneispezialitäten äußerst unterschiedlich. Inhaltlich wiesen sie üblicherweise die Angaben zur Bezeichnung des Präparats, zum Hersteller, zur Indikation bzw. Stoffgruppe, zur Darreichungsform bzw. Art der Anwendung, zur Dosierung, oft auch einschließlich einer solchen für Kinder, und weiterer Einnahme sowie zu den Handelsformen auf. Bei Synthalin®, Prontosil® und Phanodorm® kam zudem die Angabe des Schutzrechts hinzu. Weiterhin war die verwendete Sprache zumindest überwiegend allgemeinverständlich. Voneinander abweichend fielen für Digalen® zusätzlich eindeutig werbende Inhalte auf, so die Betonung einer guten Verträglichkeit und schnellen Wirksamkeit, die Beschreibung der Vorteile des Präparats gegenüber Digitalisblättern und -zubereitungen sowie der positiven Eigenschaften von den Tabletten und Körnchen. Die Gebrauchsanweisung von Synthalin® hingegen enthielt ausführliche therapeutische Hinweise, die Möglichkeit von Nebenwirkungen sowie Kontraindikationen für den Arzt. Im Gebrauchszettel für Prontosil® wurden wiederum zusätzliche Angaben an den Patienten gerichtet, zu denen eine mögliche Rotfärbung des Harns als Nebenwirkung sowie der Umgang mit Prontosil®-Flecken zählten. Ferner wurden Hinweise und Informationen zu Prontosil® solubile gegeben.

Mit der Betrachtung von Gebrauchszetteln ab 1940 erfasste Lill ausschließlich den Zeitraum, in dem sich Gebrauchszettel von rezeptfreien und rezeptpflichtigen Präpara-

---

[301] Siehe hierzu E.-M. HENIG (1997), S. 241f.
[302] Vgl. U. LILL (1990), S. 138.
[303] Vgl. U. LILL (1990), S. 137f.
[304] Vgl. U. LILL (1990), S. 139f.

ten aufgrund des Laienwerbungsverbots für letztere deutlich unterschieden. Zu ihrem Hinweis, Gebrauchsanweisungen trugen bei der Dosierungsangabe regelhaft den Zusatz ‚falls vom Arzt nicht anders verordnet',[305] ist hinzuzufügen, dass dies überwiegend für von Ärzten verordnete Arzneien zutraf.[306] Mit Verweis auf Prominal® und Optonicum® beschrieb sie Gebrauchsanweisungen von verschreibungspflichtigen Arzneispezialitäten als „durchsetzt von für Laien unverständlichen wissenschaftlichen Ausdrücken und komplizierten Satzgebilden."[307] Diese Darstellung muss korrigiert werden. Die Gebrauchszettel beider Präparate waren für Laien gut verständlich. Eine Gebrauchsanweisung zu Optonicum® vom September 1943 enthielt lediglich einen nicht erläuterten Fachbegriff,[308] eine zu Prominal® vom Dezember 1942 keinen.[309] Möglicherweise lag hier eine Verwechslung mit einer Gebrauchsanweisung vor, die zwar auf Deutsch verfasst, aber für das Ausland vorgesehen war. Eine solche Gebrauchsanweisung für Optonicum® liest sich wesentlich komplizierter.[310] Zudem weist der bei Lill abgedruckte Gebrauchszettel von Ephetonin®-Tabletten ebenfalls einen verständlichen Text auf.[311]

Wie wir am Beispiel des Phanodorm® zeigen konnten, führten die mit dem Inkrafttreten heilmittelwerberechtlicher Bestimmungen etablierten Laienwerbungsverbote für bestimmte Arzneigruppen üblicherweise zu reduzierten und sachlicheren Inhalten in Gebrauchsanweisungen entsprechender Präparate. Daher ist Lill dahingehend zu korrigieren, dass eine Werbewirksamkeit in diesem Fall nicht einfach wegen der ärztlichen Verordnungstätigkeit überflüssig war,[312] sie war vielmehr ab 1936 aufgrund des in der Heilmittel-Bekanntmachung verankerten Laienwerbungsverbots für verschreibungspflichtige Präparate reichsweit untersagt, da Gebrauchsanweisungen i. d. R. auch an Patienten gelangten.[313] Die von Lill festgestellten begrenzten Inhalte, zu denen Anwendungsgebiete, Einnahmevorschriften, Packungsgrößen und häufig noch einige Informa-

---

[305] Vgl. U. LILL (1990), S. 138.

[306] Vgl. H. ACHNER (1932), S. 43.

[307] U. LILL (1990), S. 139. Ob das Stärkungsmittel Optonicum® der Rezeptpflicht unterlag, konnte nicht eindeutig geklärt werden. Die auf dem Gebrauchszettel einleitend positiv beschriebene Wirkungsweise wäre für ein verschreibungspflichtiges Präparat eher unüblich. Vgl. MA W 39 / 23e. Gebrauchsanweisung von Optonicum®; sowie MA W 39 / 24f. Gebrauchsanweisung von Optonicum®.

[308] Vgl. MA W 39 / 23e. Gebrauchsanweisung von Optonicum®; sowie MA W 39 / 24f. Gebrauchsanweisung von Optonicum®.

[309] Vgl. MA W 39 / 23e. Gebrauchsanweisung von Prominal®. Eine vorhergehende Version vom März 1942 wies noch deutlich positive Beschreibungen der Wirkung und Verträglichkeit des Präparats auf. Vgl. MA W 39 / 31i. Gebrauchsanweisung von Prominal®.

[310] Vgl. MA W 39 / 23e. Gebrauchsanweisung von Optonicum®, d[eu]t[sch] f[ür] Ausl[and]; sowie MA W 39 / 24f. Gebrauchsanweisung von Optonicum®, d[eu]t[sch] f[ür] Ausl[and].

[311] Vgl. U. LILL (1990), S. 140. Hierbei handelte es sich um eine Gebrauchsanweisung von August 1943. Vgl. MA W 39 / 24c. Gebrauchsanweisung von Ephetonin®-Tabletten.

[312] Vgl. U. LILL (1990), S. 139.

[313] Im Falle tatsächlich unverständlicher wissenschaftlicher Formulierungen in Gebrauchsanweisungen wären diese unserer Auffassung nach demzufolge nicht auf eine nicht vorhandene Werbenotwendigkeit zurückzuführen, sondern darauf, die Adressierung der Informationen an den Arzt zu betonen, um sie nicht als an den Patienten gerichtete Werbung misszuverstehen.

tionen über das Produkt an sich zählten, können wir damit bestätigen und ebenfalls durch das Laienwerbungsverbot erklären. Zu ergänzen ist die Wirkstoffbezeichnung bzw. Zusammensetzung, die jedoch nur teilweise aufgeführt wurde. Im ausgewählten Fall des Phanodorm® schrieb die Polizeiverordnung für Barbitursäureabkömmlinge diese Angabe ab 1939 vor.

Im Vergleich dazu konnten Gebrauchsanweisungen von nicht verschreibungspflichtigen Arzneien weiterhin grafisch wie inhaltlich völlig unterschiedlich gestaltet werden, solange sie nicht gegen heilmittel- oder wettbewerbsrechtliche Vorgaben verstießen, also bspw. keine unrichtigen Angaben über die Zusammensetzung oder Beschaffenheit oder keine über den wahren Wert hinausgehende Wirkungen enthielten. Werbende Inhalte waren demnach in einem bestimmten Rahmen gestattet. Wie die von Lill aufgeführten Beispiele verdeutlichen, waren Gebrauchsanweisungen von rezeptfreien Präparaten eines Herstellers, hier der Firma Merck, bereits äußerst unterschiedlich.[314] Anhand der bisherigen Ergebnisse unserer Untersuchung muss davon ausgegangen werden, dass die ausgewählten Aspekte Lills, die wir für das betrachtete Material bestätigen können, nur als beispielhaft angesehen und nicht allgemein auf Gebrauchsanweisungen rezeptfreier Arzneifertigwaren aus dem Deutschen Reich übertragen werden dürfen. Dies bestätigen auch die von uns dargelegten, wiederum abweichenden Beispiele der Gebrauchsanweisungen von HOGAN und der abgebildeten Frost-Salbe. Dabei erschien der werbende Charakter mitunter sogar grenzwertig. Im Fall von HOGAN vermochten die Angaben von einer ärztlichen Ursachenklärung regelmäßig auftretender Schmerzen abzuhalten oder sie zumindest aufzuschieben und die Symptome der als Anwendungsgebiet gelisteten nervösen Schlaflosigkeit sogar zu verschlimmern.

Somit konnten wir erstmals eine ausführliche Analyse von Beipackzetteln im Deutschen Reich erstellen. Wie diese zeigt, existierte in dieser Zeit noch keine einheitliche Gestaltung der Druckerzeugnisse. Sie zeichneten sich vielmehr durch eine große Vielfalt aus, die mit der Art der beschriebenen Arznei und der Tradition des Herstellers einherging. Allerdings ist in der ersten Hälfte des 20. Jahrhunderts allmählich ein Wandel der Gebrauchsanweisung von einem Werbemittel bzw. Werbehilfsmittel mit informativem Charakter hin zu einem Informationsmittel mit teilweise werbendem Charakter zu erkennen. Grund hierfür dürfte die Verwissenschaftlichung der Disziplin Pharmazie und die zunehmende medizinische Aufklärung innerhalb der Bevölkerung sein, zu der Gebrauchsanweisungen beitrugen.

---

[314] Vgl. U. LILL (1990), S. 139.

7 Zum Beipackzettel in der Bundesrepublik Deutschland

7.1   Altbekanntes: Vorbeugungs- oder Heilmittel?

Die Gründung der Bundesrepublik Deutschland 1949 nach dem Untergang des Dritten Reichs bedeutete für Packungsbeilagen von Arzneifertigwaren anfangs noch keinen prägenden Einschnitt. Die gesetzlichen Bestimmungen aus dem Deutschen Reich galten in Teilen zunächst ebenfalls in der Bundesrepublik, sodass insbesondere das Phänomen der Unterscheidung zwischen Heil- und Vorbeugungsmittel, das aus der Kaiserlichen Verordnung herrührte, die die Apothekenpflicht von Arzneien von ihrem Heilmittelcharakter abhängig machte,[1] weiterhin auftrat. Vor diesem Hintergrund brachten Hersteller mitunter Heilmittel als Vorbeugungsmittel unter Umgehung der Apotheken in den Verkehr, um einen größeren Abnehmerkreis zu erreichen.[2]

Die Firma Homoia vertrieb bspw. 14 verschiedene Teeextrakte, jeweils zur Vorbeugung gegen bspw. Rheuma, Husten, Asthma oder Wurmbefall, wie sie in einem Prospekt beschrieb.[3] Auch gegen Hämorrhoiden sollte es eine vorbeugend wirkende Creme geben.[4] Eines der extremsten Beispiele dürfte in diesem Zusammenhang das Präparat Carciprophyl gewesen sein, bei dem es sich um ein angeblich wissenschaftlich anerkanntes Vorbeugungsmittel gegen Krebs handeln sollte, wie der Packungsaufschrift zu entnehmen war, die nachfolgende Abb. 27 zeigt:

---

[1]   Zu den rechtlichen Rahmenbedingungen zur Gestaltung von Packungsbeilagen im Deutschen Reich und in der BRD siehe Kapitel 4.1 und 4.2.

[2]   Vgl. U. STAPEL (1988), S. 73f. und S. 83; R. SCHIEDERMAIR (1969), S. 1592; sowie U. MEINECKE (1972), S. 210. Meinecke verweist auf Schiedermair. Zur Wirtschaftsgeschichte des Apothekenwesens in der Bundesrepublik Deutschland von 1958 bis 1988 siehe U. STIFTEL (2021). Zum Apothekenwesen in Baden von 1945 bis 1960 siehe I. DENNINGER (2019).

[3]   Vgl. N. N. (1959/j), S. 230.

[4]   Vgl. N. N. (1964/e), S. 999.

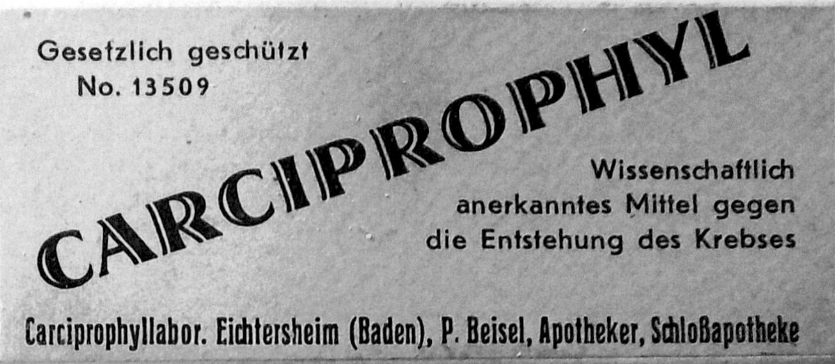

Abb. 27: Vorderseite einer Packung von Carciprophyl, vermutlich zwischen 1948 und 1960[5]

Weiterführend hieß es in der beiliegenden Gebrauchsanweisung mit der Überschrift „Carciprophyl (Kein Heilmittel)"[6]:

> „Wie allgemein bekannt ist, sterben alljährlich Tausende von Menschen an Krebs. Ein Heilmittel gegen diese Geisel der Menschheit konnte bis heute noch nicht gefunden werden. Einem anerkannten Gelehrten ist es nun nach abschließenden Untersuchungen in lebenslänglicher Arbeit, durch jahrzehntelange Beobachtungen (in mehreren Ländern) gelungen, festzustellen, daß im Meereswasser Kräfte sind, die zwar nicht geeignet sind, die Krankheit zu heilen, aber deren Auftreten im menschlichen Körper bei regelmäßigem Genuß unbedingt zu verhindern. Menschen, die diese Stoffe regelmäßig zu sich nehmen, werden von der Krankheit nicht befallen. Nachdem es nun an Hand dauernder Beobachtungen möglich war, die wirksamen Stoffe zu erkennen, konnten dieselben in eine Form gebracht werden, die ein regelmäßiges Einnehmen ermöglicht. Das Mittel ist in Form von Tabletten im Handel erhältlich. Zu haben in den Apotheken. Um das gewünschte Resultat zu erzielen, genügt es, wenn man wöchentlich 2–3 Tabletten (am besten in Sprudelwasser) regelmäßig einnimmt."[7]

Getarnte Vorbeugungsmittel waren nunmehr ein bekannter Missstand, der auch in Fachzeitschriften thematisiert wurde.[8] Ein Beitrag nannte eine Reihe von Vorbeu-

---

[5]   DAM I B 586. Packung von Carciprophyl (Carciprophyllabor. Eichtersheim (Baden), P. Beisel, Apotheker, Schloßapotheke) mit Beipackzettel.

[6]   DAM I B 586. Packung von Carciprophyl (Carciprophyllabor. Eichtersheim (Baden), P. Beisel, Apotheker, Schloßapotheke) mit Beipackzettel.

[7]   DAM I B 586. Packung von Carciprophyl (Carciprophyllabor. Eichtersheim (Baden), P. Beisel, Apotheker, Schloßapotheke) mit Beipackzettel. Wie der Gebrauchsanweisung zu entnehmen ist, hatte der Hersteller vermutlich nicht die Intention, mithilfe der Anpreisung als Vorbeugungsmittel die Apothekenpflicht zu umgehen. Offensichtlich ist jedoch, dass ein nicht wirksames Vorbeugungsmittel in betrügerischer Absicht verkauft wurde.

[8]   Vgl. A. KERND'L (1957), S. 334–336; N. N. (1958/b), S. 234f.; N. N. (1958/c), S. 531–533; R. SCHÜPPERT (1958), S. 257f.; sowie N. N. (1959/j), S. 229f. Das Vorgehen forderte die Gesetzgebung, die zwischenzeitlich plante, zur Umgehung der Apothekenpflicht fälschlicherweise als Vorbeugungsmittel vertriebene Arzneien ausdrücklich als irreführende Werbung zu untersagen. Vgl. N. N. (1959/c), S. 1212.

gungsmitteln mit analgetischen Wirkstoffen. Dazu zählten u. a. Bekunis®-S-Tabletten der Firma Roha-Werk, die u. a. Salicylamid, Phenacetin und Coffein enthielten und

> „zur Schmerzverhütung, zur Vorbeugung gegen körperliches Unbehagen nach überanstrengender geistiger und körperlicher Tätigkeit, gegen auftretende Regelbeschwerden, gegen zu erwartende Zahnschmerzen bei der Zahnbehandlung, bei drohender Erkältung und drohenden Föhnbeschwerden, sowie zur Abwehr erfahrungsgemäß auftretender Unpäßlichkeiten nach Alkohol- und Nikotingenuß"[9]

angewendet werden sollten. Ein offensichtliches Beispiel für ein als Vorbeugungsmittel getarntes Arzneimittel waren ferner Koffienol-Oblatenkapseln. Sie boten angeblich als „typisches Abwehr-, Schutz- und Vorbeugungsmittel gegen erfahrungsgemäß auftretende und voraus zu empfindende Störungen des Wohlbefindens"[10] einen Schutz vor Schmerzen. In der Packungsbeilage, die Abb. 28 zeigt, beschrieb der Hersteller sogar einen möglichen Mechanismus der vorbeugenden Wirkung. Er betonte die Wichtigkeit der rechtzeitigen Einnahme bereits vor dem Eintreten von Schmerzen und wies ausdrücklich darauf hin, dass die Kapseln kein Heilmittel wären und daher dem freien Verkehr überlassen wurden, obwohl sie u. a. Acetylsalicylsäure enthielten, wie ebenfalls auf dem Zettel angegeben wurde.[11] 1960 urteilte das OLG München, dass es sich bei Koffienol um ein Heilmittel und kein Vorbeugungsmittel handelte und stellte damit zugleich die Apothekenpflicht fest.[12] Das Urteil wurde 1962 rechtskräftig.[13]

---

[9] N. N. (1958/c), S. 532. Aus der Quelle geht nicht hervor, ob die Indikationsangaben einer Gebrauchsanweisung entstammten.

[10] DAM I B 400. Packung von Koffienol (CHEMICAL COMPANY, Fabrik pharmazeut. Präparate, Schliersee Ob[er]b[ayern]) mit Beipackzettel.

[11] Vgl. DAM I B 400. Packung von Koffienol (CHEMICAL COMPANY, Fabrik pharmazeut. Präparate, Schliersee Ob[er]b[ayern]) mit Beipackzettel.

[12] Vgl. K. MARCETUS (1968), S. 46–51; N. N. (1960/d), S. 370–372; sowie N. N. (1960/l), S. 398–400.

[13] Vgl. N. N. (1962/a), S. 145f.; sowie N. N. (1962/i), S. 105f.

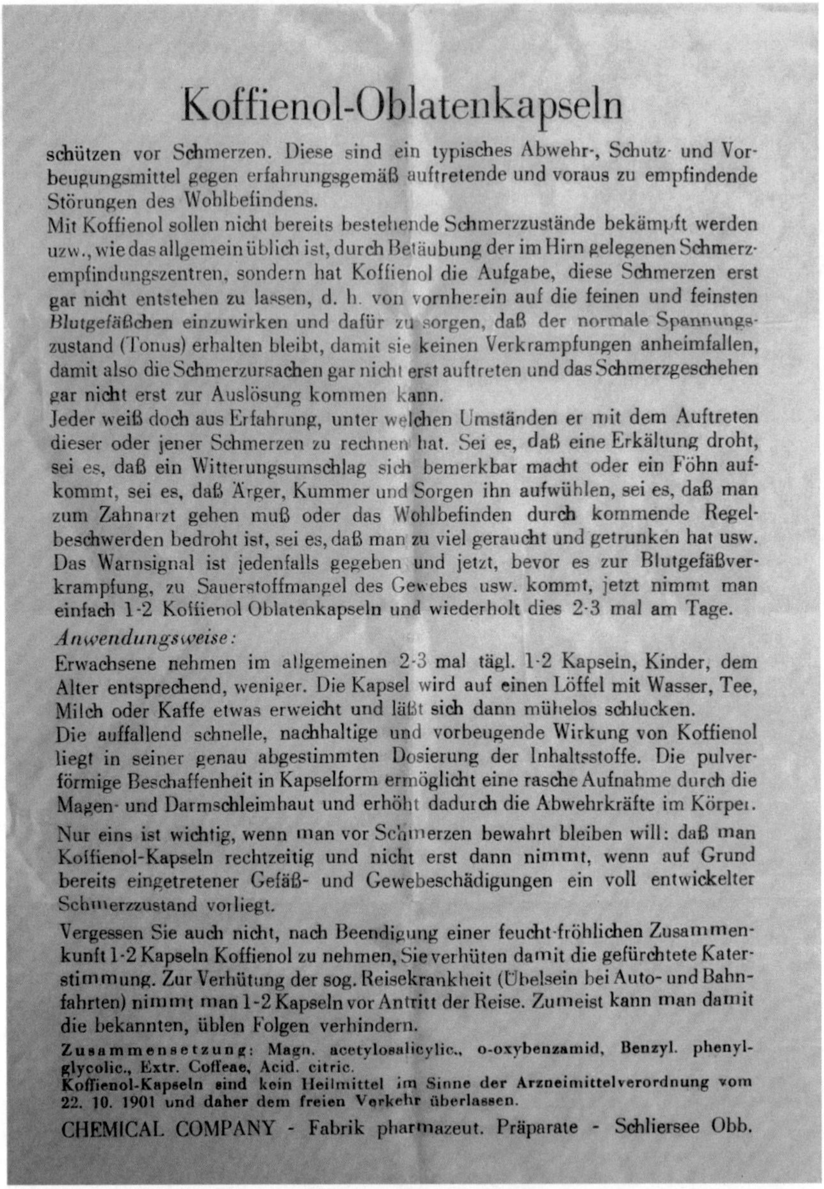

Koffienol-Oblatenkapseln

schützen vor Schmerzen. Diese sind ein typisches Abwehr-, Schutz- und Vorbeugungsmittel gegen erfahrungsgemäß auftretende und voraus zu empfindende Störungen des Wohlbefindens.

Mit Koffienol sollen nicht bereits bestehende Schmerzzustände bekämpft werden uzw., wie das allgemein üblich ist, durch Betäubung der im Hirn gelegenen Schmerzempfindungszentren, sondern hat Koffienol die Aufgabe, diese Schmerzen erst gar nicht entstehen zu lassen, d. h. von vornherein auf die feinen und feinsten Blutgefäßchen einzuwirken und dafür zu sorgen, daß der normale Spannungszustand (Tonus) erhalten bleibt, damit sie keinen Verkrampfungen anheimfallen, damit also die Schmerzursachen gar nicht erst auftreten und das Schmerzgeschehen gar nicht erst zur Auslösung kommen kann.

Jeder weiß doch aus Erfahrung, unter welchen Umständen er mit dem Auftreten dieser oder jener Schmerzen zu rechnen hat. Sei es, daß eine Erkältung droht, sei es, daß ein Witterungsumschlag sich bemerkbar macht oder ein Föhn aufkommt, sei es, daß Ärger, Kummer und Sorgen ihn aufwühlen, sei es, daß man zum Zahnarzt gehen muß oder das Wohlbefinden durch kommende Regelbeschwerden bedroht ist, sei es, daß man zu viel geraucht und getrunken hat usw. Das Warnsignal ist jedenfalls gegeben und jetzt, bevor es zur Blutgefäßverkrampfung, zu Sauerstoffmangel des Gewebes usw. kommt, jetzt nimmt man einfach 1-2 Koffienol Oblatenkapseln und wiederholt dies 2-3 mal am Tage.

Anwendungsweise:

Erwachsene nehmen im allgemeinen 2-3 mal tägl. 1-2 Kapseln, Kinder, dem Alter entsprechend, weniger. Die Kapsel wird auf einen Löffel mit Wasser, Tee, Milch oder Kaffe etwas erweicht und läßt sich dann mühelos schlucken.

Die auffallend schnelle, nachhaltige und vorbeugende Wirkung von Koffienol liegt in seiner genau abgestimmten Dosierung der Inhaltsstoffe. Die pulverförmige Beschaffenheit in Kapselform ermöglicht eine rasche Aufnahme durch die Magen- und Darmschleimhaut und erhöht dadurch die Abwehrkräfte im Körper.

Nur eins ist wichtig, wenn man vor Schmerzen bewahrt bleiben will: daß man Koffienol-Kapseln rechtzeitig und nicht erst dann nimmt, wenn auf Grund bereits eingetretener Gefäß- und Gewebeschädigungen ein voll entwickelter Schmerzzustand vorliegt.

Vergessen Sie auch nicht, nach Beendigung einer feucht-fröhlichen Zusammenkunft 1-2 Kapseln Koffienol zu nehmen, Sie verhüten damit die gefürchtete Katerstimmung. Zur Verhütung der sog. Reisekrankheit (Übelsein bei Auto- und Bahnfahrten) nimmt man 1-2 Kapseln vor Antritt der Reise. Zumeist kann man damit die bekannten, üblen Folgen verhindern.

Zusammensetzung: Magn. acetylosalicylic., o-oxybenzamid, Benzyl. phenylglycolic., Extr. Coffeae, Acid. citric.
Koffienol-Kapseln sind kein Heilmittel im Sinne der Arzneimittelverordnung vom 22. 10. 1901 und daher dem freien Verkehr überlassen.

CHEMICAL COMPANY - Fabrik pharmazeut. Präparate - Schliersee Obb.

Abb. 28: Packungsbeilage von Koffienol-Oblatenkapseln, vermutlich zwischen 1954 und 1962[14]

---

[14] DAM I B 400. Packung von Koffienol (CHEMICAL COMPANY, Fabrik pharmazeut. Präparate, Schliersee Ob[er]b[ayern]) mit Beipackzettel. Copyright Dt. Apotheken Museum-Stiftung, Heidelberg (Inv.-Nr. I B 400).

Bei der gerichtlichen Klärung des Heilmittelcharakters solcher Präparate wurden u. a. die Inhalte von Gebrauchsanweisungen für die Entscheidungsfindung herangezogen,[15] was ihre Bedeutung im Verkehr mit Arzneifertigwaren belegt. Dabei fand nicht nur die jeweils aktuelle Formulierung, sondern auch frühere Fassungen der Gebrauchsanweisungen Beachtung, da sie die Auffassung der Verbraucher zu einem Präparat bereits geprägt hatten.[16] Beispielhaft dafür ist das Spalt-Tabletten®-Urteil des Bundesgerichtshofs 1957, das die von einem Drogisten als Vorbeugungsmittel abgegebenen Spalt-Tabletten® aufgrund der objektiven Verwendung als Heilmittel der Apothekenpflicht unterstellte.[17] Diese ergab sich bereits aus dem Inhalt des beigefügten Prospekts.[18] Eine Packungsbeilage von Spalt-Tabletten®, die am unteren Rand nunmehr die Apothekenpflichtigkeit angab, zeigt Abbildung 29:

---

[15] Vgl. N. N. (1949), S. 569; N. N. (1958/d), S. 735; N. N. (1958/e), S. 788; N. N. (1960/d), S. 371f.; N. N. (1960/l), S. 398f.; N. N. (1962/a), S. 146; N. N. (1962/i), S. 106; N. N. (1963/e), S. 93; N. N. (1963/f), S. 126–128; sowie K. MARCETUS (1968), S. 47–50, S. 52, S. 59 und S. 61. Allerdings konnten die Angaben in der Gebrauchsanweisung allein nicht maßgebend sein. Vgl. N. N. (1960/d), S. 371f.; N. N. (1960/l), S. 398f.; N. N. (1962/a), S. 146; N. N. (1962/i), S. 106; sowie K. MARCETUS (1968), S. 47–49. Letztere Quellen beziehen sich auf dasselbe Urteil des OLG München, das u. a. Koffienol betraf.

[16] Vgl. K. MARCETUS (1968), S. 59 und S. 61; sowie N. N. (1963/f), S. 127f.

[17] Vgl. U. STAPEL (1988), S. 77; sowie R. SCHIEDERMAIR (1969), S. 1592.

[18] Vgl. A. KLOESEL / W. CYRAN (1961), S. 103; sowie K. MARCETUS (1968), S. 30. Zum Spalt-Tabletten®-Urteil, dessen Grundsätze in späteren Gerichtsverfahren Anwendung fanden, siehe Kapitel 4.2.1.2. Zur Geschichte der Spalt-Tabletten® siehe C. FRIEDRICH (2007/a). Speziell zu den vielfältigen Werbemethoden für Spalt-Tabletten® siehe C. FRIEDRICH (2007/b), S. 4813f.

Spalt-Tabletten®

– **Deutschlands meistverlangte Schmerz-Tabletten** sind ein Spezialpräparat, das von den Wissenschaftlern der Prof. Dr. med. Much AG aufgrund jahrzehntelanger Erfahrung entwickelt wurde gegen Kopfschmerzen, Zahnschmerzen, Monatsbeschwerden, Grippe, Alkohol- und Nikotinkater.

Auch bei den kleinen Unpäßlichkeiten des Alltags wirken Spalt-Tabletten zuverlässig und schnell. *Schon bald nach der Einnahme fühlen Sie sich erleichtert und frisch!*

Schmerzen beeinträchtigen nicht nur Arbeitsfähigkeit und Leistungsvermögen, sondern auch Erholung und Freude.

Spalt-Tabletten sind eine einzigartige Kombination bewährter und erprobter Wirkstoffe in optimaler Dosierung, die nicht nur zu schneller Beschwerdefreiheit verhelfen, sondern durch Steigerung der Blutzirkulation von Herz, Gehirn und Nieren das Gefühl der schnell wiederhergestellten Frische vermitteln.

Spalt-Tabletten können von Autofahrern bei Tag- und Nachtfahrten genommen werden und sind auch für Diabetiker geeignet.

Anwendung

1–2 Spalt-Tabletten in etwas Flüssigkeit zerfallen lassen (diese Einnahmeform beschleunigt den Wirkungseintritt) oder unzerkaut mit etwas Flüssigkeit schlucken. Kinder erhalten ½ Tablette. Wenn Sie Schmerztabletten längere Zeit oder in größerer Dosis verwenden müssen, sollten Sie sich an Ihren Hausarzt wenden.

Zus. in g		
	Salicylamid.	0,225
	Phenyldimethylpyraz. salic.	0,225
	Coffeinum	0,05
	Benzyl. amygdal.	0,05

Packungsgrößen: 10, 20, 60 und 100 Tabletten

Spalt-Tabletten gibt es auch in der Schweiz, in Österreich, Spanien, Luxemburg, Belgien, Holland, Schweden, Finnland und in vielen anderen Ländern.

Beim Bundesgesundheitsamt registriert unter
Nr. Sp. 60   Apothekenpflichtig

67385
00002

PROF. DR. MED. MUCH AG · PHARM. FABRIK
6232 BAD SODEN-TS. · PROF.-MUCH-STR. 2-34

Abb. 29: Packungsbeilage von Spalt-Tabletten®, um 1970[19]

Die gesetzlichen Rahmenbedingungen des Arzneifertigwarenverkehrs schlugen sich teilweise derart nieder, dass Hersteller in Packungsbeilagen von Präparaten, die vorbeugend als auch behandelnd eingesetzt werden konnten, die entsprechenden Indikationsgebiete ausdrücklich voneinander abgrenzten. Dies veranschaulicht das in nachfolgender Abb. 30 gezeigte Beispiel von Vigantol®, einem von den Firmen Bayer Leverkusen und E. Merck Darmstadt vertriebenen Vitamin D-Präparat.[20] Eine solche Unterscheidung zwischen vorbeugender und behandelnder Einnahme wiesen zum Beispiel auch die Kombinationsmittel zur Behandlung grippaler Infekte Ilvico®, das sich aus dem

---

[19]   DAM I B 1039. Packung von Spalt-Tabletten® (Prof. Dr. med. Much AG, Pharm. Fabrik) mit Beipackzettel. Copyright Dt. Apotheken Museum-Stiftung, Heidelberg (Inv.-Nr. I B 1039).

[20]   Vigantol® wurde Ende der 1920er-Jahre in die Therapie der Rachitis eingeführt und später auch zur Prophylaxe verwendet. Vgl. A. RETZAR (2019/a), S. 84f.; sowie H. STOFF (2009), S. 61–64. Ausführlich zur Geschichte von Vigantol® bzw. Vitamin D siehe J. HAAS (2007). Zur Geschichte der Firma Merck Darmstadt siehe C. BURHOP u. a. (2018); sowie I. POSSEHL (1994).

Antihistaminikum Ilvin® sowie Ascorbinsäure, Propyphenazon, Salicylamid, Chinin-chlorid und Koffein zusammensetzte,[21] und Nedolon®, das Epehetonin, Dionin®, Coffe-in, Phenacetin und Dimethylaminophenazon enthielt, der Firma Merck in ihren Pa-ckungsbeilagen auf.[22]

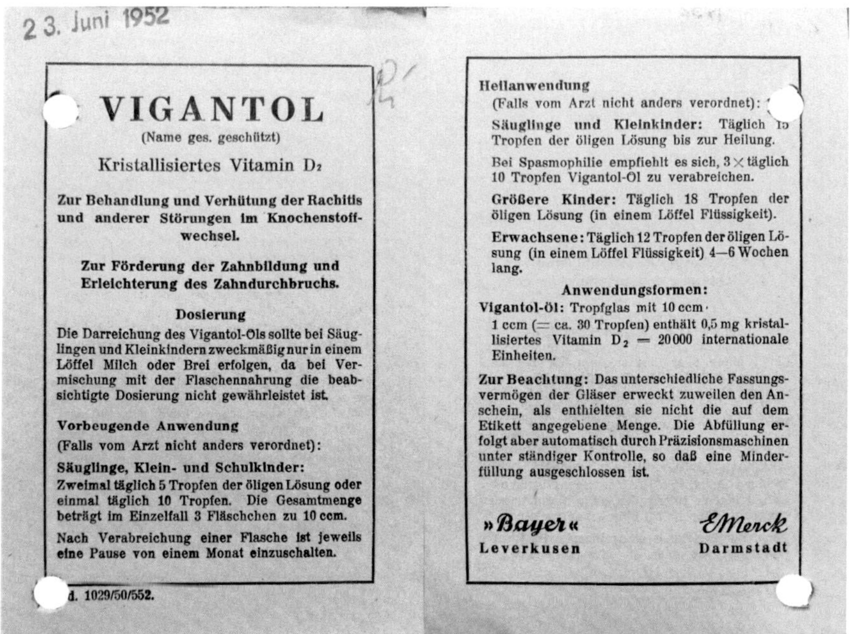

VIGANTOL

(Name ges. geschützt)

Kristallisiertes Vitamin D₂

Zur Behandlung und Verhütung der Rachitis und anderer Störungen im Knochenstoff-wechsel.

Zur Förderung der Zahnbildung und Erleichterung des Zahndurchbruchs.

Dosierung

Die Darreichung des Vigantol-Öls sollte bei Säug-lingen und Kleinkindern zweckmäßig nur in einem Löffel Milch oder Brei erfolgen, da bei Ver-mischung mit der Flaschennahrung die beab-sichtigte Dosierung nicht gewährleistet ist.

Vorbeugende Anwendung

(Falls vom Arzt nicht anders verordnet):

Säuglinge, Klein- und Schulkinder:
Zweimal täglich 5 Tropfen der öligen Lösung oder einmal täglich 10 Tropfen. Die Gesamtmenge beträgt im Einzelfall 3 Fläschchen zu 10 ccm.

Nach Verabreichung einer Flasche ist jeweils eine Pause von einem Monat einzuschalten.

d. 1029/50/552.

Heilanwendung
(Falls vom Arzt nicht anders verordnet):
Säuglinge und Kleinkinder: Täglich 15 Tropfen der öligen Lösung bis zur Heilung.

Bei Spasmophilie empfiehlt es sich, 3 × täglich 10 Tropfen Vigantol-Öl zu verabreichen.

Größere Kinder: Täglich 18 Tropfen der öligen Lösung (in einem Löffel Flüssigkeit).

Erwachsene: Täglich 12 Tropfen der öligen Lö-sung (in einem Löffel Flüssigkeit) 4—6 Wochen lang.

Anwendungsformen:
Vigantol-Öl: Tropfglas mit 10 ccm·
1 ccm (= ca. 30 Tropfen) enthält 0,5 mg kristal-lisiertes Vitamin D₂ = 20000 internationale Einheiten.

Zur Beachtung: Das unterschiedliche Fassungs-vermögen der Gläser erweckt zuweilen den An-schein, als enthielten sie nicht die auf dem Etikett angegebene Menge. Die Abfüllung er-folgt aber automatisch durch Präzisionsmaschinen unter ständiger Kontrolle, so daß eine Minder-füllung ausgeschlossen ist.

»Bayer«
Leverkusen

E Merck
Darmstadt

Abb. 30:   Vorder- und Rückseite der Packungsbeilage von Vigantol®-Öl, 1952[23]

---

[21]   Vgl. MA W 39 / 25m. Packungsbeilage von Ilvico®, Januar 1956; MA W 39 / 26n. Pa-ckungsbeilage von Ilvico®, Mai 1969; sowie MA W 39 / 27j. Packungsbeilage von Ilvico®-Dragees, Mai 1975. Ab September 1975 wurde in Packungsbeilagen von ilvico® [!] nicht mehr zwischen Behandlung und Verhütung unterschieden. Vgl. MA W 39 / 27j. Packungs-beilage von ilvico®, September 1975.

[22]   Vgl. MA W 39 / 25q. Packungsbeilage von Nedolon®, Oktober 1950; sowie MA W 39 / 25q. Packungsbeilage von Nedolon®, Oktober 1959. Statt vorbeugend sollte Nedolon® ab etwa der Mitte der 1960er-Jahre in einer von der behandelnden Einnahme abweichenden Dosierung „im Frühstadium von Erkältungs- und Infektionskrankheiten" verwendet werden. MA W 39 / 26q. Packungsbeilage von Nedolon®, Februar 1966.

[23]   MA W 39 / 25z. Packungsbeilage von Vigantol®-Öl, Juni 1952. Beipackzettel von 1947 und 1969 weisen ebenfalls eine vergleichbare Abgrenzung der vorbeugenden und behandelnden Anwendung auf. Vgl. MA W 39 / 31k. Packungsbeilage von Vigantol®-Öl, September 1947; sowie MA W 39 / 26z.b. Packungsbeilage von Vigantol®-Öl, Februar 1969. Ob sich die Un-terscheidung auf die Vertriebswege auswirkte, konnte im Rahmen dieser Arbeit nicht ermit-telt werden. In einem Beipackzettel von Vigantol®-Öl 1970 erscheint die Abgrenzung zwi-schen Vorbeugung und Behandlung der Rachitis indes nur noch im Abschnitt zur Dosie-rung, für die diese Differenzierung wegen der unterschiedlichen Einnahmemengen relevant war. Vgl. MA W 39 / 27s. Packungsbeilage von Vigantol®-Öl, August 1970.

Das Arzneimittelgesetz (AMG) 1961 untersagte schließlich in § 8 die Praxis, Heilmittel als Vorbeugungsmittel zu vertreiben, sodass dieses Phänomen an Bedeutung verlor. Spätestens mit der auf Grundlage des Gesetzes neu geregelten Apothekenpflicht, die fortan nicht mehr an den Heilmittelcharakter der Arzneien geknüpft war, jedoch wegen der langwierigen Ausarbeitung maßgebender Rechtsverordnungen erst 1969 in Kraft trat, dürften allenfalls einzelne Relikte, wie in der Packungsbeilage von Vigantol®-Öl, bei dem eine Unterscheidung zwischen Vorbeugung und Behandlung tatsächlich für die Anwendung wichtig war, weiter fortbestanden haben.[24]

7.2   Aufklärung, werbende Elemente und weitere Kritik an Beipackzetteln

Arzneien wurden in Beipackzetteln teilweise als Vorbeugungsmittel angepriesen, obwohl sie dazu geeignet waren, Krankheiten zu behandeln, oder sowohl zur Prophylaxe als auch zur Behandlung ungeeignet waren.[25] In diesem Zusammenhang aufkommende Kritik richtete sich jedoch nicht gegen Gebrauchsanweisungen, sondern üblicherweise gegen den durch die gesetzlichen Bestimmungen hervorgerufenen Missstand der Vorbeugungsmittel selbst.

Dass Packungsbeilagen mitunter zunächst noch „ein ausgesprochenes Werbemittel"[26] bzw. ein „sehr wirksame[s] Werbemittel"[27] sein sollten, wurde in pharmazeutischen Fachzeitschriften in seiner Gesamtheit nicht beanstandet. Gegenstand der Diskussionen war vielmehr die Publikumswerbung, zu der man teilweise „Beilagen in Packungen"[28] zählte. Dabei bemängelte man bspw., dass Publikumswerbung einen häufigeren Arzneimittelgebrauch begünstigen, Patienten zu speziellen Verschreibungswünschen gegenüber dem Arzt verleiten und die Selbstmedikation fördern würde, was wiederum benötigte ärztliche Konsultationen verzögerte.[29] Diese Aspekte der Werbung, die eng mit der Vermittlung medizinischen Grundwissens bei Patienten verbunden waren, riefen

---

[24]   Zu den entsprechenden Regelungen nach dem AMG 1961 siehe Kapitel 4.2.1.2.

[25]   Dazu vgl. Kapitel 7.1.

[26]   J. HÖPKER (1961), S. 2050.

[27]   J. HÖPKER (1965), S. 427; sowie BUNDESFACHVERBAND DER HEILMITTELINDUSTRIE UND DER IHR VERBUNDENEN WERBEWIRTSCHAFT E. V. (1966), S. 33. Der Verband verweist auf Höpker. In ausführlicheren Abhandlungen zur Werbung der Heilmittelindustrie fand die Packungsbeilage teilweise Erwähnung als Werbemittel. Von Zglinicki führte die Gebrauchsanweisung innerhalb einer Reihe von Werbedrucksachen auf, die für die Ärztewerbung bestimmt waren. Diese Aufzählung gab auch Müller wieder. Vgl. F. von ZGLINICKI (1950), S. 155; sowie G. MÜLLER (1952), S. 139, Anm. 9. Adam, der gleichfalls nur Fachwerbung betrachtete, erwähnte die Packungsbeilage hingegen nicht. Vgl. K. L. ADAM (1958), S. 20–75.

[28]   A. KERND'L (1955), S. 87. Dazu, dass Packungsbeilagen ein mögliches Mittel der Laienwerbung waren, vgl. auch N. N. (1958/a), S. 1097.

[29]   Vgl. A. KERND'L (1955), S. 89; sowie N. N. (1956/b), S. 1213. Ferner kritisierte man, dass ganze Arzneimittelgruppen, wie Analgetika, in werbender Weise als harmlos dargestellt wurden. Vgl. R. SCHMITZ (1963), S. 1463f.

Widerstand gegenüber Packungsbeilagen hervor, denen diese Eigenschaft indes auch bei sachlicher Informationsvermittlung bereits innewohnte.

Insbesondere die Ärzteschaft störte sich an einigen Inhalten von Packungsbeilagen. Stellungnehmend zu 1952 vom Bundesministerium des Innern erarbeiteten Grundsätzen für ein neues Arzneimittelgesetz (AMG) schlugen Vertreter ihres Berufsstandes 1953 vor, „die Beifügung einer Gebrauchsanweisung zu den Arzneipackungen zu untersagen"[30], da „die Dosierung in jedem Falle vom Arzt bestimmt werden müsse."[31] Diese Aussage korrigierte die Arzneimittelkommission der deutschen Ärzteschaft wenig später dahingehend,

> „daß seitens der Ärzte nicht angeregt sei, die Beifügung einer Gebrauchsanweisung zu den Arzneipackungen allgemein zu untersagen. Das Bestreben der Ärzteschaft gehe dahin, nur für alle rezeptpflichtigen Arzneispezialitäten die Beifügung einer Gebrauchsanweisung zu untersagen. Für die Verordnung eines rezeptpflichtigen Arzneimittels müsse der Patient stets eine genaue Dosierungsvorschrift bekommen, die der Arzt individuell zu bestimmen hat. Der Arzt sei für diese Verordnung verantwortlich und wolle daher alle durch die den Packungen beigefügten Gebrauchsanweisungen möglichen Irrtümer ausschließen."[32]

Diese Ansicht vertrat die Arzneimittelkommission ebenfalls gegenüber dem Bundesverband der Pharmazeutischen Industrie e. V. (BPI) im November 1954. Da die Verordnung stark wirkender Arzneien eine ärztliche Dosierungsangabe auf dem Rezept erforderte, wäre für solche ein entsprechender Hinweis in Packungsbeilagen nicht notwendig.[33] Der BPI hingegen hielt Angaben zur Dosierung in Gebrauchsanweisungen für „eine notwendige Sorgfaltspflicht bzw. Präventivmaßnahme gegen falsche Eigendosierung von Patienten, die allerdings bei rezeptpflichtigen Arzneimitteln durch den Zusatz ‚falls vom Arzt nicht anders verordnet' zu ergänzen sei."[34] Zumindest gegen Hinweise zur Anwendungsweise und zu Kontraindikationen hatte die Kommission hingegen zwei Jahre später keinen Einwand bzw. befürwortete diese sogar. Indikationsangaben sah sie, im Gegensatz zum BPI, indes ebenfalls kritisch. Das Ausmaß der Aufklärung eines Patienten über eine Erkrankung müsste dem Arzt obliegen.[35] Demnach sollten Anwendungsgebiete nicht genannt werden, „da diese u[nter] U[mständen] beim Patienten zu unerwünschten Aufklärungen wie auch zur Hypochondrie führen könn[t]en."[36] „Eine derartige Aufklärung [wäre] schlimmer als gar keine."[37] Als Maßnahme regte man ‚sine

---

[30] N. N. (1953/c), S. 84.

[31] N. N. (1953/c), S. 84.

[32] N. N. (1953/d), S. 155.

[33] Vgl. N. N. (1955/f), S. 56. Die ärztliche Gebrauchsanweisung fehlte jedoch häufig auf den Verordnungen stark wirkender Arzneimittel, vgl. dazu Kapitel 7.3.2.

[34] N. N. (1955/f), S. 56.

[35] Vgl. N. N. (1955/f), S. 56. Ferner verlangte ein Arzt in Packungsbeilagen von Arzneifertigwaren Angaben zu Gegenmaßnahmen und Antidoten, um schädliche Nebenwirkungen unmittelbar behandeln zu können. Vgl. N. N. (1958/f), S. 1093.

[36] N. N. (1955/f), S. 56.

[37] N. N. (1955/a), S. 135.

confectione'-Verordnungen von Arzneifertigwaren mit solchen Packungsbeilagen an.[38] Diese wären „keine ‚edlere Art der Magie', sondern eine psychologische Notwendigkeit, wie jeder Arzt in der Praxis w[ü]ß[te]."[39] Der ärztlichen Meinung zu Indikationsangaben in Beipackzetteln schloss sich Apotheker Kurt Blum aus Braunschweig in einer Einsendung an die *Deutsche Apotheker-Zeitung* an. Dabei nahm er zu weiteren Inhalten von Packungsbeilagen Stellung und beschrieb von ihm beobachtete Auswirkungen auf Patienten aus dem Alltag in einer Apotheke:

> „Mich bewegt nun die Frage, warum von der Industrie die Beipackzettel beigelegt werden. Sie enthalten in den seltensten Fällen ausschließlich eine erweiterte Gebrauchsanweisung, sondern meistens genaue Angaben über Nebenwirkungen und Indikationen des Medikaments. Gerade letztere sind doch ausschließlich für den Arzt bestimmt. Der Apotheker benötigt diese Angaben kaum. Den Patienten gehen sie noch weniger an; er soll sich auf die Therapie seines Arztes verlassen. Trotzdem verlangen die meisten Leute, wenn das Öffnen einer Packung bei der Abgabe erforderlich ist, ausdrücklich die Mitgabe des Zettels, ein Beweis dafür, welchen Wert sie ihm zumessen. Meinen Beobachtungen zufolge richtet sich das Interesse auf die Krankheitsbezeichnung und auf die Versicherung: ‚Unschädlich und frei von Nebenwirkungen.' So kann es z. B. geschehen, daß Patienten ein rezeptpflichtiges Medikament mit dem Hinweis auf seine ‚Unschädlichkeit' wiederholt verlangen oder auch die Anwendung eines Mittels ablehnen, weil die angeführten Indikationen nicht ihrer Krankheit entsprechen. Ebenso sind die Hinweise auf die anderen Packungsgrößen auf den Beilagen fehl am Platze. Rein psychologisch ist es richtiger, wenn der Apotheker in einem entsprechenden Buch oder Ordner nachsieht, als vor den Augen des Patienten den Beipackzettel zu Rate zu ziehen. Deshalb sollte in Zukunft der Text dieser Zettel auf Angaben, die die Anwendung erläutern, beschränkt werden."[40]

In der Fachzeitschrift *Die Pharmazeutische Industrie* erschien 1966 eine Beitragsreihe ‚Der Arzt und die Werbung', deren letzter Teil sich der Packungsbeilage widmete. Einleitend heißt es, dass die Ausarbeitung von Packungsbeilagen Werbeabteilungen oblag. Anschließend wurde allerdings eine Umfrage unter Ärzten vorgestellt, die sich auf ihren informativen Charakter bezog. Demnach wünschten sich die befragten Ärzte, die grundsätzlich einen kurzen und übersichtlichen Beipackzettel präferierten, in erster Linie Angaben über die Dosierung eines Arzneimittels, allgemeine Hinweise zu dessen Anwendung und die Kontraindikationen in Packungsbeilagen. Auch Nebenwirkungen sollten enthalten sein, allerdings keine spezifischen, sondern nur sehr allgemeine, verbunden mit dem Hinweis auf eine ärztliche Konsultation bei ihrem Auftreten. Nur wenige befürworteten allgemeine Indikationsangaben, ausführliche Indikationslisten lehnte die Mehrheit ab. Eine Erhebung verdeutlichte dabei, was seinerzeit eine ausführliche Indikationsliste bedeutete: In 350 Packungsbeilagen wurden durchschnittlich etwa 11 Indikationen aufgeführt, in vier der Beipackzettel sogar 40 und mehr. Mit etwa 300 Pa-

---

[38] Vgl. N. N. (1955/a), S. 135. 1948 berichtete die *Süddeutsche Apotheker-Zeitung* schon über die Abgabe von Spezialitäten ohne Faltschachtel und den enthaltenen Prospekt. Vgl. N. N. (1948/a), S. 117. Um zu verhindern, dass beigegebene Gebrauchsanweisungen von Arzneifertigwaren an Patienten gelangten, hatten Ärzte diese Maßnahme bereits im Deutschen Reich vorgeschlagen. Dazu vgl. Kapitel 6.3.2.

[39] N. N. (1955/a), S. 135.

[40] N. N. (1960/g), S. 1420.

ckungsbeilagen bewegte sich der Großteil jedoch zwischen 5 und 14 Anwendungsgebieten. Die Indikationslyrik schien verbreitet zu sein: „Es [gibt] kaum einen Beipackzettel […], der nicht mit einer sehr ausführlichen Indikationsliste versehen ist.“[41] Als grundlegend wichtig erachteten nur die praktischen Ärzte mehrheitlich Beipackzettel. Dass Patienten diese lasen, nahm zusätzlich auch die Mehrheit der Fachärzte an.[42] Einzelstimmen aus der Umfrage zeigten zudem die Unzufriedenheit von Ärzten:

> „Die meisten Beipackzettel sind weder für den Arzt noch für den Patienten nützlich – es sind noch zu viele ‚werberische Anpreisungen‘ drin.‘ […]
> ‚Die meisten dieser Beipackzettel verwirren nur den Patienten. Mein größter Ärger: wenn mich Patienten anrufen, daß sie doch z. B. nicht geisteskrank sind‘ […]
> ‚Nur allgemeine Hinweise über den Formenkreis der zu behandelnden Erkrankungen. Ganz sinnlos ist die Aufzählung aller möglichen mit diesem Präparat angeblich zu behandelnden Erkrankungen. Ich kenne solche Zettel mit mehr als 50 Indikationen. Wem soll das nutzen?‘
> ‚Warum diese Umfrage? Diese Zettel sind doch alle blödsinnig abgefaßt. Ich lasse alle Zettel durch den Apotheker entfernen. Hab nie mehr Ärger mit den Patienten gehabt.‘
> ‚[…] Auch durch detaillierte Angaben über Nebenwirkungen (hier sehen Sie ein Beispiel: ‚Das Präparat kann in seltenen Fällen schwere Leberschäden verursachen. Bei Veränderung der SGOT-Werte oder der Serumlabilitätswerte, die regelmäßig während der Behandlung zu bestimmen sind, muß das Präparat unbedingt abgesetzt werden.‘ Oder hier ein anderer Unsinn: ‚Wegen der Gefahr der Nierenschädigungen müssen laufend Serumkonzentrationen bestimmt werden‘ usw.) verliert im Durchschnitt der einfache, geistig nicht differenzierte Patient das Vertrauen zu seinem Arzt. Im wissenschaftlichen Prospekt, in der Werbung, die nur an den Arzt geht, sollen auch gefährliche Nebenwirkungen – auch wenn sie nur in 0,5 % der Fälle vorkommen – erwähnt und mitgeteilt werden, aber nie im Beipackzettel.‘“[43]

Bemerkenswert erscheint insbesondere die geschilderte Praxis, noch ‚sine confectione‘ zu verordnen, sodass Apotheker Packungsbeilagen unter Umständen vor der Abgabe entsorgten.

Wie aus den letzten beiden Beiträgen hervorgeht, fielen Angaben zu Nebenwirkungen sehr unterschiedlich aus. Eine auffällige Ausprägung war die Nennung von Nebenwirkungen zusammen mit ärztlichen Maßnahmen, wie der Überwachung bestimmter Blutwerte, die eher zusätzlich abschreckend auf Patienten wirkte, eine andere waren werblich ausgerichtete Hinweise auf die Unschädlichkeit eines Präparats. Die nachfolgende Abb. 31 zeigt beispielhaft die Packungsbeilage des n-Hexylresorcin enthaltenden Anthelminthikums Wurm-Agen®, vermutlich von 1951, in der die Anwendung des Präparats ausführlich beschrieben und dabei auf der Rückseite eine bedenkenlose Wiederholung der Einnahme aufgrund der Ungiftigkeit eingeräumt wird.

---

[41] H. FRIESEWINKEL (1966), S. 541.
[42] Vgl. H. FRIESEWINKEL (1966), S. 535–541. Die in dem Beitrag vorgenommene Unterteilung in praktische Ärzte, Fachärzte und Klinikärzte wurde der Einfachheit halber nur an notwendigen Stellen erwähnt. Die wiedergegebenen Ergebnisse der Umfrage beziehen sich auf die aus Deutschland befragten Ärzte.
[43] H. FRIESEWINKEL (1966), S. 538.

Wurmkur

bei Oxyuren (Madenwürmer) und Ascariden (Spulwürmer).

Oxyuren:

Am Tage vor der Kur ist durch ein Abführmittel (Resultin-Abführkonfekt, wie es der Packung Wurm-Agen anliegt, Rizinus-Oel, Karlsbader-, Glauber- oder Bittersalz) für Darmentleerung zu sorgen.

Von Abführsalzen gibt man Kindern 1-2, Jugendl. 2-3, Erwachs. 3-4 gehäufte Teelöffel voll auf ein Glas Wasser.

Am Kurtage werden morgens die Wurm-Agen-Kapseln auf nüchternen Magen geschluckt. Sie dürfen nicht zerkaut werden, damit sie erst im Dünndarm zur Wirkung kommen und dort eine möglichst konzentrierte Lösung bilden.

Dosis:

Kinder von   2- 4 Jahren 1 Kapsel Wurm-Agen und $^{1}/_{3}$ Resultin
Kinder von   4- 6 Jahren 2 Kapseln Wurm-Agen und $^{1}/_{2}$ Resultin
Kinder von   6- 8 Jahren 3 Kapseln Wurm-Agen und $^{1}/_{2}$ Resultin
Kinder von   8-10 Jahren 4 Kapseln Wurm-Agen und 1 Resultin
Kinder von 10-15 Jahren 5 Kapseln Wurm-Agen und 1 Resultin
Erwachsene   5 Kapseln Wurm-Agen und 2 Resultin

2 Stunden nach der Einnahme kann man frühstücken und sorgt erneut für Stuhlgang. Dieser wird nunmehr am besten mit Rizinusöl oder einem Abführsalz erzielt.

Im allgemeinen genügt eine **Eintageskur,** wenn sich Madenwürmer nicht durch Aufenthalt im Blinddarm der Wirkung des Wurm-Agen entziehen. In diesen Fällen kann die Kur

wegen der Ungiftigkeit des Wurm-Agen ohne weiteres nach einigen Tagen wiederholt werden. Wichtig ist die Einhaltung folgender hygienischer Maßnahmen:

❶ *Die Hände und vor allem die Fingernägel müssen vor jedem Essen und nach jedem Stuhlgang gründlich mit Seife und Bürste gereinigt werden. Die Fingernägel müssen kurz geschnitten sein.*

❷ *Morgens und abends sowie nach jedem Stuhlgang ist die Afterfalte mit warmem Wasser zu reinigen und* **WURM-SEROL*** *aufzutragen.*

❸ *Dies ist besonders in den Tagen vor und am Tage nach der Kur zu beachten, um nächtliches Kratzen der Aftergegend und damit eine Neuinfektion zu verhüten.*

❹ *Nach Beendigung der Kur ist die Bett- und Leibwäsche auszukochen oder zumindest zu überbügeln, um die Wurmeier zu vernichten.*

❺ *Zur Verhütung einer erneuten Infektion sind Salate und Rohkost gründlichst zu reinigen und mit kochendem Wasser zu überbrühen. Der Staub in den Schlafräumen soll womöglich mit Staubsauger entfernt werden.*

❻ *Alle wurmbefallenen Mitglieder einer Wohngemeinschaft sollen gleichzeitig einer Wurmkur unterzogen werden, um gegenseitiges Anstecken zu vermeiden.*

Bei **Ascariden** (Spulwürmern) gilt die gleiche Dosierung wie bei Oxyuren. In diesen Fällen ist ganz besonders auf gründliche Stuhlentleerung nach der Kur Wert zu legen. Auch in den folgenden Tagen ist für regelmäßigen Stuhlgang zu sorgen; unter Umständen kann die Kur mit Wurm-Agen in den nächsten Tagen wiederholt werden.

*) **Wurm-Serol** wird mit dem Ansatzrohr in den After und die Afterfalte eingeführt. Wurm-Serol vernichtet die weiblichen Würmer, wenn sie nachts zur Eiablage austreten. Es wirkt juckreizstillend. Dadurch wird die Ursache des Kratzens beseitigt und damit einer Übertragung von Wurmeiern mit den Fingern in den Mund vorgebeugt. Würmer, welche oft binnen 6 Stunden in der Afterfalte ausgebrütet werden und in den Darm zurückkehren, werden durch Wurm-Serol sofort vernichtet.

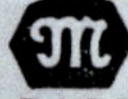

MERZ & CO. · CHEMISCHE FABRIK · **FRANKFURT AM MAIN**

M 1 51 20 L 28

Abb. 31: Vorder- und Rückseite der Packungsbeilage von Wurm-Agen®, um 1951[44]

---

[44] KSI UL Sign. 4340. Packung von Wurm-Agen® (Merz & Co., chemische Fabrik, Frankfurt am Main) mit Beipackzettel.

Das von der Firma Merck vertriebene Helminal[®] wurde demnach ebenfalls als ein „ungiftiges Wurmmittel"[45], Atractyl von der Asta-Werke AG als ein „untoxisches Spasmolyticum"[46] bezeichnet. Weiterhin sollte das von den Temmler-Werken vertriebene Antitussivum Tiamon[®] „ohne Nebenwirkungen auf Kreislauf, Verdauung und Stimmungslage"[47] sein. Zudem wären „Gewöhnung und Sucht [...] auch bei Dauergebrauch niemals zu befürchten"[48]. Ähnlich hieß es zu dem von der Artesan GmbH vertriebenen Antitussivum Tussi Longoral[®], das die Alkaloide Noscapin, Emetin und Ephedrin enthielt, es sei frei von „narkotischen Stoffen, [...] daher unschädlich und führt[e] nicht zur Gewöhnung."[49] Das Antikonvulsivum Anirrit[®] der Gebrüder Giulini GmbH aus Ludwigshafen, das bromiertes Methylstyrylhydantoin und Phenylethylbarbitursäure enthielt,[50] soll „sich als besonders gut verträglich erwiesen [haben], die bekannten unangenehmen Nebenerscheinungen der Einzelkomponenten [Brom und Hydantoin] tr[ä]ten nicht auf."[51] Ferner sollte das Präparat „auch bei dauernder Anwendung [...] keine lästigen Begleiterscheinungen hervor[rufen], wie Schläfrigkeit, Abstumpfung, Depressionen."[52] Nach den Angaben der Packungsbeilage besaß Perklimol[®] eine „gute Verträglichkeit"[53],

---

[45] MA W 39 / 31e. Packungsbeilage von Helminal[®], November 1949; sowie MA W 39 / 25l. Packungsbeilage von Helminal[®], November 1954. Das 1922 eingeführte Präparat enthielt einen Algen-Trockenextrakt. Vgl. GEHES CODEX (1953), S. 375. Ähnliches attestierte die Firma Eumenol[®]-Tabletten, die einen Trockenextrakt aus Tang-Kui-Wurzel zur Behandlung von Menstruationsbeschwerden enthielten. Gemäß der Packungsbeilage „zeichnet[en] sich [diese] durch völlige Ungiftigkeit und gute Verträglichkeit von seiten des Magens aus." MA W 39 / 25j. Packungsbeilage von Eumenol[®]-Tabletten, März 1957.

[46] MOA 13.1-020a-00. Packung von Atractyl (Asta-Werke AG) mit Packungsbeilage. Das Präparat enthielt Mandelsäure-isoamylester. Vgl. GEHES CODEX (1953), S. 74.

[47] MOA 13.1-025q-00. Packung von Tiamon[®] (Temmler-Werke, Marburg / L[ahn]) mit Packungsbeilage. Tiamon[®] wurde 1959 auf den Markt gebracht und enthielt die Alkaloide Noscapin und Dihydrocodein als wirksame Bestandteile. Vgl. GEHES CODEX (1960), S. 1257.

[48] MOA 13.1-025q-00. Packung von Tiamon[®] (Temmler-Werke, Marburg / L[ahn]) mit Packungsbeilage.

[49] SAM Sammlung Arzneimittel BRD. Packung von Tussi Longoral[®] (Artesan GmbH, Winsen / Luhe) mit Beipackzettel.

[50] Vgl. GEHES CODEX (1953), S. 36; sowie GEHES CODEX (1960), S. 56. Ein Einführungsdatum nennt Gehes Codex nicht. Das Präparat erscheint erstmals in der VIII. Auflage von 1953. Vgl. GEHES CODEX (1937), S. 70; GEHES CODEX (1938), S. 13; GEHES CODEX (1939), S. 13; sowie GEHES CODEX (1948), S. 15f. Da die Bezeichnung des Hydantoinderivats mit der Fassung von Gehes Codex 1953 übereinstimmt und sich zu der von 1960 leicht unterscheidet, ist der Beipackzettel wohl auf die 1950er-Jahre zu datieren.

[51] SAM Sammlung Arzneimittel BRD. Packung von Anirrit[®] (Gebrüder Giulini GmbH) mit Beipackzettel.

[52] SAM Sammlung Arzneimittel BRD. Packung von Anirrit[®] (Gebrüder Giulini GmbH) mit Beipackzettel. Als mögliche Nebenwirkungen räumte man zumindest allergische Reaktionen ein und riet daher zu einer einschleichenden Dosierung. Vgl. SAM Sammlung Arzneimittel BRD. Packung von Anirrit[®] (Gebrüder Giulini GmbH) mit Beipackzettel.

[53] THAM 1B1103. Packung von Perklimol[®] (Uzara-Werk Melsungen) mit Beipackzettel. Perklimol[®] war ein von dem Uzara-Werk Melsungen hergestelltes Präparat zur Behandlung von Wechseljahresbeschwerden, das Uzaron[®], Phenylethylbarbitursäure, einen Belladonna-Extrakt, Nitroglyzerin und einen Salbei-Extrakt enthielt. Vgl. GEHES CODEX (1964),

Lanatacanth® eine „sehr gute Verträglichkeit"[54] und Sulfosellan-Salbe® sogar „beste Verträglichkeit selbst bei Kleinkindern"[55]. Lanimerck® wiederum, das als wirksame Komponente das Digitalis-Glykosid Lanatosid C aus dem wolligen Fingerhut enthielt, sollte „aufgrund sorgfältiger Gewinnungsmethoden [...] frei von unerwünschten Begleitstoffen und daher bei vorschriftsgemäßer Anwendung auch frei von unerwünschten Nebenwirkungen"[56] sein.

Neben der Betonung einer guten Verträglichkeit stellten pharmazeutische Betriebe mitunter auch die Wirksamkeit heraus. Viele Wechseljahresbeschwerden würden durch Perklimol® „mit bestem Erfolg behoben"[57]. Im Beipackzettel von Lanatacanth® wird der Effekt der Inhaltsstoffe auf die Gefäße beschrieben und eine Reihe von Wirkungen mit einem fett gedruckten „Vorteile:"[58] eingeleitet. Die Beschreibung der Wirkung von Pacatal® überzeugte vermutlich sogar kritische Leser:

> „Pacatal ist ein klinisch weitgehend bewährtes Heilmittel, das peripher und zentral weite Bereiche des Nervensystems beeinflußt und eine charakteristische beruhigende Wirkung auf emotionelle Störungen der verschiedensten Genese ausübt. Sein Wirkungsmechanismus greift weit über den eines Sedativums hinaus und setzt sich aus einer Vielzahl von Teilwirkungen zusammen, die sich harmonisch ergänzen."[59]

Das zur Anwendung von Kopfgrind und Milchschorf eingesetzte Crustaladerma sollte „ein einzig dastehendes perorales Mittel [sein], das mit eindrucksvoller Zuverlässigkeit

---

S. 354. Uzaron® war ein Trockenextrakt aus Xysmalobium undulatum. Vgl. ROTE LISTE (1975), 50 / 027.

[54] THAM 1B1149. Packung von Lanatacanth® (Lindopharm KG) mit Beipackzettel. Lanatacanth® war ein Kardiakum, das Digitalisglykoside und einen Weißdorn-Extrakt enthielt. Vgl. GEHES CODEX (1960), S. 718.

[55] SAM Sammlung Arzneimittel BRD. Packung von Sulfosellan-Salbe® (Dr. Gerhard Mann Arzneimittelfabrik) mit Beipackzettel. Hierbei handelte es sich um eine bakteriostatisch wirksame Salbe auf Sulfonamid-Basis mit Lebertran von der Firma Dr. Gerhard Mann aus Berlin. Vgl. GEHES CODEX (1953), S. 799.

[56] MA W 39 / 25o. Packungsbeilage von Lanimerck®-Tropfen, September 1959; MA W 39 / 26o. Packungsbeilage von Lanimerck®-Dragees, Januar 1968; sowie MA W 39 / 27k. Packungsbeilage von Lanimerck®-Tropfen, April 1973. Mit einer Neufassung von 1974, die die Richtlinie über Packungsinformationen des Bundesverbandes der Pharmazeutischen Industrie berücksichtigte, entfernte man diese Passagen. Stattdessen konnten bei der Einnahme von Lanimerck® „bei Überdosierung [...] die allgemein von Digitalisglykosiden bekannten Nebenerscheinungen auftreten, wie Appetitstörung, Übelkeit, Erbrechen [...], Durchfälle [...], Extrasystolen [...], Sehstörungen (z. B. Gelb-Grün-Sehen) usw." MA W 39 / 27k. Packungsbeilage von Lanimerck®-Dragees, November 1974. Für eine Analyse der Gebrauchsinformation von Lanimerck®-Dragees von 1979 siehe Kapitel 7.5.4.

[57] THAM 1B1103. Packung von Perklimol® (Uzara-Werk Melsungen) mit Beipackzettel.

[58] THAM 1B1149. Packung von Lanatacanth® (Lindopharm KG) mit Beipackzettel.

[59] THAM 1B1091. Packung von Pacatal® (Promonta Hamburg) mit Beipackzettel. Die Lektüre des Beipackzettels vermittelte den Eindruck eines besonderen Beruhigungsmittels. Der ebenfalls angegebene Wirkstoff N-Methyl-piperidyl-(3)-methyl-phenothiazin zählt chemisch zu den Neuroleptika der Phenothiazine. Das Präparat sollte zudem „ohne cardiovasculäre oder allergische Nebenwirkungen" sein. THAM 1B1091. Packung von Pacatal® (Promonta Hamburg) mit Beipackzettel.

überraschende, schnelle Heilung ohne äußere Behandlung [...] vermittelt!"[60] Der Beipackzettel des Original Bullrich-Salz®, „das sich in vielen Fällen bei Unpäßlichkeit des Magens und in Haus und Küche bewährt [hat]"[61], schloss mit dem eindringlichen Slogan: „Nach Spickaal, Leberwurst und Schmalz, verlangt der Körper Bullrich-Salz."[62]

In einem Beipackzettel des Abführmittels Leo-Pillen®, vermutlich zwischen 1953 und 1960, wurden dessen Eigenschaften sehr ausführlich beschrieben. Die verantwortliche Leo-Werke GmbH beschrieb darin Zusammensetzung, Wirkung und Verträglichkeit in werbender Weise:

> „Die Leo-Pillen sind eine glückliche Zusammenstellung altbewährter Arzneidrogen. Sie enthalten überraschend niedrige Dosen sich wirksam ergänzender, rein pflanzlicher Abführmittel, wie Aloe, Rhabarber und Frangula. Die verläßliche Wirkung der Leo-Pillen beruht auf der günstigen Abstimmung dieser Abführdrogen aufeinander, die verschiedene Angriffspunkte haben und sich dadurch in ihrer Wirkung vervielfachen. Eine besondere, sinnreiche Preßtechnik sorgt dafür, daß die Leo-Pillen im Dünn- und Dickdarm im Verlauf von 3–4 Stunden nur langsam zerfallen. So wird der Darm in fast seiner ganzen Länge zu gesteigerter Tätigkeit angeregt, wobei sich die Darmbewegung allmählich verstärkt. Dadurch wird eine allzu heftige Stuhlentleerung mit unangenehmen Nebenwirkungen verhütet und ein schmerzloser, weicher Stuhlgang ohne Störung der Nachtruhe gesichert. Ein weiterer Vorzug der Leo-Pillen besteht darin, daß bei ihrem Gebrauch keine Gewöhnung eintritt. Ferner verschwindet lästige Gasbildung meist schon nach kurzem Gebrauch. [...] Die Leo-Pillen haben sich seit fast einem halben Jahrhundert unumstritten bewährt."[63]

Nachfolgende Abb. 32 zeigt eine Packungsbeilage des Analgetikums Migränin®, in der die Farbwerke Hoechst AG auf der Vorderseite ausführlich über dessen Wirkung berichtete. Es sollte u. a. zu einer „vollständige[n] und umfassende[n] Schmerzbeseitigung bei lang anhaltender Wirkungsdauer, verbunden mit einer belebenden Wirkung"[64] führen, „so daß Arbeitskraft und Leistungsfähigkeit rasch wiederhergestellt w[u]rden."[65]

---

[60] THAM 1B1218. Packung von Crustaladerma (Synthera, Dr. Friedrichs & Co.) mit Beipackzettel.

[61] KSI UL Sign. 4129. Packung von Original Bullrich-Salz® (A. W. u. C. W. Bullrich) mit Beipackzettel. Zu Bullrich-Salz® und der Arzneitherapie nach dem Apotheker August Wilhelm Bullrich (1802–1859) siehe A. HELMSTÄDTER (1991), S. 59–62.

[62] KSI UL Sign. 4129. Packung von Original Bullrich-Salz® (A. W. u. C. W. Bullrich) mit Beipackzettel.

[63] DAM I B 675. Packung von Leo-Pillen® (LEO-WERKE GmbH) mit Beipackzettel. Insbesondere die Betonung der altbewährten Verwendung der Leo-Pillen® erscheint vor dem Hintergrund interessant, dass sich die Zusammensetzung zwischen 1953 und 1960 geändert hatte, wobei die Packungsbeilage bereits die neue Rezeptur beschreibt, in die u. a. ein Myrrhen- und ein Faulbaumrinden-Extrakt aufgenommen wurden. Vgl. GEHES CODEX (1953), S. 480; sowie GEHES CODEX (1960), S. 733. Ferner trat die Bezeichnung ‚Leo-Pillen'® 1960 bereits als eingetragene Marke auf. Vgl. GEHES CODEX (1960), S. 733. Die zwei Nachträge von Gehes Codex 1954 und 1956 führten noch keine geänderte Zusammensetzung auf. Vgl. GEHES CODEX (1954), S. 134; sowie GEHES CODEX (1956), S. 142.

[64] MOA 13.1-0141-00. Blechdose von Migränin® (Farbwerke Hoechst AG vormals Meister Lucius & Brüning) mit Packungsbeilage.

[65] MOA 13.1-0141-00. Blechdose von Migränin® (Farbwerke Hoechst AG vormals Meister Lucius & Brüning) mit Packungsbeilage.

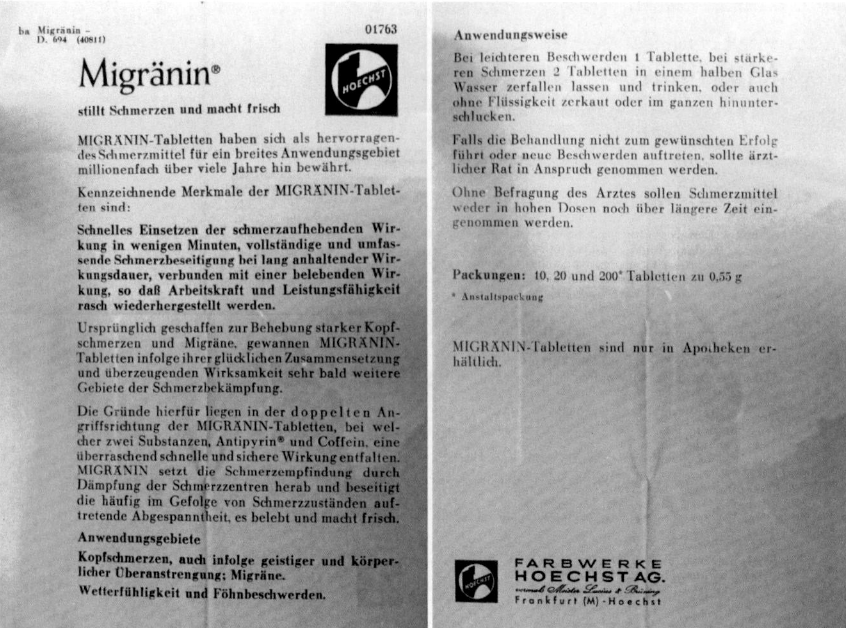

Abb. 32: Vorder- und Rückseite der Packungsbeilage von Migränin®,
vermutlich 1960er-Jahre[66]

Ferner nutzten Firmen Packungsbeilagen auch, um auf weitere ihrer Arzneimittel aufmerksam zu machen. So wurden in der Packungsbeilage von Perklimol® die Präparate Uzaril®, Uzaril®-Campher-Dragees, Dysmenural® und Uzarogall® mit den jeweiligen Anwendungsgebieten aufgeführt, wobei man vorher die Geschichte und etablierte Anwendung des wirksamen Bestandteils, der den genannten Kombinationsmitteln gemein war, ausführlich beschrieben hatte.[67] Für das Anlegen eines Verbandes mit Warondo®-Ekzemsalbe sollte am besten eine Warondo®-Universalbinde verwendet werden. Zur Optimierung der Therapie empfahl die pharmazeutische Fabrik Lengerich in der Packungsbeilage, zusätzlich Warondo®-Ekzemin einzunehmen und für die ursächliche Behandlung der häufig auf einen nicht ausreichenden Stuhlgang zurückzuführenden Beschwerden die Einnahme von Warondo®-Blutreinigungstee, Warondo®-LAX oder Warondo®-LAX forte.[68] Im Beipackzettel der Helminal®-Tabletten machte Merck zumindest noch auf die für Kleinkinder geeigneten Helminal®-Kügelchen aufmerksam.[69] In der Packungsbeilage des Antihistaminikums Atosil® regte Bayer an, tagsüber das

---

[66] MOA 13.1-014l-00. Blechdose von Migränin® (Farbwerke Hoechst AG vormals Meister Lucius & Brüning) mit Packungsbeilage. Zur Geschichte der Migräne-Therapeutika siehe U. MEYER (2021), S. 171–179.

[67] Vgl. THAM 1B1103. Packung von Perklimol® (Uzara-Werk Melsungen) mit Beipackzettel.

[68] Vgl. SAM Sammlung Arzneimittel BRD. Packung von Warondo®-Ekzemsalbe (Pharmazeutische Fabrik Lengerich) mit Beipackzettel.

[69] Vgl. MA W 39 / 31e. Packungsbeilage von Helminal®, November 1949.

Präparat Neo-Bridal[®] einzunehmen, falls die Anwendung zu einer zu starken Müdigkeit führte.[70] Bei Reducdyn[®], einem Lebertherapeutikum der Nordmark-Werke GmbH Hamburg, machte man auf eine nachgewiesene Kompatibilität mit zwei weiteren Produkten der Firma aufmerksam und riet bei einer möglichen Leberverfettung zusätzlich zur Anwendung von Lipotrat[®].[71] Unterstützend zur Anwendung der Erkältungssalbe STAS[®] und der ebenfalls in der Packungsbeilage beschriebenen Variante STAS[®]-mild für Kinder unter zwei Jahren empfahl Stada für Kinder Thymusyl[®] und für Erwachsene Guakalin[®] zur Einnahme.[72] Wie nachfolgende Abb. 33 zeigt, sollten Patienten einem Beipackzettel von Nyxanthan-Dragees[®] der Dr. Karl Thomae GmbH Biberach an der Riss zufolge, deren Wirkstoffkombination „dem Präparat eine besondere Wirksamkeit verl[ie]h [...] [und] eine machtvolle Erweiterung krampfartig verengter Gefäße herbei[führte]"[73], bei Schlafstörungen die Anwendung von Nyxanthan-Basitorien[®] in Betracht ziehen, zu denen ihr Arzt Auskunft geben könnte.[74]

---

[70] Vgl. SAM Sammlung Arzneimittel BRD. Packung von Atosil[®] (Bayer Leverkusen) mit Beipackzettel. Zur Entwicklung und Herstellung von Antihistaminika in der DDR siehe U. MEYER (2002).

[71] Vgl. SAM Sammlung Arzneimittel BRD. Packung von Reducdyn[®] (Nordmark-Werke GmbH Hamburg) mit Beipackzettel. Beide Präparate hatte die Firma Ende der 1950er-Jahre eingeführt. Vgl. GEHES CODEX (1960), S. 742 und S. 1036. Zu einer historischen Betrachtung der Leber-Galle- und Pankreas-Therapeutika siehe U. MEYER (2019/b), S. 385 bis 393.

[72] Vgl. THAM 1E005. Packungsbeilage von Stas[®] (Stada). Der Beipackzettel informiert zugleich ausführlich über die Anwendung der Salbe, bspw. auch mithilfe eines Wasserbads zur Inhalation, und warnt ausdrücklich vor der Anwendung bei Säuglingen und Kleinkindern unter zwei Jahren. Vgl. THAM 1E005. Packungsbeilage von Stas[®] (Stada).

[73] SAM Sammlung Arzneimittel BRD. Packung von Nyxanthan-Dragees[®] (Dr. Karl Thomae GmbH Biberach an der Riss) mit Beipackzettel. Die Dragees enthielten Unophyllin (Theophyllin-Monoaethanolamin), Papaverin und Phenylethylbarbitursäure. Vgl. GEHES CODEX (1954), S. 164.

[74] Vgl. SAM Sammlung Arzneimittel BRD. Packung von Nyxanthan-Dragees[®] (Dr. Karl Thomae GmbH Biberach an der Riss) mit Beipackzettel.

NYXANTHAN-
DRAGEES

Name geschützt

zur Entspannung der Gefäße

ZUSAMMENSETZUNG

Unophyllin	0,1 g
Papaverin. basic.	0,1 g
Monoæthanolamin. phenylæthylbarbituric.	0,025 g

WIRKUNGSWEISE

In den Nyxanthan-Dragées sind drei Wirkstoffe kombiniert, die sich sinnvoll ergänzen und dadurch dem Präparat eine besondere Wirksamkeit verleihen. Sie führen eine machtvolle Erweiterung krampfartig verengter Gefäße herbei und steigern so die Durchblutung lebenswichtiger Organe. Dadurch klingen Herzbeschwerden und gefäßbedingte Kopfschmerzen bzw. Schwindelerscheinungen schnell ab. Darüberhinaus wirkt dieses Arzneimittel auch dämpfend auf das übererregte Nervensystem.

INDIKATIONEN

Funktionelle Gefäßkrämpfe des Herzens (Koronarinsuffizienz, Angina pektoris)
funktionelle Gefäßkrämpfe des Gehirns (Kopfschmerzen, Schwindel, Schlafstörungen) Blutdruckerhöhung infolge Gefäßspasmen.

DOSIERUNG und ANWENDUNG

Wenn vom Arzt nicht anders verordnet, sollen 3 x täglich 1 - 2 Dragées eingenommen werden. Die Dragées sind **unzerkaut** zu schlucken.

HANDELSFORMEN

Röhre	mit	20 Dragées
Klinikpackung	mit	100 Dragées

NYXANTHAN-BASITORIEN

Um die Schlafstörungen des Kreislaufkranken zu beseitigen, kann die Anwendung von Nyxanthan-Basitorien angezeigt sein. Fragen Sie Ihren Arzt.

Nyxanthan-Basitorien sind in Schachteln mit 6 Basitorien und außerdem in Klinikpackungen mit 50 Basitorien in den Apotheken vorrätig.

DR. KARL THOMAE GMBH
Biberach an der Riss

Abb. 33: Vorder- und Rückseite der Packungsbeilage von Nyxanthan-Dragées[®], zwischen 1953 und 1961[75]

Ungeachtet der Forderungen der Kommission der deutschen Ärzteschaft und der exemplarisch wiedergegebenen Ansicht eines Apothekers, die jedoch sicherlich nicht stellvertretend für den gesamten Berufsstand angesehen werden kann, Inhalte von Gebrauchsanweisungen restriktiver abzufassen, legte das AMG 1961 keine dahingehenden Vorgaben fest.[76] Vielmehr etablierte sich aufgrund der Contergan[®]-Katastrophe allmählich eine gegensätzliche Haltung zur medizinischen Aufklärung von Patienten.[77]

Ende der 1950er-Jahre wurden zudem bereits einzelne Beiträge veröffentlicht, die die Verständlichkeit von Packungsbeilagen kritisierten.[78] Anstatt sich sprachlich an dem Patienten als Adressaten zu orientieren, wiesen Beipackzettel teilweise wissenschaftli-

---

[75] SAM Sammlung Arzneimittel BRD. Packung von Nyxanthan-Dragées[®] (Dr. Karl Thomae GmbH Biberach an der Riss) mit Beipackzettel.

[76] Zu den Bestimmungen des AMG 1961 siehe Kapitel 4.2.1.2.

[77] Dazu vgl. Kapitel 7.3.1.

[78] Vgl. H. NASSE (1959), S. 456; sowie N. N. (1959/n), S. 660.

che Inhalte und fachsprachliche Angaben auf, die für viele Patienten unverständlich waren. So stellte H. Nasse 1959 fest:

> „In der Regel enthält jede Arzneimittelpackung im Innern der Faltschachtel einen Packungsprospekt, der über Zusammensetzung, Dosierung und Wirkungsweise usw. aufklärt. Aber hier wird vergessen, daß dieser Packungsprospekt fast ausschließlich nur vom Empfänger des Arzneimittels, also vom Verbraucher, gelesen wird. Ein Großteil der heutigen Packungsprospekte ist aber nicht auf diesen ‚Empfänger‘ abgestellt. Im Stil handelt es sich meistens um einen medizinischen, ärztlichen Prospekt, mit dem nur der intelligente Patient mit einer gewissen Schulbildung etwas anzufangen weiß. Inhaltlich überstürzen sich pharmakologische Daten, chemische Formeln und medizinische Fachausdrücke. [...] Aber wie gesagt, man kann diese Prospekte auch allgemein verständlich in der Umgangssprache abfassen. Arzt und Patient wissen, was ein Abführmittel ist, aber ein Laxans kennt von beiden nur der Arzt. Der Wirkungsmechanismus des Arzneimittels interessiert nur den Arzt, aber nur bedingt den Patienten. Ja, Befragungen haben sogar gezeigt, daß dem Verbraucher die Erklärung des Wirkungsmechanismus unsympathisch ist. Nicht zuletzt sei auf die Sprachverwilderung in solchen Prospekten hingewiesen. Was soll weiter ein Patient damit, wenn er liest, daß man den Wirkungsantagonismus darin sieht, daß den Barbituraten eine spezifisch hemmende Wirkung auf die ergotrope Einstellungszone zugesprochen wird? Was soll der Verbraucher mit solchen Sätzen? Die Verfasser derartiger Prospekte erreichen damit eine Aversion erstens gegen das Gelesene und zweitens gegen das – über das Unterbewußtsein – Arzneimittel selbst. Es gilt nicht der Einwand, daß der Arzt solche Packungen auch in die Hand bekommt und der Packungsprospekt dementsprechend abgefaßt sein müßte. In Wahrheit sieht der Arzt die Packung nur, wenn der Ärztebesucher ihm das Medikament vorstellt oder, wenn er das angeforderte und übersandte Muster studiert.“[79]

Indes gab es auch Packungsbeilagen, die „allgemein verständlich gehalten, und [in denen] grundsätzlich [...] alle lateinischen bzw. fachlichen Ausdrücke in die Umgangssprache übertragen [sind]“[80], und die nicht „den simpelsten Sachverhalt in einen gehobenen Schwierigkeitsgrad [...] überführ[t]en.“[81]

7.3 Beipackzettel als Informationsmittel für Patienten

7.3.1 Die Contergan®-Katastrophe als Richtungsweiser

Den bedeutendsten Einfluss auf die Etablierung der Packungsbeilage als Informationsmittel für Patienten hatte die Contergan®-Katastrophe.[82] Die Firma Grünenthal selbst nutzte Packungsbeilagen auch dazu, auf eine vermeintliche Verträglichkeit und Unschädlichkeit der Thalidomid enthaltenden Präparate hinzuwiesen. So fanden sich in

---

[79] H. Nasse (1959), S. 456.
[80] H. Nasse (1959), S. 456.
[81] N. N. (1959/n), S. 660. Zu der durch das AMG 1976 verschärften Verständlichkeits- und Compliance-Problematik um Gebrauchsinformationen siehe Kapitel 7.4.3.
[82] Ausführlich zur Contergan®-Katastrophe siehe B. Kirk (1999); sowie N. Lenhard-Schramm (2016).

den beigegebenen Druckerzeugnissen Attribute wie ‚völlig ungiftig‘[83] und ausführlichere Beschreibungen wieder:

> ‚Die ungewöhnlich gute Verträglichkeit von Contergan wurde in zahlreichen tierexperimentellen Untersuchungen nachgewiesen und in umfangreichen klinischen Prüfungen bestätigt [...] Selbst extreme Überdosierungen [...] führten bisher nicht zu bedrohlichen Zustandsbildern [...] Die Verträglichkeit ist auch bei Kleinkindern und Säuglingen ausgezeichnet‘[84].

Die Angaben zur Verträglichkeit in den Packungsbeilagen, die auch Patienten erreichten und auf diesem Weg die scheinbaren Vorteile der Präparate vermittelten, gestaltete die Firma seit der Markteinführung stetig werbewirksamer:[85]

> „War sowohl von den klinischen Prüfern darauf hingewiesen als auch in den firmeninternen Anweisungen noch betont worden, dass eine durch den Arzt festgesetzte individuelle Dosierung ‚äußerst wichtig‘ sei, und ein entsprechender Hinweis noch auf Beipackzetteln vom Oktober 1957 enthalten, so strich die Firma diese Stellen in den seit Mitte Dezember 1957 beigefügten Packungsbeilagen. Ebenso fehlten auf den Gebrauchsanweisungen nunmehr die Hinweise auf mögliche ‚Unruhe- und Erregungszustände‘ nach Einnahme und die Empfehlung, Contergan ‚wegen der starken sedativen Wirkung nicht bei ambulanten Patienten‘ zu verabreichen. Stattdessen ging man seit Mitte Dezember dazu über, in den Packungsbeilagen die Aussage ‚völlig ungiftig‘ durch eine Zentrierung im Schriftbild optisch besonders hervorzuheben. Der Glaube an die vermeintliche Harmlosigkeit des Präparats wurde schließlich noch weiter untermauert, indem man die Anwendung besonders in der Kinder- und Altersheilkunde sowie bei Leber- und Zuckerkranken empfahl.“[86]

Nachfolgende Abb. 34 zeigt einen Beipackzettel von Contergan®-forte vom Dezember 1957, der bis auf eine ausdrückliche Empfehlung für Leber- und Zuckerkranke die beschriebenen Merkmale verdeutlicht:

---

[83] B. KIRK (1999), S. 42.

[84] B. KIRK (1999), S. 71f. Die Betonung der Unschädlichkeit stellte einen wesentlichen Werbefaktor bei der Vermarktung der Präparate dar. Vgl. N. LENHARD-SCHRAMM (2016), S. 174–177, S. 180–182 und S. 214; C. FRIEDRICH (2005/b), S. 3f. und S. 7; C. FRIEDRICH (2009/a), S. 77–79 und S. 85; C. FRIEDRICH (2017), S. 25–27; sowie T. LANGEBNER (2020), S. 381.

[85] Vgl. N. LENHARD-SCHRAMM (2016), S. 174.

[86] N. LENHARD-SCHRAMM (2016), S. 174f.

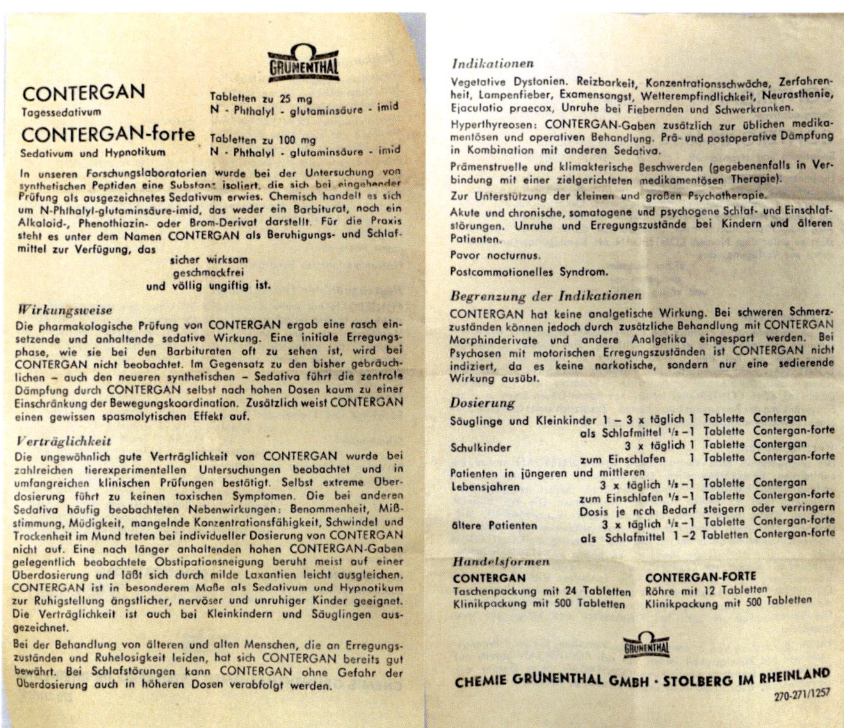

CONTERGAN
Tagessedativum — Tabletten zu 25 mg / N - Phthalyl - glutaminsäure - imid

CONTERGAN-forte
Sedativum und Hypnotikum — Tabletten zu 100 mg / N - Phthalyl - glutaminsäure - imid

In unseren Forschungslaboratorien wurde bei der Untersuchung von synthetischen Peptiden eine Substanz isoliert, die sich bei eingehender Prüfung als ausgezeichnetes Sedativum erwies. Chemisch handelt es sich um N-Phthalyl-glutaminsäure-imid, das weder ein Barbiturat, noch ein Alkaloid-, Phenothiazin- oder Brom-Derivat darstellt. Für die Praxis steht es unter dem Namen CONTERGAN als Beruhigungs- und Schlafmittel zur Verfügung, das

sicher wirksam
geschmackfrei
und völlig ungiftig ist.

Wirkungsweise

Die pharmakologische Prüfung von CONTERGAN ergab eine rasch einsetzende und anhaltende sedative Wirkung. Eine initiale Erregungsphase, wie sie bei den Barbituraten oft zu sehen ist, wird bei CONTERGAN nicht beobachtet. Im Gegensatz zu den bisher gebräuchlichen – auch den neueren synthetischen – Sedativa führt die zentrale Dämpfung durch CONTERGAN selbst nach hohen Dosen kaum zu einer Einschränkung der Bewegungskoordination. Zusätzlich weist CONTERGAN einen gewissen spasmolytischen Effekt auf.

Verträglichkeit

Die ungewöhnlich gute Verträglichkeit von CONTERGAN wurde bei zahlreichen tierexperimentellen Untersuchungen beobachtet und in umfangreichen klinischen Prüfungen bestätigt. Selbst extreme Überdosierung führt zu keinen toxischen Symptomen. Die bei anderen Sedativa häufig beobachteten Nebenwirkungen: Benommenheit, Mißstimmung, Müdigkeit, mangelnde Konzentrationsfähigkeit, Schwindel und Trockenheit im Mund treten bei individueller Dosierung von CONTERGAN nicht auf. Eine nach länger anhaltenden hohen CONTERGAN-Gaben gelegentlich beobachtete Obstipationsneigung beruht meist auf einer Überdosierung und läßt sich durch milde Laxantien leicht ausgleichen. CONTERGAN ist in besonderem Maße als Sedativum und Hypnotikum zur Ruhigstellung ängstlicher, nervöser und unruhiger Kinder geeignet. Die Verträglichkeit ist auch bei Kleinkindern und Säuglingen ausgezeichnet.

Bei der Behandlung von älteren und alten Menschen, die an Erregungszuständen und Ruhelosigkeit leiden, hat sich CONTERGAN bereits gut bewährt. Bei Schlafstörungen kann CONTERGAN ohne Gefahr der Überdosierung auch in höheren Dosen verabfolgt werden.

Indikationen

Vegetative Dystonien. Reizbarkeit, Konzentrationsschwäche, Zerfahrenheit, Lampenfieber, Examensangst, Wetterempfindlichkeit, Neurasthenie, Ejaculatio praecox, Unruhe bei Fiebernden und Schwerkranken.
Hyperthyreosen: CONTERGAN-Gaben zusätzlich zur üblichen medikamentösen und operativen Behandlung. Prä- und postoperative Dämpfung in Kombination mit anderen Sedativa.
Prämenstruelle und klimakterische Beschwerden (gegebenenfalls in Verbindung mit einer zielgerichteten medikamentösen Therapie).
Zur Unterstützung der kleinen und großen Psychotherapie.
Akute und chronische, somatogene und psychogene Schlaf- und Einschlafstörungen. Unruhe und Erregungszustände bei Kindern und älteren Patienten.
Pavor nocturnus.
Postcommotionelles Syndrom.

Begrenzung der Indikationen

CONTERGAN hat keine analgetische Wirkung. Bei schweren Schmerzzuständen können jedoch durch zusätzliche Behandlung mit CONTERGAN Morphinderivate und andere Analgetika eingespart werden. Bei Psychosen mit motorischen Erregungszuständen ist CONTERGAN nicht indiziert, da es keine narkotische, sondern nur eine sedierende Wirkung ausübt.

Dosierung

Säuglinge und Kleinkinder 1 – 3 x täglich 1 Tablette Contergan / als Schlafmittel ½ – 1 Tablette Contergan-forte
Schulkinder 3 x täglich 1 Tablette Contergan / zum Einschlafen 1 Tablette Contergan-forte
Patienten in jüngeren und mittleren Lebensjahren 3 x täglich ½ – 1 Tablette Contergan / zum Einschlafen ½ – 1 Tablette Contergan-forte / Dosis je nach Bedarf steigern oder verringern
ältere Patienten 3 x täglich ½ – 1 Tablette Contergan-forte / als Schlafmittel 1 – 2 Tabletten Contergan-forte

Handelsformen

CONTERGAN
Taschenpackung mit 24 Tabletten
Klinikpackung mit 500 Tabletten

CONTERGAN-FORTE
Röhre mit 12 Tabletten
Klinikpackung mit 500 Tabletten

CHEMIE GRÜNENTHAL GMBH · STOLBERG IM RHEINLAND
270-271/1257

Abb. 34: Vorder- und Rückseite der Packungsbeilage von Contergan® forte, Dezember 1957[87]

Zwar änderte man die Packungsbeilagen dahingehend, dass sie „in der zweiten Jahreshälfte 1958 […] den Wirkstoff Thalidomid als ‚ungiftig' anstatt ‚völlig ungiftig' deklarierten"[88], um 1959 jedoch „die ‚ungewöhnlich gute Verträglichkeit' und Ungiftigkeit deutlich"[89] herauszustellen. Obwohl es seinerzeit nicht unüblich war, in Beipackzetteln eine gute Verträglichkeit oder Nebenwirkungslosigkeit zu propagieren, was Patienten zur Kenntnis nahmen,[90] stellten die Packungsbeilagen der Firma Grünenthal eine besondere Ausprägung dieser Praxis dar.

Nachdem bereits im Laufe des Jahres 1959 Verdachtsfälle zu nervenschädigenden Wirkungen von Contergan® an die Firma herangetragen worden waren,[91] behielt Grü-

---

[87] HdGNRW Arzneifertigwaren. Packung von Contergan®-forte (Chemie Grünenthal GmbH) mit Beipackzettel.

[88] N. LENHARD-SCHRAMM (2016), S. 176. In Kombinationsarzneimitteln mit Thalidomid, wie den Algosediv®-Kinderzäpfchen, die zusätzlich zwei analgetisch und antipyretisch wirksame Substanzen enthielten, bezeichnete Grünenthal den Wirkstoff ebenfalls als ‚ungiftig'. Vgl. DAM I B 1180. Packung von Algosediv®-Kinderzäpfchen (Chemie Grünenthal GmbH) mit Packungsbeilage.

[89] N. LENHARD-SCHRAMM (2016), S. 182.

[90] Vgl. dazu Kapitel 7.2.

[91] Vgl. B. KIRK (1999), S. 62; sowie N. LENHARD-SCHRAMM (2016), S. 182–184.

nenthal die Texte der Beipackzettel in der ersten Hälfte des Jahres 1960 zunächst bei.[92] Erst im November 1960 führte man einen Hinweis in den Packungsbeilagen ein:

> ‚Wie bei nahezu allen Arzneimitteln kann es bei entsprechend disponierten Patienten nach mehr oder weniger langem Contergan-Gebrauch zu Überempfindlichkeitserscheinungen kommen. Merkmale solcher Nebenwirkungen können plötzlich auftretende Hautausschläge oder beständige Unruhe, Zittern, Kribbeln oder Taubheitsgefühl in den Händen bzw. Füßen sein. Nach dem sofortigen Absetzen des Präparates klingen diese allergischen Reaktionen wieder ab'[93].

Ende Februar 1961 entschied sich die Firma, neben weiteren Maßnahmen, für „eine ‚teilweise Neuformulierung der Gebrauchsanweisung, um [sich] vor Regressansprüchen seitens der Verbraucher zu schützen und [sich] gegen etwaige Vorwürfe der Ärzteschaft abzusichern'."[94] Allerdings verwendete man im März 1961 nach wie vor Packungsbeilagen vom Dezember 1960, die eine ‚sehr gute Verträglichkeit'[95] betonten und Symptome von Nervenschäden als reversible Folgen einer Überempfindlichkeitsreaktion beschrieben.[96] Indes erachteten einige Ärzte einen Hinweis in der Packungsbeilage allein bezogen auf den Verbraucherschutz als unzureichend und forderten zumindest die Einführung der Rezeptpflicht.[97] Da diese nicht zügig und gleichzeitig in allen Bundesländern realisierbar war und zudem mögliche strafrechtliche Folgen drohten, entschied man sich im August 1961, an der Packung einen zusätzlichen Aufkleber anzubringen, der u. a. auf die Beachtung der Gebrauchsanweisung verwies.[98] Zusätzlich wurde im September 1961 die Packungsbeilage angepasst, die fortan über die Möglichkeit neurologischer Störungen als Nebenwirkung informierte:

---

[92] Vgl. N. LENHARD-SCHRAMM (2016), S. 199.

[93] B. KIRK (1999), S. 62. Vgl. dazu auch N. LENHARD-SCHRAMM (2016), S. 182f. Die Firma Grünenthal datierte die Packungsbeilage auf September 1960 zurück. Vgl. N. LENHARD-SCHRAMM (2016), S. 214. Ab Ende Dezember 1960 auf den Markt gebrachte Packungen von Contergan®, Contergan®-forte und Contergan®-Saft enthielten einen Beipackzettel mit diesem Hinweis. Vgl. B. KIRK (1999), S. 72. Jedoch hatten zur Zeit der Erstellung des Hinweises Neurologen bereits mehrmals den Verdacht der Irreversibilität der Nervenschädigungen geäußert. Vgl. B. KIRK (1999), S. 62; sowie N. LENHARD-SCHRAMM (2016), S. 214. Die abgeänderte Fassung des Beipackzettels spiegelte nicht die Schwere der beobachteten Nebenwirkungen wider. Vgl. N. LENHARD-SCHRAMM (2016), S. 867.

[94] N. LENHARD-SCHRAMM (2016), S. 239. Eine entsprechende Umsetzung wurde nicht näher ausgeführt.

[95] N. LENHARD-SCHRAMM (2016), S. 245.

[96] Vgl. N. LENHARD-SCHRAMM (2016), S. 245. Im Juni 1961 kritisierte der Haftpflichtversicherer Grünenthals den Beipackzettel als ‚völlig unzureichend. Er kläre zu wenig auf und verschweige den Schweregrad der möglichen Schäden.' N. LENHARD-SCHRAMM (2016), S. 279, Anm. 346 und S. 567. Im August 1961 machte der Syndikusanwalt Grünenthals die Verzögerung der Rezeptpflicht und einer angemessenen Anpassung der Packungsbeilage für die ernste Situation der Firma mitverantwortlich. Vgl. N. LENHARD-SCHRAMM (2016), S. 292. Im Strafverfahren bezeichnete die Staatsanwaltschaft u. a. auch die Formulierung der Packungsbeilage als pflichtwidrig. Vgl. N. LENHARD-SCHRAMM (2016), S. 833.

[97] Vgl. B. KIRK (1999), S. 70f.; sowie N. LENHARD-SCHRAMM (2016), S. 238.

[98] Vgl. B. KIRK (1999), S. 79f.; sowie N. LENHARD-SCHRAMM (2016), S. 296f. Packungen mit solchen Aufklebern wurden ab September 1961 auf den Markt gebracht. Vgl. B. KIRK (1999), S. 80.

‚Wie bei allen Arzneimitteln sind auch bei Contergan Allergien möglich, die einer entsprechenden Behandlung bedürfen. Bei kontinuierlicher Anwendung über Monate kann es in Einzelfällen zu neurologischen Störungen, insbesondere Paraesthesien in Händen und Füßen (Zittern, Kribbeln und Taubheitsgefühl) kommen. Beim ersten Auftreten solcher Erscheinungen soll Contergan sofort abgesetzt werden. Unter Beachtung dieses Hinweises klingen die Störungen – meist ohne weitere Therapie – wieder ab'[99].

Unabhängig davon, dass man den Hinweis auf die Nebenwirkungen durch die zusätzliche Anmerkung ‚wie bei [nahezu] allen Arzneimitteln' und ihre angebliche Reversibilität relativierte,[100] stellte dies einen, wenn auch von Widerständen geprägten und nicht dem Handeln eines ordentlichen und gewissenhaften Arzneimittelherstellers entsprechenden, Prozess dar, Beipackzettel als Informationsmittel neu gewonnener Erkenntnisse, d. h. bekanntgewordenen, schwerwiegenden Nebenwirkungen, zu verwenden.[101]

Wie die *Pharmazeutische Zeitung* 1970 berichtete, äußerte sich im Contergan®-Prozess der Mediziner Walter Kreienberg (1911–1994)[102], als von der Arzneimittelkommission der deutschen Ärzteschaft entsandter Sachverständiger, über die Frage, „wie in den Jahren 1957 bis 1961 […] ein Beipackzettel auszusehen hatte und ob die Contergan-Waschzettel diesem Usus und der Notwendigkeit entsprochen hätten. ‚Was war üblich, und was war geboten?' wollte das Gericht wissen."[103] Seine Aussagen fasste man wie folgt zusammen:

„Die Beipack- oder Waschzettel der Spezialitäten haben […] eine sehr vielfältige Form. Es gibt, trotz Arzneimittelgesetz und trotz Heilmittelwerbegesetz, keine einheitliche Norm und keinerlei Angaben, wie eine derartige ‚Gebrauchsanweisung' auszusehen hat. Das AMG bestimmt nur, dieser ‚Waschzettel' sei vor Registrierung vorzulegen. Das Heilmittel-Werbegesetz und die Richtlinien des Bundesverbandes der Pharmazeutischen Industrie legen nur fest, was nicht daraufstehen darf: etwa begeisterte Patientenzuschriften oder Auszüge aus der wissenschaftlichen Literatur. Ob Indikationen und

---

[99] B. KIRK (1999), S. 81, Anm. 312. Nachdem der Verdacht der Teratogenität von Thalidomid im November 1961 auch öffentlich geäußert worden war, der letztlich zur Marktrücknahme der Präparate noch im selben Monat führte, strebte die Firma Grünenthal zunächst u. a. ebenfalls an, einen Warnhinweis vor der Einnahme in der Schwangerschaft in die Packungsbeilagen einzufügen. Vgl. B. KIRK (1999), S. 83–85. Hierfür wäre gemäß dem Unternehmen bereits vorliegenden Informationen jedoch ein früheres Handeln geboten gewesen. Vgl. B. KIRK (1999), S. 230. Zur Entdeckung der Teratogenität von Thalidomid siehe C. FRIEDRICH (2005/b), S. 6–9; C. FRIEDRICH (2009/a), S. 80–87; sowie C. FRIEDRICH (2017), S. 28–33 und S. 36f.

[100] Die Packungsbeilagen wurden „geringfügig geändert, ohne aber den bagatellisierenden Grundtenor aufzugeben." N. LENHARD-SCHRAMM (2016), S. 297.

[101] Noch vor Erlass des Arzneimittelgesetzes 1976 folgten ähnliche Beispiele, wie im Fall des Appetithemmers Phentermin. Für Präparate mit dem Amphetamin-Derivat wurde 1972 eine Warnung wegen des Verdachts der schwerwiegenden Nebenwirkung einer pulmonalen Hypertonie in die Packungsbeilage aufgenommen. Allerdings nur vor dem Hintergrund, dass zuvor angestrebte Maßnahmen, die Unterstellung unter die Rezeptpflicht bzw. die Marktrücknahme, aufgrund des Widerstandes der Hersteller zunächst nicht realisierbar waren. Vgl. N. KESSEL (2009), S. 295–301. Zur Geschichte des u. a. als Regenon® vertriebenen Appetitzüglers Amfepramon siehe P. H. GRAEPEL (2023), S. 40–42.

[102] Vgl. E. KLEE (2003), S. 338.

[103] H. BREMER (1970), S. 435.

Nebenwirkungen vermeldet werden müssen, darüber gibt es keinerlei Bestimmungen. Allenfalls Warnhinweise werden empfohlen: daß Autofahrer sich nach Einnahme eines Sedativums lieber nicht ans Steuer setzen dürfen und daß Alkohol zu meiden ist. Daß bei Kindern der Gebrauch dieses oder jenes Mittels kontraindiziert sei, daß Bluter sich hüten müßten, das Mittel ohne strenge Vorschriften ihres Arztes zu nehmen.
Der Beipackzettel sei also [...] sehr variabel. Er könne eine Gebrauchsanweisung sein und zugleich ein ‚Werbemittel‘, das durch seine Informationen den Verbraucher über die Vorteile und den Indikationsbereich aufklärt und die Arznei gegen andere ähnliche abgrenzt. [...]
Prof[essor] Kreienberg [...] ließ keinen Zweifel: ‚Geboten‘ war nichts. Ein Beipackzettel war überhaupt nicht notwendig. Er war nicht verboten [...]. Er soll keine unwahren Angaben enthalten, das versteht sich von selbst, aber er braucht auch den Indikationsbereich nicht zu umschreiben.“[104]

Die Nachfrage des Gerichts, ob keine Nebenwirkungen anzugeben seien, verneinte er nicht nur, sondern äußerte zugleich anhand eines konkreten Beispiels seine Bedenken, dass sich Informationen über Nebenwirkungen negativ auf die Therapie auswirken und sogar zu einem kompletten Therapieversagen führen könnten, falls Patienten dadurch von der Einnahme abgeschreckt würden.[105] So sei „eine allzu eingehende Aufklärung des Patienten [...] in vielen Fällen nur dazu angetan, den Heilungserfolg zu erschweren, aus psychischen oder rein somatischen Gründen.“[106] In seiner Bewertung der Beipackzettel von Contergan® kam diese Ansicht gleichfalls zum Ausdruck:

> „Was die Contergan-Beipackzettel im besonderen anging [...], so seien sie durchaus im Rahmen des Üblichen gewesen. Ihre Entwicklung habe die Erfahrungen mit dem Mittel bei dessen breiter Anwendung wiedergegeben. Der Warnhinweis, bei auftretenden Mißempfindungen in Händen und Füßen sei das Mittel sogleich abzusetzen, habe für den Patienten durchaus genügt, zumal ja die Ärzte durch Rundbriefe, durch Hinweise der Arzneimittelkommission und durch geänderte Basisprospekte auf die vermuteten – und längst nicht bewiesenen – Schädigungsmöglichkeiten hingewiesen wurden. Im übrigen seien die Prospekte ausführlicher und deutlicher gewesen als manche andere, vergleichbarer Mittel, was kein Vorurteil sei.“[107]

Indes kritisierten die Nebenklagenden die Ausführungen Kreienbergs bereits während des Verfahrens. „Es sei [...] die Ansicht des Gutachters, der Kranke solle entmündigt werden“[108]. In dem Zuge wurde ein Antrag auf Ablehnung des Sachverständigen wegen Befangenheit gestellt, dem die Staatsanwaltschaft jedoch nicht folgte.[109]

Im Einstellungsbeschluss zum Contergan®-Verfahren führte das für diesen Fall zuständige Landgericht Aachen Ende des Jahres 1970 aus, wann für Arzneimittelhersteller im Fall von Verdachtsmeldungen über schädliche Nebenwirkungen ein Handeln geboten ist und welche Maßnahmen erforderlich sind.[110] Dabei stellte das Gericht eine Of-

---

[104] H. BREMER (1970), S. 435.
[105] Vgl. H. BREMER (1970), S. 435.
[106] H. BREMER (1970), S. 435.
[107] H. BREMER (1970), S. 435.
[108] H. BREMER (1970), S. 436.
[109] Vgl. H. BREMER (1970), S. 436.
[110] Vgl. N. N. (1971/e), S. 514–517. Zuvor hatte die Staatsanwaltschaft bereits angekündigt, „daß ein ‚begründeter Einstellungsbeschluß [...] gewisse, für die Zukunft unübersehbare,

fenbarungspflicht des Arzneimittelherstellers gegenüber Patienten fest, die darauf zurückzuführen ist, „daß jeder Mensch wegen des ihm zustehenden Grundrechts auf körperliche Unversehrtheit in die Lage versetzt werden muß, selbst entscheiden zu können, ob er einen Eingriff in seine körperliche Integrität gestatten will"[111]. Die Entscheidungsfindung werde indes nicht erst durch den Nachweis einer schädlichen Nebenwirkung beeinflusst, sondern bereits, „wenn auf Grund eines ernst zu nehmenden Verdachts zu befürchten ist, daß ein Medikament auch zu Gesundheitsschäden führt"[112]. Zusätzlich obliege dem Arzneimittelhersteller eine Schutzpflicht gegenüber Patienten, da er mit einem Arzneimittel aufgrund der immanenten Möglichkeit von Nebenwirkungen immer auch eine potentielle Gefahrenquelle erzeuge, die ihn zur Schadensprävention verpflichte.[113] Zu den wichtigsten möglichen Maßnahmen zählte das Gericht, neben der Information von Ärzten, einer Unterstellung unter die Rezeptpflicht und eines Zurückziehen des Arzneimittels vom Markt, ebenfalls ausdrücklich die Unterrichtung der Verbraucher.[114] Eine solche sei vor allem bei rezeptfreien Arzneimitteln unumgänglich, da die Anwendung außerhalb der ärztlichen Kontrolle erfolge.[115] Ohne zuvor Packungsbeilagen als notwendiges Mittel zur Information von Patienten explizit vorzuschreiben, verlangte das Gericht für die „Form der Unterrichtung […], daß die Warnung im Beipackzettel in einer auffallenden Weise kenntlich gemacht wird."[116] Zusätzlich war sicherzustellen, „daß die Beipackzetteländerung auch zur Kenntnis genommen wird"[117], bspw. durch Ändern der Packungsfarbe oder aber vorzugsweise durch einen konkreten Hinweis. Besonders galt dies für Arzneimittel zur Behandlung chronischer Erkrankungen, da Patienten aufgrund der regelmäßigen Einnahme „nicht bei jeder neu gekauften Packung den Beipackzettel neu durchlesen."[118] Bezüglich des Inhalts der Unterrichtung forderte man, dass „Arzneimittelhersteller vor allem klar und deutlich und für den Laien verständlich die Gefahren aufzeigen, welche die Einnahme des Medikamentes mit sich bringen kann"[119]. Zusätzlich sollten Gegenmaßnahmen zur Verhütung von Schäden angegeben[120] und irreführende oder relativierende Angaben unterlassen werden.[121] Falls keine

---

Hinweise für Gesundheitsbehörden und Arzneimittelhersteller geben' könne." H. KATHE (1971), S. 271. Anlass dafür lieferten die während des Beweisaufnahmeverfahrens offensichtlich gewordenen Schwächen des Arzneimittelwesens. Vgl. H. KATHE (1971), S. 271.

[111] N. N. (1971/e), S. 515.

[112] N. N. (1971/e), S. 515; sowie H. H. GÜNTER (1972), S. 312.

[113] Vgl. N. N. (1971/e), S. 515. Das Gericht führte dazu ferner aus, dass ein Tätigwerden im Allgemeinen bereits bei einem geringen Verdachtsmoment erforderlich sei, allerdings in Betrachtung des Einzelfalls abhängig von der Schwere, Reversibilität und Häufigkeit des Schadens sowie dem therapeutischen Wert des Arzneimittels. Vgl. N. N. (1971/e), S. 516.

[114] Vgl. N. N. (1971/e), S. 516f.; sowie H. H. GÜNTER (1972), S. 312.

[115] Vgl. N. N. (1971/e), S. 516; sowie U. STAPEL (1988), S. 311.

[116] N. N. (1971/e), S. 517. Vgl. dazu auch U. STAPEL (1988), S. 311.

[117] N. N. (1971/e), S. 517.

[118] N. N. (1971/e), S. 517.

[119] N. N. (1971/e), S. 517. Vgl. dazu auch U. STAPEL (1988), S. 311. In Bezug auf die Angabe von Nebenwirkungen umfasste dies ihre Art, Schwere und Häufigkeit. Vgl. A. KLOESEL / W. CYRAN (1984), A 2.17., Bl. 212.

[120] Vgl. N. N. (1971/e), S. 517.

Anwendungserfahrung in der Schwangerschaft vorlag, sollte dies ferner in Packungsbeilagen entsprechender Präparate, also insbesondere solchen mit neu entwickelten Wirkstoffen, ausdrücklich angegeben werden.[122] Dabei bezog das Landgericht in seiner Betrachtung mit ein, dass Warnhinweise unter Umständen die Compliance der Patienten
beeinträchtigen konnten. Indes erachtete es dies nicht als ausreichenden Grund, „den
Verbraucher über etwaige Nebenwirkungen eines Präparates generell in Unkenntnis zu
lassen."[123] Allenfalls in Ausnahmefällen wäre es denkbar, die Patienteninformation auf
einen Hinweis der Einhaltung der ärztlichen Verordnung zu reduzieren. Zusätzlich argumentierte man, dass bei Bedenken von Patienten aufgrund von Warnhinweisen mitunter ein Wechsel zu einem therapeutisch gleichwertigen Arzneimittel ohne entsprechende schädliche Wirkung möglich wäre.[124] Diese Ausführungen erscheinen insbesondere vor den Aussagen Kreienbergs während des Prozesses bemerkenswert, der sich gegen eine Aufklärung der Patienten über Nebenwirkungen von Arzneimitteln aussprach,
weil er negative Auswirkungen auf die Therapie befürchtete. Die vom Gericht festgestellte Offenbarungspflicht der Arzneimittelhersteller erforderte indes das Gegenteil,
eine ausführliche Information über die Vor- und Nachteile eines Arzneimittels, und ebnete damit den Weg für eine zukünftige Gestaltung von Packungsbeilagen als ausführliche Informationsmittel.

Aus diesem Urteil heraus erstellte der Bundesverband der Pharmazeutischen Industrie e. V. (BPI) 1972 das Merkblatt ‚Sorgfaltspflichten des Arzneimittelherstellers nach
dem Einstellungsbeschluss im Contergan®-Verfahren',[125] dessen Umsetzung der BPI
seinen Mitgliedern aufgrund der vorherzusehenden Bedeutung des Einstellungsbe-
schlusses nahelegte. Demnach sollten Warnhinweise in Packungsbeilagen deutlich erkennbar angebracht werden und nicht an für Patienten und Ärzte unerwarteten Stellen.
Die genaue Form von Risikohinweisen bei einer Schwangerschaft sollte noch mit dem
ärztlichen Berufsstand besprochen werden. Ferner empfahl der Verband, einen Hinweis
anzubringen, dass die Packungsbeilage wegen der fortwährenden Aktualisierung aufgrund möglicher neuer Kenntnisse bei jedem Erhalt des Arzneimittels wiederkehrend
gelesen werden sollte. Zu dem Maßnahmenkatalog für den Umgang mit unerwartet auf-

---

[121] Vgl. N. N. (1971/e), S. 517; sowie U. STAPEL (1988), S. 311.

[122] Vgl. N. N. (1971/e), S. 518. Solch ein Hinweis durfte auch nicht fehlen, wenn Ergebnisse
von Tierversuchen eine teratogene Wirkung nicht bestätigten, da diese ohne Weiteres nicht
auf den Menschen übertragen werden können. Vgl. N. N. (1971/e), S. 518.

[123] N. N. (1971/e), S. 516.

[124] Vgl. N. N. (1971/e), S. 516. Dieser Vorschlag erscheint pharmazeutisch jedoch kaum realis-
tisch, zumal therapeutisch gleichwertige Arzneimittel häufig einer Wirkstoffklasse angehören, deren Vertreter üblicherweise ein mindestens ähnliches Nebenwirkungsspektrum aufweisen. Insofern offenbarte die vom Landgericht Aachen vorgebrachte Gegenargumentation
zu erhobenen Compliance-Bedenken wegen der Aufführung von Warnhinweisen Schwächen. Dass sich das Landgericht in seinem Einstellungsbeschluss zur Gestaltung von Packungsbeilagen äußerte, wurde mitunter auch kritisiert. Vielmehr wäre dies die Aufgabe eines Bundesgerichts oder der Gesetzgebung gewesen. Vgl. H. HOLSCHER (1970), S. 1998.

[125] Vgl. A. KLOESEL / W. CYRAN (1984), A 2.17., Bl. 212; BUNDESVERBAND DER
PHARMAZEUTISCHEN INDUSTRIE E. V. (1972/b), S. 477; BUNDESVERBAND DER
PHARMAZEUTISCHEN INDUSTRIE E. V. (1972/c), S. 1251; sowie U. STAPEL (1988), S. 312.

getretenen Nebenwirkungen zählten nunmehr gleichfalls eine Einschränkung der Anwendungsgebiete sowie Aufnahme von Kontraindikationen oder Warnhinweisen in die Packungsbeilage. In diesem Zusammenhang verwies der BPI auf den Stufenplan zur Vorgehensweise bei Verdacht auf Arzneimittelnebenwirkungen sowie einen 1969 gefassten Beschluss zur Meldung von Nebenwirkungen an die Arzneimittelkommission der deutschen Ärzteschaft. Im Grundsatz mussten die Werbung und wissenschaftliche Information Patienten über die von einem Arzneimittel ausgehenden Wirkungen und Risiken, betont wurden insbesondere die Nebenwirkungen, aufklären, um dem Entscheidungsrecht des Patienten und der daran anknüpfenden Offenbarungspflicht des Herstellers gerecht zu werden.[126] Das Verfahren um Contergan® verdeutlichte demgemäß die Bedeutung der Packungsbeilage als elementares Informationsmittel.[127]

Die im Einstellungsbeschluss festgestellte Informationspflicht gegenüber dem Patienten führte ferner zur Erstellung der Richtlinie über Packungsinformationen des BPI, die die Verbandsmitglieder zu bestimmten Angaben in Packungsbeilagen verpflichtete.[128] Diese Verknüpfung ist in der Präambel der Richtlinie erkennbar, die zwar nicht direkt auf Contergan® oder den Einstellungsbeschluss verwies, aber die Verpflichtung betonte, über Vor- und Nachteile von Arzneimitteln zu informieren und aufzuklären, um dem Verbraucherschutz und der Gesundheitserziehung gerecht zu werden, und damit Parallelen zum Einstellungsbeschluss zeigte:

> „Die Herstellung und der Vertrieb von Arzneimitteln bringen besondere Verpflichtungen gegenüber der Allgemeinheit mit sich. Im Interesse des Verbraucherschutzes und der Gesundheitserziehung sind daher eine möglichst umfassende Information und Aufklärung notwendig. Diese dürfen jedoch das Vertrauensverhältnis zwischen Arzt und Patient nicht beeinträchtigen. Der Verbraucher muß in die Lage versetzt werden, sich über Vor- und Nachteile des Arzneimittels zu unterrichten. Die Abwägung ist schwierig, denn jede Überbewertung positiver oder negativer Aussagen ist bedenklich. Stets muß das Sicherheitsbedürfnis des Patienten im Vordergrund stehen.
> Ein wichtiges Mittel für die Unterrichtung des Verbrauchers sind die Packungsinformationen, die Bestandteil jeder Arzneimittelpackung sein müssen. Hierzu dienen entweder die Packungsbeilage oder ein entsprechender Aufdruck auf der Packung oder dem Behältnis des Arzneimittels. Damit die Packungsinformationen ihren Zweck erfüllen können, müssen bei ihrer Abfassung folgende Bestimmungen berücksichtigt werden:"[129]

---

[126] Vgl. A. KLOESEL / W. CYRAN (1984), A 2.17., Bl. 212f.; BUNDESVERBAND DER PHARMAZEUTISCHEN INDUSTRIE E. V. (1972/b), S. 477f.; sowie BUNDESVERBAND DER PHARMAZEUTISCHEN INDUSTRIE E. V. (1972/c), S. 1251–1253. Zum Stufenplanverfahren siehe Kapitel 4.2.1.3.

[127] Vgl. U. STAPEL (1988), S. 176. Stapel erläuterte diese Aussage nicht.

[128] Vgl. H.-J. L. CRAMER (1978), S. 6; sowie FACHGRUPPE APOTHEKEN IN DER ÖTV BERLIN (1982), S. 5. Mit einem Verweis auf die Zeitschrift *Medikament und Meinung* vom Oktober 1978 bezieht sich die Fachgruppe Apotheken auf Cramer. Die Richtlinie sollte zu einer Verbesserung der Arzneimittelsicherheit beitragen. Vgl. N. N. (1973/f), S. 981. Ausführlich zur Richtlinie über Packungsinformationen siehe Kapitel 4.2.2.

[129] BUNDESVERBAND DER PHARMAZEUTISCHEN INDUSTRIE E. V. (1986/b), III, 33/3; BUNDESVERBAND DER PHARMAZEUTISCHEN INDUSTRIE E. V. (1973/b), S. 421; BUNDESVERBAND DER PHARMAZEUTISCHEN INDUSTRIE E. V. (1973/d), S. 1382; sowie A. KLOESEL / W. CYRAN (1984), A 2.19., Bl. 214 f.

Dabei attestierte der BPI der Packungsinformation den größten Stellenwert der Informationsmedien für Patienten. Zum Wandel der bislang sehr unterschiedlich ausgefallenen Ausführungen, von wissenschaftlich informativen, mit Fachausdrücken versehenen Texten, die für den Arzt vorgesehen waren, bis zum Waschzettel, der Patienten nur die nötigsten Informationen lieferte, hatte „einen entscheidenden Einfluß [...] der tragische Prozeß um das Contergan [...], wie aus dem Einstellungsbeschluß des Gerichts hervorgeht."[130] Zu den Inhalten der kürzlich verabschiedeten Richtlinie über Packungsinformationen führte der BPI aus, dass diese bspw. auch Warnhinweise für die Anwendung in der Schwangerschaft und Stillzeit sowie bei Beeinträchtigungen des Reaktionsvermögens bzw. im Straßenverkehr forderte.[131]

Maßgebend für ihre Erstellung und damit für die Entscheidungsfindung über die vorgeschriebenen Angaben in Packungsbeilagen war ein vorgelagerter Austausch des Verbandes mit der Ärzteschaft. Noch im April 1971 stellte ein Vertreter des BPI im Anschluss an einen Vortrag über sachgerechte Information, gehalten auf einem Internistenkongress in Wiesbaden,[132] die Frage „Wie soll der Beipackzettel aussehen?"[133] direkt an die anwesenden Ärzte. Die pharmazeutische Industrie sah sich einem Spagat ausgesetzt: „Sind die Beipackzettel zu wissenschaftlich, dann protestieren die ‚Verbraucherverbände'; sind sie zu populär, dann machen die Ärzte schlechte Erfahrungen mit den Mißverständnissen, die beim Patienten zwangsläufig auftreten müssen."[134] Die Arzneimittelkommission erwiderte, dass „für die freiverkäuflichen Arzneimittel [...] ein allgemein verständlicher Beipackzettel erforderlich [sei]"[135] und dass „über die Gestaltung der Beipackzettel für rezeptpflichtige Mittel [...] im ärztlichen Bereich Überlegungen im Gange [seien]."[136] Auf dem Deutschen Ärztetag 1971 standen die Inhalte von Packungsbeilagen sodann zur Debatte.[137] Indes war der 75. Deutsche Ärztetag 1972 ent-

---

[130] [o. V.] K. (1973), S. 1389.

[131] Vgl. [o. V.] K. (1973), S. 1389f. Die Richtlinie unterschied zwischen Packungsinformationen, die für Patienten bestimmt waren, und solchen, die zu Arzneimitteln gehörten, die allein der Arzt verabreichte. Vgl. [o. V.] K. (1973), S. 1389. Zu der genannten Richtlinie siehe Kapitel 4.2.2.

[132] Vgl. N. N. (1971/d), S. 1409.

[133] [o. V.] BT (1971), S. 1420. In dem Vortrag wurde eine gegenüber Patienten und Fachkreisen einheitliche Information durch die Packung und Packungsbeilage kritisiert. Dadurch entstehe die Tendenz, den Fachkreisen zu wenig, den Patienten zu viele Informationen mitzugeben. Zu viele Informationen für Patienten könnten jedoch Selbstbehandlungen fördern und zu Missverständnissen oder Bedenken führen, die die Therapietreue negativ beeinflussen. Vgl. H. W. MUSCHALLIK (1971), S. 1413.

[134] [o. V.] BT (1971), S. 1420.

[135] [o. V.] BT (1971), S. 1420.

[136] [o. V.] BT (1971), S. 1420.

[137] Vgl. K. S. (1971), S. 2249–2251; A. SANDER (1980), S. 7, Anm. 1; sowie U. STAPEL (1988), S. 176. Stapel verweist auf K. S. und Sander, Sander wiederum auf K. S. In der von Stapel zudem angegebenen Stelle des Bundesgesundheitsblatts werden hingegen die Inhalte der Richtlinie über Packungsinformationen sowie Ergänzungen der Richtlinien für die wissenschaftliche Information und für die Arzneimittelwerbung des BPI beschrieben. Vgl. N. N. (1973/a), S. 233; N. N. (1973/b), S. 234; sowie U. STAPEL (1988), S. 176.

scheidender Ausgangspunkt für die weitere Entwicklung der Packungsbeilagen. Auf diesem kam der im Contergan®-Prozess als Sachverständiger aufgetretene Walter Kreienberg, seinerzeit Vorstandsmitglied der Arzneimittelkommission der deutschen Ärzteschaft, in seinem Referat zum Tagesordnungspunkt ‚Arzneimittelprüfung in Klinik und Praxis' auf das Thema Arzneimittelnebenwirkungen zu sprechen und ging auf die im Einstellungsbeschluss des Contergan®-Verfahrens vom Landgericht Aachen festgestellte Offenbarungspflicht von Arzneimittelherstellern ein:

> „Der Hersteller muß bei rezeptpflichtigen Präparaten zumindest die Ärzte, bei rezeptfreien auch die Verbraucher über die gegen das Mittel bestehenden Bedenken und die sich daraus ergebenden Konsequenzen unterrichten. Dabei muß er dem Arzt und dem Verbraucher klar und deutlich das Risiko aufzeigen, das die Einnahme des Medikaments mit sich bringen kann, damit diese entscheiden können, ob und wie lange sie die Anwendung des Mittels wagen wollen. Die Arzneimittelhersteller sind also zur Information gegenüber dem Verbraucher vor allem bei rezeptfreien, aber auch bei rezeptpflichtigen Arzneimitteln verpflichtet."[138]

Die aus der Offenbarungspflicht hervorgehende Notwendigkeit einer umfangreichen Information resultierte in einem Vorschlag für den Inhalt von Packungsbeilagen:

> „Die Arzneimittelkommission hat sich deshalb mit dem Bundesverband der Pharmazeutischen Industrie über eine weitgehend einheitliche Gestaltung einer solchen Pakkungsinformation [!] geeinigt. Danach soll sich diese in der Regel auf folgende Punkte erstrekken [!]:
> 1) Zusammensetzung (mit internationalen Freinamen)
> 2) Eigenschaften
> 3) Verwendungszweck
> 4) Dosierung und Anwendungsweise
> 5) Nebenwirkungen
> 6) Hinweise auf besondere Unverträglichkeiten und Risiken
> 7) Allgemeine und spezielle Warnhinweise
> 8) Spezielle Haltbarkeits- und Aufbewahrungshinweise
> 9) Darreichungsformen und Pakkungsgrößen [!]."[139]

Dazu fasste die Ärzteschaft ähnlich lautend die folgende Entschließung:

> ‚Im Sinne der Gesundheitserziehung und im Interesse des Verbraucherschutzes ist es notwendig, daß Patienten und Verbraucher von Arzneimittelspezialitäten durch Informationen auf den Packungsbeilagen mit wichtigen Grundprinzipien der Arzneimittelanwendung vertraut gemacht werden. Die Arzneimittelkommission der deutschen Ärzteschaft hat sich um eine weitgehend einheitliche Gestaltung der Packungsbeilage bemüht, damit, von begründeten Ausnahmen abgesehen, grundsätzlich folgende Informationen gegeben werden:
> 1) Zusammensetzung (mit internationalen Freinamen)
> 2) Eigenschaften
> 3) Verwendungszweck
> 4) Dosierung und Anwendungsweise
> 5) Nebenwirkungen (unerwünschte Begleiterscheinungen)
> 6) Hinweise auf besondere Unverträglichkeiten und Risiken sowie Antidot in Fettdruck

---

[138] W. KREIENBERG (1972), S. 1742f.
[139] W. KREIENBERG (1972), S. 1743.

> 7) Allgemeine und spezielle Warnhinweise
> 8) Spezielle Haltbarkeits- und Aufbewahrungshinweise
> 9) Darreichungsformen und Pakkungsgrößen [!]
> Der 75. Deutsche Ärztetag begrüßt die Bemühungen der Arzneimittelkommission der deutschen Ärzteschaft um eine einheitliche Gestaltung der Packungsbeilage und richtet an die pharmazeutischen Herstellerfirmen die Bitte, ihre Arzneimittelspezialitäten baldmöglichst mit derartigen Packungsinformationen zu versehen.'[140]

Der Vortrag von Kreienberg zeigt die Verbindung zwischen der Contergan®-Katastrophe und der nachfolgenden Entwicklung von Packungsbeilagen eindeutig. Ausgehend von der durch das Landgericht Aachen festgestellten Offenbarungspflicht der Arzneimittelhersteller ergab sich die Notwendigkeit einer umfangreicheren Information der Patienten über Arzneimittel, die in der Entschließung der Ärzteschaft resultierte. Auf diese wiederum nahm der BPI bei der Erstellung seiner Richtlinie über Packungsinformationen Bezug,[141] die letztlich in wesentlichen Teilen Eingang in das Arzneimittelgesetz (AMG) 1976 fand.[142] Mit Erstellung dieser Richtlinie kam dem BPI „in puncto Arzneimittelsicherheit eine Vorreiterrolle zu, die dem Gesetz vorgegriffen hatte."[143]

Zudem strebte man eine Verbesserung des Stufenplanverfahrens an und forderte u. a., „alle [...] bekanntgewordenen Schäden unverzüglich dem BGA zu melden und bei begründetem Verdacht auf schädliche Nebenwirkungen unverzüglich Arzt und Patient durch unübersehbare Warnhinweise auf die Gefährdung aufmerksam zu machen"[144]. Damit zeichnete sich bereits die weitere Entwicklung ab, Packungsbeilagen fest in Prozesse der Arzneimittelsicherheit zu integrieren, um eine umfängliche und aktuelle Information, insbesondere für Patienten, über die Wirkungen und Risiken von Arzneimitteln zu gewährleisten. Erste Handlungsempfehlungen für eine angemessene Vorgehensweise im Umgang mit Nebenwirkungen wurden zunächst im Einstellungsbeschluss zum Contergan®-Verfahren in der Rechtsprechung festgehalten. Vom AMG 1976 ausgehend wurden diese allmählich gesetzlich verankert und etablierten sich als Teil der Arzneimittelsicherheit, wobei der Stufenplan ein grundlegender Bestandteil war.[145] Die Aufarbeitung der Katastrophe um Contergan® stellte damit den Beginn der Etablierung

---

[140] W. Kreienberg (1972), S. 1747; sowie N. N. (1972/c), S. 1698f. Eine dementsprechende Empfehlung, Packungsbeilagen mit den genannten Inhalten vorzuschreiben, gab der 76. Deutsche Ärztetag 1973 auch an den Gesetzgeber. Vgl. N. Jachertz (1973), S. 2973–2975. Die Ärzteschaft befürwortete nunmehr eine ausführliche Information der Patienten gemäß dem genannten Katalog.

[141] Vgl. Bundesverband der Pharmazeutischen Industrie e. V. (1973/b), S. 421; Bundesverband der Pharmazeutischen Industrie e. V. (1973/d), S. 1382; A. Sander / H. E. Köbner (1987), C AMG Erl. § 11, S. 2; sowie J. Schuldt (1992), S. 7. Zu der Richtlinie siehe Kapitel 4.2.2.

[142] Die Contergan®-Katastrophe beeinflusste im Allgemeinen die Erstellung des AMG 1976 maßgebend. Vgl. U. Stapel (1988), S. 301–304; sowie B. Kirk (1999), S. 185–190. Die Offenbarungspflicht der Hersteller wurde dabei mit den §§ 9 bis 12 des AMG 1976 umgesetzt. Vgl. N. K. Lang (1996), S. 9f.

[143] V. I. Stumpf (2009), S. 110.

[144] W. Kreienberg (1972), S. 1742. Vgl. dazu auch N. N. (1972/c), S. 1697.

[145] Dazu vgl. Kapitel 7.4.1.

der Packungsbeilage als Informationsmittel dar, die bis hin zum Aufklärungsmittel des Patienten reichte.[146]

7.3.2 Inhaltliche Aspekte der Information durch Packungsbeilagen

Gebrauchsanweisungen von Arzneifertigwaren stellten bereits im Deutschen Reich ein wichtiges Informationsmittel für die korrekte Anwendung der Präparate durch Patienten dar, insbesondere weil auf ärztlichen Rezepten häufig der Vermerk einer Einnahmevorschrift fehlte, obwohl die Angabe einer ärztlichen Gebrauchsanweisung auf Verordnungen über stark wirksame Arzneien erforderlich war.[147] Diese Situation änderte sich zunächst auch auf dem Gebiet der späteren Bundesrepublik Deutschland bzw. nach Gründung in der BRD selbst nicht. In pharmazeutischen Fachzeitschriften waren Klagen über fehlende Gebrauchsanweisungen auf Rezepten bis Ende der 1950er-Jahre keine Seltenheit,[148] wobei sogar offizielle Schreiben von Landesministerien an die entsprechenden Ärztekammern ergingen, um Abhilfe dieses Missstandes zu schaffen.[149] Abermals stellten Sparmaßnahmen der Krankenkassen den Grund für diese Umstände dar. Diese hielten Ärzte dazu an, auf schriftliche Gebrauchsanweisungen zu verzichten, da eine Übertragung auf die Packung einer Arzneifertigware in der Apotheke mit einer Gebühr von 10 Pfennig berechnet wurde.[150] Dieses bedenkliche Vorgehen der Krankenkassen war „bekanntlich so stark, daß die Aerzte eben nicht nur da die Angabe einer Gebrauchsanweisung unterl[ieß]en, wo sie eventuell unterlassen werden k[o]nnte, sondern auch [...] in jedem noch so gesetzlich geforderten Falle.“[151] In den im Dezember 1960 überarbeitet erschienenen Richtlinien des Bundesausschusses der Ärzte und Krankenkassen über die Verordnung von Arzneimitteln in der kassenärztlichen Versorgung hielt man für

---

[146] Dazu vgl. Kapitel 7.4.2.

[147] Dazu vgl. Kapitel 6.3.3.

[148] Vgl. E. WEDLER / H. OTTO (1947), S. 289; N. N. (1948/b), S. 356; N. N. (1952), S. 870; N. N. (1953/e), S. 838; W. LIER (1954), S. 305–308; W. LIER (1955), S. 216–219; N. N. (1955/b), S. 265; N. N. (1955/c), S. 425; N. N. (1955/g), S. 806; N. N. (1955/h), S. 833f.; F. X. MÜLLER (1955/a), S. 1154f.; F. X. MÜLLER (1955/b), S. 1357f.; N. N. (1957/c), S. 719; F. GRIMM (1959), S. 176; sowie N. N. (1959/a), S. 361. Teilweise fehlten bei den ärztlichen Gebrauchsanweisungen für den Therapieerfolg wichtige Anmerkungen, wie bspw. Sulfonamid-Antibiotika mit ausreichend Flüssigkeit einzunehmen. Vgl. H.-J. WILLENBERG (1949), S. 122. Mit Beginn der 1960er-Jahre gingen solche Beiträge zurück, was vermutlich auch an Abgabeerleichterungen durch landesrechtliche Vorschriften lag. Diese eröffneten Apothekern verschiedene Möglichkeiten, Rezepte trotz des Fehlens einer an sich vorgeschriebenen Gebrauchsanweisung beliefern zu dürfen. Hierbei kam auch Packungsbeilagen eine Ersatzrolle zu. Dazu vgl. Kapitel 4.2.1.1. Zur Geschichte der Arzneiverordnung vom 13. bis zum 16. Jahrhundert siehe U. SEIDEL (1977).

[149] Vgl. N. N. (1952), S. 870; N. N. (1955/d), S. 591; N. N. (1955/e), S. 706; N. N. (1955/g), S. 806; sowie N. N. (1955/h), S. 833f.

[150] Vgl. N. N. (1953/a), S. 36; N. N. (1955/c), S. 425; sowie F. GRIMM (1959), S. 176. Mitunter verweigerte die Kassenärztliche Vereinigung auch die Entrichtung der für die Gebrauchsanweisung fälligen Gebühr mangels Kenntnis der korrekten Abgabevorschriften in Apotheken. Vgl. N. N. (1951), S. 600.

[151] F. X. MÜLLER (1955/a), S. 1155.

Handverkaufsartikel und Spezialitäten aufgrund einer anfallenden Gebühr fest, dass schriftliche Gebrauchsanweisungen für diese nur in Ausnahmefällen von Ärzten angebracht werden sollten, falls sie nicht gesetzlich vorgeschrieben waren. Indes sollten nunmehr Arzneispezialitäten nur noch in begründeten Ausnahmefällen ‚sine confectione' verordnet werden, da auch dies zu einer Verteuerung führte.[152] Die entsprechenden Abschnitte wurden in die im Dezember 1971 geänderte Fassung der Richtlinien übernommen.[153] In der *Deutschen Apotheker-Zeitung* schilderte daraufhin ein Apotheker daraus resultierende Probleme für Patienten. Diese erhielten stattdessen mündliche Informationen vom Arzt, die sie sich möglicherweise nicht oder falsch merkten, handgeschriebene Zettel, die schlecht leserlich waren, einen Verweis auf die Auskunft des Apothekers oder auf den Inhalt der Packungsbeilage, die jedoch zugleich als schwer verständlich kritisiert wurde.[154] Nichtsdestotrotz stellte sie an dieser Stelle also mitunter einen Ersatz für die ärztliche Gebrauchsanweisung dar und informierte Patienten über die Anwendung ihrer Arzneimittel. Wenn eine Einnahmevorschrift nicht im Rahmen der Abgabe der Arznei in den Apotheken angebracht wurde, waren Beipackzettel, neben der Packung selbst, häufig die einzige schriftliche Informationsquelle für Patienten über die korrekte Einnahme, die im Vergleich zu einer fehleranfälligen mündlichen Informationsweitergabe wesentlich sicherer war. Allerdings bestand zu diesem Zeitpunkt noch keine Pflicht zur Beigabe einer Gebrauchsinformation.[155]

Welche gravierenden Folgen eine falsche Dosierung haben konnte, zeigte 1947 abermals ein tragischer Fall einer für ein Kind tödlich endenden Intoxikation mit dem als Anthelminthikum eingesetzten Chenopodiumöl[156], das als Rezeptur ohne Angabe einer schriftlichen Gebrauchsanweisung verordnet worden war.[157] Indes enthielten Arzneifertigwaren mit anthelminthisch wirksamen Bestandteilen schon ausführliche Packungsbeilagen, die genaue Dosierungen angaben, wie das Beispiel Santonin Schering

---

[152] Vgl. N. N. (1961/g), S. 21. Bereits im Deutschen Reich mahnten Krankenkassen in Richtlinien zur Arzneiverordnung Zurückhaltung bei der Anbringung schriftlicher Gebrauchsanweisungen auf Verordnungen von Arzneispezialitäten und Handverkaufsartikeln an, dazu vgl. Kapitel 6.3.3. Die nunmehr verabschiedete Fassung löste Vorgaben von 1935 ab. Vgl. M. Böhm (1999), S. 143.

[153] Vgl. N. N. (1972/a), S. 293.

[154] Vgl. E. Scheigenpflug (1972), S. 369. Zu der durch das Arzneimittelgesetz 1976 verschärften Verständlichkeits- und Compliance-Problematik um Gebrauchsinformationen siehe Kapitel 7.4.3.

[155] Erst das Arzneimittelgesetz 1976 führte die Pflicht ein, bestimmten Arzneimitteln eine Gebrauchsinformation beizufügen, dazu vgl. Kapitel 4.2.1.3.

[156] Aus dem Kraut des Wurmsamen gewonnenes ätherisches Öl, das u. a. Ascaridol enthält und zur Behandlung von Helminthiasis, insbesondere von Spul- und Hakenwürmern, eingesetzt wurde. Aufgrund des toxischen Potentials ist es inzwischen obsolet. Vgl. Hunnius (2004), S. 335f. Zur Tätigkeit von Apothekern als Toxikologen siehe C. Friedrich (2012/a), S. 133 bis 156.

[157] Vgl. A. F. Lindner / C. H. Brieskorn (1947), S. 233; E. Wedler / H. Otto (1947), S. 289; sowie R. Brachvogel (1948), S. 131f. Vergiftungsfälle mit Chenopodiumöl ereigneten sich bereits im Deutschen Reich, dazu vgl. Kapitel 6.3.3. Jedoch schützte auch eine beigegebene Gebrauchsanweisung nicht in jedem Fall vor falschen Dosierungen, die zum Tode von Patienten führten. Vgl. K. Marcetus (1955), S. 651f.

von 1949 zeigt.[158] Wirksamer Bestandteil des seit 1930 auf dem Markt befindlichen Wurmmittels Askaridol-Lösung der Firma Bayer war sogar aus Chenopodiumöl extrahiertes Ascaridol in Rizinusöl.[159] Eine vermutlich auf 1955 zu datierende Packungsbeilage, die ebenfalls eine ausführliche Dosierung, gleichfalls für Kinder, angab, zeigt Abb. 35. Sie veranschaulicht, wie detailliert die Einnahme beschrieben wurde.

---

[158] Vgl. SchA-S1-004, [ohne Paginierung]. Packungsbeilage von Santonin Schering (Schering AG Berlin). Nachdem das Präparat zwischenzeitlich nicht mehr in der Preisliste der Firma geführt worden war, plante man die Herstellung für 1946 wieder. In einer Preisliste von 1948 erschienen fortan Santonin-Tabletten, die allerdings 1951 bereits wieder aus der Katalogisierung verschwanden. Vermutlich hatte es sich hierbei um eine vorübergehende Einführung aufgrund der Nachkriegssituation gehandelt. Vgl. SchA-S1-004, [ohne Paginierung]. Produkthistorie Pharma, Santonin, Bl. XC 1.2/02. Die Firma Schering brachte auch vor 1949 bereits Präparate mit Gebrauchsanweisungen in den Verkehr, dazu vgl. Kapitel 6.3.4–6.3.6 und 6.4.2.

[159] Vgl. GEHES CODEX (1953), S. 64.

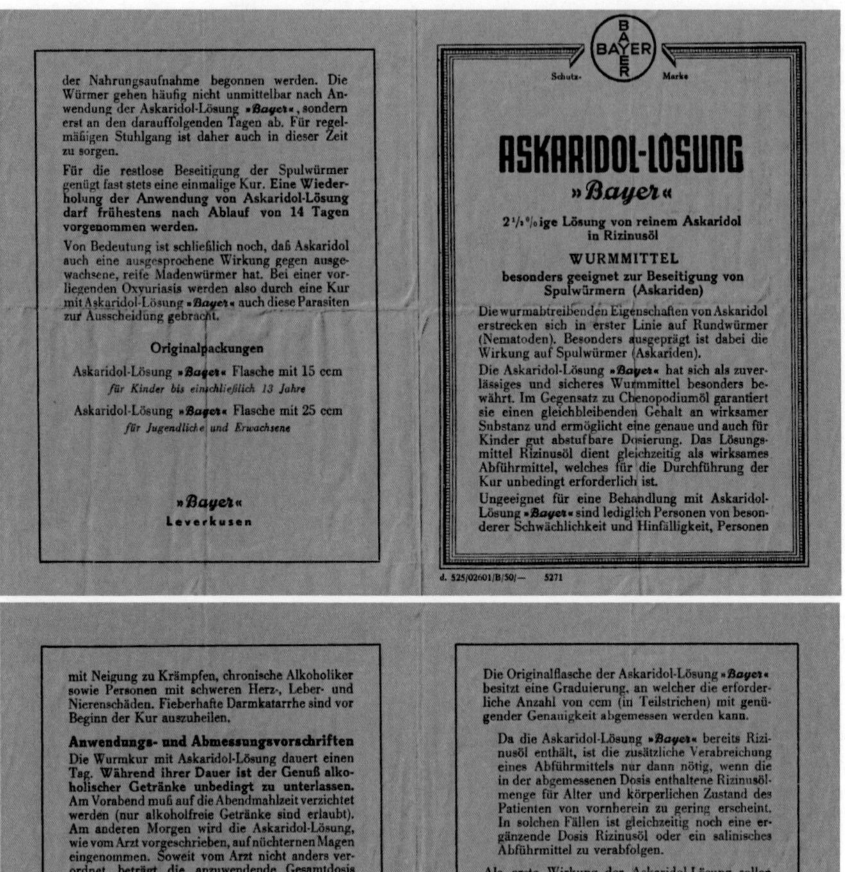

der Nahrungsaufnahme begonnen werden. Die Würmer gehen häufig nicht unmittelbar nach Anwendung der Askaridol-Lösung »Bayer«, sondern erst an den darauffolgenden Tagen ab. Für regelmäßigen Stuhlgang ist daher auch in dieser Zeit zu sorgen.

Für die restlose Beseitigung der Spulwürmer genügt fast stets eine einmalige Kur. Eine Wiederholung der Anwendung von Askaridol-Lösung darf frühestens nach Ablauf von 14 Tagen vorgenommen werden.

Von Bedeutung ist schließlich noch, daß Askaridol auch eine ausgesprochene Wirkung gegen ausgewachsene, reife Madenwürmer hat. Bei einer vorliegenden Oxyuriasis werden also durch eine Kur mit Askaridol-Lösung »Bayer« auch diese Parasiten zur Ausscheidung gebracht.

Originalpackungen

Askaridol-Lösung »Bayer« Flasche mit 15 ccm
für Kinder bis einschließlich 13 Jahre

Askaridol-Lösung »Bayer« Flasche mit 25 ccm
für Jugendliche und Erwachsene

»Bayer«
Leverkusen

ASKARIDOL-LÖSUNG
»Bayer«

2½%ige Lösung von reinem Askaridol in Rizinusöl

WURMMITTEL
besonders geeignet zur Beseitigung von Spulwürmern (Askariden)

Die wurmabtreibenden Eigenschaften von Askaridol erstrecken sich in erster Linie auf Rundwürmer (Nematoden). Besonders ausgeprägt ist dabei die Wirkung auf Spulwürmer (Askariden).
Die Askaridol-Lösung »Bayer« hat sich als zuverlässiges und sicheres Wurmmittel besonders bewährt. Im Gegensatz zu Chenopodiumöl garantiert sie einen gleichbleibenden Gehalt an wirksamer Substanz und ermöglicht eine genaue und auch für Kinder gut abstufbare Dosierung. Das Lösungsmittel Rizinusöl dient gleichzeitig als wirksames Abführmittel, welches für die Durchführung der Kur unbedingt erforderlich ist.
Ungeeignet für eine Behandlung mit Askaridol-Lösung »Bayer« sind lediglich Personen von besonderer Schwächlichkeit und Hinfälligkeit, Personen

d. 525/02601/B/50/— 5271

---

mit Neigung zu Krämpfen, chronische Alkoholiker sowie Personen mit schweren Herz-, Leber- und Nierenschäden. Fieberhafte Darmkatarrhe sind vor Beginn der Kur auszuheilen.

Anwendungs- und Abmessungsvorschriften
Die Wurmkur mit Askaridol-Lösung dauert einen Tag. Während ihrer Dauer ist der Genuß alkoholischer Getränke unbedingt zu unterlassen. Am Vorabend muß auf die Abendmahlzeit verzichtet werden (nur alkoholfreie Getränke sind erlaubt). Am anderen Morgen wird die Askaridol-Lösung, wie vom Arzt vorgeschrieben, auf nüchternen Magen eingenommen. Soweit vom Arzt nicht anders verordnet, beträgt die anzuwendende Gesamtdosis für Erwachsene 25 ccm (= 0,625 g Askaridol), für Kinder bis zu einschließlich 12 Jahren ca. 1 ccm (0,025 g Askaridol) pro Lebensjahr, für Jugendliche von 13-18 Jahren ca. 1¼ ccm (=0,031 g Askaridol) pro Lebensjahr. Daraus errechnen sich folgende Mengen für die verschiedenen Lebensalter:

Anzuwendende Gesamtmenge Alter: d. Askaridol-Lösung »Bayer«:		Anzuwendende Gesamtmenge Alter: d. Askaridol-Lösung »Bayer«:	
1 Jahr	1 ccm (= Teilstriche)	10 Jahre	10 ccm (= Teilstriche)
2 Jahre	2 "	11 "	11 "
3 "	3 "	12 "	12 "
4 "	4 "	13 "	14-16 ccm "
5 "	5 "	14 "	15-17 "
6 "	6 "	15 "	17-19 "
7 "	7 "	16 "	18-20 "
8 "	8 "	17 "	19-21 "
9 "	9 "	18 "	21-23 "
		über 18 Jahre und Erwachsene	25 ccm

Die Originalflasche der Askaridol-Lösung »Bayer« besitzt eine Graduierung, an welcher die erforderliche Anzahl von ccm (in Teilstrichen) mit genügender Genauigkeit abgemessen werden kann.

Da die Askaridol-Lösung »Bayer« bereits Rizinusöl enthält, ist die zusätzliche Verabreichung eines Abführmittels nur dann nötig, wenn die in der abgemessenen Dosis enthaltene Rizinusölmenge für Alter und körperlichen Zustand des Patienten von vornherein zu gering erscheint. In solchen Fällen ist gleichzeitig noch eine ergänzende Dosis Rizinusöl oder ein salinisches Abführmittel zu verabfolgen.

Als erste Wirkung der Askaridol-Lösung sollen kräftige durchfallartige Stuhlentleerungen einsetzen. Sind diese Stuhlentleerungen noch nicht innerhalb spätestens 3-4 Stunden nach Einnahme der Askaridol-Lösung vorhanden, so müssen dann auf jeden Fall ohne Verzögerung noch weitere zusätzliche Abführmittel verabfolgt werden. Hierzu eignen sich neben Rizinusöl besonders die salinischen Abführmittel Natriumsulfat, Magnesiumsulfat oder das sog. Karlsbader Salz. Von diesen Salzen löst man jedesmal einen gehäuften Teelöffel in einem Glas mit warmem Wasser, welches zur Geschmacksverbesserung mit Fruchtsaft, Zucker oder sonst einer süßen Substanz versetzt werden kann. Die Darreichung wird so oft wiederholt, bis die Wirkung eingetreten ist. Für Erwachsene können bis zu 3-4 Teelöffel, für Jugendliche 2-3 Teelöffel, für Kinder 1-2 Teelöffel der Salze erforderlich werden. Erst nach Eintritt der Wirkung kann mit

Abb. 35: Packungsbeilage von Askaridol-Lösung, vermutlich 1955[160]

---

[160] KSI UL Sign. 4362. Packung von Askaridol-Lösung (Bayer Leverkusen) mit Beipackzettel. Für ein ähnliches Exemplar, vermutlich von 1954, siehe BAL-168-002/85. Packungsbeilage zu Askaridol-Lösung (Bayer Leverkusen). Bereits 1952 lag dem Präparat ein Beipackzettel bei. Vgl. ROTE LISTE (1952), S. 55. Zur Geschichte der Firma Bayer siehe BAYER (1988).

Dabei erkannte man später auch an, dass Angaben zur Dosierung in Packungsbeilagen in solchen Momenten eine Hilfe darstellten, „in denen der Patient die Anweisungen seines Arztes vergessen oder nicht mehr greifbar hat[te], indem sie den Patienten selbst darüber informier[t]en, welche Dosis im allgemeinen Fall angebracht"[161] war.

Dass Packungsbeilagen anfangs allein auf Ärzte zugeschnittene Inhalte enthalten hätten, können wir in diesem Zusammenhang nicht bestätigen.[162] Unseren Erkenntnissen zu Packungsbeilagen aus dem Deutschen Reich zufolge traf dies für Exemplare von Arzneimitteln zu, die Ärzte selbst applizierten,[163] oder die zum Vertrieb in ‚Anstaltspackungen' für die Anwendung in der Klinik vorgesehen waren,[164] auf solche von Patienten einzunehmender Präparate hingegen nur teilweise, wie bspw. die Gebrauchsinformation von Synthalin® „Kahlbaum".[165] Eine allgemeingültige Feststellung ist daher nicht korrekt. Vielmehr lagen Packungsbeilagen mit unterschiedlich priorisierter Adressierung nebeneinander vor.[166] Für die BRD belegt dies eindeutig ein Schriftwechsel von 1964 zwischen der Firma Merck und einem Mediziner. Dieser hatte sich über die nicht patientengerechte Packungsbeilage von Decortilen®, einem 1962 in die Therapie eingeführten Glucocorticoid-Präparat,[167] echauffiert und gedroht, dessen Verordnung zukünftig zu unterlassen.[168] Ohnehin versuchte er durch einen Austausch mit dem BPI, „die Unsitte dieser Zettel zu beseitigen."[169] Das Unternehmen reagierte mit einer Erklärung, dass es Packungsbeilagen in bewährter Weise in drei Gruppen unterscheide:

> „Gruppe A: Zubereitungen, die – wie Ampullen – ausschließlich für die Hand des Arztes bestimmt sind. Nur diese Packungen statten wir mit einem ausführlichen Text aus, der in der medizinischen Fachterminologie dem behandelnden Arzt die für die Anwendung des Präparates wichtigsten Daten (Indikationen, Kontraindikationen, eingehende Dosierungshinweise usw.) vermittelt.

---

[161] P. KÜHNE (1969), S. 53. Zudem konnten Indikationsangaben das Vertrauen des Patienten in die Entscheidung des Arztes sowie das Arzneimittel selbst stärken und so einen positiven Effekt zur Therapie beitragen. In der Angabe von Kontraindikationen und Unverträglichkeiten sah man ebenfalls einen Nutzen. Indes wurde im Hinblick auf die Beeinflussung des Arzt-Patienten-Verhältnisses auch angemahnt, zu untersuchen, welche Informationen für Patienten notwendig waren. Vgl. P. KÜHNE (1969), S. 53.

[162] Dies implizieren folgenden Zeilen aus einem Beitrag von 1968: „Jahrelang war dieser Waschzettel – und bei manchen Packungen ist er es heute noch – in seinem Inhalt ganz auf den Arzt abgestellt." H. NASSE (1968), S. 763. Dazu, dass Packungsbeilagen anfangs nur der Arztinformation dienten, vgl. auch H.-J. L. CRAMER (1978), S. 6; FACHGRUPPE APOTHEKEN IN DER ÖTV BERLIN (1982), S. 5; sowie S. C. ZACHARIAS (1986), S. 23.

[163] Dazu vgl. Kapitel 6.3.6.

[164] Vgl. MA W 39 / 25e. Packungsbeilage von Cumid, März 1950.

[165] Dazu vgl. Kapitel 6.4.2.

[166] Vgl. dazu auch R. KOPF (1973), S. 1374; sowie J. FUCHS (2005), S. 1f.

[167] Vgl. GEHES CODEX (1964), S. 114.

[168] Vgl. MA K 01 / 72. Schreiben von Professor Dr. Dietrich Jahn, Vorstand der 1. Med. Klinik des Städt[ischen] Krankenhauses Nürnberg, an Herrn Dr. Roth, Merck AG Darmstadt, bezüglich der Begleitzettel von Decortilen® vom 18.02.1964.

[169] MA K 01 / 72. Schreiben von Professor Dr. Dietrich Jahn, Vorstand der 1. Med. Klinik des Städt[ischen] Krankenhauses Nürnberg, an Herrn Dr. Roth, Merck AG Darmstadt, bezüglich der Begleitzettel von Decortilen® vom 18.02.1964.

Gruppe B: Zubereitungen für die Hand des Patienten, also Tabletten, Tropflösungen, Suppositorien usw., sofern sie auf ärztliche Verordnung angewandt werden, wobei wir außer acht [!] lassen, ob diese Mittel nach dem Gesetz rezeptpflichtig sind oder nicht. Im Gegensatz zu zahlreichen anderen Firmen vermeiden wir es bei dieser Gruppe, die Gebrauchsanweisungen mit detaillierten Indikationsangaben zu versehen. Wir bringen nur einige allgemeine Bemerkungen zur Charakterisierung des Mittels, um Verwechslungen mit anderen Präparaten und Fehlanwendungen zu verhüten. Ein völliger Verzicht auf Dosierungshinweise hat sich aber als nachteilig erwiesen, weil die Gefahr besteht, daß indolente Patienten, falls sie vom verordnenden Arzt keine Dosierung genannt erhalten oder diese vergessen haben, das betreffende Präparat ohne Rückfrage beim Arzt anwenden, dabei falsch dosieren und sich Schaden zufügen. Wir nennen deshalb entweder eine beim Fehlen einer genauen ärztlichen Verordnung anzuwendende niedrige Dosierung oder den Bereich, in dem sich die üblichen Dosierungsabstufungen bewegen. Um keinen Widerspruch zu einer aus irgendeinem Grunde abweichenden Dosierungsvorschrift des verordnenden Arztes zu setzen, wird stets hinzugefügt ‚wenn vom Arzt nicht anders verordnet'.
Bei einigen Präparaten begnügen wir uns indessen mit der Formulierung ‚Einzunehmen nach Vorschrift des Arztes' (ohne weitere Angaben), und zwar bei solchen (z. B. Herzglykosiden oder Corticosteroiden), deren Charakter es absolut notwendig macht, daß der Arzt die Dosierung individuell festlegt und den ordnungsgemäßen Gebrauch des Mittels laufend überwacht.

Gruppe C: Präparate, die vorwiegend ohne ärztliche Verordnung angewandt werden. Nur bei dieser relativ kleinen Gruppe – etwa Vitamin-Kombinationen – verwenden wir zur Erleichterung einer sachgemäßen Anwendung und zur Verhütung von Mißbrauch etwas ausführlichere Beipackzettel. Im Gegensatz zu Gruppe A, bei der sich die Formulierungen an den Arzt wenden, handelt es sich hier um allgemeine, d. h. dem Laien verständliche Ausführungen."[170]

Darüber hinaus beschrieb man zu der Zeit bestehende Abweichungen von dem genannten Vorgehen, beeinflusst durch die Contergan®-Katastrophe:

„Von den dargestellten Regeln, nach denen wir seit Jahren vorgehen, sind wir in letzter Zeit insofern abgewichen, als wir bei Präparaten der Gruppe B dazu übergingen, die Möglichkeit des Auftretens bestimmter Nebenwirkungen zu erwähnen. Damit kommen wir Tendenzen entgegen, die von der Arzneimittelkommission der Deutschen Ärzteschaft und vom Bundesgesundheitsamt ausgehen. Wir geben zu, daß wir unsere Sorgfaltspflicht in dem von Ihnen zitierten Beispiel unter dem Eindruck der Vorgänge um die Thalidomid-Affäre vielleicht etwas zu ernst genommen haben, hoffen aber, daß sich im Laufe der nächsten Zeit eine Auffassung herausbilden wird, der alle beteiligten Kreise zustimmen können."[171]

---

[170] MA K 01 / 72. Antwortschreiben von Dr. Handschumacher, E. Merck AG, an Prof[essor] Dr. Dietrich Jahn, Vorstand der 1. Med. Klinik des Städtischen Krankenhauses Nürnberg, [bezüglich der Begleitzettel von Decortilen®] vom 13.03.1964, S. 1f.

[171] MA K 01 / 72. Antwortschreiben von Dr. Handschumacher, E. Merck AG, an Prof[essor] Dr. Dietrich Jahn, Vorstand der 1. Med. Klinik des Städtischen Krankenhauses Nürnberg, [bezüglich der Begleitzettel von Decortilen®] vom 13.03.1964, S. 2. Der Einfluss der Contergan®-Katastrophe und der von ihr maßgeblich geprägten Entwicklungstendenzen bezüglich Packungsbeilagen werden nachfolgend in diesem Kapitel aufgezeigt.

Ende der 1950er-Jahre wurden negative Auswirkungen von Arzneimitteln auf die Verkehrstüchtigkeit in Fachkreisen thematisiert.[172] Die Deutsche Gesellschaft für Verkehrsmedizin vertrat dabei schon 1960 den Standpunkt, dass eine Kennzeichnung entsprechender Arzneimittel unabdingbar sei.[173] In der Folge wurde die Forderung nach adäquaten Hinweisen auf Arzneimitteln bekräftigt,[174] insbesondere auch zusätzlich zu Wechselwirkungen mit Alkohol.[175] Dabei informierten einige Hersteller bereits in Beipackzetteln über entsprechende Nebenwirkungen ihrer Präparate.[176] Frühe Formen eines solchen Warnhinweises fanden sich bereits in den 1950er-Jahren. So hieß es 1951 in der Packungsbeilage des Antihistaminikums Atosil® der Firma Bayer zunächst nur beiläufig, dass „wenn sich die müdemachende Wirkung zu stark auswirkt, [...] Atosil mit Neo-Bridal kombiniert werden [soll]"[177]. Die Firma Merck wies in der Packungsbeilage des Antihistaminikums Ilvin®-Dupletten ab Juli 1956 zwar ausdrücklicher, aber zunächst zurückhaltend darauf hin, dass „Ilvin-Dupletten [...] im allgemeinen nicht müde [machen], doch [...] in Einzelfällen – insbesondere nach höheren Dosen – eine gewisse Müdigkeit auftreten [kann]."[178] Ab Juli 1959 erschien der Hinweis fortan konkreter und in nicht mehr stark relativierter Form: „Die mild sedative Wirkung des Ilvin kann – vor allem bei hohen Dosen und bei besonderer Veranlagung – zu einer gewissen Müdigkeit führen, was von Kraftfahrern beachtet werden sollte."[179] Indes genügte dem Deutschen Touring Automobil Club ein Hinweis in Packungsbeilagen nicht, da Patienten diese selten lesen würden. Stattdessen sollte ein auf der Packung angebrachtes Symbol in Form eines Warndreiecks auf das Risiko aufmerksam machen.[180] Gemäß einer Einigung zwischen der Bundesärztekammer und dem BPI im April 1964 verwarf man diesen Vor-

---

[172] Vgl. N. N. (1957/b), S. 565f.

[173] Vgl. N. N. (1960/e), S. 407.

[174] Vgl. N. N. (1962/b), S. 291; N. N. (1962/c), S. 1310; sowie B. HONKE (1964), S. 600.

[175] Vgl. F. THIERGART (1962), S. 954.

[176] Vgl. W. K. (1963), S. 340; D. K. (1963), S. 373; BUNDESÄRZTEKAMMER (1964/a), S. 677; BUNDESÄRZTEKAMMER (1964/b), S. 189; N. N. (1964/b), S. 317; N. N. (1965/c), S. 845; G. ROMMENEY (1965), S. 1324; M. RINK (1965), S. 1360; sowie G. du BOSQUE (1969), S. 9 und S. 27.

[177] SAM Sammlung Arzneimittel BRD. Packung von Atosil® (Bayer Leverkusen) mit Beipackzettel. Zur Entwicklung und Herstellung von Antihistaminika in der DDR siehe U. MEYER (2002).

[178] MA W 39 / 25m. Packungsbeilage von Ilvin®-Dupletten, Juni 1956. Eine Fassung von September 1955 wies noch keinen Hinweis auf. Sie beschrieb aber bereits die besondere Galenik einer Duplette, die den wirksamen Bestandteil sowohl in der Drageedecke als auch im Kern enthielt und somit zugleich rasch und langanhaltend wirken konnte. Vgl. MA W 39 / 25m. Packungsbeilage von Ilvin®-Dupletten, September 1955.

[179] MA W 39 / 25m. Packungsbeilage von Ilvin®-Dupletten, Juli 1959. Andere Quellen berichteten, dass ein Warnhinweis zur Beeinträchtigung der Verkehrstüchtigkeit erstmals 1961 im Beipackzettel eines Arzneimittels zu finden gewesen sein soll. Vgl. G. SCHORN (1973), S. 958; sowie G. du BOSQUE (1969), S. 25. Schorn verweist auf die Arbeit von du Bosque. Unsere Untersuchung zeigt schon für das Jahr 1956 einen ersten entsprechenden Hinweis. Die beiläufige Bemerkung in der Packungsbeilage von Atosil® 1951 soll in diesem Zusammenhang nicht als ausdrücklicher Hinweis gelten.

[180] Vgl. N. N. (1963/a), S. 1658.

schlag zugunsten eines Hinweises in der Packungsbeilage.[181] Wiederum der Deutsche Touring Automobil Club kritisierte, dass diese Vereinbarung zur Kennzeichnung jedoch nur in geringem Umfang umgesetzt wurde, weshalb er 1965 eindeutige gesetzliche Vorgaben forderte.[182] Der Gesetzgeber schrieb genaue Hinweise nicht vor. Allerdings hatte er 1964 eine Ermächtigung für die Landesbehörden, Warnhinweise auf Behältnissen, Umhüllungen und Packungsbeilagen anzuordnen, insbesondere für solche Arzneimittel, die die Verkehrstüchtigkeit einschränkten oder Alkoholwirkungen verstärkten, in § 42 des Arzneimittelgesetzes (AMG) eingeführt.[183] Aus dessen Sicht erschien diese zunächst ausreichend. Bei Anfragen über ein mögliches Vorhaben zur Festlegung einer bestimmten Kennzeichnung wurde auf diese bereits im AMG existierende Regelung hingewiesen.[184] Bis zum Juli 1966 wurde die Ermächtigung gemäß einer Auskunft des Bundesgesundheitsministeriums jedoch noch in keinem Fall angewendet.[185] Zwar wurde 1967 in der *Deutschen Apotheker-Zeitung* im Rahmen eines abgedruckten Referats berichtet, dass „die Mehrzahl der Arzneimittelhersteller [...] ihre Pflicht erkannt [hätte], in den Beipackzetteln auf die die Verkehrstauglichkeit einschränkenden Nebenwirkungen hinzuweisen"[186]. Dennoch rief der Verkehrsgerichtstag 1968 in einem Beschluss nochmals die Arzneimittelhersteller dazu auf, entsprechende Präparate mit Warnhinweisen auf Packungen und in Packungsbeilagen zu kennzeichnen.[187] Die nachfolgende Abb. 36 zeigt beispielhaft die Packungsbeilage des Neuroleptikums Vesitan® von 1968, auf deren Rückseite auf eine mögliche Beeinträchtigung des Reaktionsvermögens hingewiesen wurde:

---

[181] Vgl. N. N. (1964/a), S. 645; N. N. (1964/b), S. 317; sowie N. N. (1964/c), S. 680. Die Effektivität dieser Maßnahme wurde teilweise in Frage gestellt. Vgl. N. N. (1964/d), S. 810; sowie G. ROMMENEY (1965), S. 1324.

[182] Vgl. N. N. (1965/a), S. 307.

[183] Vgl. G. UFFELMANN (1964), S. 983; sowie G. ROMMENEY (1965), S. 1324. Vgl. dazu auch N. N. (1965/a), S. 307; sowie N. N. (1966/b), S. 882. Zum Gesetzestext der Ermächtigung vgl. auch Kapitel 4.2.1.2. Zu dieser Regelung bemängelte man, dass sie keinen einheitlichen Hinweis vorgab, sondern die Umsetzung den einzelnen Landesbehörden oblag. Dabei müsste die entsprechende Passage in Beipackzetteln auffällig hervorgehoben werden. Vgl. G. ROMMENEY (1965), S. 1324f.

[184] Vgl. N. N. (1965/b), S. 745; sowie N. N. (1966/d), S. 1690. Zusätzlich sollte das BGA im Zuge der Registrierung von entsprechenden Arzneimitteln geeignete Warnhinweise anregen. Vgl. N. N. (1966/d), S. 1690.

[185] Vgl. N. N. (1966/c), S. 982. Diese Auskunft bezog sich vermutlich allein auf Hinweise zur Beeinträchtigung der Verkehrssicherheit, denn für die Anwendung von Menthol-haltigen Arzneimitteln bei Säuglingen und Kleinkindern erging eine Anordnung nach § 42 AMG Mitte der 1960er-Jahre. Dazu vgl. nachfolgend im Haupttext.

[186] [o. V.] N. (1967), S. 794.

[187] Vgl. N. N. (1968/a), S. 211; sowie N. N. (1968/c), S. 283. Vgl. dazu auch M. BÖHM (1999), S. 163. Böhm berichtet jedoch nur von anzubringenden Hinweisen auf ‚Verpackungen'.

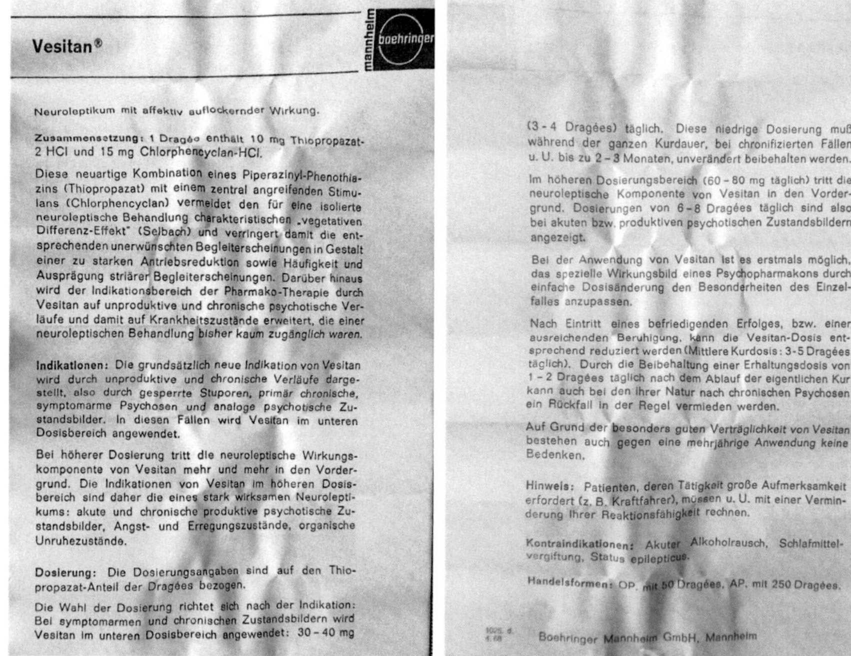

Abb. 36: Vorder- und Rückseite der Packungsbeilage von Vesitan®, 1968[188]

Im März 1971 stellte man im Bundestag abermals die Frage an die Regierung, ob eine verpflichtende Kennzeichnung von die Verkehrstüchtigkeit beeinträchtigenden Arzneimitteln eingeführt werden solle. Dabei fiel die Antwort jedoch ähnlich aus wie zuvor: Die Aufklärung durch Ärzte und die in § 42 AMG festgehaltene Ermächtigung zur Anordnung einer Kennzeichnung sollten genügen. Zudem würden viele Arzneimittelhersteller bereits freiwillig auf diese Gefahr hinweisen.[189] Nachdem in der *ADAC-Motorwelt* nochmals die Forderung nach Warndreiecken auf Packungen bekräftigt worden war,[190] machte der BPI wiederum seinen Standpunkt deutlich, dass stattdessen

---

[188] THAM 1B1132. Packung von Vesitan® (Boehringer Mannheim GmbH) mit Beipackzettel. Das Neuroleptikum Vesitan® wurde 1961 in die Therapie eingeführt und enthielt Thiopropazat und Chlorphencyclan. Vgl. GEHES CODEX (1964), S. 513. Aufgrund fehlender Vorgaben fielen Hinweise auf eine verminderte Verkehrsfähigkeit nicht einheitlich aus. In einer Packungsbeilage des Koronartherapeutikums Segontin® von ca. 1966 hieß es: „Da bei höherer Dosierung gelegentlich mit dem Auftreten von Müdigkeit zu rechnen ist, empfiehlt es sich, bei Patienten, deren Tätigkeit eine erhöhte Konzentration erfordert (z. B. bei Kraftfahrern), besondere Vorsicht walten zu lassen." SAM Sammlung Arzneimittel BRD. Dose von Segontin® (Farbwerbe Hoechst AG vormals Meister Lucius & Brüning) mit Beipackzettel.

[189] Vgl. N. N. (1971/b), S. 404. Der Deutsche Touring Automobil Club bemängelte erneut, dass „derartige Arzneien noch immer nicht genügend deutlich gekennzeichnet [seien]." N. N. (1971/c), S. 1923.

[190] Vgl. N. N. (1972/b), S. 618.

Hinweise in Beipackzetteln zielführend seien, zumal es „dem aufgeklärten Verbraucher [...] zuzumuten [sei], vor der Einnahme von Medikamenten die Packungsbeilagen zu lesen"[191]. Die Bundesärztekammer zog solche Hinweise einem Warnzeichen auf der Packung ebenfalls vor.[192] Einerseits wurde nach wie vor eine ausführlichere Information, bspw. in Beipackzetteln, gefordert,[193] andererseits urteilten bereits Gerichte, dass Unwissenheit bei Fahrten mit erhöhtem Alkoholspiegel nicht zur Geltung gebracht werden konnte, falls der Alkoholgehalt oder eine Wechselwirkung mit Alkohol in der Packungsbeilage genannt wurden.[194] Die von der Legislative dafür vorgesehene Ermächtigung nach § 42 AMG hatten die Länder auch bis Mai 1974 nicht für Warnhinweise zur Beeinträchtigung der Verkehrstüchtigkeit herangezogen. Die Umsetzung scheiterte demnach an der Erstellung einer Liste der Arzneimittel, die eines Warnhinweises bedurften. An dieser Stelle wies ein Regierungsvertreter abermals darauf hin, dass Hersteller bereits freiwillig solche Warnhinweise, auch zu Wechselwirkungen mit Alkohol, in ihre Beipackzettel aufgenommen hatten.[195] Die rege Diskussion zeugt insgesamt davon, dass die zu der Zeit geltende Regelung nicht zufriedenstellend war. Offenbar kennzeichneten einige Hersteller ihre Präparate freiwillig, eine für alle verpflichtende Kenntlichmachung existierte jedoch nicht. Für seine Mitglieder erklärte schließlich der BPI in seiner Richtlinie über Packungsinformationen Hinweise zur Beeinträchtigung der Verkehrstüchtigkeit, genauso wie zu Risiken in der Schwangerschaft und Stillzeit, ab 1975 als verbindlich.[196] Im Zuge der Vorarbeiten für das AMG 1976 forderte man ebenfalls verpflichtende Hinweise in Packungsbeilagen.[197] Für freiverkäufliche Schmerz-, Schlaf- und Abmagerungsmittel trat schon 1974 eine Verordnung in Kraft, die einen Warnhinweis auf Packungsbeilagen vorschrieb, „daß sie nicht ohne ärztlichen oder zahnärztlichen Rat längere Zeit oder in höheren Dosen angewendet werden sollen."[198] Eine Aufforderung zur Anpassung der Gebrauchsinformation war ferner die am häufigsten getroffene Maßnahme zur Abwehr von Arzneimittelrisiken, von denen es 1974 gemäß dem Tätigkeitsbericht des Bundesgesundheitsamtes (BGA) insgesamt 21 zu Arzneimitteln und 3 zu Stoffgruppen gab.[199]

---

[191] N. N. (1973/c), S. 548. Vgl. dazu auch N. N. (1973/h), S. 1688.

[192] Vgl. BUNDESÄRZTEKAMMER (1974), S. 1908.

[193] Vgl. N. N. (1973/e), S. 858; sowie P. SCHMERSAHL (1973), S. 904. Beide Quellen verweisen auf denselben Vortrag.

[194] Vor dem OLG Braunschweig konnte sich ein Kraftfahrer nach einer Trunkenheitsfahrt nicht darauf berufen, er habe vom Alkoholgehalt des zuvor eingenommenen Medikaments, hier Klosterfrau Melissengeist®, nichts gewusst, da der Beipackzettel darauf hinwies. Vgl. [o. V.] JPD (1964), S. 1234f. Ähnlich urteilten das OLG Köln 1968 und das OLG Hamm 1974 bei der Wechselwirkung von Arzneimitteln mit Alkohol, die jeweils für Trunkenheitsfahrten ursächlich gewesen sein soll. Vgl. [o. V.] GRI (1968), S. 74f.; sowie N. N. (1974/j), S. 2016.

[195] Vgl. N. N. (1974/b), S. 811f.

[196] Zur Richtlinie über Packungsinformationen siehe Kapitel 4.2.2.

[197] Vgl. P. WALTER (1973/a), S. 9; sowie P. WALTER (1973/b), S. 1865. Für Warnungen vor dem Dauergebrauch von Arzneimitteln wurde ebenfalls eine einheitliche Regelung verlangt. Vgl. P. WALTER (1973/a), S. 9; sowie P. WALTER (1973/b), S. 1865.

[198] BGBl Teil I (1965), Nr. 30, S. 607. Zu der Verordnung siehe Kapitel 4.2.1.2.

[199] Vgl. U. HOHGRÄWE (1992), S. 238.

Indes griff das AMG 1976 Warnhinweise zur Beeinträchtigung der Verkehrstüchtig-keit, genauso wie für die Anwendung in der Schwangerschaft, nicht ausdrücklich auf und schrieb demzufolge auch keinen Wortlaut für solche Warnhinweise vor.[200] Um bundesweite Einheitlichkeit zu erreichen, empfahl die Arbeitsgruppe ‚Verkehrshinwei-se' der Arbeitsgemeinschaft der Leitenden Medizinalbeamten der Länder daraufhin in einer 1977 verabschiedeten Richtlinie bestimmte Formulierungen. Diese Warnhinweis-Empfehlungen sollten über die obersten Landesgesundheitsbehörden für den jeweiligen Zuständigkeitsbereich bekanntgemacht werden. In Rheinland-Pfalz erschienen sie bspw. im August 1977 als amtliche Bekanntmachung des Ministeriums für Soziales, Gesund-heit und Sport im *Staatsanzeiger für Rheinland-Pfalz*.[201] „In Übereinstimmung mit den übrigen obersten Landesgesundheitsbehörden, dem Bundesministerium für Jugend, Fa-milie und Gesundheit und dem Bundesgesundheitsamt"[202] veröffentlichte die Landesbe-hörde sowohl einen Standardhinweis:

> „Dieses Arzneimittel kann auch bei bestimmungsgemäßem Gebrauch das Reaktions-vermögen soweit verändern, daß die Fähigkeit zur aktiven Teilnahme am Straßenver-kehr oder zum Bedienen von Maschinen beeinträchtigt wird.
> Dies gilt in verstärktem Maße im Zusammenwirken mit Alkohol."[203],

als auch sechs spezielle Hinweise für unterschiedliche Arzneimittelgruppen:

> „Alkoholenthaltende Arzneimittel (A):
> Dieses Arzneimittel enthält... Volumenprozent Alkohol. Der Alkoholgehalt ist bei der Beurteilung der Fähigkeit zur aktiven Teilnahme am Straßenverkehr oder zum Bedienen von Maschinen zu berücksichtigen.

> Blutdruckbeeinflussende Arzneimittel (RR):
> Die Behandlung des Bluthochdruckes mit diesem Arzneimittel bedarf der regelmäßigen ärztlichen Kontrolle. Durch individuell auftretende unterschiedliche Reaktionen kann die Fähigkeit zur aktiven Teilnahme am Straßenverkehr oder zum Bedienen von Ma-schinen beeinträchtigt werden.
> Dies gilt im verstärkten Maße bei Behandlungsbeginn und Präparatewechsel sowie im Zusammenwirken mit Alkohol.

> Blutzuckersenkende Arzneimittel (D):
> Die Behandlung der Zuckerkrankheit mit diesem Arzneimittel bedarf der regelmäßigen ärztlichen Kontrolle. Bis zur optimalen Einstellung bzw. bei Präparatewechsel sowie durch unregelmäßige Anwendung dieses Arzneimittels kann die Fähigkeit zur aktiven Teilnahme am Straßenverkehr oder zum Bedienen von Maschinen beeinträchtigt wer-den.

> Lokalanaesthetika (L):
> Bei operativer, zahnärztlicher oder großflächiger Anwendung dieses Arzneimittels muß vom Arzt im Einzelfall entschieden werden, ob der Patient aktiv am Straßenverkehr teilnehmen oder Maschinen bedienen darf.

---

[200] Dazu vgl. Kapitel 4.2.1.3.
[201] Vgl. N. N. (1977/e), S. 1391; N. N. (1977/a), S. 1270; sowie N. N. (1977/b), S. 1450.
[202] STAATSANZEIGER FÜR RHEINLAND-PFALZ (1977), Nr. 29, S. 529.
[203] STAATSANZEIGER FÜR RHEINLAND-PFALZ (1977), Nr. 29, S. 530.

Narkosemittel (N):
Nach einer Narkose mit diesem Arzneimittel darf der Patient nicht aktiv am Straßenverkehr teilnehmen oder eine Maschine bedienen, über den Zeitfaktor hat der Arzt individuell zu entscheiden.
Der Patient sollte sich nur in Begleitung nach Hause begeben und keinen Alkohol zu sich nehmen.

Ophtalmica (O):
Dieses Arzneimittel beeinflußt auch bei bestimmungsgemäßem Gebrauch die Sehleistung und somit das Reaktionsvermögen im Straßenverkehr oder bei der Bedienung von Maschinen."[204]

In einer Anlage wurden die betroffenen Stoffe genannt, für die selbst sowie für deren Zubereitungen, unabhängig von der Dosierung, die Hinweise empfohlen wurden. Aufgelistet waren hierbei nur solche Stoffe, die nach dem Stand des Wissens diese Nebenwirkungen erwarten ließen. Die Warnhinweise waren ausdrücklich für die Packungsbeilage vorgesehen und konnten bei Arzneimitteln, die ausschließlich bei Kindern unter zwei Jahren anzuwenden waren, entfallen. Nicht aufgeführt wurden Arzneimittel, bei denen von einer ausführlicheren ärztlichen Beratung ausgegangen werden musste, wie im Fall von Disulfiram, das unter der Bezeichnung Antabus® Anwendung in der Alkoholentwöhnung fand.[205] Bspw. führte die Anlage verschiedene Barbiturate und Benzodiazepine, Codein, Dimenhydrinat, Ephedrin[206] (als Psychostimulans), Glibenclamid, Insulin, Metformin und Morphin auf. Die Stoffe wurden mit der jeweiligen Klassifizierung des Warnhinweises versehen.[207] Die Warnhinweise erfuhren in den Folgejahren eine entsprechende Umsetzung. So berücksichtigte das BGA sie nicht nur bei der Zulassung neuer Arzneimittel,[208] sondern ebenfalls im Zuge der Erarbeitung von Standardzulassungen, wie das Beispiel der in der Therapie der Schizophrenie eingesetzten Lithiumcarbonat-Tabletten 450 mg zeigt,[209] und auch bei Änderungen von Gebrauchsinformationen im Rahmen eines Stufenplanverfahrens zog das BGA sie heran. Für das Neuroleptikum Sulpirid hieß es dazu 1980:

„Das BGA [ist] der Ansicht, daß bei Sulpirid auf den für Neuroleptika üblichen Verkehrswarnhinweis nicht verzichtet werden kann. Das BGA beabsichtigt daher gemäß § 28 AMG die Anordnung eines Warnhinweises für sulpiridhaltige Arzneimittel mit folgendem Wortlaut:

,Dieses Arzneimittel kann auch bei bestimmungsgemäßem Gebrauch das Reaktionsvermögen soweit verändern, daß die Fähigkeit zur aktiven Teilnahme am Straßenverkehr oder zum Bedienen von Maschinen beeinträchtigt wird. Dies gilt in verstärktem Maße im Zusammenwirken mit Alkohol.'

---

[204] STAATSANZEIGER FÜR RHEINLAND-PFALZ (1977), Nr. 29, S. 530.

[205] Zu Antabus® vgl. A. HELMSTÄDTER (2015/a), S. 10f.

[206] Zu August Eberhard (1887–1960), Apotheker und Entdecker der Ephedrin-Synthese, siehe C. LINZBACH (2024).

[207] Vgl. STAATSANZEIGER FÜR RHEINLAND-PFALZ (1977), Nr. 29, S. 530–532.

[208] Vgl. [o. V.] PHB (1981), S. 1603f.

[209] Für die Inhalte der Packungsbeilage gemäß der Standardzulassung von Lithiumcarbonat-Tabletten 450 mg siehe Kapitel 7.4.1.

Eine entsprechende Änderung der Gebrauchsinformation im Abschnitt Nebenwirkungen soll mit Wirkung vom 1.1.1981 erfolgen."[210]

Beiträge aus den 1980er-Jahren berichteten, dass Packungsbeilagen Warnhinweise zur Beeinträchtigung der Verkehrstüchtigkeit enthielten.[211] Jedoch schienen diese für eine effektive Aufklärung der Patienten nicht ausreichend, da sie angeblich selten zur Kenntnis genommen worden wären.[212] 1982 und 1983 klärte ein Handzettel in Baden-Württemberg Fahrschüler über den möglichen negativen Einfluss von Arzneimitteln auf die Verkehrstüchtigkeit auf und verwies dabei auf die Lektüre und Beachtung der Packungsbeilage.[213] Ein ähnliches Merkblatt entstand 1983 auch in Schleswig-Holstein.[214]

Warnhinweise in Packungsbeilagen erlangten aber nicht nur für den Bereich der Verkehrssicherheit Bedeutung. Ein weiteres Beispiel dafür stellte die Anwendung Menthol enthaltender Arzneimittel bei Säuglingen und Kleinkindern dar, vor der die Arzneimittelkommission der deutschen Ärzteschaft 1964 warnte.[215] Kurz darauf empfahl das BGA, den Hinweis ‚Nicht für Säuglinge und Kleinkinder bis zum vollendeten 5. Lebensjahr‘[216] auf Packungen aufzubringen und in Beipackzettel aufzunehmen. Das Bundesministerium informierte darüber auch die Landesbehörden.[217] In Niedersachsen sollte dieser Hinweis mit Bezug auf § 42 Abs. 1 AMG angeordnet werden,[218] in Berlin wurde eine dementsprechende Anordnung auf Grundlage des AMG im November 1964 erlassen.[219] Abweichend von der Empfehlung schrieb sie für Packungen und Packungs-

---

[210] [o. V.] DI. (1980/a), S. 1987. Der Hinweis wurde ab April 1981 verbindlich. Vgl. BGA (1981), S. 140. Zum Einfluss des Stufenplanverfahrens als Instrument der Arzneimittelsicherheit auf Gebrauchsinformationen siehe Kapitel 7.4.1.

[211] Vgl. H. KURZ (1981), S. 550; [o. V.] PHB (1981), S. 1606; N. N. (1986/f), S. 902; H. MORCK (1989), S. 2995; sowie J. BECKER (1990), S. 953. Dies ist auch auf das zu dem Zeitpunkt bereits in Kraft getretene AMG 1976 zurückzuführen. Ausführlicher zu den Auswirkungen des AMG 1976 auf Packungsbeilagen siehe Kapitel 7.4. Zur Analyse von Packungsbeilagen mit einem Warnhinweis zur Beeinträchtigung der Verkehrsfähigkeit siehe Kapitel 7.5.3, 7.5.5 und 7.6.4.

[212] Vgl. H. KURZ (1981), S. 550; [o. V.] PHB (1981), S. 1606; N. N. (1986/f), S. 902; sowie H. MORCK (1989), S. 2995. Dabei kritisierte man auch die Verständlichkeit der Gebrauchsinformationen. Vgl. P. DITZEL (1982/b), S. 2345; sowie N. N. (1987/b), S. 330. Zudem wurden diese Hinweise als eine Gefahr für die Compliance betrachtet. Vgl. S. HEINZL (1980), S. 743; sowie H. MORCK (1989), S. 2998. Zur Verständlichkeits- und Compliance-Problematik um Gebrauchsinformationen siehe Kapitel 7.4.3. Für die Information der Patienten maß man der zusätzlichen Beratung in der Apotheke eine große Bedeutung bei. Vgl. H. KURZ (1981), S. 550; [o. V.] PHB (1981), S. 1606; N. N. (1986/f), S. 902; H. MORCK (1989), S. 2995; sowie J. BECKER (1990), S. 953.

[213] Vgl. P. DITZEL (1982/a), S. 373; sowie [o. V.] PIZ (1983), S. 1239f.

[214] Vgl. N. N. (1983/e), S. 2703.

[215] Vgl. N. N. (1964/f), S. 1290f. Eine gestiegene Zahl an Vergiftungsfällen führte die Kommission auf eine unzulängliche Aufklärung durch die Packung und Packungsbeilage zurück. Vgl. N. N. (1964/f), S. 1291.

[216] N. N. (1964/g), S. 1652.

[217] Vgl. N. N. (1964/g), S. 1652.

[218] Vgl. N. N. (1964/h), S. 1730.

[219] Vgl. N. N. (1964/i), S. 1770.

beilagen den Wortlaut ‚Nicht für Säuglinge und Kleinkinder bis zum vollendeten 2. Lebensjahr'[220] vor. 1966 entschärfte man diesen Hinweis zumindest für äußerlich anzuwendende Arzneimittel. Für diese sollte es fortan genügen, eine vom BPI an seine Mitglieder herausgegebene Gebrauchsanweisung zu berücksichtigen:

> „Besondere Anmerkung: Mehrmals täglich (zwei- bis viermal) auf die Haut auftragen und sorgfältig verreiben. Bei Säuglingen und Kleinkindern: ½ bis 1 Teelöffel große Menge nur auf Brust und Rücken einreiben. Bei mentholhaltigen Einreibemitteln, die in Tuben oder in ähnlicher Form abgegeben werden, wird die Dosierung entsprechend angegeben."[221]

Das BGA bestätigte, dass für äußerlich anzuwendende Darreichungsformen keine Warnhinweise mehr erforderlich waren, falls die Anwendung und Dosierung die Gebrauchsanweisung ‚Mehrmals täglich (zwei- bis viermal) auf die Haut auftragen und sorgfältig verreiben. Bei Säuglingen und Kleinkindern: ½ bis 1 Teelöffel große Menge nur auf Brust und Rücken einreiben.'[222] vermerkt wurde.

Überdies ergingen Anfang der 1960er-Jahre Warnhinweise für die Anwendung von Arzneimitteln in der Schwangerschaft, der man seit der Contergan®-Katastrophe stärkere Aufmerksamkeit widmete.[223] Einer Empfehlung des BGA an die Landesbehörden folgend sollte, aufgrund von Missbildungs-Verdachtsfällen aus dem Ausland, in der Packungsbeilage von Preludin® in der Schwangerschaft und in Beipackzetteln von Präparaten mit Meclizin bereits bei Verdacht einer Schwangerschaft von einer Anwendung abgeraten werden.[224] In die Beipackzettel ihrer Meclizin enthaltenden Präparate Bonamine® und Siguron® nahm die Firma Pfizer, obwohl sie davon überzeugt war, dass Meclizin nicht teratogen wirkte, daraufhin vorsichtshalber den folgenden Hinweis auf:

> „Da im Ausland die Frage der teratogenen Wirkung des Meclizin aufgeworfen wurde, sollen bis zu einer endgültigen Klärung meclizinhaltige Präparate vorerst nicht während der Schwangerschaft angewandt werden."[225]

Mindestens eine weitere Firma nahm solch einen Hinweis ebenfalls in die Packungsbeilagen ihrer meclizinhaltigen Präparate auf.[226] In den Beipackzetteln oraler Antidiabeti-

---

[220] N. N. (1964/i), S. 1770. Somit erfuhr § 42 AMG an dieser Stelle, im Gegensatz zu einem Hinweis für die Beeinträchtigung der Verkehrstauglichkeit, eine Umsetzung.

[221] N. N. (1966/f), S. 1316.

[222] N. N. (1967), S. 995.

[223] Vgl. N. N. (1962/d), S. 1673; sowie D. von KOBYLETZKI (1969), S. 829f. Zur Contergan®-Katastrophe siehe Kapitel 7.3.1.

[224] Vgl. N. N. (1962/d), S. 1673. Der Appetitzügler Preludin® wurde 1954 von H. C. H. Boehringer Sohn auf den Markt gebracht und u. a. zur Behandlung der Fettleibigkeit eingesetzt. Er enthielt 3-Methyl-2-phenyl-tetrahydro-1,4-oxazin. Vgl. GEHES CODEX (1960), S. 993.

[225] N. N. (1963/d), S. 85. Die Firma Hoffmann-La Roche handelte 1976 ähnlich und nahm wegen des Verdachts von Missbildungen bei Kindern nach Einnahme von Valium® in der Schwangerschaft, für den das BGA jedoch keinen gesicherten Zusammenhang sah, einen Hinweis auf strenge Indikationsstellung des Präparats auf. Vgl. N. N. (1976/a), S. 1188.

[226] Vgl. N. N. (1963/g), S. 984. Der auch als Meclozin bekannte Wirkstoff ist noch heutzutage Mittel der Wahl für die Behandlung von Übelkeit und Erbrechen in der Schwangerschaft. Eine Teratogenität hatte sich glücklicherweise nicht bestätigt. Dass trotzdem vorsorglich ein

ka, wie Carbutamid und Tolbutamid, sollen Hersteller bereits auf die Kontraindikation Schwangerschaft hingewiesen haben.[227] Ferner riet das BGA 1963, auf den Behältnissen, Packungen und Packungsbeilagen von Podophyllin oder Podophyllum enthaltenden Präparaten den Hinweis ‚Nicht bei bestehender Schwangerschaft anzuwenden' zu vermerken.[228] Laut einem Beitrag in der *Pharmazeutischen Zeitung* von 1967 kamen diese Hinweise inzwischen sehr häufig vor:

> „Fast jeder Medikamentenpackung liegt eine Art von Gebrauchsanweisung bei, auf der detailliert angegeben wird, ob ein sonst verträgliches Arzneimittel auch während der Schwangerschaft, bei erhöhtem Blutdruck, im fortgeschrittenen Alter oder bei Kindern und Jugendlichen verabreicht werden darf."[229]

Die Frage nach einer gesetzlichen Pflicht zur Kennzeichnung von Arzneimitteln mit teratogener Wirkung bejahte man im Bundestag 1968, verwies in diesem Zusammenhang allerdings abermals auf § 42 Abs. 1 AMG, der die Anordnung von Warnhinweisen ermöglichte.[230] Mitunter wünschten sich auch Ärzte weitergehende fachliche Informationen in Packungsbeilagen über die Anwendung der Präparate in der Schwangerschaft.[231] Infolge der Contergan®-Katastrophe erschienen demgemäß häufiger Warnhinweise zur Anwendung in der Schwangerschaft in Packungsbeilagen.[232] Indes beschränkte sich dies nicht auf Hinweise wegen möglicher teratogener Wirkungen. Im Beipackzettel von Aspirin® bspw. wurde darauf aufmerksam gemacht, dass das Präparat nicht in den letzten vier Wochen der Schwangerschaft eingenommen werden dürfe und in der übrigen Zeit nur nach ärztlicher Konsultation angewendet werden solle.[233] Wie das Beispiel des Antihistaminikums Doxylamin zeigt, thematisierte das BGA im Rahmen von Stufenplanverfahren bisweilen die Aufnahme von Hinweisen zur Anwendung in der Schwangerschaft in Packungsbeilagen.[234] Für viele Arzneimittel scheiterte jedoch

---

    entsprechender Warnhinweis in die Packungsbeilagen aufgenommen wurde, zeugt von der erhöhten Sensibilisierung nach der Contergan®-Katastrophe.

[227] Vgl. N. N. (1962/j), S. 905. Zur Geschichte der oralen Antidiabetika siehe U. BAACKE (1977); sowie U. MEYER / A. SCHUMANN / C. FRIEDRICH (2002), S. 242–250. Zur Geschichte der Mono-, Di- und Biguanide siehe A. RETZAR / C. FRIEDRICH (2013), S. 204 bis 213. Zur Geschichte der Diabetesforschung siehe V. JÖRGENS (2022).

[228] Vgl. N. N. (1963/c), S. 52.

[229] A. PÜLLMANN (1967), S. 236.

[230] Vgl. N. N. (1968/b), S. 253.

[231] Vgl. D. von KOBYLETZKI (1969), S. 830.

[232] Vgl. C. FRIEDRICH (2017), S. 24; sowie T. LANGEBNER (2020), S. 382. Vermutlich ebenfalls auf eine erhöhte Sensibilität aufgrund der Contergan®-Katastrophe zurückzuführen war bspw. die Aufnahme eines Warnhinweises vor der Anwendung von Paracetamol in der Schwangerschaft in eine Packungsbeilage 1986. Vgl. M. M. HANNIG (1995), S. 75.

[233] Vgl. N. N. (1977/f), S. 1598. Zur Analyse von Packungsbeilagen des Analgetikums Pyramidon®, die seit Beginn der 1970er-Jahre einen Hinweis für die Anwendung in der Schwangerschaft enthielten, siehe Kapitel 7.6.3.

[234] Vgl. [o. V.] DI. (1980/b), S. 2496f. Hierbei handelte es sich um einen Verdacht der Teratogenität aufgrund von Einzelfallmeldungen. Epidemiologische Studien unterstützten diesen jedoch nicht. Trotzdem sollte in Gebrauchsinformationen auf die Einzelfallberichte aufmerksam gemacht werden. Vgl. [o. V.] DI. (1980/b), S. 2496f. Inzwischen ist bekannt, dass Doxylamin nicht teratogen wirkt.

ein aussagekräftiger Hinweis zur Anwendung in der Schwangerschaft zukünftig an einer unzureichenden Datenlage, sodass sie häufig als Kontraindikation geführt wurde.[235]

7.4   Die Auswirkungen des Arzneimittelgesetzes von 1976

Packungsbeilagen von Arzneimitteln hatten sich bereits vor dem Inkrafttreten des neuen Arzneimittelgesetzes (AMG) im Jahr 1978 als Informationsmittel etabliert.[236] Das AMG 1976 führte sie nunmehr verpflichtend ein und legte zudem ihre Inhalte detailliert fest, wobei es den pharmazeutischen Unternehmern Übergangsfristen einräumte.[237] Im Vergleich zum AMG 1961 brachten die neuen Vorschriften zu Gebrauchsinformationen „deutliche Fortschritte"[238]. Sie gaben nicht nur einen definierten Rahmen der zu vermittelnden Informationen, sondern verhinderten bspw. zugleich zukünftig eine Indikationslyrik in Gebrauchsinformationen.[239] Im Zusammenhang mit den Übergangsvorschriften fiel indes bereits Anfang der 1980er-Jahre auf, dass durch die regulatorischen Veränderungen, die das AMG 1961 und das AMG 1976 hervorgebracht hatten, vorübergehend vier verschiedene Typen von Packungsbeilagen existierten. Zu unterscheiden waren demnach: Exemplare, die noch vor dem AMG 1961 entstanden waren, die im Zuge einer Registrierung auf Grundlage des AMG 1961 erstellt worden waren, die zu einem Arzneimittel zählten, das ein reguläres Zulassungsverfahren nach dem AMG 1976 durchlaufen hatte, und solche, die aus arzneimittelsicherheitsrelevanten Gesichtspunkten angepasst werden mussten.[240] Diese Auflistung konnte später noch durch solche Packungsbeilagen als fünfte Gruppe ergänzt werden, die aufgrund der gesetzlichen Einführung der Fachinformation von an Ärzte gerichteten Informationen befreit worden waren.[241] Die Abb. 37 zeigt beispielhaft eine Gebrauchsinformation des Analgetikums Titretta® analgica der Berlin-Chemie AG von 1990, die den neuen Vorgaben des AMG 1976 entsprach. Diesem Typus mussten alle Packungsbeilagen spätestens nach Ablauf der Übergangsvorschriften entsprechen.

---

[235] Vgl. J. MEYER-WILMES (1989), S. 648. Demnach war es „die übliche Schwangerschaftsinformation, [...] daß das Arzneimittel X, obwohl im Tierexperiment unschädlich, im ersten Trimenon nur bei vitaler Indikation genommen werden soll." H. RIED (1981), S. 66. Vgl. dazu auch die Packungsbeilagen von Decentan®, Pyramidon® und Pervitin® in den Kapiteln 7.5.5, 7.6.3 und 7.6.4.

[236] Vgl. H. SCHOLZ (1997), S. 244. Abgesehen von der Erwähnung der Richtlinie über Packungsinformationen des Bundesverbandes der Pharmazeutischen Industrie führt Scholz diese Aussage nicht weiter aus. Ausführlicher zu den Entwicklungen der Verwendung von Packungsbeilagen als Informationsmittel vor dem AMG 1976 siehe Kapitel 7.3.

[237] Insbesondere waren Packungsbeilagen von Altpräparaten vorerst nicht von den nachfolgend im Haupttext beschriebenen Inhalten betroffen, da sie noch nicht den Vorschriften des AMG 1976 entsprechen mussten. Zu den gesetzlichen Regelungen für Packungsbeilagen nach dem neuen AMG siehe Kapitel 4.2.1.3.

[238] FACHGRUPPE APOTHEKEN IN DER ÖTV BERLIN (1982), S. 19.

[239] Vgl. FACHGRUPPE APOTHEKEN IN DER ÖTV BERLIN (1982), S. 19f.

[240] Vgl. D. von der RECKE (1981), S. 36.

[241] Vgl. J. SCHULDT (1992), S. 8f.

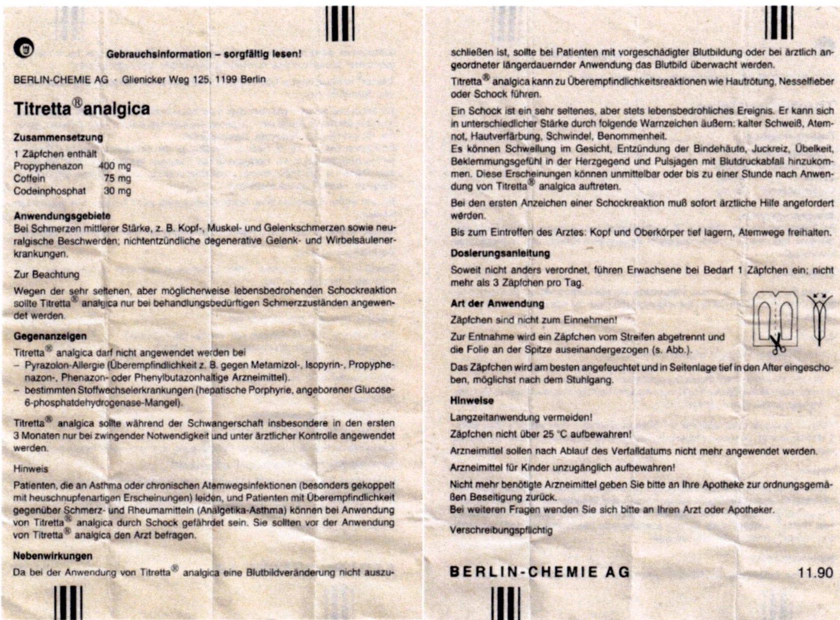

Abb. 37: Vorder- und Rückseite der Packungsbeilage von Titretta® analgica, 1990[242]

Das Kapitel soll grundlegende Auswirkungen durch die mit dem AMG 1976 neu eingeführten Regelungen für Gebrauchsinformationen aufführen. Eine Auswertung, welcher Anteil der Beipackzettel in welcher Zeit an die neuen Vorschriften angepasst wurde, wie sich also das quantitative Verhältnis der unterschiedlichen Packungsbeilagen-Typen in der Übergangszeit darstellte, überstieg indes den Rahmen dieser Arbeit. Einen groben Anhaltspunkt bietet die Auswertung *Pharma-Daten* des Bundesverbandes der Pharmazeutischen Industrie e. V. (BPI). Demnach befanden sich 1978 etwa 145.000 Fertigarzneimittel im Verkehr, verschiedene Stärken und Darreichungsformen eines Mittels jeweils als einzelnes Fertigarzneimittel betrachtet, von denen ca. 70.000 auf Humanarzneimittel aus industrieller Herstellung, einschließlich homöopathischer Arzneimittel, entfielen.[243] Die Rote Liste 1976 verzeichnete etwa 8.000 Arzneispezialitäten, die, unter Verwendung der vom Bundesgesundheitsamt (BGA) ermittelten Quoten von

---

[242] KSI UL Sign. 4252. Packung von Titretta® analgica (Berlin-Chemie AG) mit Gebrauchsinformation. Zur Entwicklung der Firma Berlin-Chemie bis 1990, die zunächst als Volkseigener Betrieb aus dem durch die Spaltung Berlins vom Hauptsitz abgetrennten Werk Adlershof der Schering AG hervorging, siehe BERLIN-CHEMIE AG (1999), S. 319–331. Zur Vorgeschichte der Berlin-Chemie AG siehe G. ALCER (2005), S. 85–104. Zu den Aufteilungsprozessen der Schering AG in der Nachkriegszeit siehe auch R. KARLSCH (1994), S. 223 bis 258.

[243] Vgl. BUNDESVERBAND DER PHARMAZEUTISCHEN INDUSTRIE E. V. (1991/b), S. 52f. Die übrigen Präparate waren von Krankenhäusern, Apotheken, Drogerien und Reformhäusern hergestellte Humanarzneimittel sowie Tierarzneimittel. Vgl. BUNDESVERBAND DER PHARMAZEUTISCHEN INDUSTRIE E. V. (1991/b), S. 53.

17 % verschiedener Darreichungsformen und 10 % verschiedener Stärken,[244] näherungsweise 11.000 entsprechend zu unterscheidende Arzneispezialitäten darstellten. Es ist anzunehmen, dass man diese mit einer Packungsbeilage nach der Richtlinie über Packungsinformationen des BPI versehen hatte. Für die übrigen Arzneimittelhersteller war die Richtlinie nicht bindend. Sie enthielten möglicherweise keine, eine ähnlich oder anderweitig aufgebaute Packungsbeilage. Allerdings vereinten die Mitglieder des BPI etwa 95 % der deutschen Arzneimittelherstellung. Der Hauptanteil des Apothekenumsatzes bzw. der Nachfrage beschränkte sich auf ein Viertel der Roten Liste.[245] Demgemäß kamen viele Patienten mit diesen Packungsbeilagen in Kontakt. Einschränkend muss erwähnt werden, dass teilweise ein Beipackzettel bspw. verschiedene Darreichungsformen einer Arzneispezialität zugleich abhandelte.[246] Einschließlich 1984 hatte das BGA etwa 3.000 Packungsbeilagen im Rahmen von Zulassungsverfahren geprüft.[247] Dazu passend sollen Mitte der 1980er-Jahre Arzneimittel noch hauptsächlich mit Packungsbeilagen, die nach der Richtlinie des BPI erstellt worden waren, versehen gewesen sein.[248] Bis Ende 1990 ließ das BGA fast 10.000 Arzneimittel, wiederum unterschieden nach Darreichungsform und Stärke, mit Gebrauchsinformationen gemäß den Vorschriften des AMG 1976 zu.[249] Wie die Arzneimittelkommission der Deutschen Apotheker 1988 berichtete, hatte die Aktualisierung von Packungsbeilagen außerhalb von Zulassungs- und Stufenplanverfahren bei den pharmazeutischen Unternehmern indes nicht höchste Priorität:

> „Der pharmazeutische Unternehmer ist verpflichtet, die Packungsbeilagen und Fachinformationen für die von ihm in Verkehr gebrachten Arzneimittel dem jeweiligen wissenschaftlichen Kenntnisstand anzupassen. Die sich daraus ergebenden Änderungen sind nach § 29 AMG dem Bundesgesundheitsamt anzuzeigen.
>
> Solche eigenverantwortlichen Maßnahmen werden offenbar nicht von allen Herstellern, nicht immer oder nicht in allen Fällen mit der notwendigen Schnelligkeit bzw. Konsequenz durchgeführt. Daraus können sich z. B. bei wirkstoffgleichen Arzneimitteln gravierende Unterschiede in der Beschreibung der Indikationen, der unerwünschten Wirkungen oder anderer für den Patienten wichtiger Informationen ergeben.
> Dieser unbefriedigende Zustand erklärt sich zum Teil auch daraus, daß das BGA die Texte von Beipackzetteln und Fachinformationen nur im Rahmen der Zulassung oder von Stufenplanverfahren prüft und ggf. vereinheitlicht. Bei einem großen Teil der im Markt befindlichen ‚fiktiv' zugelassenen Fertigarzneimittel kann – bis zum Abschluß

---

[244] Vgl. BUNDESVERBAND DER PHARMAZEUTISCHEN INDUSTRIE E. V. (1977/c), S. 35f.

[245] Vgl. BUNDESVERBAND DER PHARMAZEUTISCHEN INDUSTRIE E. V. (1977/c), S. 36. Für eine quantitative Betrachtung des Arzneimittelmarktes während der Nachzulassung vgl. auch J. SCHULDT (1992), S. 147–149.

[246] Siehe hierzu die Packungsbeilagen des Schlafmittels Proponal® und des Analeptikums Pervitin® in Kapitel 7.5.3 und 7.6.4. Scharnhorst gibt an, dass sich 1986 etwa 70.000 Fertigarzneimittel in West-Deutschland auf dem Markt befanden und daher auch ungefähr 70.000 unterschiedliche Packungsbeilagen existierten. Vgl. S. SCHARNHORSt (1986), S. 51. Aus dem genannten Grund waren dies, zumindest während der Übergangsphase der Nachzulassung, im Vergleich zur Anzahl der Präparate etwas weniger Packungsbeilagen.

[247] Vgl. S. C. ZACHARIAS (1986), S. 14.

[248] Vgl. S. C. ZACHARIAS (1986), S. 237.

[249] Vgl. BUNDESVERBAND DER PHARMAZEUTISCHEN INDUSTRIE E. V. (1991/b), S. 52.

der Aufbereitung und der Nachzulassungen – nur an die Eigenverantwortung der Hersteller appelliert werden, die Formulierungen in den Gebrauchsinformationen dem Stand der Erkenntnisse anzupassen.“[250]

Diese Tendenz hatte sich schon früher gezeigt. 1981 unterschieden sich Packungsbeilagen von „Antiarrhythmika gleichartige[r] Substanzen [...]. Je neuer ein Präparat [war], desto mehr Nebenwirkungen w[u]rden in der Gebrauchsinformation aufgeführt, wodurch es zu einer erheblichen Verzerrung der Information kommen k[o]nn[te].“[251] Das BGA versuchte dem entgegenzuwirken und erwog bspw. bei Arzneimitteln, die Sulfasalazin enthielten, eine Vereinheitlichung der insbesondere bei den angegebenen Nebenwirkungen voneinander abweichenden Packungsbeilagen anzuordnen. Ähnliches galt für Gebrauchsinformationen von Arzneimitteln mit dem Wirkstoff Diclofenac, die nicht durchweg dem wissenschaftlichen Kenntnisstand entsprachen, sodass das BGA auch für diese eine entsprechende Anordnung in Betracht zog.[252]

7.4.1 Beitrag zur Arzneimittelsicherheit

Die Packungsbeilage von Arzneimitteln trug bereits vor Inkrafttreten des Arzneimittelgesetzes (AMG) von 1976 zu einer Verbesserung der Arzneimittelsicherheit bei.[253] Das Wirksamwerden des neuen AMG sollte ihre diesbezügliche Rolle nunmehr verfestigen und dynamisieren. Von grundlegender Bedeutung war dabei zum einen die durch das Gesetz festgelegte Kennzeichnung in ihrer Gesamtheit, zu der auch die Inhalte der Gebrauchsinformation zählten.[254] Vorgeschriebene Packungsbeilagen mit einem definierten Inhalt, wie den Indikationen, Neben- und Wechselwirkungen sowie Kontraindikationen, informierten Patienten ausführlich und trugen damit maßgeblich zu einer Verbesserung der Arzneimittelsicherheit bei.[255] Zum anderen führten die fortan festgelegten Prozesse der Arzneimittelsicherheit, besonders das Stufenplanverfahren,[256] dazu, dass

---

[250] N. N. (1988/b), S. 7. Vgl. dazu auch J. SCHULDT (1992), S. 149.

[251] E. FAUST-KÜBLER (1981), S. 18.

[252] Vgl. N. N. (1988/b), S. 7.

[253] Siehe hierzu Kapitel 7.3.2 und 6.3.3.

[254] Vgl. U. STAPEL (1988), S. 371.

[255] Vgl. N. N. (1975/b), S. 220; K. FEIDEN (1976/a), S. 1360; U. SCHLOTTMANN (1977), S. 366; sowie H. J. ROTH (1978), S. 1894. Zusätzlich forderte man auch deutliche Warnhinweise auf ein mögliches Abhängigkeitspotential, bspw. von Benzodiazepinen, sowie vorbeugende Verhaltensempfehlungen. Vgl. H. REINBOLD (1986), S. 416.

[256] Zum Stufenplan siehe Kapitel 4.2.1.3. Weitergehend zum Stufenplan und dem zusammenhängenden System zur Meldung von Arzneimittelnebenwirkungen von bspw. Ärzten, pharmazeutischen Unternehmern und aus klinischen Studien der Phase IV siehe U. HOHGRÄWE (1992), S. 213–237; A. BERTELSMANN (1987), S. 133–147; sowie U. STAPEL (1988), S. 550 bis 560 b. Die Anzahl gemeldeter unerwünscht aufgetretener Wirkungen stieg in den 1980er-Jahren von 2.500 bis auf über 35.000 kontinuierlich an, wobei die pharmazeutischen Unternehmen dem Bundesgesundheitsamt wesentlich mehr Fälle berichteten als die Arzneimittelkommission der Ärzte und Apotheker. Vgl. M. M. HANNIG (1995), S. 26f. Zur Umsetzung des Sicherheitsaspekts nach dem AMG 1976 siehe U. STAPEL (1988), S. 561 bis 592. Zu den Mechanismen der Arzneimittelsicherheit Ende des 19. und Anfang des 20. Jahrhunderts siehe W. WIMMER (1994), S. 47–55. Zur Entwicklung der Arzneimitteltthera-

die Packungsbeilage in den Folgejahren zu einem Informationsmedium avancierte, das auch ständig neu gewonnene Erkenntnisse zur Anwendung eines Arzneimittels insbesondere an Patienten vermittelte.[257]

Nach 1974 zählte die Änderung der Packungsbeilage 1977 bis 1979 weiterhin zu den vorherrschenden Maßnahmen der Risikoabwehr. Im Vergleich zu den insgesamt 24 Risikoabwehrmaßnahmen des Bundesgesundheitsamtes (BGA) 1974, stieg das Niveau der Verfahren ab Inkrafttreten des Stufenplans 1980 sowie 1984 und 1987 jeweils stark an, sodass es Ende der 1980er-Jahre etwa 10.000 pro Jahr erreichte.[258] Dabei ordnete das BGA wesentlich häufiger Auflagen für die Kennzeichnung, u. a. zur Packungsbeilage, an, als den Zulassungsstatus zu ändern.[259] Eines der prominentesten Verfahren behandelte in diesem Zusammenhang das Pyrazolon-Derivat Metamizol.[260] Nachfolgende Abb. 38 zeigt eine Gebrauchsinformation von Novalgin-Chinin® mit Stand von Juni 1979. Sie wies bereits auf das Risiko einer Agranulozytose hin, die als sehr seltene, aber schwerwiegende Nebenwirkung die Risikobetrachtungen um Metamizol maßgeblich prägte, ohne jedoch auf ihre Gefährlichkeit aufmerksam zu machen. Mögliche Symptome schilderte sie zudem eher unspezifisch.

---

piesicherheit, zu der auch die Gebrauchsinformation beitrug, siehe A. HELMSTÄDTER / B. VOGT (2024), S. 343–351.

[257] Pharmazeutische Unternehmen nutzten zur Unterrichtung der Patienten über neue Erkenntnisse zu einem Arzneimittel primär die Gebrauchsinformation. Vgl. M. SCHULTE-PELKUM (1977), S. 421. Auf diesem Weg informierten sie mitunter über galenische Veränderungen ihrer Präparate, wie eine neue Farbgebung bei Dragees. Vgl. N. N. (1982/g), S. 2301. Siehe hierzu auch die Gebrauchsinformation von Lanimerck®-Dragees in Kapitel 7.5.4.

[258] Vgl. U. HOHGRÄWE (1992), S. 238–240.

[259] Vgl. U. HOHGRÄWE (1992), S. 241–244.

[260] Für die in der Öffentlichkeit wahrgenommenen und kritisierten Maßnahmen zur Risikoabwehr um das Antidepressivum Nomifensin siehe U. HOHGRÄWE (1992), S. 256–265; sowie U. STAPEL (1988), S. 575, Anm. 3.

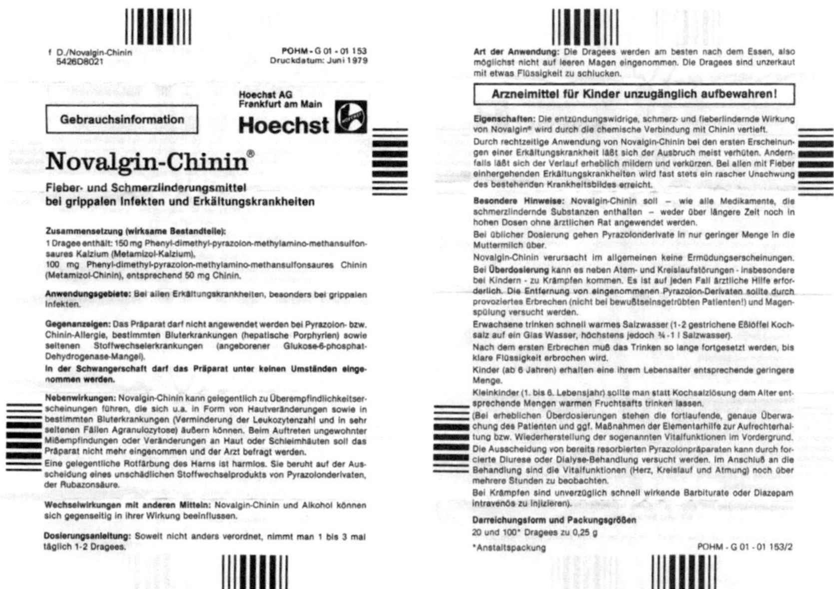

Abb. 38: Vorder- und Rückseite der Gebrauchsinformation von Novalgin-Chinin®, Juni 1979[261]

Nachdem das BGA im Juni 1981 eine öffentliche Anhörung im Rahmen des Stufenplans anberaumt hatte, um das Risiko Pyrazolon-haltiger Arzneimittel zu erörtern,[262] informierte es im Dezember 1981 über die vorgesehenen Maßnahmen zur Risikominimierung, die etwa 1.400 Arzneimittel, Mono- sowie Kombinationspräparate, von ungefähr 500 Herstellern betrafen, die sich daraufhin bis Ende Januar 1982 zu diesen äußern konnten.[263] Die Präparate sollten u. a. der Verschreibungspflicht unterstellt, ihre Anwendungsgebiete eingeengt und die Packungsbeilagen überarbeitet werden.[264] Im Mit-

---

[261] DAM I B 1990. Packung von Novalgin-Chinin® (Hoechst AG, Frankfurt am Main) mit Gebrauchsinformation. Copyright Dt. Apotheken Museum-Stiftung, Heidelberg (Inv.-Nr. I B 1990).

[262] Anlass dafür gab nach Angaben des Amtes eine in den letzten Jahrzehnten stark zugenommene Zahl an Mono- und Kombinationspräparaten mit Pyrazolonderivaten, deren Anwendungsgebiete die anfänglichen Indikationen beträchtlich überschritten. Vgl. H. R. VOGEL (1982/a), S. 341; sowie H. R. VOGEL (1982/b), S. 385.

[263] Für den kompletten Maßnahmenkatalog zu Pyrazolonderivaten sowie der Begründung des BGA siehe B. SCHNIEDERS (1981), S. 2652–2658. Für eine tabellarische Übersicht der Maßnahmen siehe P. DITZEL (1981), S. 2860.

[264] An den Vorschlägen wurde mitunter starke Kritik geübt, da es den Anschein erweckte, das BGA wolle auf diesem Weg den Arzneimittelmarkt, insbesondere bezüglich der Kombinationspräparate, verschlanken. So sollten auch Kombinationspräparate nur für die bei den Monopräparaten erlaubten Indikationen angewendet werden dürfen. Vgl. H. R. VOGEL (1982/a), S. 344–346; sowie H. R. VOGEL (1982/b), S. 389f. Die beabsichtigten Änderungen in den Packungsbeilagen unterschieden sich mitunter zwischen den verschiedenen Pyrazolonderivaten. Vgl. B. SCHNIEDERS (1981), S. 2652–2655.

telpunkt der Revision standen die sehr seltenen, aber im Falle eines Auftretens lebensbedrohlichen Nebenwirkungen der Agranulozytose und des Schocks.[265] Über diese sollten nunmehr folgende Angaben in der Packungsbeilage ausführlich aufklären:

> „[Präparat] kann infolge des Metamizol-Gehaltes zu Überempfindlichkeitsreaktionen führen, die sich in Hautreaktionen (Hautrötung, Blaufärbung der Haut, Nesselfieber), Zerstörung der weißen Blutkörperchen (Agranulozytose) oder Schockreaktionen äußern.
> Agranulozytose und Schock sind seltene Ereignisse. Das Risiko des Auftretens nimmt jedoch mit der Häufigkeit der Anwendung Metamizol-haltiger Arzneimittel zu.
> Bei Agranulozytose und Schock kann Lebensgefahr bestehen, deshalb ist bei den ersten Anzeichen sofort ärztliche Hilfe in Anspruch zu nehmen.
> – Eine Agranulozytose äußert sich in hohem Fieber, Schüttelfrost, Halsschmerzen, Schluckbeschwerden und nachfolgend schmerzhaften nekrotisierenden (gewebszerstörenden) Entzündungen im Mund-, Rachen-, Nasen-, Ohren-, Genital- oder Analbereich. Infolge der Störung der Körperabwehr durch den Mangel an weißen Blutkörperchen kann es zu einer Sepsis kommen, die lebensbedrohend ist. Bei Auftreten dieser Symptome muß [Präparat] sofort abgesetzt werden. Ärztliche Betreuung, Überprüfung des Blutbildes bei jedem Verdachtsfall und Spezialbehandlung bis zur Erholung der Blutbildung sind notwendig. [...]
> – Schock oder Schockfragmente (nicht voll ausgeprägter Schock) äußern sich in Hautrötung, Blaufärbung der Haut, Schwellungen im Gesicht und Entzündungen der Bindehäute, Juckreiz, Übelkeit, Erbrechen, Schwindel, kaltem Schweiß, zunehmender Atemnot, Beklemmungsgefühl in der Herzgegend, Pulsjagen und Kreislaufversagen (Blutdruckabfall). Diese Erscheinungen können unmittelbar oder bis zu 1 Stunde nach der Anwendung von [Präparat] auftreten. Bei den ersten Anzeichen eines Schockzustandes (Schweißausbruch, Atemnot, Blaufärbung der Haut [Zyanose], Schwindel und Benommenheit) muß sofort der Arzt benachrichtigt werden. Bis zum Eintreffen des Arztes: Kopf und Oberkörper tief lagern, Atemwege freihalten.
> **Ärztliche Notfallmaßnahmen:**
> Schaffen eines venösen Zuganges, Gabe von Adrenalin (0,1 mg langsam i. v.) unter Puls- und Blutdruckkontrolle (Vorsicht Herzrhythmusstörungen!), Antihistaminika (z. B. Tavegil, 2–4 mg i. v.), Glucocorticoide (z. B. Prednisolon bis 1 g i. v.); Volumensubstitution; Beatmung."[266]

Die vorgeschlagenen Anpassungen stießen dabei auf deutliche Kritik:

> „Warum [...] müssen zusätzlich in den vom BGA vorgesehenen Packungsbeilagen ganz konkrete Handlungsanweisungen an den Arzt gerichtet werden? Es ist unseres Erachtens das erste Mal, daß das BGA in einer derartigen Weise direkt in die ärztliche Therapie eingreift. Ein Rückschritt im Hinblick auf die seit langem geführte Diskussion über eine Verbesserung der Patienteninformation scheint auch in den Auflagen zu liegen, die das Bundesgesundheitsamt als regelrechte ‚Horrorbeschreibungen möglicher Nebenwirkungen' vorgesehen hat. Sollte der Patient [...] zur Pakkungsbeilage [!] greifen, dann findet er dort unter anderem folgenden Hinweis:
> ‚Bei Agranulozytose und Schock kann Lebensgefahr bestehen, deshalb ist bei den ersten Anzeichen sofort ärztliche Hilfe in Anspruch zu nehmen. [...]'

---

[265] Vgl. P. DITZEL (1981), S. 2859–2861; H. R. VOGEL (1982/a), S. 341–346; sowie H. R. VOGEL (1982/b), S. 385–391. Indes war das Risiko einer Agranulozytose nicht neu, sondern schon seit den 1930er-Jahren bekannt. Vgl. A. RETZAR (2016), S. 216; H. R. VOGEL (1982/a), S. 341; sowie H. R. VOGEL (1982/b), S. 388.

[266] B. SCHNIEDERS (1981), S. 2653.

[...] Die genannten Beispiele sprechen dafür, daß der durchschnittliche Patient von einer Einnahme des betreffenden Arzneimittels absehen wird."[267]

Ferner waren für die Gebrauchsinformation eine Einschränkung der Anwendungsgebiete, ausführliche Angaben zu Kontraindikationen, u. a. bei Überempfindlichkeiten und in den letzten sechs Wochen der Schwangerschaft, sowie jeweils zusätzliche Warnhinweise vorgesehen.[268] Zu den Indikationen hieß es bspw.:

> „[Präparat] darf wegen der Gefahr von Blutbildungsstörungen (Agranulozytose) und Schock zur Fiebersenkung nur angewendet werden, wenn andere therapeutische Maßnahmen (z. B. physikalische Verfahren, Paracetamol, Acetylsalicylsäure) erfolglos waren."[269]

Im März 1982 legte das BGA daraufhin umfangreiche Maßnahmen fest. Dabei sah es von der Verschreibungspflicht ab.[270] Mit jeweils festgelegten Formulierungen gab es jedoch weiterhin vor, in den Packungsbeilagen die Indikationen einzuschränken und mit einem Warnhinweis auf u. a. die Agranulozytose zu versehen sowie bestimmte Gegenanzeigen und Nebenwirkungen aufzunehmen.[271] Zu letzteren hieß es für die enteralen Darreichungsformen von Metamizol-Monopräparaten leicht verkürzt, aber nach wie vor ausführlich zur Agranulozytose und zum Schock im Abschnitt Nebenwirkungen:

> ‚[Präparat] kann zu Überempfindlichkeitsreaktionen wie Hautreaktionen, Nesselfieber, Zerstörung der weißen Blutkörperchen (Agranulozytose) oder Schock führen.
> Agranulozytose und Schock sind seltene, aber lebensbedrohliche Ereignisse. Das Risiko ihres Auftretens nimmt mit der Häufigkeit der Anwendung Metamizol-haltiger Arzneimittel zu. Patienten, bei denen Überempfindlichkeitsreaktionen aufgetreten sind, sind vor jeder weiteren Anwendung Pyrazolon-haltiger Präparate zu warnen.
> Eine Agranulozytose äußert sich in hohem Fieber, Schüttelfrost, Halsschmerzen, Schluckbeschwerden und nachfolgend schmerzhaften Entzündungen im Mund-, Rachen-, Nasen-, Ohren-, Genital- oder Analbereich. Wenn [Präparat] sofort abgesetzt wird, verbessern sich die Heilungschancen. Daher wird bei einer unerwarteten Verschlechterung des Allgemeinbefindens, wenn Fieber nicht abklingt oder neu auftritt, wenn schmerzhafte Schleimhautveränderungen, besonders in Mund und Rachen, auftreten, dringend empfohlen, [Präparat] sofort abzusetzen und den Arzt aufzusuchen.
> Ein Schock kann sich in unterschiedlicher Stärke äußern durch folgende Warnzeichen: kalter Schweiß, Atemnot, Hautverfärbung, Schwindel, Benommenheit oder Übelkeit. Es

---

[267] H. R. VOGEL (1982/a), S. 345f. Vgl. dazu auch H. R. VOGEL (1982/b), S. 390. Zu den Ausführungen Vogels muss hinzugefügt werden, dass er diese auf Vorgaben für Gebrauchsinformationen von Präparaten zur parenteralen Applikation bezog, die also üblicherweise in die Hand eines Arztes gelangten. Die Inhalte unterschieden sich von denen für enterale Darreichungsformen, die vorstehend auszugsweise wiedergegeben wurden, aber nicht wesentlich. Abweichend richteten sich die Anweisungen für den Notfall direkt an den Arzt.

[268] Vgl. B. SCHNIEDERS (1981), S. 2652f.

[269] B. SCHNIEDERS (1981), S. 2652. Die Änderungen in den Packungsbeilagen wurden für jedes Pyrazolon-Derivat einzeln betrachtet. Vgl. B. SCHNIEDERS (1981), S. 2652–2655; sowie P. DITZEL (1981), S. 2859f.

[270] Dies galt nur für die enteralen Darreichungsformen. Vgl. A. RETZAR (2016), S. 217; sowie N. N. (1982/d), S. 1573.

[271] Vgl. N. N. (1982/b), S. 779. Dazu, dass das BGA Indikationseinschränkungen, Angaben zu Kontraindikationen und Nebenwirkungen sowie Warnhinweise für die Packungsbeilage anordnete, vgl. auch A. RETZAR (2016), S. 217.

können Schwellung im Gesicht, Entzündung der Bindehäute, Juckreiz, Beklemmungsgefühl in der Herzgegend und Pulsjagen mit Blutdruckabfall hinzukommen.
Diese Erscheinungen können unmittelbar oder bis zu einer Stunde nach Anwendung auftreten.
Bei den ersten Anzeichen einer Schockreaktion muß sofort ärztliche Hilfe angefordert werden. Bis zum Eintreffen des Arztes: Kopf und Oberkörper tief lagern, Atemwege freihalten.'[272]

Im August 1982 legte das BGA schließlich die Maßnahmen für Kombinationspräparate fest, die Pyrazolonderivate enthielten. Auch hier schränkte das Amt u. a. Indikationen ein und legte weitere Inhalte für Packungsbeilagen fest. Allerdings widerrief es zusätzlich Zulassungen.[273] 1986 folgte eine weitere Sondersitzung im Rahmen des Stufenplanverfahrens zur Neubewertung des Nutzen-Risiko-Verhältnisses,[274] in deren Ergebnis die Anwendungsgebiete abermals eingeschränkt wurden, was eine dementsprechende Änderung der Packungsbeilagen im Sinne der Arzneimittelsicherheit zur Folge hatte.[275] Der Fall Metamizol soll an dieser Stelle als Beispiel des Einflusses arzneimittelsicherheitsrelevanter Aspekte auf Gebrauchsinformationen dienen, denen diese seit Inkrafttreten des AMG von 1976 zunehmend stärker ausgesetzt waren.[276] Die nachfolgende Tabelle 20 zeigt eine Auswahl von Änderungen in Packungsbeilagen weiterer Arzneimittel aufgrund arzneimittelsicherheitsbezogener Prozesse für den Zeitraum von 1973 bis 1986. Dabei gingen mindestens die Änderungen ab 1979 aus einem Stufenplanverfahren hervor.

---

[272] N. N. (1982/b), S. 782. Eine durch die Warnhinweise offensichtlich mögliche Beeinträchtigung der Compliance wurde dabei kritisiert und sogar die ausführliche Information von Patienten hinterfragt. Vgl. [o. V.] MAR (1982), S. 1310. Andererseits wurde „die in ihrer Deutlichkeit und Klarheit bisher einmalige Risikoaufklärung des Beipackzettels von ‚Novalgin' [...] [mit] eine[r] derartig massive[n] Verbesserung der Instruktion – sowohl quantitativ wie qualitativ" auch gelobt. S. C. ZACHARIAS (1986), S. 269. Die Firma Hoechst sowie mindestens 15 weitere Hersteller legten Widerspruch gegen den Bescheid, insbesondere die Einschränkungen der Anwendungsgebiete ein, der daraufhin jedoch nur redaktionell angepasst wurde. Die Angaben zu Nebenwirkungen und Kontraindikationen sowie Warnhinweise in den Gebrauchsinformationen blieben unverändert. Vgl. N. N. (1982/c), S. 1448. Gemäß einer Erklärung der Firma Hoechst soll die Gebrauchsinformation von Novalgin® mit Stand vom September 1981 bereits weite Teile der fortan vorgeschriebenen Angaben zu den Nebenwirkungen enthalten haben. Vgl. N. N. (1982/d), S. 1574. Ob die in Abb. 38 gezeigte Gebrauchsinformation von Novalgin-Chinin® bereits einer solchen Fassung entsprach, konnte nicht mit Sicherheit festgestellt werden. Sie entstammt zumindest einer Packung, die handschriftlich mit ‚Nov[ember] 1981' gekennzeichnet wurde. Vgl. DAM I B 1990. Packung von Novalgin-Chinin® (Hoechst AG, Frankfurt am Main) mit Gebrauchsinformation.
[273] Vgl. N. N. (1983/a), S. 1287; sowie U. HOHGRÄWE (1992), S. 253.
[274] Vgl. A. RETZAR (2016), S. 218; N. N. (1986/b), S. 1719f.; sowie N. N. (1986/c), S. 2161 bis 2163.
[275] Vgl. N. N. (1986/d), S. 2587f.; sowie U. STAPEL (1988), S. 574, Anm. 4. Ab 1987 wurde eine vollständige Rezeptpflicht eingeführt. Vgl. A. RETZAR (2016), S. 218. Zur Bewertung von Arzneimitteln mit Metamizol in der DDR siehe A. RETZAR (2016), S. 218–226.
[276] Für eine Chronologie der Ereignisse um Metamizol, die jedoch stärker die Rezeptpflicht und den Widerruf von Zulassungen als die Änderungen der Packungsbeilagen im Detail behandelt, siehe U. HOHGRÄWE (1992), S. 251–254.

Tab. 20: Auswahl arzneimittelsicherheitsbedingter Beipackzettel-Änderungen, 1973–1986[277]

Arzneimittel(gruppe)	Jahr	In Packungsbeilage aufgenommene Information
Preludin®	1973	Warnhinweis vor Lungenhochdruck
Amidonal®	1976	Empfehlung zur vorsorglichen Überwachung des Blutbildes
Sindiatil®	1977	Überarbeitung wegen der Nebenwirkung Laktatazidose (u. a. frühe Anzeichen und Reduzierung der Tagesdosis)
Cumorit®	1978	Warnhinweis: Cumorit darf nur angewendet werden, wenn eine Schwangerschaft ausgeschlossen wurde.
Valproinsäure-haltige Arzneimittel	1980	Warnhinweis im Abschnitt Nebenwirkungen: Bei Anwendung von valproinsäurehaltigen Arzneimitteln wie [Präparat] sind in mehreren Fällen schwere Schädigungen der Leber und der Bauchspeicheldrüse beobachtet worden. Kontrollen der Leberfunktion, der Blutgerinnung (Fibrinogen, Thrombozyten) und eventuell der Funktion der Bauchspeicheldrüse (Amylase) sollen deshalb vor und wiederholt während der Anwendung von [Präparat] durchgeführt werden, vor allem aber wenn unklare Oberbauchbeschwerden, Symptome der Organschädigung oder Blutungsanomalien auftreten.
Oxetoron (Nocertone®)	1980	Warnhinweis im Abschnitt Gegenanzeigen: Wegen des Verdachtes einer geschwulstauslösenden Wirkung darf Nocertone nicht bei Mädchen und Frauen angewendet werden.
Nalidixinsäure-haltige Arzneimittel (Nogram®)	1981	Warnhinweis im Abschnitt Nebenwirkungen: Tierexperimente haben Gelenkveränderungen gezeigt. Obwohl derartige Veränderungen beim Menschen bisher noch nicht berichtet wurden, sollte Nogram nur bei vitaler Indikation für Kinder und Jugendliche in der Wachstumsphase verschrieben werden.
Phenacetin-haltige Arzneimittel	1981	Warnhinweis einleitend vor der Dosierungsangabe: Dauergebrauch kann zu Nierenschädigungen führen (siehe Abschnitt Nebenwirkungen). Warnhinweis im Abschnitt Nebenwirkungen: [Präparat] sollte nicht längere Zeit oder in höheren Dosen ohne ärztlichen Rat angewendet werden, denn monate- oder jahrelanger Gebrauch kann schwere Nierenschäden (z. B. tödlich verlaufendes Nierenversagen) verursachen. Fälle von bösartigen Geschwülsten der Harnwege (Nierenbecken, Harnblase) sind nach jahrelangem Phenacetingebrauch beschrieben worden.

---

[277] Vgl. N. N. (1973/d), S. 654; N. N. (1976/c), S. 1462; N. N. (1977/c), S. 484; N. N. (1978/c), S. 1442; N. N. (1980/b), S. 1761; N. N. (1980/c), S. 2560; N. N. (1981/d), S. 164; N. N. (1981/e), S. 213; N. N. (1981/f), S. 214; N. N. (1981/g), S. 1465; N. N. (1982/e), S. 2150; N. N. (1983/b), S. 1368f.; [o. V.] DI. (1984), S. 1416; sowie [o. V.] DI. (1986/b), S. 2744. Übergangszeiträume sind in den Jahresangaben nicht berücksichtigt. Die Texte enthalten teilweise wörtlich übernommene Passagen. Für einen Warnhinweis zur Beeinträchtigung des Reaktionsvermögens des antipsychotischen Wirkstoffs Sulpirid vgl. Kapitel 7.3.2.

Arzneimittel(gruppe)	Jahr	In Packungsbeilage aufgenommene Information
Hormonale Kontrazeptiva	1981	Warnhinweis im Abschnitt Nebenwirkungen: Bei Raucherinnen, die hormonhaltige Arzneimittel zur Schwangerschaftsverhütung anwenden, besteht ein erhöhtes Risiko, an zum Teil schwerwiegenden Folgen von Gefäßveränderungen (z. B. Herzinfarkt, Schlaganfall) zu erkranken. Das Risiko nimmt mit zunehmendem Alter und steigendem Zigarettenkonsum zu. Frauen, die älter als 30 Jahre sind, sollen deshalb nicht rauchen, wenn sie hormonhaltige Arzneimittel zur Verhütung einer Schwangerschaft anwenden. Wenn auf das Rauchen nicht verzichtet wird, sollen andere Verhütungsmethoden angewendet werden, besonders bei Vorliegen weiterer Risikofaktoren. In diesen Fällen ist der Rat des behandelnden Arztes einzuholen.
Appetitzügler, die D-Norpseudoephedrin, Propylhexedrin, Ephedrin und / oder L-Norephedrin enthalten	1981	Beschränkung des Anwendungsgebiets: Zur kurzfristigen (3–4 Wochen) unterstützenden Behandlung Übergewichtiger. Warnhinweise im Abschnitt Nebenwirkungen: **Warnhinweis:** [Präparat] enthält eine zentral erregende Substanz, die nicht über eine begrenzte Zeit (3–4 Wochen) hinaus eine appetithemmende Wirkung entfalten kann. Bei länger als 3–4 Wochen dauerndem Gebrauch können schwere Gesundheitsstörungen (Konzentrationsstörungen, Leistungsschwäche, Erregungszustände, Reizbarkeit, Persönlichkeitsveränderungen, Schlafstörungen und Erschöpfungszustände) auftreten. Dauergebrauch führt zu Abhängigkeit und kann schwere geistige Veränderungen (Verkennungen, Psychosen) sowie bei Absetzen depressive Verstimmung hervorrufen. Nach einer 3–4-wöchigen Einnahme muß eine längere Behandlungspause (mindestens 3 Monate) eingelegt werden. In einigen Fällen kommt es zu Steigerung des Blutdrucks und der Pulsfrequenz, zu Störungen des Herzrhythmus und evtl. zu Herzschmerzen. Angabe im Abschnitt Gegenanzeigen: [Präparat] darf nicht angewendet werden bei erhöhtem Blutdruck. Warnhinweis vor dem Abschnitt Dosierungsanleitung: **Warnhinweis:** Nicht länger als 3–4 Wochen einnehmen. Längerdauernde Einnahme ist gesundheitsschädlich (siehe Abschnitt Nebenwirkungen). Zu den genannten Angaben widersprüchliche Inhalte sind zu streichen.

Arzneimittel(gruppe)	Jahr	In Packungsbeilage aufgenommene Information
Ranitidin (Sostril®, Zantic®)	1982	Angaben im Abschnitt Nebenwirkungen: 1. Vereinzelte Erhöhungen der Plasma-Kreatinin-Werte und Serumtransaminasen sind meist gering und normalisieren sich in der Regel unter fortgesetzter Behandlung mit Sortril® (Zantic®)-Filmtabletten. 2. Sehr selten kann unter der Behandlung eine Hepatitis auftreten. 3. Über Fälle von Gynäkomastie (Schwellung der Brustdrüsen beim Mann), Amenorrhoe (Ausbleiben der Regelblutungen) sowie Störungen im Sexualverhalten (Libidoverlust und Potenzstörungen) wurde berichtet. 4. Vereinzelt traten unter der Behandlung Verwirrtheitszustände auf. 5. Nach Gabe von Sortril® (Zantic®)-Injektionslösung kann es zu einer Abnahme der Herzfrequenz (verlangsamter Pulsschlag) kommen. 6. Nach Injektion von Sortril® (Zantic®)-Injektionslösung steigt der Prolaktinspiegel im Serum an.
Acetylsalicylsäure-haltige Monopräparate	1983	Beschränkung der Anwendungsgebiete. Angaben und Hinweise im Abschnitt Gegenanzeigen, u. a. zum Analgetika-Asthma und Reye-Syndrom: Patienten, die an Asthma, Heuschnupfen, […] oder chronischen Atemwegsinfektionen […] leiden […] sind bei Anwendung von [Präparat] durch Asthmaanfälle gefährdet (sog. Analgetika-Intoleranz / Analgetika-Asthma). Solche Patienten sollten vor der Anwendung den Arzt befragen. […] [Präparat] enthält Acetylsalicylsäure. In sehr seltenen Fällen wird nach Anwendung von Acetylsalicylsäure bei Kindern und Jugendlichen, die an Virusgrippe oder Windpocken erkrankt sind, eine [!] Reye-Syndrom beobachtet. Das Reye-Syndrom äußert sich zunächst in starkem Erbrechen, dann können Unruhe, Benommenheit und Bewußtlosigkeit auftreten. Wenden Sie sich sofort an Ihren Arzt, wenn ihr Kind solche Symptome zeigt, denn die Erkrankung kann lebensbedrohlich sein. [Präparat] sollte daher bei Kindern und Jugendlichen, bei denen Verdacht auf Virusgrippe oder Windpocken besteht, nur auf ärztliche Anweisung und nur dann angewendet werden, wenn andere Maßnahmen nicht wirken. Angaben im Abschnitt Nebenwirkungen, u. a.: Magenbeschwerden; verborgene Magen-Darm-Blutverluste, die in Ausnahmefällen eine Blutarmut begünstigen. Bei häufiger und längerer Anwendung kann es in seltenen Fällen zu schweren Magenblutungen kommen. Bei Auftreten von schwarzem Stuhl (Teerstuhl) ist sofort der Arzt zu benachrichtigen. […] Schwindel und Ohrenklingen […]. Angaben und Hinweise im Abschnitt Wechselwirkungen. Zu den genannten Angaben widersprüchliche Inhalte sind zu streichen.

Arzneimittel(gruppe)	Jahr	In Packungsbeilage aufgenommene Information
Blutgerinnungs-Faktor VIII-haltige Arzneimittel	1984	Strengere Indikationsstellung. Angabe im Abschnitt Nebenwirkungen: Potentielles Infektionsrisiko (Non a-Non B Hepatitis, AIDS) Angaben im Abschnitt Zusammensetzung: Herstellungsland oder Ort, in dem das Ausgangsmaterial gewonnen wurde; Zahl der Spender bzw. Poolgröße.
Acetylsalicylsäure-haltige Monopräparate	1986	Hinweis im Abschnitt Anwendungsgebiete. Umformulierung des Hinweises zum Reye-Syndrom im Abschnitt Gegenanzeigen.

Teilweise ordnete das BGA komplette Gebrauchsinformationen an, obwohl dies über die Auflagenbefugnisse nach § 28 AMG hinausging. Widersprachen pharmazeutische Unternehmer den Anordnungen nicht, was aufgrund zulassungsstrategischer Aspekte häufiger der Fall war,[278] wurden diese dennoch wirksam.[279] 1983 schränkte es u. a. wegen des möglichen Reye-Syndroms die Indikationen Acetylsalicylsäure-haltiger Monopräparate ein und schrieb Warnhinweise vor, sodass nahezu die vollständige Packungsbeilage aus der Anordnung hervorging.[280] Vom BGA herausgegebene Übersichten der in einem bestimmten Zeitraum, beginnend ab 1986, durchgeführten Arzneimittelsicherheitsmaßnahmen bzw. Änderungen von Zulassungen aufgrund von Einzelfallberichten zeigen für das Ende der 1980er-Jahre eine rege Tätigkeit bei der Aktualisierung von Gebrauchsinformationen.[281] Dabei ordnete man mitunter auch Hinweise, die auf tierexperimentellen Erkenntnissen beruhten, für Gebrauchsinformationen an, wie eine mögliche kanzerogene Wirkung des Koronartherapeutikums Molsidomin.[282]

---

[278] Bspw. konnte der anhand der Packungsbeilage charakterisierte bestimmungsgemäße Gebrauch durch Maßnahmen, wie die Einengung von Anwendungsgebieten, eingeschränkt werden, um für die übrigen Indikationen ein bestimmtes Nebenwirkungsprofil rechtfertigen zu können, sodass das Nutzen-Risiko-Verhältnis positiv ausfiel und ein Widerruf der Zulassung abgewendet wurde. Vgl. A. SANDER (1983), S. 1099. Zur Nutzen-Risiko-Bewertung der frühen Arzneistoffe Chloroform, Antipyrin® sowie Sulfonal siehe A. SCHNEIDER (2014).

[279] Vgl. A. SANDER (1983), S. 1099.

[280] Vgl. N. N. (1983/b), S. 1368f. Von pharmazeutischen Unternehmern erhobene Widersprüche führten zu geringfügigen Änderungen der ursprünglichen Anordnung, v. a. bei den Anwendungsgebieten. Vgl. [o. V.] DI (1984), S. 1351. Für Acetylsalicylsäure enthaltende Kombinationspräparate ordnete das BGA ebenfalls Auflagen für die Packungsbeilage an. Vgl. N. N. (1983/c), S. 2386. Derart weitreichende Auflagen stellten keinen Einzelfall dar. Für Tromantadin enthaltende Dermatika zur Behandlung von Herpes Infektionen, das Malariamittel Fansidar® sowie Amitriptylin-haltige Arzneimittel ordnete das BGA bspw. ebenfalls große Teile der Gebrauchsinformation an. Vgl. N. N. (1982/f), S. 2254; [o. V.] DI (1985), S. 758f.; sowie N. N. (1989/b), S. 2206f. und S. 2272.

[281] Vgl. BGA (1987), S. 32f.; BGA (1988/a), S. 32f.; BGA (1988/b), S. 143; BGA (1989/a), S. 172f.; BGA (1989/b), S. 426; BGA (1990/a), S. 80; BGA (1990/b), S. 368; sowie BGA (1991), S. 80. Zur geplanten Einführung der ‚Arzneimittelschnellinformation' durch das BGA vgl. U. STAPEL (1988), S. 575f.

[282] Vgl. U. HOHGRÄWE (1992), S. 255. Vgl. dazu auch den vom BGA 1981 angeordneten Warnhinweis für Nalidixinsäure-haltige Arzneimittel in Tabelle 20. Zur Entwicklung, Her-

Somit waren Gebrauchsinformationen seit Inkrafttreten des AMG von 1976 einem starken Einfluss arzneimittelsicherheitsrelevanter Prozesse ausgesetzt. Dies verdeutlicht ferner die Studie von Hannig, die exemplarisch anhand der vier Wirkstoffe Cimetidin, Cisplatin, Paracetamol und Ofloxacin untersuchte, in welchem zeitlichen Zusammenhang die Erkenntnis über eine Nebenwirkung, ausgehend von ersten Meldungen über diese, und ihre Aufnahme in die Packungsbeilage standen. Seine Analyse ergab, dass die Zeitdauer äußerst unterschiedlich sein konnte. Während für Ofloxacin die Nebenwirkungen bereits vor der Veröffentlichung als solche in die Gebrauchsinformation aufgenommen worden waren und dies auch für einen Großteil der Nebenwirkungen von Cisplatin galt, dauerte es bei Cimetidin bis zu 13 und bei Paracetamol sogar bis zu 22 Jahren, dass bestimmte Nebenwirkungen nach ihrem ersten Bekanntwerden Eingang in die jeweilige Packungsbeilage fanden.[283] Tendenziell waren häufige Nebenwirkungen meistens schon in der Gebrauchsinformation vermerkt. Schwerwiegende und zugleich öfter geschilderte Nebenwirkungen ebenso wie solche, die öffentliches Interesse erregt hatten, wurden vergleichsweise schnell, seltene schwerwiegende Nebenwirkungen hingegen eher langsam in Packungsbeilagen aufgenommen.[284]

Für Arzneimittel, die auf Grundlage einer Standardzulassung nach § 36 AMG ihre Verkehrsfähigkeit erlangten, oblag dem BGA die Erstellung von Gebrauchsinformationen als Teil der Arzneimittelmonografie, die während des Erarbeitungsprozesses der Fachöffentlichkeit zur Stellungnahme zur Verfügung gestellt wurde.[285] Dabei konzipierte das BGA die Inhalte der Packungsbeilagen auf Grundlage des zu den jeweiligen Arzneien vorhandenen Erkenntnismaterials.[286] Pharmazeutische Unternehmer, die auf eine Standardzulassung zurückgriffen, hatten den in der Monografie vorgegebenen Wortlaut der Gebrauchsinformation zu verwenden und ggf noch die weiteren Pflichtangaben nach § 11 AMG zu ergänzen.[287] In dem betreffenden Abschnitt zur Gebrauchsinforma-

---

stellung und Untersuchung des Koronartherapeutikums Rocornal® mit dem Wirkstoff Trapidil des VEB Deutsches Hydrierwerk Rodleben siehe K. GUBA (2022), S. 293–380.

[283] Vgl. M. M. HANNIG (1995), S. 10, S. 64, S. 66, S. 68, S. 75, S. 77 und S. 108. Hannig betrachtete den Zeitraum von 1966 bis 1994, von dem der größte Teil in den Untersuchungszeitraum der vorliegenden Arbeit fällt. Vgl. M. M. HANNIG (1995), S. 11 und S. 49. In der Zusammenfassung berichtet er über eine maximale Dauer von drei Jahren für die Aufnahme von durch Cimetidin verursachten Nebenwirkungen, in den genaueren Ausführungen beschreibt er hingegen die genannten 13 Jahre. Für die Detailbetrachtungen siehe M. M. HANNIG (1995), S. 47–106.

[284] Vgl. M. M. HANNIG (1995), S. 83.

[285] Vgl. R. BRAUN (1987), S. 102. Für Monografie-Entwürfe, die die Fachöffentlichkeit zur Stellungnahme erhalten hat, vgl. beispielhaft BUNDESVERBAND DER PHARMAZEUTISCHEN INDUSTRIE E. V. (1981), S. 30–50; N. N. (1981/a), S. 106–110; sowie N. N. (1981/c), S. 140 bis 150. Apotheker waren bspw. dazu aufgerufen, die Formulierung der für die Gebrauchsinformationen vorgesehenen Angaben zu prüfen, um negative Auswirkungen auf Patienten vorzubeugen. Vgl. H. KASSEBAUM (1982), S. 2605. Für eine Übersicht der Anzahl ausgearbeiteter Monografien zwischen 1980 und 1989 siehe U. HOHGRÄWE (1992), S. 185.

[286] Vgl. R. BRAUN (1982), S. 2606.

[287] Vgl. R. WENDT (1990), S. 290f. Inhalte der Gebrauchsinformation in den Monografien festzulegen, war bereits während der Beratungen zum AMG 1976 geplant. Vgl. N. N. (1975/a),

tion fanden sich jedoch keine Angaben wieder, die der pharmazeutische Unternehmer selbst vorgab, wie dessen Name und Anschrift sowie die Bezeichnung des Arzneimittels, sowie ferner solche nicht, die an anderer Stelle in der Monografie bereits genannt wurden.[288] Diese legte bezüglich der Gebrauchsinformation nur die für das betreffende Arzneimittel spezifischen Angaben fest, wie Anwendungsgebiete, Kontraindikationen, Nebenwirkungen, Wechselwirkungen und Dosierung.[289] Somit waren Gebrauchsinformationen von einem Teil der auf dem Markt befindlichen Arzneimittel zum Großteil von der Bundesoberbehörde selbst ausgearbeitet worden. Die nachfolgende Abb. 39 zeigt die Vorgaben für die Packungsbeilage aus der Standardzulassung von Lithiumcarbonat-Tabletten 450 mg mit Stand vom 12. März 1986:

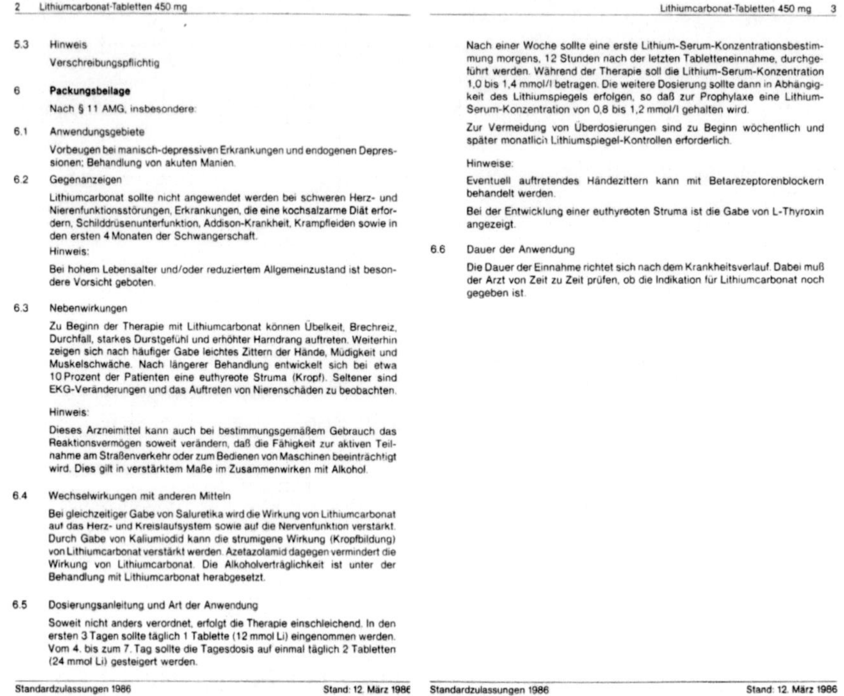

Abb. 39: Ausschnitt der Standardzulassung für Lithiumcarbonat-Tabletten 450 mg von 1986[290]

Aus der Gebrauchsinformation hervorzuheben ist die Formulierung des Warnhinweises zur Beeinträchtigung des Reaktionsvermögens. Diese entsprach genau dem von der Arbeitsgemeinschaft der Leitenden Medizinalbeamten der Länder 1977 erarbeiteten Vor-

---

 S. 2036; R. Braun (1987), S. 100; N. N. (1976/d), S. 89; sowie H.-G. Wolters (1976), S. 410. Zur Einführung von Standardzulassungen mit dem AMG 1976 siehe Kapitel 4.2.1.3.

[288] Vgl. R. Braun (1987), S. 105.

[289] Vgl. N. N. (1982/a), S. 355; sowie N. N. (1982/h), S. 260.

[290] R. Braun (2011), Bd. 2, Lithiumcarbonat-Tabletten 450 mg, S. 2f.

schlag, der über die obersten Landesgesundheitsbehörden umgesetzt werden sollte und „in Übereinstimmung mit den übrigen obersten Landesgesundheitsbehörden, dem Bundesministerium für Jugend, Familie und Gesundheit und dem Bundesgesundheitsamt"[291] in Rheinland-Pfalz als amtliche Bekanntmachung des Ministeriums für Soziales, Gesundheit und Sport im *Staatsanzeiger für Rheinland-Pfalz* veröffentlicht wurde.[292] Standardzulassungen unterlagen ebenso einer ständigen Aktualisierung, u. a. durch Maßnahmen der Arzneimittelsicherheit. So wurde bspw. 1987 aufgrund eines Stufenplanverfahrens ein Warnhinweis in die Packungsbeilage des Antirheumatikums Acetylsalicylsäure aufgenommen, dass die Anwendung bei Kindern und Jugendlichen, die unter fieberhaften Infekten leiden, nur nach ärztlicher Verschreibung als Ultima Ratio erfolgen durfte, da ein potentiell lebensbedrohliches Reye-Syndrom auftreten konnte. Die betroffenen Standardzulassungen wurden entsprechend angepasst.[293]

Dank dieser Entwicklung konnten zuvor unbekannte oder, wie im Fall der Agranulozytose, in der Vergangenheit nicht ausreichend berücksichtigte Risiken den Patienten mitgeteilt werden. Die Bedeutung dieses Vorgehens kann insbesondere anhand neu zugelassener Arzneimittel deutlich gemacht werden. Dabei basierte der Erkenntnisstand, der die Inhalte von Packungsbeilagen bestimmte, zunächst auf den im Rahmen der präklinischen und klinischen Studien erlangten Daten. Bei neuen Vertretern einer schon bekannten Wirkstoffklasse konnte ferner auf vorliegendes Erkenntnismaterial zurückgegriffen werden.[294] Gelangten neue Arzneimittel nach ihrer Zulassung anschließend zu einer breiteren Anwendung, war es mitunter erstmalig möglich, sehr seltene Nebenwirkungen zu detektieren, da sie in dem zuvor eingeschränkten Anwenderkreis noch nicht auftraten.[295] So musste bspw. die Packungsbeilage des 1985 eingeführten Gyrasehemmers Ofloxacin in dieser Phase mehrfach angepasst werden, weil man nunmehr insbesondere eine Reihe seltener Nebenwirkungen erfasst hatte.[296] Dies führte jedoch gleichzeitig zu einer Zunahme der Inhalte von Packungsbeilagen, die der Verständlichkeit nicht zuträglich war und zudem Patienten von der Einnahme abschrecken konnte.[297] Zusätzlich ordnete das BGA mitunter direkt an Ärzte gerichtete Hinweise zur Aufnahme in

---

[291] STAATSANZEIGER FÜR RHEINLAND-PFALZ (1977), Nr. 29, S. 529.

[292] Dazu vgl. Kapitel 7.3.2.

[293] Vgl. N. N. (1986/i), S. 3263; sowie N. N. (1987/a), S. 29. Zur Geschichte der Antirheumatika siehe C. FRIEDRICH (2016/b), S. 408–415.

[294] Vgl. M. M. HANNIG (1995), S. 60. Zum Prozess der Konzipierung einer Packungsbeilage für ein neues Arzneimittel 1977 am Beispiel der Schering AG siehe R. DITTMANN (1977), S. 413–420; A.-C. SPICZOK VON PRONDCZYNSKY (1979), S. 48; sowie J. SCHULDT (1992), S. 12–21. Spiczok von Prondczynsky und Schuldt geben Dittmann wieder.

[295] Vgl. M. M. HANNIG (1995), S. 21; sowie [o. V.] RB (1985), S. 818. Zugleich ermöglichten die Daten aus der klinischen Phase IV eine Einordnung der Häufigkeit bereits bekannter Nebenwirkungen, was ebenfalls zu einer Änderung der Packungsbeilage führen konnte. Vgl. [o. V.] RB (1985), S. 818.

[296] Vgl. M. M. HANNIG (1995), S. 11 und S. 80.

[297] Vgl. H. CRANZ / H. KLEIST / B. SICKMÜLLER (1986), S. 128; BUNDESVERBAND DER PHARMAZEUTISCHEN INDUSTRIE E. V. (1987), S. 152; sowie U. HOHGRÄWE (1988/a), S. 18f. Bundesverband der pharmazeutischen Industrie e. V. verweist auf Cranz, Kleist und Sickmüller. Zur Verständlichkeits- und Compliance-Problematik siehe Kapitel 7.4.3.

Gebrauchsinformationen an, die für Patienten unverständlich waren.[298] Die mangelhafte Verständlichkeit für Patienten trübte ihren Wert für die Arzneimittelsicherheit.[299]

Gegenüber solchen neu gewonnenen Erkenntnissen, die wissenschaftlich mehr oder weniger gesichert Eingang in Gebrauchsinformationen fanden, zeigten Untersuchungen in den 1980er-Jahren allerdings auch, dass Packungsbeilagen inhaltliche Mängel aufwiesen. Demnach fehlten teilweise als bekannt und wichtig angesehene Inhalte oder es waren sogar falsche aufzufinden. Bei einer Betrachtung von Anwendungshinweisen wurde nur in wenigen Gebrauchsinformationen die Einnahme eines Eisenpräparats auf nüchternen Magen empfohlen. In einem Fall schlug man vor, Milch zur Einnahme zu verwenden. Auch bei Bisacodyl-haltigen Arzneimitteln fehlte häufig ein Hinweis, zugleich keine Milch und keine Antacida einzunehmen. Zur Anwendung von Sulfonamiden fehlte in den überwiegenden Fällen ein Hinweis auf eine ausreichende Flüssigkeitszufuhr.[300] Dies galt auch für Packungsbeilagen von Penicillinen, bei denen zudem gleiche Wirkstoffe unterschiedliche Hinweise zu dem teilweise für die Bioverfügbarkeit wichtigen zeitlichen Abstand zur nächsten Mahlzeit aufwiesen.[301] Hinzu kamen wenige Fälle von Packungsbeilagen zu Tetrazyklinen, in denen man nicht vor der Schädigung der Zähne von Kindern warnte. Bezüglich wichtiger Nebenwirkungen fehlten für viele Aufputschmittel, Appetitzügler, Barbiturate, Codein enthaltende Arzneimittel und Benzodiazepine Warnungen vor ihrem Abhängigkeitspotential. Bei letzteren enthielten nur Gebrauchsinformationen von nach dem AMG 1976 zugelassenen Arzneimitteln einen entsprechenden Hinweis, ältere Präparate nicht. Bei Abführmitteln wies man überwiegend nicht darauf hin, dass ein Dauergebrauch wiederum zu Obstipation führte. Bei den Wechselwirkungen wurden ebenfalls einige Mängel ausgemacht. Vielfach war kein Hinweis in Packungsbeilagen kaliuretischer Diuretika zu finden, dass ihre Einnahme eine bestehende Anwendung von Digitalis-Glykosiden beeinflusste und dadurch gefährliche Überdosierungen möglich waren. Gleiches galt für die Interaktion zwischen Salicylaten und oralen Antidiabetika hinsichtlich möglicher Hypoglykämien.[302] Warnhinweise zur Anwendung in der Schwangerschaft konnten selbst für gleiche Wirkstoffe unterschiedlich ausfallen. So wiesen Präparate mit Diazepam teilweise eine absolute Kontraindikation für die Anwendung in der Schwangerschaft auf, teilweise aber auch nur eine relative, die an eine strenge Indikationsstellung bzw. Rücksprache mit dem Arzt geknüpft war, obwohl die absolute dem intern im BGA entworfenen Mustertext entsprach.[303] Ein solcher lag in einer Variante für Nitrazepam und einer für Diazepam

---

[298] Siehe hierzu das Beispiel Clofibrat in Kapitel 7.4.3.

[299] Vgl. J. MEYER (1990), S. 1193 und S. 1196–1200.

[300] Vgl. FACHGRUPPE APOTHEKEN IN DER ÖTV BERLIN (1982), S. 8f.

[301] Vgl. FACHGRUPPE APOTHEKEN IN DER ÖTV BERLIN (1982), S. 10f.; sowie S. C. ZACHARIAS (1986), S. 116f. Zacharias verweist teilweise auf die Fachgruppe Apotheken.

[302] Vgl. FACHGRUPPE APOTHEKEN IN DER ÖTV BERLIN (1982), S. 11–17. Für die irrtümlich vorgeschlagene Einnahme von Eisenpräparaten mit Milch und die fehlenden Warnhinweise auf das Abhängigkeitspotential von Schlafmitteln vgl. auch U. HOHGRÄWE (1987), S. 2869.

[303] Vgl. S. C. ZACHARIAS (1986), S. 120–123. Zumindest für die Wirkstoffe Glibenclamid, Diazepam, Nitrazepam, Amoxicillin bzw. Amoxicillin-Trihydrat, Propanololhydrochlorid, Trimethoprim und Sulfamethoxazol, Verapamilhydrochlorid sowie Minoxidil gab es Mus-

vor, die sich bspw. in den Angaben zum Suchtpotential unterschieden. Jedoch verwendete das BGA beide Fassungen für unterschiedliche Wirkstoffe, also bspw. die Nitrazepam-Fassung für Diazepam-Präparate und umgekehrt, z. T. auch nur ausschnittsweise.[304] Die Mustertexte besaßen jedoch nur empfehlenden Charakter für die Industrie.[305] Die Auflagenbefugnis nach § 28 Abs. 3 AMG, die es ermöglichte, die Verwendung einheitlicher und verständlicher Begriffe anzuordnen, beschränkte sich üblicherweise auf die Bearbeitung innerhalb eines Zulassungsantrags und ging nicht darüber hinaus, sodass Gebrauchsinformationen verschiedener Präparate mit gleichem Wirkstoff unterschiedliche Formulierungen enthalten konnten. Eine Standardisierung erfolgte nicht.[306]

Regulatorisch sei die Prüfung von Gebrauchsinformationen durch das BGA geprägt gewesen durch eine

> „nicht am Text, sondern an einzelnen Details orientierte, redaktionelle [...], uneinheitliche, nur dem jeweiligen Einzelfall zugewandte Bearbeitung [sowie durch] Fließband-Redaktion, Flüchtigkeitsfehler, wissenschaftlich falsche Angaben (z. B. in Sachen Einnahmeregel) [und] flexible, d. h. gedankenlose oder den Wünschen der Antragsteller angepaßte Handhabung von Warnungsnormen"[307].

Es „fehl[t]en offenbar auch amtsintern klare methodische Vorgaben für die Prüfung sowohl der [Zulassungs-] Dokumente selbst, wie auch der Übertragung in die [Packungs-] Information."[308] Im Rahmen des Zulassungs-Prozederes begutachteten zwei von insgesamt vier an der Bearbeitung von Zulassungsanträgen beteiligten Abteilungen die eingereichten Gebrauchsinformationen. Zunächst erfolgte eine „formal-pharmazeutische Prüfung"[309] der Antragsunterlagen, zu der bspw. ein Abgleich der Inhalte der Gebrauchsinformation mit den eingereichten wissenschaftlichen Materialen zählte, und anschließend eine inhaltliche Begutachtung in dem jeweiligen medizinischen Fachgebiet. An beiden Stellen waren Änderungen der Packungsbeilage möglich.[310] Die Prüfer mussten nach

---

tertexte für Gebrauchsinformationen im BGA. Vgl. S. C. ZACHARIAS (1986), S. 302 und S. 434, Anm. 89.

[304] Vgl. S. C. ZACHARIAS (1986), S. 124–129. Ursächlich dafür könnte gewesen sein, dass das BGA aufgrund von Einsprüchen der Hersteller beide Versionen im Sinne einer „flexible response" variabel nutzte. S. C. ZACHARIAS (1986), S. 125. Während der Zulassung von Rohypnol® und Trecalmo® argumentierten die Hersteller Roche bzw. Bayer, ein Hinweis auf das Suchtpotential erhöhe die Suchtgefahr, daher solle auf einen solchen verzichtet werden. Vgl. S. C. ZACHARIAS (1986), S. 304–306 und S. 435, Anm. 96.

[305] Vgl. S. C. ZACHARIAS (1986), S. 302.

[306] Vgl. S. C. ZACHARIAS (1986), S. 247f. Sie war insbesondere für die Angabe von Anwendungsgebieten, Neben- und Wechselwirkungen, Kontraindikationen sowie Warnhinweisen von Bedeutung. Vgl. A. MURSWIECK (1983), S. 188.

[307] S. C. ZACHARIAS (1986), S. 139.

[308] S. C. ZACHARIAS (1986), S. 247. Aufgrund des hohen Arbeitsaufkommens vermochte das BGA Zulassungsunterlagen zudem nicht immer gründlich zu prüfen. Vgl. S. C. ZACHARIAS (1986), S. 263 und S. 300.

[309] S. C. ZACHARIAS (1986), S. 288.

[310] Vgl. S. C. ZACHARIAS (1986), S. 288 und S. 290–292. Anforderungen an die Verständlichkeit der Gebrauchsinformation berücksichtigte das BGA dabei nur vereinzelt, aber nicht methodisch. Teilweise sollten bspw. für fachsprachliche Ausdrücke, wie Rhinitis oder Urtika-

und nach einzelne Aussagen in den Texten der Gebrauchsinformationen auf ihre Korrektheit untersuchen, wobei sich das Tätigkeitsausmaß „zwischen einer nur auf die Richtigkeit der Fakten ausgerichteten ‚Stichwörter'-Kontrolle [...] und einer mehr auf versteckte Werbungstechniken achtenden, ‚politischen' Textkritik"[311] bewegte und sich bspw. auch die Form der Rückmeldung an den Antragsteller interpersonell stark unterschied, von gut gemeinten Empfehlungen bis zu ausdrücklichen Weisungen.[312] Überwiegend die pharmazeutische Industrie, aber mitunter auch das BGA argumentierte mit einer möglichen negativen Beeinflussung der Patientencompliance in Diskussionen um Inhalte von Gebrauchsinformationen. Während der Zulassungsbearbeitung von Amoxicillin-Ratiopharm regte das BGA an, die Formulierung der relativen Kontraindikation in der Schwangerschaft zu ändern:[313]

> ‚Der Schwangerschaftshinweis (unter Gegenanzeigen) ‚die Einnahme von (A.) sollte während einer Schwangerschaft möglichst vermieden werden' muß abgemildert werden. Die oben zitierte Formulierung könnte schwangere Frauen (und den Arzt! [...]) stark verunsichern und beunruhigen [...], so daß sie die notwendige Einnahme bei der Therapie einer Pyelonephritis (als Beispiel) unterlassen (compliance) – und dadurch langfristig schwere Gesundheitsschäden davontragen. Nach Gabe von β-Lactamantibiotika ist bis heute auch im Tierversuch keine Fruchtschädigung beobachtet worden. ‚Ampicilline sind auch heute noch wegen fehlender gravierender Nebenwirkungen auf Mutter und Kind zu bevorzugen' (vgl. Chemotherapietelegramm 1/80, S. 4; siehe beiliegende Kopie)'[314].

Insgesamt kann von einer recht hohen Variabilität bei der Begutachtung von Gebrauchsinformationen im Rahmen von Zulassungsverfahren ausgegangen werden.

7.4.2   Erhöhung zum Aufklärungsmittel

Das Arzneimittelgesetz (AMG) 1976 schrieb nicht nur die Inhalte von Gebrauchsinformationen vor, es stellte zugleich anhand von Prozessen der Arzneimittelsicherheit, wie dem Stufenplanverfahren, und nicht zuletzt auch aufgrund der Gefährdungshaftung nach § 84 ihre ständige Aktualisierung, insbesondere zu den Anwendungsrisiken, sicher.[315] Letztere Regelung veränderte den Stellenwert der Packungsbeilage dabei wesentlich. Denn sie war dadurch nicht nur reines Informationsmittel, sondern wurde vielmehr zu

---

ria, deutsche Begriffe verwendet werden. Erschwerend kam hinzu, dass die Begutachter naturwissenschaftlichen Disziplinen angehörten, denen der verwendete Wortschatz vertraut war. Die sprachliche Befangenheit spiegelte sich auch in den Mustertexten des BGA für einzelne Wirkstoffe wider. Vgl. S. C. ZACHARIAS (1986), S. 289 und S. 304. Zur Verständlichkeitsproblematik von Gebrauchsinformationen siehe Kapitel 7.4.3.

[311] S. C. ZACHARIAS (1986), S. 302.

[312] Vgl. S. C. ZACHARIAS (1986), S. 302f. Für eine Übersicht ausgewählter Beanstandungen aus 17 Zulassungsverfahren siehe S. C. ZACHARIAS (1986), S. 308f.

[313] Vgl. S. C. ZACHARIAS (1986), S. 304. „Man ist sich offenbar mit dem Amt zusammen einig, daß der Patient vor der vollen Wahrheit geschützt werden müsse." S. C. ZACHARIAS (1986), S. 304.

[314] S. C. ZACHARIAS (1986), S. 435, Anm. 95. Indes erscheint diese Änderung aufgrund der genannten Argumente und Belege wissenschaftlich vertretbar gewesen zu sein.

[315] Zu den gesetzlichen Grundlagen vgl. Kapitel 4.2.1.3.

einem Aufklärungsmittel erhöht. Patienten informierten sich nicht nur durch die Gebrauchsinformation, sie willigten bei Einnahme eines Arzneimittels zugleich in die Therapie und die damit verbundenen und in der Gebrauchsinformation beschriebenen Risiken ein.[316] Diese stellte die vom pharmazeutischen Unternehmer direkt an den Patienten gerichtete schriftliche Aufklärung dar. Sie „bildet[e fortan] die Grundlage der selbstverantwortlichen Nutzerentscheidung"[317], indem sie, ergänzend zur ärztlichen Aufklärung, über die Therapie und die Risiken aufklärte.[318] Dies wirkte sich auf Patienten dahingehend aus, dass sie für ein mögliches Wirksamwerden der Gefährdungshaftung nach § 84 Abs. 1 Satz 2 Nr. 2 AMG die Gebrauchsinformation gelesen haben mussten, da für die Anwendbarkeit der Vorschrift die Fehlerhaftigkeit der Information kausal für den Schadenseintritt gewesen sein musste. Grundvoraussetzung zur Erfüllung der Kausalität war die Lektüre der Gebrauchsinformation. Dies nicht zu tun, kam einem Aufklärungsverzicht gleich, der den rückwirkenden Bezug auf eine fehlerhafte Aufklärung ausschloss.[319] Patienten oblag demgemäß eine gewisse Pflicht, sich mithilfe der Packungsbeilage über die Arzneimittelrisiken zu informieren.[320]

Dass pharmazeutische Unternehmer Gebrauchsinformationen sehr sorgfältig auszuarbeiten hatten, zeigt hierbei die Asthma-Spray-Entscheidung des BGH 1989. Wie in der Entscheidung wiedergegeben, enthielt die Gebrauchsinformation des Dosieraerosols Alupent®[321] folgende Angaben, u. a. zur Dosierung und zu den Nebenwirkungen:

> „Bei drohendem oder akutem Asthmaanfall genügt meistens ein Aerosolstoß, um eine sofortige Atmungserleichterung zu erzielen. Hat sich die Atmung nach 5 Minuten nicht spürbar gebessert, kann ein zweiter Aerosolstoß genommen werden. Wenn bei einem besonders schweren Asthmaanfall nach weiteren 5 Minuten noch keine befriedigende Atmungserleichterung erzielt wurde, kann eine dritte und für diesen Anfall letzte Inhalation vorgenommen werden. Die nächste Inhalation (1–3 Atemzüge) soll dann fruhestens nach 2 Stunden vorgenommen werden.
>
> [...] Bei besonderer Empfindlichkeit und / oder höherer Dosierung können feines Fin-

---

[316] Vor medizinisch nicht vertretbaren schädlichen Wirkungen zu warnen, war allerdings nicht statthaft. Vgl. A. GRANITZA (1977), S. 315; sowie S. C. ZACHARIAS (1986), S. 357. Zacharias verweist auf Granitza.

[317] A. KOYUNCU (2005), S. 294.

[318] Der BGH gestand Gebrauchsinformationen Anfang der 1980er-Jahre in seiner Rechtsprechung zu, Teil der Aufklärung vor der Arzneimittelanwendung zu sein. Vgl. A. KOYUNCU (2005), S. 293.

[319] Vgl. A. KOYUNCU (2005), S. 289–295. Der Beitrag von Koyuncu bezieht sich in der Hauptsache auf ein im Veröffentlichungsjahr ergangenes Urteil des BGH. Indes können seine Ausführungen auf den Zeitraum ab Inkrafttreten des AMG von 1976 übertragen werden. So verweist er u. a. auch auf die Regelung der Gefährdungshaftung in Verbindung mit der Aktualität der Gebrauchsinformation nach § 84 Abs. 1 Satz 2 Nr. 2 AMG, dessen Wortlaut sich seit Inkrafttreten des Gesetzes nicht geändert hat, sowie auf die 1989 ergangene Asthma-Spray-Entscheidung des BGH als dazugehörige Rechtsprechung. Vgl. A. KOYUNCU (2005), S. 294. Dazu vgl. auch Kapitel 4.2.1.3.

[320] Vgl. C. HERTZSCH (2010), S. 54. Hertzsch verweist u. a. auf die in den Untersuchungszeitraum der vorliegenden Arbeit fallende Asthma-Spray-Entscheidung des BGH.

[321] Das verschreibungspflichtige Antiasthmatikum Alupent® enthielt den Wirkstoff Orciprenalin, ein β-Sympathomimetikum. Vgl. ROTE LISTE (1990), 27 / 012.

gerzittern, Unruhegefühl oder Herzklopfen auftreten. Auch Schwindel, Kopfdruck oder Schwitzen sind vereinzelt beobachtet worden. Beim Vorkommen dieser Erscheinungen soll die Dosis verringert werden.
[...] Bringt die Behandlung in der empfohlenen Dosierung nicht den gewünschten Erfolg, so spricht der Krankheitszustand auf die Behandlung ungenügend an, weil andere Krankheitsursachen daran beteiligt sind. Es ist daher unverzüglich ärztliche Beratung erforderlich, damit der Behandlungsplan neu festgelegt wird."[322]

Der BGH stellte dazu fest, dass in der Packungsbeilage „eine genaue Angabe der Tagesdosis"[323] sowie zumindest „ein Hinweis [...], daß eine erhebliche Überschreitung der vorgeschriebenen Dosis für den Patienten gefährlich sein kann"[324], fehlten. Für beide Aspekte genügte es nicht, allein die nach dem AMG vorgeschriebenen Pflichtangaben, in diesem Fall die Einzel- und Tagesgabe nach § 11 Abs. 1 Nr. 8 bzw. seitens der Behörde angeordnete Warnhinweise gemäß § 11 Abs. 2, in die Gebrauchsinformation aufzunehmen, damit sie dem Stand der Erkenntnisse der medizinischen Wissenschaft entsprach. Die angegebenen Nebenwirkungen hätten stattdessen suggeriert, dass auch bei höherer Dosierung nur geringfügige Begleiterscheinungen aufträten.[325] Seine Erwartungen fasste der BGH in den beiden Leitsätzen zusammen:

> „a) Eine den Erkenntnissen der medizinischen Wissenschaft entsprechende Gebrauchsinformation eines Arzneimittels muß auch entsprechende Warnhinweise enthalten, wenn aufgrund der Prüfungsunterlagen oder sonst bekannt gewordener Tatsachen oder Erfahrungen davon auszugehen ist, daß ohne solche Hinweise ein Gesundheitsschaden für Verbraucher entstehen kann.
> b) Vor den Gefahren eines exzessiven Gebrauchs von dem Arzneimittel muß grundsätzlich nicht gewarnt werden; anders ist es jedoch bei Arzneimitteln, die dazu bestimmt sind, in dramatischen Situationen, z. B. bei Asthma-Anfällen, von dem Patienten selbst angewendet zu werden."[326]

Somit durften sich pharmazeutische Unternehmer in Gebrauchsinformationen nicht grundsätzlich auf die gemäß AMG geforderten Pflichtangaben beschränken. Anstelle einer möglichen Zurückhaltung bei einem Teil der Angaben, insbesondere den gegenüber Patienten negativ behafteten Hinweisen zu Nebenwirkungen, Wechselwirkungen und Kontraindikationen, die seinerzeit bereits länger diskutiert worden war,[327] dürften

---

[322] N. N. (1989/a), S. 274; sowie [o. V.] N. (1989), S. 1542f. Vgl. dazu auch K. HÄNDEL (1989), S. 1487.

[323] N. N. (1989/a), S. 279; sowie [o. V.] N. (1989), S. 1544.

[324] N. N. (1989/a), S. 282; sowie [o. V.] N. (1989), S. 1544.

[325] Vgl. N. N. (1989/a), S. 278–282; sowie [o. V.] N. (1989), S. 1543f. Die Forderungen des BGH für die Gebrauchsinformation von Alupent® können indes nicht verallgemeinert und ohne Weiteres auf andere Arzneimittel übertragen werden. Sie stellten vielmehr eine Einzelfallentscheidung dar, in der verschiedene Umstände berücksichtigt worden sind, bspw., dass eine Überdosierung bzw. Fehlanwendung lebensbedrohlich sein konnte, dass Patienten das Arzneimittel eigenständig in einer für sie dramatischen Situation des Asthmaanfalls einnahmen und dass es sich um ein Dosieraerosol handelte, bei dessen Anwendung man, im Vergleich zu einer Tablette, leichter zu einer Überdosierung neige, zumindest in der Situation eines Asthmaanfalls. Vgl. N. N. (1989/a), S. 279–281; sowie [o. V.] N. (1989), S. 1544.

[326] N. N. (1989/a), S. 273; [o. V.] N. (1989), S. 1542; sowie K. HÄNDEL (1989), S. 1488.

[327] Vgl. K. HÄNDEL (1989), S. 1487.

sie stattdessen zur Risikominimierung eher dazu übergegangen sein, von einem Arzneimittel ausgehende mögliche Gefahren in Gebrauchsinformationen im Zweifelsfall genauer zu beschreiben. „Aus haftungsrechtlichen Gründen [war man] bemüht [...], jedes nur denkbare Risiko für den Patienten zu erwähnen."[328]

7.4.3 Verständlichkeits- und Compliance-Problematik

Kritik an der Verständlichkeit von Packungsbeilagen und an einem von ihnen ausgehenden negativen Einfluss auf die Compliance von Patienten erwuchs nicht erst aus den Vorschriften des Arzneimittelgesetzes (AMG) 1976, sondern wurde schon zuvor, wenn auch wesentlich seltener, geäußert. Bezüglich ihrer Verständlichkeit betraf dies in erster Linie die Verwendung von Fachausdrücken, die für viele Patienten unbekannt waren.[329] Den Missstand häufiger medizinischer Fachwörter in Packungsbeilagen führte man schon zu der Zeit darauf zurück, dass sie zugleich sowohl Fachkreise, v. a. Ärzte, als auch Patienten über die Eigenschaften von Arzneimitteln informieren sollten.[330] Dass Packungsbeilagen anfangs grundsätzlich allein auf Ärzte zugeschnittene Inhalte enthalten hätten, können wir in diesem Zusammenhang jedoch nicht bestätigen.[331] Unabhängig vom AMG 1976 entstand bereits die Forderung, ihre Inhalte stärker am Adressaten Patient auszurichten,[332] der Packungsbeilagen schon große Beachtung schenkte. So würde „ein Großteil der Patienten [...] die Packung noch im Gehen [öffnen], um schnell einen ersten Blick auf den Packungszettel zu werfen."[333] Eine Beeinträchtigung der Compliance machte man hingegen bspw. an der Angabe von Nebenwirkungen aus.[334]

Im Vorlauf zum AMG 1976 wurde eine informativere Gestaltung von Beipackzetteln für Patienten unter Berücksichtigung einer angemessenen Verständlichkeit gefor-

---

[328] M. M. HANNIG (1995), S. 41. Die Gefährdungshaftung begünstigte, dass eine Nebenwirkung bereits bei einem Indiz in die Gebrauchsinformation aufgenommen wurde. Vgl. M. M. HANNIG (1995), S. 60, S. 64 und S. 74f. In Packungsbeilagen wurden „nunmehr jegliche, auch selten auftretene [!] Nebenwirkungen aufgenommen". U. STAPEL (1988), S. 373. Lagen „keine ernstzunehmenden Anhaltspunkte" vor, durften andererseits Nebenwirkungen nicht wahllos hinzugefügt werden. A. GRANITZA (1981), S. 88. Zudem konnte vorzeitiges Handeln zu einem Nachteil im Wettbewerb führen, falls konkurrierende Unternehmen keine entsprechenden Maßnahmen ergriffen. Vgl. U. STAPEL (1988), S. 578. Bspw. hatte die Firma Ciba-Geigy bereits eigenständig möglichen Haarausfall als Nebenwirkung in die Packungsbeilage von Voltaren® (Diclofenac) aufgenommen, während das Bundesgesundheitsamt noch eine entsprechende Anordnung in Aussicht stellte. Vgl. [o. V.] Di. (1986/a), S. 2619; sowie U. STAPEL (1988), S. 578. Stapel verweist auf Di.
[329] Vgl. H. NASSE (1968), S. 763f.; E. SCHEIGENPFLUG (1972), S. 369; sowie S. SCHARNHORST (1986), S. 8f. Vgl. dazu auch Kapitel 7.2.
[330] Vgl. H. NASSE (1968), S. 763f. Vgl. dazu auch J. FUCHS (2005), S. 1f. Es ist offensichtlich, dass man beide anhand eines Informationsmittels kaum zufriedenstellend informieren kann.
[331] Dazu vgl. Kapitel 7.3.2.
[332] Vgl. H. NASSE (1968), S. 763f.; sowie N. N. (1971/a), S. 85. Vgl. dazu auch Kapitel 7.2.
[333] H. NASSE (1968), S. 763. Eine Umfrage in einer Baseler Poliklinik ergab 1968, dass 77 % der 120 befragten Patienten Packungsbeilagen lasen bzw. sich für diese interessierten. Vgl. H. FRIESEWINKEL (1968), S. 765–767.
[334] Vgl. F. WÜST (1969), S. 655.

dert, indem man bspw. Fachausdrücke nicht verwendete.[335] In erster Linie sollte die Packungsbeilage fortan Patienten als Informationsmittel dienen.[336] Der Bundesverband der Pharmazeutischen Industrie e. V. (BPI) berücksichtigte dies auch in seiner 1973 beschlossenen Richtlinie über Packungsinformationen.[337] Diese gab gemäß § 2 Abs. 1 vor:

> „Soweit die Packungsbeilagen der Information der Verbraucher dienen, sind sie allgemein verständlich abzufassen. Fremd- und fachsprachliche Bezeichnungen dürfen nur verwendet werden, wenn Mißverständnisse anders nicht zu vermeiden oder Übertragungsmöglichkeiten in eine allgemein verständliche Sprache nicht gegeben sind."[338]

Zum Einfluss auf die Compliance vertraten insbesondere Mitglieder der Ärzteschaft zwischenzeitlich den Standpunkt, dass „alles, was geeignet sein könnte, den Patienten zu verunsichern, nicht in die Packungsinformationen gehöre."[339]

Im Bundestag wurde ebenfalls eine mangelhafte Verständlichkeit von Packungsbeilagen kritisiert und die Frage gestellt, ob das neue Gesetz eine allgemeinverständlichere Formulierung vorschreiben werde.[340] Die Antwort darauf zeigte jedoch, dass im Zuge der Gesetzgebung zunächst vielmehr die Inhalte der Gebrauchsinformation im Vordergrund standen.[341] Denn zu der eigentlichen Anfrage wegen einer besseren Verständlichkeit hieß es vom Bundesministerium für Jugend, Familie und Gesundheit nur:

> „Diese Angaben müssen in deutscher Sprache gemacht werden. Dabei ist von besonderer Bedeutung, daß die zuständige Zulassungsbehörde nach § 25 Abs. 2 Nr. 2 des Referentenentwurfs im Wege der Auflage auf eine verständliche Ausdrucksweise hinwirken kann."[342]

---

[335] Vgl. R. KOPF (1973), S. 1374; P. WALTER (1973/a), S. 9f.; P. WALTER (1973/b), S. 1865; sowie BT-Drs. 7/1555, S. 17. Zudem sollte das Vertrauensverhältnis zwischen Arzt und Patient durch die Inhalte der Gebrauchsinformationen nicht beeinträchtigt werden. Vgl. R. KOPF (1973), S. 1374.

[336] Vgl. R. KOPF (1973), S. 1374. Dabei hatte die Contergan®-Katastrophe wesentlichen Anteil an dem Umdenken zu einer ausführlichen Patienteninformation. Vgl. R. KOPF (1973), S. 1374. Zum Einfluss der Contergan®-Katastrophe auf die Etablierung der Packungsbeilage als Informationsmittel für Patienten siehe Kapitel 7.3.1.

[337] Vgl. N. N. (1973/i), S. 341; sowie N. N. (1974/i), S. 1773.

[338] BUNDESVERBAND DER PHARMAZEUTISCHEN INDUSTRIE E. V. (1986/b), III, 33/4; BUNDESVERBAND DER PHARMAZEUTISCHEN INDUSTRIE E. V. (1973/b), S. 421; BUNDESVERBAND DER PHARMAZEUTISCHEN INDUSTRIE E. V. (1973/d), S. 1382; sowie A. KLOESEL / W. CYRAN (1984), A 2.19., Bl. 214 f. Vgl. dazu auch J. SCHULDT (1992), S. 85. Ausführlich zu der Richtlinie siehe Kapitel 4.2.2.

[339] E. REMPEN (1972), S. 412. Falls von ärztlicher Seite eine ausführliche Information des Patienten, bspw. über Nebenwirkungen oder Anwendungsgebiete eines Präparats, unerwünscht erschien, stellten Ärzte teilweise noch bis weit in die 1970er-Jahre ‚sine confectione'-Verordnungen aus. Vgl. N. N. (1974/d), S. 888f. Solche Fälle waren allerdings eher die Ausnahme. Vgl. N. N. (1978/b), S. 1068. In angelsächsischen Ländern hingegen war diese Praxis nicht unüblich. Vgl. F. WÜST (1969), S. 655; sowie A. GRANITZA (1977), S. 316.

[340] Vgl. BT-Drs. 7/1555, S. 17.

[341] Bei der Verabschiedung der Schwerpunkte des AMG hob man ausschließlich die Inhalte der zukünftigen Patienteninformation hervor ohne die Zielsetzung, diese sprachlich adäquat zu vermitteln. Vgl. N. N. (1974/h), S. 1165.

[342] N. N. (1974/a), S. 208.

Auf eine weitere Anfrage 1977 reagierend bekräftigte das Ministerium diesen Standpunkt nochmals:

> „Die Bundesoberbehörde [...] könne durch Auflagen gemäß § 28 des Arzneimittelgesetzes anordnen, daß bei der Gebrauchsinformation verständliche Begriffe verwendet werden. Soweit möglich, solle auf die lateinischen Bezeichnungen in dieser Laieninformation ganz verzichtet werden. Das Bundesgesundheitsamt werde im Rahmen der Zulassung den Formulierungen in der Packungsbeilage und der Forderung nach deutlich lesbarer Schrift besondere Aufmerksamkeit widmen und prüfen, ob durch Auflagen in Einzelfällen die Packungsbeilagen verständlicher und lesbarer gemacht werden könnten."[343]

Ferner wurde an die Bundesregierung eine Frage in Richtung einer Compliance-Beeinträchtigung gestellt, speziell zur kritischen Haltung gegenüber Informationen, die Patienten auf den Schweregrad ihrer Erkrankung hinwiesen. Sie ging auf Anmerkungen von Apothekern und Ärzten zurück.[344] Die Anfrage konnte die Regierung zunächst nicht beantworten, da die Beratungen zum Gesetz, und damit zugleich zu dieser Fragestellung, andauerten.[345] Den Bedenken, „daß die Vielzahl der Angaben einschließlich über die Nebenwirkungen und die Warnhinweise eher zu einer Verunsicherung des Patienten führen könnte"[346] und dass „die pharmazeutische Industrie [...] aus Haftungsgründen ein Interesse daran haben [könnte], möglichst viele Warnungen dem Verbraucher mitzuteilen"[347], entgegnete man später abermals mit einer entsprechenden Auflagenbefugnis des Bundesgesundheitsamtes (BGA):

> „Dem ist entgegenzuhalten, daß das Bundesgesundheitsamt durch eine weitreichende Auflagenbefugnis Einfluß auf den Inhalt der Gebrauchsinformation nehmen kann, um etwaigen Auswüchsen entgegentreten zu können. Es hat auch die Möglichkeit, durch Auflagen auf eine einheitliche Terminologie hinzuwirken. Bei verschreibungspflichtigen Arzneimitteln kann es anordnen, daß bestimmte Anwendungsgebiete – etwa bei Krebs – nicht angegeben werden, wenn zu befürchten ist, daß durch deren Angabe der therapeutische Zweck gefährdet werden könnte."[348]

Die später in § 28 wiederzufindende Auflagenbefugnis des BGA bewirkte jedoch das Gegenteil. Sie trug dazu bei, neue Arzneimittelrisiken in Gebrauchsinformationen zu integrieren und war damit zugleich der Verständlichkeit und Compliance abträglich.[349] Dabei nahm das Amt mitunter ausdrücklich direkt an den Arzt gerichtete Informationen auf.[350]

---

[343] N. N. (1977/d), S. 1108f. Die Verständlichkeit von Gebrauchsinformationen während des Zulassungsverfahrens durch das BGA sicherzustellen, scheiterte indes u. a. an dem zukünftig hohen Arbeitsaufkommen der Behörde, das bereits eine einheitliche Bewertung der Anträge verhinderte. Siehe hierzu Kapitel 7.4.1.

[344] Vgl. BT-Drs. 7/2173, S. 27.

[345] Vgl. N. N. (1974/e), S. 932.

[346] N. N. (1975/b), S. 220.

[347] N. N. (1975/b), S. 220.

[348] N. N. (1975/b), S. 220.

[349] Siehe hierzu Kapitel 7.4.1.

[350] Vgl. N. N. (1981/h), S. 2475; sowie BT-Drs. 9/1355, S. 11. Siehe dazu im Folgenden das Beispiel Clofibrat.

Die Vorschriften des AMG 1976 verschärften nunmehr durch die fortan geforderten Pflichtangaben nach § 11 die Kritik an der Patientenfreundlichkeit von Gebrauchsinformationen, wenngleich während der Übergangszeit fiktiv zugelassener Arzneimittel, für die nur die Vorgaben des AMG 1961 berücksichtigt werden mussten, noch nicht alle Packungsbeilagen den jüngsten Regelungen entsprachen. Zusätzlich erlangte die neu eingeführte Gefährdungshaftung aufgrund der möglichen wirtschaftlichen Folgen für pharmazeutische Unternehmer die beschriebene Bedeutung, ebenfalls die Aufnahme jeglicher Arzneimittelrisiken in Gebrauchsinformationen zu forcieren.[351] Sie begrenzte auch zukünftig die Anpassungsmöglichkeiten stark: „Man wird manche Informationen aus der Packungsbeilage eliminieren können, die tatsächlich nur für den Arzt bestimmt und von Bedeutung sind. Der § 84 wird aber keinen großen Spielraum zulassen.“[352] Der Intention des Gesetzgebers zum AMG 1976 folgend, sollten die Gebrauchsinformationen zwar in erster Linie der Unterrichtung der Patienten dienen.[353] Allerdings war sie weiterhin nicht exklusiv für diese vorgesehen. Ärzte sollten sich zunächst gleichfalls noch mit ihrer Hilfe über Arzneimittel informieren können.[354] Eine Trennung in eine Arzt- und eine Patienteninformation erfolgte vorerst nicht. Somit besaß das AMG 1976 keinen Ansatzpunkt, eine Allgemeinverständlichkeit von Gebrauchsinformationen zu etablieren, zumal der wesentliche § 11 vorerst auch keine Allgemeinverständlichkeit der Angaben forderte und die vorgeschriebene Sprache Deutsch keine Fachausdrücke ausschloss.[355] Der Gesetzgeber transferierte diesen in der Richtlinie über Packungsinformationen des BPI noch verankerten Aspekt nicht in die Erstfassung des neuen AMG. Statt-

---

[351] Vgl. H.-J. L. CRAMER (1978), S. 6; G. KINSKY (1979), S. 1236; [o. V.] MS (1979), S. 257; [o. V.] WO (1980), S. 1936f.; H. GEBLER (1980), S. 2206; E.-D. AHLGRIMM (1981), S. 1225; [o. V.] PDÄ (1981), S. 1996; BT-Drs. 9/1355, S. 11; E. NOACK (1983), S. 1872f.; H. HAUCK (1985), S. 533f.; S. SCHARNHORST (1986), S. 24–27; E. STORZ (1986), S. 1506; H. CRANZ / H. KLEIST / B. SICKMÜLLER (1986), S. 128; U. HOHGRÄWE (1988/a), S. 18; J. SCHULDT (1992), S. 22f.; sowie Kapitel 7.4.2. Dies erkannte man seinerzeit bereits frühzeitig nach Inkrafttreten des AMG: „Auf Grund dieser [Gefährdungshaftung] ist jeder Unternehmer bemüht, den Beipackzettel mit allen nur denkbaren Nebenwirkungen, Gegenanzeigen und Interaktionen zu befrachten.“ E.-D. AHLGRIMM (1979), S. 1812. Ebenfalls war bereits absehbar, dass die Verknüpfung der Gefährdungshaftung mit der Packungsbeilage einer Reduzierung ihrer Inhalte im Sinne einer Verbesserung der Compliance im Weg stand. Andernfalls hätte die europäische Richtlinie 75/319/EWG eine Orientierung bieten können, welche Angaben unbedingt notwendig waren. Vgl. E.-D. AHLGRIMM (1979), S. 1813. Zu der Richtlinie siehe Kapitel 4.2.1.3.

[352] H. HAUCK (1985), S. 534.

[353] Vgl. E.-D. AHLGRIMM (1979), S. 1812; B. M. MAASSEN / A. GRANITZA (1980), S. 230; BT-Drs. 9/1355, S. 11; S. SCHARNHORST (1986), S. 28; K. P. MOHRBUTTER (1987), S. 41; U. STAPEL (1988), S. 675; sowie N. K. LANG (1996), S. 14.

[354] Vgl. BUNDESGESUNDHEITSAMT (1983), S. 140; S. SCHARNHORST (1986), S. 21f., S. 24 und S. 29; H. CRANZ / H. KLEIST / B. SICKMÜLLER (1986), S. 128; A. SANDER / H. E. KÖBNER (1987), C AMG Erl. § 11, S. 2f.; K. P. MOHRBUTTER (1987), S. 41; sowie H. HASSKARL (1989), S. 39. Ob Ärzte sich tatsächlich mithilfe von Packungsbeilagen über Arzneimittel informierten, insbesondere wenn sie diese nicht selbst applizierten, erscheint jedoch fraglich. Vgl. G. WEISS (1981), S. 3.

[355] Zu den gesetzlichen Rahmenbedingungen siehe Kapitel 4.2.1.3.

dessen konnten Patienten einem 1976 veröffentlichten Merkblatt der Bundeszentrale über gesundheitliche Aufklärung zur Vorbeugung von Medikamentenmissbrauch als Hilfestellung für das Studium der Gebrauchsinformation, das man vor der Einnahme eines Arzneimittels nahelegte, entnehmen: „Falls Sie Zweifel haben oder etwas nicht verstanden haben, sollten Sie Ihren Arzt oder Apotheker um Rat fragen."[356] Hinsichtlich der Compliance muss hingegen davon ausgegangen werden, dass die genannten Bedenken der vollumfänglichen Information der Verbraucher untergeordnet worden waren.[357] „Der Gesetzgeber [...] [hatte] das Informationsrecht des Patienten höher bewertet als mögliche Nachteile durch Überinformation."[358]

In der Folge wurde die Verständlichkeit von Gebrauchsinformationen anschließend durchweg kritisiert. Dabei stand die Verwendung für Patienten unverständlicher Fachausdrücke häufig im Mittelpunkt.[359] Zusätzlich bemängelte man aber auch bspw. eine zu kleine Schriftgröße.[360] Gleiches galt für den negativen Einfluss auf die Compliance,

---

[356] N. N. (1976/b), S. 1376; sowie N. N. (1976/e), S. 1368.

[357] In diesem Zusammenhang sollen sich die Ansichten der Fachkreise hin zu der Befürwortung einer ausführlichen Information der Patienten geändert haben. Vgl. K. FEIDEN (1976/b), S. 1624. Andererseits wurde ein Übermaß an Angaben in Gebrauchsinformationen auch als Unzulänglichkeit angesehen. Vgl. H. NICOLA / H.-P. WERNER (1982), S. 85.

[358] H. NICOLA / H.-P. WERNER (1982), S. 85; sowie S. SCHARNHORST (1986), S. 46. Scharnhorst zitiert Nicola und Werner.

[359] Vgl. A.-C. SPICZOK VON PRONDCZYNSKY (1979), S. 59–61; [o. V.] MS (1979), S. 257; [o. V.] E. (1979), S. 1331; L. HOFFMANN (1981), S. 2691–2693; D. von der RECKE (1981), S. 26 und S. 30f.; R. DEUTSCHMANN (1981), S. 62; [o. V.] MK (1981), S. 2926f.; S. LEHRL / D. FISCHER / R. CZISKE (1982), S. 565; H. SCHROEDER (1982), S. 486–490; N. N. (1983/d), S. 2702; [o. V.] KO (1984), S. 2288; C. SIEGEL / R. GRUND / A. SCHREY (1985), S. 634 und S. 637–642; S. SCHARNHORST (1986), S. 34–39; B. EBERWEIN (1986), S. 338f.; H. CRANZ / H. KLEIST / B. SICKMÜLLER (1986), S. 128; U. HOHGRÄWE (1987), S. 2869; U. LINKHAUER-TRIEM (1987), S. 2; H. P. SCHAAF (1987), S. 14; M. BARTKE (1987/a), S. 28; [o. V.] DS (1987), S. 3244; BUNDESVERBAND DER PHARMAZEUTISCHEN INDUSTRIE E. V. (1987), S. 152; U. HOHGRÄWE (1988/a), S. 19–21; U. STAPEL (1988), S. 374; sowie J. SCHULDT (1992), S. 85 und S. 116–143. Schuldt fasste eine Auswahl der aufgeführten Untersuchungen zusammen. Mitunter erschien die Verwendung deutscher Bezeichnungen anstelle von Fachbegriffen notdürftig. Vgl. A. SCHREY / W. LEDWOCH (1978), S. 725. Allerdings existieren für eine Reihe von Fachbegriffen keine passenden deutschen Bezeichnungen. Vgl. L. HOFFMANN (1981), S. 2692f.; E. STORZ (1986), S. 1506; sowie H. CRANZ / H. KLEIST / B. SICKMÜLLER (1986), S. 128. Für Patienten nicht gebräuchliche Begriffe, wie Gegenanzeigen, und komplexe Satzkonstruktionen erschwerten ebenfalls das Verständnis. Vgl. R. DEUTSCHMANN (1981), S. 62; sowie H. SCHROEDER (1982), S. 489. Im Vergleich zu übrigen Inhalten wurden Nebenwirkungen und Kontraindikationen tendenziell schlechter verstanden. Vgl. A.-C. SPICZOK VON PRONDCZYNSKY (1979), S. 60; sowie S. SCHARNHORST (1986), S. 14.

[360] Vgl. N. N. (1980/a), S. 32; K. H. KIMBEL (1980), S. 399; V. DINNENDAHL (1981), S. 80; FACHGRUPPE APOTHEKEN IN DER ÖTV BERLIN (1982), S. 20f.; E. NOACK (1983), S. 1873; C. SIEGEL / R. GRUND / A. SCHREY (1985), S. 637–640; H. CRANZ / H. KLEIST / B. SICKMÜLLER (1986), S. 128; U. HOHGRÄWE (1987), S. 2869; H. P. SCHAAF (1987), S. 14; M. BARTKE (1987/a), S. 28; U. HOHGRÄWE (1988/b), S. 303; sowie J. SCHULDT (1992), S. 140f. Es gab jedoch auch solche mit guter Lesbarkeit. Vgl. A.-C. SPICZOK VON PRONDCZYNSKY (1979), S. 16; sowie D. von der RECKE (1981), S. 32. Für jeweils eine

den man überwiegend der Fülle an Risikoangaben, insbesondere Nebenwirkungen, zuschrieb,[361] aber zugleich ebenfalls an der schlechten Verständlichkeit ausmachte.[362] In der Folge entstand Anfang der 1980er-Jahre eine erste sprachwissenschaftliche Untersuchung von Packungsbeilagen rezeptfreier Schmerzmittel, die den Druckerzeugnissen ein insgesamt schlechtes Urteil ausstellte.[363] Demnach waren allein juristische und philosophische Texte noch komplexer als die Beipackzettel. Der ermittelte Anteil an Fachausdrücken lag bei 8 %, wobei die beiden Unterabschnitte Produktpräsentation, zu der

---

Übersicht an Beiträgen, in denen man sich kritisch, positiv bzw. neutral zu Packungsbeilagen äußerte, siehe J. SCHULDT (1992), S. 261–269. Insgesamt wurde von einer hohen Variabilität in den Ausführungen der Packungsbeilagen ausgegangen. Vgl. S. SCHARNHORST (1986), S. 14. Dazu vgl. auch Kapitel 7.4.

[361] Vgl. H. GILLMANN (1977), S. 15f.; J. SIEGRIST (1977), S. 35; E. WEBER (1977), S. 43; W. LEDWOCH / R. BONN / A. SCHREY (1978), S. 1775; A. SCHREY / W. LEDWOCH (1978), S. 725; N. N. (1978/a), S. 1603; H.-J. L. CRAMER (1978), S. 6; E.-D. AHLGRIMM (1979), S. 1812; G. KINSKY (1979), S. 1236; BT-Drs. 9/1355, S. 11; D. von der RECKE (1981), S. 26 und S. 30; E. FAUST-KÜBLER (1981), S. 17; [o. V.] BRA (1982), S. 266; H. SEELBACH (1983), S. 114–117; G. DIERCKSEN (1984), S. 138; [o. V.] MAR (1984), S. 653f.; N. N. (1985/a), S. 2021; S. SCHARNHORST (1986), S. 7f., S. 12, S. 30f., S. 40–42, S. 48f. und S. 110; U. HOHGRÄWE (1987), S. 2869; U. LINKHAUER-TRIEM (1987), S. 3–7; H. P. SCHAAF (1987), S. 14; M. BARTKE (1987/a), S. 28; [o. V.] DS (1987), S. 3244; F. SCHELER (1987), S. 92; U. HOHGRÄWE (1988/a), S. 20f.; U. STAPEL (1988), S. 374; E. GROLL (1989), S. 522; J. SCHULDT (1992), S. 2 und S. 28–33; sowie M. M. HANNIG (1995), S. 9. Dass Nebenwirkungen zudem nicht nach ihrer Bedeutung bzw. Häufigkeit unterschieden worden sind, stellte dabei auch einen Kritikpunkt dar. Vgl. R. DEUTSCHMANN (1981), S. 61; sowie H. SCHROEDER (1982), S. 487 und S. 489. Eine höhere Anzahl angegebener Nebenwirkungen und Kontraindikationen stand mit einer größeren bei Patienten ausgelösten Furcht im Zusammenhang. Vgl. H. SEELBACH (1979), S. 4676; sowie E. STORZ (1986), S. 1506. Storz verweist auf Seelbach. Ferner stellte man fest, dass sich die Lektüre der Gebrauchsinformation auf die Wirksamkeit einer Arznei auswirken konnte. Vgl. E. STORZ (1986), S. 1507. Eine Vielzahl an Indikationen in Packungsbeilagen sollte sich ebenfalls teilweise negativ auf die Compliance auswirken. Vgl. A. SCHREY / W. LEDWOCH (1978), S. 725. Gleiches nahm man für die Gesamtheit an Informationen an, deren Fülle an sich Patienten bereits verunsicherte. Vgl. N. N. (1978/a), S. 1603; sowie E.-D. AHLGRIMM (1979), S. 1812. Diercksen nannte zu sieben verschiedenen Präparaten exemplarisch die in den Gebrauchsinformationen beschriebenen Nebenwirkungen. Vgl. G. DIERCKSEN (1984), S. 138. Um die Compliance zu verbessern, empfahl man, die Packungsbeilage in das Arzt-Patienten-Gespräch zu integrieren. Vgl. G. WEISS (1981), S. 3–9.

[362] Vgl. [o. V.] MK (1981), S. 2926f.; BT-Drs. 9/1355, S. 11; FACHGRUPPE APOTHEKEN IN DER ÖTV BERLIN (1982), S. 4; S. SCHARNHORST (1986), S. 7f., S. 30f. und S. 37; sowie J. SCHULDT (1992), S. 152. Für eine Übersicht an Beiträgen, in denen ein Einfluss von Packungsbeilagen auf die Compliance von Patienten beschrieben wird, siehe J. SCHULDT (1992), S. 269f. Um Patienten das Lesen der Gebrauchsinformation zu erleichtern und eine Beeinträchtigung der Compliance vorzubeugen, gab das Pharmazeutische Informationszentrum Stuttgart 1981 ein Merkblatt zur Auslage in den Apotheken Baden-Württembergs heraus, das u. a. auch einige in Packungsbeilagen verwendete Fachbegriffe erklärte. Vgl. [o. V.] MAR (1981), S. 2476f.

[363] Bereits 1979 wurde eine Untersuchung zur Lesbarkeit und Verständlichkeit von Packungsbeilagen veröffentlicht, die jedoch weniger sprachwissenschaftlichen Charakter besitzt. Siehe hierzu A.-C. SPICZOK VON PRONDCZYNSKY (1979).

bspw. die Anwendungsgebiete, die Eigenschaften und Wirkungsweise des Arzneimittels zählten, sowie Warnung, der Neben- und Wechselwirkungen, Kontraindikationen sowie allgemeine Warnhinweise zusammenfasste, einen erhöhten Anteil aufwiesen im Vergleich zum Abschnitt Anleitung, der die Dosierung und weitere Verhaltensregeln umfasste. Die Verwendung von Fachwörtern führte man dabei auch auf werbende Zwecke zurück. Gleiches attestierte man generalisierenden Aussagen, wie eine Anwendung bei akuten und chronischen Schmerzzuständen, die zu einer Untermischung von werbenden Passagen in informierende Inhalte führten.[364] Warnungen sollten als solche und nicht als Empfehlungen ausgesprochen werden. Bei der Dosierung fielen rechnerisch nach Körpergewicht zu ermittelnde Einnahmen sowie Relativierungen des gesetzlich vorgeschriebenen Warnhinweises zur Anwendung über einen längeren Zeitraum negativ auf. Im Ergebnis stellten sich Packungsbeilagen als für den Normalverbraucher unverständlich dar, was auch von ihren verschiedenen Zweckbestimmungen, neben der Patienteninformation zugleich die Unterrichtung von Fachpersonal sowie die rechtliche Funktion im Rahmen der Haftung, herrührte. Lösungsansätze waren u. a. die Trennung von Fach- und Patienteninformation, die zumindest zu einer Verringerung der Fachausdrücke führen sollte, sowie eine Umformulierung übriger Fachwörter mit einer ergänzenden Angabe des Fachausdrucks in Klammern. Ferner sollten kurze Sätze, eine klare Gliederung und genügend große Schrift die Lesbarkeit erleichtern.[365] Außerdem wurde an anderer Stelle vorgeschlagen, Nebenwirkungen um ihre Häufigkeit zu ergänzen und sie, ebenso wie Kontraindikationen, anhand ihrer Symptome zu schildern.[366] Die Ergänzung präziser Häufigkeitsangaben zu Nebenwirkungen konnte dabei falschen Einschätzungen durch Patienten und damit verbundenen Fehlentscheidungen vorbeugen.[367] Weitere Stu-

---

[364]   Vgl. dazu auch FACHGRUPPE APOTHEKEN IN DER ÖTV BERLIN (1982), S. 4. Packungsbeilagen wurden weiterhin als Werbemedium für andere Präparate verwendet. Vgl. FACHGRUPPE APOTHEKEN IN DER ÖTV BERLIN (1982), S. 4.

[365]   Vgl. L. HOFFMANN (1981), S. 2691–2693. Auf die Veröffentlichung der Studie reagierend ergänzte ein Apotheker aus Frankfurt in der *Pharmazeutischen Zeitung* ein dem Ergebnis beipflichtendes Beispiel aus dem Apothekenalltag. Nach dem Erwerb eines Antacidums las ein Patient die Packungsbeilage, die u. a. die Indikation als „Zur Behandlung aller Erkrankungen, bei denen eine Verringerung der Magensäuresekretion angezeigt ist" formulierte, und entgegnete: „Das ist nicht für mich, ich habe eine große Magensäuresekretion." Weitere befragte Kunden vertraten dieselbe Meinung. N. N. (1982/i), S. 1987. Zu Anregungen für die Verbesserung von Packungsbeilagen aus der Industrie und von Ärzten sowie unter Einbezug von Apothekern siehe weiterhin S. SCHARNHORST (1986), S. 50–69.

[366]   Vgl. V. DINNENDAHL (1981), S. 80.

[367]   Siehe hierzu U. LINKHAUER-TRIEM (1987). Eine Erfassung von Häufigkeitsangaben aus 137 Beipackzetteln ergab, dass den höchsten Anteil nicht quantifizierende Phrasen, wie ‚kann es kommen zu', ausmachten. Dahinter folgten Adjektive für geringere Wahrscheinlichkeiten, wie ‚selten', ‚gelegentlich', ‚vereinzelt' und ‚sehr selten'. Solche für höhere Wahrscheinlichkeiten, wie ‚möglich', ‚häufig' oder ‚bisweilen', wurden hingegen vergleichsweise weniger verwendet. Diese nicht näher definierten Häufigkeitsangaben konnten Patienten nur zu einer subjektiven Einschätzung verhelfen, die auch von der Schwere der Nebenwirkung beeinflusst wurde. Die Verwendung konkreter Zahlenangaben und Erläuterungen führte indes nicht zu einer signifikant besseren Bewertung von Packungsbeilagen durch Patienten. Vgl. U. LINKHAUER-TRIEM (1987), S. 45f., S. 49–53 und S. 76–84.

dien kamen zu gleichfalls unbefriedigenden Ergebnissen.[368] Die Bundesregierung musste 1982 in ihrem Erfahrungsbericht zum AMG diese Unzulänglichkeit ebenfalls eingestehen.[369] Zur Verbesserung der Verständlichkeit forderte die Gewerkschaft Öffentliche Dienste, Transport und Verkehr Berlin bereits 1982, Verständlichkeitstests mit Laien fest in das Zulassungsverfahren zu integrieren.[370] Um eine verständlichere Sprache in Gebrauchsinformationen zu realisieren, entstanden bereits 1982 vielversprechende Vorschläge. Formulierungen aus mehreren Wörtern, wie ‚zur Senkung des erhöhten Blutdrucks'[371] sollten Anwendungsgebiete verständlich vermitteln, Kontraindikationen könnten mithilfe des Halbsatzes ‚Das Präparat darf nicht gegeben werden bei…'[372] eingeleitet und Nebenwirkungen nach ihrer Bedeutung unterteilt werden, sodass sich der Text näher an einer für Patienten verständlichen Sprache bewegte.[373] Zu den Ideen zählte auch eine erklärende Information zur Packungsbeilage als zusätzlicher Zettel[374] und in ähnlicher, aber reduzierter Art und Weise die Nutzung der zugelassenen ergänzenden Informationen in Packungsbeilagen.[375] Diese nutzten Hersteller teilweise, um weiterführende Gesundheitsratschläge zu geben, bspw. für unterstützende Maßnahmen bei der Anwendung von Abführmitteln, wie eine ballaststoffreiche Ernährung, genügend Flüssigkeitszufuhr und reichlich Bewegung.[376] Entsprechende grundsätzliche Verhaltensratschläge, die die Arzneimitteltherapie unterstützten, wurden für verschiedene Arzneimittelgruppen, wie Gichtmittel, Eisenpräparate, Antihypertonika, Antimykotika, Husten-

---

[368] Vgl. A.-C. SPICZOK VON PRONDCZYNSKY (1979); L. HOFFMANN (1983), S. 138–159; L. HOFFMANN (1984), S. 71–85; S. C. ZACHARIAS (1986), S. 23–140; W. MENTRUP (1988/a); W. MENTRUP (1988/b); J. SCHULDT (1992); H. SEELBACH (1983); S. SCHARNHORST (1986); [o. V.] MK (1981), S. 2926f.; C. SIEGEL / R. GRUND / A. SCHREY (1985), S. 634 bis 642; sowie E. STORZ (1986), S. 1506. Auf die genannten Untersuchungen kann an dieser Stelle nicht genauer eingegangen werden, da eine vollständige Abbildung der sprachwissenschaftlichen Ausführungen den Rahmen dieser Arbeit übersteigt. Zwar wurden ausgewählte Elemente berücksichtigt, für einen vollständigen Einblick in die sprachwissenschaftlichen Aspekte von Packungsbeilagen aus insbesondere den 1980er-Jahren muss indes auf eine separate Lektüre der Arbeiten verwiesen werden. Für weitere, in der Hauptsache linguistische Analysen zur Packungsbeilage siehe W. MENTRUP (1982/a), S. 1–33; sowie W. MENTRUP (1982/b), S. 9–55.

[369] Vgl. BT-Drs. 9/1355, S. 11.

[370] Vgl. FACHGRUPPE APOTHEKEN IN DER ÖTV BERLIN (1982), S. 23. In wenigen ausgewählten Projekten wurden Patienten bereits bei der Erstellung von Gebrauchsinformationen hinzugezogen. Vgl. M. BARTKE (1987/a), S. 25; N. N. (1985/d), S. 83; sowie H. CRANZ / H. KLEIST / B. SICKMÜLLER (1986), S. 129.

[371] H. SCHROEDER (1982), S. 489.

[372] H. SCHROEDER (1982), S. 489.

[373] Vgl. H. SCHROEDER (1982), S. 489f. Für länderübergreifende Empfehlungen zum Inhalt und zur Gestaltung von Packungsbeilagen, die seinerzeit die Hoechst AG herausgegeben hatte, siehe F. P. SOLDAN (1985), S. 153–156.

[374] Vgl. N. N. (1984/a), S. 144f.

[375] Vgl. M. LINDEN / B. GEISELMANN / A. MAKANSI (1983), S. 671–674; sowie H. CRANZ / H. KLEIST / B. SICKMÜLLER (1986), S. 129f.

[376] Vgl. H. CRANZ / H. KLEIST / B. SICKMÜLLER (1986), S. 129f.; sowie B. EBERWEIN (1986), S. 339f.

präparate und Benzodiazepine, entworfen.[377] Kritisch sah man ihre teilweise werbliche Verwendung.[378] Die Firma Merck beschrieb in den ergänzenden Angaben der u. a. bei Akne eingesetzten Paste Aknecompren® Eigenschaften und Wirkungen der enthaltenen Bestandteile Chloramphenicol, Schwefel, Ammoniumbituminosulfonat und rotes Quecksilber-(II)-Sulfid,[379] wobei der Text exakt dem in einem früheren Beipackzettel von der Richtlinie des BPI noch vorgesehenen Abschnitt ‚Eigenschaften' entsprach.[380] Bei dem Analgetikum Compretten® Antineuralgicum verwendete die Cascan GmbH Wiesbaden die ergänzenden Informationen eher werblich und beschrieb, dass „der Coffeinzusatz […] nicht nur den analgetischen Effekt [steigert], sondern […] auch eine anregende Wirkung aus[übt], die bei Ermüdungserscheinungen von Vorteil ist.“[381] Andererseits führte man in dem entsprechenden Abschnitt von Atropinum sulfuricum wiederum den standardisierten Warnhinweis zur Beeinträchtigung des Reaktionsvermögens auf.[382] Unter Verwendung der Rückseite von Packungsbeilagen entwickelte die Firma Bayer eine Patienteninformation, die in einer eigens durchgeführten Umfrage positive Rückmeldungen von Patienten erhielt.[383] Insgesamt erschienen in den ergänzenden Angaben also sehr unterschiedliche Inhalte.

Wie eine weitere Untersuchung zeigte, beeinflusste eine Reduktion überflüssiger Fachausdrücke, eine übersichtliche Gliederung und sprachliche Einfachheit die Verständlichkeit deutlich positiv.[384] Im Februar 1981 hielt die Medizinisch Pharmazeutische Studiengesellschaft e. V. ein eigens dem Thema der Gebrauchsinformation gewidmetes Symposium ab.[385] Die Konferenz der für das Gesundheitswesen zuständigen Minister und Senatoren der Länder verabschiedete im November 1983 eine Entschlie-

---

[377]   Vgl. H. CRANZ / H. KLEIST / B. SICKMÜLLER (1986), S. 129–132.

[378]   Vgl. FACHGRUPPE APOTHEKEN IN DER ÖTV BERLIN (1982), S. 20; H. CRANZ / H. KLEIST / B. SICKMÜLLER (1986), S. 127; sowie S. SCHARNHORST (1986), S. 23.

[379]   Vgl. MA W 39 / 28a. Gebrauchsinformation von Aknecompren®, August 1982.

[380]   Vgl. MA W 39 / 27a. Gebrauchsinformation von Aknecompren®, Februar 1974.

[381]   MA W 39 / 28a. Gebrauchsinformation von Compretten® Antineuralgicum, Dezember 1979. Eine Gebrauchsinformation von 1981 enthielt diese Passagen hingegen nicht mehr. Vgl. MA W 39 / 28a. Gebrauchsinformation von Compretten® Antineuralgicum, Juni 1981.

[382]   Vgl. MA W 39 / 28a. Gebrauchsinformation von Atropinum sulfurcium, Juni 1981.

[383]   Vgl. S. SCHARNHORST (1986), S. 53f. Für eine Abbildung der Gebrauchsinformations-Rückseite des Antimykotikums Canesten® von 1984 siehe S. SCHARNHORST (1986), S. 55. Für eine weitere Abbildung ohne Jahresangabe siehe auch J. SCHULDT (1992), S. 316.

[384]   Vgl. U. HOHGRÄWE (1988/a), S. 120–122; U. HOHGRÄWE (1988/b), S. 303; sowie U. HOHGRÄWE (1987), S. 2869. Hohgräwe nannte die drei Aspekte Darstellung der Inhalte, Gliederung sowie Fach- und Fremdwörter als maßgebliche Einflussfaktoren auf die Verständlichkeit von Packungsbeilagen. Vgl. U. HOHGRÄWE (1988/a), S. 120; sowie U. HOHGRÄWE (1988/b), S. 301. Positive Auswirkungen auf die Verständlichkeit durch eine Verringerung der Fremdwörter ergab auch eine Untersuchung von 1982. Vgl. S. LEHRL / B. FISCHER / R. CZISKE (1982), S. 565–567. Auf die Inhalte der ausführlichen Studie Hohgräwes konnte im Rahmen dieser Arbeit nicht näher eingegangen werden. Siehe hierzu U. HOHGRÄWE (1988/a).

[385]   Siehe hierzu H. R. VOGEL (1981). Einzelne Beiträge des Symposiums sind im vorliegenden Kapitel jeweils stellenweise berücksichtigt worden.

ßung, die die sprachliche Verbesserung von Gebrauchsinformationen forderte.[386] Im November 1984 veröffentlichte die Stiftung Warentest zudem eine Liste bestimmter Inhalte, die Packungsbeilagen aufweisen sollten.[387]

Übereinstimmend wurde dabei berichtet, teilweise belegt durch verschiedene Erhebungen, dass der überwiegende Teil der Patienten Packungsbeilagen auch lasen.[388] Eine Umfrage in einer Apotheke 1978 ergab, dass die etwa 100 teilnehmenden Personen ihren Informationswert, speziell zu Wechselwirkungen zwischen Arzneimitteln, als dem des Apothekers gleichwertig erachteten.[389] Nach einer Umfrage der Infratest Gesundheitsforschung stellte sie 1986 hinter dem Arzt und dem Apotheker für Patienten die drittwichtigste Informationsquelle über Arzneimittel dar.[390] Grundsätzlich bestand inzwischen ein größeres Informationsbedürfnis, bspw. im Rahmen der Selbstmedikation, auf Seiten der Patienten, die als mündige Verbraucher angesehen wurden.[391]

Bereits relativ kurz nach Inkrafttreten des AMG zog man in Fachkreisen die Trennung von Arzt- und Patienteninformation als Verbesserungsmöglichkeit für die Abfassung der Packungsbeilage in Betracht.[392] Den Anstoß für diesen Prozess, der eine Änderung des AMG erforderte,[393] gab der Fall um den Lipidsenker Clofibrat,[394] der die Misere der gleichzeitigen Verwendung von Packungsbeilagen zur Information von Patienten

---

[386] Vgl. N. N. (1983/d), S. 2702; sowie J. SCHULDT (1992), S. 1. Schuldt verweist auf die erstgenannte Quelle.

[387] Vgl. [o. V.] KO (1984), S. 2288. Für weitere Versammlungen und Kongresse, die die Inhalte und Gestaltung von Packungsbeilagen thematisierten, siehe J. SCHULDT (1992), S. 2.

[388] Vgl. H.-J. L. CRAMER (1978), S. 6; F. J. SCHULTE-LÖBBERT (1980), S. 1324; D. von der RECKE (1981), S. 28f.; R. DEUTSCHMANN (1981), S. 61; E. NOACK (1983), S. 1873; N. N. (1984/a), S. 144; S. SCHARNHORST (1986), S. 7f. und S. 11–13; B. EBERWEIN (1986), S. 338; E. STORZ (1986), S. 1506; H. CRANZ / H. KLEIST / B. SICKMÜLLER (1986), S. 128; U. HOHGRÄWE (1987), S. 2869; M. BARTKE (1987/a), S. 28; sowie J. SCHULDT (1992), S. 132–143. Gegenteiliges wurde vergleichsweise selten beschrieben. Vgl. B. KNOCHE (1977), S. 1333f. Für eine Übersicht verschiedener Erhebungen zur Verwendung der Packungsbeilage durch Patienten siehe J. SCHULDT (1992), S. 54.

[389] Vgl. T. LAUBINGER-JORKS (1979), S. 1301f.

[390] Vgl. H. CRANZ (1988), S. 182.

[391] Vgl. J. SCHULDT (1992), S. 49–58; sowie U. STAPEL (1988), S. 206–211 und S. 374.

[392] Vgl. E.-D. AHLGRIMM (1979), S. 1812; A. SANDER (1980), S. 7f.; H. GEBLER (1980), S. 2206; D. von der RECKE (1981), S. 28; V. DINNENDAHL (1981), S. 79; A. GRANITZA (1981), S. 86f.; sowie [o. V.] BRA (1982), S. 266. Viele Packungsbeilagen offenbarten einen „Eiertanz zwischen Informationen an den Fachmann und Gebrauchsinformationen für den Patienten". E.-D. AHLGRIMM (1979), S. 1812. Schon im Einstellungsbeschluss zum Contergan®-Verfahren zeigte das Gericht die Perspektive auf, Arzt- und Patienteninformation zu differenzieren. Vgl. N. N. (1971/e), S. 516f.; B. M. MAASSEN / A. GRANITZA (1980), S. 232; sowie U. STAPEL (1988), S. 376. Stapel verweist auf die beiden vorgenannten Quellen. Ihre Seitenangabe zum Einstellungsbeschluss ist wie vorstehend zu korrigieren.

[393] Vgl. J. SCHULDT (1992), S. 74f.; N. N. (1980/a), S. 32; E. NOACK (1983), S. 1873; sowie [o. V.] MAR (1984), S. 653.

[394] Zur Einführung von Clofibrat und weiteren Vertretern der PPARα-Agonisten in die Therapie siehe S. BERNSCHNEIDER-REIF (2007), S. 93f. Für eine Zusammenstellung von Beipackzetteln der 1992 auf dem Markt befindlichen Präparate zur Behandlung von Fettstoffwechselstörungen siehe P. HOFFMANN (1992).

und Ärzten offenbarte.[395] Ende der 1970er-Jahre veröffentlichte die World Health Organization Ergebnisse einer Langzeitstudie, die Clofibrat zwar die gewünschte Reduzierung ischämischer Herzkrankheiten attestierte, aber zugleich eine erhöhte Sterblichkeitsrate im Vergleich zu Placebo durch Erkrankungen des Darms sowie der Leber- und Gallenwege erwähnte. Zudem stand eine kanzerogene Wirkung zur Diskussion. Im Dezember 1978 widerrief das BGA daraufhin die Zulassungen Clofibrat-haltiger Arzneimittel zum 15. Januar 1979.[396] Dem Widerspruch von einem Teil der Hersteller, die die Entscheidung des BGA als voreilig und nicht die komplette Datenlagen berücksichtigend bemängelten, folgte nach einer Anhörung die Wiederzulassung der Präparate im Juli 1979, die mit der Auflage einer vom BGA formulierten Gebrauchsinformation einherging.[397] Diese sollte u. a. folgende Auszüge enthalten:

> **„[Präparat] ist kein harmloses Arzneimittel!**
> Deshalb Gebrauchsinformation sorgfältig lesen! [...]
>
> **Anwendungsgebiete**
> [...] Ein erhöhter Blutfettspiegel gilt als ein Risikofaktor für die Entstehung und das Fortschreiten einer Arteriosklerose und ihrer Folgeerkrankungen. Bis jetzt ist aber nicht bewiesen, daß eine Senkung erhöhter Blutfette eine Arteriosklerose oder deren Folgeerkrankungen, wie z. B. eine koronare Herzkrankheit (Angina pectoris, Herzinfarkt) oder Gefäßerkrankungen und daraus folgende Durchblutungsstörungen der Gliedmaßen oder des Gehirns, verhindern oder bessern kann.
> Andererseits kann bei Patienten mit schweren Fettstoffwechselstörungen (Cholesterin höher als 300 mg/100 ml [= 7,8 mmol/l], Triglyceride höher als 250 mg/100 ml [= 2,9 mmol/l] die Senkung der Blutfette einen nützlichen Effekt haben. [...]
>
> **Nebenwirkungen**
> [...] In einer Langzeitstudie mit Herzinfarktpatienten wurden 1000 Personen mit Clofibrat und 3000 mit einem Leerpräparat durchschnittlich sechs Jahre behandelt und beobachtet.
> In der mit Clofibrat behandelten Gruppe wurde eine höhere Rate an
> Angina pectoris,
> Claudicatio intermittens,
> Thromboembolien und
> Herzarrhythmien
> beobachtet. Kein Unterschied bestand hinsichtlich der Sterblichkeit an Herzinfarkt.
> In einer anderen großen Langzeitstudie an jeweils mehreren Tausend Herzgesunden mit Blutfettspiegeln von im Mittel 250 mg/100 ml Cholesterin, die über fünf Jahre Clofibrat oder ein Leerpräparat erhielten und seitdem ein Jahr nachbeobachtet wurden, war die Sterblichkeit in der Clofibrat-Gruppe um ein Drittel höher als in der Kontrollgruppe (dabei wurde die Sterblichkeit an Herzinfarkten nicht berücksichtigt). In beiden Gruppen war etwa die Hälfte der Todesfälle auf Krebserkrankungen zurückzuführen, woraus nach den bisherigen Zahlen nicht geschlossen werden kann, daß unter Clofibrat mehr Krebserkrankungen auftreten. Andere Todesursachen waren auf Komplikationen infol-

---

[395] Vgl. U. STAPEL (1988), S. 374f.

[396] Anstatt an die Fachpresse und damit Angehörigen der medizinischen Berufe, gelangte die Meldung zuerst über Tageszeitungen an die Öffentlichkeit, was der Informationspolitik des BGA angelastet wurde. Vgl. A. RETZAR (2019/b), S. 174–177.

[397] Vgl. A. RETZAR (2019/b), S. 171–180.

ge Gallenblasenoperationen und auf Bauchspeicheldrüsenentzündungen zurückzuführen.

Aus Ergebnissen langfristiger Tierversuche geht hervor, daß unter fünf- bis achtfacher therapeutischer Dosierung von Clofibrat bei Ratten und Mäusen vermehrt gutartige und bösartige Lebertumoren auftreten. Eine niedrigere Dosierung wurde nicht geprüft. Die Bedeutung dieser Versuchsergebnisse für den Menschen ist bisher noch umstritten."[398]

Die folgenden beiden Abbildungen zeigen am Beispiel des Lipidsenkers Liapten® der Firma Merck, wie eine Gebrauchsinformation vor und nach Erlass der Auflagen aussah:

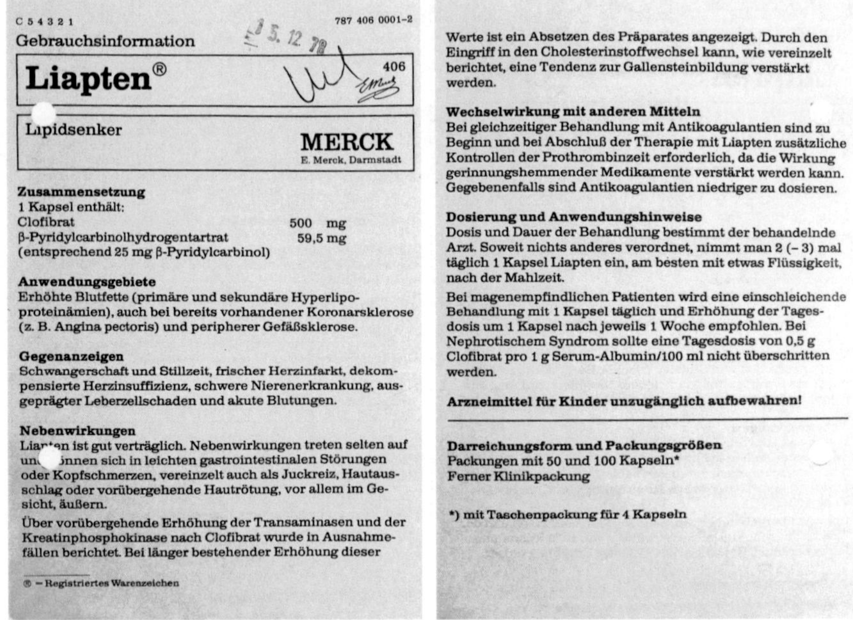

C 5 4 3 2 1   787 406 0001–2

Gebrauchsinformation

Liapten®   406

Lipidsenker   **MERCK**
E. Merck, Darmstadt

Zusammensetzung
1 Kapsel enthält:
Clofibrat   500 mg
β-Pyridylcarbinolhydrogentartrat   59,5 mg
(entsprechend 25 mg β-Pyridylcarbinol)

Anwendungsgebiete
Erhöhte Blutfette (primäre und sekundäre Hyperlipoproteinämien), auch bei bereits vorhandener Koronarsklerose (z. B. Angina pectoris) und peripherer Gefäßsklerose.

Gegenanzeigen
Schwangerschaft und Stillzeit, frischer Herzinfarkt, dekompensierte Herzinsuffizienz, schwere Nierenerkrankung, ausgeprägter Leberzellschaden und akute Blutungen.

Nebenwirkungen
Liapten ist gut verträglich. Nebenwirkungen treten selten auf und können sich in leichten gastrointestinalen Störungen oder Kopfschmerzen, vereinzelt auch als Juckreiz, Hautausschlag oder vorübergehende Hautrötung, vor allem im Gesicht, äußern.

Über vorübergehende Erhöhung der Transaminasen und der Kreatinphosphokinase nach Clofibrat wurde in Ausnahmefällen berichtet. Bei länger bestehender Erhöhung dieser

® – Registriertes Warenzeichen

Werte ist ein Absetzen des Präparates angezeigt. Durch den Eingriff in den Cholesterinstoffwechsel kann, wie vereinzelt berichtet, eine Tendenz zur Gallensteinbildung verstärkt werden.

Wechselwirkung mit anderen Mitteln
Bei gleichzeitiger Behandlung mit Antikoagulantien sind zu Beginn und bei Abschluß der Therapie mit Liapten zusätzliche Kontrollen der Prothrombinzeit erforderlich, da die Wirkung gerinnungshemmender Medikamente verstärkt werden kann. Gegebenenfalls sind Antikoagulantien niedriger zu dosieren.

Dosierung und Anwendungshinweise
Dosis und Dauer der Behandlung bestimmt der behandelnde Arzt. Soweit nichts anderes verordnet, nimmt man 2 (– 3) mal täglich 1 Kapsel Liapten ein, am besten mit etwas Flüssigkeit, nach der Mahlzeit.

Bei magenempfindlichen Patienten wird eine einschleichende Behandlung mit 1 Kapsel täglich und Erhöhung der Tagesdosis um 1 Kapsel nach jeweils 1 Woche empfohlen. Bei Nephrotischem Syndrom sollte eine Tagesdosis von 0,5 g Clofibrat pro 1 g Serum-Albumin/100 ml nicht überschritten werden.

Arzneimittel für Kinder unzugänglich aufbewahren!

Darreichungsform und Packungsgrößen
Packungen mit 50 und 100 Kapseln*
Ferner Klinikpackung

*) mit Taschenpackung für 4 Kapseln

Abb. 40:　Vorder- und Rückseite der Gebrauchsinformation von Liapten®, Dezember 1978[399]

---

[398] A. SANDER (1979), S. 742; BUNDESGESUNDHEITSAMT (1979), S. 1746f.; sowie N. N. (1979/a), S. 1234. In der zweiten und dritten Quelle weicht der Text an wenigen Stellen minimal, bspw. in Form einzelner Buchstaben, von der ersten Quelle ab. Der Fettdruck unterscheidet sich ebenfalls teilweise. Durch den Fall Clofibrat „wurde deutlich, daß die Gebrauchsinformation eine Doppelfunktion – nämlich Information des Patienten und Information des Arztes – hat." H. SCHROEDER (1982), S. 487.

[399] MA W 39 / 28f. Gebrauchsinformation von Liapten®, Dezember 1978. Die Packungsbeilage entsprach den Anforderungen des AMG 1976. Eine vorherige Fassung von 1977 orientierte sich noch an der Richtlinie über Packungsinformationen des BPI. Vgl. MA W 39 / 28f. Gebrauchsinformation von Liapten®, April 1977.

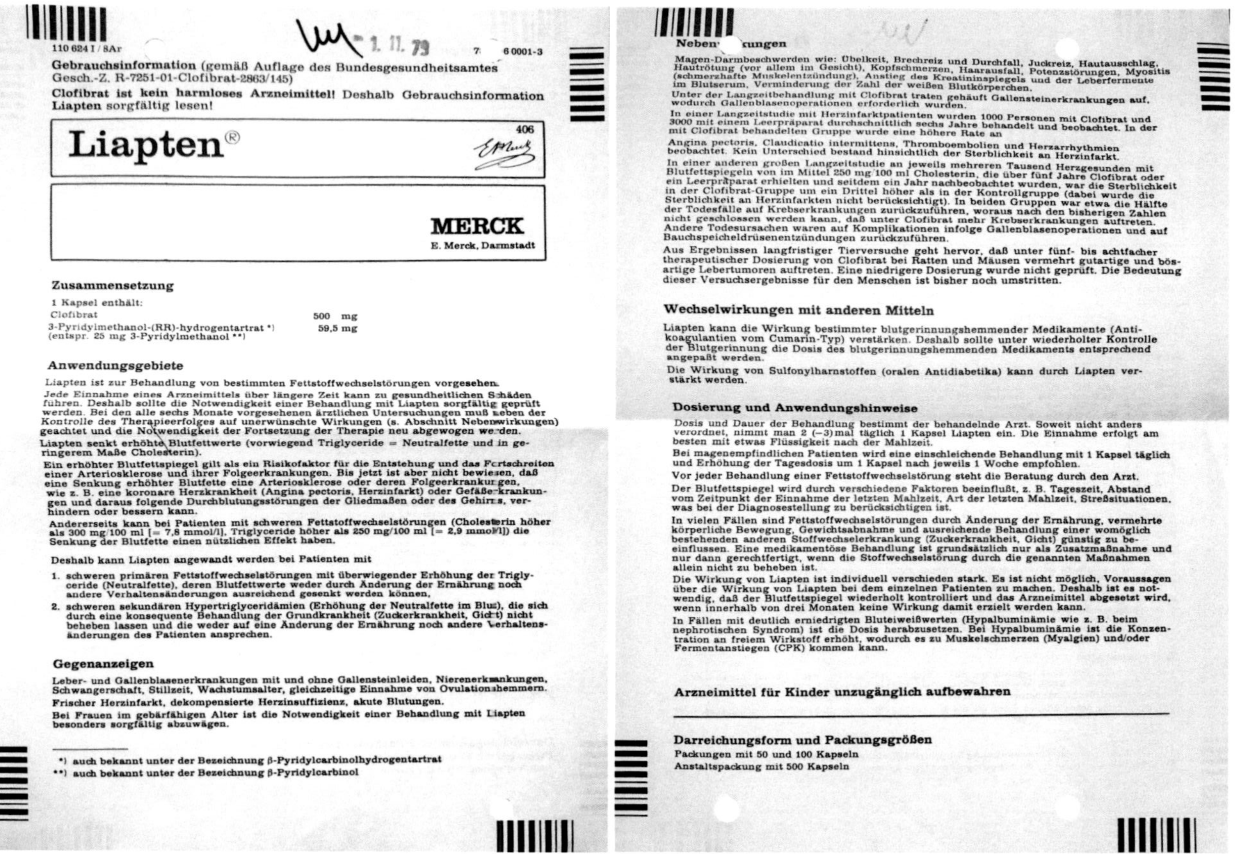

110 624 I / 8Ar

Gebrauchsinformation (gemäß Auflage des Bundesgesundheitsamtes Gesch.-Z. R-7251-01-Clofibrat-2863/145)

Clofibrat ist kein harmloses Arzneimittel! Deshalb Gebrauchsinformation Liapten sorgfältig lesen!

Liapten® 406

MERCK

E. Merck, Darmstadt

Zusammensetzung

1 Kapsel enthält:

Clofibrat	500 mg
3-Pyridylmethanol-(RR)-hydrogentartrat *)	59,5 mg
(entspr. 25 mg 3-Pyridylmethanol **)	

Anwendungsgebiete

Liapten ist zur Behandlung von bestimmten Fettstoffwechselstörungen vorgesehen.

Jede Einnahme eines Arzneimittels über längere Zeit kann zu gesundheitlichen Schäden führen. Deshalb sollte die Notwendigkeit einer Behandlung mit Liapten sorgfältig geprüft werden. Bei den alle sechs Monate vorgesehenen ärztlichen Untersuchungen muß neben der Kontrolle des Therapieerfolges auf unerwünschte Wirkungen (s. Abschnitt Nebenwirkungen) geachtet und die Notwendigkeit der Fortsetzung der Therapie neu abgewogen werden.

Liapten senkt erhöhte Blutfettwerte (vorwiegend Triglyceride = Neutralfette und in geringerem Maße Cholesterin).

Ein erhöhter Blutfettspiegel gilt als ein Risikofaktor für die Entstehung und das Fortschreiten einer Arteriosklerose und ihrer Folgeerkrankungen. Bis jetzt ist aber nicht bewiesen, daß eine Senkung erhöhter Blutfette eine Arteriosklerose oder deren Folgeerkrankungen, wie z. B. eine koronare Herzkrankheit (Angina pectoris, Herzinfarkt) oder Gefäße-krankungen und daraus folgende Durchblutungsstörungen der Gliedmaßen oder des Gehirns, verhindern oder bessern kann.

Andererseits kann bei Patienten mit schweren Fettstoffwechselstörungen (Cholesterin höher als 300 mg/100 ml [= 7,8 mmol/l], Triglyceride höher als 250 mg/100 ml [= 2,9 mmol/l]) die Senkung der Blutfette einen nützlichen Effekt haben.

Deshalb kann Liapten angewandt werden bei Patienten mit

1. schweren primären Fettstoffwechselstörungen mit überwiegender Erhöhung der Triglyceride (Neutralfette), deren Blutfettwerte weder durch Änderung der Ernährung noch andere Verhaltensänderungen ausreichend gesenkt werden können,
2. schweren sekundären Hypertriglyceridämien (Erhöhung der Neutralfette im Blut), die sich durch eine konsequente Behandlung der Grundkrankheit (Zuckerkrankheit, Gicht) nicht beheben lassen und die weder auf eine Änderung der Ernährung noch andere Verhaltensänderungen des Patienten ansprechen.

Gegenanzeigen

Leber- und Gallenblasenerkrankungen mit und ohne Gallensteinleiden, Nierenerkrankungen, Schwangerschaft, Stillzeit, Wachstumsalter, gleichzeitige Einnahme von Ovulationshemmern.

Frischer Herzinfarkt, dekompensierte Herzinsuffizienz, akute Blutungen.

Bei Frauen im gebärfähigen Alter ist die Notwendigkeit einer Behandlung mit Liapten besonders sorgfältig abzuwägen.

*) auch bekannt unter der Bezeichnung β-Pyridylcarbinolhydrogentartrat
**) auch bekannt unter der Bezeichnung β-Pyridylcarbinol

Nebenwirkungen

Magen-Darmbeschwerden wie: Übelkeit, Brechreiz und Durchfall, Juckreiz, Hautausschlag, Hautrötung (vor allem im Gesicht), Kopfschmerzen, Haarausfall, Potenzstörungen, Myositis (schmerzhafte Muskelentzündung), Anstieg des Kreatininspiegels und der Leberfermente im Blutserum, Verminderung der Zahl der weißen Blutkörperchen.

Unter der Langzeitbehandlung mit Clofibrat traten gehäuft Gallensteinerkrankungen auf, wodurch Gallenblasenoperationen erforderlich wurden.

In einer Langzeitstudie mit Herzinfarktpatienten wurden 1000 Personen mit Clofibrat und 3000 mit einem Leerpräparat durchschnittlich sechs Jahre behandelt und beobachtet. In der mit Clofibrat behandelten Gruppe wurde eine höhere Rate an Angina pectoris, Claudicatio intermittens, Thromboembolien und Herzarrhythmien beobachtet. Kein Unterschied bestand hinsichtlich der Sterblichkeit an Herzinfarkt.

In einer anderen großen Langzeitstudie an jeweils mehreren Tausend Herzgesunden mit Blutfettspiegeln von im Mittel 250 mg/100 ml Cholesterin, die über fünf Jahre Clofibrat oder ein Leerpräparat erhielten und seitdem ein Jahr nachbeobachtet wurden, war die Sterblichkeit in der Clofibrat-Gruppe um ein Drittel höher als in der Kontrollgruppe (dabei wurde die Sterblichkeit an Herzinfarkten nicht berücksichtigt). In beiden Gruppen war etwa die Hälfte der Todesfälle auf Krebserkrankungen zurückzuführen, woraus nach den bisherigen Zahlen nicht geschlossen werden kann, daß unter Clofibrat mehr Krebserkrankungen auftreten. Andere Todesursachen waren auf Komplikationen infolge Gallenblasenoperationen und auf Bauchspeicheldrüsenentzündungen zurückzuführen.

Aus Ergebnissen langfristiger Tierversuche geht hervor, daß unter fünf- bis achtfacher therapeutischer Dosierung von Clofibrat bei Ratten und Mäusen vermehrt gutartige und bösartige Lebertumoren auftreten. Eine niedrigere Dosierung wurde nicht geprüft. Die Bedeutung dieser Versuchsergebnisse für den Menschen ist bisher noch umstritten.

Wechselwirkungen mit anderen Mitteln

Liapten kann die Wirkung bestimmter blutgerinnungshemmender Medikamente (Antikoagulantien vom Cumarin-Typ) verstärken. Deshalb sollte unter wiederholter Kontrolle der Blutgerinnung die Dosis des blutgerinnungshemmenden Medikaments entsprechend angepaßt werden.

Die Wirkung von Sulfonylharnstoffen (oralen Antidiabetika) kann durch Liapten verstärkt werden.

Dosierung und Anwendungshinweise

Dosis und Dauer der Behandlung bestimmt der behandelnde Arzt. Soweit nicht anders verordnet, nimmt man 2 (—3)mal täglich 1 Kapsel Liapten ein. Die Einnahme erfolgt am besten mit etwas Flüssigkeit nach der Mahlzeit.

Bei magenempfindlichen Patienten wird eine einschleichende Behandlung mit 1 Kapsel täglich und Erhöhung der Tagesdosis um 1 Kapsel nach jeweils 1 Woche empfohlen.

Vor jeder Behandlung einer Fettstoffwechselstörung steht die Beratung durch den Arzt.

Der Blutfettspiegel wird durch verschiedene Faktoren beeinflußt, z. B. Tageszeit, Abstand vom Zeitpunkt der Einnahme der letzten Mahlzeit, Art der letzten Mahlzeit, Streßsituationen. was bei der Diagnosestellung zu berücksichtigen ist.

In vielen Fällen sind Fettstoffwechselstörungen durch Änderung der Ernährung, vermehrte körperliche Bewegung, Gewichtsabnahme und ausreichende Behandlung einer womöglich bestehenden anderen Stoffwechselerkrankung (Zuckerkrankheit, Gicht) günstig zu beeinflussen. Eine medikamentöse Behandlung ist grundsätzlich nur als Zusatzmaßnahme und nur dann gerechtfertigt, wenn die Stoffwechselstörung durch die genannten Maßnahmen allein nicht zu beheben ist.

Die Wirkung von Liapten ist individuell verschieden stark. Es ist nicht möglich, Voraussagen über die Wirkung von Liapten bei dem einzelnen Patienten zu machen. Deshalb ist es notwendig, daß der Blutfettspiegel wiederholt kontrolliert und das Arzneimittel abgesetzt wird, wenn innerhalb von drei Monaten keine Wirkung damit erzielt werden kann.

In Fällen mit deutlich erniedrigten Bluteiweißwerten (Hypalbuminämie wie z. B. beim nephrotischen Syndrom) ist die Dosis herabzusetzen. Bei Hypalbuminämie ist die Konzentration an freiem Wirkstoff erhöht, wodurch es zu Muskelschmerzen (Myalgien) und/oder Fermentanstiegen (CPK) kommen kann.

Arzneimittel für Kinder unzugänglich aufbewahren

Darreichungsform und Packungsgrößen

Packungen mit 50 und 100 Kapseln
Anstaltspackung mit 500 Kapseln

Abb. 41: Vorder- und Rückseite der Gebrauchsinformation von Liapten®, November 1979[400]

---

[400] MA W 39 / 28f. Gebrauchsinformation von Liapten®, November 1979.

Das BGA rechtfertigte die an Ärzte gerichteten, wissenschaftlich nicht gesicherten Angaben in der Packungsbeilage damit, dass nach dem AMG keine eigens für Fachkreise vorgesehene Information existiere und daher die Packungsbeilage als Informationsmittel verwendet werden müsse.[401] Die Firma Merck kritisierte die Vorgaben in einem Ärztebrief scharf. Der Wortlaut der Gebrauchsinformation kläre Patienten nicht sachlich auf, sondern führe in dieser Form, mit umstrittenen und sich widersprechenden Inhalten, zu einer starken Verunsicherung. Es werde auf eine kanzerogene Wirkung im Tiermodell hingewiesen, deren Übertragung auf den Menschen sogar unter Fachexperten nicht eindeutig zu beantworten sei. Dieser Ansicht stimmten auch Vertreter außerhalb der Industrie, bspw. von der Arzneimittelkommission der Deutschen Apotheker, zu.[402] In der *Münchener medizinischen Wochenschrift* kam man zu einem verheerenden Fazit:

> „Der vom BGA verordnete Clofibrat-Beipackzettel ist eher ein abschreckendes Beispiel als ein Hoffnungsschimmer. Es fehlt eigentlich nur noch das Totenkopf-Symbol, sonst enthält der amtliche Text alle erwiesenen, vermuteten und vor allem umstrittenen Negativa, die dem Clofibrat nachgesagt werden könnten [...]. Nicht an die Patienten hat das BGA gedacht, sondern an seine eigene Rechtfertigung."[403]

Als Lösung bot sich die Trennung in eine Fach- und eine Patienteninformation an, realisiert auf der Grundlage öffentlich rechtlicher Verträge zwischen BGA und pharmazeutischem Unternehmer,[404] sodass die Packungsbeilage mehr auf die Patientenbedürfnisse angepasst werden konnte.[405] Dementsprechend enthielt sie nur noch an Patienten adressierte Angaben. Ferner wurden u. a. wissenschaftlich nicht gesicherte Inhalte zu möglichen Risiken, die etwa aus den Studien und Tierexperimenten hervorgingen, gestrichen. Gleiches galt für den einleitenden Hinweis, dass das Arzneimittel nicht harmlos sei. Stattdessen ergänzte man bspw. Auftretenswahrscheinlichkeiten zu den Nebenwirkungen.[406] Die in diesen Punkten angepasste Gebrauchsinformation von Liapten® vom August 1981 zeigt Abb. 42.

---

[401] Vgl. B. M. MAASSEN / A. GRANITZA (1980), S. 230.

[402] Vgl. A. RETZAR (2019/b), S. 180–182; sowie [o. V.] DI. (1979), S. 1790.

[403] J. AUMILLER (1979), S. 1096. Vgl. dazu in Auszügen auch A. RETZAR (2019/b), S. 182. Weiterhin hieß es zu der Gebrauchsinformation bspw. auch: „Der Clofibrat-Beipackzettel des Amtes [ist] de facto zur abschreckendsten aller Packungsbeilagen geworden." O. KRANZ (1979), S. 913. Zu Kritik an der vom BGA entworfenen Gebrauchsinformation für Clofibrat vgl. auch J. SCHULDT (1992), S. 74; sowie J. BERG-SCHMITT (2003), S. 55. Berg-Schmitt verweist auf Schuldt.

[404] Dieses Instrument verwendete man damit erstmals. Vgl. BT-Drs. 9/1355, S. 11; U. STAPEL (1988), S. 375; sowie J. SCHULDT (1992), S. 74f.

[405] Vgl. A. RETZAR (2019/b), S. 182; J. SCHULDT (1992), S. 75; sowie B. M. MAASSEN / A. GRANITZA (1980), S. 231.

[406] Vgl. B. M. MAASSEN / A. GRANITZA (1980), S. 231.

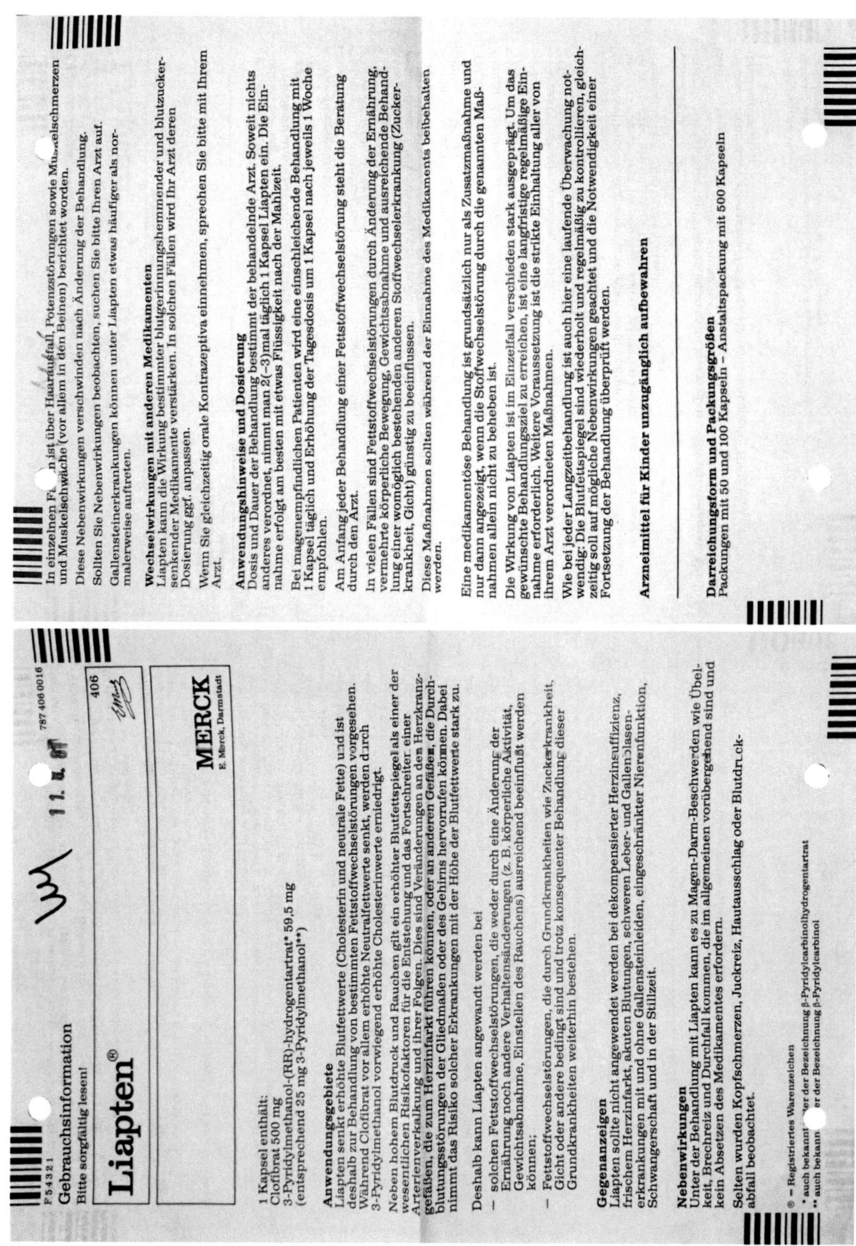

Gebrauchsinformation
Bitte sorgfältig lesen!

Liapten®   406

MERCK
E. Merck, Darmstadt

1 Kapsel enthält:
Clofibrat 500 mg
3-Pyridylmethanol-(RR)-hydrogentartrat* 59,5 mg
(entsprechend 25 mg 3-Pyridylmethanol**)

Anwendungsgebiete
Liapten senkt erhöhte Blutfettwerte (Cholesterin und neutrale Fette) und ist deshalb zur Behandlung von bestimmten Fettstoffwechselstörungen vorgesehen. Während Clofibrat vor allem erhöhte Neutralfettwerte senkt, werden durch 3-Pyridylmethanol vorwiegend erhöhte Cholesterinwerte erniedrigt.

Neben hohem Blutdruck und Rauchen gilt ein erhöhter Blutfettspiegel als einer der wesentlichen Risikofaktoren für die Entstehung und das Fortschreiten der Arterienverkalkung und ihrer Folgen. Dies sind Veränderungen an den Herzkranzgefäßen, die zum Herzinfarkt führen können, oder an anderen Gefäßen, die Durchblutungsstörungen der Gliedmaßen oder des Gehirns hervorrufen können. Dabei nimmt das Risiko solcher Erkrankungen mit der Höhe der Blutfettwerte stark zu.

Deshalb kann Liapten angewandt werden bei
– solchen Fettstoffwechselstörungen, die weder durch eine Änderung der Ernährung noch andere Verhaltensänderungen (z. B. körperliche Aktivität, Gewichtsabnahme, Einstellen des Rauchens) ausreichend beeinflußt werden können;
– Fettstoffwechselstörungen, die durch Grundkrankheiten wie Zuckerkrankheit, Gicht oder andere bedingt sind und trotz konsequenter Behandlung dieser Grundkrankheiten weiterhin bestehen.

Gegenanzeigen
Liapten sollte nicht angewendet werden bei dekompensierter Herzinsuffizienz, frischem Herzinfarkt, akuten Blutungen, schweren Leber- und Gallenblasenerkrankungen mit und ohne Gallensteinleiden, eingeschränkter Nierenfunktion, Schwangerschaft und in der Stillzeit.

Nebenwirkungen
Unter der Behandlung mit Liapten kann es zu Magen-Darm-Beschwerden wie Übelkeit, Brechreiz und Durchfall kommen, die im allgemeinen vorübergehend sind und kein Absetzen des Medikamentes erfordern.

Selten wurden Kopfschmerzen, Juckreiz, Hautausschlag oder Blutdruckabfall beobachtet.

® = Registriertes Warenzeichen
* auch bekannt unter der Bezeichnung β-Pyridylcarbinolhydrogentartrat
** auch bekannt unter der Bezeichnung β-Pyridylcarbinol

In einzelnen Fällen ist über Haarausfall, Potenzstörungen sowie Muskelschmerzen und Muskelschwäche (vor allem in den Beinen) berichtet worden.

Diese Nebenwirkungen verschwinden nach Änderung der Behandlung.

Sollten Sie Nebenwirkungen beobachten, suchen Sie bitte Ihren Arzt auf.

Gallensteinerkrankungen können unter Liapten etwas häufiger als normalerweise auftreten.

Wechselwirkungen mit anderen Medikamenten
Liapten kann die Wirkung bestimmter blutgerinnungshemmender und blutzuckersenkender Medikamente verstärken. In solchen Fällen wird Ihr Arzt deren Dosierung ggf. anpassen.

Wenn Sie gleichzeitig orale Kontrazeptiva einnehmen, sprechen Sie bitte mit Ihrem Arzt.

Anwendungshinweise und Dosierung
Dosis und Dauer der Behandlung bestimmt der behandelnde Arzt. Soweit nichts anderes verordnet, nimmt man 2(–3)mal täglich 1 Kapsel Liapten ein. Die Einnahme erfolgt am besten mit etwas Flüssigkeit nach der Mahlzeit.

Bei magenempfindlichen Patienten wird eine einschleichende Behandlung mit 1 Kapsel täglich und Erhöhung der Tagesdosis um 1 Kapsel nach jeweils 1 Woche empfohlen.

Am Anfang jeder Behandlung einer Fettstoffwechselstörung steht die Beratung durch den Arzt.

In vielen Fällen sind Fettstoffwechselstörungen durch Änderung der Ernährung, vermehrte körperliche Bewegung, Gewichtsabnahme und ausreichende Behandlung einer womöglich bestehenden anderen Stoffwechselerkrankung (Zuckerkrankheit, Gicht) günstig zu beeinflussen.

Diese Maßnahmen sollten während der Einnahme des Medikaments beibehalten werden.

Eine medikamentöse Behandlung ist grundsätzlich nur als Zusatzmaßnahme und nur dann angezeigt, wenn die Stoffwechselstörung durch die genannten Maßnahmen allein nicht zu beheben ist.

Die Wirkung von Liapten ist im Einzelfall verschieden stark ausgeprägt. Um das gewünschte Behandlungsziel zu erreichen, ist eine langfristige regelmäßige Einnahme erforderlich. Weitere Voraussetzung ist die strikte Einhaltung aller von ihrem Arzt verordneten Maßnahmen.

Wie bei jeder Langzeitbehandlung ist auch hier eine laufende Überwachung notwendig: Die Blutfettspiegel sind wiederholt und regelmäßig zu kontrollieren, gleichzeitig soll auf mögliche Nebenwirkungen geachtet und die Notwendigkeit einer Fortsetzung der Behandlung überprüft werden.

Arzneimittel für Kinder unzugänglich aufbewahren

Darreichungsform und Packungsgrößen
Packungen mit 50 und 100 Kapseln – Anstaltspackung mit 500 Kapseln

Abb. 42: Vorder- und Rückseite der Gebrauchsinformation von Liapten®, August 1981[407]

---

[407] MA W 39 / 28f. Gebrauchsinformation von Liapten®, August 1981.

In der Folge konzipierte der BPI 1981 eine Gebrauchsinformation für Fachkreise, deren im November 1981 nochmals erweiterte Fassung 1982 als Wettbewerbsregel eingetragen wurde.[408] Auch die Bundesregierung erkannte die Notwendigkeit einer gesonderten Information für Fachkreise 1982 in ihrem Bericht über Erfahrungen mit dem AMG an.[409] Im Gegenzug sollte es mit ihr möglich gemacht werden, „die Packungsbeilage sprachlich und dem Inhalt nach eindeutig an den Bedürfnissen des Patienten auszurichten, insbesondere durch die Verwendung allgemeinverständlicher Begriffe"[410]. Indes sollten die für Patienten bereits vorgeschriebenen Angaben in Gebrauchsinformationen deswegen nicht reduziert werden.[411] In das AMG integriert wurde die Fachinformation allerdings erst mit dem zweiten AMG-Änderungsgesetz 1986, das im Februar 1987 Gültigkeit erlangte.[412] Darin bestätigte der Gesetzgeber, dass Packungsbeilagen zwar für Patienten verständlicher, bzw. dem Gesetzeswortlaut folgend ‚allgemeinverständlich', werden sollten, ohne dafür aber ihre Inhalte zu kürzen.[413] Allein für den Arzt vorgesehene Hinweise, die nicht unter die nach § 11 AMG vorgeschriebenen Angaben fielen, konnten und sollten fortan entfallen.[414]

---

[408] Vgl. BUNDESVERBAND DER PHARMAZEUTISCHEN INDUSTRIE E. V. (1982/a), S. 213. Für die ergänzte Fassung sowie das Muster der Gebrauchsinformation für Fachkreise siehe BUNDESVERBAND DER PHARMAZEUTISCHEN INDUSTRIE E. V. (1982/b), S. 213–216; sowie BUNDESVERBAND DER PHARMAZEUTISCHEN INDUSTRIE E. V. (1982/c), S. 217–221. Die Textstelle bei Retzar verweist auf die erste, noch nicht ergänzte Version der Wettbewerbsregel. Vgl. A. RETZAR (2019/b), S. 183, Anm. 47.

[409] Vgl. BT-Drs. 9/1355, S. 12. Erste Befürwortungen, eine getrennte Information für die Fachkreise einzuführen, äußerte die Bundesregierung bereits 1979. Eine gesetzliche Regelung war damals aber nicht absehbar. Vgl. N. N. (1979/b), S. 2301.

[410] BT-Drs. 9/1355, S. 12. Vgl. dazu auch BUNDESVERBAND DER PHARMAZEUTISCHEN INDUSTRIE E. V. (1982/e), S. 572; A. SANDER (1983), S. 1102: sowie N. N. (1984/b), S. 2732.

[411] Vgl. A. SANDER (1983), S. 1102; [o. V.] DFG (1984), S. 2053; [o. V.] WO. / [o. V.] STO. (1986), S. 1059; N. N. (1986/g), S. 1195; sowie J. MEYER (1990), S. 1192. Teilnehmer eines Ärztekongresses 1986 sprachen sich hingegen für eine Verringerung der Inhalte aus. So sollten theoretisch mögliche Nebenwirkungen nur in der Fachinformation vorkommen. Vgl. N. N. (1986/a), S. 1183. Bereits zuvor befürworteten Ärzte eher eine Änderung der Inhalte von Packungsbeilagen, Patienten hingegen eine Anpassung der Sprache bei gleichbleibendem Inhalt. Vgl. D. von der RECKE (1981), S. 34. Dabei wurde sogar noch teilweise der Standpunkt vertreten, Indikationen und Nebenwirkungen sollten nicht in Gebrauchsinformationen enthalten sein. Vgl. M. F. RÖTHLISBERGER (1981), S. 71. Ferner wurde angemerkt, bei dem Entwurf der neuen Vorschrift zur Gebrauchsinformation für Fachkreise „auch die Auswirkungen auf die Regelungen der Gefährdungshaftung für Arzneimittelschäden [...] zu berücksichtigen." N. N. (1984/c), S. 2827. Damit könnte eine Aufnahme der Fachinformation an Stelle der Packungsbeilage in die Vorschrift zur Gefährdungshaftung gemeint gewesen sein, die aber nicht erfolgte.

[412] Vgl. A. RETZAR (2019/b), S. 183. Siehe hierzu auch Kapitel 4.2.1.3.

[413] Vgl. BT-Drs. 10/5732, S. 31; H. J. MEYER (1986), S. 2221; BUNDESVERBAND DER PHARMAZEUTISCHEN INDUSTRIE E. V. (1986/a), S. 702; U. STAPEL (1988), S. 376; sowie J. SCHULDT (1992), S. 47f.

[414] Vgl. N. N. (1986/h), S. 3157; sowie J. OLDIGS-KERBER / G. WOLFF / G. RAUBER (1988), S. 1246. Ein Beitrag in *Die Pharmazeutische Industrie* kritisierte 1990 scharf, dass „das [...]

Auf der Trennung der Informationsmittel aufbauend entwarfen die Deutsche Gesellschaft für Allgemeinmedizin und das Unternehmen ICI Pharma eine patientengerechte Gebrauchsinformation als Modell.[415] Aus einer Patientenumfrage heraus und in Rücksprache mit einem Psychologen, einem Soziologen und wiederum Patienten berücksichtigten die Ersteller für die neue Gebrauchsinformation, die beispielhaft für das Antihypertensivum Nif-Ten® 50 erstellt wurde, zunächst insbesondere Aspekte der Patienten. Dazu zählten bspw. eine deutliche Abtrennung zwischen Pflicht- und Zusatztexten, zwischen den einzelnen Abschnitten untereinander sowie eine zusätzliche Gliederung der Unterabschnitte, die die Übersichtlichkeit verbessern sollten. Fett- oder Kursivdruck hoben einzelne Passagen hervor, die Schrift wurde ausreichend groß gewählt und die Qualität des Papiers so, dass der Text auf der Rückseite nicht durchschimmerte. Ferner verwendete man eine einfache Satzkonstruktion und Sprache, möglichst ohne Fachausdrücke. Nebenwirkungen wurden sortiert gemäß ihrer Auftretenswahrscheinlichkeit und der -zeitdauer. Eindeutige Anwendungsvorgaben sowie ergänzende Informationen sollten die Verständlichkeit zusätzlich verbessern. Die auf dieser Grundlage verfassten Entwürfe, einer im Hochformat und einer im Querformat, erhielten positive Resonanz bei den Patienten, die aufgrund der etwas größeren Schrift das Hochformat bevorzugten.[416] Wie sehr sich die Meinungen unterschiedlicher Institutionen zur Gestaltung von Gebrauchsinformationen unterschieden, verdeutlicht eine anschließende Diskussion des Modells mit u. a. Vertretern der Deutschen Gesellschaft für Allgemeinmedizin, der Arzneimittelkommission der deutschen Ärzteschaft, des BGA, des BPI, der Firma ICI-Pharma sowie eines unabhängigen Juristen, Apothekers, Psychologen und Soziologen, die die formale und inhaltliche Textgestaltung, auch einzelner Abschnitte, beleuchtete.[417]

Ab 1987 konzipierte zudem das BGA Mustergebrauchsinformationen,[418] in die man ab 1988 eine Erklärung der Begriffe Gegenanzeigen, Nebenwirkungen und Wechselwirkungen zu Beginn der jeweiligen Packungsbeilagen-Abschnitte aufnahm.[419] Eine

---

eingefügte Adjektiv ‚allgemeinverständlich' [...] in der Praxis nichts geändert [hat]. [...] Der ‚Horrorbeipackzettel' mit seinem ‚Overkill von Negativinformationen' [blieb] etabliert." J. MEYER (1990), S. 1193.

[415] Vgl. [o. V.] DS (1987), S. 3244. Vgl. dazu auch C. HERTZSCH (2010), S. 5.

[416] Vgl. M. BARTKE (1987/a), S. 28–33. Zu einem schwarz-weiß Abdruck der Entwürfe und der überarbeiteten Fassung siehe J. SCHULDT (1992), S. 296–301.

[417] Siehe hierzu M. BARTKE (1987/b), S. 35–76.

[418] Vgl. N. K. LANG (1996), S. 22; sowie M. BÖHM (1999), S. 214. Intern existierten bereits früher Mustertexte für Gebrauchsinformationen im BGA. Vgl. dazu Kapitel 7.4.1. Die genannten Quellen meinen vermutlich zur Bereitstellung für die pharmazeutischen Unternehmer vorgesehene Mustergebrauchsinformationen.

[419] Vgl. M. HOLZ-SLOMCZYK u. a. (1993), S. 7; BUNDESVERBAND DER PHARMAZEUTISCHEN INDUSTRIE E. V. (1991/a), S. 886; sowie M. BÖHM (1999), S. 214. Das BGA veröffentlichte dazu 1991 eine Liste der Arzneimittel, zu denen Mustergebrauchsinformationen erstellt worden waren. Vgl. BUNDESGESUNDHEITSAMT (1991), S. 1207f. Zusätzlich kündigte das Amt 1991 an, Nebenwirkungen in Gebrauchsinformationen nach ihren Auftretenswahrscheinlichkeiten zu ordnen. Vgl. M. HOLZ-SLOMCZYK u. a. (1993), S. 7; sowie BUNDESVERBAND DER PHARMAZEUTISCHEN INDUSTRIE E. V. (1991/a), S. 886. Dies zahlte

Untersuchung von Boehringer Ingelheim in Zusammenarbeit mit der Hoechst AG an 40 Patienten ergab hingegen, dass insbesondere das Umschreiben von Fachausdrücken zwar die Verständlichkeit von Gebrauchsinformationen verbesserte, jedoch vor allem bei älteren Patienten insgesamt noch nicht zu einem befriedigendem Niveau führte.[420]

Auch nach der Einführung der Fachinformation erforderte die Haftungsregelung des AMG die Angabe aller Risiken in Packungsbeilagen zulasten der Compliance.[421] Eine 1990 veröffentlichte Studie an 2.000 Personen ergab abermals, dass 14 % der Befragten eine Non-Compliance bei der Arzneimitteleinnahme mit der Angst vor Nebenwirkungen, von denen sie aus der Packungsbeilage erfahren hatten, begründeten, was den drittwichtigsten Faktor darstellte.[422]

7.5   Untersuchung ausgewählter Beipackzettel der E. Merck AG, Darmstadt

7.5.1   Ergotin Merck®, 1952

Das seit 1916 vertriebene Ergotin Merck®[423] enthielt mit Ergometrin und Verbindungen der Ergotoxine verschiedene Mutterkornalkaloide. Es wurde u. a. zur Blutungsstillung nach Geburten und bei Menorrhagie eingesetzt[424] und unterlag der Verschreibungspflicht.[425] Eine Packungsbeilage der Tropfen und Ampullen zeigt Abb. 43.

---

zu den Maßnahmen der „sogenannte[n] Beipackzettel-Initiative", die das BGA „aufgrund der anhaltenden Kritik an den Packungsbeilagen [1991] startete". M. HOLZ-SLOMCZYK u. a. (1993), S. 6. 1994 veröffentlichte die zuständige Bundesoberbehörde, inzwischen das Bundesinstitut für Arzneimittel und Medizinprodukte, Empfehlungen zur Erstellung von Gebrauchsinformationen im Bundesanzeiger. Vgl. M. HOLZ-SLOMCZYK u. a. (1994), S. 686; sowie C. HERTZSCH (2010), S. 35.

[420] Vgl. J. OLDIGS-KERBER / G. WOLFF / G. RAUBER (1988), S. 1246–1249.

[421] Vgl. S. SCHARNHORST (1986), S. 72; sowie H. MORCK (1988), S. 3.

[422] Vgl. M. HERRMANN (1990), S. 3300–3302; sowie E. RAHNER (1990), S. 1431f. Die Verständlichkeit von Packungsbeilagen und ihr Einfluss auf die Compliance von Patienten waren auch in den Folgejahren Gegenstand ausführlicher Untersuchungen. Siehe hierzu bspw. E. KILIAN (1999); J. FUCHS (2005); K. NINK / H. SCHRÖDER (2005); C. HERTZSCH (2010); A. WOLF (2015); J. BERG-SCHMITT (2003); D. GREIF (2009); sowie I. LEUNIKAVA (2011).

[423] Zur Geschichte der Firma Merck Darmstadt siehe C. BURHOP u. a. (2018); sowie I. POSSEHL (1994).

[424] Vgl. GEHES CODEX (1953), S. 277. Vermutlich 1956 löste Ergotren®, ebenfalls ein Mutterkornalkaloid-Präparat, Ergotin Merck® ab. Vgl. GEHES CODEX (1956), S. 88. In Gehes Codex von 1960 ist Ergotin Merck® nicht mehr verzeichnet. Vgl. GEHES CODEX (1960), S. 433. Ferner sind eine letzte Packungsbeilage von Ergotin Merck® auf 1956 und eine erste von Ergotren® auf 1956 datiert. Vgl. MA W 39 / 25h. Packungsbeilage von Ergotin Merck® Dragees – Tropfen, April 1956; sowie MA W 39 / 25h. Packungsbeilage von Ergotren® Ampullen, Februar 1956.

[425] Vgl. SCRIBAS (1953), S. 17.

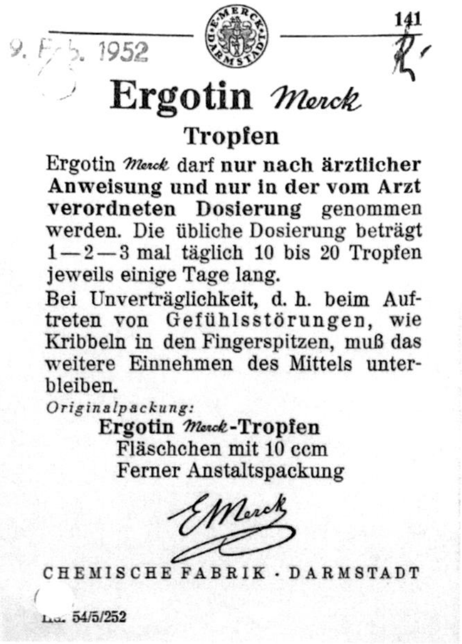

19. Feb. 1952   141

Ergotin *Merck*

Tropfen

Ergotin *Merck* darf nur nach ärztlicher Anweisung und nur in der vom Arzt verordneten Dosierung genommen werden. Die übliche Dosierung beträgt 1—2—3 mal täglich 10 bis 20 Tropfen jeweils einige Tage lang.

Bei Unverträglichkeit, d. h. beim Auftreten von Gefühlsstörungen, wie Kribbeln in den Fingerspitzen, muß das weitere Einnehmen des Mittels unterbleiben.

Originalpackung:
Ergotin *Merck*-Tropfen
Fläschchen mit 10 ccm
Ferner Anstaltspackung

CHEMISCHE FABRIK · DARMSTADT

Ld. 54/5/252

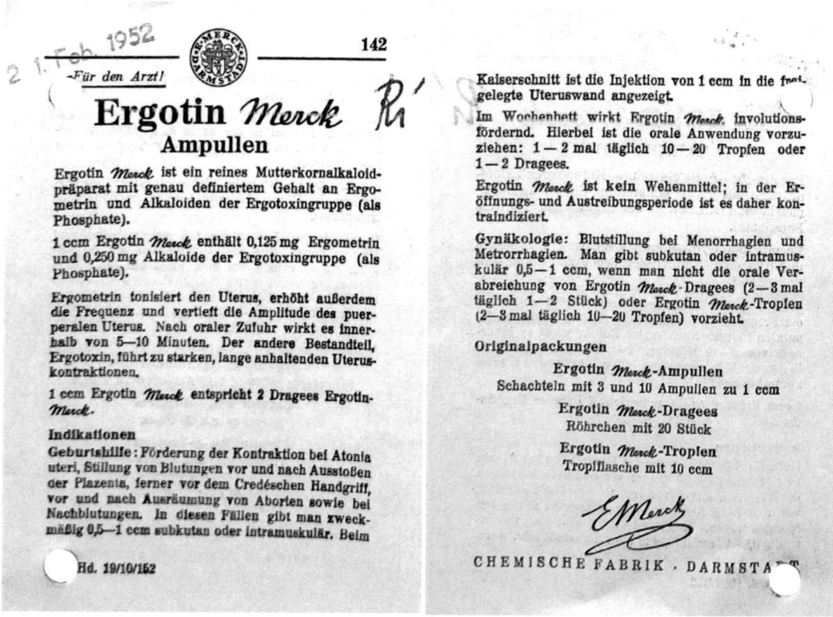

21. Feb. 1952   142

Für den Arzt!

Ergotin *Merck*

Ampullen

Ergotin *Merck* ist ein reines Mutterkornalkaloidpräparat mit genau definiertem Gehalt an Ergometrin und Alkaloiden der Ergotoxingruppe (als Phosphate).

1 ccm Ergotin *Merck* enthält 0,125 mg Ergometrin und 0,250 mg Alkaloide der Ergotoxingruppe (als Phosphate).

Ergometrin tonisiert den Uterus, erhöht außerdem die Frequenz und vertieft die Amplitude des puerperalen Uterus. Nach oraler Zufuhr wirkt es innerhalb von 5—10 Minuten. Der andere Bestandteil, Ergotoxin, führt zu starken, lange anhaltenden Uteruskontraktionen.

1 ccm Ergotin *Merck* entspricht 2 Dragees Ergotin-*Merck*.

Indikationen

Geburtshilfe: Förderung der Kontraktion bei Atonia uteri, Stillung von Blutungen vor und nach Ausstoßen der Plazenta, ferner vor dem Credéschen Handgriff, vor und nach Ausräumung von Aborten sowie bei Nachblutungen. In diesen Fällen gibt man zweckmäßig 0,5—1 ccm subkutan oder intramuskulär. Beim Kaiserschnitt ist die Injektion von 1 ccm in die freigelegte Uteruswand angezeigt.

Im Wochenbett wirkt Ergotin *Merck* involutionsfördernd. Hierbei ist die orale Anwendung vorzuziehen: 1—2 mal täglich 10—20 Tropfen oder 1—2 Dragees.

Ergotin *Merck* ist kein Wehenmittel; in der Eröffnungs- und Austreibungsperiode ist es daher kontraindiziert.

Gynäkologie: Blutstillung bei Menorrhagien und Metrorrhagien. Man gibt subkutan oder intramuskulär 0,5—1 ccm, wenn man nicht die orale Verabreichung von Ergotin *Merck*-Dragees (2—3 mal täglich 1—2 Stück) oder Ergotin *Merck*-Tropfen (2—3 mal täglich 10—20 Tropfen) vorzieht.

Originalpackungen

Ergotin *Merck*-Ampullen
Schachteln mit 3 und 10 Ampullen zu 1 ccm

Ergotin *Merck*-Dragees
Röhrchen mit 20 Stück

Ergotin *Merck*-Tropfen
Tropfflasche mit 10 ccm

CHEMISCHE FABRIK · DARMSTADT

Hd. 19/10/152

Abb. 43: Packungsbeilage von Ergotin Merck® Tropfen und Ampullen, jeweils Februar 1952[426]

---

[426] MA W 39 / 25h. Packungsbeilage von Ergotin Merck® Tropfen, Februar 1952; sowie MA W 39 / 25h. Packungsbeilage von Ergotin Merck® Ampullen, Februar 1952.

7.5.1.1 Erfassung des Inhalts

Tab. 21: Inhalt der Packungsbeilage von Ergotin Merck® Tropfen, 1952[427]

a.	Bezeichnung des Präparats	Ergotin Merck
b.	Hersteller	E Merck chemische Fabrik Darmstadt
c.	Zusammensetzung (qualitativ, quantitativ)	Keine Angabe
d.	Indikation / Stoffgruppe	Ergotin Merck darf nur nach ärztlicher Anweisung [siehe f.]
e.	Darreichungsform / Art der Anwendung	Tropfen
f.	Dosierung (Einzel- / Tagesdosierung)	[Siehe d.] und nur in der vom Arzt verordneten Dosierung genommen werden. Die übliche Dosierung beträgt 1–2–3 mal täglich 10 bis 20 Tropfen jeweils einige Tage lang.
g.	Weitere Einnahmehinweise	Keine Angabe
h.	Wirksamkeit	Keine Angabe
i.	Nebenwirkungen	Bei Unverträglichkeit, d. h. beim Auftreten von Gefühlsstörungen, wie Kribbeln in den Fingerspitzen, [siehe j.]
j.	Kontraindikationen	[Siehe i.] muß das weitere Einnehmen des Mittels unterbleiben.
k.	Wechselwirkungen	Keine Angabe
l.	Explizite Warnhinweise	Keine Angabe
m.	Weitere Inhalte	<u>Packungsgrößen:</u> Originalpackung: Ergotin Merck-Tropfen Fläschchen mit 10 ccm Ferner Anstaltspackung

7.5.1.2 Analyse der Gestaltung

Der Beipackzettel enthält etwa 70 Wörter in allgemeinverständlicher Sprache. Er ist in einen Überschriftenteil (Logo des Herstellers, Bezeichnung des Präparats und Darreichungsform) und einen Textabschnitt (Indikation, Dosierung, Nebenwirkung und Kontraindikation) gegliedert. Abschließend werden die Packungsgrößen, der Name des Herstellers einschließlich seines Schriftzugs sowie eine Folge aus Buchstaben und Zahlen angegeben. Der Überschriftenteil ist in einer höheren Schriftgröße gedruckt, wobei die Bezeichnung des Präparats im Vergleich zur Darreichungsform noch etwas größer ist. Die Bezeichnung des Präparats, die Darreichungsform und der Hinweis, dass Ergotin Merck® „nur nach ärztlicher Anweisung und nur in der vom Arzt verordneten Dosierung" einzunehmen ist, sind fett geschrieben. Der Firmenname „Merck" ist zudem in

---

[427] Da die vorliegende Arbeit primär Packungsbeilagen für Patienten zum Gegenstand hat, soll an dieser Stelle nur die von Ergotin Merck® Tropfen erfasst werden. Die Packungsbeilage von Ergotin Merck® Ampullen dient der Veranschaulichung eines Aspekts aus der Beurteilung in Kapitel 7.5.1.3.

einer verzierten Schrift, die Ankündigung der Packungseinheiten „Originalpackung" in etwas kleinerer Schrift als der übrige Text und kursiv gehalten. Der Druck des gesamten Textes erfolgte in schwarzer Farbe.

Der Beipackzettel enthält als grafische Elemente das Firmenlogo, das von zwei Querbalken flankiert wird, sowie einen als händische Unterschrift des Herstellers wirkenden Schriftzug. Zusammen mit den beschriebenen Textmerkmalen zeigt er somit eine charakteristische grafische Gestaltung.

7.5.1.3   *Beurteilung des Inhalts und der Gestaltung*

Die Packungsbeilage weist eine für Laien verständliche Sprache auf. Bereits aufgrund seiner Kürze von nur 70 Wörtern wirkt der Text übersichtlich und ist zudem noch optisch gegliedert. Mithilfe einer verzierten Schrift wird der Firmenname „Merck" und durch fette Hervorhebungen werden der Name des Präparats und der Hinweis auf die Einhaltung der ärztlichen Vorschrift betont. Inhaltlich beschränkte man sich auf für Patienten wesentliche Informationen. Neben dem genannten Hinweis auf die vom Arzt gegebene Anweisung und Dosierung zählten eine übliche Dosierung, die helfen konnte, falls der Arzt keine Dosierung genannt oder der Patient sie vergessen hatte, sowie ein Hinweis auf ein Kribbeln der Finger als Nebenwirkung, das eine Unterbrechung der Behandlung erforderte. U. a. die Anwendungsgebiete fehlten jedoch. Alle Angaben erscheinen sachlich. Das Logo der Firma Merck, der händisch wirkende Schriftzug sowie der Firmenname in verzierter Schrift stellen Elemente dar, die die Erinnerung des Patienten an das Präparat unterstützten.

Die Rote Liste von 1952 gibt für Ergotin Merck® eine gleiche Dosierung von 10–20 Tropfen an.[428] Zusätzlich führt sie eine Zusammensetzung als „Standardisiertes Secalepräparat"[429] sowie die Indikation „Blutungen in Geburtshilfe und Gynäkologie"[430] auf. Gehes Codex 1953 gibt keine Dosierung an, informiert aber genauer über das „Mutterkornpräparat mit definiertem Alkaloidgehalt; [anzuwenden bei] Blutung nach Geburt u. Entfernung der Placenta, zur Förderung der Involution, Menorrhagie, Metrorrhagie."[431]

Die Packungsbeilage verwies den Patienten auf die vom Arzt gegebene Anweisung und Dosierung. Zu letzterer nannte man eine übliche Einnahmemenge, an der sich Patienten orientieren konnten, falls sie eine vom Arzt mitgeteilte Menge vergessen oder dieser keine Dosierung festgelegt hatte. Der Hinweis auf das Absetzen des Präparats bei Kribbeln in den Fingern, das ein Zeichen für periphere Durchblutungsstörungen darstellt, vermochte Patienten zudem vor möglichen schweren Verläufen unerwünscht auftretender Wirkungen bis hin zu Nekrosen zu schützen.[432] Werbend trat hingegen nur die

---

[428]   Vgl. ROTE LISTE (1952), S. 235.

[429]   ROTE LISTE (1952), S. 235. Damit waren Mutterkornalkaloide gemeint. Der Zusatz ‚cornutum' hätte hier Eindeutigkeit geschaffen.

[430]   ROTE LISTE (1952), S. 235.

[431]   GEHES CODEX (1953), S. 277.

[432]   Ab Juni 1954 schwächte man diesen Hinweis indes zunächst ab: „Bei […] Gefühlsstörungen […] soll das weitere Einnehmen des Mittels unterbleiben." MA W 39 / 25h. Packungsbeilage von Ergotin Merck® Dragees – Tropfen, Juni 1954. Aus den Packungsbeilagen des Nachfolgeprodukts Ergotren® wurde er ab Mitte des Jahres 1957 schließlich ganz gestrichen. Vgl.

Gestaltung in Erscheinung. Damit überwiegt ein informativer Charakter der Packungsbeilage, der jedoch mit Blick auf die Kürze der Inhalte einen reduzierten Mehrwert hatte. Insbesondere der Verweis auf die Anweisung des Arztes anstelle einer Indikationsangabe ist dabei auffällig. Im Vergleich mit der für Ärzte vorgesehenen Fassung des
Beipackzettels von Ergotin Merck® Ampullen wird deutlich, dass diese eingeschränkten
Informationen ausdrücklich gewollt waren.[433] Die Arztinformation war wesentlich ausführlicher und enthielt u. a. die Zusammensetzung der wirksamen Bestandteile, eine Beschreibung der Wirkung und die Anwendungsgebiete des Präparats sowie die Kontraindikation.[434] Dass die Anwendungsgebiete in der Packungsbeilage für Patienten fehlten,
erscheint indes nicht verwunderlich, da es sich um ein rezeptpflichtiges Präparat handelte, deren Indikationen, insbesondere aus ärztlicher Sicht, eine gewisse Aufklärungsgren-
ze gegenüber Patienten darstellten. Dieses Beispiel zeigt, dass teilweise schon früh zwischen Packungsbeilagen für Patienten und Ärzte unterschieden worden ist und sie keineswegs ursprünglich nur für Ärzte vorgesehen waren. Abgesehen von der Polizeiverordnung über Barbitursäureabkömmlinge gab es zu der Zeit keine Vorschriften zum Inhalt von Packungsbeilagen. Sie durften jedoch nicht gegen die Polizeiverordnung auf
dem Gebiete des Heilwesens verstoßen, was für dieses Exemplar zutraf.

7.5.2   Decortin®-H, 1956 und 1965

Das Glucocorticoid Prednisolon wurde 1955 als Decortin®-H, zeitgleich zu seiner oxi-
dierten Prodrug-Form Prednison als Decortin®, in die Therapie eingeführt.[435] Predniso-
lon- und Prednison-Präparate waren rezeptpflichtig.[436] Die nachfolgende Abb. 44 zeigt
eine der ersten Packungsbeilagen des Präparats von 1956 sowie eine Fassung von 1965:

MA W 39 / 25h. Packungsbeilage von Ergotren® Dragees, Mai 1957; sowie MA W 39 /
25h. Packungsbeilage von Ergotren® Tropfen, Juni 1957. Zur Geschichte des Mutterkorns
zählen auch Vergiftungen durch befallenes Getreide, v. a. Roggen, die epidemisches Ausmaß erreichen konnten. Sie führten zu Gangränen von Fingern und Zehen, die ,Sankt-
Antonius-Feuer' oder ,Kriebelkrankheit' genannt wurden. Vgl. W.-D. MÜLLER-JAHNCKE /
C. FRIEDRICH / U. MEYER (2005), S. 170.

[433] Ähnlich stark unterschieden sich bspw. die Packungsbeilagen des Parasympathomimeti-
kums Doryl® als Doryl®-Z-Augentropfen und als Ampullen. Vgl. MA W 39 / 25g. Packungsbeilage von Doryl®-Z-Augentropfen, November 1951; sowie MA W 39 / 25g. Packungsbeilage von Doryl®, April 1951.

[434] Mutterkorn wurde aufgrund seiner kontrahierenden Wirkung auf den Uterus in der griechi-
schen Heilkunde als Abtreibungsmittel verwendet. Vgl. R. SCHMITZ (1998), S. 136f. Zu einer Untersuchung der einfachen Arzneimittel des Galen siehe M. HAARS (2018).

[435] Vgl. GEHES CODEX (1960), S. 336; sowie S. ALT (2018), S. 87 und S. 280f. Beide Wirk-
stoffe entwickelte die Schering AG 1955. Vgl. S. ALT (2018), S. 87f. und S. 281f.; sowie H.
MÜHL / J. PFEILSCHIFTER (2003), S. 286f. Merck hatte für den Vertrieb der Präparate eine
Lizenz von der Schering AG erhalten. Vgl. S. ALT (2018), S. 87f. und S. 281f. Zur Entwick-
lung der Glucocorticoide siehe S. ALT (2018), S. 85–93; MÜHL / J. PFEILSCHIFTER (2003),
S. 284–287; sowie W.-D. MÜLLER-JAHNCKE / C. FRIEDRICH / U. MEYER (2005), S. 103.
Zur Geschichte des Cortisons siehe H. KAISER / N. KLINKENBERG (1988); N.
KLINKENBERG (1987); sowie L. HALLER (2014).

[436] Vgl. SCRIBAS (1964), S. 27, C 83 und C 99.

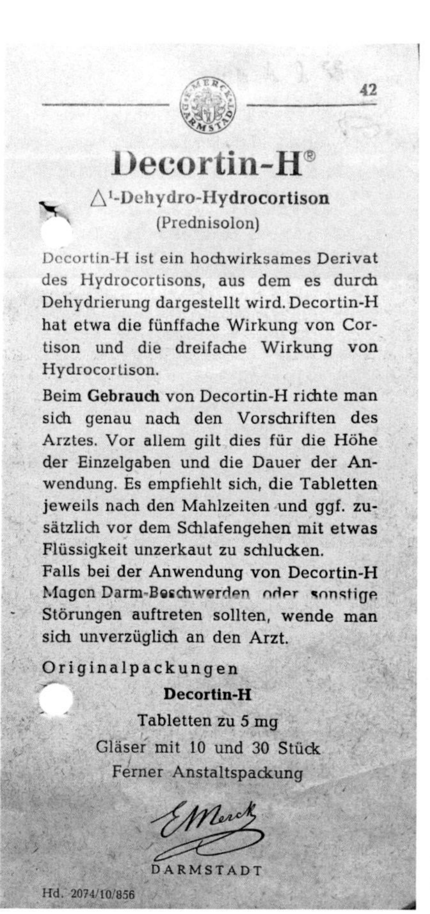

Abb. 44: Packungsbeilage von Decortin-H®, September 1956 (links) und
Packungsbeilage von Decortin®-H, März 1965 (rechts)[437]

---

[437] MA W 39 / 25f. Packungsbeilage von Decortin-H®, September 1956; sowie MA W 39 / 26f.
Packungsbeilage von Decortin®-H, März 1965.

7.5.2.1 *Erfassung des Inhalts*

Tab. 22: Inhalt der Packungsbeilage von Decortin®-H, 1965[438]

a. Bezeichnung des Präparats	Decortin®-H
b. Hersteller	E. Merck AG Darmstadt
c. Zusammensetzung (qualitativ, quantitativ)	Prednisolon Tabletten zu 5 mg, Perlen zu 1 mg
d. Indikation / Stoffgruppe	Beim Gebrauch von Decortin-H richte man sich genau nach den Vorschriften des Arztes. [siehe f.]
e. Darreichungsform / Art der Anwendung	Tabletten und Perlen (überzuckert) zum Einnehmen
f. Dosierung (Einzel- / Tagesdosierung)	[Siehe d.] Vor allem gilt dies für die Höhe der Einzelgaben und die Dauer der Anwendung.
g. Weitere Einnahmehinweise	Es empfiehlt sich, die Tabletten bzw. Perlen jeweils nach den Mahlzeiten und ggf. zusätzlich vor dem Schlafengehen mit etwas Flüssigkeit unzerkaut zu schlucken.
h. Wirksamkeit	Decortin-H ist ein hochwirksames Derivat des Hydrocortisons, aus dem es durch Dehydrierung dargestellt wird. Decortin-H hat etwa die fünffache Wirkung von Cortison und die dreifache Wirkung von Hydrocortison.
i. Nebenwirkungen	Auch wenn evtl. einmal Magen-Darm-Beschwerden oder sonstige Störungen auftreten sollten, wende man sich unverzüglich an den Arzt.
j. Kontraindikationen	Keine Angabe
k. Wechselwirkungen	Keine Angabe
l. Explizite Warnhinweise	Die Behandlung mit Decortin-H darf niemals plötzlich und ohne ärztliche Anweisung unterbrochen werden. Falls es während der Behandlung zu einer besonderen Belas[tung] des Organismus, wie z. B. fieberhaften Erkrankungen, Schwangerschaft, Unfall, Operati[on] oder ähnlichem, kommt, ist sofort der Arzt zu verständigen oder der Notfallarzt über die laufende Decortin-H-Behandlung zu unterrichten.
m. Weitere Inhalte	Packungsgrößen: Originalpackungen Decortin-H Tabletten zu 5 mg Gläser mit 10 und 30 Stück Perlen zu 1 mg (überzuckert) Glas mit 50 Stück Von beiden Formen Klinikpackungen

---

[438] Die Erfassung des Inhalts und der Gestaltung erfolgt exemplarisch an der Packungsbeilage von 1965. In der Beurteilung in Kapitel 7.5.2.3 sollen sodann Aspekte der Fassung von 1956 Erwähnung finden.

7.5.2.2 *Analyse der Gestaltung*

Der Beipackzettel enthält etwa 180 Wörter in überwiegend allgemeinverständlicher Sprache. Er ist in einen Überschriftenteil (Logo des Herstellers, Bezeichnung des Präparats mit Angabe des Wirkstoffs sowie Darreichungsformen) und anhand von Absätzen in drei Textabschnitte (Wirksamkeit; Indikation, Dosierung einschließlich weiterer Einnahmehinweise und Warnhinweis vor abruptem Abbruch der Therapie; Warnhinweis zur Information des Arztes bei wesentlichen Veränderungen des körperlichen Zustands, Nebenwirkungen) gegliedert. Am unteren Rand der ersten Seite wird das Symbol „®" erklärt und eine Folge aus Buchstaben und Zahlen angegeben. Auf der Rückseite werden abschließend die Packungsgrößen und Darreichungsformen sowie der Name des Herstellers genannt. Der Überschriftenteil ist in einer höheren Schriftgröße gedruckt, wobei die Bezeichnung des Präparats im Vergleich zu den Darreichungsformen und diese wiederum im Vergleich zur Angabe des Wirkstoffs jeweils etwas größer sind. Der Überschriftenteil, das Wort „Gebrauch" im zweiten Textabschnitt, die Bezeichnung des Präparats und die Darreichungsformen bei der abschließenden Angabe der Packungsgrößen sind fett gedruckt. Der Druck erfolgte durchgehend in schwarzer Farbe.

Der Beipackzettel ist schlicht gestaltet. Als grafische Elemente weist er das Firmenlogo sowie einen Querbalken im Überschriftenteil auf.

7.5.2.3 *Beurteilung des Inhalts und der Gestaltung*

Mit Ausnahme der Fachbegriffe „Derivat", „Hydrocortison", „Dehydrierung" und „Cortison" im Abschnitt Wirksamkeit ist die Packungsbeilage in einer für Laien verständlichen Sprache gehalten. Der Text ist in drei Abschnitte gegliedert, die zur Übersichtlichkeit beitragen. Inhaltlich beschränkte man sich im Wesentlichen auf für Patienten wichtige Informationen: den Hinweis auf die Einhaltung der ärztlichen Vorschrift, insbesondere hinsichtlich der Dosierung und Dauer der Einnahme, weitere Einnahmehinweise, einen Warnhinweis vor abruptem Abbruch der Therapie und die Information des Arztes bei wesentlichen Veränderungen des körperlichen Zustands sowie die möglichen, insbesondere gastrointestinalen, Nebenwirkungen. Diese Angaben erschienen überwiegend sachlich. Für den Fall, dass der Arzt keine Dosierung genannt oder der Patient sie vergessen hatte, fand man hingegen keine übliche Dosierungsangabe. Der erste Abschnitt zur Beschreibung der Wirksamkeit betont zudem die Überlegenheit von Decortin®-H gegenüber Cortison- und Hydrocortison-Präparaten. Die werbende Wirkung versuchte man durch die Verwendung der vier Fachbegriffe vermutlich zu stärken. Das Logo der Firma Merck stellt ein Symbol dar, das die Erinnerung des Patienten an das Präparat unterstützte.

Gehes Codex 1960 gibt für Decortin®-H die Anwendungsgebiete „Chronische Polyarthritis rheumatica, Nephrose, therapieresistentes Asthma bronchiale, Dermatose usw."[439] an, während die Rote Liste 1967 eine abschließende Auflistung macht:

> „Morbus Addison, Insuffizienz oder Ausfall des Hypophysenvorderlappens, Sheehan-Syndrom, adrenogenitales Syndrom, chronische Polyarthritis, akute Polyarthritis,

---

[439] GEHES CODEX (1960), S. 336.

Asthma bronchiale, therapieresistenter Heuschnupfen, Nephrose, Hemiplegie, Lympho-granulomatose, bakteriell bedingte Infektionskrankheiten, schwere Hepatitis, maligne Tumoren, abszedierende Säuglingspneumonie, schwere Keuchhustenanfälle, bedrohli-che Zustände des Pseudokrupps, chronisch entzündliche Adnexveränderungen, akuter universeller Erythematodes, Pemphigus vulgaris, psoriatische Erythrodermie, Dermati-tis exfoliativa, Dyshidrosis, Neurodermitis."[440]

Die Packungsbeilage verwies den Patienten auf die vom Arzt gegebene Anweisung und Dosierung. Für den Fall, dass der Arzt keine Dosierung festgelegt oder der Patient sie vergessen hatte, nannte sie keine übliche Einnahmemenge zur Orientierung. Eben-falls wurden keine Anwendungsgebiete angegeben.[441] Ein Vergleich mit der Roten Liste 1967 zeigt hierbei eine der verbreiteten Indikationslyrik anmutende Vielzahl von mögli-chen Anwendungsgebieten,[442] die jedoch nicht Eingang in die Packungsbeilage fanden. Möglicherweise ging man hier von einer abschreckenden Wirkung gegenüber Patienten aus. Einen informativen Mehrwert für Patienten hatten damit nur die weiteren Einnah-mehinweise, der Warnhinweis vor abruptem Abbruch der Therapie, der Warnhinweis zur Information des Arztes bei wesentlichen Veränderungen des körperlichen Zustands und der Hinweis zur Konsultation eines Arztes bei Magen-Darm-Beschwerden als Ne-benwirkung. Die Wahrscheinlichkeit des Auftretens dieser gastrointestinalen Nebenwir-kungen wurde jedoch mit der Formulierung „wenn evtl. einmal [...] auftreten sollten" relativiert. Der Absatz zur Wirksamkeit und Überlegenheit von Decortin®-H gegenüber Cortison- und Hydrocortison-Präparaten hatte hingegen werbende Wirkung, die das Lo-go des Herstellers unterstützte. Die sehr eindeutige Herausstellung der Überlegenheit könnte möglicherweise auf die Neueinführung des Präparats zurückzuführen sein, um Patienten mit bereits etablierter Cortison- bzw. Hydrocortison-Therapie zu einem Um-stieg zu bewegen. In gleicher Weise ist die in der Packungsbeilage von 1956 noch vor-handene chemische Bezeichnung „Δ^1-Dehydro-Hydrocortison" einzuordnen. Insgesamt darf indes der informative Charakter als wichtiger eingeordnet werden. Bei einer Lang-zeittherapie wird die körpereigene Cortison-Produktion durch die externe Zufuhr von Decortin®-H gedrosselt, was ein Ausschleichen notwendig macht. Ferner konnten Ma-gen-Darm-Beschwerden Symptome eines Ulcus ventriculi oder Ulcus duodeni sein, de-ren Risiko Glucocorticoide erhöhten, falls zugleich nichtsteroidale Antirheumatika, wie Acetylsalicylsäure, eingenommen wurden. Die Warnhinweise waren somit von grund-legender Bedeutung. Vorschriften zum Inhalt von Packungsbeilagen existierten zu der Zeit noch nicht. Der zu Cortison und Hydrocortison angestellte Vergleich verstieß dabei auch nicht gegen das Gesetz gegen den unlauteren Wettbewerb und die Werbepolizei-verordnung bzw. das 1965 in Kraft tretende Heilmittelwerbegesetz, da er den wissen-schaftlichen Tatsachen entsprach.

---

[440] ROTE LISTE (1967), S. 312.

[441] Dazu vgl. auch Kapitel 7.5.1.

[442] Eine massive Erweiterung der Indikationen war zwischenzeitlich typisch für Präparate mit Cortison und daher sicherlich auch für dessen Derivate. Vgl. N. KLINKENBERG (1987), S. 75–90; sowie H. KAISER / N. KLINKENBERG (1988), S. 58–60.

7.5.3   Proponal®, 1966 und 1974

Das Schlafmittel Proponal®, eine Kombination aus Cyclobarbital-Calcium und Meprobamat, wurde 1958 von der Firma Merck auf den Markt gebracht.[443] Ab etwa 1964 übernahm die Cascan GmbH das Präparat in Deutschland.[444] Es unterlag der Verschreibungspflicht.[445] Die Abbildungen 45 und 46 zeigen Gebrauchsinformationen von 1974 und von 1966:

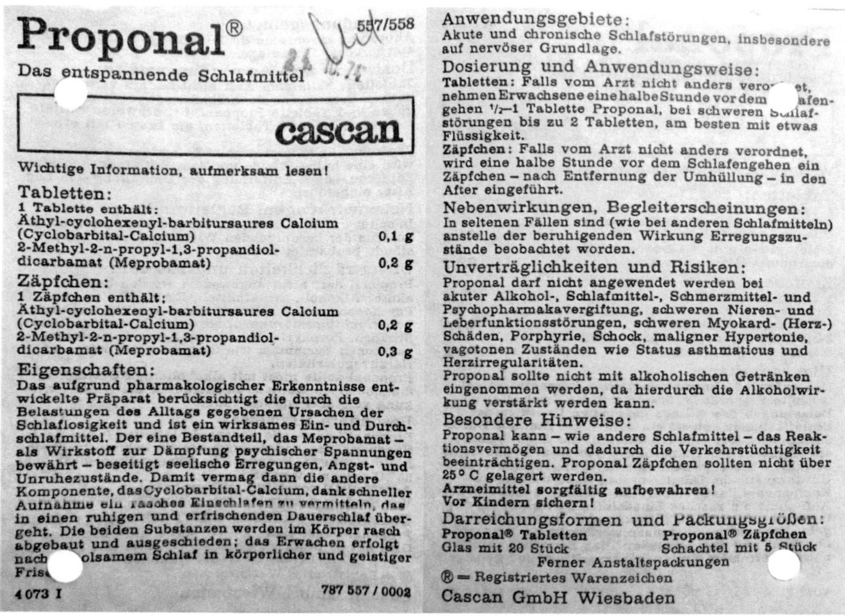

Abb. 45: Packungsbeilage von Proponal®, Oktober 1974[446]

---

[443] Vgl. GEHES CODEX (1960), S. 1003. Zu Barbituraten siehe auch Kapitel 6.3.5. Zur Einführung synthetischer Schlafmittel im 19. Jahrhundert siehe K. GODER (1985).

[444] Eine erste Packungsbeilage im abgebildeten Design ist auf Januar 1964 datiert. Packungsbeilagen, die für Proponal®-Packungen für den Verkauf im Ausland vorgesehen waren, besaßen weiterhin die Aufmachung von Merck. Vgl. MA W 39 / 26y. Packungsbeilage von Proponal®, Januar 1964; sowie MA W 39 / 26x. Packungsbeilage von Proponal® f[ür] d[as] A[usland], März 1969.

[445] Vgl. ROTE LISTE (1975), 53 / 063. Die Betrachtung des Verschreibungsstatus ist auf den Zeitraum um die Datierung der zu analysierenden Packungsbeilage beschränkt.

[446] MA W 39 / 27p. Packungsbeilage von Proponal®, Oktober 1974.

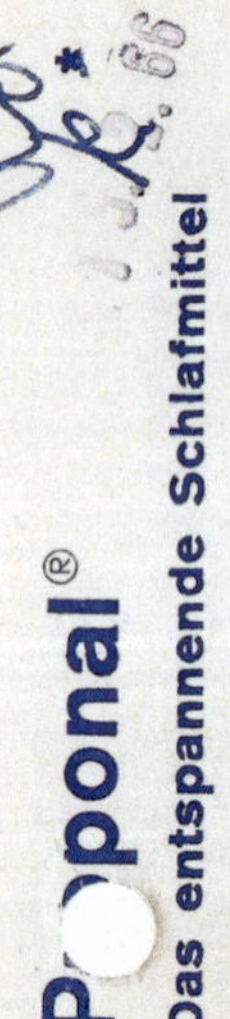

Abb. 46: Packungsbeilage von Proponal®, Februar 1966[447]

---

[447] MA W 39 / 26x. Packungsbeilage von Proponal®, Februar 1966.

7.5.3.1 Erfassung des Inhalts

Tab. 23: Inhalt der Packungsbeilage von Proponal®, 1966[448]

a. Bezeichnung des Präparats	P[ro]ponal®
b. Hersteller	Cascan GmbH 6200 Wiesbaden

c. Zusammensetzung (qualitativ, quantitativ)

Tabletten:

1 Tablette enthält:

2-Methyl-2-n-propyl-1,3-propandiol-dicarbamat (Meprobamat) 0,2 g

Cyclohexenyläthylbarbitursaures Calcium (Cyclobarbital-Calcium) 0,1 g

Zäpfchen:

1 Zäpfchen enthält:

2-Methyl-2-n-propyl-1,3-propandiol-dicarbamat (Meprobamat) 0,3 g

Cyclohexenyläthylbarbitursaures Calcium (Cyclobarbital-Calcium) 0,2 g

d. Indikation / Stoffgruppe	Schlafmittel Schlaflosigkeit, Ein- und Durchschlafmittel Psychische Spannungen, seelische Erregungen, Angst- und Unruhezustände
e. Darreichungsform / Art der Anwendung	Tabletten und Zäpfchen

f. Dosierung (Einzel- / Tagesdosierung)

g. Weitere Einnahmehinweise

Dosierung

Tabletten:

Falls vom Arzt nicht anders verordnet, nehmen Erwa[ch]sene etwa ½ Stunde vor dem Schlafengehen 1 Tablette Proponal, am besten mit etwas Flüssigkeit. In leichteren Fällen von Einschlafstörungen genügt schon ½ Tablette, bei schweren Schlafstörungen können unbedenklich auch 1 ½ oder 2 Tabletten genommen werden.

Zäpfchen:

Falls vom Arzt nicht anders verordnet, wird etwa ½ Stunde vor dem Schlafengehen ein Zäpfchen – nach Entfernung der Umhüllung – in den After eingeführt. [siehe m., Anwendungshilfe der Zäpfchen]

h. Wirksamkeit	[Siehe m., Eigenschaften]
i. Nebenwirkungen	Keine Angabe
j. Kontraindikationen	Keine Angabe
k. Wechselwirkungen	Keine Angabe
l. Explizite Warnhinweise	Keine Angabe

---

[448] Die Erfassung des Inhalts und der Gestaltung soll exemplarisch an der Packungsbeilage von 1966 geschehen. Die Fassung von 1974 soll in der Beurteilung in Kapitel 7.5.3.3 kurz in die Entwicklungen des Arzneimittelverkehrs eingeordnet werden.

m. Weitere Inhalte

<u>Eigenschaften:</u>

Das entspannende Schlafmittel

Das neuartige, auf Grund moderner pharmakologischer Erkenntnisse entwickelte Präparat berücksichtigt die durch die Belastungen des Alltags gegebenen Ursachen der Schlaflosigkeit und ist ein wirksames Ein- und Durchschlafmittel. Der eine Bestandteil, das Meprobamat – als Wirkstoff zur Dämpfung psychischer Spannungen bewährt – beseitigt seelische Erregungen, Angst- und Unruhezustände. Damit vermag dann die andere Komponente, das Cyclobarbital-Calcium, dank schneller Resorption ein rasches Einschlafen zu vermitteln, das in einen ruhigen und erfrischenden Dauerschlaf übergeht. Die Wiederherstellung der Schlafbereitschaft durch das Meprobamat gibt die Möglichkeit, die sonst notwendige Dosis des Cyclobarbital-Calciums zu vermindern. Die beiden Substanzen werden im Körper rasch abgebaut und ausgeschieden; das Erwachen erfolgt nach erholsame[m] Schlaf in körperlicher und geistiger Frische.

<u>Anwendungshilfe der Zäpfchen:</u>

Zäpfchen, die infolge warmer Lagerung zu weich geworden sind, können vor Entfernung der Folie durch Eintauchen in kaltes Wasser (Leitungswasser) wieder so gehärtet werden, daß sie sich ohne Schwierigkeit einführen lassen.

<u>Anleitung zur Entnahme der Tabletten:</u>

Anleitung zur Entnahme der Tabletten

Betr.: Packung zu 10 Stück

Man nehme den rechteckigen Zuschnitt in die Hand (Tabletten nach oben) und drücke mit dem Daumen eine der eingesiegelten Tabletten durch die Aluminiumfolie nach unten.

<u>Packungsgrößen:</u>

Originalpackungen:

Proponal-Tabletten

Packungen mit 10 und 20 Stück

Proponal-Zäpfchen

Schachtel mit 5 Stück

Ferner Klinik-Packungen

7.5.3.2 *Analyse der Gestaltung*

Der Beipackzettel enthält ca. 300 Wörter in überwiegend allgemeinverständlicher Sprache. Er ist in einen Überschriftenteil (Bezeichnung des Präparats, Angabe der Stoffgruppe mit der Eigenschaft „entspannend" sowie Zusammensetzung) und anhand von Absätzen und Unterüberschriften in drei Textabschnitte (Eigenschaften; Dosierung einschließlich weiterer Einnahmehinweise, Anwendungshilfe der Zäpfchen; Anleitung zur Entnahme der Tabletten) gegliedert. Am unteren Rand der ersten Seite wird das Symbol „®" erklärt und eine Folge aus Buchstaben und Zahlen angegeben. Auf der Rückseite werden abschließend die Packungsgrößen und Darreichungsformen sowie der Name des Herstellers genannt. Die Bezeichnung des Präparats, die Angabe der Stoffgruppe und der Eigenschaft „entspannend", die Unterüberschriften einschließlich der Unterscheidung zwischen Tabletten und Zäpfchen, auch bei der abschließenden Angabe der Packungsgrößen, sind fett und im Vergleich zum restlichen Text in einer höheren Schriftgröße gedruckt, wobei diese in der genannten Reihenfolge abnimmt. Der Druck erfolgte durchgehend in blauer Farbe.

Der Beipackzettel ist schlicht gestaltet. Als grafische Elemente weist er eine Abbildung, die das Herausdrücken einer Tablette aus einem Blister visualisiert, sowie das einfach gehaltene Firmenlogo auf.

7.5.3.3   *Beurteilung des Inhalts und der Gestaltung*

Der Text ist in verschiedene Abschnitte gegliedert, die mithilfe von fett hervorgehobenen Unterüberschriften Übersichtlichkeit schaffen. Die etwa 300 Wörter verwendete man für informative und werbende Inhalte. Die Zusammensetzung und die Eigenschaften von Proponal® werden mithilfe einiger chemischer Bezeichnungen sowie Fachausdrücken, wie „pharmakologisch", „Resorption" und „Dosis" beschrieben. Dabei stellte man die Eigenschaften zudem sehr positiv dar. Das „neuartige, auf Grund moderner pharmakologischer Erkenntnisse entwickelte" Proponal® sollte „ein rasches Einschlafen" bewirken, „das in einen ruhigen und erfrischenden Dauerschlaf übergeht." Der „erholsame Schlaf" sollte sodann zu „körperlicher und geistiger Frische" nach dem Aufstehen führen. Die Wirkstoffe zügig wieder abzubauen und auszuscheiden, sprach zusätzlich für eine gute Verträglichkeit ohne Hangover. Die Schlafprobleme ursächlich an die „Belastungen des Alltags" anzuknüpfen, suggerierte ferner eine gewisse Normalität der Beschwerden.[449] Somit wirkte die Vorderseite werbend, unterstützt von einigen Fachausdrücken und chemischen Bezeichnungen, die vermutlich eine wissenschaftliche Qualität vermitteln sollten. Zu den informativen Inhalten zählten demgegenüber die Dosierung und weiteren Einnahmehinweise, die Anwendungshilfe der Zäpfchen sowie die Anleitung zur Entnahme der Tabletten. Diese Angaben erscheinen sachlich und im Vergleich zu der Zusammensetzung und den Eigenschaften ebenfalls in verständlicherer Sprache. Gleiches gilt für die beiden grafischen Elemente, die Abbildung, die das Herausdrücken einer Tablette aus einem Blister visualisierte, sowie das Firmenlogo, das äußerst schlicht war. Allein der Hinweis, dass auch anderthalb oder zwei Tabletten „unbedenklich" eingenommen werden könnten, ist kritisch zu sehen, da er aufgrund der vermeintlichen Unschädlichkeit zu einer höheren Dosierung verleiten konnte und zugleich ein Hinweis auf die Wechselwirkungen von Cyclobarbital, bspw. mit Alkohol, und auf die Gefährlichkeit von Überdosierungen fehlten.

Die Rote Liste 1967 führt für Proponal® eine gleichlautende Zusammensetzung und Dosierung auf.[450] Die Indikationen gibt sie hingegen in verkürzter Form als „akute und

---

[449] Dies war indes kein Einzelfall. In einem Beipackzettel von 1957 der von Bayer vertriebenen Doromaletten® hieß es: „Durch die zunehmende Hast der heutigen Zeit, durch Angst und psychische Belastungen des täglichen Lebens werden viele Menschen erheblich in ihrem normalen Lebensrhythmus gestört. Sie klagen über Nervosität, Reizbarkeit, psychische Spannungszustände, Angstgefühle sowie über körperliche und geistige Übermüdung. In solchen Fällen können Doromaletten eine allgemeine Beruhigung und Entspannung herbeiführen." DM Inv.-Nr. 2010-280. Packung von Doromaletten® (Bayer Leverkusen) mit Packungsbeilage. Die Einnahme eines Schlafmittels konnte damit als zum Lebensstil gehörend angesehen werden.

[450] Vgl. ROTE LISTE (1967), S. 983.

chronische Schlafstörungen, insbesondere auf nervöser Grundlage"[451] an, was die ausschweifende Beschreibung der Eigenschaften von Proponal® als werbend bestätigt.

Die Packungsbeilage informierte den Patienten über die Dosierung und weitere Einnahmehinweise. Sie gab eine Anwendungshilfe für die Zäpfchen, falls diese zwischenzeitlich zu warm geworden waren, und eine Anleitung zur Entnahme der Tabletten. Das Beispiel zeigt, dass die gleiche Packungsbeilage mitunter für verschiedene Darreichungsformen eines Präparats verwendet worden ist, wobei in diesem Fall wegen der unterschiedlichen Applikationswege einer Tablette und eines Zäpfchens Missverständnisse möglich waren. Eine Trennung wäre daher wünschenswert gewesen. Anhand einer ausführlichen positiven Beschreibung der Eigenschaften des Präparats, die auch eine gute Verträglichkeit vermuten ließ, verwendete man die Packungsbeilage zugleich als Werbemittel. Hierbei ist der Zusatz „unbedenklich" im Zusammenhang mit einer Erhöhung der Dosierung auf bis zu zwei Tabletten besorgniserregend, da er eine darüber hinausgehende Dosierung eines Barbiturats förderte, zumal Hinweise auf Wechselwirkungen mit Alkohol oder anderen Arzneien sowie Gefahren einer Überdosierung fehlten, und somit zu kritischen Dosierungen geführt haben könnte. Die Bezeichnungen „Cyclohexenyläthylbarbitursaures Calcium" sowie „Cyclobarbital-Calcium" entsprachen nicht der Polizeiverordnung über Barbitursäureabkömmlinge, die allerdings Ende November 1959 ohnehin außer Kraft getreten war. Indes dürften diese Bezeichnungen nicht für alle Laien eindeutig die enthaltene Cyclohexenyläthylbarbitursäure als solche kenntlich gemacht haben. Stattdessen verschob sich das Augenmerk auf das Gegenion Calcium. Ferner konnten die beschriebenen Eigenschaften nach § 8 des Heilmittelwerbegesetzes unerlaubte Werbung für ein verschreibungspflichtiges Arzneimittel bzw. Schlafmittel darstellen, was jedoch nicht mit Sicherheit nachweisbar ist. Damit steht dem informativen Charakter ein gleichermaßen werbender Charakter gegenüber, der ein gewisses Gesundheitsrisiko barg.

Das Beispiel verdeutlicht damit ferner, dass vor dem Hintergrund der Registrierungspflicht durch das Arzneimittelgesetz 1961, das ein Einreichen der Packungsbeilage als Bestandteil der Registrierungsunterlagen erforderte, Packungsbeilagen noch eindeutig werbende Passagen enthalten konnten. Dies änderte auch die Richtlinie über Packungsinformationen des Bundesverbandes der Pharmazeutischen Industrie e. V. nicht, wie die entsprechend den Vorgaben dieser Richtlinie konzipierte Fassung von 1974 zeigt. Die werbenden Passagen fanden sich im Absatz ‚Eigenschaften' wieder. Auffällig ist hingegen, dass die mit der Arzneimitteleinnahme verbundenen Risiken nunmehr wesentlich ausführlicher beschrieben wurden.[452]

---

[451] ROTE LISTE (1967), S. 983.
[452] Vgl. MA W 39 / 27p. Packungsbeilage von Proponal®, Oktober 1974.

7.5.4   Lanimerck®-Dragees, 1977 und 1979

Lanimerck®-Dragees wurden 1959 in die Therapie eingeführt. Sie enthielten das herzwirksame Glykosid Lanatosid C in isolierter Form.[453] Das Präparat war rezeptpflichtig.[454] Nachfolgende Abb. 47 zeigt eine Gebrauchsinformation von 1977 und Abb. 48 eine von 1979:

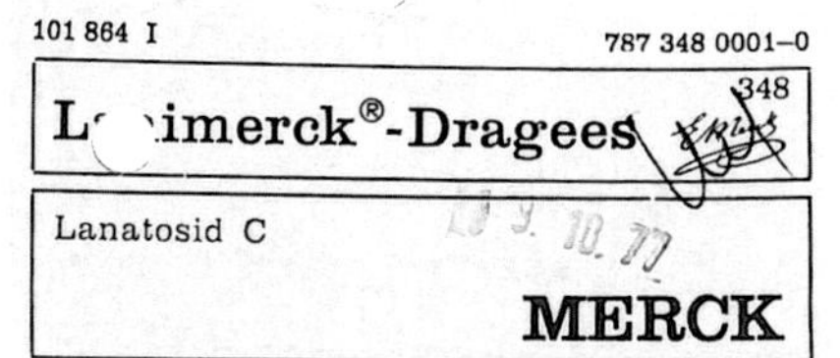

Abb. 47: Packungsbeilage von Lanimerck®-Dragees, Oktober 1977[455]

---

[453] Vgl. GEHES CODEX (1960), S. 719. Zur Geschichte des Fingerhuts unter besonderer Berücksichtigung äußerlicher Anwendungen siehe A. OVERHAMM (1976). Zu historischen Aspekten der Herzinsuffizienztherapie siehe A. HELMSTÄDTER (2017), S. 175–180.

[454] Vgl. ROTE LISTE (1975), 58 / 110. Die Betrachtung des Verschreibungsstatus ist auf den Zeitraum um die Datierung der zu analysierenden Packungsbeilage beschränkt.

[455] MA W 39 / 28f. Packungsbeilage von Lanimerck®-Dragees, Oktober 1977.

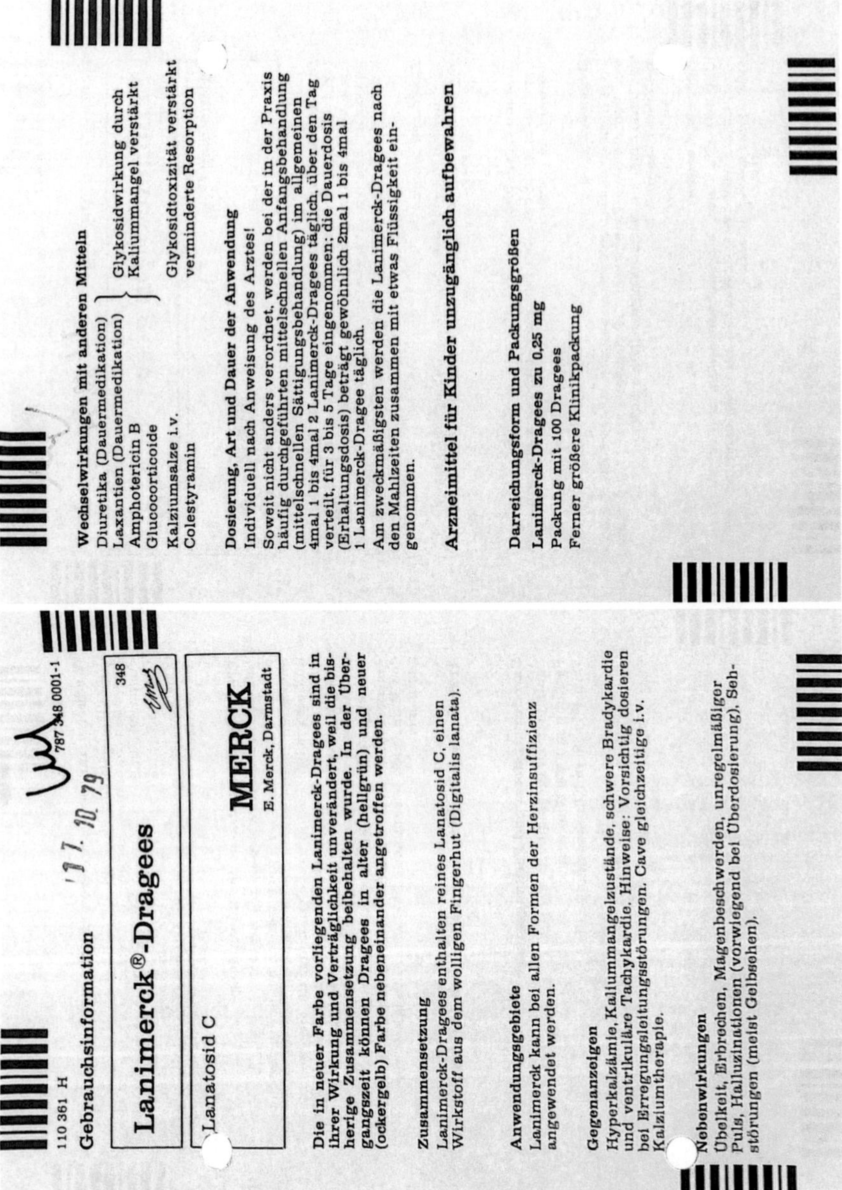

Abb. 48: Gebrauchsinformation von Lanimerck®-Dragees, Oktober 1979[456]

---

[456] MA W 39 / 28f. Gebrauchsinformation von Lanimerck®-Dragees, Oktober 1979.

7.5.4.1 Erfassung des Inhalts

Tab. 24: Inhalt der Gebrauchsinformation von Lanimerck®-Dragees, 1979[457]

a. Bezeichnung des Präparats	Lanimerck®-Dragees
b. Hersteller	E. Merck, Darmstadt
c. Zusammensetzung (qualitativ, quantitativ)	Zusammensetzung Lanimerck-Dragees enthalten reines Lanatosid C, einen Wirkstoff aus dem wolligen Fingerhut (Digitalis lanata). Lanimerck-Dragees zu 0,25 mg
d. Indikation / Stoffgruppe	Anwendungsgebiete Lanimerck kann bei allen Formen der Herzinsuffizienz angewendet werden.
e. Darreichungsform / Art der Anwendung	Dragees zum Einnehmen [Siehe auch m., Darreichungsform und Packungsgrößen]
f. Dosierung (Einzel- / Tagesdosierung)	Dosierung, Art und Dauer der Anwendung Individuell nach Anweisung des Arztes! Soweit nicht anders verordnet, werden bei der in der Praxis häufig durchgeführten mittelschnellen Anfangsbehandlung (mittelschnellen Sättigungsbehandlung) im allgemeinen 4mal 1 bis 4mal 2 Lanimerk-Dragees täglich, über den Tag verteilt, für 3 bis 5 Tage eingenommen; die Dauerdosis (Erhaltungsdosis) beträgt gewöhnlich 2mal 1 bis 4mal 1 Lanimerck-Dragee täglich.
g. Weitere Einnahmehinweise	Am zweckmäßigsten werden die Lanimerck-Dragees nach den Mahlzeiten zusammen mit etwas Flüssigkeit eingenommen.
h. Wirksamkeit	Keine Angabe
i. Nebenwirkungen	Nebenwirkungen Übelkeit, Erbrechen, Magenbeschwerden, unregelmäßiger Puls, Halluzinationen (vorwiegend bei Überdosierung), Sehstörungen (meist Gelbsehen).
j. Kontraindikationen	Gegenanzeigen Hyperkalzämie, Kaliummangelzustände, schwere Bradykardie und ventrikuläre Tachykardie. Hinweise: Vorsichtig dosieren bei Erregungsleitungsstörungen. Cave gleichzeitige i. v. Kalziumtherapie.

k. Wechselwirkungen Wechselwirkungen mit anderen Mitteln Diuretika (Dauermedikation), Laxantien (Dauermedikation), Amphotericin B, Glucocorticoide: Glykosidwirkung durch Kaliummangel verstärkt; Kalziumsalze i. v.: Glykosidtoxizität verstärkt, Colestyramin: verminderte Resorption.

---

[457] Die Erfassung des Inhalts und der Gestaltung soll exemplarisch an der Gebrauchsinformation von 1979 geschehen. Auf die Fassung von 1977 wird in der Beurteilung in Kapitel 7.5.4.3 kurz eingegangen.

l. Explizite Warnhinweise	Arzneimittel für Kinder unzugänglich aufbewahren
m. Weitere Inhalte	Überschrift: Gebrauchsinformation Änderung der Drageefarbe: Die in neuer Farbe vorliegenden Lanimerck-Dragees sind in ihrer Wirkung und Verträglichkeit unverändert, weil die bisherige Zusammensetzung beibehalten wurde. In der Übergangszeit können Dragees in alter (hellgrün) und neuer (ockergelb) Farbe nebeneinander angetroffen werden. Darreichungsform und Packungsgrößen: Darreichungsform und Packungsgrößen Lanimerck-Dragees zu 0,25 mg Packung mit 100 Dragees Ferner größere Klinikpackung

7.5.4.2 *Analyse der Gestaltung*

Die Gebrauchsinformation enthält etwa 220 Wörter in teilweiser allgemeinverständlicher Sprache. Sie ist in einen Kopfteil (Zahlenfolgen, teilweise mit Buchstabe, Überschrift „Gebrauchsinformation", Bezeichnung des Präparats und des wirksamen Bestandteils, Name des Herstellers einschließlich Schriftzug) und anhand von Absätzen, überwiegend mit Unterüberschriften, in verschiedene Textabschnitte (Änderung der Drageefarbe; Zusammensetzung; Anwendungsgebiete; Gegenanzeigen; Nebenwirkungen; Wechselwirkungen; Dosierung, Art und Dauer der Anwendung einschließlich der weiteren Einnahmehinweise) gegliedert. Abschließend werden der Warnhinweis „Arzneimittel für Kinder unzugänglich aufbewahren" sowie die Darreichungsform und Packungsgrößen angegeben. Die Bezeichnung des Präparats und der wesentliche Name des Herstellers sind in einer höheren Schriftgröße gedruckt, die Überschrift „Gebrauchsinformation" sowie die Bezeichnung des wirksamen Bestandteils kleiner, aber noch größer als der übrige Text. Die Überschrift, die Bezeichnung des Präparats, der Name des Herstellers einschließlich des Schriftzugs, der komplette Absatz zur Änderung der Drageefarbe, die Unterüberschriften, der Warnhinweis zur Aufbewahrung und die abschließende Angabe der Darreichungsform sind fett gedruckt. Der Druck des Beipackzettels erfolgte durchgehend in schwarzer Farbe.

Die Gebrauchsinformation wirkt schlicht. Als grafische Elemente treten Rahmenlinien im Kopfteil, der Schriftzug des Herstellers und eine Klammer im Abschnitt Wechselwirkungen auf der Rückseite in Erscheinung. Die seitlich angebrachten Strichcodes waren produktionstechnisch begründet.

7.5.4.3 *Beurteilung des Inhalts und der Gestaltung*

Der Text ist in verschiedene Abschnitte mit überwiegend fett hervorgehobenen Unterüberschriften gegliedert, sodass er sehr übersichtlich wirkt. Die Gebrauchsinformation ist nur teilweise in einer für Laien verständlichen Sprache abgefasst, da die Abschnitte Gegenanzeigen und Wechselwirkungen hauptsächlich aus Fachbegriffen bestehen. In Anbetracht der schlechten Verständlichkeit dieser Abschnitte konnten bspw. in der

Selbstmedikation erhältliche Abführmittel vom Patienten unbemerkt gefährliche Überdosierungen auslösen. Der übrige Text war hingegen für Patienten verständlich und enthielt für diesen wichtige Informationen. Dazu zählten die Zusammensetzung, die Anwendungsgebiete, Gegenanzeigen, Nebenwirkungen,[458] Wechselwirkungen mit anderen Arzneimitteln, die Dosierung, Art und Dauer der Anwendung einschließlich der weiteren Einnahmehinweise sowie der Warnhinweis zur Lagerung vor Kindern gesichert. Zusätzlich gab die Gebrauchsinformation einen Hinweis, dass sich die Drageefarbe geändert hatte und zwischenzeitlich beide Farben in einer Packung vorkommen konnten. Dies stellte einen wichtigen Hinweis für Patienten dar, um die Compliance aufrecht zu erhalten. Zugleich war in diesem Abschnitt eine werblich anklingende Passage zu finden, die die Wirkung und Verträglichkeit bestätigte, wenn auch ohne Zusätze wie „bewährt" oder ähnliche. Die Anwendungsgebiete zeigten mit dem Hinweis, das Präparat sei bei „allen Formen der Herzinsuffizienz" indiziert, ebenfalls einen werblichen Zusatz. Die übrigen Angaben erscheinen sachlich.

Die Rote Liste 1979 führt gleichlautend die Zusammensetzungen, Anwendungsgebiete, Gegenanzeigen, Nebenwirkungen und im Wesentlichen zudem die Wechselwirkungen auf. Zu letzteren berichtet sie zusätzlich über die Gefahr einer Bradykardie bei der Kombination mit Reserpin und eine verstärkte Wirkung von Digoxin und Digoxinderivaten mit Chinidin. Die Dosierung, angegeben in verkürzter Form, stimmt ebenfalls überein. Der Hinweis zur Einnahme nach dem Essen mit etwas Flüssigkeit fehlt.[459]

Die Gebrauchsinformation von Lanimerck®-Dragees von 1979 besaß einen informativen Charakter. Sie entsprach im Wesentlichen den Vorgaben des Arzneimittelgesetzes von 1976. Es fehlte zwar der Hinweis, dass die Dragees nach Ablauf des Verfalldatums nicht mehr eingenommen werden sollten. Jedoch durfte das auf dem Behältnis und der äußeren Umhüllung anzugebende Verfalldatum bei einer Haltbarkeit von mehr als drei Jahren entfallen, was zugleich den Hinweis in der Gebrauchsinformation obsolet machte.[460] Der abschließende Abschnitt „Darreichungsform und Packungsgrößen" stellte ein Überbleibsel aus der Richtlinie des Bundesverbandes der Pharmazeutischen Industrie e. V. dar, das Gesetz forderte ihn nicht. Gegenüber den Pflichtangaben hätte dieser jedoch deutlich abgesetzt und abgegrenzt werden müssen, bspw. mithilfe einer durchgezogenen Linie. Der ebenfalls aus der Richtlinie stammende Absatz ‚Eigenschaften', den die Packungsbeilage von 1977, die auch schon über Kontraindikationen und Nebenwirkungen informierte, noch enthielt, verschwand hingegen.[461] Der informative Mehrwert für Patienten wurde v. a. bei den Gegenanzeigen und Wechselwirkungen durch Fachausdrücke eingeschränkt.

---

[458] Zur werbenden Beschreibung der Nebenwirkungslosigkeit in früheren Fassungen der Packungsbeilage von Lanimerck® siehe Kapitel 7.2.

[459] Vgl. ROTE LISTE (1979), 52 / 089 und D 25.

[460] Über die Haltbarkeit der Lanimerck®-Dragees kann an dieser Stelle indes keine Aussage getroffen werden.

[461] Vgl. MA W 39 / 28f. Packungsbeilage von Lanimerck®-Dragees, Oktober 1977. Der Abschnitt ‚Eigenschaften' enthielt teilweise werbende Inhalte. Dazu vgl. Kapitel 7.5.3.

7.5.5   Decentan® 4 mg, 1958 und 1982

Das Neuroleptikum Decentan®, das den Wirkstoff Perphenazin enthielt, brachte die Firma Merck in der Stärke von 4 mg 1958 auf den Markt.[462] Es unterlag der Verschreibungspflicht.[463] Abb. 49 zeigt eine Packungsbeilage aus dem Jahr der Markteinführung sowie vergleichend dazu Abb. 50 eine Fassung von 1982:

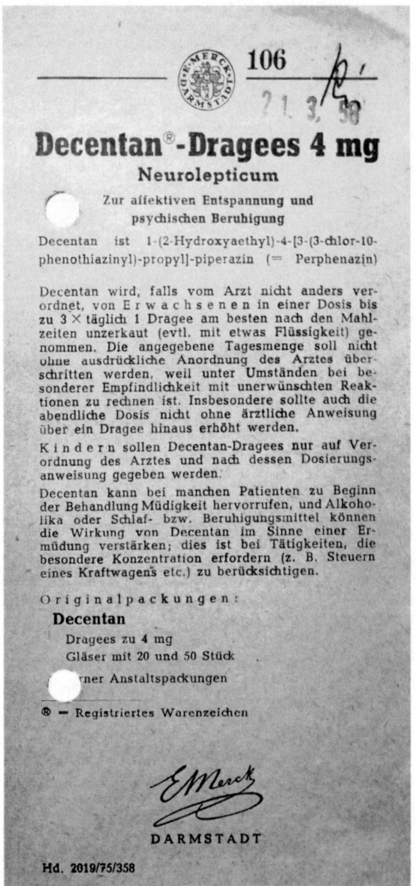

Abb. 49: Packungsbeilage von Decentan®-Dragees 4 mg, März 1958[464]

---

[462] Vgl. GEHES CODEX (1960), S. 336. Zur Geschichte der Neuroleptika, insbesondere am Beispiel des Chlorpromazin enthaltenden Megaphen®, siehe V. BALZ (2010). Zu einer Packungsbeilage von Megaphen® aus den ersten Jahren der Marktpräsenz, vermutlich von 1955, siehe MOA 13.1-067-22. Packung von Megaphen® Tropfen (Bayer Leverkusen) mit Packungsbeilage.

[463] Vgl. ROTE LISTE (1983), 70 / 050. Die Betrachtung des Verschreibungsstatus ist auf den Zeitraum um die Datierung der zu analysierenden Packungsbeilage beschränkt.

[464] MA W 39 / 25f. Packungsbeilage von Decentan®-Dragees 4 mg, März 1958.

F 54321

Gebrauchsinformation

− 4. 3. 82   787 106 0014

Decentan® 4 mg

106

Neuroleptikum
Zur affektiven Entspannung
und psychischen Behandlung

MERCK
E. Merck, Darmstadt

Zusammensetzung
1 Dragee enthält 4 mg Perphenazin.

Anwendungsgebiete
Angst-, Spannungs-, und Erregungszustände, Neurosen und psychische Manifestationen der vegetativen Dystonie.

Nausea und Erbrechen verschiedenen Ursprungs.

Gegenanzeigen und andere Anwendungsbeschränkungen
Decentan darf nicht angewandt werden bei akuten Alkohol-, Schlafmittel-, Analgetika- und Psychopharmaka-Vergiftungen.

Entsprechend den heutigen Auffassungen über den Arzneimittelgebrauch durch werdende Mütter sollte Decentan in der Frühschwangerschaft nur bei strenger Indikation verordnet werden. Gleiches gilt bei Herzschäden und bei alten – im Allgemeinzustand reduzierten – Patienten.

Nebenwirkungen
Decentan ist auch bei längerer Anwendung gut verträglich.

Es können jedoch in Abhängigkeit von der Dosis und der individuellen Empfindlichkeit störende körperliche Mißempfindungen auftreten (Zittern und Unruhe, Steifheit der Muskulatur, erhöhte Müdigkeit).

Obwohl diese Erscheinungen in der Regel harmlos sind, sollte der Arzt davon informiert werden.

Wie für alle Phenothiazin-Derivate ist das Risiko einer Verfärbung der Haut an lichtausgesetzten Stellen und die Gefahr einer Linsen- und Cornea-Trübung sowie von Blutzellschäden bei Langzeitbehandlung nicht völlig auszuschließen. Blutbildkontrollen sollten durchgeführt werden.

Decentan kann die Krampfschwelle bei Patienten mit Neigung zu epileptischen Anfällen herabsetzen; ggf. muß die Dosis des Antiepileptikums erhöht werden.

® = Registriertes Warenzeichen

Treten Symptome wie Halsentzündungen, Fieber oder grippeartige Beschwerden auf, sollte unverzüglich der behandelnde Arzt informiert werden, damit eine sofortige Blutbildkontrolle vorgenommen wird. Eine Selbstbehandlung mit Schmerzmitteln und fiebersenkenden Präparaten sollte unterbleiben.

Wie alle Heilmittel dieses Wirkungstyps kann auch Decentan in Abhängigkeit von Dosis, individueller Empfindlichkeit und Anwendung, besonders anfänglich, das Reaktionsvermögen (z. B. im Straßenverkehr oder beim Bedienen von Maschinen) beeinträchtigen.

Wechselwirkungen mit anderen Mitteln
Auf Alkohol sollte während der Behandlung mit Decentan verzichtet werden.

Bei gleichzeitiger Gabe mit reserpin- oder adrenalinhaltigen Präparaten ist der Blutdruck zu kontrollieren.

Bei gleichzeitiger Gabe zentralwirksamer Arzneimittel können verstärkte Wirkungen der einzelnen Medikamente auftreten, die ggf. auch therapeutisch genutzt werden können.

Decentan kann die Wirkung von L-Dopa abschwächen.

Dosierung
Über die Dosierung und Behandlungsdauer entscheidet ausschließlich der behandelnde Arzt.

Soweit nicht anders verordnet bis zu 3mal täglich 1 Dragee. Die angegebene Tagesmenge soll nicht ohne ausdrückliche Anordnung des Arztes überschritten werden, weil u. U. bei besonderer Empfindlichkeit mit unerwünschten Reaktionen zu rechnen ist. Insbesondere sollte auch die abendliche Dosis nicht ohne ärztliche Anweisung über 1 Dragee hinaus erhöht werden.

Kindern dürfen Decentan-Dragees nur auf Verordnung des Arztes und nach dessen Dosierungsanweisungen gegeben werden.

Art der Anwendung
Die Tabletten werden zweckmäßigerweise mit etwas Flüssigkeit nach den Mahlzeiten eingenommen.

Arzneimittel für Kinder unzugänglich aufbewahren

Darreichungsform und Packungsgrößen
Packungen zu 20 und 50 Dragees
Ferner Anstaltspackungen

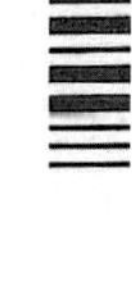

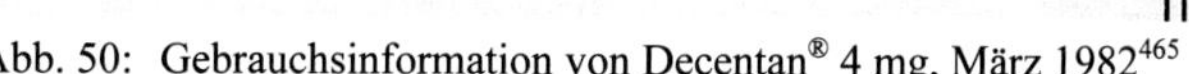

Abb. 50: Gebrauchsinformation von Decentan® 4 mg, März 1982[465]

---

[465] MA W 39 / 28c. Gebrauchsinformation von Decentan® 4 mg, März 1982.

7.5.5.1   *Erfassung des Inhalts*

Tab. 25:   Inhalt der Gebrauchsinformation von Decentan® 4 mg, 1982[466]

a. Bezeichnung des Präparats	Decentan® 4 mg
b. Hersteller	E. Merck, Darmstadt
c. Zusammensetzung (qualitativ, quantitativ)	Zusammensetzung 1 Dragee enthält 4 mg Perphenazin.
d. Indikation / Stoffgruppe	Neuroleptikum Zur affektiven Entspannung und psychischen Behandlung Anwendungsgebiete Angst-, Spannungs-, [!] und Erregungszustände, Neurosen und psychische Manifestationen der vegetativen Dystonie. Nausea und Erbrechen verschiedenen Ursprungs.
e. Darreichungsform / Art der Anwendung	Dragees [Siehe auch m., Darreichungsform und Packungsgrößen]

f. Dosierung (Einzel- / Tagesdosierung)
Dosierung Über die Dosierung und Behandlungsdauer entscheidet ausschließlich der behandelnde Arzt. Soweit nicht anders verordnet bis zu 3mal täglich 1 Dragee. Die angegebene Tagesmenge soll nicht ohne ausdrückliche Anordnung des Arztes überschritten werden, weil [siehe i.]. Insbesondere sollte auch die abendliche Dosis nicht ohne ärztliche Anweisung über 1 Dragee hinaus erhöht werden. Kindern dürfen Decentan-Dragees nur auf Verordnung des Arztes und nach dessen Dosierungsanweisungen gegeben werden.

g. Weitere Einnahmehinweise	Art der Anwendung Die Tabletten werden zweckmäßigerweise mit etwas Flüssigkeit nach den Mahlzeiten eingenommen.
h. Wirksamkeit	Keine Angabe

i. Nebenwirkungen
Nebenwirkungen Decentan ist auch bei längerer Anwendung gut verträglich. Es können jedoch in Abhängigkeit von der Dosis und der individuellen Empfindlichkeit störende körperliche Mißempfindungen auftreten (Zittern und Unruhe, Steifheit der Muskulatur, erhöhte Müdigkeit). Obwohl diese Erscheinungen in der Regel harmlos sind, sollte der Arzt davon informiert werden. [W]ie für alle Phenothiazin-Derivate ist das Risiko einer Verfärbung der [Ha]ut an lichtausgesetzten Stellen und die Gefahr einer Linsen- und [C]ornea-Trübung sowie von Blutzellschäden bei Langzeitbehandlung nicht völlig auszuschließen. Blutbildkontrollen sollten durchgeführt werden. [Fortsetzung auf nächster Seite]

---

[466] Bezüglich des Inhalts und der Gestaltung wird die Gebrauchsinformation von 1982 untersucht. Das Exemplar von 1958 soll die Unterschiede zu einer frühen Version verdeutlichen.

<table>
<tr><td colspan="2">

Decentan kann die Krampfschwelle bei Patienten mit Neigung zu epileptischen Anfällen herabsetzen; ggf. muß die Dosis des Antiepileptikums erhöht werden.

Treten Symptome wie Halsentzündungen, Fieber oder grippeartige Beschwerden auf, sollte unverzüglich der behandelnde Arzt informiert werden, damit eine sofortige Blutbildkontrolle vorgenommen wird. Eine Selbstbehandlung mit Schmerzmitteln und fiebersenkenden Präparaten sollte unterbleiben.

Wie alle Heilmittel dieses Wirkungstyps kann auch Decentan in Abhängigkeit von Dosis, individueller Empfindlichkeit und Anwendung, besonders anfänglich, das Reaktionsvermögen (z. B. im Straßenverkehr oder beim Bedienen von Maschinen) beeinträchtigen.

[Siehe f.] u. U. bei besonderer Empfindlichkeit mit unerwünschten Reaktionen zu rechnen ist.

</td></tr>
<tr><td colspan="2">

j.   Kontraindikationen

Gegenanzeigen und andere Anwendungsbeschränkungen

Decentan darf nicht angewandt werden bei akuten Alkohol-, Schlafmittel-, Analgetika- und Psychopharmaka-Vergiftungen.

Entsprechend den heutigen Auffassungen über den Arzneimittelgebrauch durch werdende Mütter sollte Decentan in der Frühschwangerschaft nur bei strenger Indikation verordnet werden. Gleiches gilt bei Herzschäden und bei alten – im Allgemeinzustand reduzierten – Patienten.

</td></tr>
<tr><td colspan="2">

k. Wechselwirkungen

Wechselwirkungen mit anderen Mitteln

Auf Alkohol sollte während der Behandlung mit Decentan verzichtet werden.

Bei gleichzeitiger Gabe mit reserpin- oder adrenalinhaltigen Präparaten ist der Blutdruck zu kontrollieren.

Bei gleichzeitiger Gabe zentralwirksamer Arzneimittel können verstärkte Wirkungen der einzelnen Medikamente auftreten, die ggf. auch therapeutisch genutzt werden können.

Decentan kann die Wirkung von L-Dopa abschwächen

</td></tr>
<tr><td>l.   Explizite Warnhinweise</td><td>Arzneimittel für Kinder unzugänglich aufbewahren</td></tr>
<tr><td>m. Weitere Inhalte</td><td>

Überschrift: Gebrauchsinformation

Darreichungsform und Packungsgrößen:
Darreichungsform und Packungsgrößen
Packungen zu 20 und 50 Dragees
Ferner Anstaltspackungen

</td></tr>
</table>

7.5.5.2 *Analyse der Gestaltung*

Die Gebrauchsinformation enthält etwa 410 Wörter in überwiegend allgemeinverständlicher Sprache. Sie ist in einen Kopfteil (Zahlenfolgen, teilweise mit Buchstaben, Überschrift „Gebrauchsinformation", Bezeichnung des Präparats und der Stoffgruppe, Name des Herstellers einschließlich Schriftzug) und anhand von Absätzen mit Unterüberschriften in verschiedene Textabschnitte (Zusammensetzung; Anwendungsgebiete; Gegenanzeigen und andere Anwendungsbeschränkungen; Nebenwirkungen; Wechselwirkungen; Dosierung; Art der Anwendung) gegliedert. Abschließend werden der Warnhinweis „Arzneimittel für Kinder unzugänglich aufbewahren" sowie nach Trennung durch einen Querbalken die Darreichungsform und Packungsgrößen angegeben. Die Bezeichnung des Präparats und der wesentliche Name des Herstellers sind in einer höheren Schriftgröße gedruckt, die Überschrift sowie die Bezeichnung der Stoffgruppe kleiner, aber noch größer als der übrige Text. Die Bezeichnung des Präparats und teilweise der Stoffgruppe, der Name des Herstellers einschließlich des Schriftzugs, die Unterüberschriften und der abschließende Warnhinweis sind fett gedruckt. Der Druck erfolgte durchgehend in schwarzer Farbe.

Die Gebrauchsinformation wirkt schlicht. Als grafische Elemente weist sie Rahmenlinien im Kopfteil und den Schriftzug des Herstellers auf. Die seitlich angebrachten Strichcodes waren produktionstechnisch begründet.

7.5.5.3 *Beurteilung des Inhalts und der Gestaltung*

Der Text ist in verschiedene Abschnitte mit fett hervorgehobenen Unterüberschriften gegliedert, sodass er trotz seiner Länge von über 400 Wörtern übersichtlich wirkt. Die Anwendungsgebiete enthalten einige, die Gegenanzeigen, Nebenwirkungen und Wechselwirkungen wenige Fachausdrücke, von denen bspw. „Analgetika" vermeidbar gewesen wäre. Dennoch waren weite Teile des Textes für Patienten verständlich und enthielten für diese wichtige Informationen. Dazu gehörten die Zusammensetzung hinsichtlich des Wirkstoffs, die Anwendungsgebiete, Gegenanzeigen und andere Anwendungsbeschränkungen, Nebenwirkungen, Wechselwirkungen mit anderen Arzneimitteln, die Dosierung, die Art der Anwendung sowie der Warnhinweis zur Lagerung vor Kindern gesichert. Insbesondere die zurückhaltende Anwendung in der Frühschwangerschaft, eine mögliche Beeinträchtigung des Reaktionsvermögens, das Abraten von Alkohol sowie der Hinweis auf einen Arztbesuch bei Halsschmerzen, Fieber oder Symptomen eines grippalen Infektes waren für Patienten sehr wichtig. Letztere beschreiben den möglichen Beginn einer Agranulozytose, die einer dringenden Behandlung bedarf. Die Angaben erscheinen weitestgehend sachlich. Auffällig ist allerdings, dass eine mögliche Hautverfärbung, Linsen- und Cornea-Trübung im gleichen Satz allen Derivaten von Phenothiazin attestiert wird, ebenso wie die Beeinträchtigung der Reaktionsfähigkeit „alle Heilmittel dieses Wirkungstyps" betreffe. Damit sollte vermutlich verhindert werden, dass Patienten diese Nebenwirkungen fälschlicherweise nur auf Decentan® reduzierten. Ferner wird die Auftretenswahrscheinlichkeit von Nebenwirkungen relativiert. Decentan® 4 mg sei „auch bei längerer Anwendung gut verträglich" und führe nur „u. U. bei besonderer Empfindlichkeit [zu] unerwünschten Reaktionen".

Die Rote Liste 1983 enthält eine gleichlautende Zusammensetzung hinsichtlich des Wirkstoffs. Die Anwendungsgebiete, Nebenwirkungen, Wechselwirkungen und Kontraindikationen weichen nur geringfügig ab. Wesentlicher Unterschied ist indes die Ausformulierung der Gegenanzeigen, Nebenwirkungen und Wechselwirkungen in der Gebrauchsinformation, die im Gegensatz zu einer nur stichpunkthaften Aufzählung der Verständlichkeit etwas zuträglich gewesen sein dürfte. Der Hinweis zur Einnahme nach dem Essen mit etwas Flüssigkeit fehlt.[467]

Die Gebrauchsinformation von Decentan® 4 mg von 1982 besaß einen informativen Charakter. Dieser wurde zunächst durch die Richtlinie über Packungsinformationen des Bundesverbandes der Pharmazeutischen Industrie e. V. (BPI) und anschließend insbe-

---

[467] Vgl. ROTE LISTE (1983), 70 / 050, 70 / 090 und P 40.

sondere durch das Arzneimittelgesetz 1976 gefördert, dessen Vorgaben sie entsprach. Es fehlte zwar der Hinweis, dass die Dragees nach Ablauf des Verfalldatums nicht mehr eingenommen werden sollten. Allerdings durfte das Verfalldatum entfallen, wenn die Haltbarkeit mehr als drei Jahre betrug, sodass der Hinweis in der Gebrauchsinformation überflüssig wurde.[468] Den abschließenden, aus der Richtlinie des BPI stammenden Abschnitt „Darreichungsform und Packungsgrößen", forderte das Gesetz nicht. Er galt als ergänzender Inhalt und wurde demgemäß mithilfe einer quer verlaufenden, durchgehenden Linie von den Pflichtangaben ordnungsgemäß deutlich abgesetzt und abgegrenzt. Dieser auch als „Lyrikteil"[469] oder „Beipacklyrik"[470] bezeichnete Abschnitt konnte ferner „Eigenschaften des betreffenden Arzneimittels, [...] werbungsorientierte Angaben, Hintergrundsinformationen [!] über die [...] Krankheiten sowie [...] weitere Präparate"[471] enthalten. Der informative Mehrwert für Patienten wurde bei den Gegenanzeigen durch Fachausdrücke etwas eingeschränkt. Anstelle von „Analgetika" wäre bspw. der Begriff ‚Schmerzmittel' verständlicher gewesen. Die übrigen Inhalte lieferten indes einen wichtigen Beitrag zur Arzneimittelsicherheit, insbesondere der Hinweis zur Vorsicht in der Frühschwangerschaft, eine mögliche Beeinträchtigung des Reaktionsvermögens, das Abraten von Alkohol sowie der Hinweis auf einen Arztbesuch bei Halsschmerzen, Fieber oder Symptomen eines grippalen Infektes als Anzeichen einer Agranulozytose. Die Warnhinweise hätten jedoch sprachlich deutlicher nicht als Empfehlung, sondern als Verbot angegeben werden sollen. Dies gilt insbesondere für den Warnhinweis vor Alkohol. Der Hinweis auf einen Arztbesuch bei Hautverfärbung, Linsen- und Cornea-Trübung beugte falschen Patientenreaktionen vor, die die Einnahme ansonsten möglicherweise kurzerhand abgebrochen hätten. Die Fassung der Packungsbeilage von 1958 zeigt, dass für Patienten wichtige Hinweise schon früh in Packungsbeilagen integriert worden sind. Sie wies bereits auf die Möglichkeit hin, dass die Einnahme von Decentan®-Dragees 4 mg möglicherweise zu Müdigkeit führte, verstärkt in Kombination mit Alkohol, Schlaf- oder Beruhigungsmitteln, was bspw. die Verkehrstauglichkeit beeinträchtigte.[472] Zudem demonstriert sie die innerhalb der 1960er-und 1970er-Jahre durchlaufene Entwicklung von einer kurzen zu einer nahezu erschöpfenden Patienteninformation.

---

[468] Über die Haltbarkeit von Decentan® 4 mg kann indes keine Aussage getroffen werden.

[469] J. Schuldt (1992), S. 11.

[470] J. Schuldt (1992), S. 11.

[471] J. Schuldt (1992), S. 11. Zu den ergänzenden Angaben in Gebrauchsinformationen siehe auch Kapitel 7.4.3.

[472] Vgl. MA W 39 / 25f. Packungsbeilage von Decentan®-Dragees, März 1958. Ähnliche Hinweise enthielten die Packungsbeilagen des Antihistaminikums Ilvin® und des Myotonikums Sanoma®. Vgl. MA W 39 / 25m. Packungsbeilage von Ilvin®-Dupletten, Juli 1959; sowie MA W 39 / 25v. Packungsbeilage von Sanoma®, Dezember 1959. Zur Aufnahme von Hinweisen in Packungsbeilagen, die vor einer Beeinträchtigung der Verkehrstüchtigkeit warnten, vgl. auch Kapitel 7.3.2.

7.6   Untersuchung ausgewählter Beipackzettel verschiedener Hersteller

7.6.1   Psychatrin®, zwischen 1955 und 1959

Psychatrin® war ein ab 1955 erhältliches Kombinationsarzneimittel, das zunächst einen auf Hypericin eingestellten Johanniskraut-Extrakt sowie Vitamin C und ab etwa 1964 zwischenzeitlich zusätzlich Chorophyll enthielt.[473] Abb. 51 zeigt einen dazugehörigen Beipackzettel zwischen 1955 und 1959:

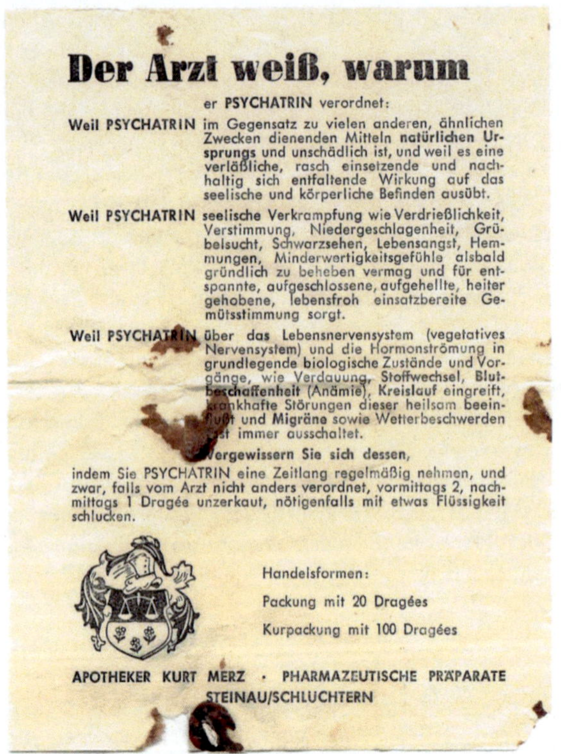

Abb. 51: Beipackzettel von Psychatrin®, zwischen 1955 und 1959[474]

---

[473] Vgl. GEHES CODEX (1960), S. 1011; sowie GEHES CODEX (1964), S. 375. Spätestens 1979 war Chlorophyll wieder aus der Rezeptur eliminiert worden. Vgl. ROTE LISTE (1979), 70 / 007. Zur Geschichte der medizinischen Verwendung des Johanniskrauts siehe C. TSCHUPP (2004). Zur Verwendung von Pflanzen in der Krebstherapie des 18. bis 20. Jahrhunderts unter Berücksichtigung ihres Einsatzes in der Homöopathie siehe K. GROTHUSHEITKAMP (2019).

[474] DAM I B 1752. Packung von Psychatrin® (Apotheker Kurt Merz, Pharmazeutische Präparate Steinau / Schlüchtern) mit Beipackzettel. Copyright Dt. Apotheken Museum-Stiftung, Heidelberg (Inv.-Nr. I B 1752).

7.6.1.1 Erfassung des Inhalts

Tab. 26: Inhalt der Packungsbeilage von Psychatrin®, zwischen 1955 und 1959

a. Bezeichnung des Präparats	Psychatrin
b. Hersteller	Apotheker Kurt Merz, Pharmazeutische Präparate Steinau / Schlüchtern
c. Zusammensetzung (qualitativ, quantitativ)	Keine Angabe
d. Indikation / Stoffgruppe Weil Psychatrin seelische Verkrampfung wie Verdrießlichkeit, Verstimmung, Niedergeschlagenheit, Grübelsucht, Schwarzsehen, Lebensangst, Hemmungen, Minderwertigkeitsgefühle alsbald gründlich zu beheben vermag [siehe m., Wirkung] [Siehe m., Wirkung] Migräne sowie Wetterbeschwerden fast immer ausschaltet.	
e. Darreichungsform / Art der Anwendung	Dragée zum Einnehmen.
f. Dosierung (Einzel- / Tagesdosierung)	Vergewissern Sie sich dessen, indem sie Psychatrin eine Zeitlang [!] regelmäßig nehmen, und zwar, falls vom Arzt nicht anders verordnet, vormittags 2, nachmittags 1 Drageé [siehe g.]
g. Weitere Einnahmehinweise	[Siehe f.] unzerkaut, nötigenfalls mit etwas Flüssigkeit schlucken.
h. Wirksamkeit	[Siehe i.] weil es eine verläßliche, rasch einsetzende und nachhaltig sich entfaltende Wirkung auf das seelische und körperliche Befinden ausübt.
i. Nebenwirkungen	[Siehe m., Eigenschaften] unschädlich ist, und [siehe h.]
j. Kontraindikationen	Keine Angabe
k. Wechselwirkungen	Keine Angabe
l. Explizite Warnhinweise	Keine Angabe
m. Weitere Inhalte Überschrift: Der Arzt weiß, warum er Psychatrin verordnet: Eigenschaften: Weil Psychatrin im Gegensatz zu vielen anderen, ähnlichen Zwecken dienenden Mitteln natürlichen Ursprungs und [siehe i.] Wirkung: [Siehe d.] und für entspannte, aufgeschlossene, aufgehellte, heiter gehobene, lebensfroh einsatzbereite Gemütsstimmung sorgt. Weil Psychatrin über das Lebensnervensystem (vegetatives Nervensystem) und die Hormonströmung in grundlegende biologische Zustände und Vorgänge, wie Verdauung, Stoffwechsel, Blutbeschaffenheit (Anämie), Kreislauf eingreift, krankhafte Störungen dieser heilsam beeinflußt und [siehe d.] Packungsgrößen: Handelsformen: Packung mit 20 Dragées Kurpackung mit 100 Dragées	

7.6.1.2 Analyse der Gestaltung

Der Beipackzettel enthält etwa 150 Wörter in allgemeinverständlicher Sprache. Er gliedert sich in eine Überschrift („Der Arzt weiß, warum er PSYCHATRIN verordnet:") und anhand von Absätzen in verschiedene Textabschnitte (Eigenschaften, Nebenwirkungen, Wirksamkeit; zwei Absätze zu Anwendungsgebieten und Wirkung; Dosierung und weitere Einnahmehinweise), von denen die ersten drei gegenüber den jeweils einleitenden Worten „Weil PSYCHATRIN" rechts eingerückt sind. Abschließend wird das Logo des Herstellers abgebildet und die Packungsgrößen sowie der Name des Herstellers werden genannt. Die ersten vier Wörter der Überschrift („Der Arzt weiß, warum") sind fett und in einer deutlich höheren Schriftgröße gedruckt. Ferner sind die jeweils einen Abschnitt einleitenden Passagen („Weil PSYCHATRIN" und „Vergewissern Sie sich dessen,") sowie einzelne Wörter im Text („natürlichen Ursprungs", „Blutbeschaffenheit", „Kreislauf" und „Migräne") fett hervorgehoben. Die Bezeichnung des Präparats ist zusätzlich immer in Großbuchstaben geschrieben. Der Druck des gesamten Textes erfolgte in schwarzer Farbe.

Der Beipackzettel ist im Wesentlichen schlicht gestaltet, er weist als grafische Elemente das Logo des Herstellers sowie eine auffällige Textanordnung auf.

7.6.1.3 Beurteilung des Inhalts und der Gestaltung

Der Text der Packungsbeilage ist in verschiedene Abschnitte mit fett hervorgehobenen, einleitenden Worten gegliedert, sodass er übersichtlich erscheint. Die drei Mal gewählte Einleitung „Weil PSYCHATRIN" steht dabei links und wird durch den dazugehörigen rechtsbündigen Text der jeweiligen Absätze betont. Zu dieser auffälligen Anordnung passend, enthalten die ersten drei Absätze werbende Inhalte, die den natürlichen Ursprung der Arznei, die auf Johanniskraut basierte, ihre gute Verträglichkeit und ihre Wirksamkeit „auf das seelische und körperliche Befinden" betonten. Eine „rasch einsetzende" Wirkung entsprach dabei nicht den Tatsachen. Die beiden nächsten Abschnitte verbinden Angaben zu Indikationen mit solchen zur Wirkung von Psychatrin®. Hier zeigt sich ebenfalls ein werbendes Bild, das durch die Aufzählung vieler Erscheinungsformen der „seelische[n] Verkrampfung", die offensichtlich eine depressive Verstimmung meinte, die Psychatrin® demnach „gründlich zu beheben verm[ochte]", sowie die Beschreibung der Wirkung auf das Gemüt mithilfe der Akkumulation positiver Adjektive hervorgerufen wurde. Durch die anschließend beschriebene „heilsam[e]" Beeinflussung „krankhafte[r] Störungen" der „grundlegende[n] biologische[n] Zustände und Vorgänge" sollten Patienten von der Wirkung des Präparats nachhaltig überzeugt werden. Diese konnten sich zumindest über die Anwendungsgebiete informieren und erhielten zusätzlich eine Dosieranleitung sowie den Hinweis zur Einnahme der Dragees mit etwas Flüssigkeit. Dem vermittelten Eindruck zufolge besaß Psychatrin® keine Risiken. Nebenwirkungen, Wechselwirkungen und Kontraindikationen wurden nicht genannt, sondern nur erwähnt, dass das Präparat „unschädlich" wäre. Damit Patienten den Inhalt der Packungsbeilage verstanden, verwendete man eine verständliche Sprache. Die Ergänzung von Fachbegriffen in Klammern („vegetatives Nervensystem" und „Anämie") erschien dabei überflüssig und hatte sicherlich auch einen werblichen Hintergrund, zumal es wissenschaftlich nicht korrekt war, die „Blutbeschaffenheit" mit „Anämie" zu beschreiben. Gleiches gilt für die Überschrift, die eine regelhafte Verordnung des Präparats durch Ärzte suggerierte. Die Einleitung „weil PSYCHATRIN" ließ zudem den Eindruck entstehen, Ärzte wären von der Qualität des Präparats überzeugt.

Gehes Codex 1960 listet für Psychatrin® mit der ausschweifenden Beschreibung in der Packungsbeilage übereinstimmend, aber sachlich reduziert, Depressionen und ferner die genannte Migräne als Anwendungsgebiete auf. Zusätzlich werden aber Amenorrhoe, hypochrome Anämie und vegetative Dystonie genannt und die Zusammensetzung hinsichtlich der wirksamen Bestandteile, ein standardisierter Trockenextrakt aus Johanniskraut mit 0,3 mg Hypericin sowie 50 mg Ascorbinsäure pro Dragee, wird angegeben.[475] Die Rote Liste 1961 führte das Präparat noch nicht.[476]

Die Packungsbeilage informierte Patienten zwar über die Anwendungsgebiete und Dosierung einschließlich weiterer Einnahmehinweise von Psychatrin®, jedoch vermittelte sie anhand einer positiven Wortwahl und der Beschreibung der Verträglichkeit, Wirkung und Wirksamkeit die Vorstellung einer schnellen und in die physiologischen Grundprozesse eingreifenden, heilenden Wirkung ohne Risiken, die nicht den tatsächlichen Gegebenheiten entsprach. So entfaltet Johanniskraut seine Wirkung bspw. erst nach etwa vier Wochen der regelmäßigen Einnahme und besitzt durch die Enzym-Induktion von Cytochrom P450 3A4 ein hohes Wechselwirkungspotential. Ferner entsprach die lange Aufzählung von Indikationen, von denen die meisten unter Depression oder depressive Verstimmung zusammengefasst werden konnten, der bekannten und unerwünschten ‚Indikationslyrik'. Insgesamt überwiegt damit der werbende Charakter der Packungsbeilage, den das aufwändig gestaltete Herstellerlogo, die Textanordnung und eine scheinbar ärztlich anerkannte Qualität des Präparats unterstreichen. Von der Polizeiverordnung über Barbitursäureabkömmlinge abgesehen gab es zu der Zeit keine Vorschriften zur Gestaltung von Packungsbeilagen. Sie durften jedoch nicht gegen die Polizeiverordnung auf dem Gebiete des Heilwesens verstoßen, was für dieses Exemplar wohl zutraf. Zumindest können keine eindeutigen Irreführungen im Sinne der Verordnung ausgemacht werden und auch offensichtliche Formulierungen einer vom Arzt verbrieften Qualität, wie ‚ärztlich empfohlen' oder ‚ärztlich geprüft', fehlen.

---

[475] Vgl. GEHES CODEX (1960), S. 1011. Gehes Codex 1956 verzeichnet das Präparat noch nicht. Vgl. GEHES CODEX (1956), S. 186. Gehes Codex 1964 ergänzt bei der Zusammensetzung Chorophyll, ohne genaue Menge, und beschreibt die Anwendungsgebiete überarbeitet als „Biologisches Psychotonicum, Hepaticum. Depressive Gemütszustände, Angst, Streßsituationen, Wetterfühligkeit, hypochrome Anämie, diabetische und arteriosklerotische Gemütsverstimmung." GEHES CODEX (1964), S. 375. Die Angaben waren weiterhin sehr breit gefasst. Auch die Rote Liste 1990 führt noch in ähnlicher Weise „depressive Gemütszustände, Angst, streßbedingte Übererregbarkeit, Wetterfühligkeit, diabetische u. arteriosklerotische Gemütsverstimmung" als Anwendungsgebiete auf. ROTE LISTE (1990), 70 / 014.

[476] Vgl. ROTE LISTE (1961), S. 760. In der Ausgabe 1967 werden die gleiche Zusammensetzung und gleichen Anwendungsgebiete wie in Gehes Codex von 1964 sowie zusätzlich eine mit der Packungsbeilage übereinstimmende Dosierung aufgeführt. Vgl. ROTE LISTE (1967), S. 992.

7.6.2   Anovlar®, 1961

Das von der Schering AG im Juni 1961 eingeführte Präparat Anovlar® stellte den ersten in der BRD verfügbaren Ovulationshemmer dar.[477] Beide enthaltenen Wirkstoffe unterlagen der Verschreibungspflicht.[478] Die nachfolgenden Abbildungen 52 und 53 zeigen zwei frühe Fassungen der Packungsbeilage:

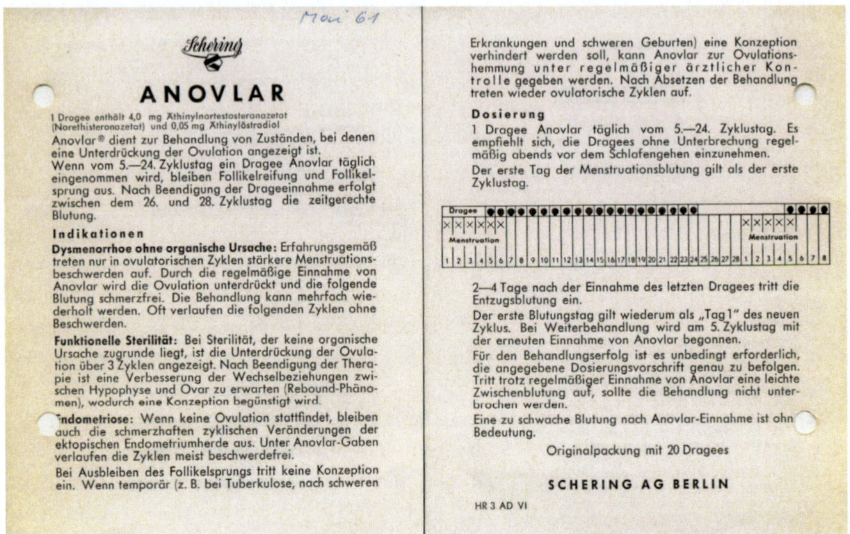

Abb. 52: Vorder- und Rückseite der Packungsbeilage von Anovlar®, Mai 1961[479]

---

[477] Vgl. S. SIEG (1996), S. 139; [o. V.] SCH / K. SUCKER-SKET (2001), S. 2694; E.-M. SILIES (2010), S. 77f.; sowie M. BUCHHEIT (2021), S. 2006. Zur Geschichte der Antibabypille zwischen 1960 und 2000 siehe B. B. KELDENICH (2002). Speziell zur Geschichte von Anovlar® siehe S. SIEG (1996), S. 131–144. Zu dem ersten in der DDR eingeführten Ovulationshemmer Ovosiston® und weiteren ‚Wunschkindpillen' siehe Kapitel 8.6. Zur Geschichte der Schering AG siehe T. GRIMM (2010), S. 82–99; SCHERING AKTIENGESELLSCHAFT (2001); SCHERING AKTIENGESELLSCHAFT (1991); sowie H. HOLLÄNDER (1955). Speziell zu Schering in der Nachkriegszeit und in der BRD siehe H.-J. HAMANN (1990); SCHERING AKTIENGESELLSCHAFT (1998); SCHERING AKTIENGESELLSCHAFT (2005); sowie K. O. MITTELSTENSCHEID (1994), S. 209–222.

[478] Vgl. SCRIBAS (1964), S. 13, A 17 und S. 59, W 3.

[479] SchA-1-12924. Aufnahme einer Packungsbeilage von Anovlar®, Mai 1961. Bezüglich der Indikation Konzeptionsverhütung soll der Wortlaut in der ersten Packungsbeilage folgender gewesen sein: ‚Wenn vorübergehend eine Konzeption vermieden werden soll, z. B. bei Tuberkulose, nach schweren Erkrankungen und schweren Geburten, kann ANOVLAR unter regelmäßiger Kontrolle zur Ovulationshemmung gegeben werden. Die Behandlung sollte nicht bei jugendlichen Patientinnen durchgeführt werden, bei denen noch kein stabiler biphasischer Zyklus besteht.' SCHERING AKTIENGESELLSCHAFT (1998), S. 68.

ANOVLAR® *Schering* [handschriftlich: Febr. 62]

1 Dragee enthält 4,0 mg Norethisteronazetat (Äthinylnortestosteronazetat) und 0,05 mg Äthinylöstradiol

Anovlar dient zur Behandlung von Zuständen, bei denen eine Ruhigstellung des Ovars angezeigt ist.
Wenn vom 5.—24. Zyklustag ein Dragee Anovlar täglich eingenommen wird, bleiben Follikelreifung und Follikelsprung aus. 2—5 Tage nach Beendigung der Dragee-Einnahme erfolgt die zeitgerechte Blutung.

Indikationen

Dysmenorrhoe ohne organische Ursache: Erfahrungsgemäß treten nur in ovulatorischen Zyklen stärkere Menstruationsbeschwerden auf. Durch die regelmäßige Einnahme von Anovlar wird die Ovulation unterdrückt und die folgende Blutung schmerzfrei. Die Behandlung kann mehrfach wiederholt werden. Oft verlaufen die folgenden Zyklen ohne Beschwerden.

Funktionelle Sterilität: Bei Sterilität, der keine organische Ursache zugrunde liegt, ist die Ruhigstellung des Ovars über 3 Zyklen angezeigt. Nach Beendigung der Therapie ist eine Verbesserung der Wechselbeziehungen zwischen Hypophyse und Ovar zu erwarten (Rebound-Phänomen), wodurch eine Konzeption begünstigt wird.

Endometriose: Wenn keine Ovulation stattfindet, bleiben die mit starker Dysmenorrhoe verbundenen zyklischen Veränderungen der ektopischen Endometriumherde aus. Unter Anovlar-Gaben verlaufen die Zyklen meist beschwerdefrei. Bei Ausbleiben des Follikelsprungs tritt **keine Konzeption** ein. Wenn temporär (z. B. bei Tuberkulose, nach schweren Erkrankungen und schweren Geburten) eine Konzeption verhindert werden soll, ist Anovlar indiziert. Nach Absetzen der Behandlung treten wieder ovulatorische Zyklen auf und Konzeptionen erfolgen.

Dosierung

1 Dragee Anovlar täglich vom 5.—24. Zyklustag. Es empfiehlt sich, die Dragees ohne Unterbrechung regelmäßig z. B. abends vor dem Schlafengehen einzunehmen.
Der erste Tag der Menstruationsblutung gilt als der erste Zyklustag.

	1	2	3	4	5	6	7	8	9	10	11	12	13	14	15	16	17	18	19	20	21	22	23	24	25	26	27	28
Dragee					•	•	•	•	•	•	•	•	•	•	•	•	•	•	•	•	•	•	•	•				
Menstruation	X	X	X	X	X	X																						

	1	2	3	4	5	6	7	8
Dragee					•	•	•	•
Menstruation	X	X	X	X	X			

2—5 Tage nach der Einnahme des letzten Dragees tritt die Entzugsblutung ein.
Der erste Blutungstag gilt wiederum als „Tag 1" des neuen Zyklus. Bei Weiterbehandlung wird am 5. Zyklustag mit der erneuten Einnahme von Anovlar begonnen.
Für den Behandlungserfolg ist es unbedingt erforderlich, die angegebene Dosierungsvorschrift genau zu befolgen. Sie gilt auch für Frauen, die einen von der Norm abweichenden Zyklusablauf hatten.

Zur Beachtung

Tritt während der regelmäßigen Einnahme von Anovlar eine leichte Zwischenblutung auf, sollte die Behandlung nicht unterbrochen werden. Durch Zugabe von 1—2 Tabletten Progynon® C täglich kann sie beseitigt werden.
Eine zu schwache Menstruationsblutung nach Einnahme von Anovlar ist ohne Bedeutung.
In seltenen Fällen kann die monatliche Blutung sogar ganz ausbleiben. Falls Anovlar regelmäßig eingenommen wurde, ist mit einer Schwangerschaft nicht zu rechnen. In diesem Fall beginne man 6 Tage nach Aufhören der Dragee-Einnahme mit erneuter Behandlung nach dem oben angegebenen Schema (tägl. 1 Dragee Anovlar über 20 Tage).
Anovlar wird gut vertragen. Gelegentlich auftretende Spannungsgefühl, Kopfschmerzen usw. verschwinden im Verlauf der folgenden Behandlungszyklen. Bei Magenempfindlichkeit soll Anovlar nach dem Essen eingenommen werden.

Originalpackung mit 20 Dragees
SCHERING AG BERLIN

S 5 BB VI

Abb. 53: Vorder- und Rückseite der Packungsbeilage von Anovlar®, Februar 1962[480]

[480] SchA-1-12927. Aufnahme einer Packungsbeilage von Anovlar®, Februar 1962.

7.6.2.1   Erfassung des Inhalts

Tab. 27:   Inhalt der Packungsbeilage von Anovlar®, 1961[481]

a. Bezeichnung des Präparats	Anovlar
b. Hersteller	Schering AG Berlin
c. Zusammensetzung (qualitativ, quantitativ)	1 Dragee enthält 4,0 mg Äthinylnortestosteronazetat (Norethisteronazetat) und 0,05 mg Äthinylöstradiol

d.   Indikation / Stoffgruppe

Anovlar® dient zur Behandlung von Zuständen, bei denen eine Unterdrückung der Ovulation angezeigt ist.

Indikationen

Dysmenorrhoe ohne organische Ursache: Erfahrungsgemäß treten nur in ovulatorischen Zyklen stärkere Menstruationsbeschwerden auf. [siehe m., Wirkung]

Funktionelle Sterilität: Bei Sterilität, der keine organische Ursache zugrunde liegt, ist die Unterdrückung der Ovulation [siehe f.] angezeigt. [siehe m., Wirkung]

Endometriose: [siehe m., Wirkung]

[Siehe m., Wirkung] Wenn temporär (z. B. bei Tuberkulose, nach schweren Erkrankungen und schweren Geburten) eine Konzeption verhindert werden soll, kann Anovlar zur Ovulationshemmung unter regelmäßiger ärztlicher Kontrolle gegeben werden. [siehe m., Wirkung]

e. Darreichungsform / Art der Anwendung	Dragees zum Einnehmen.

f.   Dosierung (Einzel- / Tagesdosierung)

[Siehe m., Wirkung, Dysmenorrhoe ohne organische Ursache] Die Behandlung kann mehrfach wiederholt werden. [siehe h.]

[Siehe d., funktionelle Sterilität] über 3 Zyklen [siehe d., funktionelle Sterilität]

Dosierung

1 Dragee Anovlar täglich vom 5.–24. Zyklustag.

g. Weitere Einnahmehinweise	Es empfiehlt sich, die Dragees ohne Unterbrechung regelmäßig abends vor dem Schlafengehen einzunehmen. Der erste Tag der Menstruationsblutung gilt als der erste Zyklustag.

h.   Wirksamkeit

[Siehe f.] Oft verlaufen die folgenden Zyklen ohne Beschwerden.

[Siehe m., Wirkung] Unter Anovlar-Gaben verlaufen die Zyklen meist beschwerdefrei.

i. Nebenwirkungen	Eine zu schwache Blutung nach Anovlar-Einnahme ist ohn[e] Bedeutung.
j. Kontraindikationen	Keine Angabe
k. Wechselwirkungen	Keine Angabe
l. Explizite Warnhinweise	Keine Angabe

---

[481]   Die Erfassung des Inhalts und der Gestaltung soll exemplarisch an der Packungsbeilage von 1961 geschehen. Die Fassung von 1962 wird in der Beurteilung in Kapitel 7.6.2.3 kurz erwähnt.

m. Weitere Inhalte

<u>Wirkung:</u>

Wenn vom 5.–24. Zyklustag ein Dragee Anovlar täglich eingenommen wird, bleiben Follikelreifung und Follikelsprung aus. Nach Beendigung der Drageeinnahme erfolgt zwischen dem 26. und 28. Zyklustag die zeitgerechte Blutung.

[Siehe d., Dysmenorrhoe ohne organische Ursache] Durch die regelmäßige Einnahme von Anovlar wird die Ovulation unterdrückt und die folgende Blutung schmerzfrei. [siehe f.]

[Siehe d., funktionelle Sterilität] Nach Beendigung der Therapie ist eine Verbesserung der Wechselbeziehungen zwischen Hypophyse und Ovar zu erwarten (Rebound-Phänomen), wodurch eine Konzeption begünstigt wird.

[Siehe d., Endometriose] Wenn keine Ovulation stattfindet, bleiben auch die schmerzhaften zyklischen Veränderungen der ektopischen Endometriumherde aus. [siehe h.]

Bei Ausbleiben des Follikelsprungs tritt keine Konzeption ein. [siehe d.] Nach Absetzen der Behandlung treten wieder ovulatorische Zyklen auf.

<u>Übergang zum nächsten Zyklus:</u>

2–4 Tage nach der Einnahme des letzten Dragees tritt die Entzugsblutung ein.

Der erste Blutungstag gilt wiederum als „Tag 1" des neuen Zyklus. Bei Weiterbehandlung wird am 5. Zyklustag mit der erneuten Einnahme von Anovlar begonnen.

<u>Compliance-Hinweis:</u>

Für den Behandlungserfolg ist es unbedingt erforderlich, die angegebene Dosierungsvorschrift genau zu befolgen. Tritt trotz regelmäßiger Einnahme von Anovlar eine leichte Zwischenblutung auf, sollte die Behandlung nicht unterbrochen werden.

<u>Packungsgröße:</u> Originalpackung mit 20 Dragees

7.6.2.2 *Analyse der Gestaltung*

Der Beipackzettel enthält etwa 320 Wörter in wenig allgemeinverständlicher Sprache. Er ist in einen Überschriftenteil (Logo des Herstellers, Name des Präparats, Zusammensetzung hinsichtlich der Wirkstoffe) und anhand von Absätzen, die teilweise Unterüberschriften tragen, in verschiedene Textabschnitte (Übergeordnete Indikation, Wirkung; Indikationen, Wirkung, Dosierung, Wirksamkeit; Dosierung einschließlich weiterer Einnahmehinweise und Einnahmeschema; Übergang zum nächsten Zyklus, Compliance-Hinweis, Nebenwirkung) gegliedert. Abschließend werden die Packungsgröße, der Hersteller und eine Folge aus Buchstaben und einer Zahl angegeben. Die Bezeichnung des Präparats in der Überschrift erscheint fett und in einer höheren Schriftgröße, die Zusammensetzung hinsichtlich der Wirkstoffe in einer kleineren Schriftgröße als der übrige Text. Die beiden Unterüberschriften (Indikationen und Dosierung) und die einleitenden Bezeichnungen der Anwendungsgebiete sind fett, der Name des Herstellers ist fett und in Großbuchstaben geschrieben. Zudem sind die Bezeichnung des Präparats, die Unterüberschriften, der Name des Herstellers und die Passage „unter regelmäßiger ärztlicher Kontrolle" in Sperrschrift abgebildet. Der Druck der Packungsbeilage erfolgte durchgehend in schwarzer Farbe.

Der Beipackzettel wirkt überwiegend schlicht. Als grafisches Element weist er ein Einnahmeschema auf, das die im Text beschriebene Anwendung verdeutlicht.

7.6.2.3 *Beurteilung des Inhalts und der Gestaltung*

Der Text ist in verschiedene Abschnitte mit fett hervorgehobenen Unterüberschriften gegliedert, sodass er geordnet wirkt. Die Indikationen werden ebenfalls fett hervorgehoben. Dabei ist die im Beipackzettel verwendete Sprache zwar neutral, die Indikationen waren durch die vielen Fachausdrücke für Patientinnen jedoch unverständlich. Statt „Ovulation" bzw. „Follikelsprung", „Ovar" und „Konzeption" hätte man ,Eisprung', ,Eierstock', und ,Empfängnis' schreiben können, ungeachtet dessen, dass selbst die deutschen Bezeichnungen ein medizinisches Vorwissen zum Verstehen des Abschnitts erfordert hätten. Inhaltlich umfasste die Packungsbeilage mit der Zusammensetzung, den Anwendungsgebieten, der Dosierung und insbesondere den ausführlichen Hinweisen zur richtigen Einnahme für die Wirksamkeit des Verhütungsmittels grundlegende Informationen. Ein Einnahmeschema als grafisches Element visualisierte dabei Teile des Textes und half dem Verständnis. Ferner verdeutlichte sie Patientinnen die Wichtigkeit der Compliance. Allerdings wurde nicht beschrieben, wie sie sich bei vergessener Einnahme verhalten sollten und welche Umstände die Wirksamkeit von Anovlar® beeinträchtigen konnten, wie bspw. die Einnahme anderer Arzneimittel oder Erbrechen und Durchfall.

Gehes Codex 1964 führt eine gleichlautende Zusammensetzung hinsichtlich der Wirkstoffe sowie die Indikationen auf.[482] Vor den drei in der Packungsbeilage fett gedruckten Anwendungsgebieten erscheint dabei als erstes die „ärztlich indizierte Konzeptionsverhütung"[483]. Diese ging zwar aus der Packungsbeilage hervor, allerdings war sie nicht fett gedruckt. Vielmehr befindet sich die „Ovulationshemmung unter regelmäßiger ärztlicher Kontrolle" unauffällig im Fließtext. Dass „die kontrazeptive Wirkung dieser Pille [...] auf dem Beipackzettel nur am Rande erwähnt [war]"[484], erscheint dabei überspitzt formuliert.[485] Es fehlt allein ein einleitendes, fett geschriebenes Signalwort, wie ,Ovulationshemmung' oder ,Konzeptionsverhütung', analog zu den übrigen Indikationen. Dadurch war diese Anwendung für Patientinnen nicht direkt ersichtlich und aufgrund der verwendeten Fachausdrücke auch nicht ohne Weiteres aus dem entsprechenden Abschnitt erkennbar. Treffender war die Darstellung, dass „der Beipackzettel der ersten ANOVLAR-Jahre [...] die ,Hauptwirkung' jedoch eher verschämt [verrät]."[486] Die Indikation Konzeptionsverhütung auf diese Weise zu verstecken, war dabei vermutlich dem damaligen Zeitgeist geschuldet. Hormonale Kontrazeptiva waren anfangs um-

---

[482] Vgl. GEHES CODEX (1964), S. 22.

[483] GEHES CODEX (1964), S. 22. Die Rote Liste 1967 führt diese Indikation ebenfalls als erstes und gibt zusätzlich Zyklusstörungen als mögliche Anwendung an. Vgl. ROTE LISTE (1967), S. 63.

[484] [o. V.] SCH / K. SUCKER-SKET (2001), S. 2694.

[485] Gleiches gilt für die Aussage, dass „in einem Nebensatz [...] darauf hingewiesen [wurde], dass dabei auch die Empfängnisbereitschaft nicht mehr gegeben ist", die sich jedoch nicht ausdrücklich auf den Inhalt der Packungsbeilage bezieht. D. M. GRUBER (2020), S. 4596.

[486] SCHERING AKTIENGESELLSCHAFT (1998), S. 67. Dazu, dass die kontrazeptive Wirkung von Anovlar® zunächst nicht auffällig in der Packungsbeilage dargestellt wurde, vgl. auch S. SIEG (1996), S. 140; sowie E.-M. SILIES (2010), S. 78. Silies verweist u. a. auf Sieg.

stritten in einer Gesellschaft, die bspw. geprägt war vom christlichen Glauben, der insbesondere in der katholischen Kirche konservativ ausgelebt wurde.

Der Beipackzettel diente der Information der Patientinnen. Er gab Hinweise, die für eine korrekte Anwendung von Anovlar® benötigt wurden. In diesem Fall entsprach dies einer genauen Einnahmevorschrift sowie einem Hinweis auf die Wichtigkeit der Compliance. Das einzige grafische Element, das Einnahmeschema, unterstützte die Informationsvermittlung und trat nicht werbend in Erscheinung. Dabei fehlten jedoch Angaben zum Verhalten bei vergessener Einnahme sowie wirkungsmindernde Umstände. Das später wesentliche Indikationsgebiet der Konzeptionsverhütung wurde unauffällig in den Text integriert und zudem „unter regelmäßiger ärztlicher Kontrolle" vorgeschrieben.[487] Dies änderte sich jedoch bereits mit einer Fassung der Packungsbeilage vom Februar 1962. Darin hob man zumindest die Worte „keine Konzeption" im Fließtext hervor. Die regelmäßige ärztliche Kontrolle entfiel zudem.[488] Der informative Wert der Anwendungsgebiete war für Patientinnen allerdings gering, da die verwendete Sprache und regelmäßige Erklärungen der Wirkung von Anovlar® das Verständnis erschwerten. Nichtsdestotrotz überwiegt der informative Charakter der Packungsbeilage. Zu der Zeit existierten keine Vorgaben für ihre Gestaltung. Gegen wettbewerbs- und heilmittelwerberechtliche Vorschriften verstieß die Packungsbeilage nicht.

7.6.3 Pyramidon®, 1970, 1972 und 1976

Pyramidon® enthielt das antipyretisch und analgetisch wirksame Pyrazolon-Derivat Dimethylaminophenazon. Es wurde bereits 1893 von dem Apotheker Friedrich Stolz (1860–1936)[489] entdeckt und ab 1897 von der Firma Hoechst vertrieben. Nachdem Pyramidon® zwischenzeitlich zu einem der bedeutendsten Arzneimittel der Firma Hoechst avancierte, wurde es Ende der 1970er-Jahre aufgrund der Bildung kanzerogener Nitrosamin-Verunreinigungen vom Markt genommen.[490] Abb. 54 und Abb. 55 zeigen Fassungen der Packungsbeilage von 1970, 1972 sowie 1976 und damit aus den letzten Jahren der Marktpräsenz von Pyramidon®, das apothekenpflichtig war:[491]

---

[487] Anovlar® sollte anfangs primär bei Menstruationsbeschwerden und nur von verheirateten Frauen angewendet werden. Ende der 1960er-Jahre hatte die hormonelle Verhütung hohe Popularität erreicht. Vgl. S. SIEG (1996), S. 140–142; sowie [o. V.] SCH / K. SUCKER-SKET (2001), S. 2694.

[488] Vgl. SchA-1-12927. Aufnahme einer Packungsbeilage von Anovlar®, Februar 1962.

[489] Siehe hierzu C. FRIEDRICH (2010/a), S. 3938–3942; sowie R. BEROLD / W.-D. MÜLLER-JAHNCKE (1999), S. 40.

[490] Vgl. R. BEROLD / W.-D. MÜLLER-JAHNCKE (1999), S. 39–47. Zur Geschichte der Antirheumatika siehe C. FRIEDRICH (2016/b), S. 408–415. Zur Geschichte der Schmerz-, Schlaf- und Betäubungsmittel in Mittelalter und früher Neuzeit siehe F.-J. KUHLEN (1983).

[491] Gemäß der 1969 auf Grundlage des Arzneimittelgesetzes 1961 neu geregelten Apothekenpflicht unterlagen ihr fortan „Pyrazol und seine Hydrierungsprodukte, ihre Salze, ihre Abkömmlinge sowie deren Salze". BGBl Teil I (1969), Nr. 97, S. 1664. Die Betrachtung des Verschreibungsstatus ist auf den Zeitraum ab Inkrafttreten der genannten Vorschrift beschränkt.

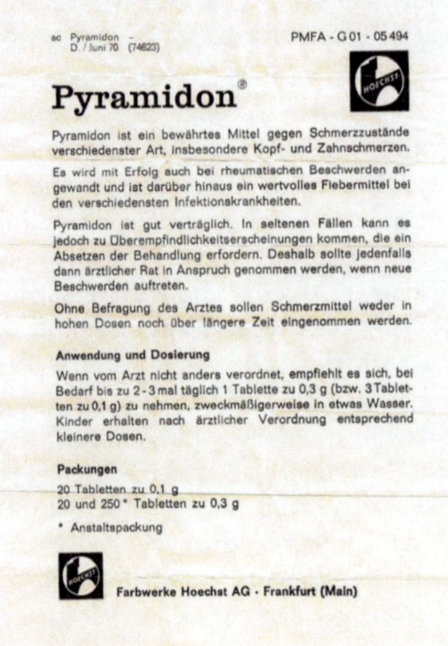

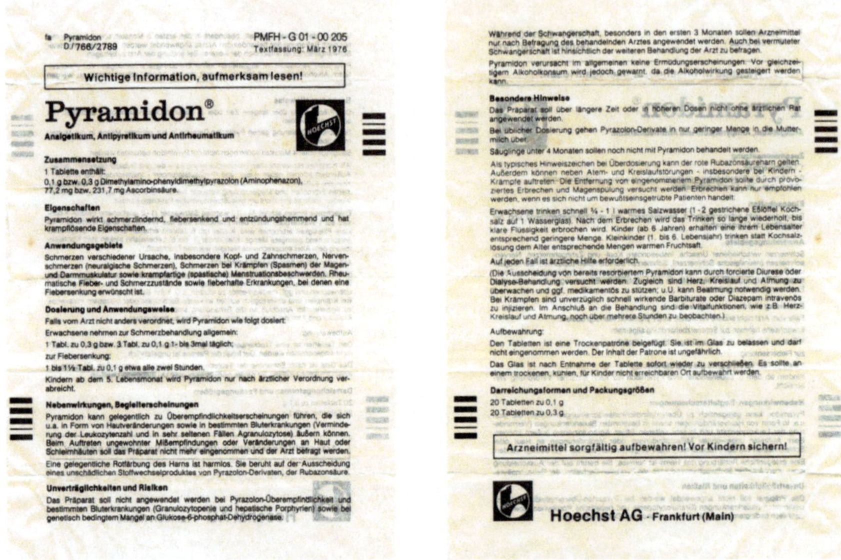

Abb. 54: Packungsbeilage von Pyramidon®, Juni 1970 (oben) und
Packungsbeilage von Pyramidon®, März 1976 (unten)[492]

---

[492] DAM I B 413. Packung von Pyramidon® (Farbwerke Hoechst AG, Frankfurt (Main)) mit Beipackzettel. Copyright Dt. Apotheken Museum-Stiftung, Heidelberg (Inv.-Nr. I B 413); sowie DAM I B 881. Packung von Pyramidon® (Hoechst AG, Frankfurt (Main)) mit Beipackzettel. Copyright Dt. Apotheken Museum-Stiftung, Heidelberg (Inv.-Nr. I B 881).

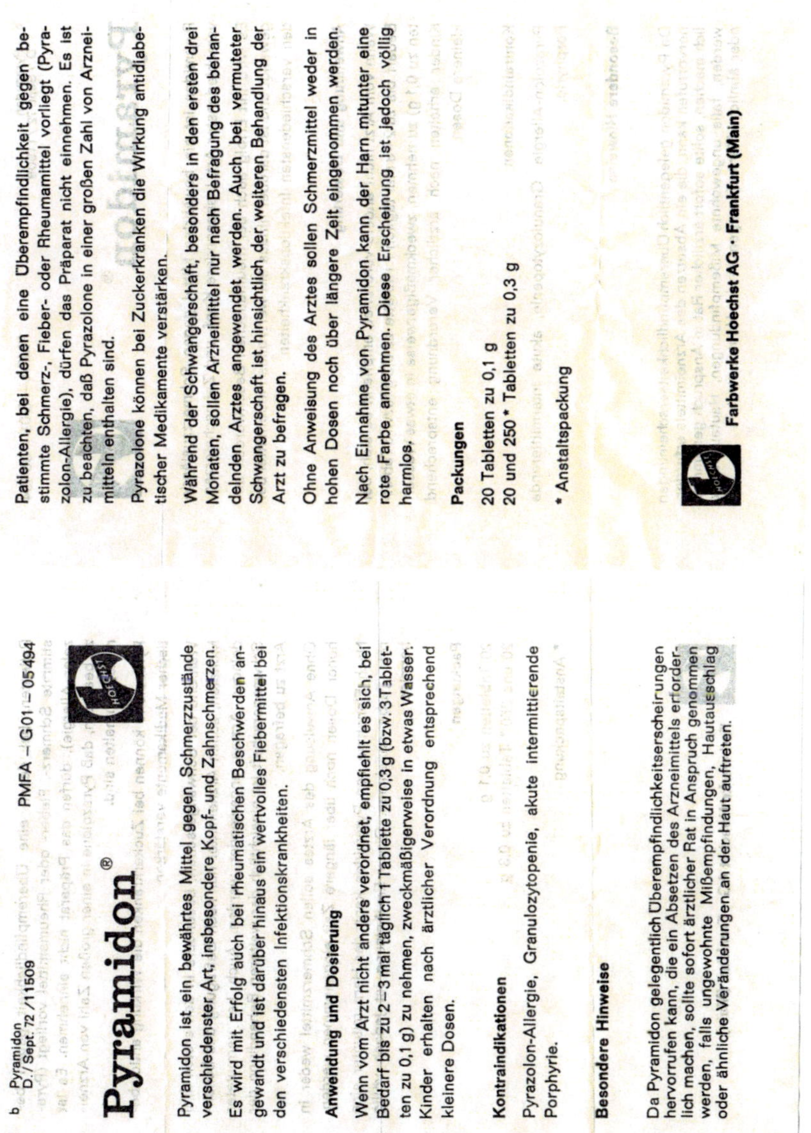

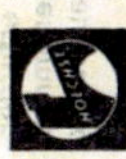

Abb. 55: Packungsbeilage von Pyramidon®, September 1972[493]

[493] DAM I B 2573. Packung von Pyramidon® (Farbwerke Hoechst AG, Frankfurt (Main)) mit Beipackzettel. Copyright Dt. Apotheken Museum-Stiftung, Heidelberg (Inv.-Nr. I B 2573).

7.6.3.1　*Erfassung des Inhalts*

Tab. 28:　Inhalt der Packungsbeilage von Pyramidon®, 1972[494]

a.	Bezeichnung des Präparats	Pyramidon®
b.	Hersteller	Farbwerke Hoechst AG, Frankfurt (Main)
c.	Zusammensetzung (qualitativ, quantitativ)	Tabletten zu 0,1 g und 0,3 g
d.	Indikation / Stoffgruppe	[Siehe h.] gegen Schmerzzustände verschiedenster Art, insbesondere Kopf- und Zahnschmerzen. Es wird [siehe h.] auch bei rheumatischen Beschwerden angewandt und ist darüber hinaus ein wertvolles Fiebermittel bei den verschiedensten Infektionskrankheiten.
e.	Darreichungsform / Art der Anwendung	Tabletten zum Einnehmen.
f.	Dosierung (Einzel- / Tagesdosierung)	Anwendung und Dosierung Wenn vom Arzt nicht anders verordnet, empfiehlt es sich, bei Bedarf bis zu 2–3 mal täglich 1 Tablette zu 0,3 g (bzw. 3 Tabletten zu 0,1 g) zu nehmen, [siehe g.] Kinder erhalten nach ärztlicher Verordnung entsprechend kleinere Dosen.
g.	Weitere Einnahmehinweise	[Siehe f.] zweckmäßigerweise in etwas Wasser.
h.	Wirksamkeit	Pyramidon ist ein bewährtes Mittel [siehe d.] [Siehe d.] mit Erfolg [siehe d.]
i.	Nebenwirkungen Besondere Hinweise Da Pyramidon gelegentlich Überempfindlichkeitserscheinungen hervorrufen kann, die ein Absetzen des Arzneimittels erforderlich machen, sollte sofort ärztlicher Rat in Anspruch genommen werden, falls ungewohnte Mißempfindungen, Hautausschlag oder ähnliche Veränderungen an der Haut auftreten. Nach Einnahme von Pyramidon kann der Harn mitunter eine rote Farbe annehmen. Diese Erscheinung ist jedoch völlig harmlos.	
j.	Kontraindikationen Kontraindikationen Pyrazolon-Allergie, Granulozytopenie, akute intermittierende Porphyrie. Patienten, bei denen eine Überempfindlichkeit gegen bestimmte Schmerz-, Fieber- oder Rheumamittel vorliegt (Pyrazolon-Allergie), dürfen das Präparat nicht einnehmen. Es ist zu beachten, daß Pyrazolone in einer großen Zahl von Arzneimitteln enthalten sind.	
k.	Wechselwirkungen	Pyrazolone können bei Zuckerkranken die Wirkung antidiabetischer Medikamente verstärken.

---

[494] Bezüglich des Inhalts und der Gestaltung soll die Packungsbeilage von 1972 untersucht werden. Die Fassungen von 1970 und 1976 sollen die Entwicklung der Packungsbeilage visualisieren, die in Kapitel 7.6.3.3 erläutert wird.

l. Explizite Warnhinweise	
Während der Schwangerschaft, besonders in den ersten drei Monaten, sollen Arzneimittel nur nach Befragung des behandelnden Arztes angewendet werden. Auch bei vermuteter Schwangerschaft ist hinsichtlich der weiteren Behandlung der Arzt zu befragen. Ohne Anweisung des Arztes sollen Schmerzmittel weder in hohen Dosen noch über längere Zeit eingenommen werden.	
m. Weitere Inhalte	<u>Stand der Information:</u> Sept[ember] [19]72 <u>Packungsgrößen:</u> Packungen 20 Tabletten zu 0,1 g 20 und 250* Tabletten zu 0,3 g *Anstaltspackung

7.6.3.2 *Analyse der Gestaltung*

Die Packungsbeilage enthält etwa 250 Wörter in überwiegend allgemeinverständlicher Sprache. Sie ist in einen Kopfteil (Stand der Information, Folge aus Buchstaben und Zahlen, Bezeichnung des Präparats und Logo des Herstellers) und anhand von Absätzen, überwiegend mit Unterüberschriften, in verschiedene Textabschnitte (Indikation, Wirksamkeit; Dosierung einschließlich weiterem Einnahmehinweis; Kontraindikationen; Nebenwirkungen; weitere Kontraindikation; Wechselwirkung; besondere Warnhinweise) gegliedert. Abschließend werden die Packungsgrößen, der Name des Herstellers und nochmals dessen Logo angegeben. Die Bezeichnung des Präparats ist in einer deutlich höheren Schriftgröße und fett abgebildet, die Unterüberschriften sowie der abschließende Name des Herstellers sind fett geschrieben. Der Druck erfolgte durchgehend in schwarzer Farbe.

Die Packungsbeilage wirkt schlicht. Als grafisches Element weist sie das zweifach verwendete Logo des Herstellers auf, das auf der Vorderseite etwas größer dargestellt ist als auf der Rückseite.

7.6.3.3 *Beurteilung des Inhalts und der Gestaltung*

Der Text wirkt sehr übersichtlich und geordnet. Er ist überwiegend in einer für Laien verständlichen Sprache abgefasst. Die Gegenanzeigen, mit dem Fachbegriff „Kontraindikationen" angekündigt, enthalten Fachausdrücke, die für Patienten unverständlich waren, von denen „Pyrazolon-Allergie" allerdings auf der Rückseite noch erläutert wird. Der überwiegende Teil des Textes war für Patienten verständlich und umfasste viele, auch für die Patientensicherheit wichtige Informationen. Dazu zählten die Anwendungsgebiete, die Dosierung einschließlich des weiteren Einnahmehinweises, die unter dem Abschnitt „Besondere Hinweise" zusammengefassten Nebenwirkungen, die weitere Kontraindikation bei bekannter Überempfindlichkeit, eine Wechselwirkung und die Warnhinweise zur Einnahme in der Schwangerschaft sowie zur Einnahme über längere Zeit und in hohen Dosen. Die geschilderten Nebenwirkungen wiesen auf den möglichen Beginn einer Agranulozytose hin, die dringend einer Behandlung bedarf und folgerichtig gemäß der Packungsbeilage einen sofortigen Arztbesuch erforderte. In diesem Zusammenhang hätten die Warnsymptome noch ausführlicher geschildert und bspw. Schleimhautläsionen ergänzt werden sollen. Die Bemerkung, dass Pyrazolone in vielen Arzneimitteln vorkamen, konnte Patienten zudem bekräftigen, im Zweifelsfall fachkundigen Rat in einer Apotheke einzuholen. In gleicher Weise vermochten die Hinweise zu einer verringerten Dosierung bei Kindern, die ein Arzt festlegen sollte, zu Wechselwirkungen mit Antidiabetika, zur Anwendung in der Frühschwangerschaft und zur Anwendung von Pyramidon® über eine längere Zeit oder in höheren Dosierungen ohne ärztlichen Rat, Patienten vor möglichen Folgeschäden zu bewahren. Ferner war die erwähnte mögliche Rotfärbung des Harns nach der Anwendung für Patienten von Bedeutung, da diese andernfalls zu Ängsten wegen Blut im Urin und damit unter Umständen zum Abbruch der Therapie geführt hätte. Der überwiegende Teil der Angaben erscheint dabei sachlich. In die Indikationsgebiete sind jedoch die werblichen Zusätze „bewährtes Mittel", „mit Erfolg [...] angewandt" und „wertvolles" integriert.

Die Rote Liste 1975 gibt zusätzlich den Wirkstoff Dimethylamino-phenyldimethyl-pyrazolon (Aminophenazon) und die in der Packungsbeilage von 1976 enthaltene Kontraindikation Glukose-6-phosphat-Dehydrogenase-Mangel an. Die Indikationen gehen bereits über die Fassung von 1972 hinaus und entsprechen inhaltlich der von 1976. Es werden eine gleichlautende Dosierung sowie der Warnhinweis wegen einer längeren oder höherdosierten Einnahme angegeben. Die Hinweise auf gebotene Vorsicht in der Frühschwangerschaft und mögliche Rotfärbung des Harns fehlen jedoch.[495]

Die Packungsbeilage von Pyramidon® von 1972 besaß einen überwiegend informativen Charakter. Sie lieferte für die Patientensicherheit wichtige Informationen, obwohl diese noch nicht durch die erst 1973 verabschiedete Richtlinie des Bundesverbandes der Pharmazeutischen Industrie e. V. (BPI) gefordert wurden. Vorgaben zur Gestaltung von Packungsbeilagen existierten zu dem Zeitpunkt also noch nicht. Ein Vergleich mit der Fassung von 1970 zeigt, dass 1972 mehr Risiken in die Packungsbeilage aufgenommen worden waren.[496] Eine Betrachtung der Version von 1976, die der Richtlinie des BPI entsprach, verdeutlicht indes, dass es noch weiterer Informationen bedurfte, wie z. B. eines Hinweises auf Wechselwirkungen mit Alkohol oder Behandlungsmöglichkeiten von Überdosierungen. Zudem hatte man in ihr die genannten werblichen Passagen entfernt.[497] Besonders die von 1970, über 1972 bis 1976 stetig differenzierter werdende Beschreibung von Symptomen der Agranulozytose, bei deren Auftreten ein Arztbesuch empfohlen wurde, erscheint hierbei interessant. Insgesamt veranschaulicht dies eine Anfang der 1970er-Jahre zunehmende Gewichtung der von einem Arzneimittel ausgehenden Risiken in Packungsbeilagen, die das Arzneimittelgesetz von 1976 wenige Jahre später sodann gesetzlich vorschrieb.

---

[495] Vgl. ROTE LISTE (1975), 06 / 027 und P 170.

[496] Vgl. DAM I B 413. Packung von Pyramidon® (Farbwerke Hoechst AG, Frankfurt (Main)) mit Beipackzettel.

[497] Vgl. DAM I B 881. Packung von Pyramidon® (Hoechst AG, Frankfurt (Main)) mit Beipackzettel.

7.6.4 Pervitin®, 1974

Die Firma Temmler brachte das Methamphetamin enthaltende Analeptikum Pervitin®
1938 auf den Markt. Während des Zweiten Weltkriegs machte sich die Wehrmacht den
leistungssteigernden Effekt zu Nutze. Wegen der Suchtgefahr ordnete man es im Juni
1941 fortan als Betäubungsmittel ein.[498] Abb. 56 gibt eine Gebrauchsinformation von
Pervitin® von 1974 wieder:

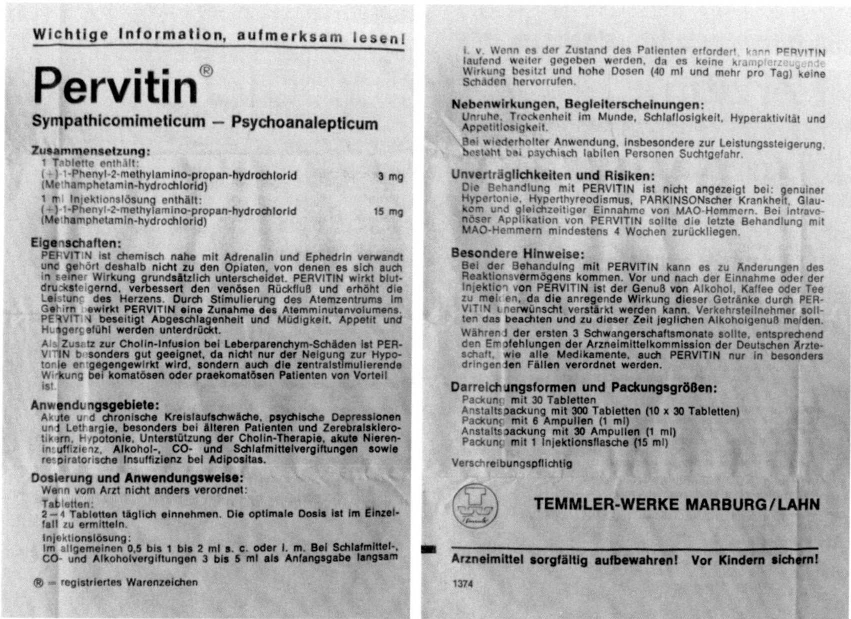

Abb. 56: Vorder- und Rückseite der Packungsbeilage von Pervitin®, 1974[499]

---

[498] Vgl. O. HAUPT / C. FRIEDRICH (2016), S. 12f.; sowie A. HELMSTÄDTER (2015/b), S. 188f.
In Japan synthetisierte man die Verbindung schon 1919. Vgl. A. HELMSTÄDTER (2015/b),
S. 188. Zur Geschichte des Arzneistoffs Methamphetamin siehe N.-S. GRÖNIG (2008), zur
Volksanwendung von Pervitin® zur Zeit des Dritten Reichs siehe N. OHLER (2024), S. 97
bis 108. Zur Geschichte der Dopingmittel unter besonderer Berücksichtigung der DDR siehe
O. HAUPT (2017).

[499] MOA 13.1-019d-00. Packung von Pervitin® Tabletten (Temmler-Werke, Marburg / Lahn)
mit Packungsbeilage. In einem Beipackzettel aus den ersten Jahren der Marktpräsenz wurde
Pervitin® damit beworben, dass es bei Symptomen von Alkohol-, Kokain- und Opiatentzügen Abhilfe schaffen konnte. Vgl. N. OHLER (2024), S. 101.

7.6.4.1   *Erfassung des Inhalts*

Tab. 29:   Inhalt der Packungsbeilage von Pervitin®, 1974

a. Bezeichnung des Präparats	Pervitin®
b. Hersteller	Temmler-Werke, Marburg / Lahn

c.   Zusammensetzung (qualitativ, quantitativ)
Zusammensetzung: 1 Tablette enthält: (+)-1-Phenyl-2-methylamino-propan-hydrochlorid 3 mg (Methamphetamin-hydrochlorid)   1 ml Injektionslösung enthält: (+)-1-Phenyl-2-methylamino-propan-hydrochlorid 15 mg (Methamphetamin-hydrochlorid)
d.   Indikation / Stoffgruppe
Sympathicomimeticum – Psychoanalepticum   Anwendungsgebiete: Akute und chronische Kreislaufschwäche, psychische Depressionen und Lethargie, besonders bei älteren Patienten und Zerebralsklerotikern, Hypotonie, Unterstützung der Cholin-Therapie, akute Niereninsuffizienz, Alkohol-, CO- und Schlafmittelvergiftungen sowie respiratorische Insuffizienz bei Adipositas.

e. Darreichungsform / Art der Anwendung	Tabletten zum Einnehmen. Injektionslösung.

f.   Dosierung (Einzel- / Tagesdosierung)
Dosierung und Anwendungsweise: Wenn vom Arzt nicht anders verordnet: Tabletten: 2–4 Tabletten täglich einnehmen. Die optimale Dosis ist im Einzelfall zu ermitteln.   Injektionslösung: Im allgemeinen 0,5 bis 1 bis 2 ml s. c. oder i. m. Bei Schlafmittel-, CO- und Alkoholvergiftungen 3 bis 5 ml als Anfangsgabe langsam i. v. Wenn es der Zustand des Patienten erfordert, kann Pervitin laufend weiter gegeben werden, [siehe i.]

g. Weitere Einnahmehinweise	Keine Angabe
h. Wirksamkeit	Keine Angabe

i.   Nebenwirkungen
[Siehe f.] da es keine krampferzeugende Wirkung besitzt und hohe Dosen (40 ml und mehr pro Tag) keine Schäden hervorrufen.   Nebenwirkungen, Begleiterscheinungen: Unruhe, Trockenheit im Munde, Schlaflosigkeit, Hyperaktivität und Appetitlosigkeit.
j.   Kontraindikationen
Unverträglichkeiten und Risiken: Die Behandlung mit Pervitin ist nicht angezeigt bei: genuiner Hypertonie, Hyperthyreodismus, Parkinsonscher Krankheit, Glaukom und gleichzeitiger Einnahme von MAO-Hemmern. Bei intravenöser Applikation von Pervitin sollte die letzte Behandlung mit MAO-Hemmern mindestens 4 Wochen zurückliegen.

k. Wechselwirkungen	[Siehe l.] Vor und nach der Einnahme oder der Injektion von Pervitin ist der Genuß von Alkohol, Kaffee oder Tee zu meiden, da die anregende Wirkung dieser Getränke durch Pervitin unerwünscht verstärkt werden kann. [siehe l.]

l. Explizite Warnhinweise

Bei wiederholter Anwendung, insbesondere zur Leistungssteigerung, besteht bei psychisch labilen Personen Suchtgefahr.

Besondere Hinweise:

Bei der Behandlung mit Pervitin kann es zu Änderungen des Reaktionsvermögens kommen. [siehe k.] Verkehrsteilnehmer sollten das beachten und zu dieser Zeit jeglichen Alkoholgenuß meiden.

Während der ersten 3 Schwangerschaftsmonate sollte, entsprechend den Empfehlungen der Arzneimittelkommission der Deutschen Ärzteschaft, wie alle Medikamente, auch Pervitin nur in besonders dringenden Fällen verordnet werden.

Arzneimittel sorgfältig aufbewahren! Vor Kindern sichern!

m. Weitere Inhalte

<u>Signalsatz:</u> Wichtige Information, aufmerksam lesen!

<u>Eigenschaften und Wirkung:</u>

Eigenschaften:

Pervitin ist chemisch nahe mit Adrenalin und Ephedrin verwandt und gehört deshalb nicht zu den Opiaten, von denen es sich auch in seiner Wirkung grundsätzlich unterscheidet. Pervitin wirkt blutdrucksteigernd, verbessert den venösen Rückfluß und erhöht die Leistung des Herzens. Durch Stimulierung des Atemzentrums im Gehirn bewirkt Pervitin eine Zunahme des Atemminutenvolumens. Pervitin beseitigt Abgeschlagenheit und Müdigkeit. Appetit und Hungergefühl werden unterdrückt.

Als Zusatz zur Cholin-Infusion bei Leberparenchym-Schäden ist Pervitin besonders gut geeignet, da nicht nur der Neigung zur Hypotonie entgegengewirkt wird, sondern auch die zentralstimulierende Wirkung bei komatösen oder praekomatösen Patienten von Vorteil ist.

Darreichungsformen und Packungsgrößen:

Darreichungsformen und Packungsgrößen:

Packung mit 30 Tabletten

Anstaltspackung mit 300 Tabletten (10 x 30 Tabletten)

Packung mit 6 Ampullen (1 ml)

Anstaltspackung mit 30 Ampullen (1 ml)

Packung mit 1 Injektionsflasche (15 ml)

<u>Verschreibungsstatus:</u> Verschreibungspflichtig

7.6.4.2 *Analyse der Gestaltung*

Die Packungsbeilage enthält etwa 420 Wörter in teilweiser allgemeinverständlicher Sprache. Sie gliedert sich in einen Kopfteil (Signalsatz, Bezeichnung des Präparats und Stoffgruppe) und anhand von Absätzen mit Unterüberschriften in verschiedene Textabschnitte (Zusammensetzung; Eigenschaften und Wirkung; Anwendungsgebiete; Dosierung; Nebenwirkungen; Kontraindikationen; besondere Warnhinweise einschließlich Wechselwirkungen; Darreichungsformen und Packungsgrößen). Abschließend werden der Verschreibungsstatus, der Name des Herstellers und sein Logo, der Warnhinweis „Arzneimittel sorgfältig aufbewahren! Vor Kindern sichern!" sowie eine Zahlenfolge angegeben. Die Bezeichnung des Präparats ist in einer deutlich höheren Schriftgröße gedruckt. Der Signalsatz, die Stoffgruppe und der Name des Herstellers sind ebenfalls größer im Vergleich zum übrigen Text, genauso wie die Unterüberschriften und der abschließende Warnhinweis, die im Vergleich zu erstgenannten jedoch etwas kleiner sind. Diese Passagen sind ferner alle fett gedruckt und der Signalsatz zusätzlich in Sperrschrift wiedergegeben. Der Druck erfolgte durchgehend in schwarzer Farbe.

Die Packungsbeilage ist schlicht gestaltet. Als grafische Elemente weist sie zwei Querbalken, einen am oberen Ende der Vorderseite zur Abtrennung des Signalsatzes und einen am unteren Ende der Rückseite zur Abtrennung des abschließenden Warnhinweises zu der vor Kindern gesicherten Lagerung, sowie das Logo des Herstellers auf.

7.6.4.3 Beurteilung des Inhalts und der Gestaltung

Der Text ist in verschiedene Abschnitte mit fett hervorgehobenen Unterüberschriften gegliedert, sodass er trotz seiner Länge von etwa 420 Wörtern strukturiert wirkt. Die Packungsbeilage ist in einer für Laien nur teilweise verständlichen Sprache geschrieben. Insbesondere die Abschnitte Zusammensetzung, Anwendungsgebiete sowie Unverträglichkeiten und Risiken enthalten auch einige Fachausdrücke, die das Verständnis erschwerten. Diese hätten z. T. patientenfreundlicher beschrieben werden können, bspw. „Hypotonie" und „Hypertonie" als niedriger bzw. hoher Blutdruck. Zusätzlich war die zeitgleiche Verwendung der Packungsbeilage für die vom Arzt verabreichte Darreichungsform der Ampullen von Pervitin® dem Verständnis abträglich. Inhaltlich enthielt sie für den Patienten wichtige Informationen. Dazu zählten die Zusammensetzung hinsichtlich des Wirkstoffs, die Anwendungsgebiete, die Dosierung, Nebenwirkungen einschließlich der Suchtgefahr, Gegenanzeigen, Wechselwirkungen, insbesondere mit Alkohol im Zusammenhang mit der Beeinträchtigung der Reaktionsfähigkeit, sowie die Warnhinweise zur Anwendung in der Schwangerschaft und zur Lagerung vor Kindern gesichert. Von diesen war der Hinweis auf das Abhängigkeitspotential für Patienten sehr wichtig, das jedoch nur „bei psychisch labilen Personen" bestanden hätte und damit teilweise relativiert wurde.[500] Zusätzlich waren die Dosierung der Tabletten und die Hinweise zur eingeschränkten Reaktionsfähigkeit sowie zur Vorsicht in der Frühschwangerschaft von größerer Bedeutung. Teile der Angaben, wie die chemische Bezeichnung des Wirkstoffs, die Eigenschaften sowie die Zusammensetzung und Dosierung der Ampullen, waren für Patienten wenig relevant. Unter den Eigenschaften stellte man die Wirkungen von Pervitin® positiv heraus. Ein Teil der Anwendungsgebiete und die Gegenanzeigen hatten aufgrund der Fachbegriffe indes keinen informativen Mehrwert für Patienten.

Die Rote Liste 1975 führt gleichlautend die Zusammensetzung hinsichtlich des Wirkstoffs, ohne jedoch die chemische Nomenklatur zu verwenden, die Anwendungsgebiete, die Dosierung und die Kontraindikationen auf. Weitere Angaben, v. a. der wichtige Hinweis auf das Suchtpotential, fehlen hingegen.[501]

Die Packungsbeilage von Pervitin® von 1974 hatte einen überwiegend informativen Charakter. Werbend waren nur die beschriebenen Eigenschaften sowie das Herstellerlo-

---

[500] Dabei war das Suchtrisiko von Pervitin® durch seine Verwendung im Zweiten Weltkrieg bekannt. Vgl. N. KESSEL (2009), S. 297.

[501] Vgl. ROTE LISTE (1975), 05 / 017 und P 80.

go. Die übrigen Angaben dienten der Information der Patienten, von denen insbesondere Hinweise zu dem von Pervitin® ausgehenden Suchtpotential, dessen Auftretenswahrscheinlichkeit jedoch relativiert wurde, die eingeschränkte Reaktionsfähigkeit und die Vorsicht bei der Anwendung in der Frühschwangerschaft Bedeutung hatten. Die Anwendungsgebiete und Kontraindikationen büßten ihre Aussagekraft jedoch durch die Verwendung von Fachbegriffen teilweise ein. Für das Verständnis erschwerend hinzu kam, dass dieselbe Packungsbeilage sowohl für die von Patienten eingenommenen Tabletten als auch für die vom Arzt applizierten Ampullen vorgesehen war. Insgesamt entsteht dadurch der Eindruck, dass man die Packungsbeilage in erster Linie für Ärzte verfasst hatte. Eine Trennung der Informationen wäre wünschenswert gewesen. Die Packungsbeilage entsprach dabei der Richtlinie über Packungsinformationen des Bundesverbandes der Pharmazeutischen Industrie e. V. und zeigt, dass der Abschnitt ‚Eigenschaften‘ aus der Richtlinie für positive Darstellungen der Wirkung eines Arzneimittels verwendet wurde, ohne dabei einen Verstoß gegen das Heilmittelwerbegesetz in Form einer Werbung für verschreibungspflichtige Arzneimittel feststellen zu können.

7.7   Diskussion

Unsere in dieser Form erstmalig durchgeführte Analyse von Packungsbeilagen als wesentlicher Untersuchungsgegenstand für den Zeitraum von der Gründung der BRD bis zur deutschen Wiedervereinigung erbrachte eine Reihe neuer Erkenntnisse. Die Gestaltung und Entwicklung von Beipackzetteln in der BRD ist in pharmaziehistorischen Arbeiten bisher nur als Nebenaspekt untersucht worden. Als vergleichsweise ausführlich sind in diesem Zusammenhang die Dissertationen von Stapel, die die Arzneimittelgesetze 1961 und 1976 behandelt,[502] sowie von Kirk und Lenhard-Schramm, die die Contergan®-Katastrophe aufarbeiten, zu erwähnen. Die beiden letzteren beleuchten dabei auch die im Gerichtsverfahren als werbliche Drucksachen aufgeführten Packungsbeilagen der Thalidomid enthaltenden Arzneimittel, wie Contergan®, und zeigen, dass darin eine Ungiftigkeit und Verträglichkeit der Präparate propagiert wurden,[503] wie es der allgemeinen Werbestrategie der Firma Grünenthal entsprach.[504] Ferner skizzieren sie den Verlauf des Bekanntwerdens der Nebenwirkungen und daraus resultierender Änderungen in Beipackzetteln, die erst mit Verzug erfolgten. Ihre sich teilweise ergänzenden Ergebnisse konnten wir zusammentragen und bestätigen. Zudem vermochten wir erstmals die Packungsbeilage eines Contergan®-Präparats, in diesem Fall vom Dezember 1957 und von Contergan®-forte stammend, abzubilden und Aussagen zum Beipackzettel des als Sachverständigen im Contergan®-Prozess herangezogenen Mediziners Walter

---

[502] Siehe hierzu U. STAPEL (1988).

[503] Vgl. B. KIRK (1999), S. 42, S. 62, S. 70–72 und S. 79–81; sowie N. LENHARD-SCHRAMM (2016), S. 174–176, S. 182f., S. 199, S. 238f., S. 245, S. 279, Anm. 346, S. 292, S. 296f., S. 567, S. 833 und S. 867.

[504] Vgl. N. LENHARD-SCHRAMM (2016), S. 174–177, S. 180–182 und S. 214; C. FRIEDRICH (2005/b), S. 3f. und S. 7; C. FRIEDRICH (2009/a), S. 77–79 und S. 85; C. FRIEDRICH (2017), S. 25–27; sowie T. LANGEBNER (2020), S. 381.

Kreienberg (1911–1994)[505] zu ergänzen, der die Inhalte von Contergan®-Beipackzetteln für nicht unüblich hielt und allgemein einer Aufklärung von Laien durch Packungsbeilagen kritisch gegenüberstand. Die Untersuchung weiterer Exemplare aus dem Zeitraum erlaubte uns, das Vorgehen insofern einzuordnen, dass es zwar nicht ungewöhnlich war, in Beipackzetteln eine gute Verträglichkeit zu beschreiben, dass die Firma Grünenthal dies aber in auffällig ausgeprägter Art und Weise vornahm.

Ein Ergebnis unserer Studie ist, dass wir insbesondere für frühe Fassungen die häufiger anzutreffende Aussage korrigieren müssen, dass Packungsbeilagen ausschließlich der Arztinformation dienten und nicht für Patienten vorgesehen waren.[506] Vielmehr lagen Packungsbeilagen mit unterschiedlich priorisierter Adressierung seit Gründung der BRD nebeneinander vor.[507] Für die BRD können wir dies anhand erstmals von uns aufgearbeiteten Archivmaterials der Firma Merck eindeutig belegen. In einem Schriftwechsel mit einem Mediziner von 1964 erläuterte das Unternehmen, dass es Packungsbeilagen abhängig von dem dazugehörigen Arzneimittel in drei Gruppen einteilte. Zu der ersten zählten solche, deren Applikation einem Arzt vorbehalten war, sodass der Beipackzettel ebenfalls nur in dessen Hand gelangte. Dieser war sodann vergleichsweise ausführlich und enthielt unter Verwendung der entsprechenden Fachtermini für die Anwendung durch den Arzt wichtige Informationen, wie Indikationen, Kontraindikationen und Dosierungshinweise. Davon unterschied die Firma Packungsbeilagen von Arzneimitteln, die Patienten auf eine ärztliche Verordnung hin selbst einnahmen, wie bspw. Tabletten, ohne dies jedoch ausschließlich auf rezeptpflichtige Präparate einzuschränken. Diese wiesen üblicherweise keine detaillierten Indikationsangaben auf, sondern nur allgemeine Hinweise, um Fehlanwendungen und Verwechslungen zu vermeiden. Zudem gab man eine niedrige Dosierung bzw. einen üblichen Dosierungsbereich an, der mit der Anmerkung, ‚wenn vom Arzt nicht anders verordnet‘ versehen wurde, da andernfalls eine vom Arzt nicht mitgegebene oder vom Patienten anschließend vergessene

---

[505] Vgl. E. KLEE (2003), S. 338.

[506] Vgl. H. NASSE (1968), S. 763; H.-J. L. CRAMER (1978), S. 6; FACHGRUPPE APOTHEKEN IN DER ÖTV BERLIN (1982), S. 5; sowie S. C. ZACHARIAS (1986), S. 23. Nach dem Arzneimittelgesetz 1961 freiwillig von Herstellern beigefügte Packungsbeilagen „enthielt[en] zur Kurzinformation des Arztes die chemische Bezeichnung der Zusammensetzung des jeweiligen Medikamentes und seinen Anwendungsbereich in lateinischer Sprache." FACHGRUPPE APOTHEKEN IN DER ÖTV BERLIN (1982), S. 5. „Zunächst war [die Packungsbeilage] nicht mehr als eine freiwillige Kurzinformation in lateinischer Sprache über die chemische Zusammensetzung und den Anwendungsbereich des Präparats. Sie richtete sich ausschließlich an den Arzt." S. C. ZACHARIAS (1986), S. 23. Zacharias scheint sich auf die Fachgruppe Apotheken zu beziehen, ohne dies entsprechend zu kennzeichnen. Als pharmaziehistorische Arbeit sei in diesem Zusammenhang die Dissertation von Stapel zu den Arzneimittelgesetzen 1961 und 1976 erwähnt, in der es heißt, dass „die schriftliche Information als Beipackzettel […] aus der Arzneimittelinformation der Firmen, die der Information des Arztes diente, entstanden." U. STAPEL (1988), S. 176, Anm. 4. Stapel legt hierfür einen Aufsatz von Schmitz zugrunde. Vgl. R. SCHMITZ (1979), S. 8.

[507] Stapel und Fuchs berichten Ähnliches, beziehen sich dabei jedoch auf den durch das Arzneimittelgesetz 1976 hervorgerufenen Zustand. Vgl. U. STAPEL (1988), S. 374; sowie J. FUCHS (2005), S. 1f.

Einnahmevorschrift das Risiko von Falschdosierungen barg. Zu ausgewählten Präparaten, wie Herzglykosiden oder Glucocorticoiden, gab das Unternehmen allerdings trotzdem keine allgemeine Dosierung an, weil es für diese eine ärztliche Dosierung und Überwachung der Compliance als zwingend notwendig hielt. Schließlich umfasste die dritte Gruppe Packungsbeilagen von Arzneimitteln, die üblicherweise ohne ärztliche Verordnung von Patienten eingenommen wurden, wie Vitamin-Präparate. Diese waren ausführlicher und in einer für Patienten verständlichen Sprache abgefasst. Wir bestätigten diese Ausführungen zur Gestaltung von Packungsbeilagen der Firma Merck anhand von uns untersuchter Exemplare. Für Ergotin Merck® Tropfen und Ergotin Merck® Ampullen erstellte das Unternehmen 1952 zwei in ihrem Informationsgehalt sehr differierende Fassungen. Der Beipackzettel der verschreibungspflichtigen Tropfen, für die Anwendung durch den Patienten bestimmt, enthielt nur eine Dosierung, einschließlich eines Hinweises auf die ärztliche Anweisung, sowie eine Warnung zur Absetzung des Mittels bei Auftreten von Gefühlsstörungen, womit er bereits mögliche Nebenwirkungen beschrieb. Dabei war v. a. die Dosierung eine typische Angabe, die auch vergleichsweise kurze Beipackzettel enthielten. Selten verwies man ausschließlich auf eine vom Arzt gegebene Anweisung, wie bei Decortin®-H von 1956 und 1965. Die Packungsbeilage der Ergotin Merck® Ampullen, vorgesehen zur Applikation durch einen Arzt, beschrieb hingegen ausführlicher bspw. die Zusammensetzung, Wirkung und Indikationen des Präparats sowie die kontraindizierte Verwendung als Wehenmittel. Damit können wir eindeutig belegen, dass sich Beipackzettel schon früh speziell an Ärzte oder Patienten richten konnten. Dies war insbesondere vom Applikationsweg der Arznei und ihrem üblichen Verordnungsweg abhängig. Allerdings handhabten verschiedene Unternehmen dies sicherlich unterschiedlich.

Wie unsere Analyse erstmals zeigte, betonten einige Hersteller bis in die 1960er-Jahre hinein eine vorbeugende Wirkung ihrer Arzneimittel, teilweise sogar zur Vorbeugung gegen Krebs wie im Fall des Präparats Carciprophyl, aber insbesondere auch bei Schmerzmitteln, wie Bekunis®-S-Tabletten oder Koffienol-Oblatenkapseln. Hintergrund solcher Inhalte in Beipackzetteln von Analgetika war die nach wie vor gültige Kaiserliche Verordnung, die den Vertriebsweg Apotheke an die Anwendung einer Arznei als Heilmittel knüpfte. Vermeintliche Vorbeugungsmittel sollten somit außerhalb von Apotheken verkauft werden können.[508] Der Beipackzettel zu Koffienol-Oblatenkapseln war überwiegend in einem verständlichen Deutsch geschrieben und sprach, ergänzend zu den oben genannten Ausführungen, Patienten ausschnittsweise direkt an, wobei der angestrebte Vertriebsweg seine Adressierung an Patienten zusätzlich implizierte. Zunächst schränkte das Spalt-Tabletten®-Urteil von 1957 dieses Phänomen jedoch ein, das Arzneimittelgesetz (AMG) 1961 untersagte es schließlich und die neu geregelte Apothekenpflicht 1969 machte es überflüssig. Die Unterscheidung zwischen Heilanwendung und Vorbeugung fand sich aber auch noch später in Packungsbeilagen wieder, bspw. bei dem Vitamin-D-Präparat Vigantol®, für das eine Trennung der Anwendung wegen unterschiedlicher Dosierungen jedoch eine therapeutische Bedeutung hatte.

---

[508] Dazu vgl. Kapitel 4.1.1 und 4.2.1.2.

Eine anfänglich für Patienten reduzierte Information ist angesichts der weiteren Resultate unserer Arbeit indes nicht verwunderlich. Vielmehr entsprach sie der damaligen Auffassung, die bspw. die Arzneimittelkommission der deutschen Ärzteschaft 1955 äußerte, das Wissen über die Anwendungsgebiete, zumindest verschreibungspflichtiger Arzneien, solle nicht zur Kenntnisnahme der Patienten gelangen.[509] Neben der Packungsbeilage von Ergotin Merck® Tropfen, traf dies auf die von uns untersuchten Gebrauchsanweisungen von Decortin®-H von 1956 und 1965 der Firma Merck zu. Ein erster Beipackzettel der von der Schering AG vertriebenen Antibabypille Anovlar® von Mai 1961 gab hingegen die Indikationen an, wenngleich die Hauptanwendung als Verhütungsmittel etwas versteckt im Text untergebracht wurde, wie bereits Sieg, die Schering AG und Silies bemerkten.[510] Nach damals überwiegender Auffassung der Ärzteschaft müsse das Ausmaß der Aufklärung eines Patienten über eine Erkrankung jedoch dem Arzt obliegen. ‚Sine confectione‘-Verordnungen erschienen daher als probates Mittel, eine entsprechende Aufklärung durch Packungsbeilagen zu verhindern. Insbesondere die Ärzte standen Beipackzetteln kritisch gegenüber und schlugen bspw. 1953 in einer Stellungnahme zu 1952 vom Bundesministerium des Innern erarbeiteten Grundsätzen für ein neues AMG vor, Gebrauchsanweisungen für verschreibungspflichtige Arzneimittel zu untersagen. Die Dosierung, die ohnehin den gesetzlichen Anforderungen nach auf dem Rezept zu vermerken sei, dürfe ausschließlich vom Arzt festgelegt werden. Der Bundesverband der Pharmazeutischen Industrie e. V. (BPI), der im Übrigen Indikationsangaben als unkritisch ansah, hielt dem entgegen, dass er Dosierungsangaben als notwendige Sorgfaltspflicht bzw. als Schutz vor falschen Eigendosierungen betrachtete, die im Fall von rezeptpflichtigen Arzneimitteln durch den Zusatz ‚falls vom Arzt nicht anders verordnet‘ zu ergänzen seien. Immerhin befürwortete die Arzneimittelkommission der deutschen Ärzteschaft 1955 Hinweise zur Anwendungsweise und zu Kontraindikationen. Nach einer 1966 unter Ärzten durchgeführten Umfrage plädierten diese mehrheitlich zumindest für Dosierungsangaben in Packungsbeilagen. Auch allgemeine Nebenwirkungen sollten, verbunden mit dem Hinweis auf eine ärztliche Konsultation bei ihrem Auftreten, enthalten sein, spezifische wiederum nicht. Nur wenige unterstützten allgemeine Indikationsangaben, lange Indikationslisten lehnte die Mehrheit ab. Damals bedeutete eine ausführliche Indikationsliste durchschnittlich jedoch etwa 11 Indikationen, so erfasst anhand 350 Packungsbeilagen. In vier der Beipackzettel waren es sogar 40 und mehr, 300 wiesen zwischen 5 und 14 Anwendungsgebieten auf. Die Zahlen verdeutlichen die verbreitete Indikationslyrik. Wir zeigten dieses Phänomen anhand des Beipackzettels von Psychatrin® von 1955 bis 1959, der eine Reihe von Indikationen aufzählte, die unter depressiver Verstimmung oder Depression zusammengefasst

---

[509] Man kritisierte also eine durch Packungsbeilagen vermittelte medizinische Aufklärung, einen möglichen Einsatz als Werbemittel hingegen weniger. Im Zusammenhang mit der Arzneimittelwerbung wurde sie eher selten erwähnt. Stattdessen beanstandete man die Arzneimittelwerbung in ihrer Gesamtheit, da sie bestimmte Verschreibungswünsche und die Selbstmedikation gefördert hätte.

[510] Vgl. S. SIEG (1996), S. 140; SCHERING AKTIENGESELLSCHAFT (1998), S. 67; sowie E.-M. SILIES (2010), S. 78. Silies verweist u. a. auf Sieg. Vgl. dazu auch [o. V.] SCH / K. SUCKER-SKET (2001), S. 2694; sowie D. M. GRUBER (2020), S. 4596.

werden konnten. Mitunter teilten aber gleichfalls Apotheker die ärztliche Meinung. Neben Indikationsangaben bemängelte man die in Packungsbeilagen teilweise geäußerten Versicherungen, wie ‚unschädlich‘ und ‚frei von Nebenwirkungen‘, die Patienten beeinflussen konnten. Wie unsere Untersuchung ergab, verwendeten Hersteller auch Angaben zur Wirksamkeit und Wirkung einer Arznei als werbende Zusätze. Auffällig war dies bei Schlafmitteln, wie dem von uns untersuchten Proponal® von 1966, das bspw. zu „körperlicher und geistiger Frische" verhelfen sollte. Diese werbende Formulierung lässt sich in einer Fassung von 1974 schließlich im Abschnitt ‚Eigenschaften‘ nach der Richtlinie über Packungsinformationen des BPI wiederfinden. Wie unsere weiteren Beispiele Proponal® und Pervitin® zeigen, nutzte man diesen Abschnitt häufiger werblich. Am Beispiel von Decortin®-H konnten wir nachweisen, dass Abschnitte zu Eigenschaften von Arzneimitteln teilweise Fachausdrücke enthielten, um eine bestimmte Qualität zu suggerieren, und man in ihnen einen direkten Vergleich der Wirksamkeit mit anderen Arzneimitteln nicht scheute. Der Beipackzettel von Psychatrin® wies sogar komplette Absätze auf, die in werblicher Weise die Wirksamkeit und Wirkung des Präparats beschrieben. Ferner dienten Beipackzettel mitunter auch dazu, auf weitere Präparate aufmerksam zu machen. Dass solche Zusätze zur Verträglichkeit und Wirksamkeit sowie Erwähnungen weiterer Präparate eines Herstellers nicht nur Einzelfälle darstellten, konnten wir anhand von Beispielen darlegen und mithilfe von Abbildungen der Packungsbeilagen von Wurm-Agen®, Migränin® und Nyxanthan-Dragees® veranschaulichen. Ausgewählte Beipackzettel, wie der von Psychatrin®, besaßen nicht nur werbliche Inhalte, sondern zugleich eine entsprechende Gestaltung und stellten auf diese Weise eher Werbe- als Informationsmittel dar. Indes war die Mehrheit schlicht gestaltet und wies häufig nur ein Herstellerlogo auf. Im Fall von Anovlar® unterstützte ein Einnahmeschema die korrekte Anwendung, die die Packungsbeilage ohnehin gründlich erklärte.

Indes belegen einmal mehr Aussagen zur Verständlichkeit von Packungsbeilagen Ende der 1950er-Jahre ihre hohe Variabilität, wobei man sich einerseits über pharmakologische Daten, chemische Formeln und medizinische Fachausdrücke beklagte und andererseits über Exemplare berichtete, in denen grundsätzlich alle Fachbegriffe in die Umgangssprache übersetzt worden waren. Allerdings bedurfte es für eine ausreichende Verständlichkeit mit einer überschaubaren Zahl an Fremdworten teilweise medizinischen Vorwissens. Die Indikationen und Wirkungen von Anovlar® von 1961 waren andernfalls für Patientinnen kaum verständlich. Mitunter kam erschwerend hinzu, dass Packungsbeilagen zugleich für von Patienten und Ärzten anzuwendende Darreichungsformen vorgesehen waren, wie im Fall von Pervitin® für Tabletten und Injektionslösungen.

Erstmals vermochten wir nachzuweisen, dass Packungsbeilagen, abseits von den genannten werblichen Zusätzen, schon früh für Patienten und eine sichere Arzneimittelanwendung wichtige Informationen enthielten. Die Dosierungsvorschrift des Arztes fehlte mitunter auf dem Rezept, begünstigt durch Sparzwänge der Krankenkassen, sodass eine Packungsbeilage möglicherweise die einzige schriftliche Informationsquelle für Patienten darstellte, um die korrekte Einnahme zu ermöglichen.[511] Für Anthelminthika, wie die Askaridol-Lösung von Bayer, existierten bereits Anfang der 1950er-Jahre Packungsbeilagen mit detaillierten Einnahmevorschriften, die das Risiko für Vergiftungen mit dem als Rezeptur teilweise ohne Gebrauchsanweisung verschriebenen Chenopodiumöl vermindern sollten. Wie wir anhand ausgewählter Archivalien nachweisen können, enthielten Beipackzettel in den ersten Jahren nach Gründung der BRD zudem bereits Hinweise über eine mögliche Beeinträchtigung der Verkehrsfähigkeit. Hieß es in der Packungsbeilage des Antihistaminikums Atosil® der Firma Bayer 1951 zunächst nur beiläufig, dass Neo-Bridal® eingenommen werden sollte, falls Atosil® eine zu starke Müdigkeit hervorrufe, wies die Firma Merck in der Packungsbeilage des Antihistaminikums Ilvin®-Dupletten ab Juli 1956 schon ausdrücklicher, aber zunächst noch zurückhaltend, darauf hin, dass das Präparat im allgemeinen nicht müde mache, aber vor allem nach höheren Dosen zu einer gewissen Müdigkeit führen könne. Ab Juli 1959 erschien der Hinweis konkreter, weniger relativiert und Kraftfahrer direkt ansprechend. Ebenfalls an Kraftfahrer direkt adressiert, warnte man im Beipackzettel des Neuroleptikums Decentan®-Dragees 4 mg von 1958 nicht nur vor einer möglichen Müdigkeit, sondern wies darüber hinaus darauf hin, dass diese durch Alkohol, Schlaf- und Beruhigungsmittel verstärkt werden konnte. Teilweise gaben Hersteller zudem schon Hinweise zu spezifischen Risiken und wirkten damit potentiell schwerwiegenden unerwünschten Wirkungen entgegen. Bspw. sollten Patienten das Mutterkornalkaloide enthaltende Ergotin Merck® der Packungsbeilage von 1952 zufolge beim Auftreten von Gefühlsstörungen absetzen, bei weiterer Einnahme waren ansonsten schwere Durchblutungsstörungen bis hin zu Nekrosen möglich. Das Glucocorticoid-Präparat Decortin®-H sollte hingegen nach einer Fassung von 1965 unter keinen Umständen abrupt abgesetzt werden. In Versionen von 1956 und 1965 riet man Patienten zu einem Arztbesuch bei Magen-Darm-Beschwerden, möglichen Symptomen eines Ulcus.

Zu einem allmählichen Umdenken in der Informationspolitik über Arzneimittel führte schließlich die Contergan®-Katastrophe Anfang der 1960er-Jahre. Dass sie zugleich wesentlicher Ausgangspunkt für die verpflichtende Einführung der Gebrauchsinformation mit dem AMG 1976 war, berichten verschiedene Arbeiten, ohne jedoch eine direkt nachvollziehbare Verbindung zwischen den beiden Ereignissen herzustellen.[512] Im Kern

---

[511] Anfang der 1960er-Jahre kam der Packungsbeilage eine Ersatzrolle bei der Abgabe verschreibungspflichtiger Arzneimittel zu, falls die auf dem Rezept erforderliche ärztliche Gebrauchsanweisung fehlte. Dazu vgl. Kapitel 4.2.1.1.

[512] Vgl. U. STAPEL (1988), S. 373; K. NINK / H. SCHRÖDER (2005), S. 14; K. NINK / H. SCHRÖDER (2010), S. 202; sowie M. HEIER (2013), S. 77. Stapel führt aus, dass die Entwicklung der Packungsbeilage „entscheidend von einem allgemein zunehmenden Informationsbedürfnis und der Informationspflicht des Herstellers beeinflusst [wurde]." U. STAPEL (1988), S. 176, Anm. 4. Zur Einführung der Packungsbeilage aufgrund der Informationspflicht der Hersteller vgl. auch A. SANDER (1980), S. 7. Die genannte Informationspflicht impliziert ebenfalls die Verbindung zur Contergan®-Katastrophe. Sie beeinflusste im Allgemeinen die Entstehung des AMG 1976 maßgebend. Vgl. U. STAPEL (1988), S. 301–304; sowie B. KIRK (1999), S. 185–190. Die Offenbarungspflicht der Hersteller wurde dabei mit den §§ 9 bis 12 des AMG 1976 umgesetzt. Vgl. N. K. LANG (1996), S. 9f.

können wir diese Aussage bestätigen. Allerdings müssen wir sie mit dem Zusatz versehen, dass die Gebrauchsinformation in ihrer seit dem AMG 1976 geforderten Form auf die Geschehnisse um Contergan® zurückzuführen ist. Als Ergebnis unserer Studie können wir darüber hinaus aufzeigen, dass der Einstellungsbeschluss des LG Aachen zum Contergan®-Verfahren den Weg für die Vorschriften des AMG 1976 über Gebrauchsinformationen ebnete. Angesichts der bereits erwähnten Aussagen Kreienbergs im Contergan®-Prozess wäre ohne diesen eine Anpassung der Beipackzettel vermutlich nicht erfolgt. Zumindest hätte die Arzneimittelkommission der deutschen Ärzteschaft wohl weiterhin den Standpunkt vertreten, Patienten dürften nicht allzu sehr über die Arzneimitteleinnahme aufgeklärt werden, und diesen bei Gesetzesberatungen eingebracht. Der Einstellungsbeschluss, den wir im Vergleich zu Stapel detaillierter, insbesondere hinsichtlich Aspekten zu Packungsbeilagen, analysierten,[513] stellte eine Offenbarungspflicht der Hersteller und damit ihre Informationspflicht fest und forderte im Übrigen bspw. ausdrückliche Hinweise in Packungsbeilagen von Präparaten, für die keine Anwendungserfahrung in der Schwangerschaft vorlagen, also insbesondere bei neu entwickelten Wirkstoffen. Solche Hinweise fanden zukünftig häufig Eingang in Packungsbeilagen, wie die Präparate Decentan® 4 mg, Pyramidon® und Pervitin® zeigen. Mögliche Compliance-Probleme griff das Gericht dabei kurz auf, ließ sie aber hinter die Informationspflicht zurücktreten. In Anlehnung an dieses Urteil erstellte der BPI 1972 das Merkblatt ‚Sorgfaltspflichten des Arzneimittelherstellers nach dem Einstellungsbeschluss im Contergan®-Verfahren‘, das erste, jedoch unverbindliche Hinweise zur Gestaltung von Packungsbeilagen entwarf. Die im Einstellungsbeschluss festgestellte Informationspflicht gegenüber Patienten führte ferner zur Erstellung der Richtlinie über Packungsinformationen des BPI, die die Verbandsmitglieder zu bestimmten Angaben in Packungsbeilagen verpflichtete. In ihrer Präambel, die zwar nicht direkt auf Contergan® oder den Einstellungsbeschluss verwies, aber die Verpflichtung betonte, über Vor- und Nachteile von Arzneimitteln zu informieren, um dem Verbraucherschutz und der Gesundheitserziehung gerecht zu werden, und damit Parallelen zum Einstellungsbeschluss zeigte, knüpfte sie erkennbar an die Feststellungen des Gerichts an. Wie wir zeigen konnten, war zudem ein vorgelagerter Austausch des Verbandes mit der Ärzteschaft maßgebend für die Erstellung der Richtlinie und damit für die Entscheidungsfindung über die für Packungsbeilagen vorgeschriebenen Angaben.

Auf dem Deutschen Ärztetag 1971 standen die Inhalte von Packungsbeilagen vorerst nur zur Diskussion. Indes war der 75. Deutsche Ärztetag 1972 entscheidender Ausgangspunkt für ihre weitere Entwicklung. Auf diesem kam Walter Kreienberg als Vorstandsmitglied der Arzneimittelkommission der deutschen Ärzteschaft in einem Referat auf das Thema Arzneimittelnebenwirkungen zu sprechen und ging auf die im Einstellungsbeschluss des Contergan®-Verfahrens vom LG Aachen festgestellte Offenbarungspflicht ein. Die Notwendigkeit einer umfangreicheren Information führte nunmehr zu einem Vorschlag für die inhaltliche Gestaltung von Packungsbeilagen, zu dem die Ärzteschaft ähnlich lautend eine Entschließung fasste, die die Zusammensetzung, Ei-

---

[513] Vgl. U. STAPEL (1988), S. 309–312.

genschaften, den Verwendungszweck, die Dosierung und Anwendungsweise, Nebenwirkungen, Hinweise auf besondere Unverträglichkeiten und Risiken sowie Antidote,
allgemeine und spezielle Warnhinweise, spezielle Haltbarkeits- und Aufbewahrungshinweise sowie die Darreichungsformen und Packungsgrößen anzugeben forderte.[514]
Die mit Bezug auf diese Entschließung gestaltete Richtlinie über Packungsinformationen des BPI fand letztlich in wesentlichen Teilen Eingang in das AMG 1976. Zugleich
müssen wir damit die Wahrnehmung korrigieren, dass der Gesetzgeber bei der Erstellung des AMG 1976 Vorgaben von der Industrie übernahm. Vordergründig war das
zwar korrekt, jedoch verbarg sich hinter der Richtlinie über die Packungsinformationen
des BPI ursprünglich vielmehr eine auf dem Deutschen Ärztetag 1972 gefasste Entschließung zum Inhalt von Packungsbeilagen. Die Aufarbeitung der Contergan®-
Katastrophe stellte damit den Beginn der Etablierung der Packungsbeilage als Informationsmittel dar, die auf Grundlage des AMG 1976 bis hin zum Aufklärungsmittel des
Patienten reichte. Wie Stapel richtig bemerkt, verdeutlichte das Verfahren um Conter-
gan® demgemäß die Bedeutung der Packungsbeilage als elementares Informationsmittel.[515] Anhand von Beipackzetteln des Neuroleptikums Decentan® von 1958 und 1982
zeigten wir zudem die durchlaufene Entwicklung von einer kurzen zu einer nahezu erschöpfenden Patienteninformation. Ähnliches spiegeln Packungsbeilagen von Pyra-
midon® wider, die zwischen 1970 und 1976 umfangreiche Erweiterungen erlebten. Insbesondere die stetig differenzierter werdende Beschreibung von Symptomen der Agranulozytose, bei deren Auftreten ein Arztbesuch empfohlen wurde, erscheint hierbei er-
wähnenswert.

Unsere Studie ergab darüber hinaus erstmals, dass v. a. in den 1960er-Jahren, auch
begünstigt durch die Contergan®-Katastrophe, bereits der Wunsch bestand, für die Arzneimittelsicherheit relevante Informationen verstärkt in Packungsbeilagen zu hinterle-
gen. Wie wir anhand von Archivalien der Firma Merck nachweisen können, wich das
Unternehmen von den oben genannten firmeninternen Richtlinien zur Erstellung von
Packungsbeilagen in Anbetracht der Vorkommnisse um Contergan® bereits 1964 dahingehend ab, in Exemplaren von ärztlich verordneten Arzneimitteln bestimmte mögliche
Nebenwirkungen zu erwähnen. Dies entsprach demnach Entwicklungstendenzen, die
von der Arzneimittelkommission der deutschen Ärzteschaft und vom Bundesgesundheitsamt (BGA) ausgingen. Wie wir ferner belegen können, nahm 1964 mindestens eine
Landesbehörde auf Empfehlung des Bundesgesundheitsamtes hin Warnhinweise für die
Anwendung Menthol-haltiger Präparate bei Kleinkindern und Säuglingen auf Grundlage
der in demselben Jahr erst neu in das AMG aufgenommenen Auflagenbefugnis für eine
bestimmte Kennzeichnung gemäß § 42 Abs. 1 in Packungsbeilagen auf. In diesen erschienen Warnhinweise zur Anwendung in der Schwangerschaft inzwischen ebenfalls
häufiger oder wurden, wie bei dem Antiemetikum Meclozin, teilweise schon bei ge-

---

[514] Sander und Stapel sind dahingehend zu ergänzen, dass nicht nur der Deutsche Ärztetag
1971, sondern vielmehr der Deutsche Ärztetag 1972 von Bedeutung für die Verbesserung
von Packungsbeilagen war. Vgl. A. SANDER (1980), S. 7, Anm. 1; sowie U. STAPEL (1988),
S. 176. Stapel verweist auf Sander.

[515] Vgl. U. STAPEL (1988), S. 176. Stapel erläuterte diese Aussage nicht.

ringsten Anhaltspunkten einer schädigenden Wirkung aufgenommen. Dieses Vorgehen zeugte von der Sensibilisierung, die die Contergan®-Katastrophe bewirkt hatte. Somit konnten wir die von Friedrich und Langebner bereits festgestellte Zunahme von Warnhinweisen zur Anwendung von Arzneimitteln in der Schwangerschaft in Packungsbeilagen infolge der Contergan®-Katastrophe bestätigen und anhand neuen Quellenmaterials mit Beispielen veranschaulichen.[516]

Für freiverkäufliche Schmerz-, Schlaf- und Abmagerungsmittel trat 1974 eine Verordnung in Kraft, die einen Warnhinweis auf Packungsbeilagen vorschrieb, solche Präparate nicht ohne ärztlichen oder zahnärztlichen Rat längere Zeit oder in höheren Dosen anzuwenden. Einen entsprechenden Hinweis konnten wir indes schon im Beipackzettel von Pyramidon® von 1970 nachweisen.

Die seinerzeit umfänglichste Diskussion betraf jedoch Warnhinweise vor der bei der Teilnahme am Straßenverkehr wichtigen Beeinträchtigung des Reaktionsvermögens.[517] Wie wir aufzeigen konnten, forderten beteiligte Kreise seit Anfang der 1960er-Jahre effektive Informationswege, um Patienten über entsprechende Nebenwirkungen von Arzneimitteln aufzuklären, die schließlich in Packungsbeilagen Aufnahme finden sollten, jedoch zunächst auf freiwilliger Basis. Bei Nachfragen zu einer festen Kennzeichnungsregelung verwies die Regierung regelmäßig auf die 1964 eingeführte Ermächtigung nach § 42 des AMG von 1961, bestimmte Kennzeichnungen anzuordnen. Gleiches galt für eine Anfrage wegen einer verpflichtenden Kennzeichnung von Arzneimitteln mit teratogener Wirkung. Eine einheitliche Regelung für Warnhinweise bezüglich einer eingeschränkten Verkehrstüchtigkeit auf dieser gesetzlichen Grundlage scheiterte allerdings an der Erstellung einer Liste jener Arzneimittel, die einer solchen Angabe bedurften. Immerhin nahmen Hersteller vermehrt freiwillig entsprechende Warnhinweise in Packungsbeilagen auf, wenngleich diese einen unterschiedlichen Wortlaut hatten. Beispielhaft weisen wir hier auf die Packungsbeilage des Neuroleptikums Vesitan® hin. Für seine Mitglieder erklärte schließlich der BPI in seiner Richtlinie über Packungsinformationen Hinweise zur Beeinträchtigung der Verkehrstüchtigkeit, genauso wie zu Risiken in der Schwangerschaft und Stillzeit, ab 1975 als verbindlich. Insgesamt führte die Richtlinie dazu, Arzneimittelrisiken im Beipackzettel detailliert darzustellen. Sie waren für Patienten jedoch teilweise schlecht verständlich. Das zeigen die von uns untersuchten Exemplare von Lanimerck®-Dragees, Pyramidon® und Pervitin®. Das daran anknüpfende AMG 1976 ließ diese Angaben noch ausführlicher werden, wie die Packungsbeilagen von Lanimerck®-Dragees von 1977 und 1979 zeigen. Warnhinweise zur Beeinträchtigung der Verkehrstüchtigkeit und Anwendung in der Schwangerschaft erwähnte das Gesetz dabei nicht ausdrücklich und schrieb demzufolge auch keinen Wortlaut für sie vor. Wir konnten jedoch erstmals nachweisen, dass die Arbeitsgruppe ‚Verkehrshinweise‘ der Arbeitsgemeinschaft der Leitenden Medizinalbeamten der Länder in einer 1977 verabschiedeten Richtlinie bestimmte Formulierungen für Warnhinweise zur Beeinträchtigung der Verkehrsfähigkeit erstellte. Über die obersten Landesgesundheitsbe-

---

[516] Vgl. C. FRIEDRICH (2017), S. 24; sowie T. LANGEBNER (2020), S. 382.
[517] Diese lagen vereinzelt zwar schon in den 1950er-Jahren vor, wurden aber in den 1960er-Jahren vehementer gefordert.

hörden für den jeweiligen Zuständigkeitsbereich bekanntgemacht und bspw. in Rheinland-Pfalz als amtliche Bekanntmachung des Ministeriums für Soziales, Gesundheit und Sport im *Staatsanzeiger für Rheinland-Pfalz* im August 1977 in Übereinstimmung mit den übrigen obersten Landesgesundheitsbehörden, dem Bundesministerium für Jugend, Familie und Gesundheit und dem Bundesgesundheitsamt erschienen, vereinheitlichten diese Empfehlungen solche Warnhinweise. Sie umfassten einen Standardhinweis zur Veränderung des Reaktionsvermögens und einer daraus resultierenden Beeinträchtigung der Teilnahme am Straßenverkehr sowie beim Bedienen von Maschinen, insbesondere im Zusammenwirken mit Alkohol, sowie sechs abgeänderte Hinweise für alkoholenthaltende, den Blutdruck beeinflussende und den Blutzucker senkende Arzneimittel, für Lokalanästhetika, Narkosemittel sowie Ophthalmica. In einer Anlage wurden die betroffenen Stoffe genannt, für die selbst sowie für deren Zubereitungen, unabhängig von der Dosierung, die Hinweise vorgesehen waren. Dazu zählten verschiedene Barbiturate und Benzodiazepine, Codein, Dimenhydrinat, Ephedrin (als Psychostimulans), Glibenclamid, Insulin, Metformin und Morphin. Nicht aufgeführt wurden Arzneimittel, bei denen von einer eingehenden ärztlichen Beratung ausgegangen werden musste, wie im Fall des in der Alkoholentwöhnung eingesetzten Wirkstoffs Disulfiram. Die Warnhinweise erlebten in den Folgejahren eine entsprechende Umsetzung. Das BGA verwendete sie nicht nur bei der Zulassung neuer Arzneimittel, sondern auch im Zuge der Erarbeitung von Standardzulassungen, wie wir am Beispiel der in der Therapie der Schizophrenie eingesetzten Lithiumcarbonat-Tabletten 450 mg zeigten. Ferner wiesen wir den Einsatz der Standardhinweise durch das BGA für Änderungen von Gebrauchsinformationen im Rahmen eines Stufenplanverfahrens am Beispiel des Neuroleptikums Sulpirid nach. Um die Patientenaufklärung noch effektiver zu gestalten, klärte ein Handzettel 1982 und 1983 in Baden-Württemberg Fahrschüler zusätzlich über den möglichen negativen Einfluss von Arzneimitteln auf die Verkehrstüchtigkeit auf und verwies dabei auf die Lektüre und Beachtung der Packungsbeilage. Ein ähnliches Merkblatt entstand 1983 auch in Schleswig-Holstein.

Anhand dieser von uns aufgezeigten Entwicklungen können wir feststellen, dass das AMG 1976 viele ohnehin bereits bestehende Tendenzen zu Packungsbeilagen in einem gesetzlichen Rahmen manifestierte. Dabei gab es aufgrund der Nachzulassung eine sehr lange Übergangszeit von unterschiedlichen Formen der Packungsbeilagen, wie Schuldt richtig ausführt und wir bestätigen können.[518] Unsere Betrachtungen für diesen Abschnitt konzentrierten sich indes auf die mit dem AMG 1976 eingebrachten Auswirkungen auf die Gebrauchsinformationen. Abseits von Zulassungs- oder Stufenplanverfahren, die zu einer Gebrauchsinformation nach § 11 AMG 1976 führten, schienen pharmazeutische Unternehmer ihre Packungsbeilagen eher schleppend an den jeweiligen wissenschaftlichen Kenntnisstand anzupassen, sodass Exemplare zu gleichartigen Substanzen durchaus unterschiedlich sein konnten. Ein Großteil der noch nicht § 11 AMG 1976 entsprechenden Packungsbeilagen dürfte zudem nach der Richtlinie des BPI aufgebaut gewesen sein, da dessen Mitglieder die Arzneimittel bereitstellten, die den we-

---

[518] Vgl. J. SCHULDT (1992), S. 8f.

sentlichen Umsatz in Apotheken ausmachten. Diese ähnelten den gesetzlichen Regelungen stark. Grundsätzlich ist für die erstmals mit dem AMG 1976 festgelegten Vorschriften zu Gebrauchsinformationen festzustellen, dass sie gegenüber dem AMG 1961 zu bedeutenden Verbesserungen bezüglich ihres Inhalts führten. Sie verpflichteten Hersteller nicht nur zur Gebrauchsinformation als vorgeschriebenes Informationsmittel mit einem weitgehend definierten Informationsgehalt, sondern verhinderten bspw. zugleich zukünftig eine Indikationslyrik. Hervorheben möchten wir hier die Verwendung der nach dem AMG 1976 erlaubten ergänzenden Angaben, die pharmazeutischen Unternehmen gewisse Freiheiten ließen. Sie vermittelten in diesem Abschnitt teilweise weiterführende Gesundheitsratschläge, wie unterstützende Maßnahmen bei der Therapie von Obstipation, Gicht und Hypertonie, aber nutzten ihn ebenfalls in werbender Weise, indem bspw. die Wirksamkeit positiv betont wurde. Auch den zuvor unter dem von der Richtlinie über Packungsinformationen des BPI vorgesehenen Abschnitt ‚Eigenschaften‘ befindlichen Angaben konnten Patienten an dieser Stelle wiederbegegnen, genauso wie Warnhinweisen zur Einschränkung der Reaktionsfähigkeit. Die ergänzenden Angaben gestalteten sich insgesamt also sehr unterschiedlich.

Zusätzlich prägte das AMG 1976 weitere Aspekte von Packungsbeilagen. Wie Stapel bemerkt, umfasste die nach dem AMG 1976 verbesserte Arzneimittelsicherheit nunmehr die Gebrauchsinformation bereits wegen der mit ihr vermittelten Informationen.[519] Anhand unserer Untersuchung konnten wir aufzeigen, dass sie darüber hinaus fester Bestandteil des Apparates zur Abwehr von Arzneimittelrisiken war. Zahlreiche Stufenplanverfahren, teilweise schon vor dem Inkrafttreten des AMG, führten zu Änderungen von Packungsbeilagen, die die häufig erst neu gewonnenen Erkenntnisse zu Arzneimittelrisiken an Patienten weitergeben sollten und damit einen Beitrag zur Arzneimittelsicherheit leisteten. So wurden zur Anwendung von Arzneimitteln in der Schwangerschaft Stufenplanverfahren eingeleitet, wie erstaunlicherweise ausgerechnet für das inzwischen ausdrücklich bei Schwangerschaftsübelkeit und -erbrechen indizierte Antihistaminikum Doxylamin. Indes scheiterte für viele Arzneimittel ein aussagekräftiger Hinweis zur Anwendung in der Schwangerschaft an einer unzureichenden Datenlage, sodass diese häufig unter den Kontraindikationen geführt wurde. Beispielhaft arbeiteten wir den populären Fall um das antipyretisch, analgetisch und spasmolytisch wirkende Metamizol auf, wobei wir die Änderungen der Gebrauchsinformation im Hinblick auf die neu bewerteten Nebenwirkungen der Agranulozytose und des Schocks, die zu einer deutlichen Einschränkung der Indikationen führten, in den Mittelpunkt stellten.[520] Der vom BGA vorgesehene Wortlaut für Gebrauchsinformationen stieß dabei auf deutliche Kritik angesichts direkt an den Arzt gerichteter Handlungsanweisungen sowie der möglichen negativen Auswirkungen auf die Compliance. Nichtsdestotrotz ordnete das BGA eine weitläufige Aufklärung über die Nebenwirkungen Agranulozytose und Schock für die Gebrauchsinformationen an, was im Sinne der Patientensicherheit er-

---

[519] Vgl. U. STAPEL (1988), S. 371.

[520] In Abgrenzung dazu erstellte Hohgräwe eine Chronologie der Ereignisse um Metamizol, die jedoch stärker die Rezeptpflicht und den Widerruf von Zulassungen als die Änderungen der Packungsbeilagen behandelt. Vgl. U. HOHGRÄWE (1992), S. 251–254.

folgte. Unsere Ausführungen ergänzen damit Stapel, die lediglich beschreibt, dass das BGA für Monopräparate von Metamizol 1986 „die Anwendungsgebiete beschränkt und Hinweise für die Packungsbeilage angeordnet"[521] hat, sowie Retzar, die über Indikationseinschränkungen, Angaben zu Kontraindikationen und Nebenwirkungen sowie Warnhinweise in Packungsbeilagen berichtete, ohne genauere Inhalte wiederzugeben.[522] Darüber hinaus konnten wir eine tabellarische Übersicht arzneimittelsicherheitsbedingter Änderungen in Packungsbeilagen aus den Jahren 1973 bis 1986 zusammenstellen. Weiterhin ergab unsere Studie, dass durch Standardzulassungen nach § 36 AMG 1976 Gebrauchsinformationen in den Markt gelangten, deren Inhalte das BGA zum Großteil selbst erarbeitet hatte. Beispielhaft betrachteten wir dazu die Standardzulassung von Lithiumcarbonat-Tabletten 450 mg von 1986, die bemerkenswerterweise den 1977 im *Staatsanzeiger für Rheinland-Pfalz* veröffentlichten allgemeinen Warnhinweis zur Beeinträchtigung der Verkehrstüchtigkeit in exaktem Wortlaut enthielt. Wie wir damit beweisen konnten, arbeitete das BGA bis weit in die 1980er-Jahre noch mit diesen Formulierungen. Standardzulassungen unterlagen ebenfalls einer ständigen Aktualisierung, u. a. aufgrund von Maßnahmen der Arzneimittelsicherheit, was wir am Beispiel des Reye-Syndroms als Nebenwirkung von Acetylsalicylsäure verdeutlichten.

Ferner konnten wir aufzeigen, dass das AMG 1976 Gebrauchsinformationen nunmehr nicht nur als Informationsmittel vorschrieb, sondern sie mit der Gefährdungshaftung nach § 84 AMG zu einem Aufklärungsmittel im Rahmen der Arzneimitteltherapie erhöhte. Patienten informierten sich nicht nur durch die Gebrauchsinformation, sie willigten bei Einnahme eines Arzneimittels zugleich in die Therapie und die damit verbundenen und in der Gebrauchsinformation beschriebenen Risiken, ausgenommen nicht vertretbarer schädlicher Wirkungen, ein. Sie stellte die vom pharmazeutischen Unternehmer direkt an den Patienten gerichtete schriftliche Aufklärung dar und „bildet[e fortan] die Grundlage der selbstverantwortlichen Nutzerentscheidung"[523], indem sie ergänzend zum Arztgespräch über die Therapie und ihre Risiken unterrichtete. Wie Hertzsch richtig ausführt, oblag Patienten damit einhergehend eine gewisse Pflicht, sich mithilfe der Packungsbeilage über die Arzneimittelrisiken zu informieren, um mögliche Haftungsansprüche vollständig zu bewahren.[524] Wie von uns anhand der Asthma-Spray-Entscheidung des BGH von 1989 gezeigt wurde, erforderte die Haftungsregelung nach § 84 AMG zudem eine sorgfältige Ausarbeitung der Gebrauchsinformationen durch pharmazeutische Unternehmer. Sie durften sich nicht allein auf die in § 11 AMG geforderten Pflichtangaben beschränken, sondern mussten ggf. weitergehende Informationen,

---

[521] U. STAPEL (1988), S. 574, Anm. 4.

[522] Vgl. A. RETZAR (2016), S. 217.

[523] A. KOYUNCU (2005), S. 294. Koyuncu berichtet dies in einem Beitrag bezüglich eines 2005 ergangenen Urteils des BGH. Gemäß den Ergebnissen unserer Untersuchung können seine Ausführungen auf den Zeitraum ab Inkrafttreten des AMG von 1976 übertragen werden.

[524] Vgl. C. HERTZSCH (2010), S. 54. Hertzsch erläutert unter Bezugnahme auf die Asthma-Spray-Entscheidung die Rechtslage zur Zeit der Erstellung ihrer Dissertation, die wir unseren Erkenntnissen nach ebenfalls auf den Untersuchungszeitraum der vorliegenden Arbeit übertragen können.

wie Warnhinweise vor einem exzessiven Gebrauch, aufnehmen.[525] Spätestens mit diesem Urteil dürften pharmazeutische Unternehmer im Sinne der Risikominimierung zu einer genaueren Beschreibung der von einem Arzneimittel ausgehenden Risiken in Gebrauchsinformationen übergegangen sein. Damit können wir Hannig und Stapel bestätigen, die eine Aufnahme von Risikoangaben, insbesondere von Nebenwirkungen, bereits bei geringen Verdachtsmomenten schildern.[526]

Jedoch fanden wir anhand zeitgemäßer Untersuchungen von Packungsbeilagen auch heraus, dass teilweise als bekannt und wichtig angesehene Inhalte in Gebrauchsinformationen fehlten und nicht alle Angaben dem wissenschaftlichen Erkenntnisstand entsprachen. Dies betraf für die Patienten wichtige Anwendungshinweise, bspw. Eisen auf nüchternen Magen, Bisacodyl-haltige Arzneimittel nicht mit Milch und Antacida und Sulfonamide mit ausreichender Flüssigkeit einzunehmen. Teilweise fehlten Warnhinweise, so bei Tetrazyklinen zu einer Schädigung der Zähne von Kindern, und wichtige Nebenwirkungen, wie das Abhängigkeitspotential von Aufputschmitteln, Appetitzüglern, Barbituraten und Benzodiazepinen oder die Gewöhnung bei Dauergebrauch von Abführmitteln. Bei den Wechselwirkungen fehlten Hinweise auf die Interaktion zwischen kaliuretischen Diuretika und Digitalis-Glykosiden. Warnhinweise zur Anwendung in der Schwangerschaft konnten für den gleichen Wirkstoff Diazepam einerseits als relative, andererseits als absolute Kontraindikation formuliert sein. Dabei begünstigte anscheinend auch eine innerhalb des BGA nicht einheitliche Bearbeitung von Zulassungsanträgen bzw. eine recht hohe Variabilität bei der Begutachtung von Gebrauchsinformationen im Rahmen von Zulassungsverfahren solche Unterschiede. Die Auflagenbefugnis nach § 28 Abs. 3 AMG, die es ermöglichte, die Verwendung einheitlicher und verständlicher Begriffe anzuordnen, beschränkte sich in diesem Zusammenhang üblicherweise auf einen einzelnen Zulassungsantrag und ging nicht darüber hinaus, sodass Gebrauchsinformationen verschiedener Präparate mit dem gleichen Wirkstoff unterschiedliche Formulierungen enthalten konnten. Somit erfolgte keine Standardisierung. Die Vereinheitlichung von Gebrauchsinformationen für einen Wirkstoff konnte indes im Rahmen eines Stufenplanverfahrens angeordnet werden.[527]

Der unerwünschte Aspekt, dass mit den neuen Vorschriften des AMG 1976 eine schlechtere Verständlichkeit von Gebrauchsinformationen und ihr negativer Einfluss auf die Compliance von Patienten einhergingen, ist ein bekannter Umstand, für den es noch heute keine zufriedenstellende Lösung gibt. Wir konnten in diesem Zusammenhang die Chronologie der Ereignisse aufzeigen, die bereits mit vor dem Erlass des AMG 1976 geäußerten Verständnisschwierigkeiten, insbesondere durch Fachausdrücke verursacht, und Beeinträchtigungen der Compliance, vor allem wegen aufgeführter Nebenwirkungen, begann. Im Gesetzgebungsverfahren vernachlässigte man den Aspekt der Verständlichkeit, der in der Richtlinie über Packungsinformationen des BPI noch Berück-

---

[525] Vgl. C. HERTZSCH (2010), S. 41.
[526] Vgl. M. M. HANNIG (1995), S. 41, S. 60, S. 64 und S. 74f.; sowie U. STAPEL (1988), S. 373.
[527] Die Zulassungspraxis des BGA während der Übergangzeit fiktiv zugelassener Arzneimittel wäre eine zusätzliche Untersuchung wert, da die Arbeit von Zacharias mitunter wissenschaftliche Objektivität vermissen lässt.

sichtigung fand, wie auch Schuldt feststellt,[528] und beschränkte sich stattdessen auf die Inhalte der Gebrauchsinformation selbst sowie die genannte Anordnungsbefugnis, die das BGA jedoch nicht zur Verbesserung der Verständlichkeit von Gebrauchsinformationen, sondern zur Integration neuer Informationen in diese anwendete. Eine ‚Allgemeinverständlichkeit' der Angaben forderte § 11 AMG 1976 anfangs nicht.[529] Den Formulierungen in Packungsbeilagen bei der Prüfung von Zulassungsunterlagen durch das BGA höhere Aufmerksamkeit zu widmen, wie von der Regierung angekündigt, scheiterte zudem, nicht zuletzt auch an dem hohen Arbeitsaufkommen des Amtes. Obwohl die Gebrauchsinformation des AMG 1976 in erster Linie an Patienten gerichtet sein sollte, wie Scharnhorst, Stapel und Lang feststellen,[530] entstanden in der Folge eine Vielzahl von Beiträgen und sprachwissenschaftlichen Untersuchungen, die die Verständlichkeit von Gebrauchsinformationen, ihre Schriftgröße und ihre negativen Auswirkungen auf die Compliance von Patienten deutlich kritisierten bzw. den Zustand als nicht zufriedenstellend bezeichneten. Hiervon stellten wir ausgewählte Ergebnisse vor, ohne sie im Rahmen dieser Arbeit vollständig erfassen zu können.[531] Des Weiteren war es hinderlich, dass vorerst keine Unterscheidung in eine Patienten- und eine Fachinformation existierte, was die Verständlichkeit für Laien erschwerte, wie Stapel richtig angibt.[532] Dadurch sah das BGA keine andere Möglichkeit, als ausdrücklich an den Arzt gerichtete Informationen teilweise in Gebrauchsinformationen aufzunehmen. Stapel führt ebenfalls aus, dass ein für Gebrauchsinformationen prägendes Ereignis in diesem Zusammenhang das Stufenplanverfahren zu Clofibrat enthaltenden Arzneimitteln darstellte, da es die Misere der gleichzeitigen Verwendung von Packungsbeilagen als Informationsmittel für Patienten und Ärzte öffentlichkeitswirksam verdeutlichte.[533] Dieses Dilemma untersuchten wir nunmehr insofern detailliert, indem wir Auszüge des vom BGA vorgesehenen Wortlauts der Gebrauchsinformation veröffentlichen. Ferner konnten wir beispielhaft anhand des Lipidsenkers Liapten® der Firma Merck veranschaulichen, zu welchen Änderungen die Anordnung und die anschließende Trennung der Fach- und Patienteninformation auf Grundlage öffentlich-rechtlicher Verträge führten, indem wir eine Fassung der Gebrauchsinformation vor den angekündigten Maßnahmen, eine mit den Inhalten der Anordnung, die von der Firma Merck deutlich kritisiert wurde wie Retzar bereits veröffentlichte,[534] und eine nach der Trennung von Fach- und Patien-

---

[528] Vgl. J. SCHULDT (1992), S. 85.

[529] Dazu vgl. Kapitel 4.2.1.3 und 4.4.

[530] Vgl. S. SCHARNHORST (1986), S. 28; U. STAPEL (1988), S. 675; sowie N. K. LANG (1996), S. 14.

[531] Dabei sei insbesondere auf die ausführlichen Untersuchungen der Sprache in Packungsbeilagen von Schuldt und Zacharias verwiesen, deren vollständige Aufarbeitung den Rahmen der vorliegenden Arbeit überstiegen hätte. Siehe hierzu J. SCHULDT (1992); sowie S. C. ZACHARIAS (1986).

[532] Vgl. U. STAPEL (1988), S. 374.

[533] Vgl. U. STAPEL (1988), S. 374f.

[534] Vgl. A. RETZAR (2019/b), S. 180–182.

teninformation vorstellten.[535] Retzar und Schuldt bemerken richtig, dass diese Trennung eine bessere Abstimmung der Gebrauchsinformation auf Patienten erlaubte.[536] Darüber hinaus können wir Retzar, Schuldt und Berg-Schmitt dahingehend bestätigen, dass die 1986 gesetzlich fixierte Trennung der Fach- und Gebrauchsinformation auf den Clofibrat-Fall zurückführen ist.[537] Abschließend vermochten wir weitere Bemühungen zur Verbesserung der Verständlichkeit von Gebrauchsinformationen im Untersuchungszeitraum zu schildern,[538] die jedoch keinen nennenswerten Effekt brachten. Dabei berichten Lang und Böhm bereits über vom BGA gegen Ende der 1980er-Jahre konzipierte Mustergebrauchsinformationen.[539] Wegen der weiterhin verbesserungswürdigen Verständlichkeit der Gebrauchsinformationen muss ihr Beitrag zur Arzneimittelsicherheit und für eine bessere Aufklärung bei der Arzneimittelanwendung in gewissem Maße eingeschränkt werden. Dass sie deswegen sogar die Arzneimittelsicherheit verschlechtert hätten,[540] kann angesichts unserer Ergebnisse hingegen ausgeschlossen werden.

Die Auswahl der von uns analysierten Packungsbeilagen legte einen Schwerpunkt auf den Zeitraum von Gründung der BRD bis zum Inkrafttreten des AMG von 1976, da anschließend viele Untersuchungen entstanden, die damals vom AMG 1976 geprägte Gebrauchsinformationen betrachteten.[541] Unsere Stichprobe unterstützt die von uns nachgewiesenen Entwicklungstendenzen, sodass die einzelnen Präparate an den jeweiligen inhaltlich passenden Stellen bereits in der Diskussion berücksichtigt wurden. Die im Rahmen dieser Arbeit ermittelten Ergebnisse können nicht grundsätzlich auf alle Exemplare angewandt werden. Wie aus unseren Ausführungen hervorgeht, waren Packungsbeilagen insbesondere bis zur Richtlinie über Packungsinformationen des BPI äußerst heterogen, was der Vielzahl der auf dem Markt befindlichen Präparate geschuldet war. Insgesamt konnten wir aber erstmals eine ausführliche Untersuchung zur Geschichte des Beipackzettels in der BRD vorlegen.

---

[535] Schuldt verweist auf weitere Quellen, in denen die Gebrauchsinformation gemäß der Anordnung und der patientenfreundlicheren Überarbeitung gezeigt sind. Vgl. J. SCHULDT (1992), S. 74. Dazu zählt auch ihre Diplomarbeit von 1983, die jedoch aufgrund der zeitlichen Nähe als Quellenmaterial zu betrachten ist und wegen mangelhafter Verfügbarkeit im Rahmen der vorliegenden Arbeit nicht einzusehen war.

[536] Vgl. A. RETZAR (2019/b), S. 182; sowie J. SCHULDT (1992), S. 75.

[537] Vgl. A. RETZAR (2019/b), S. 182–184; J. SCHULDT (1992), S. 74f.; sowie J. BERG-SCHMITT (2003), S. 55. Berg-Schmitt verweist auf Schuldt.

[538] Dass es solche Bestrebungen gab, berichtet auch Hertzsch, die allerdings überwiegend dem Untersuchungszeitraum der vorliegenden Arbeit nachgelagerte Beispiele erwähnt. Einzig die Erarbeitung einer patientengerechten Packungsbeilage durch die ICI-Pharma nennt sie ebenfalls, ohne jedoch auf Einzelheiten einzugehen. Vgl. C. HERTZSCH (2010), S. 4–6.

[539] Vgl. N. K. LANG (1996), S. 22; sowie M. BÖHM (1999), S. 214.

[540] Vgl. J. MEYER (1990), S. 1193.

[541] Siehe hierzu A.-C. SPICZOK VON PRONDCZYNSKY (1979); W. MENTRUP (1982/a), S. 1–33; sowie W. MENTRUP (1982/b), S. 9–55; L. HOFFMANN (1983), S. 138–159; L. HOFFMANN (1984), S. 71–85; S. C. ZACHARIAS (1986), S. 23–140; W. MENTRUP (1988/a); W. MENTRUP (1988/b); J. SCHULDT (1992); H. SEELBACH (1983); S. SCHARNHORST (1986); [o. V.] MK (1981), S. 2926f.; C. SIEGEL / R. GRUND / A. SCHREY (1985), S. 634–642; sowie E. STORZ (1986), S. 1506.

8 Zum Beipackzettel in der Deutschen Demokratischen Republik

8.1 Der Beipackzettel als Werbemittel und sein Einfluss auf Patienten

Der politischen Ausrichtung einer sozialistischen Wirtschaft entsprechend stand nach der Gründung der DDR die Form der Werbung für Arzneimittel in der Fachzeitschrift *Die Pharmazie* zur Diskussion.[1] Zu den Kritikpunkten zählten eine zusätzliche Bedarfsweckung bei Arzneimitteln[2] und ein aufgrund der Werbung erhöhter Preis,[3] während Befürworter insbesondere die informative Funktion betonten.[4] Gerhard Marawske (1910–1974),[5] späterer Schriftleiter der Zeitschrift *medicamentum*,[6] hob ebenfalls den Nutzen der ‚Werbung' als Weg zur Kommunikation wissenschaftlicher Informationen über Arzneimittel hervor, die diesem Zweck folgend jedoch ausschließlich an die Fachkreise und nicht an den Patienten zu richten war.[7]

1959 erklärte der Apotheker Siegfried Tölke (1920–1993)[8] aus Burgstädt in einem Beitrag in der Fachzeitschrift *Pharmazeutische Praxis*, dass sich „die Werbung der In-

---

[1] Vgl. G. MARAWSKE (1951), S. 298–301; K. MERTEN (1951), S. 695f.; E. BIBER (1951), S. 428; U. HASS (1951), S. 554; H. KIRSTEN (1951), S. 629; sowie G. MARAWSKE (1952), S. 387–391.

[2] Vgl. K. MERTEN (1951), S. 695.

[3] Vgl. K. MERTEN (1951), S. 695f.; sowie E. BIBER (1951), S. 428.

[4] Vgl. G. MARAWSKE (1951), S. 298–301; U. HASS (1951), S. 554; H. KIRSTEN (1951), S. 629; sowie G. MARAWSKE (1952), S. 387–391.

[5] Vgl. N. N. (1974/k), S. 216; sowie A. RETZAR (2016), S. 381. Auch zu Marawske siehe N. N. (1970), S. 98f. Retzar verweist auf beide Quellen.

[6] Vgl. A. RETZAR (2016), S. 381.

[7] Vgl. G. MARAWSKE (1951), S. 299–301; sowie G. MARAWSKE (1952), S. 388–390. Diese Intention hatte mit der ursprünglichen Definition von ‚Werbung' als Maßnahmen, die die Absatzförderung einer Ware bezwecken, nicht mehr viel gemein. Zur Definition siehe auch Kapitel 4.1.2. Letztlich führte das Arzneimittelgesetz 1964 diese Form der Wissensvermittlung als ‚wissenschaftliche Arzneimittelinformation' ein. Dazu vgl. Kapitel 4.3.1.3.

[8] Vgl. Persönliche Mitteilung G. HOLLIEN, 15. März 2021. Siegfried Tölke wurde am 22. Juli 1920 in Chemnitz als Sohn eines Beamten geboren. Er besuchte das Staatsgymnasium in Chemnitz und studierte anschließend Pharmazie. Nachdem er zwischenzeitlich zur Kriegsmarine einberufen worden war, begann er seine berufliche Laufbahn Mitte der 1950er-Jahre als Apothekenleiter der Adler-Apotheke in Burgstädt. Tölke zeigte sich u. a. bei der Arzneimittelversorgung, der Ausbildung von Apotheker-Lehrlingen und als Dozent eines Arzthelfer-Lehrgangs sehr engagiert, wofür ihm 1956 die Medaille für ausgezeichnete Leistungen verliehen wurde. 1962 erhielt er für seine besonderen Verdienste im Gesundheitsschutz die Hufeland-Medaille in Silber und veröffentlichte das Buch *Arbeitsschutz und Unfallverhütung im Apothekenwesen*. Zu seinem Werk siehe S. TÖLKE (1962). 1965 wurde er zum Pharmazierat und 1968 zum Oberpharmazierat ernannt. Zwischenzeitlich, ab 1966, war

dustrie [...] in der Vergangenheit nicht nur auf den Arzt [beschränkte]"[9], sondern vielmehr „abgesehen von der seriösen pharmazeutischen Industrie, die derartige Werbemethoden aus fachlichen Gründen ablehnte, die Werbung bei Laien [entstand]."[10] Zu den Auswirkungen auf den Patienten bemerkte er:

> „Tatsache ist aber, daß durch die Werbung zunächst einmal der Laie ohne medizinisches Urteilsvermögen zur Anwendung angeregt wird. Dabei ist nicht gesagt, daß diese Selbstbehandlung gerade für ihn indiziert sein muß. Die zu weitgehende medizinische ‚Aufklärung' der Kranken über arzneiliche Wirkungen durch Werbematerial der Hersteller von Arzneimitteln, durch schriftliche Indikationshinweise (Beilagen) bei den Arzneifertigwaren, öffentliche Werbung und dergleichen führte in der Vergangenheit unweigerlich zu einer Steigerung des Arzneimittelverbrauchs, wie sie aus sachlichen Gründen nicht vertreten werden kann."[11]

Tölke schrieb dem Beipackzettel demnach eine negative Beeinflussung des Patienten zu, indem die Aufklärung über das Arzneimittel zu verstärkter Selbstbehandlung und damit sekundär auch zu einer Steigerung des Arzneimittelverbrauchs führte. Hierbei kritisierte er das Fehlen heilmittelwerberechtlicher Vorschriften und unterbreitete zugleich Vorschläge dafür.[12] In der Konsequenz seiner Ausführungen sollten „alle Beilagen zu den Arzneifertigwaren, ob rezeptpflichtig oder nicht, [weg]fallen"[13]. Damit könnten auch „wertvolle Papiere und Pappen eingespart, die zugehörigen, meist lohnintensiven Kosten für Falten und Verpacken wegfallen und damit der Preis der Arzneifertigware gesenkt werden."[14] Bezugnehmend auf diesen Vorschlag befürwortete der Autor eines weiteren Beitrags in der *Pharmazeutische Praxis*, die „geradezu unheilvollen Beizettel wegzulassen"[15], die „mit den [...] Laien verwirrenden Angaben über Chemie, Pharmakologie und Dosierung"[16] versehen waren. Beispielhaft angeführt wurde dazu das Thyreostatikum Methylthiouracil[17] des Volkseigenen Betriebes (VEB) Philopharm Quedlinburg, das „einen ‚Waschzettel' mit einer unklar gehaltenen Behandlungs- und Dosierungsmethode"[18] enthielt, der Patienten eine ‚ausführliche Gebrauchsanweisung

---

Tölke zum Bezirksapotheker in Schwerin aufgestiegen. Zudem wirkte er in der Gruppe Scheele-Gesellschaft der Pharmazeutischen Gesellschaft der DDR mit. Anfang Oktober 1993 verstarb Tölke. Vgl. Persönliche Mitteilung G. HOLLIEN, 15. März 2021; sowie Privatarchiv Gabriele Hollien. Persönliche Unterlagen und Auszeichnungen von Siegfried Tölke.

[9]   S. TÖLKE (1959/b), S. 75.
[10] S. TÖLKE (1959/b), S. 75f.
[11] S. TÖLKE (1959/b), S. 76.
[12] Vgl. S. TÖLKE (1959/b), S. 75–77. Zu den Vorschlägen von Tölke siehe Kapitel 4.3.2.
[13] S. TÖLKE (1959/b), S. 77.
[14] S. TÖLKE (1959/b), S. 77. Die genannte Einsparung von Pappen basierte auf Tölkes Annahme, dass Faltschachteln überwiegend nur den Zweck erfüllten, die Beigabe der Packungsbeilage zu ermöglichen. Vgl. S. TÖLKE (1959/b), S. 77.
[15] H. BRY (1960), S. 81.
[16] H. BRY (1960), S. 80.
[17] Methylthiouracil Tabletten waren verschreibungspflichtig. Vgl. AMV (1954), S. 96.
[18] H. BRY (1960), S. 80.

auf Anforderung'[19] versprach. Abb. 57 zeigt einen Beipackzettel von Methylthiouracil des VEB Philopharm Quedlinburg, vermutlich von 1952, mit ebenjener Passage:

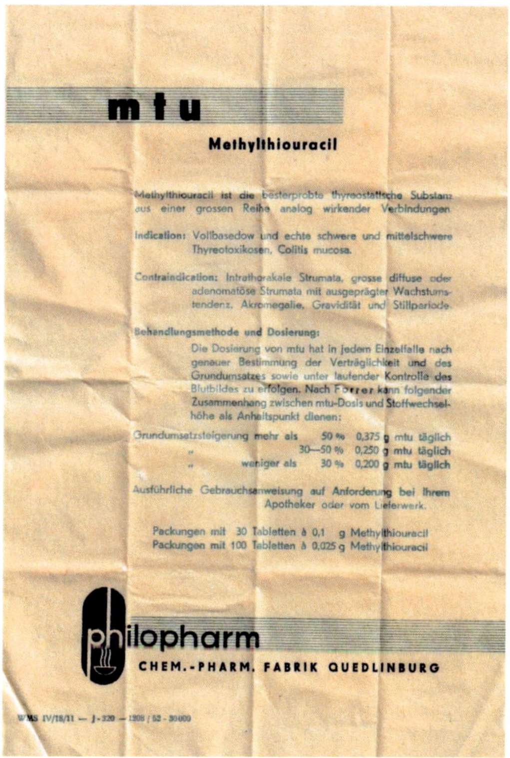

Abb. 57: Packungsbeilage von Methylthiouracil, vermutlich 1952[20]

Bereits in einem früheren Beitrag desselben Jahrgangs der *Pharmazeutische Praxis* hatte Tölke die seit dem 19. Jahrhundert aufgekommene industrielle Fertigung von Arzneimitteln aufgegriffen und kritisierte, dass die „ständig steigende Industrieproduktion mit ihrer enormen, der Konkurrenz entspringenden Werbung zu einem heute schon viel zu hohen Verbrauch an Medikamenten geführt"[21] habe. Zu den Gründen für die Erhöhung des Arzneiverbrauchs bemerkte er:

> „Auch ein weiterer Faktor spielt bei der Steigerung des Arzneiverbrauchs eine nicht unbedeutende Rolle: die zu weit gehende ‚medizinische Aufklärung' der Patienten über arzneiliche Wirkungen durch Werbeprospekte der Herstellerfirmen und schriftliche Indikationshinweise bei den Arzneifertigwaren (Beilagen). [...] Prospekte und Indikationsangaben, auch Erläuterungen über homöopathische Mittel, gehören in die Hand des

---

[19]   H. BRY (1960), S. 80.
[20]   SAM Schaudepot „Apothekenräume", Sammlung Arzneimittel DDR. Packung von Methylthiouracil (Philopharm, chem.-pharm. Fabrik Quedlinburg) mit Beipackzettel.
[21]   S. TÖLKE (1959/a), S. 6.

Arztes und des Apothekers. […] Mit dem Wegfall von überflüssigen Beilagen und Hüllen kann wertvolles Material gespart und der Preis der Arzneifertigwaren gesenkt werden.“[22]

Um diese medizinische Aufklärung so gering wie möglich zu halten, schlug er eine Abgabe von Arzneimitteln ‚sine confectione‘, also gänzlich ohne äußere Umhüllung, vor.[23]

Ein dritter Beitrag von Tölke, ebenfalls 1959 in der *Pharmazeutische Praxis* erschienen, beschäftigte sich mit den Arzneikosten der Versicherungsträger und Möglichkeiten, diese gering zu halten. Abermals kritisierte Tölke, dass Arzneimittelhersteller „durch Werbeschriften, Prospekte und Beilagen zu den Arzneipräparaten, durch Inserate, durch Bild und Ton […] de[n] Wunsch, vorhandene und eingebildete Leiden ohne ärztliche Anleitung und Überwachung zu kurieren“[24], im Interesse einer Absatzförderung bei Patienten forcierten. Ein Verbot der Laienwerbung sollte daher dazu beitragen, den Arzneimittelbedarf zu senken. Eine übermäßige medizinische Aufklärung der Laien verleitete diese demnach dazu, im Rahmen einer Selbstbehandlung auf den ärztlichen Rat zu verzichten oder Ärzte zur Verordnung bestimmter Präparate zu bewegen. Zudem sollte eine sachlich gehaltene Verpackung der Arzneimittel die Kosten der Arzneifertigwaren verringern.[25] Hierzu führte er aus:

> „Arzneien sollen zwar in ansprechender, farbiger und geschmackvoller Aufmachung in den Handel gebracht werden, um psychologisch die Arzneiwirkung zu unterstützen, doch sind alle zusätzlichen Hüllen nur kostenverteuernde Elemente. Oft haben Faltschachteln nur den Zweck, die Beilagen – als nicht notwendige Werbe- und Informationsmittel für Arzneien – mit dem Arzneibehältnis zu verbinden. Erörterungen auf den Beilagen über zum Beispiel Nebenwirkungen, die Injektionstechnik usw. gehören nicht zur Kenntnis der Patienten, sondern vornehmlich nur in die Hand des Arztes. Auch Indikationsgebiete sind nicht für den Kranken bestimmt. […] Zudem können wertvolle Papiere und Pappen wichtigen Wirtschaftszweigen unserer Volkswirtschaft zugeführt werden, zugehörige Druckarbeiten und die Lohnanteile für das Herrichten und Einpacken werden eingespart, Arbeitskräfte werden frei.“[26]

Die von Tölke angedeutete Materialknappheit war dabei ein bereits seit der ersten Hälfte der 1950er-Jahre bestehendes Problem. 1953 ergaben bspw. Zwischenanalysen des VEB Jenapharm über Materialbereitstellung und -verbrauch ein Defizit bei den Industrie- und Geschäftsdrucksachen und darunter auch den Einlegezetteln.[27] Demnach

---

[22] S. TÖLKE (1959/a), S. 7. Auch in diesem Beitrag betonte Tölke, Arzneifertigwaren benötigten Faltschachteln überwiegend nur, um die Beigabe der Packungsbeilage zu ermöglichen. Vgl. S. TÖLKE (1959/a), S. 7.

[23] Vgl. S. TÖLKE (1959/a), S. 7. Dies hielt Tölke allerdings für mittlerweile nicht mehr gänzlich realisierbar. Vgl. S. TÖLKE (1959/a), S. 7.

[24] S. TÖLKE (1959/c), S. 149.

[25] Vgl. S. TÖLKE (1959/c), S. 150f.

[26] S. TÖLKE (1959/c), S. 152.

[27] Vgl. LATh – StA RU VEB Jenapharm / 1576, [ohne Paginierung]. Notiz betreffend Analyse über Materialbereitstellung und -verbrauch vom 16.05.1953, S. 1; LATh – StA RU VEB Jenapharm / 1576, [ohne Paginierung]. Notiz betreffend Analyse über Materialbereitstellung und -verbrauch vom 16.06.1953, S. 1; sowie LATh – StA RU VEB Jenapharm / 1576, [ohne Paginierung]. Notiz betreffend Analyse über Materialbereitstellung und -verbrauch vom

standen „die außerordentlich dringend benötigten Kontingente für den Bezug von Etiketten, Einlegezetteln usw. […] immer noch aus."[28] Auch etwa drei Monate später existierten „die Schwierigkeiten für Einlegezetteln weiterhin"[29]. In Zahlen ausgedrückt beklagte der Arzneimittelhersteller gegenüber der beim Staatssekretariat Chemie angesiedelten Verwaltung VEB der Pharmazeutischen Industrie, dass der Bedarf an Industrie- und Drucksachen in Höhe von 42 t für das Jahr 1953 zwischenzeitlich nur mit einem Kontingent in Höhe von 2 t bedacht worden sei.[30] Dies hätte für den „laufenden Bedarf an Etiketten, Einlegezetteln usw."[31] des Betriebes nicht annähernd genügt. Auch die Analyse über die Materialversorgung aus dem Jahr 1956 offenbarte anhaltende Schwierigkeiten bei der Beschaffung von Papier der Stärke 40 g/qm, das für Einlegezettel verwendet wurde.[32] Ähnliches galt für Kurzberichte über Materialbereitstellung und -verbrauch aus den Monaten August und Oktober 1957, die Probleme bei der Beschaffung von Faltschachteln schilderten.[33] Diese wiederum stellten die technologische Voraussetzung für Packungsbeilagen dar. 1970 konstatierte das Deutsche Institut für Arzneimittelwesen bei der Bewertung eines Neuerervorschlags von Apotheker Hans Feldmeier (geb. 1924)[34] zur Anbringung der Gebrauchsanweisung auf Faltschachteln, dass „Tiefziehpackungen […] in zunehmenden Maße ohne Außenverpackung in den Verkehr

---

04.07.1953, S. 1. Zur Entstehung und Entwicklung des VEB Jenapharm unter besonderer Berücksichtigung der Steroidforschung siehe A. MÖCKEL (2018). Zur Geschichte der Firma Jenapharm von 1950 bis 2000 siehe JENAPHARM (2000). Zu Beipackzetteln von oralen Ovulationshemmern des VEB Jenapharm siehe Kapitel 8.6.

[28] LATh – StA RU VEB Jenapharm / 1576, [ohne Paginierung]. Notiz betreffend Analyse über Materialbereitstellung und -verbrauch vom 16.05.1953, S. 1.

[29] LATh – StA RU VEB Jenapharm / 1576, [ohne Paginierung]. Notiz betreffend Analyse über Materialbereitstellung und -verbrauch vom 04.07.1953, S. 1.

[30] Vgl. LATh – StA RU VEB Jenapharm / 1653, [ohne Paginierung]. Schreiben des VEB Jenapharm an die Regierung der DDR, Staatssekretariat Chemie, Steine und Erden, Verwaltung Volkseigener Betriebe der Pharmazeutischen Industrie bezüglich Papierkontingent für Katalog „Arzneimittel aus volkseigenen Betrieben" vom 27.03.1953, S. 1.

[31] LATh – StA RU VEB Jenapharm / 1653, [ohne Paginierung]. Schreiben des VEB Jenapharm an die Regierung der DDR, Staatssekretariat Chemie, Steine und Erden, Verwaltung Volkseigener Betriebe der Pharmazeutischen Industrie bezüglich Papierkontingent für Katalog „Arzneimittel aus volkseigenen Betrieben" vom 27.03.1953, S. 1.

[32] Vgl. LATh – StA RU VEB Jenapharm / 1080, [ohne Paginierung]. Jahresanalyse über den Ablauf der Materialversorgung 1956 vom 20.12.1965, S. 5; sowie LATh – StA RU VEB Jenapharm / 1576, [ohne Paginierung]. Jahresanalyse über den Ablauf der Materialversorgung 1956 vom 20.12.1965, S. 5.

[33] Vgl. LATh – StA RU VEB Jenapharm / 1576, [ohne Paginierung]. Kurzbericht über Materialbereitstellung und -verbrauch für Monat August 1957 vom 10.09.1957, S. 5; sowie LATh – StA RU VEB Jenapharm / 1576, [ohne Paginierung]. Kurzbericht über Materialbereitstellung und -verbrauch für Monat Oktober 1957 vom 09.11.1957, S. 5.

[34] Vgl. A. RETZAR (2016), S. 329. Zur Biografie von Hans Feldmeiers siehe C. FRIEDRICH (1995), S. 133–135, und auch T. RICHTER (2014), S. 82; sowie S. LAUFER / M. STEIN (2019), S. 2909. Retzar verweist u. a. auf Friedrich und Richter. Zu Erfahrungen Hans Feldmeiers aus der Arzneimittelversorgung in Rostock zu DDR-Zeiten siehe H. FELDMEIER (1999), S. 105–118.

gebracht w[u]rden"[35]. Fehlende Faltschachteln des Läusemittels Arupex® erschwerten die Beifügung der Packungsbeilage, sodass Apotheken sicherstellen mussten, dass diese auch an Patienten gelangten.[36]

Dem Beitrag von Tölkes trat Marawske in einer Erwiderung mit verschiedenen Argumenten entgegen. Bezüglich der Laienwerbung, zu der er an dieser Stelle grundsätzliche Ausführungen darlegte und sie nicht explizit auf den Beipackzettel bezog, merkte er an:

> „Die ernstzunehmende pharmazeutische Industrie [bemüht sich] immer um den Nachweis [...], daß sie in dieser Frage eine ‚gute Kinderstube' besitzt. [...] Unsere Arzneimittelbetriebe sind schon seit Jahren bemüht, in der Werbung von einer absatzfördernden Reklame abzukommen und ihr vielmehr den Inhalt einer wissenschaftlichen Information zu geben, und die muß schließlich sein."[37]

Im Jahr 1962 griff ein Beitrag in der *Pharmazeutische Praxis* diese Aussage erneut auf und führte eine Reihe dem widersprechende Negativbeispiele von Indikations- und Dosierungsangaben auf Packungen oder in beigelegten Zetteln an, die die nachfolgende Tabelle 30 zusammenfasst:

Tab. 30: Indikations- und Dosierungsangaben auf Packungen oder Packungsbeilagen von Arzneimitteln aus der DDR 1962[38]

Gegen Schmerzen aller Art und Stärke.
Die abendliche Schmerz- und Schlaftablette.
Spannungszustände lassen sich mit zwei bis vier Tabletten wirksam bekämpfen. Ohne Schaden auch bis zu 6 Tabletten am Tage, ein etwaiger Einfluß auf die Straßensicherheit, besonders auf die Fähigkeit, Fahrzeuge zu lenken, muß beachtet werden. Harmlose Nebenerscheinung: Trockenheit im Munde und Pupillenerweiterung.
Infolge der Ungiftigkeit von Euvernil, die Dosis nach Anordnung des Arztes erhöhen.
Je früher es [Supracidtablette] angewendet wird, um so schlagender der Erfolg. Es ist angezeigt bei Entzündungen...., des Verdauungsapparates und der Gaumenmandeln, an diesen verhindert es den Abszeß, ferner heilt es das Erysipel, die Furunkulose, die Impetigen contagiosa und verhindert Komplikationen bei Abort.

---

[35] BArch DQ 116 / 1632, [ohne Paginierung]. Stellungnahme von J[oachim] Richter, Direktor [des Deutschen Instituts für Arzneimittelwesen der DDR], gegenüber dem Ministerium für Gesundheitswesen zum Neuerervorschlag Nr. 115/1/70 bezüglich Hinweise für Medikamenteneinnahmen vom 06.04.1970.

[36] Vgl. A. RETZAR (2016), S. 237, Anm. 442 und S. 401 f. Zur Abbildung der Packungsbeilage von Arupex® siehe A. RETZAR (2016), S. 239.

[37] G. MARAWSKE (1960), S. 94.

[38] O. HENSEL (1962), S. 17.

Der Verfasser verdeutlichte damit, dass Packungen und bzw. oder Packungsbeilagen Arzneimittel mitunter als unschädlich bezeichneten, mögliche Nebenwirkungen verharmlosten oder eine Reihe unterschiedlicher Anwendungsgebiete aufzählten, zu denen sie teilweise sogar Heilversprechen formulierten. Daher erschien die Befürchtung einer gefährlichen Selbstbehandlung nicht unbegründet.[39] Andererseits lieferten sie auch für den Anwender wichtige Informationen, wie an dieser Stelle beispielhaft über eine möglicherweise eingeschränkte Verkehrstüchtigkeit.

Dabei hatte die Packungsbeilage und der Einfluss ihrer Inhalte auf Patienten bereits in den Jahren 1960 und 1961 im Mittelpunkt verschiedener Beiträge der Fachzeitschrift *medicamentum* gestanden. Anstoß für eine erste Diskussion lieferte der folgende Abdruck aus der Rubrik ‚Arzt und Apotheker haben das Wort‘:

> „Den Fertigpräparaten liegen meist sogenannte Beipackzettel bei, aus denen Indikationen, Wirkungsweise und Dosierung des Präparates sowie sonstige Angaben hervorgehen. Oftmals haben mich meine Patienten schon gefragt, ob sie denn alle die Krankheiten hätten, die darauf stünden. Das ist doch wohl nicht der Sinn der Sache."[40]

Unter der Aussage befand sich folgender Kommentar des Direktors des Pharmakologischen Instituts der Universität Leipzig, Fritz Hauschild (1908–1974)[41]:

> „Die von unserer pharmazeutischen Industrie heute noch verwendeten Beipackzettel sind wohl mehr ein Rudiment einer überwundenen Epoche und sollten schnell und gründlich revidiert werden. Bei der Vielzahl der angebotenen Arzneimittel war die Gebrauchsanweisung den Herstellern eine zusätzliche Werbegelegenheit, auf die Vorzüge und Anwendungsmöglichkeiten eines Präparates nochmals hinzuweisen. Besonders mittlere und kleinere Betriebe haben sich durch Anhäufung von Krankheitsbegriffen dabei hervorgetan, um Eindruck zu machen. Eine solche herkömmliche Gebrauchsanweisung hätte allenfalls Sinn bei Ampullenpräparaten oder Spezialitäten, die der Arzt vor Anwendung in die Hände bekommt. Aber selbst in einem solchen Falle müßte es um das ärztliche Handeln schlecht bestellt sein, wollte man dann erst über Indikation und Dosierung nachlesen. Für den Laien sind [...] solche Sammelsurien von Indikationen völlig ungeeignet, ja sogar schädlich. Mit Hilfe eines Lexikons wird er schließlich eine Deutung der Begriffe herausfinden und kann dann raten, ob er etwa an Störungen der Schilddrüsenfunktion oder nur an allgemeinen nervösen Spannungszuständen leidet, an Krebs, an erhöhtem Blutdruck oder an Arteriosklerose. Das liegt weder im Interesse des Patienten noch dem des behandelnden Arztes. Bei unserer Einstellung zum Arzneimittel können wir wohl getrost auf derlei zweifelhafte Werbemethoden verzichten. Wenn schon eine Gebrauchsanweisung erforderlich erscheint, so möge man sich auf allgemeine Verhaltens- und Anwendungsrichtlinien und die Angabe einer mittleren Dosierung beschränken. Dem Ministerium für Gesundheitswesen ist zu empfehlen, bei der Neufassung des Arzneimittelgesetzes eine entsprechende Regelung vorzusehen."[42]

---

[39]   Vgl. O. HENSEL (1962), S. 17. Hierbei ist allerdings einschränkend auf eine mögliche Rezeptpflicht der Präparate hinzuweisen. Sowohl die verschiedenen Darreichungsformen von Euvernil® als auch Supracid®-Tabletten waren verschreibungspflichtig. Vgl. AMV (1962), S. 121 und S. 239. Zu Packungsbeilagen von Euvernil® siehe Kapitel 8.4.1.

[40]   N. N. (1960/i), S. 36. Vgl. dazu auch A. RETZAR (2016), S. 380.

[41]   Vgl. A. RETZAR (2016), S. 380. Zum Werdegang von Fritz Hauschild siehe U. MEYER (2002), S. 400–402. Retzar verweist auf Meyer.

[42]   N. N. (1960/i), S. 36. Vgl. dazu teilweise auch A. RETZAR (2016), S. 380.

Hauschild sah Beipackzettel demnach als Werbemittel, das ein Überbleibsel des hier beschriebenen Deutschen Reiches darstellte, in dem wegen des Überangebots an Arzneien jede Möglichkeit zur Anpreisung genutzt wurde.[43] Eine Vielzahl an Indikationen anzugeben, erschien ihm gegenüber Ärzten vertretbar, gegenüber Patienten aufgrund des fehlenden Fachwissens hingegen schädlich, sodass er konsequenterweise nahelegte, auf Beipackzettel zu verzichten. Allenfalls allgemeine Richtlinien zum Verhalten und zur Anwendung sowie eine mittlere Dosierung sollten dem Patienten auf diesem Weg mitgegeben werden.[44]

1961 veröffentlichte der Mediziner Joachim Eichler (1931–2008)[45] Ergebnisse einer von ihm vorgenommenen Untersuchung zur psychologischen Wirkung von Packungsbeilagen auf Patienten. Zu diesem Zweck hatte Eichler „über 300 Beipackzettel […] der gebräuchlichsten Präparate"[46] analysiert. Einleitend betonte er, dass „nicht nur die Verpackung (z. B. Preisaufdruck), sondern vor allem der Text der Beipackzettel […] von Patienten mit großer Aufmerksamkeit betrachtet"[47] würde. Unter Bezug auf den bereits erwähnten Beitrag von Hauschild bekräftigte er den ursprünglich werblichen Charakter des Druckerzeugnisses und kritisierte ihre textliche Abfassung, die sich in überwiegender Anzahl nur an den Arzt richten konnte.[48] Stattdessen enthielten

> „nur sehr wenige Beipackzettel, wie zum Beispiel die der Isis-Chemie, […] einen allgemein verständlichen Text, der nur für den Patienten bestimmt [war] und in klarer Ausdrucksweise über die Wirkung des Präparates berichtet[e], ohne Indikationen oder Symptome zu erwähnen."[49]

Dass Patienten daraufhin „die für den Arzt bestimmten Texte […] genau studiert[en] und mit Hilfe eines Wörterbuchs zu deuten versucht[en]"[50], führte Eichler zu folgender Schlussfolgerung:

> „Da in vielen Beipackzetteltexten sehr zahlreiche und zum Teil prognostisch ungünstige Indikationen aufgezählt sind, kann man sich leicht vorstellen, in welche Verwirrung der Patient durch diese Texte gebracht werden kann. Andererseits wird durch das Aufzählen

---

[43] Zum Beipackzettel im Deutschen Reich siehe Kapitel 6.

[44] Vgl. N. N. (1960/i), S. 36.

[45] Vgl. Persönliche Mitteilung N. FRIEBE, 25. Februar 2021. Joachim Eichler wurde am 17. Februar 1931 in Laufenburg (Kanton Aargau, Schweiz) geboren. In Reichenbach im Vogtland besuchte er die Grund- und Oberschule, die er 1950 mit dem Abitur abschloss. Im Anschluss studierte er Medizin an der Universität Leipzig, an der er Ende des Jahres 1955 auch promoviert wurde. Die Approbation als Arzt erhielt Eichler 1957. In den nächsten Jahren spezialisierte sich Eichler in der Orthopädie. Sein beruflicher Werdegang führte ihn vom Kreiskrankenhaus Altenburg über die Universitätskliniken in Leipzig und Würzburg an das Universitätsklinikum Gießen. Hier erhielt Eichler 1967 die venia legendi für Orthopädie. Ein Jahr später zeichnete ihn die Deutsche Gesellschaft für Orthopädie und Traumatologie mit dem Heine Preis aus. Vgl. Persönliche Mitteilung N. FRIEBE, 25. Februar 2021.

[46] J. EICHLER (1961), S. 38. Vgl. dazu auch A. RETZAR (2016), S. 381.

[47] J. EICHLER (1961), S. 38.

[48] Vgl. J. EICHLER (1961), S. 38. Zu Packungsbeilagen der ISIS-Chemie KG und des VEB ISIS-Chemie siehe Kapitel 8.5.

[49] J. EICHLER (1961), S. 38.

[50] J. EICHLER (1961), S. 38.

von Indikationen und Symptomen der Versuch einer Selbstbehandlung sogar gefördert, da ja eine ganze Reihe von Präparaten in den Apotheken nicht rezeptpflichtig ist [...]. Der Patient geht dann erst viele Wochen später zum Arzt und verschweigt aus Scheu meistens seine Selbstbehandlung. Eine Tatsache, die der prophylaktischen Medizin genau entgegenwirkt!"[51]

Um diese „schädliche Wirkung der Beipackzettel"[52] zu verdeutlichen, führte Eichler beispielhafte Auszüge aus Packungsbeilagen an, die nachfolgende Tab. 31 wiedergibt:

Tab. 31:   Formulierungen aus Beipackzetteln der DDR, 1961 erfasst[53]

Präparat	Auszug aus der Packungsbeilage
Residin	Für eine Behandlung mit Residin eignen sich alle Formen der Hypertonie. Ebenso sprechen der labile als auch der essentielle Hochdruck mit benigner oder maligner Verlaufsform an. [...] Reserpin ruft beim Tier vermehrtes Schlafbedürfnis hervor. Hervorzuheben ist, daß es auch mit relativ hohen Dosen nicht gelingt, das Tier in eine eigentliche Narkose zu versetzen, es bleibt stets durch äußere Reize aufweckbar.
Dolcontral®	Dolcontral unterliegt der Verschreibungsordnung für Betäubungsmittel. Für einen Patienten darf an einem Tage nur bis zu 1 g Wirkstoff, d. h. 10 Ampullen oder 10 Zäpfchen oder 40 Tabletten (!) [,] verordnet werden.
Neuroton®	Neuroton ist indiziert bei nervöser Übererregbarkeit, Schlaflosigkeit sowie allen jenen vegetativen Störungen, die man unter Managerkrankheit zusammenfaßt. Verkrampfungszustände, besonders Examensangst, Angstgefühl vor öffentlichem Auftreten, Angstzustände vor operativen Eingriffen [...]. Stottern, Angstneurosen, Angstmelancholie und Platzangst, Behandlung von senilen Depressionen, Psychosen und Hysterie. Klimakterische und vorklimakterische, praemenstruelle Störungen verbunden mit Unruhe, Angstzuständen sowie Schlaflosigkeit. Depressionen während der Schwangerschaft, Hyperemesis gravidarum, Dysmenorrhoe, Pruritus vulvae, Ejaculatio praecox.
Procalm	Seelische Spannungen führen zu allgemeiner Nervosität, zu Unausgeglichenheit, Angstzuständen, Zwangsvorstellungen, Depressionen, Weinkrämpfen und ähnlichen Erscheinungen, die dem Erkrankten und seiner Umgebung Schwierigkeiten und Kummer bereiten, oft sogar mehr als ein organisches Leiden.
Ergoffin®	Der [...] Migräneanfall wird durch die gefäßverengende Phase eingeleitet, gipfelt in der eigentlichen Schmerzphase und wird von der Nachphase mit dumpfem Kopfschmerz von stunden- bis tagelanger [...] Dauer abgelöst.
Chloronitrin	Bei Typhusbazillenträgern sind die Erfolge einer Chloronitrinbehandlung für die Dauer sehr zweifelhaft.
Tachystin®	Verabreicht man einem normalen Hund einige Kubikzentimeter Tachystin, so ist ein Ansteigen der Blutkalziumwerte nachzuweisen.

---

[51] J. EICHLER (1961), S. 38. Vgl. dazu auch A. RETZAR (2016), S. 381.
[52] J. EICHLER (1961), S. 39.
[53] J. EICHLER (1961), S. 38f. Zum Beipackzettel von Ergoffin® von 1963 siehe Kapitel 8.4.3.

Insgesamt eigneten sich nach Eichler nur 3 % der 300 Packungsbeilagen für Patienten.[54] Diese waren dadurch gekennzeichnet, dass sie „entweder nur eine kurze Gebrauchsanweisung [gaben] oder in allgemeinverständlicher Form Angaben über die Wirkungen des betreffenden Arzneimittels"[55] machten. Er empfahl daher, zumindest „bei Präparaten für neurovegetative Störungen und bei einfachen Schmerz-, Beruhigungs- und Kreislaufmitteln"[56] von der Beigabe einer Packungsbeilage abzusehen. Allerdings sah er grundsätzlich auch die Möglichkeit, Patienten positiv im Sinne einer Gesundheitserziehung zu beeinflussen:

> „So können im Text prophylaktische Hinweise allgemeinhygienischer oder sozialhygienischer Art gegeben werden. Sehr wirkungsvoll wären zum Beispiel Hinweise über die Folgen des Phenazetinmißbrauches. Ebenso kann bei Appetitzüglern auf eine kalorienarme Diät, oder bei Magen- und Hustenpräparaten auf die Schädlichkeit des Rauchens hingewiesen werden."[57]

In diesem Zusammenhang nannte Eichler repräsentativ die oralen Antidiabetika Oranil® und Orabet®, die in ihren Beipackzetteln bereits auf die strenge Einhaltung einer vom Arzt verordneten Diät hinwiesen.[58] Im Ergebnis stellte er fest,

> „daß die heute übliche Form der Beipackzettel nicht mehr sinnvoll ist und zum Teil für den Patienten schädlich sein kann. Es wird daher vorgeschlagen, die meisten Präparate ohne Beipackzettel zu liefern oder allgemein-aufklärende und erzieherische Texte, die allein auf den Patienten zugeschnitten sind, zu verwenden."[59]

8.2   Der institutionell vorangetriebene Niedergang des Beipackzettels

Gerhard Marawske (1910–1974)[60], seinerzeit Schriftleiter der Zeitschrift *medicamentum*,[61] berichtete 1961, dass sich aus der in der Fachpresse geführten Diskussion, wobei

---

[54]   Vgl. J. EICHLER (1961), S. 39. Den Ausführungen Eichlers folgend ist anzumerken, dass er Packungsbeilagen von Ampullen-Präparaten oder allgemein durch den Arzt verabreichten Darreichungsformen eingeschlossen hatte. Diese waren bereits im Deutschen Reich informativ auf den Arzt abgestimmt. Vgl. dazu Kapitel 6.3.6.

[55]   J. EICHLER (1961), S. 39.

[56]   J. EICHLER (1961), S. 39.

[57]   J. EICHLER (1961), S. 40.

[58]   Vgl. J. EICHLER (1961), S. 40. Der VEB Chemische Fabrik von Heyden hatte für Oranil®, das Carbutamid enthielt, 1956 und für Orabet® mit dem Wirkstoff Tolbutamid 1957 die Registrierung im Arzneimittelverzeichnis erwirkt. Vgl. U. MEYER / A. SCHUMANN / C. FRIEDRICH (2002), S. 247. Zur Geschichte der oralen Antidiabetika siehe U. MEYER / A. SCHUMANN / C. FRIEDRICH (2002), S. 242–250. Zur Geschichte der Wirkstoffklasse der Biguanide siehe A. RETZAR / C. FRIEDRICH (2013), S. 204–213. Zu einem historischen Beitrag über die Diabetesbehandlung siehe A. HELMSTÄDTER (2013), S. 104–111.

[59]   J. EICHLER (1961), S. 40.

[60]   Vgl. N. N. (1974/k), S. 216; sowie A. RETZAR (2016), S. 381. Auch zu Marawske siehe N. N. (1970), S. 98f. Retzar verweist auf beide Quellen.

[61]   Vgl. A. RETZAR (2016), S. 381.

er auf Beiträge von Fritz Hauschild (1908–1974)[62] und Joachim Eichler (1931–2008)[63] sowie auf weitere dem zustimmende Zuschriften der Leser verwies,[64] die Grundlage für einen Austausch mit den Arzneimittelbetrieben ergab.[65] Aus diesem ging hervor,

> „daß es nicht eigentlich die Vorstellung von einer ‚zusätzlichen Werbung‘ war, die die Betriebe zur Verwendung und textlichen Ausgestaltung dieser Packungsbeilagen veranlaßt hat, wenngleich man sich hier und da noch nicht restlos von solchen Gepflogenheiten gelöst haben mag. Vielmehr war es wohl das ‚eingefahrene Gleis‘ und der selbstverständlich auch für unsere Kollegen in den Betrieben geltende Mangel an Muße, um sich mit dieser Frage kritisch auseinanderzusetzen. In vielen Fällen darf man wohl auch einen fachlichen Eifer als Motiv gelten lassen, ohne daß man sich in den betreffenden Werksabteilungen darüber klar war, daß die hierauf verwendete Energie nach der verkehrten Seite hin in einer unerwünschten Beeinflussung des Patienten wirksam wird. In einigen größeren Betrieben [...] hatte man bereits die Unzweckmäßigkeit der herkömmlichen Packungsbeilagen erkannt und ihre Überarbeitung aus eigener Initiative in Angriff genommen. Selbst einige Hauptbuchhalter haben sich an der Diskussion beteiligt, weil sie in dem Verzicht auf die Packungsbeilagen eine Möglichkeit der Selbstkostensenkung durch Fortfall der Herstellungskosten für die Packungsbeilage selbst und der Lohnaufwendungen für das Einlegen derselben gesehen haben.“[66]

Marawske bestätigte also die von Hauschild und Eichler erwähnten „schädlichen Auswirkungen solcher eigentlich für den Arzt formulierten Anleitungen auf den Patienten“[67]. Dem Kritikpunkt der geförderten Selbstbehandlung fügte er einen „Hinweis auf das ständige Anwachsen des ärztlich unkontrollierten Arzneimittelverbrauchs“[68] hinzu. Daraufhin entstand „auf Anregung der Schriftleitung [des *medicamentum*]“[69] die Anweisung für die Gestaltung von Packungsbeilagen für Arzneimittel, die die Vereinigung Volkseigener Betriebe (VVB) Pharmazeutische Industrie an die pharmazeutisch-industriellen Betriebe 1961 versandte. 1964 bestätigte Klaus Gerecke (1926–2013)[70], Leiter des Sekretariats des Zentralen Gutachterausschusses (ZGA), in einer Stellungnahme gegenüber dem Ministerium für Gesundheitswesen (MfGe) zu einem Neuerervorschlag, dass diese Regelung Ergebnis der Diskussionen im ZGA und in der Fachpresse war, wobei er auf den Beitrag von Eichler verwies.[71] Ihre Inhalte fasst Tab. 32 zusammen:

---

[62]   Vgl. A. RETZAR (2016), S. 380. Zum Werdegang von Fritz Hauschild siehe U. MEYER (2002), S. 400–402. Retzar verweist auf Meyer.

[63]   Vgl. Persönliche Mitteilung N. FRIEBE, 25. Februar 2021. Zu Joachim Eichler siehe Kapitel 8.1, Anm. 45.

[64]   Zu der Diskussion mit den Beiträgen von Hauschild und Eichler siehe Kapitel 8.1.

[65]   Vgl. G. MARAWSKE (1961), S. 248.

[66]   G. MARAWSKE (1961), S. 248f.

[67]   G. MARAWSKE (1961), S. 249.

[68]   G. MARAWSKE (1961), S. 249.

[69]   G. MARAWSKE (1961), S. 249.

[70]   Vgl. A. RETZAR (2016), S. 30, S. 35, S. 96, S. 121, S. 190, S. 212, S. 225, S. 229, S. 238, S. 248, S. 276 und S. 299. Zum Werdegang von Klaus Gerecke vgl. 7B DIREKT APOTHEKENSERVICE AG (2007), S. 614. Auch Retzar verweist an den genannten Stellen zu Gerecke auf 7b DIREKT Apothekenservice AG.

[71]   Vgl. BArch DQ 116 / 1632, [ohne Paginierung]. Stellungnahme von [Klaus] Gerecke, Leiter des Sekretariats [des ZGA], gegenüber dem MfGe zum Neuerervorschlag [NV 188/64] von

Tab. 32: Anweisung der VVB Pharmazeutische Industrie von 1961 für die Gestaltung von Packungsbeilagen für Arzneimittel[72]

Packungsbeilagen von apotheken- und rezeptpflichtigen Arzneimitteln, die an den <u>Patienten</u> gelangen	**Packungsbeilagen von apotheken- und rezeptpflichtigen Arzneimitteln, die an den <u>Arzt</u> gelangen**
<u>Allgemeiner Hinweis:</u> Auf eine Packungsbeilage ist zu verzichten, wenn die Angaben über Indikation und Dosierung auf der äußeren Umhüllung für die Anwendung und den Therapieerfolg ausreichend sind (v. a. bei einfachen galenischen Zubereitungen und Kombinationspräparaten; wie Hustensäfte und Analgetika).	<u>Allgemeiner Hinweis:</u> Packungsbeilagen sind weiterhin ausdrücklich gestattet (bspw. für Ampullen-Präparate, Infusionslösungen, Röntgenkontrastmittel). Sie informieren den Arzt im Rahmen der Anwendung.
<u>Darf enthalten:</u> - Allgemeine Verhaltens- und Anwendungsrichtlinien - Mittlere Dosierung, soweit möglich; bei verschiedenen Dosierungen, bspw. wegen unterschiedlicher Indikationen: Verweis auf ärztlich verordnete Einnahme - Allgemeine Charakteristik der Wirkungsweise - Hinweis auf Nebenwirkungen	<u>Darf enthalten:</u> - keine Vorgaben - Indikationen auf die wissenschaftlich gesicherte Anwendung beschränken; ansonsten besondere Kennzeichnung oder Empfehlung als Versuch
<u>Darf nicht enthalten:</u> - Aufzählung der möglichen Anwendungsgebiete - Sonstige Hinweise, die falsche Vorstellungen über die Erkrankung wecken, die Psyche des Patienten belasten oder dem Therapieplan schaden können	<u>Darf nicht enthalten:</u> - keine Einschränkungen
Restbestände an Packungsbeilagen dürfen aufgebraucht werden; bei neuem Druck müssen die Richtlinien beachtet werden.	

Darüber hinaus befürwortete Marawske den Vorschlag von Eichler, „die Packungsbeilagen zum Zwecke der gesundheitspolitischen Aufklärung durch Hinweise prophylaktischen, diätetischen und sozialhygienischen Inhaltes zu gestalten."[73]

Dr. K[laus] Pleißner, Arnstadt, bezüglich der Gestaltung von Beipackzetteln vom 05.11.1964. Zu Neuerervorschlägen allgemein und zum Inhalt dieses Neuerervorschlags siehe nachfolgend im Haupttext.

[72] Vgl. G. MARAWSKE (1961), S. 249f. Für den Wortlaut der Anweisung siehe Kapitel 4.3.1.2. Für eine inhaltliche Zusammenfassung der Anweisung vgl. auch A. RETZAR (2016), S. 381.

Bezüglich der Häufigkeit der Angabe von Nebenwirkungen in Packungsbeilagen äußerte sich der ZGA im Zusammenhang mit einem Auftreten der Nebenwirkung Argyrie[74] nach Einnahme der Arzneifertigware Targophagin®[75] in seiner ordentlichen Sitzung vom 23. März 1961 dahingehend, dass „es bisher nicht üblich war, in Beipackzetteln auf Schäden hinzuweisen, die durch chronischen und nicht durch Ärzte kontrollierten Gebrauch"[76] entstanden waren. Jedenfalls empfahl der ZGA in diesem Fall, diese unerwünschte Wirkung in den Beipackzettel aufzunehmen.[77] Die nachfolgende Abbildung zeigt die Packungsbeilage von Targophagin® von 1964:

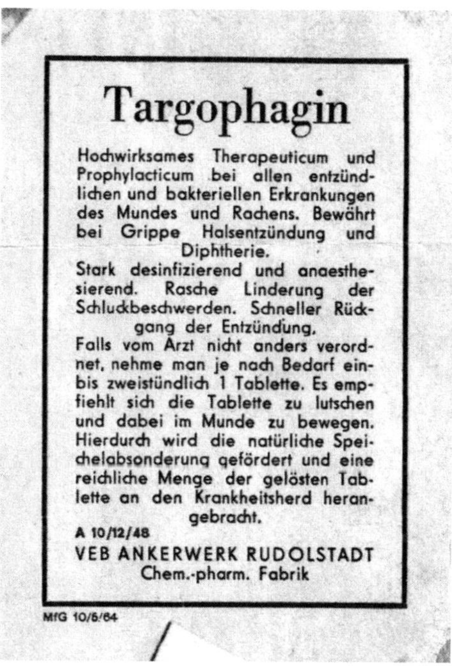

Abb. 58: Packungsbeilage von Targophagin®, 1964[78]

---

[73]   G. MARAWSKE (1961), S. 250. Vgl. dazu auch A. RETZAR (2016), S. 381. Für die Packungsbeilage des Choleretikums und Cholokinetikums Divalol®, die diätetische Empfehlungen gab, siehe Kapitel 4.3.1.2.

[74]   Argyrie bezeichnet eine Ablagerung von Silbersalzen in der Haut, Schleimhaut, den Fingernägeln und Organen, wie bspw. der Niere. Vgl. PSCHYREMBEL (2004), S. 122.

[75]   Apothekenpflichtiges Kombinationsmittel zur Einnahme bei Entzündungen der Mund- und Rachenhöhle aus Targesin® und zwischen Mitte der 1950er-Jahre und Ende der 1960er-Jahre variierenden Lokalanästhetika. Vgl. AMV (1954), S. 129; AMV (1962), S. 243; sowie AMV (1969), Teil I, S. 262. Wirksamer Bestandteil in Targesin® war Silbereiweißacetyltannat. Vgl. S. LANG (2000), S. 26.

[76]   N. N. (1961/a), S. 217; sowie N. N. (1961/e), S. 139.

[77]   Vgl. N. N. (1961/a), S. 217; sowie N. N. (1961/e), S. 139.

[78]   StadtAR Werbung / Produktbeschreibung VI / 158-1, [ohne Paginierung]. Packungsbeilage von Targophagin®. Der Beipackzettel machte keine Angaben zu Nebenwirkungen.

Ähnlich hielt es der ZGA zudem bei der Arzneifertigware Prophyledta[79], für die er im Zuge der Zulassungsempfehlung „im Prospekt [...] ein[en] Hinweis auf mögliche Schädigungen durch Dauergebrauch der Tabletten"[80] forderte.

Am Beispiel des Psychostimulans Aponeuron[®][81] soll an dieser Stelle gezeigt werden, wie der ZGA fortan Beipackzettel bei neuen Anträgen auf Eintragung in das Verzeichnis der Arzneifertigwaren bewertete. Der Arzneimittelhersteller APOGEPHA[82] reichte Ende des Jahres 1963 einen solchen Antrag für Aponeuron[®] ein, dem in Anlage 13b der Entwurf eines Beipackzettels angehängt war.[83] Dieser benannte zunächst den wirksamen Inhaltsstoff als α-Phenyl-α-N-(1-phenylisopropyl)-amino-acetonitril, von dem jedes Dragée 10 mg enthielt.[84] Im Weiteren wurden Aponeuron[®] folgende Eigenschaften attestiert:

> „Aponeuron besitzt eine milde, belebende Wirkung, die der des Coffeins ähnelt, jedoch wesentlich länger anhält. Vor allem aber führt es zu einem Ausgleich labiler Stimmungen. Es hat sich in jahrelangen klinischen Versuchen ganz besonders bei Depressionen und bei depressiven Stimmungszuständen bewährt. Antriebsschwäche wird ausgeglichen, Spannungs-, Angst- und Erregungszustände beseitigt. Der Patient wird mit Hilfe von Aponeuron wieder zu einer bejahenden Lebenseinstellung, zu Arbeitsfreude und Lebensmut zurückgeführt.
> Auch zur Behebung von Ermüdungserscheinungen eignet sich Aponeuron gut. Seelisch bedingte Schlaflosigkeiten und Potenzstörungen können geheilt werden. Die Narkolepsie (Schlafsucht) und das Stottern der Kinder sind unter ärztlicher Aufsicht ebenfalls durch Aponeuron günstig zu beeinflussen."[85]

Zur Einnahme hieß es in der vorgesehenen Packungsbeilage:

> „Falls vom Arzt nicht anders verordnet, sind bei depressiven Stimmungen, bei Spannungs-, Angst- oder Erregungszuständen, bei Narkolepsie u. s. w. täglich 2–3 Dragées zu nehmen, und zwar morgens 1–2 Dragées, mittags oder am frühen Nachmittag 1 Dragée.
> Zur Beeinflussung der Vitalität, bei Antriebsschwäche, Ermüdungszuständen, bei Stottern der Kinder u. s. w. genügt es oft, morgens 1 Dragée zu nehmen, evtl. nur alle 2 Tage.
> Die Dragées werden unzerkaut mit etwas Flüssigkeit geschluckt."[86]

---

[79] Calcium-Dinatrium-Ethylendiamintetraacetat als Antidot zur Prophylaxe und Behandlung von Bleivergiftungen, verschreibungspflichtig. Vgl. AMV (1965), S. 229.

[80] N. N. (1962/g), S. 220.

[81] Amphetamin-Derivat zur Behandlung depressiver Syndrome und der Narkolepsie, verschreibungspflichtig. Vgl. AMV (1969), Teil I, S. 51.

[82] Zur Geschichte der APOGEPHA siehe B. DÜRING / M. SCHÄFER (2016).

[83] Vgl. BArch DQ 116 / 145, [ohne Paginierung]. Antrag auf Eintragung in das Verzeichnis der Arzneifertigwaren vom 20.12.1963.

[84] Vgl. BArch DQ 116 / 145, [ohne Paginierung]. Antrag auf Eintragung in das Verzeichnis der Arzneifertigwaren vom 20.12.1963, Anlage 13b.

[85] BArch DQ 116 / 145, [ohne Paginierung]. Antrag auf Eintragung in das Verzeichnis der Arzneifertigwaren vom 20.12.1963, Anlage 13b.

[86] BArch DQ 116 / 145, [ohne Paginierung]. Antrag auf Eintragung in das Verzeichnis der Arzneifertigwaren vom 20.12.1963, Anlage 13b.

Abschließend waren die Packungsgrößen von 30 und 100 Dragées vermerkt sowie der Hersteller.[87] Der relativ kurze Kommentar des ZGA zum Beipackzettel beweist, dass die von ihm veröffentlichten Stellungnahmen in der Praxis Anwendung fanden:

> „Entsprechend dem Hinweis in der 7. Mittlg über die ordentliche Sitzung des Z.G.A. vom 23.3.1961 (Medicamentum Heft 7, S. 217 (1961)) sind auf dem Beipackzettel nur Dosierungshinweise zu geben. Nähere Ausführungen über die Wirkung und Anwendung sind nicht erwünscht.“[88]

Die Gütevorschrift von Aponeuron® von 1971 sah schließlich keinen Beipackzettel mehr vor.[89]

Bei Arzneimitteln, die direkt an den Patienten gelangten, dürften diesem Beispiel ab der zweiten Hälfte der 1960er-Jahre mehrere Hersteller gefolgt sein, zumal das Arzneimittelgesetz (AMG) 1964 fortan die Arzneimittelinformation regelte und in § 27 Abs. 3 festlegte, dass „an Personen, die nicht zu den [...] Fachkreisen gehören, [...] Arzneimittelinformationen nicht gerichtet werden [dürfen]“[90]. Der Hauptbuchhalter des Volkseigenen Betriebes (VEB) Jenapharm schlussfolgerte aus dieser Regelung, dass der Betrieb gegen das AMG verstieß, wenn er Arzneifertigwaren, die im Allgemeinen an den Patienten gelangten, Beipackzettel zufügte, die Angaben zur Beschaffenheit, Wirkungsweise und Anwendung enthielten.[91] In diesem Zusammenhang erinnerte er an einen vom Leiter der Technischen Kontrollorganisation[92] im Dezember 1964 unterbreiteten Verbesserungsvorschlag zur Einsparung von Packungsbeilagen, der „auch in Bezug auf solche Präparate wie Vitamin B 1-Tabletten, Summavit usw. realisiert [wurde].“[93] Dem größeren Teil der vom VEB Jenapharm produzierten Arzneifertigwaren, insbesondere Ampullenpräparaten sowie u. a. Chloronitrin-Kapseln, OTC-Kapseln, Paromomycin-Kapseln, Oralprogesteron-Tabletten, Testosteron-Tabletten, Prednison-acetat Tabletten, Prednisolon-Augensalbe und OTC-Augensalbe, wurden indes weiterhin Packungsbeilagen beigegeben.[94] Dazu bemerkte er:

---

[87] Vgl. BArch DQ 116 / 145, [ohne Paginierung]. Antrag auf Eintragung in das Verzeichnis der Arzneifertigwaren vom 20.12.1963, Anlage 13b.

[88] BArch DQ 116 / 145, [ohne Paginierung]. Z. G. A.-Laufzettel zum Antrag auf Eintragung in das Verzeichnis der Arzneifertigwaren vom 20.12.1963.

[89] Vgl. BArch DQ 116 / 145, [ohne Paginierung]. Gütevorschrift Nr. 359/70 vom 09.02.1971.

[90] GBl Teil I (1964), Nr. 7, S. 106. Zu den Fachkreisen zählte das Gesetz Ärzte, Zahnärzte, Tierärzte und Apotheker. Vgl. GBl Teil I (1964), Nr. 7, S. 106. Zum Arzneimittelgesetz 1964 siehe Kapitel 4.3.1.3.

[91] Vgl. LATh – StA RU VEB Jenapharm / 1784, [ohne Paginierung]. Nachricht von Hauptbuchhalter Drevo an Werkdirektor Zörger bezüglich der Einsparung von Beipackzetteln vom 11.12.1965.

[92] Siehe hierzu Kapitel 4.3.1.3 und 4.3.1.4.

[93] LATh – StA RU VEB Jenapharm / 1784, [ohne Paginierung]. Nachricht von Hauptbuchhalter Drevo an Werkdirektor Zörger bezüglich der Einsparung von Beipackzetteln vom 11.12.1965.

[94] Vgl. LATh – StA RU VEB Jenapharm / 1784, [ohne Paginierung]. Nachricht von Hauptbuchhalter Drevo an Werkdirektor Zörger bezüglich der Einsparung von Beipackzetteln vom 11.12.1965.

„Da diese genannten Erzeugnisse in der Regel überdie [!] Apotheken den Direktverbrauchern übergeben werden, dürften diese lt. § 27 Abs. 1 des Arzneimittelgesetzes mit dem Arzneimittel keine Informationen über die Beschaffenheit, Wirkungsweise und Anwendung erhalten. Sind diese Angaben jedoch auf dem Beipackzettel enthalten, verstößt der Betrieb dadurch eindeutig gegen das Arzneimittelgesetz und macht sich strafbar. [...] Sollten diese Angaben jedoch auf den Beipackzetteln nicht enthalten sein, dann könnten diese, wie Kollege Gotthardt [Leiter der Technischen Kontrollorganisation] in seinem V[erbesserungs]V[orschlag] selbst schreibt, eingespart werden."[95]

Mit diesem Hinweis bat der Hauptbuchhalter den Werkdirektor um Überprüfung des Sachverhalts.[96] Aus heutiger Sicht scheint die Argumentation zumindest für die vom Patienten eigens applizierten Darreichungsformen, Kapsel, Tablette und Augensalbe, nachvollziehbar, für die von einem Arzt zu applizierenden Ampullenpräparate jedoch zweifelhaft.

Welche Standpunkte der ZGA und das Deutsche Institut für Arzneimittelwesen (DIAR) vor dem Hintergrund der Regelung der VVB Pharmazeutische Industrie gegenüber Packungsbeilagen vertraten, wird aus der Bewertung verschiedener Neuerervorschläge[97] zum Beipackzettel deutlich. Anregung für einen ersten die Gestaltung von Beipackzetteln betreffenden Vorschlag NV 188/64 ‚Vermeidung der Selbstinformation von Patienten' war 1964 die Packungsbeilage des Zytostatikums Cyclophosphamid[98].

---

[95] LATh – StA RU VEB Jenapharm / 1784, [ohne Paginierung]. Nachricht von Hauptbuchhalter Drevo an Werkdirektor Zörger bezüglich der Einsparung von Beipackzetteln vom 11.12.1965.

[96] Vgl. LATh – StA RU VEB Jenapharm / 1784, [ohne Paginierung]. Nachricht von Hauptbuchhalter Drevo an Werkdirektor Zörger bezüglich der Einsparung von Beipackzetteln vom 11.12.1965. Eine abschließende Stellungnahme des Werkdirektors ist nicht überliefert.

[97] Die Neuererbewegung hatte das Ziel, alle arbeitenden Kräfte bei der Gestaltung von Arbeitsprozessen und zur Lösungsfindung von Problemstellungen einzubeziehen, um die Produktivität zu steigern, die Kosten zu senken und die Qualität von Erzeugnissen zu verbessern, und so einen Höchststand von Wissenschaft und Technik zu erreichen und fortlaufend zu gewährleisten. Dazu förderte die DDR die Zusammenarbeit zwischen Wissenschaft, Technik und Produktion, die als sozialistische Gemeinschaftsarbeit die Hauptform der Neuerertätigkeit darstellte. Für die Förderung und Lenkung eingesetzte Staats- und Wirtschaftsorgane stellten bspw. die Unterstützung bei der Erarbeitung von Erfindungen, Neuerermethoden und Neuerervorschlägen sowie ihre zügige Beurteilung und ggf. Durchsetzung sicher. Vgl. GBl Teil II (1963), Nr. 68, S. 525f. Ein Neuerervorschlag war in diesem Zusammenhang u. a. „eine Darlegung, die geeignet ist, [...] eine Steigerung der Arbeitsproduktivität oder die Senkung der Selbstkosten, vor allem durch die wirkungsvolle Ausnutzung von [...] Material zu bewirken [...] und dadurch einen [...] Vorteil für die Gesellschaft (Nutzen) erbringt." GBl Teil II (1963), Nr. 68, S. 526f. Zur Neuererbewegung siehe die vollständige Verordnung über die Förderung und Lenkung der Neuererbewegung (Neuererverordnung) sowie die vier dazugehörigen Durchführungsbestimmungen vom 31. Juli 1963. Siehe hierzu GBl Teil II (1963), Nr. 68, S. 525–548. Zur Organisation der Neuererbewegung speziell im Gesundheits- und Sozialwesen erschien 1968 die Arbeitsrichtlinie über die Förderung und Lenkung der Neuererbewegung im staatlichen Gesundheits- und Sozialwesen. Siehe hierzu VuM MfGe (1968), Nr. 12, S. 99–106.

[98] Verschreibungspflichtige Arzneifertigware. Vgl. AMV (1965), S. 102. Zur Krebstherapie des 18. bis 20. Jahrhunderts mit Pflanzen unter Berücksichtigung ihres Einsatzes in der Homöopathie siehe K. GROTHUSHEITKAMP (2019).

Wie Gerecke berichtete, hatte diese schon zu mehreren Meldungen geführt.[99] Daher hatten sich der ZGA und der VEB Ankerwerk Rudolstadt als Hersteller bereits darauf geeinigt, Cyclophosphamid-Dragees ab Dezember 1963 die Packungsbeilage nicht mehr beizufügen. Cyclophosphamid-Ampullen durften hingegen – entsprechend ihrer Anwendung direkt dem Arzt ausgehändigt – weiterhin mit einem zur Information dienenden Beipackzettel vertrieben werden. Zwar hätte eine mit der Anpassung einhergehende Kürzung der Packungsbeilage aufgrund geringerer Satz- und Papierkosten womöglich eine Ersparnis bedeutet. Diese relativierte sich aber dadurch, dass sich die notwendige Informationsvermittlung auf den Prospekt zum Präparat verlagern würde, weshalb der ZGA insgesamt keinen lohnenswerten finanziellen Vorteil sah. Weiterführende Maßnahmen wurden aus dem Vorschlag ebenfalls nicht abgeleitet, da sich dieser inhaltlich mit der drei Jahre zuvor von der VVB Pharmazeutische Industrie veröffentlichten Anweisung für die Gestaltung der Packungsbeilagen für Arzneimittel deckte.[100] Das MfGe erkannte jedoch die zeitliche Diskrepanz zwischen der Veröffentlichung der Regelung 1961 und vorgetragenen Eingaben zu Beipackzetteln, auch über Cyclophosphamid hinaus.[101] Aufgrund dessen erkundigte es sich im Dezember 1964 beim ZGA, „inwieweit eine Kontrolle über die Einhaltung dieser Anweisung vorhanden [war] und durch wen sie erfolgt[e].“[102] Gerecke gab dazu folgende Rückmeldung:

> „In Beantwortung Ihrer diesbezüglichen Anfrage möchten wir zur Ergänzung unseres Schreibens vom 5.11.64 nochmals bemerken, daß die VVB Pharmazeutische Industrie eine ‚Anweisung für die Gestaltung von Packungsbeilagen für Arzneimittel‘ herausgab, die für die Betriebe als verbindlich angesehen werden darf. Die Kontrolle über die Einhaltung dieser Anweisung erfolgt durch die VVB. In bestimmten überspitsten [!] Fällen, wie beim ‚Cyclophosphamid‘, kann auch der ZGA eingeschaltet werden und entsprechende Empfehlungen herausgeben.
> Bei Neuanträgen auf Eintragung in das Arzneimittelregister wird der Text des Beipackzettels stets dem ZGA zur Begutachtung vorgelegt, so daß für den Patienten ungeeignete Informationen nicht mehr auftreten können.“[103]

---

[99]   Zu den Gründen machte er keine weiteren Angaben.

[100] Vgl. BArch DQ 116 / 1632, [ohne Paginierung]. Stellungnahme von [Klaus] Gerecke, Leiter des Sekretariats [des ZGA], gegenüber dem MfGe zum Neuerervorschlag [NV 188/64] von Dr. K[laus] Pleißner, Arnstadt, bezüglich der Gestaltung von Beipackzetteln vom 05.11.1964; sowie BArch DQ 116 / 1632, [ohne Paginierung]. Nachricht des MfG, Abteilung Planung und Haushalt, an den ZGA bezüglich des Neuerervorschlags NV 188/64 „Vermeidung der Selbstinformation von Patienten“ vom 23.12.1964.

[101] Vgl. BArch DQ 116 / 1632, [ohne Paginierung]. Schreiben des MfGe, Abteilung Planung und Haushalt, an den ZGA bezüglich des Neuerervorschlags NV 188/64 „Vermeidung der Selbstinformation von Patienten“ vom 23.12.1964.

[102] BArch DQ 116 / 1632, [ohne Paginierung]. Schreiben des MfGe, Abteilung Planung und Haushalt, an den ZGA bezüglich des Neuerervorschlags NV 188/64 „Vermeidung der Selbstinformation von Patienten“ vom 23.12.1964.

[103] BArch DQ 116 / 1632, [ohne Paginierung]. Schreiben von [Klaus] Gerecke, Leiter des Sekretariats [des ZGA], an das MfGe bezüglich der Anfrage zum Neuerervorschlag NV 188/64 vom 20.04.1965.

Gerecke bestätigte damit die verpflichtende Einhaltung der Anweisung und die anhand des Beispiels Aponeuron® in dieser Arbeit verdeutlichte Durchsetzung im Rahmen von neuen Anträgen auf Eintragung in das Arzneimittelverzeichnis.

Im August 1966 wandte sich die Abteilung Gesundheits- und Sozialwesen des Rates des Bezirkes Dresden mit dem Neuerervorschlag NV B-36/66 ‚Standardisierung von Beipackzetteln' an das DIAR. Die bei dem Rat angesiedelte Neuererfachgruppe Pharmazie bewertete diesen als positiv, allerdings bedurfte er einer Bewertung durch das Institut.[104] Ursprünglich hatte der Apothekenassistent Karlheinz Ehrhardt (geb. 1927) aus der Apotheke Dohna im Kreis Pirna den Vorschlag ausgearbeitet, in dem es heißt:

> „Es ist notwendig, diverse Arzneifertigwaren mit Beipackzetteln zu versehen. Dies sollte jedoch nur dort erfolgen, wo es für eine Information des behandelnden Arztes notwendig ist (z. B. Injektionstechnik bei bestimmten Ampullenpräparaten oder Dosierungsangaben). Außerdem sollen für den Patienten Hinweise für die besondere Anwendung und Dosierung des Medikamentes angegeben werden, soweit erforderlich. Keinesfalls dürfen die Beipackzettel aber auf Grund ihrer Aussage zu einer Steigerung des Arzneimittelverbrauches führen.
>
> Wir glauben, daß es dringend notwendig erscheint, die z. Zt. eingesetzten Beipackzettel durch das Institut für Arzneimittelwesen überprüfen zu lassen.   [...]
>
> Nach einer generellen Überprüfung sollte eine Standardisierung der Beipackzettel erfolgen, wobei eine Rationalisierung angestrebt werden kann."[105]

Auf diese Weise sollten Kosten gesenkt, falsche Vorstellungen bei Patienten verhindert, unbegründetes Verlangen nach bestimmten Arzneimitteln vorgebeugt sowie die Druckindustrie entlastet werden.[106] Das DIAR äußerte sich zu dem Vorschlag im September 1966 folgendermaßen:

> „Einer Standardisierung der Beipackzettel von Arzneifertigwaren kann nicht zugestimmt werden. Vom Deutschen Institut für Arzneimittelwesen ist eine Arbeitsgruppe ‚Beurteilung des äußeren Gesamteindruckes von Arzneifertigwaren' gebildet worden, deren erste Arbeitstagung am 10.5.1966 stattfand. Diese Arbeitsgruppe fordert die Arzneimittelhersteller auf Grund einer ZGA-Empfehlung auf, Beipackzettel entfallen zu lassen. Die Beipackzettel sollten nur dort erhalten bleiben, wo dem Patienten oder Arzt besondere Anwendungshinweise gegeben werden müssen (z. B. bei einigen Röntgenkontrastmitteln). Diese Beipackzettel können jedoch nicht standardisiert werden. Da mit der Überprüfung der Verpackung und der Beipackzettel erst begonnen wurde, wird sich der jetzige Zustand auf diesem Gebiet erst allmählich ändern."[107]

Indes war vielmehr die Rationalisierung als die Standardisierung der Packungsbeilagen ursprüngliche Idee des Neuerervorschlags, was die staatliche Apotheke Dohna in einem

---

[104] Vgl. BArch DQ 116 / 1632, [ohne Paginierung]. Schreiben von der Abteilung Gesundheits- und Sozialwesen des Rates des Bezirkes Dresden an das DIAR zur Mitteilung der Neuerervorschläge NV B-25/66 und NV B-36/66 vom 23.08.1966.

[105] BArch DQ 116 / 1632, [ohne Paginierung]. Neuerervorschlag IX/66 „Standardisierung von Beipackzetteln", Regist[e]r.-Nr. A 14/66 vom 04.07.1966.

[106] Vgl. BArch DQ 116 / 1632, [ohne Paginierung]. Neuerervorschlag IX/66 „Standardisierung von Beipackzetteln", Regist[e]r.-Nr. A 14/66 vom 04.07.1966.

[107] BArch DQ 116 / 1632, [ohne Paginierung]. Stellungnahme [des DIAR] gegenüber dem Rat des Bezirkes Dresden, Abteilung Gesundheits- und Sozialwesen, zum Neuerervorschlag [NV B-36/66] bezüglich Standardisierung von Beipackzetteln vom 01.09.1966, S. 2.

abschließenden Schreiben an das Institut betonte und insofern die Stellungnahme und die angekündigten Maßnahmen befürwortete.[108]

Dass Packungsbeilagen fortan im Regelfall nicht mehr zu verwenden waren, unterstreicht auch die Stellungnahme des DIAR zum Neuerervorschlag NV 65/66, der die Kennzeichnung von Arzneimitteln, die die Fahrtüchtigkeit beeinträchtigen konnten, im Beipackzettel betraf.[109] Denn in einem kurzen Nebensatz erwähnte das Institut, dass der Beipackzettel „bereits abgeschafft wurde oder wird"[110].

1967 bestätigte der ZGA diese Aussagen nochmals in der Stellungnahme zum Neuerervorschlag NV 306/67 ‚Einsparung von Beipackzettel [!] in Originalpackungen'. Er führte hierzu aus, dass „der Vorschlag der Einsparung von Beipackzettel [!] in Originalpackungen durchaus seine Berechtigung hat[te] und auch vom ZGA befürwortet w[u]rd[e]"[111]. Demnach musste er nur versagt werden, weil er eine Umsetzung der als verbindlich erklärten Anweisung für die Gestaltung der Packungsbeilagen für Arzneimittel von 1961 bedeutete.[112]

Diese erste Etappe des Beipackzettels in der DDR soll abschließend mit einem Ausschnitt aus einem Beitrag von Joachim Richter (geb. 1926)[113] zusammengefasst werden:

> „Packungsbeilagen als solche standen ständig unter Kritik von Ärzten und Apothekern, aber auch von Krankenkassen, den Medien und Laien. Als Hauptargument gegen ausführliche Gebrauchsinformationen wurde fast durchgängig die Erzeugung von Furcht, Entmutigung und Depressionen bei Patienten in das Feld geführt, weil diese nicht selten für sich selbst die ‚schlimmsten' der angegebenen Indikationen heraussuchten. Als weitere negative Folge wurden die Verweigerung der Anwendung der Arzneimittel wegen der aufgeführten Neben- bzw. Wechselwirkungen oder der Warnhinweise befürchtet. Gelegentlich wurde auch eingewandt, dass der Selbstmedikation mit hochwirksamen Arzneimitteln Vorschub geleistet werden könne und vereinzelt wurde die Scheu auch

---

[108] Vgl. BArch DQ 116 / 1632, [ohne Paginierung]. Schreiben der Staatlichen Apotheke Dohna an das DIAR zu dessen Stellungnahme zum Neuerervorschlag [NV B-36/66] bezüglich Standardisierung von Beipackzetteln vom 17.10.1966.

[109] Vgl. BArch DQ 116 / 1632, [ohne Paginierung]. Stellungnahme von J[oachim] Richter [vom DIAR] gegenüber dem MfGe zum Neuerervorschlag NV 65/66, Kennzeichnung der Medikamente, vom 25.08.1966. Dazu vgl. auch Kapitel 8.3.

[110] BArch DQ 116 / 1632, [ohne Paginierung]. Stellungnahme von J[oachim] Richter [vom DIAR] gegenüber dem MfGe zum Neuerervorschlag NV 65/66, Kennzeichnung der Medikamente, vom 25.08.1966.

[111] BArch DQ 116 / 1632, [ohne Paginierung]. Stellungnahme von [Klaus] Gerecke, stellvertretender Direktor des Sekretariats des ZGA, gegenüber der VVB Pharmazeutische Industrie zum Neuerervorschlag NV 306/67 – Einsparung von Beipackzettel in Originalpackungen vom 24.11.1967.

[112] Vgl. BArch DQ 116 / 1632, [ohne Paginierung]. Stellungnahme von [Klaus] Gerecke, stellvertretender Direktor des Sekretariats des ZGA, gegenüber der VVB Pharmazeutische Industrie zum Neuerervorschlag NV 306/67 – Einsparung von Beipackzettel in Originalpackungen vom 24.11.1967.

[113] Vgl. A. RETZAR (2016), S. 30, S. 35, S. 52, S. 124, S. 200, S. 258, S. 275, S. 302 und S. 363; sowie H. FELDMEIER (2016), S. 729. Zum Werdegang von Joachim Richter vgl. 7B DIREKT APOTHEKENSERVICE AG (2007), S. 613; sowie H. FELDMEIER (2016), S. 729f. Retzar verweist an den genannten Stellen zu Richter auf 7b DIREKT Apothekenservice AG.

> von Fachpersonal vor ‚beipackzettelgestützten' Diskussionen mit Patienten deutlich. [...] Sprachen alle diese Fakten bei Elimination des rechtlichen Faktors schon für den Fortfall von Gebrauchsinformationen, so wurde diese Tendenz noch begünstigt durch den wegen Kartonmangel häufigen Wegfall der äußeren Umhüllung, die Voraussetzung für die Beifügung von Gebrauchsinformationen war, sowie durch Probleme bei der Bereitstellung von Papier und Druckkapazitäten für die Gebrauchsinformationen."[114]

Zu ergänzen ist ferner, dass zumindest Beipackzettel von Arzneimitteln, die der Arzt applizierte und die daher überwiegend dieser zu Gesicht bekam, weniger in der Kritik standen, da sie ein geringeres Risiko der Patientenbeeinflussung darstellten. Der ZGA schlug sogar mit der Berichterstattung über die Zulassungsempfehlung des Ampullen-Präparates Turigeran®[115] Anfang der 1960er-Jahre vor, „den Beipackzettel so zu gestalten, daß er nach Ausfüllung durch den Arzt und Einsendung an den Hersteller die Effektivität von Präparaten dieser Art auf breiter Grundlage zu beurteilen gestattet[e]."[116]

8.3   Die Renaissance des Beipackzettels als Informationsmedium

Obgleich Ende der 1950er-Jahre und Anfang der 1960er-Jahre die negative Beeinflussung des Patienten im Vordergrund fachlicher Diskussionen über die Packungsbeilage von Arzneifertigwaren stand,[117] wurde zumindest in Ansätzen auch bereits ihr Potential für eine positiv bewertete Aufklärungsfunktion erkannt.

Eine erste Überlegung, Packungsbeilagen als informationsvermittelndes Medium gegenüber Patienten zu nutzen, erwuchs aus einer 1962 veröffentlichten Statistik zum Verbrauch von rezeptpflichtigen und nicht rezeptpflichtigen Analgetika, Antipyretika und Antineuralgika in den Jahren 1955 bis 1960.[118] Insbesondere der Verbrauch von Spalt-Tabletten®[119] hatte sich sehr stark erhöht, von etwa 84,6 Millionen Tabletten 1955 auf 216,3 Millionen Tabletten 1960.[120] Diese Zahlen waren Anlass für die Schriftleitung des *medicamentum*, die folgende Formulierung zur Überarbeitung des Beipackzettels an die entsprechenden Produktionsbetriebe als einen Gedankenanstoß vorzuschlagen:

> „‚Spalt-Tabletten' gehören zu den gebräuchlichen Kopfschmerzmitteln, die man gelegentlich und unbedenklich einnehmen kann, wenn man von heftigem Kopfweh geplagt ist. Doch lassen Sie daraus keine Gewohnheit werden; denn bei Dauergebrauch sind

---

[114] J. RICHTER (2007), S. 133f. Für einen historischen Abriss zur Selbstmedikation vom Mittelalter bis in die erste Hälfte des 20. Jahrhunderts siehe C. FRIEDRICH (1990), S. 73–76.

[115] Kombinationspräparat aus dem Lokalanästhetikum Procain und verschiedenen Vitaminen zur Anwendung in der Geriatrie, verschreibungspflichtig. Vgl. AMV (1962), S. 254.

[116] N. N. (1962/f), S. 157f.

[117] Dazu vgl. Kapitel 8.1.

[118] Vgl. N. N. (1962/e), S. 56. Zu der Statistik vgl. G. MARAWSKE (1962), S. 30.

[119] Analgetisches und antipyretisches Kombinationspräparat aus u. a. Phenacetin, Phenyldimethylpyrazolon (Antipyrin® bzw. Phenazon), Coffein und Ephedrin. Vgl. AMV (1954), S. 124.

[120] Vgl. G. MARAWSKE (1962), S. 30.

selbst so harmlos erscheinende Mittel schädlich. Vielfach sind Kopfschmerzen Auswirkungen einer unzweckmäßigen Ernährung oder ungesunden Lebensweise (übermäßiger Alkohol- oder Nikotingenuß, mangelnde Bewegung an frischer Luft). Es ist daher grundfalsch, diese gesundheitsschädigenden Einwirkungen durch den ebenso schädlichen Mißbrauch solcher Medikamente ausschalten zu wollen. Im übrigen sollten Sie bedenken, daß Kopfschmerzen als Symptome die verschiedensten Ursachen haben können, und daß einige Äußerungsformen auf die üblichen Kopfschmerzmittel überhaupt nicht ansprechen. Hierzu gibt es spezielle und wirksame Arzneimittel. Wenn Sie unter chronischem Kopfschmerz leiden, dann leisten Sie Ihrer Gesundheit durch den ständigen Griff nach solchen Tabletten keinen guten Dienst. Vertrauen Sie sich deshalb in solchen Fällen Ihrem Arzt an; er wird die Ursache Ihres Leidens feststellen und Sie entsprechend behandeln."[121]

Die Packungsbeilage hätte demnach in positiver Weise zur medizinischen Aufklärung des Patienten beigetragen, vermehrt auf die Ursache von Kopfschmerzen zu achten und sich vor Augen zu führen, dass einige Kopfschmerzarten und regelmäßig auftretende Kopfschmerzen der Konsultation eines Arztes bedürfen. Diese Inhalte entsprachen einer neuen Idee zur Rolle des Beipackzettels, wie auch anhand der Überschrift des Beitrags „Packungsbeilagen, einmal ganz anders"[122] deutlich wird.

Darüber hinaus wurden in der ersten Hälfte der 1960er-Jahre die Auswirkungen der Einnahme von Arzneimitteln auf die Fahrtüchtigkeit und damit auf die Verkehrssicherheit zunehmend thematisiert. Eine zusätzliche Kennzeichnung von Arzneifertigwaren, deren Einnahme die Fahrtüchtigkeit beeinträchtigen konnte, lehnte der Zentrale Gutachterausschuss (ZGA) im Ergebnis seiner Sitzung im Oktober 1962 jedoch zunächst ab. Zu diesem Entschluss führten sowohl verpackungstechnische Gründe in Hinblick auf den Anbringungsort als auch einnahmebedingte Unsicherheiten bezüglich der Dosierung oder der Einnahme weiterer Medikamente. Allerdings legte der ZGA dem Ministerium für Gesundheitswesen (MfGe) nahe, dieses Thema mit dem Ministerium des Innern zu behandeln und in verkehrsrechtlichen Vorschriften zu regeln.[123]

---

[121] N. N. (1962/e), S. 56. Zugleich schlugen die Verfasser vor, diesen Gedankengang auf Abführ- und Schlafmittel, bei letzteren insbesondere auf die rezeptfreien Mittel Benedorm®, Dormutil® und Elrodorm®, zu übertragen. Vgl. N. N. (1962/e), S. 56.

[122] N. N. (1962/e), S. 56. Zudem griff eine Leserzuschrift den Beitrag auf und schlug einen gleichfalls aufklärenden Beipackzettel für Antiasthmatika, wie Novodrin®, Asthmolytan® und Asthmapyrin®, vor, der von Dauergebrauch abraten und stattdessen eine genaue Untersuchung der Ursache empfehlen sollte. Die Schriftleitung des *medicamentum* kommentierte diesbezüglich, dass es sich bei den genannten Beispielen um apothekenpflichtige Kombinationspräparate handelte, die somit der ärztlichen Überwachung überwiegend entzogen wären. Sie würde momentan eine entsprechende Formulierung einer Packungsbeilage ausarbeiten, jedoch erschien ihr das Arztgespräch für die Information der Patienten an dieser Stelle wichtiger. Vgl. N. N. (1962/h), S. 323. Dem ist anzufügen, dass Asthmolytan® und Asthmapyrin® zwar apothekenpflichtige Kombinationspräparate waren, die u. a. Phenazon und Coffein enthielten, Novodrin® hingegen ein verschreibungspflichtiges Monopräparat mit dem Wirkstoff Dioxyphenyläthanolisopropylaminsulfat. Vgl. AMV (1962), S. 69f. und S. 186.

[123] Vgl. N. N. (1963/b), S. 58. So bspw. in der Bekanntmachung der Prinzipien zur Erhöhung der Sicherheit älterer Menschen im Straßenverkehr, die jedoch keine Vorgaben zur Kennzeichnung von Arzneimitteln enthielt. Vgl. VuM MfGe (1972), Nr. 2, S. 10–12.

Ein von der Gruppe Brandenburg der Pharmazeutischen Gesellschaft der DDR im November 1962 veranstaltetes Kolloquium informierte über verschiedene Arzneimittelgruppen, deren Anwendung die Verkehrssicherheit gefährden konnte. Der Referent forderte in diesem Zusammenhang eine stärkere Aufklärung über diese – für den Laien üblicherweise nicht bekannten – Folgen durch Ärzte und Apotheker.[124] Auch die Hersteller nahm er in die Pflicht, ihren Teil beizutragen, „z. B. durch verbindliche Hinweise auf den Beilagezetteln der Arzneifertigwaren über eine mögliche Beeinträchtigung der Verkehrssicherheit nach der Anwendung."[125]

Einen Neuerervorschlag[126], der eine Kennzeichnung in solchen Fällen im Beipackzettel vorsah, lehnte das Deutsche Institut für Arzneimittelwesen (DIAR) in einer Stellungnahme an das MfGe 1966 ab.[127] Zu diesem Zweck hätten zum einen ausreichende Daten, die bspw. die Abgrenzung der Arzneimittel zuließen, gefehlt. Zum anderen wäre

> „die Beeinträchtigung der Reaktionsfähigkeit dabei von zahlreichen Faktoren, wie Konstitution, Komplexwirkung usw. abhängig, so daß entsprechende Angaben auf dem Beipackzettel, der bereits abgeschafft wurde oder wird, sehr vielseitig und umfangreich sein müßten."[128]

Erst im Januar 1969 empfahl der ZGA dem MfGe nach einer gesonderten Beratung mit pharmazeutischen Betrieben und dem Zentralinstitut für Verkehrsmedizin eine besondere Kennzeichnung von Arzneimitteln, deren Einnahme sich auf die Fahrtauglichkeit auswirkte. Sie sollte jedoch in Form eines Symbols auf der Packung erfolgen, Packungsbeilagen waren nicht ausdrücklich für diesen Zweck vorgesehen.[129] Nichtsdestotrotz wiesen Arzneimittelhersteller Anfang der 1970er-Jahre in ihren Beipackzetteln mitunter auf eine mögliche Beeinträchtigung im Straßenverkehr hin.[130]

---

[124]   Vgl. [o. V.] KELLER (1963), S. 312f.

[125]   [o. V.] KELLER (1963), S. 312.

[126]   Zu Neuerervorschlägen siehe Kapitel 8.2.

[127]   Vgl. BArch DQ 116 / 1632, [ohne Paginierung]. Stellungnahme von J[oachim] Richter [vom DIAR] gegenüber dem MfGe zum Neuerervorschlag NV 65/66, Kennzeichnung der Medikamente, vom 25.08.1966.

[128]   BArch DQ 116 / 1632, [ohne Paginierung]. Stellungnahme von J[oachim] Richter [vom DIAR] gegenüber dem MfGe zum Neuerervorschlag NV 65/66, Kennzeichnung der Medikamente, vom 25.08.1966.

[129]   Vgl. N. N. (1969), S. 254. Zudem wies der ZGA darauf hin, dass das Arzneimittelverzeichnis ab der 8. Ausgabe fortan die Fahrtauglichkeit beeinflussende Arzneifertigwaren als Gruppe auflistete. Vgl. N. N. (1969), S. 254. Das Arzneimittelverzeichnis legte für betroffene Arzneimittelgruppen Vorgaben für die Häufigkeit und Art der Hinweise fest. Bspw. war für Narkotika bei der Verordnung, Applikation und Abgabe ein Hinweis auf eine Fahrunfähigkeit für mindestens 24 Stunden vorgesehen, bei Hypnotika und Sedativa war ein solcher für den Wirkungszeitraum bei der Verordnung und der Abgabe erforderlich und bei u. a. Stimulanzien, Appetitzüglern, Tranquilizern und Antihypertonika sollte bei der Verordnung oder Abgabe über eine dosisabhängige Beeinflussung der Fahrtauglichkeit für den Wirkungszeitraum informiert werden. Vgl. AMV (1969), Teil I, S. 14. Im Weiteren führte das Verzeichnis alle, auch davon nicht betroffene, Indikationsgruppen mit den dazugehörigen Präparaten auf. Vgl. AMV (1969), Teil I, S. 15–33.

[130]   Vgl. H.-G. KEUNE (1970), S. 101. Nach der ersten Durchführungsbestimmung zum Arzneimittelgesetz 1964 war das MfGe dazu ermächtigt, für Arzneimittel, die bei bestim-

1972 reagierte der Justitiar der Vereinigung Volkseigener Betriebe (VVB) Pharmazeutische Industrie auf einen 1971 in der Fachzeitschrift *medicamentum* erschienenen Beitrag, der verschiedene Aspekte der Beeinträchtigung der Fahrtauglichkeit, darunter auch eine spezielle Kennzeichnung, diskutierte,[131] und verdeutlichte in der Folge, dass aufgrund der bereits bestehenden Kennzeichnungsvorschriften des Arzneimittelgesetzes (AMG) von 1964 und dessen ersten Durchführungsbestimmung die Anbringung eines symbolischen Warnhinweises auf der Packung nicht einfach realisierbar war.[132] Er empfahl die stattdessen festgelegte Vorgehensweise, die in zwei Kategorien unterteilten Hinweise „Achtung, Fahruntauglichkeit"[133] oder „Beeinträchtigt Fahrtauglichkeit"[134] zu verwenden. Diese sollten „auf der inneren Umhüllung und, soweit vorhanden, auch auf der Umverpackung und auf dem Beipackzettel"[135] angebracht werden, allerdings voraussichtlich erst ab Januar 1974.[136] Auch ein Redner zum Thema Arzneimittel und Verkehrssicherheit auf der 66. wissenschaftlichen Tagung der Gruppe Magdeburg der Pharmazeutischen Gesellschaft der DDR im April 1972 appellierte an die pharmazeutischen Betriebe, „durch eindeutige Hinweise auf den Packungsprospekten, besser noch durch deutlichen Aufdruck auf den Packungen selbst, auf die [...] gebotenen Vorsichtsmaßnahmen hinzuweisen."[137]

Das AMG 1964 hatte die wissenschaftliche Arzneimittelinformation eingeführt, die sich aber zunächst auf Fachkreise beschränkte.[138] Dies führte dazu, dass sich u. a. die Apothekerschaft eingehender mit dem Thema Arzneimittelinformation auseinandersetzte,[139] insbesondere innerhalb der Arbeitsgruppe bzw. später Sektion Arzneimittelinformation in der Pharmazeutischen Gesellschaft der DDR.[140] Die in der Fachzeitschrift *Die Pharmazie* abgedruckte Zusammenfassung über eine Tagung der Arbeitsgemeinschaft Organisation und Ökonomie der Arzneimittelversorgung zum Thema „Aktuelle Pro-

---

mungsgemäßer Anwendung geeignet waren, die Reaktionsfähigkeit zu beeinflussen, eine besondere Kennzeichnung zu verlangen, die bei Eintragung in das Arzneimittelregister festgelegt wurde. Vgl. GBl Teil II (1964), Nr. 56, S. 488. Dazu vgl. auch Kapitel 4.3.1.3.

[131] Vgl. N. N. (1971/f), S. 277.

[132] Vgl. L. HUXHAGEN (1972), S. 218.

[133] L. HUXHAGEN (1972), S. 219.

[134] L. HUXHAGEN (1972), S. 219.

[135] L. HUXHAGEN (1972), S. 219.

[136] Vgl. L. HUXHAGEN (1972), S. 219.

[137] [o. V.] FRANTZ (1973), S. 73.

[138] Vgl. M. BÖHM (2007/b), S. 506–508. Dazu vgl. auch Kapitel 4.3.1.3. „Arzneimittelinformation [wurde] bis in die 60er Jahre hinein gemeinhin als Werbung verstanden, praktiziert und empfunden." M. BÖHM (2007/b), S. 506.

[139] Vgl. M. BÖHM (2007/b), S. 506. Grundsätzlich erschienen fortan viele Beiträge und Publikationen zur Arzneimittelinformation. Vgl. M. BÖHM (2007/b), S. 506; sowie W. FÜRTIG (2017), S. 12. Die Arzneimittelinformation in der DDR als solche war auch bereits Gegenstand verschiedener aktueller Untersuchungen. Siehe dazu bspw. A. RETZAR (2016), S. 255–395; M. BÖHM (2007/b), S. 506–516; U. VATER / C. FRIEDRICH (2010), S. 407–428; sowie W. FÜRTIG (2017), S. 11f. Der Beipackzettel nahm in diesen Fällen allerdings eher eine untergeordnete Rolle ein.

[140] Vgl. W. FÜRTIG (2017), S. 12.

bleme der Arzneimittelinformation"[141] 1973 deutete nur an, dass auch die Gestaltung von Packungsbeilagen – zugleich erwähnt mit dem normierten Prospektmaterial[142] – angesprochen wurde, allerdings ohne hierzu nähere Ausführungen wiederzugeben.[143]

Einen ausführlicheren Eindruck zu diskutierten Gestaltungsmöglichkeiten von Beipackzetteln ergab eine von der Arbeitsgruppe Information und Dokumentation im Arzneimittel- und Apothekenwesen der Arbeitsgemeinschaft Organisation und Ökonomie der Arzneimittelversorgung der Pharmazeutischen Gesellschaft der DDR durchgeführte Befragung von 129 Ärzten und 149 Apothekern, deren Ergebnisse 1974 in der *Pharmazeutische Praxis* erschienen.[144] Demnach wurden „Beipackzettel mit näheren Informationen über Wirkung, Anwendung usw. [...] bei Injektions- und Infusionslösungen von 66 % für notwendig gehalten, bei anderen Applikationsformen nur von 45 %."[145] Weiterhin stimmten 86 % der Befragten der Aussage zu, „Beipackzettel in Arzneimittelpackungen für den Patienten soll[t]en nur allgemeine Hinweise enthalten"[146]. Dass Packungsbeilagen auch bei rezeptfreien Arzneimitteln nicht umfangreicher sein müssten, bestätigten allerdings nur 39 %.[147] Demzufolge überwog unter den Ärzten und Apothekern die Auffassung, dass Packungsbeilagen von Arzneimitteln, die Laien erhielten, reduzierte Inhalte aufweisen sollten, während sie bei Arzneimitteln für die Fachkreise ausführlicher sein durften.

Ein Umdenken zu den Inhalten von Packungsbeilagen, die in die Hand von Patienten gelangten, begann erst Ende der 1970er-Jahre. Einen Anfang dafür lieferte der Apotheker Hans Feldmeier (geb. 1924)[148] in einem Rundtischgespräch 1979. Dieses schloss den wissenschaftlichen Teil des 12. Kongresses der Pharmazeutischen Gesellschaft der DDR ab und befasste sich mit dem Stand und der Entwicklung auf dem Gebiet von Arzneimitteln zur Behandlung von Herz-Kreislauf-Erkrankungen.[149] Feldmeiers Ausführungen und die Reaktion darauf wurden wie folgt geschildert:

> „Temperamentvoll und mit Beifall aus dem Auditorium bedacht auch eine Analyse Herrn Feldmeiers zu den Beipackzetteln der Herz- und Kreislauf-Pharmaka, in der er zu folgendem Ergebnis kam: Beipackzettel können helfen, das Recht des Bürgers auf einwandfreie Information zu erfüllen. Schwerpunkt sollten immer Angaben zur Wirkung sein. Das Ziel sei auch hier, ein exaktes Einnahmeverhalten zu erreichen."[150]

---

[141] W. Fürtig / E. Heydel (1974), S. 487.

[142] Dieses wurde später ‚Zentrales Informationsmaterial' (ZIM) genannt. Siehe hierzu Kapitel 4.3.1.3 und 4.3.1.4.

[143] Vgl. W. Fürtig / E. Heydel (1974), S. 489f.

[144] Vgl. W. Fürtig (1974), S. 236.

[145] W. Fürtig (1974), S. 236.

[146] W. Fürtig (1974), S. 236.

[147] Vgl. W. Fürtig (1974), S. 236.

[148] Vgl. A. Retzar (2016), S. 329. Zu einer biografischen Darstellung Hans Feldmeiers siehe C. Friedrich (1995), S. 133–135. Zu Hans Feldmeier siehe auch Kapitel 4.3.1.4, Anm. 792 und 8.1, Anm. 34.

[149] Vgl. H. Schümann (1979), S. 508.

[150] H. Schümann (1979), S. 508.

Fortbildungsmaterial zu den Aufgaben eines Apothekers in der Arzneimittelinformation aus demselben Jahr erweckte bereits den Eindruck, die Packungsbeilage wäre in erster Linie für den Patienten vorgesehen.[151] Eine Übersicht über die gebräuchlichsten Informationsmittel für Apotheker führte diese mit dem Vermerk zum Hauptinhalt „Eigenschaften eines bestimmten in der DDR zugelassenen Arzneimittels (für Patienten bearbeitet)"[152] auf. Aus registrierten Patientengesprächen in Rostocker Apotheken Ende der 1970er-Jahre ging allerdings ein anderes Bild hervor. Gemäß ihrer Auswertung traten Fragen der Patienten u. a. zum Anwendungsgebiet der von ihnen eingenommenen Arzneimittel häufig auf.[153] Feldmeier, Verfasser des Beitrags und Kreisapotheker in Rostock, führte das Aufkommen dieser Fragen darauf zurück, „da Beipackzettel nur noch sehr restringierend Auskunft erteil[t]en."[154]

Inhaltlich ergänzend zu der Untersuchung Feldmeiers bemängelte ein 1980 im *medicamentum* veröffentlichter Beitrag eine fast ausschließlich mündliche Informationsvermittlung der Patienten, während schriftliche Informationen die Sicherheit bei der Arzneimittelanwendung erhöhen könnten:

> „Denn was bleibt dem Patienten in letzter Konsequenz, auch unter der Voraussetzung, daß ein ausführliches optimales Patientengespräch stattgefunden hat – was ich jedoch aus eigenen Erfahrungen und Beobachtungen anzuzweifeln wage – als Information: das Arzneimittel selbst, die Arzneimittelverpackung (einschl. ggf. zusätzlichem Beipackzettel) sowie vom Apotheker vermerkte Einnahmerichtlinien bzw. vom Arzneimittelhersteller angebrachte Hinweise.
> Es hat sich immer wieder erwiesen, [...] daß das geschriebene Wort die optimale und sicherste Form [der Informationsvermittlung] ist."[155]

Einschränkend betonte der Verfasser, dass der Patient als Laie „nur in unbedingt erforderlichem Umfang über das [...] verordnete Arzneimittel informiert sein"[156] sollte.

Eine andere Meinung vertrat hingegen der Apotheker Joachim Framm (geb. 1944)[157], der grundsätzlich eine detaillierte Aufklärung forderte, um es zu ermöglichen,

---

[151] Vgl. M. BÖHM / I. ROHDE (1979), S. 19. Zum Zeitpunkt der Veröffentlichung erscheint dies jedoch den Ergebnissen dieser Untersuchung folgend äußerst zweifelhaft. Vgl. dazu nachfolgend im Haupttext.

[152] M. BÖHM / I. ROHDE (1979), S. 19.

[153] Vgl. H. FELDMEIER (1979), S. 11. Feldmeier hatte diese Ergebnisse bereits 1977 auf einer Tagung der Pharmazeutischen Gesellschaft der DDR, Gruppe Scheele-Gesellschaft, vorgestellt. Vgl. H. FELDMEIER (1979), S. 11, Anm. 1.

[154] H. FELDMEIER (1979), S. 11. Erschwerend trat zudem hinzu, dass viele Arzneifertigwaren gar keine Packungsbeilage mehr hatten. Dazu vgl. im Folgenden.

[155] G. HENNIG (1980), S. 114.

[156] G. HENNIG (1980), S. 113.

[157] Framm besaß als einer der wenigen Privatapotheker der DDR seit 1978 die Hirsch-Apotheke in Wismar. Dort führte er ab 1981 in einem dafür eigens eingerichteten Beratungsraum persönliche Gespräche mit Patienten zu verschiedenen Fragen rund um Arzneimittel. Vgl. J. FRAMM (2013); sowie A. RETZAR (2016), S. 367–369. Retzar verweist u. a. auf Framm. Zur Geschichte der Hirsch-Apotheke in Wismar siehe J. FRAMM (2013); sowie E. FRAMM (2007). Zu Privatapotheken und der Verstaatlichung von Apotheken in der DDR siehe C. FRIEDRICH (1992), S. 1035–1039; sowie C. FRIEDRICH (2020/b), S. 3866–3868. Zur Entwicklung des Apothekenwesens in der DDR siehe U. VATER / C. FRIEDRICH (2010).

Patienten in die Verantwortung ihrer Arzneimitteltherapie einzubeziehen.[158] Ihm erschien „die Praxis der bei einigen Arzneifertigwaren zum Teil fehlenden oder zu allgemein gehaltenen Beipackzettel [...] verbesserungswürdig.“[159]

Zeitschriftenbeiträge und Tagungen zur Arzneimittelinformation widmeten sich in
den folgenden Jahren nunmehr auch verstärkt der Patienteninformation und damit einhergehend der Packungsbeilage. Ein Beitrag in der *Pharmazeutische Praxis* von 1983
stellte die unzureichende Eignung der von Arzneimittelherstellern überwiegend als Informationsträger verwendeten Arzneimittelpackung fest. Inhalt und Form der Informationen waren sehr häufig ungenügend, da das Material nicht in erster Linie anhand der
Funktion als Informationsträger ausgewählt wurde.[160] Stattdessen hielten die Verfasser
einen „patientengerechte[n] Informationsträger (Beipackzettel)“[161] für notwendig. Insgesamt „setzte sich seit Beginn der achtziger Jahre allgemein die Auffassung durch,
dass den Patienten eine qualifizierte Anleitung für die Anwendung ihrer Arzneimittel
zur Verfügung stehen muss[te].“[162]

Im selben Jahr veröffentlichte der Apotheker Manfred Böhm (geb. 1935)[163] in der
Pharmazeutische Praxis und *Die Pharmazie* Beiträge zur Arzneimittelinformation, die
die Packungsbeilage näher betrachteten. Demnach sollte in der Patienteninformation
eine dem Adressatenkreis entsprechend allgemeinverständliche Sprache zur Vermittlung von Arzneimittelinformationen verwendet werden.[164] Neben Zeitschriften, Hand-
zetteln und Apothekenschaufenstern könnte die Patienteninformation „vor allen Dingen
in Form der bekannten und viel umstrittenen Packungsbeilagen erfolgen.“[165] Böhm
empfahl den Verfassern, „psychologisch einfühlsam vorzugehen und zu berücksichtigen, daß ein kranker Mensch in der Regel empfindlicher reagiert als ein gesunder.“[166]
Dazu führte er beispielhaft an, „daß [...] das bedenkenlose Informieren über alle möglichen schädlichen Wirkungen eines Arzneimittels beim Patienten nur Angst vor der Ein-

---

[158] Vgl. J. FRAMM (1981), S. 39.

[159] J. FRAMM (1981), S. 39.

[160] Vgl. W. DITTES / K. VOIGT (1983), S. 82.

[161] W. DITTES / K. VOIGT (1983), S. 82.

[162] J. RICHTER (2007), S. 134.

[163] Böhm wurde am 3. Oktober 1935 in Mülsen St. Jacob, Kreis Zwickau, geboren. Nach dem
Abitur studierte er von 1954 bis 1958 Pharmazie an den Universitäten Leipzig und Greifswald. Auf seine Approbation als Apotheker 1960 folgte ein Jahr später die Promotion zum
Dr. rer. nat. in Leipzig. In den 1960er-Jahren arbeitete er u. a. als Lazarett- und Militärapo-
theker. Von 1976 bis 1990 leitete Böhm im Institut für Arzneimittelwesen den Bereich Arz-
neimittelinformation/-dokumentation. Seit 1999 befindet er sich im Ruhestand. Vgl. 7B
DIREKT APOTHEKENSERVICE AG (2007), S. 611.

[164] Vgl. M. BÖHM (1983/a), S. 114; sowie M. BÖHM (1983/b), S. 557.

[165] M. BÖHM (1983/a), S. 114. Böhms zweiter Beitrag formulierte dies zurückhaltender. Neben
Zeitschriften, Zeitungen, Fernsehen und Rundfunk könnte die Patienteninformation, „soweit
es sich um ganz spezielle Arzneimittel handelt[e], in Form der Angaben auf der inneren und
äußeren Verpackung sowie in notwendigen Fällen in Packungsbeilagen erfolgen.“ M. BÖHM
(1983/b), S. 557.

[166] M. BÖHM (1983/a), S. 114; sowie M. BÖHM (1983/b), S. 557.

nahme [...] erzeugen"[167] würde. Dies führte im schlechtesten Fall zu einer völligen Non-Compliance des Patienten.[168] Böhm hatte ausgewählte Beipackzettel von 1982 in der DDR im Verkehr befindlichen Arzneimitteln auf ihre Compliance mit der vom Institut für Arzneimittelwesen (IfAR) herausgegebenen Richtlinie für die Ausarbeitung von Informationsmaterialien für Ärzte und Apotheker sowie von Packungsbeilagen vom Januar 1979 untersucht,[169] deren Vorgaben in der nachfolgenden Tabelle 33 zusammengefasst sind. Dazu ist anzumerken, dass die Richtlinie im Vergleich zur Anweisung der VVB Pharmazeutische Industrie von 1961 der an den Patienten gerichteten Packungsbeilage mehr Informationen einräumte. Insbesondere durften Warnhinweise ohne Einschränkungen – wie Kontraindikationen, Wechselwirkungen und Nebenwirkungen, die nur anzugeben waren, wenn es für die Patientensicherheit unerlässlich war – benannt werden. Dies trug den geführten Diskussionen, bspw. zu den Hinweisen über eine verminderte Fahrtauglichkeit, Rechnung, wenngleich die Richtlinie Beipackzettel weiterhin nur in „unbedingt notwendigen Fällen"[170] vorsah.

---

[167] M. BÖHM (1983/a), S. 114; sowie M. BÖHM (1983/b), S. 557.
[168] Vgl. M. BÖHM (1983/a), S. 114; sowie M. BÖHM (1983/b), S. 557.
[169] Vgl. M. BÖHM (1983/a), S. 114. Er machte jedoch keine Aussage dazu, wie viele Arzneifertigwaren überhaupt eine Packungsbeilage enthielten.
[170] BArch DC 20 / 23109, fol. 71. Richtlinie des IfAR für die Ausarbeitung von Informationsmaterialien für Ärzte und Apotheker sowie von Packungsbeilagen vom 01.01.1979, S. 9.

Tab. 33: Richtlinie des IfAR für die Ausarbeitung von Informationsmaterialien für Ärzte und Apotheker sowie von Packungsbeilagen von 1979[171]

Packungsbeilagen für Arzneimittel, die überwiegend für <u>Patienten</u> bestimmt sind.	**Packungsbeilagen für Arzneimittel, die nur für <u>Ärzte</u> bestimmt sind.**
<u>Allgemeine Hinweise:</u> - Beipackzettel sind nur in unbedingt notwendigen Fällen einzusetzen. - Sie sind jedoch zwingend erforderlich, wenn die Warnhinweise* nicht auf der äußeren Umhüllung angebracht werden können.	
<u>Soll enthalten:</u> - Name des Arzneimittels - Hauptanwendungsgebiet (möglichst keine Fremdworte / keine Einzelindikationen) - Zusammensetzung (nur deklarationspflichtige Bestandteile) - Dosierung (Formulierungsvorschlag unter Hinweis auf ärztliche Vorgabe; Art und Zeit der Anwendung, Vorbereitung der Anwendung, Verwendung von Hilfsmitteln, notwendige Diäten, Dosierung bei Kindern) - Warnhinweise* (Fahruntauglichkeit, Beeinträchtigung der Fahrtauglichkeit, Schwangerschaft und Stillzeit, Anwendungsdauer, Lagerung, gleichzeitiger Alkoholkonsum, Altersbeschränkung, Sonnenlicht; vorgegebene Formulierungen) - Kontraindikationen, Wechselwirkungen, Nebenwirkungen nur, wenn für Patientensicherheit unerlässlich - Hinweis: Meldung von Nebenwirkungen (bei neuen Arzneimitteln; vorgegebene Formulierung) - Hersteller, Kennziffer	<u>Darf **zusätzlich** enthalten:</u> - Name des Erzeugnisses - Indikationen (weitere Angaben analog ZIM möglich) - Zusammensetzung (evtl. Herstellungsverfahren) - Anwendung, Dosierung (Applikationsweise einschließlich Hautdesinfektion; evtl. Vortests zur Prüfung der Verträglichkeit) - Haltbarkeit, Aufbewahrung - Kontraindikationen (einschließlich Antidota / Gegenmaßnahmen), normalerweise zu erwartende Nebenwirkungen und Reaktivitäten - Handelsform, Hersteller, Kennziffer
<u>Soll nicht enthalten:</u> - Angaben, die die ärztliche Handlungsfreiheit einschränken	<u>Darf nicht enthalten:</u> - keine Einschränkungen

---

[171] Vgl. BArch DC 20 / 23109, fol. 68–71. Richtlinie des IfAR für die Ausarbeitung von Informationsmaterialien für Ärzte und Apotheker sowie von Packungsbeilagen vom 01.01.1979, S. 6–9. Zum vollständigen Wortlaut der Richtlinie siehe Anlage 2.

Im Ergebnis der Untersuchung Böhms setzten 80 % der Betriebe die Vorgaben des IfAR um.[172] Besonders hervor hob er beispielhaft den Volkseigenen Betrieb (VEB) ISIS-Chemie Zwickau, „dessen Beipackzettel psychologisch ausgereifte Formulierungen in patientengerechter Sprache enth[ie]lten"[173]. Darüber hinaus waren ebenfalls die in Abb. 59 und Abb. 60 gezeigten Packungsbeilagen der vom VEB Ankerwerk Rudolstadt[174] hergestellten Präparate Risocon®-Spray[175] und Arubendol®-Spray[176] qualitativ hochwertig, wie eine „klare einfache Sprache [...], [ein] eindeutiger Dosierungs-, Anwendungs- und Aufbewahrungshinweis; [und ein] angemessener Hinweis auf mögliche Nebenwirkungen"[177] zeigten. Auch das Präparat Abdoman®[178] des VEB Arzneimittelwerk Dresden[179] erfüllte zum Großteil diese Vorgaben.[180] Allerdings wiesen „rund 10 % der im Verkehr befindlichen Beipackzettel beträchtliche Abweichungen inhaltlicher Art auf."[181] Sie verwendeten für den Laien unverständliche Fachausdrücke oder wiesen zu ausdrücklich auf unerwünschte Wirkungen hin. Andererseits gab es auch zu kurz abgefasste Beipackzettel, wie bspw. bei der freiverkäuflichen Prednisolon-Augensalbe des VEB Jenapharm, deren Informationswert als Unterstützung für Patienten bezüglich der Anwendung und Aufbewahrung bezweifelt wurde.[182] In einer Übersicht ausgewählter Informationsmaterialien ordnete Böhm der Packungsbeilage die Adressaten Apotheker, Arzt und Patient zu, wobei er den Nutzen für die Fachkreise als „weniger vom Standpunkt des Erkenntnisgewinns als vom Standpunkt des Wissens um die Sache an sich"[183] einschränkte. „Daß die Angaben auf dem Beipackzettel den Patienten [hingegen] wesentlich beeindrucken und beeinflussen können"[184], war bereits 1978 in einem Beitrag im *medicamentum* festgesellt worden. Dabei mahnte man auch an, dass Packungsbeilagen wichtige Einnahmehinweise enthalten sollen und für alle Patienten verständlich sein müssen, weshalb keine unverständlichen oder fremdsprachli-

---

[172] Vgl. M. BÖHM (1983/a), S. 114.

[173] M. BÖHM (1983/a), S. 114. Zu den Präparaten des VEB ISIS-Chemie Zwickau zählten u. a. Obsidan®, Arubendol® und Dormutil® retard. Vgl. M. BÖHM (1983/a), S. 114. Zu Packungsbeilagen der ISIS-Chemie und des VEB ISIS-Chemie in Zwickau siehe Kapitel 8.5. Zur Unternehmensgeschichte der ISIS-Chemie unter besonderer Berücksichtigung der Geschäftsführung unter Helmut Frömmel (1915–1997) siehe A. SCHWARZER (2010).

[174] Zur Geschichte des VEB Ankerwerk Rudolstadt siehe M. KÖPPE (2024).

[175] Kombinationspräparat aus Ephedrin und ätherischen Ölen zur Abschwellung der Nasenschleimhaut bei Rhinitiden, verschreibungspflichtig. Vgl. AMV (1984), Teil I, S. 264.

[176] β_2-Sympathomimetikum mit dem Wirkstoff Terbutalinsulfat zur Behandlung von Atemwegserkrankungen, verschreibungspflichtig. Vgl. AMV (1984), Teil I, S. 55.

[177] M. BÖHM (1983/a), S. 114.

[178] Ist ein verschreibungspflichtiges Ulcustherapeutikum mit dem Wirkstoff Dropempinhydrochlorid. Vgl. AMV (1984), Teil I, S. 35.

[179] Zur Geschichte des VEB Arzneimittelwerk Dresden siehe AWD.PHARMA (2002).

[180] Vgl. M. BÖHM (1983/a), S. 114. Böhm kritisierte hierzu lediglich, dass „es günstiger gewesen [wäre], anstelle von ‚Koffein und Nikotin' besser von ‚Kaffee, Tee, Rauchen' zu sprechen." M. BÖHM (1983/a), S. 114.

[181] M. BÖHM (1983/a), S. 114.

[182] Vgl. M. BÖHM (1983/a), S. 114.

[183] M. BÖHM (1983/a), S. 114.

[184] K. TAUBERT (1978), S. 212.

chen Begriffe verwendet werden dürfen,[185] und verwies zudem auf „bekannte[...] Forderungen an den Beipackzettel"[186]. Letztere stammten bereits von 1976 und entsprachen im Wesentlichen den Inhalten der genannten Richtlinie für die Ausarbeitung von Packungsbeilagen.[187]

RISOCON®-SPRAY
Antirhinitikum (Mittel gegen Schnupfen)

Zusammensetzung:
100 g Spray enthalten: DL-Ephedrin 0,8; Menthol 0,5; Thymol 0,1; Kampfer 0,5; Eukalyptusöl 0,15 g.

Dosierung:
Wenn vom Arzt nicht anders verordnet, können bei Erwachsenen als Normaldosis 1 bis 2 Sprühstöße in jedes Nasenloch 4 bis 6 mal täglich angewandt werden. Bei Kindern kann, je nach Alter, die gleiche Einzeldosis 3 bis ebenfalls 6 mal täglich angewandt werden.
Die Sprayflasche wird senkrecht gehalten, der Applikator an die Nasenöffnung geführt. Der Daumen liegt dabei am Flaschenboden, Zeige- und Mittelfinger seitlich auf dem Rand des Applikators. Durch einen kurzen, kräftigen Druck wird ein abgemessener Sprühstoß in das Nasenloch gesprüht. Während des Vorganges kann langsam eingeatmet werden, um den austretenden Wirkstoff besser in die oberen Nasenabschnitte zu verteilen.

Hinweise:
Die Anwendung bei Kleinkindern darf nur von Erwachsenen vorgenommen werden, um z. B. ein versehentliches Sprühen ins Auge auszuschließen. Nicht bei Kindern unter 2 Jahren anwenden.
Für den Gebrauch des Sprays sind keine großen Vorbereitungen notwendig, noch müssen außergewöhnliche Körperhaltungen eingenommen werden, wie z. B. beim Einträufeln von Tropfen. Seine Anwendung ist diskret und unauffällig überall möglich. Ein leichtes Brennen unmittelbar nach dem Sprühen verschwindet rasch.

Aufbewahrung:
Bei Zimmertemperatur. Nicht über 50° C erwärmen. Nicht in Ofennähe oder unter direkter Sonneneinstrahlung aufbewahren.

Packungsgröße:
Sprayflasche mit 20 g Spray, Nasenapplikator.

 **VEB JENAPHARM**
ANKERWERK RUDOLSTADT

V-14-1 20 MfG 250-77

Abb. 59: Packungsbeilage von Risocon®-Spray, 1977[188]

---

[185] Vgl. K. TAUBERT (1978), S. 214.

[186] K. TAUBERT (1978), S. 214.

[187] Vgl. B. ALBRECHT / W. FÜRTIG (1976), S. 587. Die Autoren beschrieben ferner, dass Arzneimittel ‚in der Regel' eine Packungsbeilage enthielten. Vgl. B. ALBRECHT / W. FÜRTIG (1976), S. 587. Unseren Ergebnissen zufolge erscheint diese Aussage jedoch strittig, dazu vgl. auch im Folgenden.

[188] StadtAR Werbung / Produktbeschreibung VI / 178-4, [ohne Paginierung]. Packungsbeilage von Risocon®-Spray. Die Packungsbeilage beschrieb ausführlich und in verständlicher Sprache die Anwendung des Nasensprays und gab weitere Hinweise, bspw. zur Dosierung und Anwendung bei Kindern.

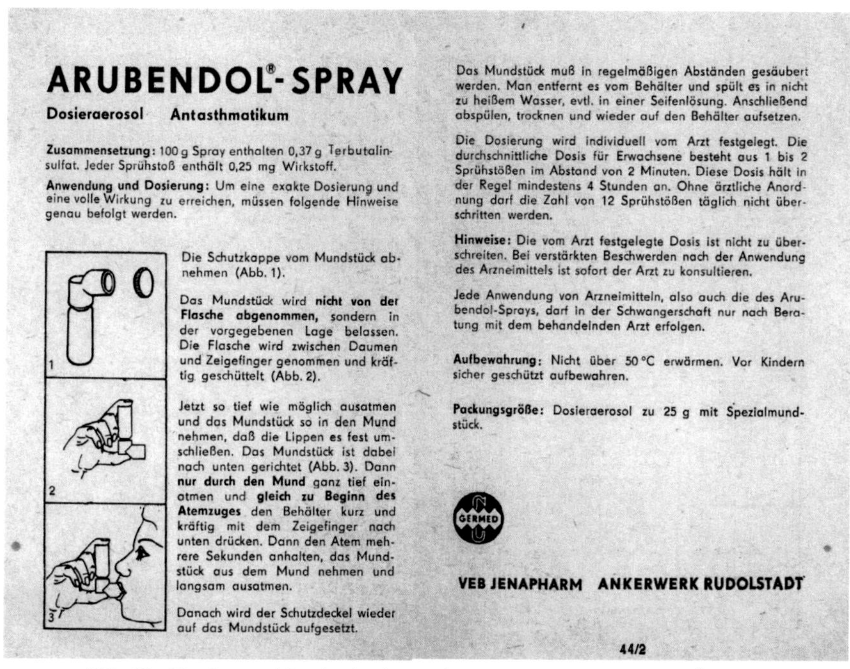

Abb. 60: Vorder- und Rückseite der Packungsbeilage von Arubendol®-Spray,
etwa Ende 1970er-Jahre[189]

Später war ein Großteil der Informationen auf der Packung von Arubendol®-Spray angebracht, wie Abb. 61 zeigt. Aus einem Entwicklungsbericht des VEB Jenapharm zur
Herstellung des Wundheilmittels Panthenol-Spray geht hervor, dass bereits 1965 teilweise Packungsbeilagen zugunsten entsprechender Angaben auf der äußeren Umhüllung entfielen.[190]

---

[189] StadtAR Werbung / Produktbeschreibung VI / 178-4, [ohne Paginierung]. Packungsbeilage
von Arubendol®-Spray. Die Packungsbeilage veranschaulichte bildlich und in verständlicher
Sprache die Anwendung des Device und gab weitere Hinweise, bspw. zur Dosierung und
Anwendung in der Schwangerschaft.
[190] Vgl. LATh – StA RU VEB Jenapharm / 2046, [ohne Paginierung]. Bericht über die Entwicklung eines Verfahrens zur Herstellung von Panthenol-Spray vom 05.04.1965, S. 4.

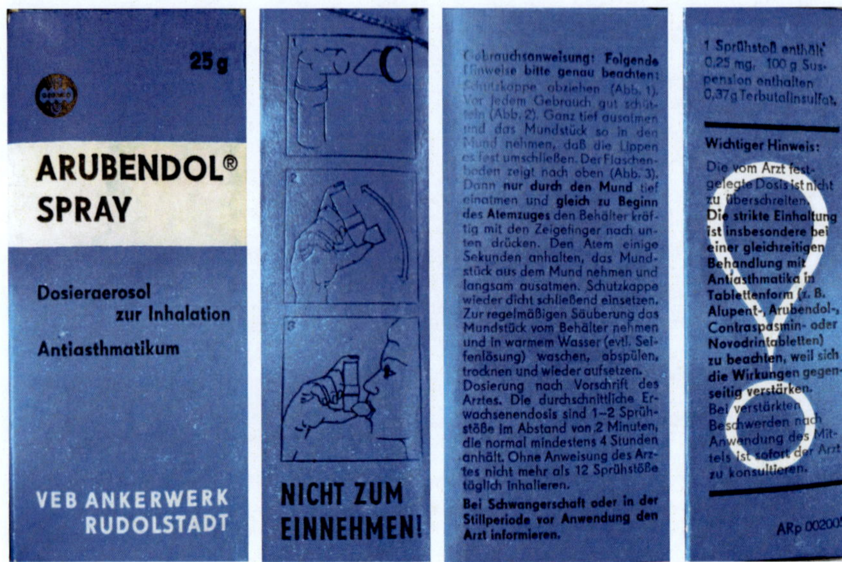

Abb. 61: Packung von Arubendol®-Spray, vermutlich 1980er-Jahre[191]

In den nachfolgenden Jahren war der Beipackzettel in unregelmäßigen Abständen weiterhin Teil der Diskussionen um die Arzneimittelinformation.[192] Eine bedeutende Rolle nahm die Packungsbeilage schließlich auf dem 15. Kongress der Pharmazeutischen Gesellschaft der DDR, der im Oktober 1985 in Dresden mit einem speziellen wissenschaftlichen Programm zur Arzneimittelinformation abgehalten wurde,[193] ein. Bereits während dessen Vorbereitung hatte die Pharmazeutische Gesellschaft der DDR, hier insbesondere die Gesellschaft für Allgemeinpharmazie, mit dem VEB Pharmazeutisches Kombinat GERMED[194] zusammengearbeitet, um Informationsmaterialien über

---

[191] KSI UL Sign. 3763. Packung von Arubendol®-Spray (VEB Ankerwerk Rudolstadt).

[192] Vgl. F. SÜSS (1984), S. 791; E. MANNETSTÄTTER (1985), S. 434; sowie N. N. (1985/c), S. 148.

[193] Vgl. A. HANUSCH (1986/a), S. 67; A. HANUSCH (1986/b), S. 359; sowie A. RETZAR (2016), S. 382. Für eine kurze Übersicht der behandelten Fragestellungen des Kongresses siehe A. HANUSCH (1986/a), S. 67–69. Für eine ausführlichere Zusammenfassung siehe A. HANUSCH (1986/b), S. 359–366.

[194] Der VEB Pharmazeutisches Kombinat GERMED war eine Vereinigung aus jeweils eigenständigen Kombinaten, bspw. dem Kombinat VEB Arzneimittelwerk Dresden, der zugleich Stammbetrieb des Kombinats GERMED war und zu dem wiederum die VEB Aropharmwerk Riesa, Philopharm Quedlinburg, Leipziger Arzneimittelwerk, Pharmazeutisches Werk Halle, Pharmazeutisches Werk Meuselbach und Ysat Wernigerode gehörten. Vgl. A. RETZAR (2016), S. 23f. Die drei Anfangsbuchstaben der beiden englischen Begriffe ‚german' und ‚medicaments' bildeten die charakteristische Abkürzung, die zudem Teil der Marke des 1964 begründeten ‚Warenzeichenverbandes pharmazeutischer und chemischer Erzeugnisse e. V.' war. Vgl. A. RETZAR (2016), S. 23, Anm. 48. Weiterführend zu den Konzentrations- und Spezialisierungsprozessen innerhalb der pharmazeutischen Industrie der DDR siehe A. RETZAR (2016), S. 22–28; sowie G. ALCER (1995), S. 169–177.

Arzneimittel, wie bspw. auch den Beipackzettel, zu verbessern.[195] Ein Vortrag auf dem Kongress, gehalten von Apothekerin Erika Heydel (geb. 1935)[196], widmete sich der schriftlichen Patienteninformation.[197] Die Referentin stellte hierbei auch Untersuchungen vor, die Aufschluss über die aktuelle Situation von Packungsbeilagen gaben.[198] In einer ersten Analyse von 1984

> „wurden [...] alle vorhandenen B[ei]P[ack]Z[ettel] der Arzneifertigwaren, die Patienten ausgehändigt werden, einerseits auf die inhaltliche Übereinstimmung der Angaben von Dosierung, Nebenwirkung, Kontraindikation gegenüber dem Arzneimittelverzeichnis und dem ZIM (Zentrales Informationsmaterial für Ärzte und Apotheker) überprüft und andererseits notiert, ob die Indikationen und medizinischen Fachausdrücke in deutsch oder lateinisch erfolgten.“[199]

In der Untersuchung lagen insgesamt 99 Packungsbeilagen vor, die jedoch bezüglich der untersuchten Kriterien „in keinem Fall einer patientengerechten Arzneimittelinformation entspr[a]chen.“[200] Bei annähernd der Hälfte der Beipackzettel traten inhaltliche Unterschiede im Vergleich zum Arzneimittelverzeichnis auf, v. a. bei der Angabe der Dosierung. Zudem wurden Indikationen und Kontraindikationen beinahe durchweg in Latein wiedergegeben, nur die Angabe von Nebenwirkungen erfolgte in über 99 % der Fälle auf Deutsch. Diese erste Untersuchung regte zu einer breiteren Studie an, mit der die Gesellschaft für Allgemeinpharmazie die Sektion Arzneimittelversorgung betraute.[201] Ihr Ziel war es, „das Arzneimittelsortiment der DDR (ausgenommen Ampullen, Infusionslösungen, SR-Vorschriften und Nomenklatur C[202]) zu analysieren.“[203] In die-

---

[195] Vgl. J. RICHTER / D. ENNET (1986), S. 608. Siehe hierzu im Folgenden. Überdies hatten sich elf Arbeitsgruppen der Sektion Arzneimittelversorgung der Gesellschaft für Allgemeinpharmazie im Vorfeld des Kongresses im Besonderen mit dem Informationsgehalt von Packungsbeilagen auseinandergesetzt. Vgl. [o. V.] FISCHER / W. FÜRTIG (1986), S. 755.

[196] Vgl. J. FRAMM u. a. (2018), S. 455; sowie A. RETZAR (2016), S. 382. Retzar bezieht sich auf die vorherige Auflage von Framm.

[197] Vgl. E. HEYDEL (1986), S. 587; sowie A. RETZAR (2016), S. 382. Retzar verweist auf Heydel.

[198] Vgl. E. HEYDEL (1986), S. 587.

[199] E. HEYDEL (1986), S. 587.

[200] E. HEYDEL (1986), S. 587. Für diesen Missstand machte Heydel aber nicht die pharmazeutische Industrie verantwortlich. Vgl. E. HEYDEL (1986), S. 587. Vielmehr kritisierte sie, dass die Gesetzgebung „keine Trennung in Arzt- und patientengerechte Arzneimittelinformation“ vorgab. E. HEYDEL (1986), S. 587.

[201] Vgl. E. HEYDEL (1986), S. 587. Die Studie war in den folgenden Jahren Ausgangspunkt für die Beschreibung des Zustandes zum Vorhandensein von Packungsbeilagen in Arzneimitteln. Vgl. dazu J. FRAMM u. a. (1989), S. 242f.; sowie C. BERGMANN (1989), S. 44f.

[202] Arzneifertigwaren der Nomenklatur C definierte das MfGe in der 1968 in seinen Verfügungen und Mitteilungen veröffentlichten Anweisung über Arzneifertigwaren, die in die Nomenklatur C des Arzneimittelverzeichnisses eingestuft werden, wie folgt: „Arzneifertigwaren, die auf Grund ihrer Zusammensetzung und Wirkungsweise der spezialisierten und hochspezialisierten medizinischen Betreuung der Bevölkerung vorbehalten sind, werden in die Nomenklatur C des Arzneimittelverzeichnisses eingestuft. [...] Arzneimittel [der Nomenklatur C] sind nur dann zu verordnen, wenn das therapeutische Ziel nicht mit anderen zur Verfügung stehenden Arzneimitteln zu erreichen ist. [...] Für die Organisation der Versorgung mit Arzneimitteln [der Nomenklatur C] ist der Bezirksapotheker verantwortlich. Sie

sem Rahmen „war [u. a.] zu dokumentieren, ob die Arzneifertigwaren einen Umkarton, einen B[ei]P[ack]Z[ettel] [und] eine ausreichende Information auf der Innenverpackung (Etikett) hat[ten]“[204]. In die Untersuchung wurden insgesamt 823 Arzneifertigwaren einbezogen, von denen im Ergebnis lediglich 13,4 % einen Beipackzettel besaßen, die zudem überholungsbedürftig waren.[205] Heydel führte diesen Umstand auch darauf zurück, dass „bei Wegfall eines Umkartons in den letzten Jahren […] gleichzeitig der B[ei]P[ack]Z[ettel] wegrationalisiert [wurde].“[206] Nach ihrer Einschätzung benötigte die Hälfte der Arzneifertigwaren eine Packungsbeilage, bei den übrigen könnten hingegen auf Packung und Etikett aufgedruckte Angaben genügen.[207] Von 248 zusätzlich als notwendig angesehenen, nicht vorhandenen Beipackzetteln,[208] besaßen 88 der entsprechenden Arzneifertigwaren allerdings keine Faltschachtel als technische Voraussetzung für die Beigabe der Druckschrift.[209] Um die fehlenden Informationen möglichst schnell in patientengerechter Form nachliefern zu können, hatte die Sektion Arzneimittelinformation in Absprache mit dem MfGe und dem IfAR bereits während der Analyse beschlossen, „patientengerechte Merkblätter“[210] für einige Arzneimittel zu entwerfen. Diese folgten einer klaren Gliederung, die die nachfolgende Tabelle 34 wiedergibt:

---

werden in der Regel durch die Bezirksapotheke vorrätig gehalten und abgegeben.“ VuM MfGe (1968), Nr. 11, S. 95. Siehe dazu auch U. SCHNEIDEWIND / H. MÖLLER (1980), S. 195; sowie C. FRIEDRICH (2009/b), S. 4233. Friedrich verweist auf Schneidewind und Möller. Das erste Verzeichnis von Arzneifertigwaren der Nomenklatur C und darauffolgende Aktualisierungen veröffentlichte das MfGe in den Jahren 1968, 1970 und 1971 in seinen Verfügungen und Mitteilungen. Vgl. VuM MfGe (1968), Nr. 11, S. 95–98; VuM MfGe (1970), Nr. 7, S. 42–52; sowie VuM MfGe (1971), Nr. 16, S. 87–99. Im Arzneimittelverzeichnis mit abgedruckt wurde die Nomenklatur C erstmals 1988. Vgl. AMV (1988), Teil I, S. 5; VuM MfGe (1988), Nr. 7, S. 81; sowie K. GERECKE (2007), S. 199. In Abgrenzung dazu umfasste die Nomenklatur A die von jedem Arzt üblicherweise zu verschreibenden Arzneimittel, die Nomenklatur B hingegen Reservearzneimittel, die jedoch auch jeder Arzt verordnen durfte. Vgl. U. SCHNEIDEWIND / H. MÖLLER (1980), S. 195. Die Nomenklatur B wurde 1981 eingestellt. Vgl. K. GERECKE (2007), S. 186. Arzneifertigwaren der Nomenklatur C waren überwiegend Importe. Vgl. C. FRIEDRICH (2009/b), S. 4233; sowie K. GERECKE (2007), S. 195f. Eine Einordnung in diese Gruppe bedeutete allerdings nicht zwingend, dass eine Arzneifertigware ein Import war. Diesbezüglich sind Saitz und Rausch zu korrigieren. Vgl. S.-M. H. SAITZ (2000), S. 4; sowie R. RAUSCH (2019). Saitz ist ferner dahingehend zu korrigieren, dass die Nomenklatur C nicht 1984, sondern bereits 1968 erstmals erstellt wurde. Vgl. S.-M. H. SAITZ (2000), S. 4.

[203]   E. HEYDEL (1986), S. 587.

[204]   E. HEYDEL (1986), S. 587.

[205]   Vgl. E. HEYDEL (1986), S. 587; sowie A. RETZAR (2016), S. 382. Retzar bezieht sich auf Heydel. Dies entsprach 110 vorhandenen Beipackzetteln. Vgl. E. HEYDEL (1986), S. 587. Bei der Berechnung wurde offensichtlich auf die erste Nachkommastelle gerundet.

[206]   E. HEYDEL (1986), S. 587. Zum Aspekt der Papierknappheit siehe Kapitel 8.1 und nachfolgend im Haupttext.

[207]   Vgl. E. HEYDEL (1986), S. 587.

[208]   Vgl. E. HEYDEL (1986), S. 587; sowie A. RETZAR (2016), S. 382. Retzar verweist auf Heydel.

[209]   Vgl. E. HEYDEL (1986), S. 587.

[210]   E. HEYDEL (1986), S. 587.

Tab. 34:   Gliederungspunkte patientengerechter Merkblätter[211]

Was sollten Sie über dieses Arzneimittel wissen?
(z. B. einfache Erklärung zur Wirkung)

Wie nehmen Sie das Arzneimittel richtig ein?
(Einnahmemodus, vor, während, nach den Mahlzeiten, Einnahmedauer)

Was sollten Sie noch beachten?
(arzneistoffbedingte unerwünschte Wirkungen, die der Patient selbst bewerten kann, Wechselwirkungen mit Nahrungsmitteln, Beeinflussung der Fahrtauglichkeit, Verfärbung des Urins, Stuhls u. a.)

Wie können Sie die Behandlung unterstützen?
(Hinweise zur Gesundheitserziehung, Diät)

Heydel berichtete ferner über eine im September 1985 durchgeführte „Beratung mit Vertretern des MfGe, IfAR, Pharmazeutischen Kombinat GERMED, Sektion Arzneimittelinformation und Kollegen, [...] die richtungsweisende Impulse gab."[212] Einen Auszug der beschlossenen Maßnahmen zeigt die folgende Übersicht:

Tab. 35:   Auszug des Maßnahmenkatalogs zur schriftlichen Patienteninformation von 1985[213]

Richtlinie des IfAR zur Gestaltung von Beipackzetteln von 1979 überarbeiten.

Getrennte Arzneimittelinformationen für Patienten und Fachkreisangehörige festlegen.

Die schriftliche Arzneimittelinformation zu einzelnen Präparaten weitgehend über Beipackzettel ermöglichen.

Text der Packungsbeilage in das ZIM aufnehmen, um die vom Arzt, Apotheker und der pharmazeutischen Industrie gegenüber dem Patienten vermittelten Informationen aufeinander abzustimmen.

Die pharmazeutische Industrie weiterhin nach dem Gesetz für die Gestaltung und Bereitstellung von Packungsbeilagen verantwortlich zeichnen.

In ähnlich lautender Weise forderten Hans Probst (geb. 1929)[214] und Horst Möller vom MfGe auf dem Kongress die Information von Patienten anhand von Beipackzetteln:

---

[211] E. HEYDEL (1986), S. 587. Ein Merkblatt sollte drei Sätze enthalten. 20 Merkblätter für einzelne Präparate und Arzneiformen, aber auch für einzelne Arzneimittelgruppen waren zu dieser Zeit von regionalen Arbeitsgruppen für solche Arzneifertigwaren ohne Faltschachtel konzipiert worden. Vgl. E. HEYDEL (1986), S. 587; sowie [o. V.] FISCHER / W. FÜRTIG (1986), S. 755.

[212] E. HEYDEL (1986), S. 587.

[213] E. HEYDEL (1986), S. 587. Vgl. dazu in Teilen auch A. RETZAR (2016), S. 383. Retzar verweist auf Heydel.

[214] Vgl. A. RETZAR (2016), S. 125, S. 198, S. 229, S. 275, S. 303 und S. 363. Zum Werdegang von Hans Probst vgl. 7B DIREKT APOTHEKENSERVICE AG (2007), S. 611. Auch Retzar verweist an den genannten Stellen zu Probst auf 7b DIREKT Apothekenservice AG.

> „Wir möchten an dieser Stelle eine Bemerkung zur schriftlichen Patienteninformation machen: Es besteht übereinstimmende Auffassung, daß für eine bestimmte Anzahl von Arzneimitteln zusätzlich zu den Informationen auf der Verpackung, der Gebrauchsanweisung und mündlich gegebenen Informationen eine schriftliche Patienteninformation erforderlich ist. Dabei muß angestrebt werden, daß diese in Form einer Packungsbeilage dem Arzneimittel durch den Hersteller beigefügt ist."[215]

Darüber hinaus schlug Horst Görlt (geb. 1928)[216] von der Bezirksapothekeninspektion in Leipzig vergleichbare Maßnahmen zur Verbesserung der Patienteninformation vor:

> „Um den Arzt über den Inhalt der Packungsbeilage zu informieren, wird für notwendig gehalten, die Packungsbeilage generell zum Bestandteil von ZIM [Zentrales Informationsmaterial für Ärzte und Apotheker] zu machen. Die Packungsbeilage bedarf einer Qualifizierung mit dem Ziel einer ausschließlichen Bestimmung für den Patienten. Das Gesundheitswesen hat der Pharmazeutischen Industrie konkrete Vorschläge zu dem Teil des Arzneimittelsortiments zu machen, für den aus medizinischen und pharmazeutischen Gründen eine Packungsbeilage notwendig ist. Die Realisierung dieser Forderung ist Aufgabe der Industrie, ohne Rücksicht darauf, ob sie auch verpackungstechnologisch sofort durchzusetzen ist."[217]

In der Diskussion um die schriftliche Patienteninformation bestand somit Einigkeit, dass die pharmazeutische Industrie und die Sektion Arzneimittelinformation gemeinsam mit dem IfAR „Verbesserungen vor allem der Beipackzettel und weiterer Informationsmaterialen"[218] ausarbeiten sollten.

Im Anschluss an den Kongress übernahm die Sektion Arzneimittelinformation ab November 1985 in Kooperation mit der pharmazeutischen Industrie die Erstellung patientengerechter Packungsbeilagen. Ziel war es, die Entwürfe für die Beipackzettel von 112 als vorrangig eingestuften Arzneimitteln bis Ende des Jahres 1986 zu erstellen. Der Umstand, dass einige Arzneimittel ohne Faltschachtel in den Verkehr kamen, erschwerte jedoch die Realisierung, da zunächst verpackungstechnologische Maßnahmen umzusetzen waren.[219] Infolgedessen stellte Professor Hans-Joachim Seidlein (1923–2008)[220] in einem Beitrag in der Fachzeitschrift *Die Pharmazie* von 1986 beiläufig fest, dass „immer mehr Arzneifertigwaren ohne Beipackzettel in den Verkehr k[a]men"[221], obwohl der Tätigkeitsbericht der Pharmazeutischen Gesellschaft der DDR für das Jahr 1986 die Gestaltung patientengerechter Beipackzettel durch die Gesellschaft für Allgemeinpharmazie auswies.[222]

Die Zusammenarbeit der verschiedenen Institutionen bei der Erstellung der patientengerechten Packungsbeilagen war dabei folgendermaßen organisiert. Ausgehend von der Sektion Arzneimittelinformation, die eine erste Fassung der Beipackzettel formu-

---

[215] H. PROBST / H. MÖLLER (1986), S. 353.

[216] Vgl. A. RETZAR (2016), S. 213.

[217] H. GÖRLT (1986), S. 653.

[218] A. HANUSCH (1986/b), S. 365.

[219] Vgl. A. RETZAR (2016), S. 389.

[220] Zu Hans-Joachim Seidlein siehe C. FRIEDRICH / G. ALCER (2008), S. 260f.; sowie E. KAUBISCH / G. ENGEL (2008), S. 372.

[221] H.-J. SEIDLEIN (1986), S. 348.

[222] Vgl. J. RICHTER / D. ENNET (1987), S. 493.

lierte, erhielten die Betriebe diesen Entwurf zur Kontrolle und möglichen Überarbeitung. Anschließend übermittelten die Hersteller dem IfAR den Text zur Begutachtung. Das IfAR erarbeitete schließlich in einem Gremium unter Mitarbeit von Vertretern der Fachgesellschaft Allgemeinmedizin, der Sektion Arzneimittelinformation der Gesellschaft für Allgemeinpharmazie und der pharmazeutischen Industrie den endgültigen Wortlaut.[223] Diesen ließ das IfAR dem Hersteller zur Ausführung des Drucks zukommen.[224] Für eine einheitliche und verständliche Formulierung der Anwendungsgebiete hatte zudem das IfAR gemeinsam mit der Sektion Arzneimittelinformation eine Liste deutscher Formulierungen für verschiedene Indikationen erstellt, die Anfang des Jahres 1987 Eingang in Packungsbeilagen fand.[225]

Darüber hinaus trat Anfang des Jahres 1987 nunmehr die überarbeitete Richtlinie für die inhaltliche Gestaltung patientengerechter Packungsbeilagen in Kraft, deren Inhalte die Tabelle auf der nachfolgenden Seite zusammenfasst. Ab 1. Januar 1988 besaß ferner die überarbeitete Richtlinie des IfAR zur Gestaltung des Zentralen Informationsmaterials für Ärzte und Apotheker (ZIM)[226] Gültigkeit.[227] Gemäß dieser wurde der Wortlaut der Packungsbeilage fortan im ZIM abgedruckt.[228]

---

[223] Vgl. C. BERGMANN / M. BÖHM / B. GÖTHE (1988/a), S. 161; A. RETZAR (2016), S. 383; sowie D. WALLUF-BLUME (1990), S. 551. Retzar und Walluf-Blume verweisen auf Bergmann, Böhm und Göthe.

[224] Vgl. C. BERGMANN / M. BÖHM / B. GÖTHE (1988/a), S. 161; D. WALLUF-BLUME (1990), S. 551. Walluf-Blume verweist auf Bergmann, Böhm und Göthe.

[225] Vgl. A. RETZAR (2016), S. 383. Hierzu zählten bspw. die Bezeichnungen Schmerz- und Schlafmittel anstelle von Analgetikum und Hypnotikum. Vgl. A. RETZAR (2016), S. 384. Für eine Betrachtung der patientengerechten Packungsbeilage des atypischen Neuroleptikums Clozapin und der darin nicht ausdrücklich aufgeführten Nebenwirkung Agranulozytose sowie eine Abbildung der patientengerechten Packungsbeilage zu dem Thyreostatikum Methimazol siehe A. RETZAR (2016), S. 385–388.

[226] Abgedruckt in den Zeitschriften *medicamentum* und *Die Pharmazeutische Industrie*. Siehe hierzu C. BERGMANN / M. BÖHM / B. GÖTHE (1988/b), S. 177–179; sowie D. WALLUF-BLUME (1990), S. 554–556.

[227] Vgl. C. BERGMANN / M. BÖHM / B. GÖTHE (1988/b), S. 179; D. WALLUF-BLUME (1990), S. 556; sowie A. RETZAR (2016), S. 284.

[228] Vgl. C. BERGMANN / M. BÖHM / B. GÖTHE (1988/c), S. 180; D. WALLUF-BLUME (1990), S. 553; M. BÖHM (2007/b), S. 513 und S. 515; sowie A. RETZAR (2016), S. 383, Anm. 754. Diese Maßnahme wurde bereits 1985 auf dem 15. Kongress der Pharmazeutischen Gesellschaft der DDR gefordert, um den Arzt bei der Patienteninformation zu unterstützen. Vgl. A. HANUSCH (1986/a), S. 68; sowie H. GÖRLT (1986), S. 653. Eine auf diese Weise stärker aufeinander abgestimmte Beratung von Arzt und Apotheker gegenüber dem Patienten sollte dessen Compliance fördern. Vgl. M. BÖHM (2007/b), S. 515.

Tab. 36:   Zusammenfassung der Richtlinie des IfAR zur Gestaltung von patientengerechten Packungsbeilagen 1987[229]

Präambel
Die Packungsbeilage soll Patienten zu einer richtigen Arzneimittelanwendung motivieren und das für den sachgemäßen Umgang notwendige Wissen vermitteln.

<table>
<tr><td colspan="1" align="center">Inhaltliche Vorgaben</td></tr>
<tr><td>

- Name des Arzneimittels

- Zusammensetzung (deklarationspflichtige Bestandteile)

- Anwendungsgebiete, Wirkungsweise
  (Hauptindikation in Deutsch; Wirkungsweise falls notwendig, dann in einfacher Sprache)

- Anwendungshinweise
  (Dosierungsempfehlung, Einnahmezeitpunkt, Art der Verabreichung, Anwendungsdauer, Vorbereitung für die Anwendung, Verwendung von Hilfsmitteln, besondere Regeln für Kinder, Verhalten bei Auslassung einer Einnahme; z. T. mit Formulierungsvorschlägen)

- Keine Hinweise, die die ärztliche Handlungsfreiheit einschränken

- Nebenwirkungen
  (in der Regel auftretende, ohne Einfluss auf Befinden: mit Hinweis auf Unbedenklichkeit; häufig auftretende mit Einfluss auf Befinden: sollen mitgeteilt werden; weitere mögliche: können bei Notwendigkeit mitgeteilt werden, dann Hinweis auf ärztliche Konsultation)

- Wechselwirkungen (falls im Interesse der Patientensicherheit wichtig)

- Kontraindikationen
  (rezeptpflichtige Arzneimittel: nur absolute; freiverkäufliche Arzneimittel: auch relative)

- Warnhinweise (verschiedene; falls für Therapieerfolg und Patientensicherheit wichtig; Information des Arztes bei Schwangerschaft und Stillzeit)

- Aufbewahrung (bspw. zur Sonneneinstrahlung, Temperatur)

- Unterstützende Maßnahmen (z. B. Diät, Gymnastik)

</td></tr>
<tr><td colspan="1" align="center">Technische Vorgaben</td></tr>
<tr><td>

- Allgemeinverständliche Sprache
  (Aufbau und inhaltliche Vermittlung über Fragen: Name des Arzneimittels, Zusammensetzung; Was sollten Sie über das Arzneimittel wissen? Wie nehmen Sie das Arzneimittel richtig ein? Was sollen Sie noch beachten? Wie können Sie die Behandlung unterstützen? Wie bewahren Sie das Arzneimittel richtig auf? Weitere Hinweise)

- Mindestens A7-Format; Schriftgröße nicht unter 8 Punkt

- Überschrift: Arzneimittelinformation – bitte sorgfältig lesen

- Abschließende Hinweise (vor Kindern geschützte Aufbewahrung; Entsorgung über Apotheken; Arzt oder Apotheker als Ansprechpartner bei weiteren Fragen)

</td></tr>
</table>

---

[229]   Vgl. C. BERGMANN / M. BÖHM / B. GÖTHE (1988/c), S. 179f.; sowie D. WALLUF-BLUME (1990), S. 553. Zum vollständigen Wortlaut der Richtlinie siehe Kapitel 4.3.1.4. Für eine fließtextliche Zusammenfassung des Inhalts siehe auch A. RETZAR (2016), S. 383f. Für eine reduzierte tabellarische Zusammenfassung siehe J. FRAMM u. a. (1989), S. 243f.

Die Umsetzung der Richtlinie veranschaulichte folgendes Muster mit der neu konzepti-
onierten Aufmachung von Beipackzetteln, das im *medicamentum* abgedruckt wurde:

Muster einer patientengerechten Packungsbeilage

Arzneimittelinformation – Bitte sorgfältig lesen

DEKRISTOL „neu"-Tropfen
Vitamin D_3

1 Flasche zu 10 ml enthält in 1 ml öliger Lösung 0,135 ≙ 5400 IE
Colecalciferol (1 Tropfen ≙ ca. 200 IE)

Was sollten Sie über DEKRISTOL „neu"-Tropfen wissen?
Colecalciferol (Vitamin D3) wird in der menschlichen Haut unter
Lichteinwirkung aus Vorstufen gebildet und durch Stoffwechsel-
vorgänge in aktive Formen überführt, die eine zentrale Stellung
im Calcium- und Phosphatstoffwechsel einnehmen. Unzureichende Versorgung mit Vitamin D aus unterschiedlicher Ursache
kann bei Kindern zu Rachitis, bei Erwachsenen zu anderen Vitamin D-Mangelerscheinungen führen.

Wie wenden Sie das Arzneimittel richtig an?
Dekristol „neu"-Tropfen dienen der kontinuierlichen Prophylaxe
und Therapie von Vitamin D-Mangelsituationen.
Dosierung, Behandlungsdauer und -pausen erfolgen nach ärztlicher Festlegung.
Die Tropfen werden unverdünnt mit kalter oder lauwarmer, jedoch nicht heißer Flüssigkeit gleichzeitig mit oder nach der Mahlzeit eingenommen.

Was sollten Sie noch beachten?
Bei Einhaltung der vorgeschriebenen Dosierung und Behandlungsdauer sind Nebenwirkungen nicht zu erwarten. Vermeiden
Sie eigenmächtig Überdosierung, da diese zu Gesundheitsschä-
digungen führen können.
Durch ausreichenden Aufenthalt im Freien können Sie die Behandlung unterstützen.

Wie bewahren Sie DEKRISTOL „neu"-Tropfen richtig auf?
Die Flaschen sind vor Kindern sicher und vor Licht geschützt aufzubewahren!

Weitere Hinweise
Nicht mehr benötigte DEKRISTOL „neu"-Tropfen geben Sie bitte
an Ihre Apotheke zur ordnungsgemäßen Beseitigung zurück.
Bei weiteren Fragen wenden Sie sich an Ihren Arzt oder Apotheker.

VEB Jenapharm

Abb. 62: Muster einer patientengerechten Packungsbeilage von 1988[230]

Anlässlich der Verabschiedung des neuen AMG 1987[231] veröffentlichte das MfGe
einen Beitrag, der u. a. die „konkrete Abstimmung über die Herausgabe von Packungsbeilagen für etwa 250 Arzneimittel durch die Industrie"[232] als Fortschritt auf dem Gebiet
der Arzneimittelinformation hervorhob. Wie aus Fortbildungsmaterial zur Patientenberatung in der Apotheke hervorgeht, sollte die Packungsbeilage zukünftig auch in die
mündliche Patientenberatung einbezogen werden.[233] In einer „fachlich ausgewogene[n]
schriftliche[n] Information"[234] sahen die Autoren das Potential, die Compliance des Patienten zu verbessern, wohingegen „ungeschickte Formulierungen und ungeeignete

---

[230] C. BERGMANN / M. BÖHM / B. GÖTHE (1988/a), S. 161.
[231] Siehe hierzu Kapitel 4.3.1.4.
[232] H. MÖLLER / D. SINGER / A. LÜDICKE (1987), S. 160.
[233] Vgl. J. FRAMM u. a. (1989), S. 244.
[234] J. FRAMM u. a. (1989), S. 244.

Hinweise"[235] zu einer gegenteiligen Wirkung führen konnten. Sie sollten somit „dazu beitragen, das therapiegerechte Verhalten der Patienten zu fördern."[236] Ferner konnte „die Packungsbeilage [...] als Grundlage einer zwischen Arzt und Apotheker abgestimmten mündlichen Patienteninformation"[237] dienen.

Die Druckmöglichkeiten der patientengerechten Packungsbeilagen verbesserte sich jedoch auch in den folgenden Jahren nicht mehr. Zunächst dauerte es bis Februar 1988, bis den pharmazeutischen Betrieben alle Entwürfe der Beipackzettel übermittelt worden waren. Daraufhin konnten wegen Fehlens von Papier nur sechs Beipackzettel gedruckt werden.[238] Weil sich dies auch bis Mai 1989 nicht besserte, wurden die Arbeiten für die Erstellung von 247 zusätzlichen Beipackzetteln nicht begonnen.[239] Letztlich konnten „bis Oktober 1989 [...] von den ‚übergebenen Manuskripten [lediglich] 18,3 % realisiert' werden."[240] Die im Juli 1989 erschienene Dissertation der Apothekerin und wissenschaftlichen Mitarbeiterin des IfAR Christine Bergmann (geb. 1939)[241], die die Effektivität der Arzneimittelinformation in der DDR untersuchte, fasste die Gegebenheiten zu Packungsbeilagen in den letzten Jahren des Bestehens der DDR treffend zusammen:

> „Grundsätzlich ist zu Packungsbeilagen anzumerken, daß zwar der theoretische Vorlauf mit der Erarbeitung der Richtlinie und der Manuskripte, einer Liste deutscher Bezeichnungen für Indikationsgebiete. [!] u. a. geschaffen wurde, die Umsetzung der Erkenntnisse in die Praxis jedoch in keiner Weise befriedigen kann."[242]

8.4   Untersuchung ausgewählter Beipackzettel des VEB Arzneimittelwerk Dresden

8.4.1   Euvernil®, um 1950 und 1962

Euvernil® war ein Chemotherapeutikum mit dem zur Klasse der Sulfonamide gehörenden Wirkstoff N-Sulfanilylcarbamid.[243] Dem Präparat hinzugefügte Beipackzettel um 1950 und 1962 gibt Abb. 63 wieder:

---

[235] J. FRAMM u. a. (1989), S. 244.

[236] J. FRAMM u. a. (1989), S. 90.

[237] J. FRAMM u. a. (1989), S. 244.

[238] Vgl. A. RETZAR (2016), S. 389f. Böhm berichtete bspw. über unverhältnismäßig lange Auslieferungszeiten des Werkes *Arzneimittel- und Apothekenrecht der DDR*, die bereits seit 1979 anhielten und u. a. auf Fehlen von Papier zurückzuführen waren. Vgl. M. BÖHM (2007/a), S. 31f. Materialknappheit war ein altbekanntes Problem. Dazu vgl. Kapitel 8.1.

[239] Vgl. A. RETZAR (2016), S. 389f.

[240] A. RETZAR (2016), S. 390. Vgl. dazu auch A. RETZAR (2016), S. 402.

[241] Vgl. WwWDDR (2010), Bd. 1, S. 104; A. RETZAR (2016), S. 259; sowie C. STAIGER (2024), S. 22. Retzar verweist auf WwWDDR. Auch zum Werdegang von Christine Bergmann vgl. WwWDDR (2010), Bd. 1, S. 104f.; sowie C. STAIGER (2024), S. 22f.

[242] C. BERGMANN (1989), S. 45. Vgl. dazu auch C. BERGMANN (1989), S. 87f.

[243] Vgl. AMV (1951), S. 52. Euvernil® fand insbesondere auch Anwendung in der Ophthalmologie. Vgl. S. ALT (2018), S. 67 und S. 264. Zur Einführung der Sulfonamide in die Chemotherapie siehe W.-D. MÜLLER-JAHNCKE / C. FRIEDRICH / U. MEYER (2005), S. 219–222;

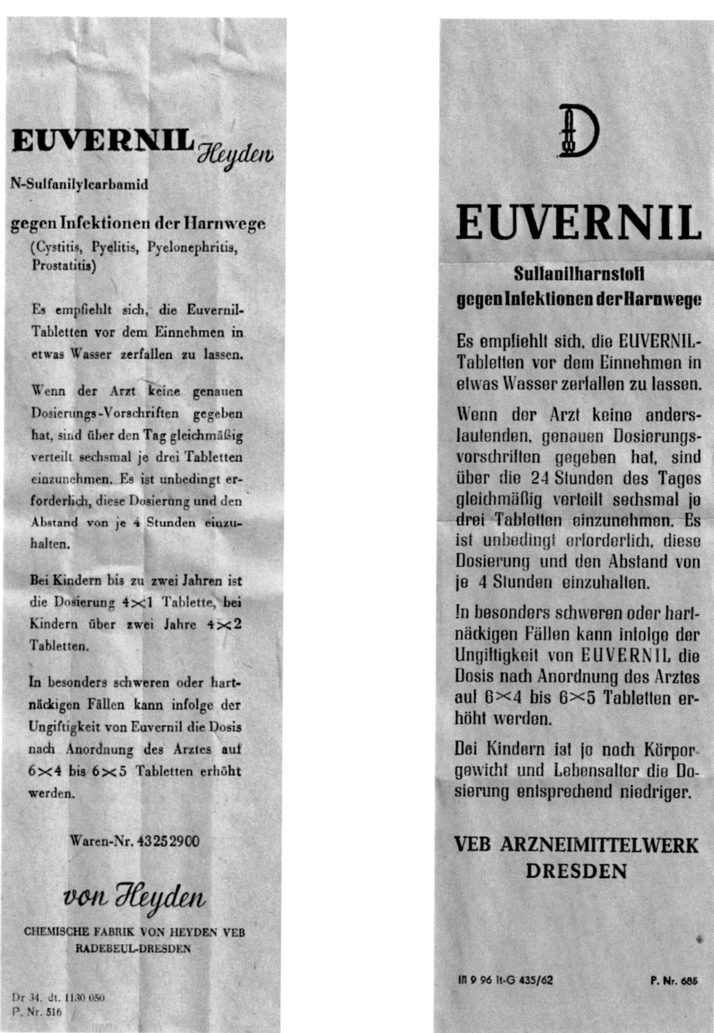

Abb. 63: Packungsbeilage von Euvernil®, um 1950 (links) und
Packungsbeilage von Euvernil®, 1962 (rechts)[244]

sowie S. ALT (2018), S. 61–66. Zur Entwicklungsgeschichte der Antibiotika siehe A. HELMSTÄDTER (2020), S. 217–224.

[244] SAM Schaudepot „Apothekenräume", Sammlung Arzneimittel DDR. Packung von Euvernil® (Chemische Fabrik von Heyden VEB Radebeul-Dresden) mit Beipackzettel; sowie SAM Schaudepot „Apothekenräume", Sammlung Arzneimittel DDR. Packung von Euvernil® (VEB Arzneimittelwerk Dresden) mit Beipackzettel. Zur Entwicklung der Chemischen Fabrik von Heyden AG, Radebeul-Dresden im Zeitraum von 1874 bis 1934 siehe O. SCHLENK (1934). Das verschnörkelte D stellte das Logo des Arzneimittelwerks Dresden von 1951 bis 1979 dar. Vgl. AWD.PHARMA (2002), S. 43.

8.4.1.1 *Erfassung des Inhalts*

Tab. 37: Inhalt der Packungsbeilage von Euvernil®, um 1950[245]

a. Bezeichnung des Präparats	Euvernil
b. Hersteller	Chemische Fabrik von Heyden VEB Radebeul-Dresden
c. Zusammensetzung (qualitativ, quantitativ)	N-Sulfanilylcarbamid
d. Indikation / Stoffgruppe	Infektionen der Harnwege (Cystitis, Pyelitis, Pyelonephritis, Prostatitis)
e. Darreichungsform / Art der Anwendung	Tabletten zum Einnehmen
f. Dosierung (Einzel- / Tagesdosierung) Wenn der Arzt keine genauen Dosierungs-Vorschriften gegeben hat, sind über den Tag gleichmäßig verteilt sechs Mal je drei Tabletten einzunehmen. Bei Kindern bis zu zwei Jahren ist die Dosierung vier Mal eine Tablette, bei Kindern über zwei Jahre vier Mal zwei Tabletten. In besonders schweren oder hartnäckigen Fällen kann infolge der Ungiftigkeit von Euvernil die Dosis nach Anordnung des Arztes auf sechs Mal vier bis sechs Mal fünf Tabletten erhöht werden.	
g. Weitere Einnahmehinweise	Es ist unbedingt erforderlich, diese Dosierung und den Abstand von je vier Stunden einzuhalten. Es empfiehlt sich, die Euvernil-Tabletten vor dem Einnehmen in Wasser zerfallen zu lassen.
h. Wirksamkeit	Keine Angabe
i. Nebenwirkungen	Keine Angabe
j. Kontraindikationen	Keine Angabe
k. Wechselwirkungen	Keine Angabe
l. Explizite Warnhinweise	Keine Angabe
m. Weitere Inhalte	Keine Angabe

8.4.1.2 *Analyse der Gestaltung*

Der Beipackzettel enthält ca. 100 Wörter in überwiegend allgemeinverständlicher Sprache. Er ist in einen Überschriftenteil (Name des Präparats, Wirkstoff und Anwendungsgebiet bzw. Indikationen) und verschiedene Textabschnitte (Weitere Einnahmehinweise, Dosierung, Dosierung bei Kindern, Dosierung bei schweren Fällen) gegliedert. Abschließend werden eine Warennummer, der Schriftzug und vollständige Name des Herstellers sowie eine Folge aus Buchstaben und Zahlen angegeben. Der Name des Präparats sowie die allgemeine Indikationsangabe im Überschriftenteil sind in einer höheren Schriftgröße als der übrige Text und fett abgedruckt. Der charakteristische Teil des Firmennamens „Heyden" bzw. „von Heyden" wird in einer höheren Schriftgröße und einer

---

[245] Aufgrund der inhaltlichen Ähnlichkeit soll an dieser Stelle nur der Beipackzettel von Euvernil® um 1950 erfasst werden.

anderen Schriftart geschrieben. Der Druck des gesamten Textes erfolgte in schwarzer Farbe.

Der Beipackzettel erscheint schlicht. Als grafisches Element weist er den charakteristischen Teil des Firmennamens „Heyden" bzw. „von Heyden" auf.

8.4.1.3 *Beurteilung des Inhalts und der Gestaltung*

Der Beipackzettel ist überwiegend in einer für Laien verständlichen und neutralen Sprache abgefasst. Er enthielt die für den Patienten notwendigen Informationen, um eine korrekte Anwendung zu gewährleisten. Zu diesen zählten eine allgemeinverständliche Bezeichnung des Anwendungsgebiets, eine Dosierung für Erwachsene und Kinder sowie weitere Einnahmehinweise. Die Angabe des Wirkstoffnamens und der spezifizierten Indikationen hatten hingegen für einen laienhaften Patienten keine Aussagekraft. Darüber hinaus war die Behauptung einer „Ungiftigkeit" irreführend, stellte doch bereits der Arzt Paracelsus (1493/94–1541)[246] fest, „alle ding sind gift und nichts on Gift; allein die dosis macht das ein ding kein gift ist."[247] Die Gestaltung stützte die Übersichtlichkeit des Beipackzettels und stellte den Hersteller mithilfe einer anderen Schriftart heraus.

Das Arzneimittelverzeichnis von 1951 führt zu Euvernil® lediglich die Handelsform, den Preis, den Hersteller sowie den Wirkstoff als Natrium-Sulfanilcarbamid auf.[248]

Der Beipackzettel informierte den Patienten über das Anwendungsgebiet sowie die korrekte Dosierung und gab einen Einnahmehinweis. Die übersichtliche Gestaltung trug zur schnellen Erfassung der Inhalte bei. Als werblich kann allenfalls der Schriftzug „Heyden" bzw. „von Heyden" angesehen werden, sodass die Packungsbeilage fast ausschließlich informativen Charakter besitzt. Ohnehin bestanden 1950 keine Vorgaben zu den Inhalten von Beipackzetteln.

8.4.2 Disalunil®, um 1959

Disalunil® war ein Ende der 1950er-Jahre parallel entwickeltes Diuretikum,[249] das den Wirkstoff Hydrochlorothiazid enthielt.[250] Einen um 1959 dem Präparat hinzugefügten Beipackzettel zeigt Abbildung 64:

---

[246] Zu seinem Leben und Werk sowie der von Paracelsus begründeten Chemiatrie siehe C. FRIEDRICH / W.-D. MÜLLER-JAHNCKE (2005), S. 267–306.

[247] PARACELSUS: Septem defensiones III (XI, S. 138 SUDHOFF [1928]).

[248] Vgl. AMV (1951), S. 52.

[249] Vgl. AWD.PHARMA (2002), S. 52. Das Arzneimittelverzeichnis 1957 erwähnte Disalunil® noch nicht. Vgl. AMV (1957), S. 94. Eine Parallelentwicklung bezeichnete ein Arzneimittel, das außerhalb der DDR bereits bekannt war, für das jedoch ein nicht vom Patent geschütztes Herstellungsverfahren erarbeitet wurde. Vgl. AWD.PHARMA (2002), S. 50. Dies war möglich, da in der DDR durchgehend lediglich das Herstellungsverfahren für Arzneimittel schutzwürdig war, nicht jedoch der Stoff selbst. Vgl. GBl (1950), Nr. 106, S. 989; GBl Teil I (1983), Nr. 29, S. 285; AWD.PHARMA (2002), S. 50; sowie D. ONKEN (2006), S. 9. Zum Patentrecht der DDR im Allgemeinen siehe M. WIESSNER (2013), S. 230–271. In der Bundesrepublik konnten Patente ab dem Ende der 1960er-Jahre hingegen auch den Wirkstoff umfassen. Vgl. A. FLEISCHER (1984), S. 356f. Zum Patentrecht siehe auch Kapitel

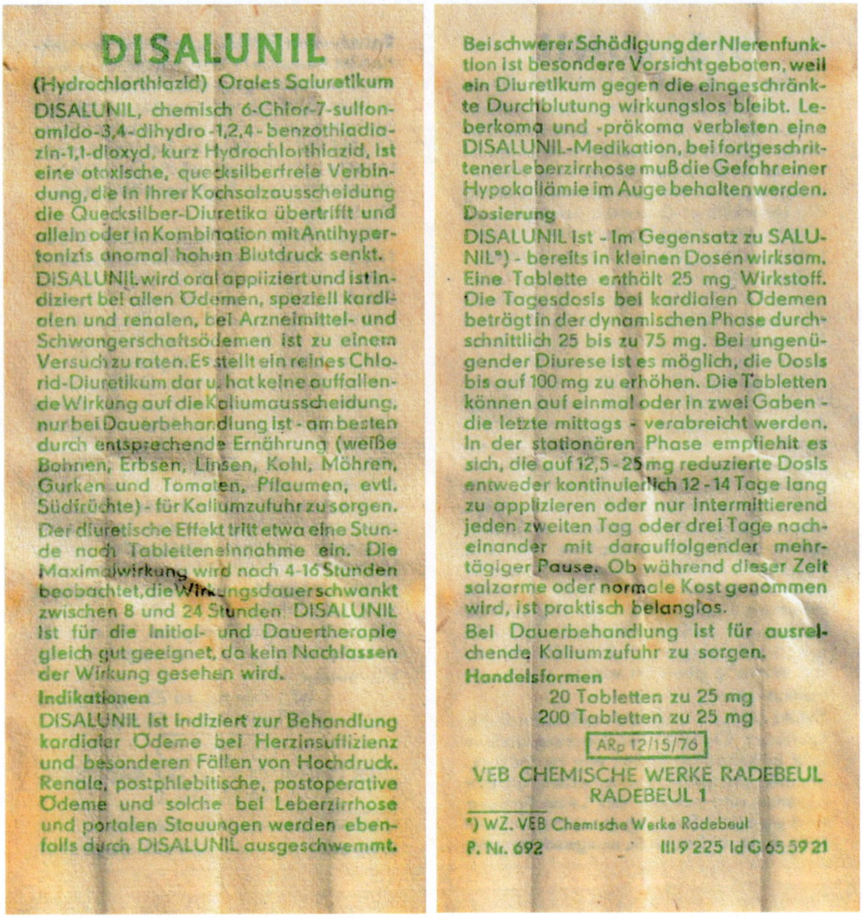

Abb. 64: Vorder- und Rückseite der Packungsbeilage von Disalunil®, um 1959[251]

4.1.2. Zur Geschichte der Diuretika im 19. und 20. Jahrhundert siehe S. RAU (2001). Zu historischen Aspekten der Herzinsuffizienztherapie siehe A. HELMSTÄDTER (2017), S. 175 bis 180. Zur Geschichte der Antihypertonika siehe U. MEYER (2013), S. 376–385.

[250] Vgl. Analyse des Beipackzettels im Folgenden.

[251] SAM Schaudepot „Apothekenräume", Sammlung Arzneimittel DDR. Packung von Disalunil® (VEB Chemische Werke Radebeul) mit Beipackzettel. Auf der Packung ist das Logo der Chemischen Werke Radebeul von 1958–1961 abgedruckt. Vgl. SAM Schaudepot „Apothekenräume", Sammlung Arzneimittel DDR. Packung von Disalunil® (VEB Chemische Werke Radebeul); sowie AWD.PHARMA (2002), S. 49.

8.4.2.1 Erfassung des Inhalts

Tab. 38: Inhalt der Packungsbeilage von Disalunil®, um 1959

a. Bezeichnung des Präparats	Disalunil
b. Hersteller	VEB Chemische Werke Radebeul
c. Zusammensetzung (qualitativ, quantitativ)	Disalunil, chemisch 6-Chlor-7-sulfonamido-3,4-dihydro-1,2,4-benzothiadiazin-1,1-dioxyd, kurz Hydrochlorothiazid; Eine Tablette enthält 25 mg Wirkstoff.

d. Indikation / Stoffgruppe
Orales Saluretikum
Senkt allein oder in Kombination mit Antihypertonizis anomal hohen Blutdruck.
Disalunil ist indiziert bei allen Ödemen, speziell kardialen und renalen, bei Arzneimittel- und Schwangerschaftsödemen ist zu einem Versuch zu raten.
Indiziert zur Behandlung kardialer Ödeme bei Herzinsuffizienz und besonderen Fällen von Hochdruck. Renale, postphlebitische, postoperative Ödeme und solche bei Leberzirrhose und portalen Stauungen werden ebenfalls durch Disalunil ausgeschwemmt.

e. Darreichungsform / Art der Anwendung	Tablette; oral appliziert

f. Dosierung (Einzel- / Tagesdosierung):
Die Tagesdosis bei kardialen Ödemen beträgt in der dynamischen Phase durchschnittlich 25 bis zu 75 mg. Bei ungenügender Diurese ist es möglich, die Dosis bis auf 100 mg zu erhöhen. Die Tabletten können auf einmal oder in zwei Gaben – die letzte mittags – verabreicht werden. In der stationären Phase empfiehlt es sich, die auf 12,5–25 mg reduzierte Dosis entweder kontinuierlich 12–14 Tage lang zu applizieren oder nur intermittierend jeden zweiten Tag oder drei Tage nacheinander mit darauffolgender mehrtägiger Pause.

g. Weitere Einnahmehinweise	Keine Angabe

h. Wirksamkeit
Hydrochlorothiazid ist eine Verbindung, die in ihrer Kochsalzausscheidung die Quecksilber-Diuretika übertrifft.
Disalunil ist für die Initial- und Dauertherapie gleich gut geeignet, da kein Nachlassen der Wirkung gesehen wird.
Disalunil ist – im Gegensatz zu Salunil – bereits in kleinen Dosen wirksam.

i. Nebenwirkungen	Atoxische, quecksilberfreie Verbindung; Keine auffallende Wirkung auf die Kaliumausscheidung, nur bei Dauerbehandlung ist für Kaliumzufuhr zu sorgen.

j. Kontraindikationen
Bei schwerer Schädigung der Nierenfunktion ist besondere Vorsicht geboten, weil ein Diuretikum gegen die eingeschränkte Durchblutung wirkungslos bleibt. Leberkoma und -präkoma verbieten eine Disalunil-Medikation, bei fortgeschrittener Leberzirrhose muß die Gefahr einer Hypokaliämie im Auge behalten werden.

k. Wechselwirkungen	Keine Angabe
l. Explizite Warnhinweise	Bei Dauerbehandlung ist für ausreichende Kaliumzufuhr zu sorgen.

m. Weitere Inhalte

<u>Ernährung:</u> Bei Dauerbehandlung ist – am besten durch entsprechende Ernährung (weiße Bohnen, Erbsen, Linsen, Kohl, Möhren, Gurken und Tomaten, Pflaumen, evtl. Südfrüchte) – für Kaliumzufuhr zu sorgen.

Ob während dieser Zeit [der Einnahme] salzarme oder normale Kost genommen wird, ist praktisch belanglos.

<u>Zeitlicher Verlauf der Wirkung:</u> Der diuretische Effekt tritt etwa eine Stunde nach Tabletteneinnahme ein. Die Maximalwirkung wird nach 4–16 Stunden beobachtet, die Wirkungsdauer schwankt zwischen 8 und 24 Stunden.

<u>Handelsformen:</u> 20 Tabletten zu 25 mg, 200 Tabletten zu 25 mg.

8.4.2.2 *Analyse der Gestaltung*

Der Beipackzettel enthält etwa 330 Wörter und verwendet viele Fachbegriffe. Er ist in einen Überschriftenteil (Name des Präparats, Wirkstoff und Stoffgruppe) und, teilweise anhand von Unterüberschriften, in verschiedene Textabschnitte (Allgemeines, Indikationen, Dosierung, Handelsformen) gegliedert. Abschließend werden die Kennziffer aus dem Arzneimittelregister, der Name des Herstellers[252], eine Fußnote zum Hersteller von Salunil® – ebenfalls der VEB Chemische Werke Radebeul – sowie eine Folge aus Buchstaben und Zahlen angegeben. Der Name des Präparats (Disalunil®), des erwähnten Salunil® sowie des Herstellers sind in Großbuchstaben gedruckt, im Überschriftenteil erscheint der Name des Präparats zudem in höherer Schriftgröße und fett. Die Unterüberschriften „Indikationen", „Dosierung" und „Handelsformen" werden ebenfalls fett gedruckt. Der Druck des gesamten Textes erfolgte in grüner Farbe.

Der Beipackzettel wirkt schlicht. Er enthält keine grafischen Elemente. Allein die Kennziffer aus dem Arzneimittelregister ist von Balken umrahmt.

8.4.2.3 *Beurteilung des Inhalts und der Gestaltung*

Der Beipackzettel wirkt trotz der Zwischenüberschriften unübersichtlich. Er lieferte viele Informationen, von denen einige für den Patienten hilfreich waren, wie bspw. die Ernährungs- und Dosierungshinweise. Teilweise wiederholten sich Inhalte jedoch, u. a. die Anwendungsgebiete, die im allgemeinen Abschnitt sowie im entsprechenden Abschnitt Indikationen aufgeführt werden. Auf eine ausdrückliche Einnahme der Tabletten am Vormittag, die mit Blick auf eine nachfolgend erhöhte Diurese eine ungestörtere Nachtruhe gewährleistet hätte, verwies der Beipackzettel nicht. Zu Verständnisproblemen für Laien dürften zudem die verschiedenen Fachbegriffe geführt haben. Diese sollten den Patienten vermutlich beeindrucken und das Gefühl einer modernen, qualitativ hochwertigen Therapie vermitteln. Werbend erscheinen ferner die Herausstellung der Atoxizität, der Wirksamkeitsvergleich gegenüber quecksilberhaltigen Diuretika sowie der Dosie-

---

[252] Den Namen VEB Chemische Werke Radebeul trug das Unternehmen seit Januar 1958, da die Chemische Fabrik von Heyden AG bei Lieferungen von Arzneimitteln in die Bundesrepublik aufgrund der Verwendung ehemaliger gemeinsamer Warenzeichen und Bezeichnungen von Präparaten intervenierte. Sie selbst hatte ihren Sitz bereits 1948 nach München verlegt. Vgl. AWD.PHARMA (2002), S. 49.

rungsvergleich zu Salunil®. Auch die Aussage, das Mittel hätte keine Auswirkungen auf die Kaliumausscheidung, die jedoch unter Verweis auf eine Dauerbehandlung wieder eingeschränkt wurde, verdeutlicht die Betonung der guten Verträglichkeit. Der Name des Präparats wurde darüber hinaus auffällig häufig wiederholt, einschließlich der Überschrift acht Mal.

Gemäß dem Arzneimittelverzeichnis von 1962 wurde Disalunil® als Diuretikum in der Behandlung von Bluthochdruck eingesetzt. Dazu sollten bis vier Tabletten täglich am Vormittag eingenommen werden.[253] Insofern stimmten die Angaben mit dem Beipackzettel überein, der jedoch nicht explizit die Einnahme am Vormittag empfahl.

Der werbliche und der informative Charakter der Packungsbeilage halten sich die Waage. Auf der einen Seite lieferte sie den Patienten viele Informationen, die mitunter sehr nützlich, jedoch teilweise auch unverständlich waren. Auf der anderen Seite dienten einige Angaben dazu, die Wirksamkeit und Verträglichkeit von Disalunil® hervorzuheben. Vorgaben zu den Inhalten von Beipackzetteln bestanden 1959 aber noch nicht.

8.4.3 Ergoffin®, 1963

Ergoffin® war ein in der Therapie der Migräne eingesetztes, verschreibungspflichtiges Analgetikum, dessen Wirkung auf den Alkaloiden Ergotamin und Coffein beruhte.[254] Den dazugehörigen Beipackzettel von 1963 zeigt nachfolgende Abbildung 65:

---

[253] Vgl. AMV (1962), S. 110.
[254] Vgl. AMV (1962), S. 118. Zur Geschichte der Migräne-Therapeutika siehe U. MEYER (2021), S. 171–179.

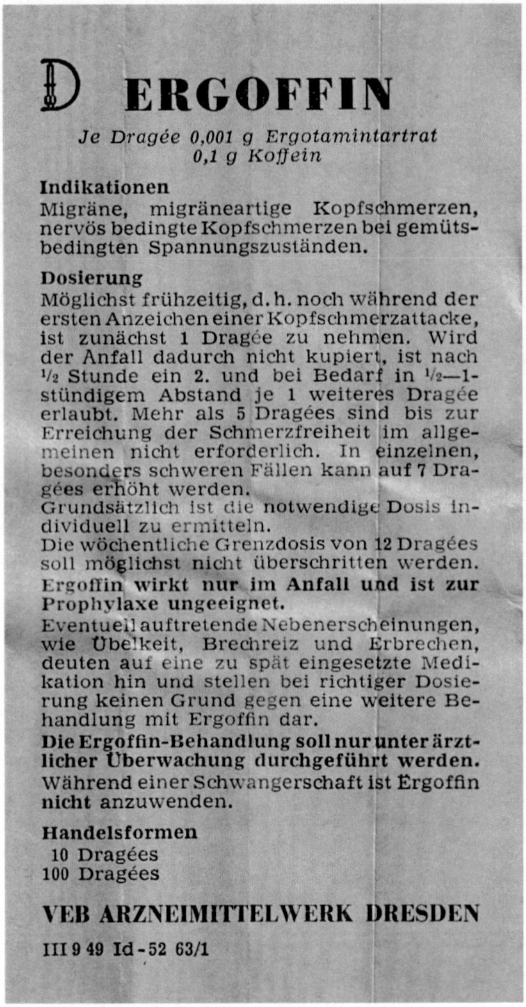

D ERGOFFIN

Je Dragée 0,001 g Ergotamintartrat
0,1 g Koffein

Indikationen
Migräne, migräneartige Kopfschmerzen, nervös bedingte Kopfschmerzen bei gemütsbedingten Spannungszuständen.

Dosierung
Möglichst frühzeitig, d. h. noch während der ersten Anzeichen einer Kopfschmerzattacke, ist zunächst 1 Dragée zu nehmen. Wird der Anfall dadurch nicht kupiert, ist nach $\frac{1}{2}$ Stunde ein 2. und bei Bedarf in $\frac{1}{2}$—1-stündigem Abstand je 1 weiteres Dragée erlaubt. Mehr als 5 Dragées sind bis zur Erreichung der Schmerzfreiheit im allgemeinen nicht erforderlich. In einzelnen, besonders schweren Fällen kann auf 7 Dragées erhöht werden.
Grundsätzlich ist die notwendige Dosis individuell zu ermitteln.
Die wöchentliche Grenzdosis von 12 Dragées soll möglichst nicht überschritten werden.
Ergoffin wirkt nur im Anfall und ist zur Prophylaxe ungeeignet.
Eventuell auftretende Nebenerscheinungen, wie Übelkeit, Brechreiz und Erbrechen, deuten auf eine zu spät eingesetzte Medikation hin und stellen bei richtiger Dosierung keinen Grund gegen eine weitere Behandlung mit Ergoffin dar.
Die Ergoffin-Behandlung soll nur unter ärztlicher Überwachung durchgeführt werden.
Während einer Schwangerschaft ist Ergoffin nicht anzuwenden.

Handelsformen
10 Dragées
100 Dragées

VEB ARZNEIMITTELWERK DRESDEN

III 9 49 Id - 52 63/1

Abb. 65: Packungsbeilage von Ergoffin®, 1963[255]

---

[255] SAM Schaudepot „Apothekenräume", Sammlung Arzneimittel DDR. Packung von Ergoffin® (VEB Arzneimittelwerk Dresden) mit Beipackzettel. Das verschnörkelte D stellte das Logo des Arzneimittelwerks Dresden von 1951 bis 1979 dar. Vgl. AWD.PHARMA (2002), S. 43.

8.4.3.1   Erfassung des Inhalts

Tab. 39:   Inhalt der Packungsbeilage von Ergoffin®, 1963

a.	Bezeichnung des Präparats	Ergoffin
b.	Hersteller	VEB Arzneimittelwerk Dresden
c.	Zusammensetzung (qualitativ, quantitativ)	Je Dragée 0,001 g Ergotamintartrat und 0,1 g Koffein
d.	Indikation / Stoffgruppe	Migräne, migräneartige Kopfschmerzen, nervös bedingte Kopfschmerzen bei gemütsbedingten Spannungszuständen
e.	Darreichungsform / Art der Anwendung	Dragée

f.   Dosierung (Einzel- / Tagesdosierung) und

g.   weitere Einnahmehinweise

Möglichst frühzeitig, d. h. noch während der ersten Anzeichen einer Kopfschmerzattacke, ist zunächst 1 Dragée zu nehmen. Wird der Anfall dadurch nicht kupiert, ist nach ½ Stunde ein 2. und bei Bedarf in ½–1-stündigem Abstand je 1 weiteres Dragée erlaubt. Mehr als 5 Dragées sind bis zur Erreichung der Schmerzfreiheit im allgemeinen nicht erforderlich. In einzelnen, besonders schweren Fällen kann auf 7 Dragées erhöht werden.

Grundsätzlich ist die notwendige Dosis individuell zu ermitteln. Die wöchentliche Grenzdosis von 12 Dragées soll möglichst nicht überschritten werden.

h.	Wirksamkeit	Ergoffin wirkt nur im Anfall und ist zur Prophylaxe ungeeignet.
i.	Nebenwirkungen	Eventuell auftretende Nebenerscheinungen, wie Übelkeit, Brechreiz und Erbrechen, deuten auf eine zu spät eingesetzte Medikation hin und stellen bei richtiger Dosierung keinen Grund gegen eine weitere Behandlung mit Ergoffin dar.
j.	Kontraindikationen	Während einer Schwangerschaft ist Ergoffin nicht anzuwenden.
k.	Wechselwirkungen	Keine Angabe
l.	Explizite Warnhinweise	Die Ergoffin-Behandlung soll nur unter ärztlicher Überwachung durchgeführt werden.
m.	Weitere Inhalte	<u>Handelsformen</u>: 10 Dragées, 100 Dragées

8.4.3.2   Analyse der Gestaltung

Der Beipackzettel enthält etwa 160 Wörter in allgemeinverständlicher Sprache. Er ist in einen Überschriftenteil (Logo des Herstellers, Name des Präparats, Zusammensetzung) und verschiedene Textabschnitte mit je einer Unterüberschrift (Indikationen, Dosierung) gegliedert. Abschließend werden die Handelsformen, der Name des Herstellers sowie eine Folge aus Buchstaben und Zahlen angegeben. Der Name des Präparats in der Überschrift und der Name des Herstellers am Ende wurden fett, in Großbuchstaben und in höheren Schriftgrößen gedruckt, die Zusammensetzung kursiv. Das Logo des Herstellers im Überschriftenteil wird größer als die Überschrift selbst abgebildet. Die Unterüberschriften sowie die wichtigen Hinweise „Ergoffin wirkt nur im Anfall und ist zur

Prophylaxe ungeeignet" und „Die Ergoffin-Behandlung soll nur unter ärztlicher Überwachung durchgeführt werden" treten in fetter Schrift hervor, ebenso wie die Kennziffer und die Adresse des Herstellers. Der Druck des Beipackzettels erfolgte durchgehend in schwarzer Farbe.

Der Beipackzettel ist überwiegend schlicht gestaltet. Als grafisches Element weist er das Logo des VEB Arzneimittelwerk Dresden, ein verschnörkeltes D, auf.

8.4.3.3 Beurteilung des Inhalts und der Gestaltung

Der Beipackzettel ist in einer für Laien verständlichen und neutralen Sprache abgefasst. Er enthielt einen Großteil der für den Patienten relevanten Informationen. Zu diesen zählten das Anwendungsgebiet, die Zusammensetzung im Hinblick auf die Wirkstoffe, die Dosierung, Hinweise auf die frühzeitige Anwendung im Akutfall und unter ärztlicher Überwachung sowie die Kontraindikation Schwangerschaft, die jeweils fett oder teilweise fett gedruckt waren. Vom Patienten möglicherweise als Nebenwirkungen empfundene Beschwerden führte man auf eine zu geringe Wirksamkeit zurück und stellte sie damit als Symptome der Migräne richtig. Abschließend wurden die Handelsformen und der Hersteller genannt. Die Gestaltung unterstützte die Übersichtlichkeit des Beipackzettels. Als einziges grafisches Element wurde das Logo des Herstellers verwendet.

Das Arzneimittelverzeichnis von 1962 führt zu Ergoffin® eine gleichlautende Zusammensetzung hinsichtlich der Wirkstoffe und ebenfalls die Behandlung von Migräneanfällen sowie migräneartigen Kopfschmerzen als Anwendungsgebiete auf. Nervös bedingte Kopfschmerzen sieht es hingegen nicht vor. Bei der Dosierung weicht das Arzneimittelverzeichnis mit einer maximalen Tageshöchstdosis von vier Dragees leicht zur Packungsbeilage ab, die bis zu sieben Dragees angibt.[256]

Der Beipackzettel diente in erster Linie der Information des Patienten. Er gab die für eine korrekte Einnahme nötigen Hinweise und warnte Patienten vor der Anwendung in der Schwangerschaft. Die übersichtliche Gestaltung trug zur schnellen Erfassung der Inhalte bei. Die Packungsbeilage entsprach damit der Anweisung für die Gestaltung von Packungsbeilagen für Arzneimittel von 1961.

8.4.4 Pamba®, 1970

Pamba® war ein verschreibungspflichtiges Arzneimittel, bei dem es sich um eine Originalentwicklung des Arzneimittelwerks Dresden aus den 1960er-Jahren handelte. Es enthielt den Wirkstoff p-Aminomethylbenzoesäure und wurde als Antifibrinolytikum eingesetzt.[257] Den dazugehörigen Beipackzettel von 1970 gibt Abb. 66 wieder:

---

[256] Vgl. AMV (1962), S. 118.

[257] Vgl. AWD.PHARMA (2002), S. 67. Das Arzneimittelverzeichnis 1965 führte Pamba® noch nicht auf. Vgl. AMV (1965), S. 213. Erst in der Ausgabe von 1969 wurde das Präparat erstmals erwähnt. Vgl. AMV (1969), Teil I, S. 207.

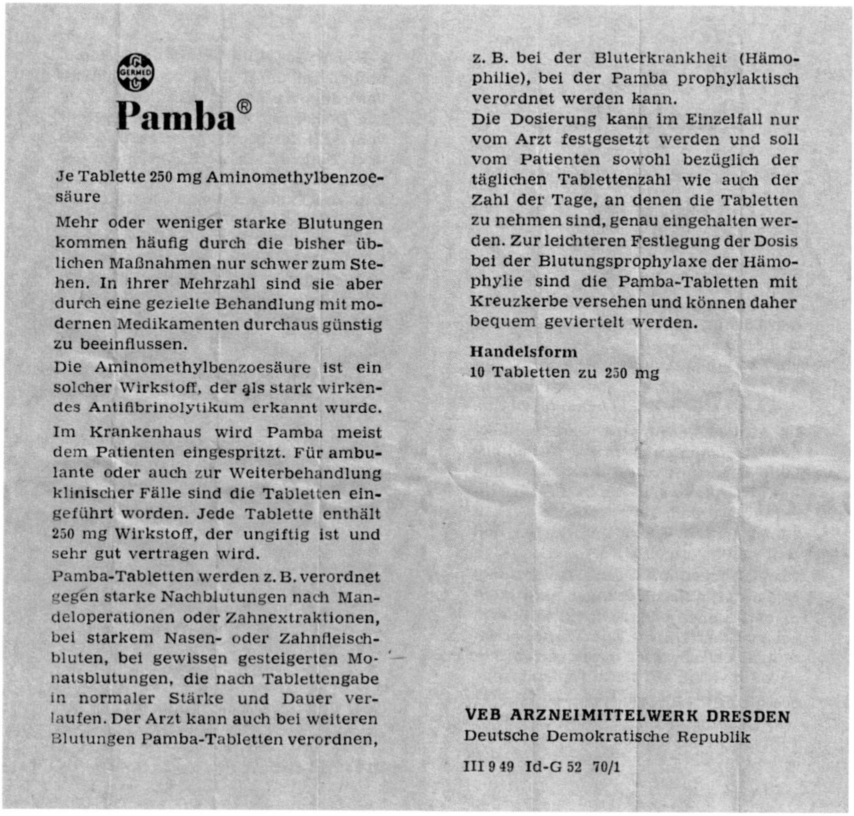

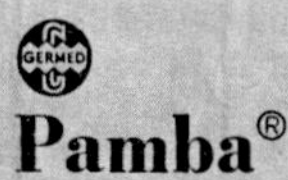

Abb. 66: Vorder- und Rückseite der Packungsbeilage von Pamba®, 1970[258]

---

[258] KSI UL Sign. 3402. Packung von Pamba® (VEB Arzneimittelwerk Dresden) mit Beipackzettel.

8.4.4.1   *Erfassung des Inhalts*

Tab. 40:   Inhalt der Packungsbeilage von Pamba®, 1970

a. Bezeichnung des Präparats	Pamba®
b. Hersteller	VEB Arzneimittelwerk Dresden
c. Zusammensetzung (qualitativ, quantitativ)	Je Tablette 250 mg Aminomethylbenzoesäure

d.   Indikation / Stoffgruppe

Stark wirkendes Antifibrinolytikum;

Pamba-Tabletten werden z. B. verordnet gegen starke Nachblutungen nach Mandeloperationen oder Zahnextraktionen, bei starkem Nasen- oder Zahnfleischbluten, bei gewissen gesteigerten Monatsblutungen, die nach Tablettengabe in normaler Stärke und Dauer verlaufen. Der Arzt kann auch bei weiteren Blutungen Pamba-Tabletten verordnen, z. B. bei der Bluterkrankheit (Hämophilie), bei der Pamba prophylaktisch verordnet werden kann.

e. Darreichungsform / Art der Anwendung	Tablette
f. Dosierung (Einzel- / Tagesdosierung)	Die Dosierung kann im Einzelfall nur vom Arzt festgesetzt werden und soll vom Patienten sowohl bezüglich der täglichen Tablettenzahl wie auch der Zahl der Tage, an denen die Tabletten zu nehmen sind, genau eingehalten werden.
g. Weitere Einnahmehinweise	Zur leichteren Festlegung der Dosis bei der Blutungsprophylaxe der Hämophylie sind die Pamba-Tabletten mit Kreuzkerbe versehen und können daher bequem geviertelt werden.
h. Wirksamkeit	Stark wirkendes Antifibrinolytikum
i. Nebenwirkungen	Der Wirkstoff ist ungiftig und wird sehr gut vertragen.
j. Kontraindikationen	Keine Angabe
k. Wechselwirkungen	Keine Angabe
l. Explizite Warnhinweise	Keine Angabe

m.   Weitere Inhalte

<u>Informationen zum Wirkstoff:</u> Mehr oder weniger starke Blutungen kommen häufig durch die bisher üblichen Maßnahmen nur schwer zum Stehen. In ihrer Mehrzahl sind sie aber durch eine gezielte Behandlung mit modernen Medikamenten durchaus günstig zu beeinflussen. Die Aminomethylbenzoesäure ist ein solcher Wirkstoff, der als stark wirkendes Antifibrinolytikum erkannt wurde.

<u>Informationen zur Behandlung:</u> Im Krankenhaus wird Pamba meist dem Patienten eingespritzt. Für ambulante oder auch zur Weiterbehandlung klinischer Fälle sind die Tabletten eingeführt worden.

<u>Handelsform:</u> 10 Tabletten zu 250 mg

8.4.4.2   *Analyse der Gestaltung*

Der Beipackzettel enthält ca. 210 Wörter in überwiegend allgemeinverständlicher Sprache. Er ist in eine Überschrift (Markenzeichen GERMED, Name des Präparats) und anhand von Absätzen in Textabschnitte ohne Unterüberschriften (Informationen zum

Wirkstoff, Informationen zur Behandlung, Indikationen, Dosierung) gegliedert. Abschließend werden die Handelsform, der Name des Herstellers sowie eine Folge aus Buchstaben und Zahlen angegeben. Der Name des Präparats in der Überschrift erscheint fett und in einer höheren Schriftgröße. Die Unterüberschrift „Handelsform" sowie der Name des Herstellers sind fett, letzterer zudem in Großbuchstaben geschrieben. Der Beipackzettel wurde durchgehend in schwarzer Farbe gedruckt.

Der Beipackzettel ist schlicht gestaltet. Als grafisches Element weist er nur das Markenzeichen GERMED auf.

8.4.4.3 *Beurteilung des Inhalts und der Gestaltung*

Der Beipackzettel ist in einer für Laien verständlichen und neutralen Sprache abgefasst. Einzig die Bezeichnung „Antifibrinolytikum" wurde nicht direkt erklärt, konnte aber aus dem übrigen Text erschlossen werden. Er beinhaltete mit den Indikationsgebieten und der Dosierung, für die jedoch auf den Arzt verwiesen wurde, für den Patienten wichtige Informationen. Die Angaben zum Wirkstoff und zur Behandlung informierten über das neu eingeführte Präparat. Abschließend wurden die Handelsform und der Hersteller genannt. Die Gestaltung ist übersichtlich. Aufgrund fehlender Unterüberschriften verhalf sie Patienten dennoch nicht zum schnellen Auffinden bestimmter Informationen. Als einziges grafisches Element wurde das Markenzeichen GERMED verwendet.

Das Arzneimittelverzeichnis von 1969 führt zu Pamba® eine gleichlautende Zusammensetzung hinsichtlich des Wirkstoffs und ebenfalls den Einsatz als Antifibrinolytikum bei fibrinolytisch bedingten Blutungen aller Art auf. Zur Dosierung spezifiziert es eine Einnahme von allgemein ein bis zwei Tabletten täglich, die nötigenfalls zu wiederholen war.[259]

Der Beipackzettel diente der Information des Patienten. Er gab Hinweise, die für eine korrekte Anwendung benötigt wurden und beschrieb sachlich den neu auf dem Markt erschienenen Wirkstoff sowie grundlegende Aspekte der Behandlung. Als werbendes Element kann nur das Markenzeichen GERMED angesehen werden. Die Packungsbeilage entsprach damit der Anweisung für die Gestaltung von Packungsbeilagen für Arzneimittel von 1961.

8.4.5 Rhinetten®, 1979

Rhinetten® war ein apothekenpflichtiges Erkältungsmittel mit dem Wirkstoff Cafaminol,[260] der strukturchemisch zu den Methylxanthinen gehört und als Sekretomotorikum eingesetzt wurde.[261] Den dazugehörigen Beipackzettel von 1979 zeigt die Abb. 67:

---

[259] Vgl. AMV (1969), Teil I, S. 207. Die Angaben zum Anwendungsgebiet führte das Arzneimittelverzeichnis unter den Pamba®-Ampullen auf.
[260] Vgl. AMV (1980), Teil I, S. 271.
[261] Vgl. HUNNIUS (2004), S. 276f.

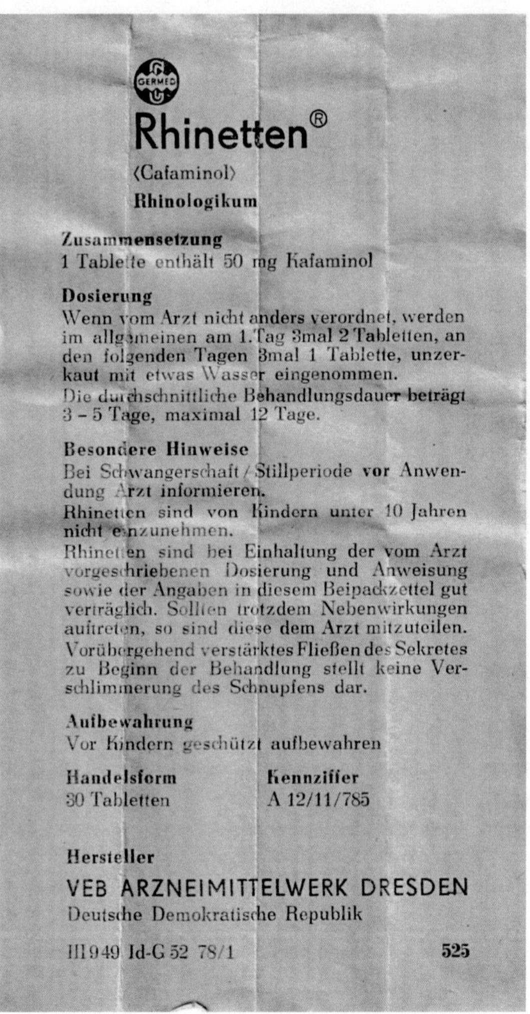

Abb. 67: Packungsbeilage von Rhinetten®, 1979[262]

---

[262] SAM Schaudepot „Apothekenräume", Sammlung Arzneimittel DDR. Packung von Rhinet-
ten® (VEB Arzneimittelwerk Dresden) mit Beipackzettel.

8.4.5.1   Erfassung des Inhalts

Tab. 41:   Inhalt der Packungsbeilage von Rhinetten®, 1979

a.	Bezeichnung des Präparats	Rhinetten®
b.	Hersteller	VEB Arzneimittelwerk Dresden
c.	Zusammensetzung (qualitativ, quantitativ)	Eine Tablette enthält 50 mg Kafaminol.
d.	Indikation / Stoffgruppe	Rhinologikum
e.	Darreichungsform / Art der Anwendung	Tablette
f.	Dosierung (Einzel- / Tagesdosierung)	Wenn vom Arzt nicht anders verordnet, werden im allgemeinen am 1. Tag drei mal zwei Tabletten, an den folgenden Tagen drei mal eine Tablette eingenommen.
g.	Weitere Einnahmehinweise	Unzerkaut mit etwas Wasser einnehmen. Die durchschnittliche Behandlungsdauer beträgt 3–5 Tage, maximal 12 Tage.
h.	Wirksamkeit	Keine Angabe
i.	Nebenwirkungen	Rhinetten sind bei Einhaltung der vom Arzt vorgeschriebenen Dosierung und Anweisung sowie der Angaben in diesem Beipackzettel gut verträglich. Sollten trotzdem Nebenwirkungen auftreten, so sind diese dem Arzt mitzuteilen. Vorübergehend verstärktes Fließen des Sekretes zu Beginn der Behandlung stellt keine Verschlimmerung des Schnupfens dar.
j.	Kontraindikationen	Rhinetten sind von Kindern unter 10 Jahren nicht einzunehmen.
k.	Wechselwirkungen	Keine Angabe
l.	Explizite Warnhinweise	Bei Schwangerschaft / Stillperiode vor Anwendung Arzt informieren.
m.	Weitere Inhalte	<u>Aufbewahrung:</u> Vor Kindern geschützt aufbewahren. <u>Handelsform:</u> 30 Tabletten <u>Kennziffer:</u> A 12/11/785

8.4.5.2   Analyse der Gestaltung

Der Beipackzettel enthält etwa 120 Wörter in überwiegend allgemeinverständlicher Sprache. Er ist in einen Überschriftenteil (Markenzeichen GERMED, Name des Präparats, Wirkstoff, Stoffgruppe) und anhand von Unterüberschriften in verschiedene Textabschnitte (Zusammensetzung, Dosierung, Besondere Hinweise, Aufbewahrung, Handelsform, Kennziffer, Hersteller) gegliedert. Abschließend wird eine Folge aus Buchstaben und Zahlen angegeben. Der Name des Präparats in der Überschrift erscheint fett und in einer höheren Schriftgröße, die Bezeichnung der Stoffgruppe „Rhinologikum" sowie die Unterüberschriften sind fett gedruckt. Der Name des Herstellers ist in höherer Schriftgröße, fett und zudem in Großbuchstaben abgebildet. Der Druck des Beipackzettels erfolgte durchgehend in schwarzer Farbe.

Der Beipackzettel wirkt schlicht. Als grafisches Element weist er nur das Markenzeichen GERMED auf.

8.4.5.3   *Beurteilung des Inhalts und der Gestaltung*

Der Beipackzettel ist in einer für Laien verständlichen und neutralen Sprache abgefasst, einzig die Bezeichnung „Rhinologikum" wird nicht erklärt. Er gab mit der Zusammensetzung, der Dosierung und insbesondere den Hinweisen zur Schwangerschaft, Stillzeit, zur Einnahme von Kindern unter zehn Jahren und zur Aufbewahrung wichtige Informationen für die Einnahme und die Sicherheit des Patienten. Die Gestaltung ist sehr übersichtlich. Als einziges grafisches Element wurde das Markenzeichen GERMED verwendet.

Das Arzneimittelverzeichnis von 1980 führt zu Rhinetten® eine gleichlautende Zusammensetzung hinsichtlich des Wirkstoffs und ebenfalls den Einsatz als Rhinologikum auf. Auch die Angaben zur Dosierung, Einnahme und Behandlungsdauer stimmen überein. Bei den Warnhinweisen beschränkt sich das Arzneimittelverzeichnis auf den Hinweis, dass das Präparat für Kinder unter zehn Jahren ungeeignet war.[263]

Der Beipackzettel diente der Information des Patienten. Er gab Hinweise, die für eine korrekte Anwendung benötigt wurden. Darüber hinaus verwies er schwangere oder stillende Patientinnen an den Arzt und warnte vor der Einnahme durch Kinder unter zehn Jahren, womit er einen Beitrag zur Arzneimittelsicherheit leistete. Als werbendes Element trat nur das Markenzeichen GERMED in Erscheinung. Die Packungsbeilage entsprach damit der Richtlinie für die Ausarbeitung von Informationsmaterialien für Ärzte und Apotheker sowie von Packungsbeilagen von 1979,[264] von der einige Formulierungsvorschläge, bspw. zur Anwendung in der Schwangerschaft und zum Auftreten von Nebenwirkungen, übernommen wurden.

8.4.6   Zaditen®, 1987

Zaditen® ist ein Antiallergikum mit dem Wirkstoff Ketotifen aus der Gruppe der H_1-Antihistaminika, der darüber hinaus eine mastzellstabilisierende Wirkung aufweist.[265] Den Beipackzettel von 1987 zeigt die folgende Abbildung:

---

[263]   Vgl. AMV (1980), Teil I, S. 271.

[264]   Siehe hierzu Kapitel 4.3.1.3 und Tabelle 33. Zum vollständigen Wortlaut der Richtlinie siehe Anlage 2.

[265]   Vgl. PSCHYREMBEL (2004), S. 929; sowie HUNNIUS (2004), S. 836.

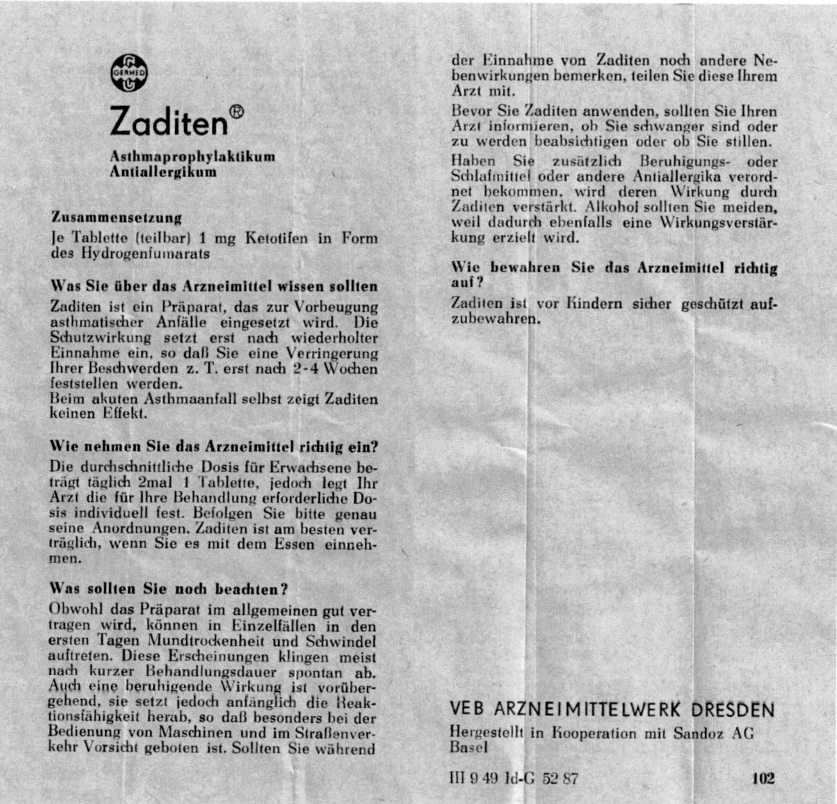

Abb. 68: Vorder- und Rückseite der Packungsbeilage von Zaditen®, 1987[266]

---

[266] KSI UL Sign. 3772. Packung von Zaditen® (VEB Arzneimittelwerk Dresden) mit Beipackzettel. Zur Entwicklung und Herstellung von Antihistaminika in der DDR siehe U. MEYER
(2002).

8.4.6.1   *Erfassung des Inhalts*

Tab. 42:   Inhalt der Packungsbeilage von Zaditen®, 1987

a. Bezeichnung des Präparats	Zaditen®
b. Hersteller	VEB Arzneimittelwerk Dresden in Kooperation mit Sandoz AG Basel
c. Zusammensetzung (qualitativ, quantitativ)	Je Tablette (teilbar) 1 mg Ketotifen in Form des Hydrogenfumarats.
d. Indikation / Stoffgruppe	Asthmaprophylaktikum, Antiallergikum; Zaditen ist ein Präparat, das zur Vorbeugung asthmatischer Anfälle eingesetzt wird.
e. Darreichungsform / Art der Anwendung	Tablette
f. Dosierung (Einzel- / Tagesdosierung) Die durchschnittliche Dosis für Erwachsene beträgt täglich zwei mal eine Tablette, jedoch legt Ihr Arzt die für Ihre Behandlung erforderliche Dosis individuell fest. Befolgen Sie bitte genau seine Anordnungen.	
g. Weitere Einnahmehinweise	Zaditen ist am besten verträglich, wenn Sie es mit dem Essen einnehmen.
h. Wirksamkeit	Die Schutzwirkung setzt erst nach wiederholter Einnahme ein, so daß Sie eine Verringerung Ihrer Beschwerden z. T. erst nach 2–4 Wochen feststellen werden. Beim akuten Asthmaanfall selbst zeigt Zaditen keinen Effekt.
i. Nebenwirkungen Obwohl das Präparat im allgemeinen gut vertragen wird, können in Einzelfällen in den ersten Tagen Mundtrockenheit und Schwindel auftreten. Diese Erscheinungen klingen meist nach kurzer Behandlungsdauer spontan ab. Auch eine beruhigende Wirkung ist vorübergehend, sie setzt jedoch anfänglich die Reaktionsfähigkeit herab, so daß besonders bei der Bedienung von Maschinen und im Straßenverkehr Vorsicht geboten ist. Sollten Sie während der Einnahme von Zaditen noch andere Nebenwirkungen bemerken, teilen Sie diese Ihrem Arzt mit.	
j. Kontraindikationen	Keine Angabe
k. Wechselwirkungen	Haben Sie zusätzlich Beruhigungs- oder Schlafmittel oder andere Antiallergika verordnet bekommen, wird deren Wirkung durch Zaditen verstärkt. Alkohol sollten Sie meiden, weil dadurch ebenfalls eine Wirkungsverstärkung erzielt wird.
l. Explizite Warnhinweise	Bevor Sie Zaditen anwenden, sollten Sie Ihren Arzt informieren, ob Sie schwanger sind oder zu werden beabsichtigen oder ob Sie stillen.
m. Weitere Inhalte	<u>Aufbewahrung:</u> Zaditen ist vor Kindern sicher geschützt aufzubewahren.

8.4.6.2   *Analyse der Gestaltung*

Der Beipackzettel enthält ca. 260 Wörter in überwiegend allgemeinverständlicher Sprache. Er ist in einen Überschriftenteil (Markenzeichen GERMED, Name des Präparats, Stoffgruppen) und anhand von teilweise als Satz oder Frage ausformulierten Unterüberschriften in verschiedene Textabschnitte (Zusammensetzung, Was Sie über das Arzneimittel wissen sollten, Wie nehmen Sie das Arzneimittel richtig ein? Was sollten Sie noch beachten? Wie bewahren Sie das Arzneimittel richtig auf?) gegliedert. Abschließend werden der Hersteller sowie eine Folge aus Buchstaben und Zahlen angegeben. Der Name des Präparats in der Überschrift erscheint fett und in einer höheren Schriftgröße, die Bezeichnung der Stoffgruppen „Asthmaprophylaktikum" und „Antiallergikum" sowie die Unterüberschriften fett. Der Name des Herstellers ist in höherer Schriftgröße, fett und zudem in Großbuchstaben geschrieben. Der Druck des Beipackzettels erfolgte durchgehend in schwarzer Farbe.

Der Beipackzettel ist schlicht gestaltet. Als grafisches Element tritt nur das Markenzeichen GERMED in Erscheinung.

8.4.6.3   *Beurteilung des Inhalts und der Gestaltung*

Der Beipackzettel ist in einer für Laien verständlichen und neutralen Sprache abgefasst. Einzig die Bezeichnungen „Asthmaprophylaktikum" und „Antiallergikum" wurden nicht direkt erklärt, konnten aber aus dem Text erschlossen werden. Er beinhaltete mit der Zusammensetzung, der Dosierung und insbesondere mit den Hinweisen zur Schwangerschaft und Stillzeit sowie zur Beeinträchtigung der Reaktionsfähigkeit und damit einhergehenden Achtsamkeit bei der Bedienung von Maschinen und im Straßenverkehr wichtige Informationen für die Einnahme und die Sicherheit des Patienten. Die Gestaltung ist sehr übersichtlich. Als einziges grafisches Element wurde das Markenzeichen GERMED verwendet.

Das Arzneimittelverzeichnis von 1988 enthält zu Zaditen® eine gleichlautende Zusammensetzung hinsichtlich des Wirkstoffs, angegeben in Gramm. Es führt ebenfalls den Einsatz als Asthmaprophylaktikum auf, während der Einsatz als Antiallergikum fehlt. Stattdessen spezifiziert es die Indikation als exogen allergisches Asthma bronchiale und informiert über den eingeschränkten Einsatz – nur in bezirklich festgelegten Einrichtungen.[267] Ferner nennt es akute Asthmaanfälle sowie den Status asthmaticus ausdrücklich als Kontraindikationen und verweist auf eine beeinträchtigte Fahrtauglichkeit. Die Dosierung wird ebenfalls detaillierter angegeben. Das Verzeichnis unterscheidet in eine Initialtherapie mit einer Tablette abends an drei bis vier Tagen und eine Erhaltungstherapie von zwei Mal täglich ein bis zwei Tabletten. Darüber hinaus sind Dosierungen für Kinder im Alter von drei bis fünf Jahren und ab sechs Jahren vermerkt.[268]

Der Beipackzettel diente der Information des Patienten. Er gab Hinweise, die für eine korrekte Anwendung benötigt wurden, wie bspw. – neben dem Hinweis auf die ärzt-

---

[267]   Zaditen® war eine Arzneifertigware der Nomenklatur C. Vgl. AMV (1988), Teil I, S. 281 und S. 340. Diese sollte nur unter bestimmten Bedingungen verschrieben werden. Dazu vgl. Kapitel 8.3, Anm. 202.
[268]   Vgl. AMV (1988), Teil I, S. 340.

liche Verordnung – eine Dosierung sowie Wechselwirkungen mit anderen Arzneimitteln und Alkohol. Weiterhin informierte er prophylaktisch über mögliche Nebenwirkungen und einen verzögerten Wirkungseintritt, sodass die Grundlage für eine verbesserte Compliance in entsprechenden Fällen gelegt wurde. Zugleich beugte er damit wenig erfolgsversprechende Anwendungen in akuten Fällen vor. Ihren Beitrag zur Arzneimittelsicherheit komplettierte die Packungsbeilage mit dem Verweis von schwangeren oder stillenden Patientinnen an den Arzt. Als werbendes Element wurde nur das Markenzeichen GERMED abgebildet. Die Packungsbeilage entsprach somit inhaltlich und hinsichtlich des Aufbaus der Richtlinie für die inhaltliche Gestaltung patientengerechter Packungsbeilagen,[269] die bspw. eine Gliederung anhand von Leitfragen vorsah.

8.4.7   Lepinal® 0,1 g / Lepinal® 0,3 g / Lepinaletten[®], 1989

Lepinal® enthielt das Barbiturat Phenobarbital und befand sich in den Stärken 0,1 g und 0,3 g je Tablette im Handel. Lepinaletten® waren hingegen als 0,015 g Phenobarbital pro Tablette dosiert und insbesondere für die Pädiatrie vorgesehen.[270] Den dazugehörigen Beipackzettel von 1989, der die drei Arzneimittel zusammenfasste, zeigt Abb. 69.

---

[269] Siehe hierzu Kapitel 4.3.1.4.

[270] Vgl. AMV (1988), Teil I, S. 148. 1912 führte Bayer Phenobarbital unter dem Namen Luminal® in die Therapie der Epilepsie ein. Vgl. B. TAJERBASHI / C. FRIEDRICH (2007), S. 257. Zur Geschichte der Epilepsie siehe B. TAJERBASHI / C. FRIEDRICH (2007), S. 254–261. Zur Entwicklungsgeschichte der Antiepileptika der ersten Generation siehe B. TAJERBASHI (2011). Zur Geschichte der Schmerz-, Schlaf- und Betäubungsmittel in Mittelalter und früher Neuzeit siehe F.-J. KUHLEN (1983).

ARZNEIMITTELINFORMATION – bitte sorgfältig lesen

Lepinal® 0,1
Lepinal® 0,3
Lepinaletten

Beruhigungsmittel, Schlafmittel, Antiepileptikum

Zusammensetzung:

Lepinal 0,1: Eine Tablette enthält 0,1 g Phenobarbital

Lepinal 0,3: Eine Tablette enthält 0,3 g Phenobarbital

Lepinaletten: Eine Tablette enthält 0,015 g Phenobarbital

Was sollten Sie über dieses Arzneimittel wissen?

Lepinal wirkt je nach Dosis beruhigend bis schlaferzeugend. Da es über krampflösende Eigenschaften verfügt, wird es häufig auch bei Epilepsie eingesetzt.

Lepinaletten werden auf Grund des niedrigen Wirkstoffgehaltes bevorzugt in der Kinderheilkunde verwendet.

Wie nehmen Sie die Tabletten richtig ein?

Lepinal und Lepinaletten sind streng nach ärztlicher Vorschrift einzunehmen! Zum Erreichen des Behandlungserfolges ist die vom Arzt festgelegte Dosierung regelmäßig und über den vorgeschriebenen Zeitraum einzuhalten. Beenden Sie auch bei Besserung des Befindens nicht eigenmächtig die Therapie.

Die Tabletten sind mit Flüssigkeit einzunehmen.

Was sollten Sie noch beachten?

Lepinal-Tabletten bzw. Lepinaletten sind im allgemeinen gut verträglich. Sollten trotzdem unerwünschte Nebenwirkungen wie Unruhe, Hautausschlag, Müdigkeit am Tage oder Verhaltensstörungen – insbesondere bei Kindern – auftreten, teilen Sie dies bitte dem Arzt mit.

Auf Grund der beruhigenden Wirkung wird die Reaktionsfähigkeit beeinträchtigt. Das sollten Sie im Straßenverkehr und bei der täglichen Arbeit beachten!

Teilen Sie **vor** der Anwendung Ihrem Arzt mit, ob Sie schwanger sind oder stillen.

Sagen Sie ihm auch, welche anderen Arzneimittel Sie noch einnehmen, da gegenseitige Wirkungsbeeinflussungen möglich sind. Beispielsweise kann die Wirkung von Ovulationshemmern („Antibabypille") abgeschwächt werden.

Während der Behandlung mit Lepinal bzw. Lepinaletten ist Alkohol zu meiden.

Wie bewahren Sie das Arzneimittel richtig auf?

Lepinal-Tabletten und Lepinaletten sind vor Licht geschützt aufzubewahren.

Weitere Hinweise

Arzneimittel sind vor Kindern sicher geschützt aufzubewahren.

Geben Sie die Ihnen verordneten Arzneimittel nicht nicht an andere Personen weiter.

Nicht mehr benötigte Arzneimittel geben Sie bitte an Ihre Apotheke zur ordnungsgemäßen Beseitigung zurück.

Bei weiteren Fragen wenden Sie sich bitte an Ihren Arzt oder Apotheker.

VEB ARZNEIMITTELWERK DRESDEN – DDR – Radebeul 8122

VEB BERLIN-CHEMIE – DDR – Berlin 1199

3.89

Abb. 69: Vorder- und Rückseite der Packungsbeilage von Lepinal® 0,1 / Lepinal® 0,3 / Lepinaletten[®], 1989[271]

---

[271] UKJ E-417. Packung von Lepinal® 0,1 (VEB Berlin-Chemie) mit Beipackzettel. Das auf der Packung aufgedruckte Herstelldatum weist das Jahr 1990 aus. Die Druckversion des Beipackzettels hingegen stammt gemäß der Zahlenfolge aus dem Jahr 1989.

8.4.7.1   Erfassung des Inhalts

Tab. 43:   Inhalt der Packungsbeilage von Lepinal® 0,1 g / Lepinal® 0,3 g / Lepinaletten[®], 1989

a. Bezeichnung der Präparate	Lepinal® 0,1 g / Lepinal® 0,3 g / Lepinaletten
b. Hersteller	VEB Arzneimittelwerk Dresden / VEB Berlin-Chemie
c. Zusammensetzung (qualitativ, quantitativ)	Lepinal 0,1: Eine Tablette enthält 0,1 g Phenobarbital Lepinal 0,3: Eine Tablette enthält 0,3 g Phenobarbital Lepinaletten: Eine Tablette enthält 0,015 g Phenobarbital

d. Indikation / Stoffgruppe

Beruhigungsmittel, Schlafmittel, Antiepileptikum

Lepinal wirkt je nach Dosis beruhigend bis schlaferzeugend. Da es über krampflösende Eigenschaften verfügt, wird es häufig auch bei Epilepsie eingesetzt.

Lepinaletten werden auf Grund des niedrigen Wirkstoffgehaltes bevorzugt in der Kinderheilkunde verwendet.

e. Darreichungsform / Art der Anwendung	Tablette zum Einnehmen

f. Dosierung (Einzel- / Tagesdosierung)

Lepinal und Lepinaletten sind streng nach ärztlicher Vorschrift einzunehmen! Zum Erreichen des Behandlungserfolges ist die vom Arzt festgelegte Dosierung regelmäßig und über den vorgeschriebenen Zeitraum einzuhalten.

g. Weitere Einnahmehinweise	Beenden Sie auch bei Besserung des Befindens nicht eigenmächtig die Therapie. Die Tabletten sind mit Flüssigkeit einzunehmen.
h. Wirksamkeit	Zum Erreichen des Behandlungserfolges ist die vom Arzt festgelegte Dosierung regelmäßig und über den vorgeschriebenen Zeitraum einzuhalten.

i. Nebenwirkungen

Lepinal-Tabletten bzw. Lepinaletten sind im allgemeinen gut verträglich. Sollten trotzdem unerwünschte Nebenwirkungen wie Unruhe, Hautausschlag, Müdigkeit am Tage oder Verhaltensstörungen – insbesondere bei Kindern – auftreten, teilen Sie dies bitte dem Arzt mit.

j. Kontraindikationen	Keine Angabe

k. Wechselwirkungen

Sagen Sie ihm [dem Arzt] auch, welche anderen Arzneimittel Sie noch einnehmen, da gegenseitige Wirkungsbeeinflussungen möglich sind. Beispielsweise kann die Wirkung von Ovulationshemmern („Antibabypille") abgeschwächt werden.

l. Explizite Warnhinweise

Auf Grund der beruhigenden Wirkung wird die Reaktionsfähigkeit beeinträchtigt. Das sollten Sie im Straßenverkehr und bei der täglichen Arbeit beachten!

Teilen Sie vor der Anwendung Ihrem Arzt mit, ob Sie schwanger sind oder stillen.

Während der Behandlung mit Lepinal bzw. Lepinaletten ist Alkohol zu meiden.

m. Weitere Inhalte

<u>Überschrift</u>: Arzneimittelinformation – bitte sorgfältig lesen

<u>Aufbewahrung</u>: Lepinal-Tabletten und Lepinaletten sind vor Licht geschützt aufzubewahren.
Arzneimittel sind vor Kindern sicher geschützt aufzubewahren.
Geben Sie die Ihnen verordneten Arzneimittel nicht nicht [!] an andere Personen weiter.

<u>Entsorgung</u>: Nicht mehr benötigte Arzneimittel geben Sie bitte an Ihre Apotheke zur ordnungsgemäßen Beseitigung zurück.

<u>Rückfragen</u>: Bei weiteren Fragen wenden Sie sich bitte an Ihren Arzt oder Apotheker.

8.4.7.2   Analyse der Gestaltung

Der Beipackzettel enthält etwa 290 Wörter in überwiegend allgemeinverständlicher Sprache. Er ist in einen Überschriftenteil (Markenzeichen GERMED, Hinweis „Arzneimittelinformation – bitte sorgfältig lesen", Namen der Präparate, Stoffgruppen) und anhand von Unterüberschriften, überwiegend als Fragen ausformuliert, in verschiedene Textabschnitte (Zusammensetzung, Was sollten Sie über dieses Arzneimittel wissen? Wie nehmen Sie die Tabletten richtig ein? Was sollten Sie noch beachten? Wie bewahren Sie das Arzneimittel richtig auf? Weitere Hinweise) gegliedert. Abschließend werden die Hersteller sowie eine Zahlenfolge angegeben. Die Bezeichnungen der drei Arzneimittel erscheinen in einer höheren Schriftgröße und fett gedruckt. Die Unterüberschriften sowie das Wort „vor" im Zusammenhang der Information des Arztes über eine Schwangerschaft oder Stillzeit „vor" der Anwendung werden in Fettdruck hervorgehoben. Im Überschriftenteil ist der Begriff „Arzneimittelinformation" in Großbuchstaben geschrieben, ebenso wie die abschließend aufgeführten Arzneimittelhersteller. Der Druck des Beipackzettels erfolgte durchgehend in schwarzer Farbe.

Der Beipackzettel wirkt schlicht. Als grafisches Element tritt nur das Markenzeichen GERMED in Erscheinung.

8.4.7.3   Beurteilung des Inhalts und der Gestaltung

Der Beipackzettel ist in einer für Laien verständlichen und neutralen Sprache abgefasst, einzig die Bezeichnungen „Antiepileptikum" und „Ovulationshemmer" sind Fachbegriffe. Für ersteren konnte die Bedeutung jedoch aus dem übrigen Text erschlossen werden, letzterer wurde direkt erklärt. Inhaltlich umfasste er den Großteil der für den Patienten wichtigen Informationen. Dazu gehörten die Zusammensetzungen hinsichtlich des Wirkstoffs, die Anwendungsgebiete, die Darreichungsformen und Art der Anwendung sowie einen Einnahmehinweis, Nebenwirkungen, Wechselwirkungen, Warnhinweise und eine Reihe weiterer Hinweise. Bei der Dosierung verwies der Beipackzettel allerdings ausschließlich auf die Verordnung des Arztes, sodass Patienten im Zweifelsfall keinen Anhaltspunkt hatten. Insofern durften bei der Verschreibung des Arztes und der Abgabe in der Apotheke keine Fehler unterlaufen, da sie bezüglich der Dosierung die einzige Informationsquelle des Patienten darstellten. Etwas irreführend wurde suggeriert, dass bei der Einhaltung des vom Arzt bestimmten Therapieregimes ein Behandlungserfolg sicher einträte.

Das Arzneimittelverzeichnis von 1988 führt zu Lepinal® 0,1 g / Lepinal® 0,3 g und Lepinaletten® gleichlautende Zusammensetzungen hinsichtlich des Wirkstoffs an. Bei den Indikationsgebieten spezifiziert es bestimmte Epilepsieformen und sieht zudem den Einsatz als Spasmolytikum vor. Weiterhin wird eine Reihe von Kontraindikationen genannt, zu denen u. a. akute Alkohol-, Schlafmittel-, Analgetika- und Psychopharmaka-Intoxikationen sowie Leber- und Nierenfunktionsstörungen zählten, und ebenfalls die Hinweise zur Beeinflussung der Fahrtauglichkeit, zur Einnahme in der Schwangerschaft und zur Meidung von Alkohol. Ferner beschreibt das Arzneimittelverzeichnis die Dosierung mit 0,2 g bis 0,3 g oder sogar 0,6 g pro Tag, für Säuglinge bis 10 mg/kg und Tag genauer.[272]

Die Packungsbeilage von Lepinal® 0,1 g / Lepinal® 0,3 g / Lepinaletten® von 1989 besaß einen rein informativen Charakter. Sie wurde in Übereinstimmung mit der Richtlinie für die inhaltliche Gestaltung patientengerechter Packungsbeilagen konzipiert.

8.5   Untersuchung ausgewählter Beipackzettel der ISIS-Chemie Zwickau

8.5.1   Eseral®, 1961

Eseral® war ein Beruhigungs- und Schlafmittel mit den Wirkstoffen Phenobarbital und Neostigminbromid,[273] das der Verschreibungspflicht unterlag.[274] Den Beipackzettel des Präparats von 1961 zeigt die nachfolgende Abbildung:

---

[272] Vgl. AMV (1988), Teil I, S. 148.
[273] Vgl. A. SCHWARZER (2011), S. 27.
[274] Vgl. AMV (1962), S. 118. Zu Eseral® siehe auch A. SCHWARZER (2010), S. 249f.

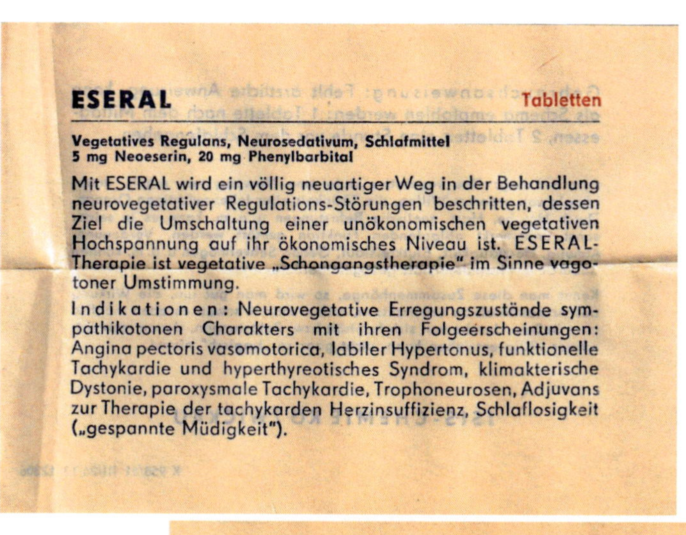

Abb. 70: Vorder- und Rückseite der Packungsbeilage von Eseral®, 1961[275]

---

[275] SAM Schaudepot „Apothekenräume", Sammlung Arzneimittel DDR. Packung von Eseral® (ISIS-Chemie KG Zwickau) mit Beipackzettel.

8.5.1.1 Erfassung des Inhalts

Tab. 44: Inhalt der Packungsbeilage von Eseral®, 1961

a. Bezeichnung des Präparats	Eseral
b. Hersteller	ISIS-Chemie KG Zwickau
c. Zusammensetzung (qualitativ, quantitativ)	5 mg Neoeserin und 20 mg Phenylbarbital
d. Indikation / Stoffgruppe Vegetatives Regulans, Neurosedativum, Schlafmittel; Indikationen: Neurovegetative Erregungszustände sympathikotonen Charakters mit ihren Folgeerscheinungen: Angina pectoris vasomotorica, labiler Hypertonus, funktionelle Tachykardie und hyperthyreotisches Syndrom, klimakterische Dystonie, paroxysmale Tachykardie, Trophoneurosen, Adjuvans zur Therapie der tachykarden Herzinsuffizienz, Schlaflosigkeit („gespannte Müdigkeit").	
e. Darreichungsform / Art der Anwendung	Tablette
f. Dosierung Fehlt [eine] ärztliche Anweisung, kann als Schema empfohlen werden: 1 Tablette nach dem Mittagessen, 2 Tabletten eine Stunde vor dem Schlafengehen.	
g. Weitere Einnahmehinweise	Keine Angabe
h. Wirksamkeit	Keine Angabe
i. Nebenwirkungen	Keine Angabe
j. Kontraindikationen	Keine Angabe
k. Wechselwirkungen	Keine Angabe
l. Explizite Warnhinweise	Keine Angabe
m. Weitere Inhalte <u>Beschreibung der Therapie</u>: Mit Eseral wird ein völlig neuartiger Weg in der Behandlung neurovegetativer Regulations-Störungen beschritten, dessen Ziel die Umschaltung einer unökonomischen vegetativen Hochspannung auf ihr ökonomisches Niveau ist. Eseral-Therapie ist vegetative „Schongangstherapie" im Sinne vagotoner Umstimmung. <u>Anmerkung</u>: Das vegetative autonome Nervensystem regelt, unabhängig von unserem Willen, die Tätigkeit aller lebenswichtigen Organe. Durch Unruhe, Hast, seelische Belastungen u. a. m. kann es in seiner sonst unbemerkt ablaufenden Funktion gestört werden. Verdauung, Atmung, Herztätigkeit, Blutkreislauf, Gehör, Sehvermögen u. a. m. können dadurch in Mitleidenschaft gezogen werden. Kennt man diese Zusammenhänge, so wird man gut tun, die Wirkung des Arzneimittels zu unterstützen, indem man – soweit es eben möglich ist – äußere Unruhe von sich fernhält bzw. Belastungen, denen man sich schwer völlig entziehen kann, nicht ganz so „tragisch" nimmt.	

8.5.1.2 Analyse der Gestaltung

Der Beipackzettel enthält ca. 180 Wörter. Insbesondere bei der Angabe der Stoffgruppe, der Beschreibung der Therapie und der Indikationen werden viele Fachbegriffe verwendet. Er gliedert sich in einen Überschriftenabschnitt (Name des Präparats und Darreichungsform, Stoffgruppe und Wirkstoffangabe) sowie verschiedene Textabschnitte (Beschreibung der Therapie, Indikationen, Gebrauchsanweisung und weitere Anmerkungen). Abschließend werden der Name des Herstellers sowie eine Folge aus Buchstaben und Zahlen angegeben. Die Bezeichnung der Arzneifertigware wurde stets in Großbuchstaben, der Name des Präparats in der Überschrift fett und in einer höheren Schriftgröße gedruckt. Die Stoffgruppen sowie die Wirkstoffangaben sind fett, die Anmerkungen auf der Rückseite in einer kleineren Schriftgröße gehalten. Bis auf die in Rot dargestellte Angabe der Darreichungsform ist der Text in schwarzer Farbe gedruckt.

Der Beipackzettel ist schlicht gestaltet, er weist keine grafischen Elemente auf.

8.5.1.3 Beurteilung des Inhalts und der Gestaltung

Die Sprache des Beipackzettels ist aufgrund zahlreicher Fachausdrücke für den Patienten überwiegend schwer verständlich. Daher dürften die Beschreibung der Therapie, die Angabe der Stoffgruppen und der zahlreichen Indikationen nicht informativ gewesen sein. Möglicherweise sollten die Fachausdrücke Patienten beeindrucken und das Gefühl einer modernen, qualitativ hochwertigen Therapie vermitteln. Lediglich die Gebrauchsanweisung, die Anmerkungen zu therapiebegleitender Ruhe und die Beschreibung der Neuartigkeit der Arzneifertigware waren für Patienten verständlich. Von diesen Inhalten stellte die Gebrauchsanweisung eine für den Patienten wichtige Angabe dar, die im Falle einer vom Arzt oder Apotheker nicht gegebenen Dosierung eine korrekte Einnahme sicherstellen konnte.

Gemäß dem Arzneimittelverzeichnis von 1962 setzte man Eseral® nur als neurovegetatives Sedativum und Hypnotikum ein. Auch die Dosierung wird abweichend von der Packungsbeilage mit drei Mal täglich ein bis zwei Tabletten mit etwas Wasser angegeben.[276]

Insgesamt überwiegt ein werblicher Charakter der Packungsbeilage. Diese war zwar schlicht gestaltet und informierte den Patienten über eine Dosierung, falls diese nicht vom Arzt vorgegeben war. Die weiteren Angaben dienten jedoch der Betonung der Qualität von Eseral® gegenüber dem Patienten. Mit der Anweisung für die Gestaltung von Packungsbeilagen für Arzneimittel von 1961 war der Beipackzettel bereits wegen der zahlreichen Indikationen nicht vereinbar.

8.5.2 Dormutil®, 1969

Dormutil® war ein Beruhigungs- und Schlafmittel mit dem Wirkstoff Methaqualon,[277] das der Verschreibungspflicht unterlag.[278] Den Beipackzettel des Präparats von 1969 zeigt folgende Abbildung:

---

[276] Vgl. AMV (1962), S. 118. Erst das Arzneimittelverzeichnis 1974 führt eine zum Beipackzettel passende Dosierung und eine größere Anzahl der genannten Indikationen auf. Die Indikationen hyperthyreotisches Syndrom, klimakterische Dystonie und paroxysmale Tachykardie fehlen allerdings weiterhin. Vgl. AMV (1974), Teil I, S. 102.
[277] Vgl. A. SCHWARZER (2011), S. 27.
[278] Vgl. AMV (1969), Teil I, S. 102. Bis 1968 war Dormutil® rezeptfrei. Aufgrund einer den Barbituraten ähnlichen Wirkung, die u. a. bei Dauergebrauch zu einer Gewöhnung und Ab-

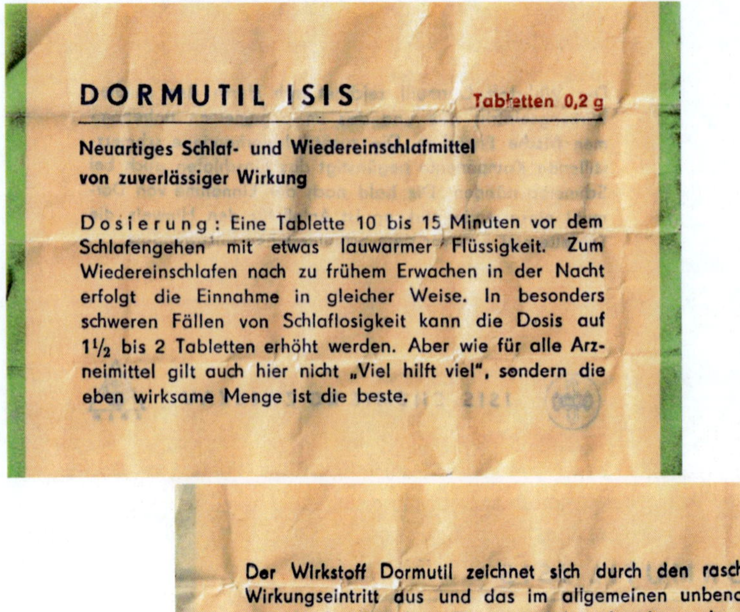

Abb. 71: Vorder- und Rückseite der Packungsbeilage von Dormutil®, 1969[279]

---

hängigkeit führt, untersteht der Wirkstoff Methaqualon heutzutage den Bestimmungen über den Verkehr mit Betäubungsmitteln. Vgl. A. Schwarzer (2010), S. 249. Allerdings fällt er inzwischen nicht mehr, wie Schwarzer 2010 angab, unter die Anlage 3 des Betäubungsmittelgesetzes, sondern unter die Anlage 2 und ist damit zwar noch verkehrs-, aber nicht mehr verschreibungsfähig. Zur Entdeckung des Syntheseweges von Methaqualon siehe A. Schwarzer (2010), S. 247. Zur Einführung synthetischer Schlafmittel im 19. Jahrhundert siehe K. Goder (1985).

[279] SAM Schaudepot „Apothekenräume", Sammlung Arzneimittel DDR. Packung von Dormutil® (ISIS-Chemie KG Zwickau) mit Beipackzettel.

8.5.2.1   Erfassung des Inhalts

Tab. 45:   Inhalt der Packungsbeilage von Dormutil®, 1969

a.	Bezeichnung des Präparats	Dormutil Isis
b.	Hersteller	ISIS-Chemie KG Zwickau
c.	Zusammensetzung (qualitativ, quantitativ)	0,2 g pro Tablette; Wirkstoff: Dormutil
d.	Indikation / Stoffgruppe	Neuartiges Schlaf- und Wiedereinschlafmittel
e.	Darreichungsform / Art der Anwendung	Tablette
f.	Dosierung	
	Eine Tablette 10 bis 15 Minuten vor dem Schlafengehen [siehe g.]. Zum Wiedereinschlafen nach zu frühem Erwachen in der Nacht erfolgt die Einnahme in gleicher Weise. In besonders schweren Fällen von Schlaflosigkeit kann die Dosis auf 1 ½ bis 2 Tabletten erhöht werden.	
g.	Weitere Einnahmehinweise	[Siehe f.] mit etwas lauwarmer Flüssigkeit. Aber wie für alle Arzneimittel gilt auch hier nicht „Viel hilft viel", sondern die eben wirksame Menge ist die beste.
h.	Wirksamkeit	
	Von zuverlässiger Wirkung; Der Wirkstoff Dormutil zeichnet sich durch den raschen Wirkungseintritt aus. Die zusätzlich vorhandene schmerzstillende Komponente begünstigt das Einschlafen auch bei Schmerzzuständen. Die bald nach der Einnahme von Dormutil einsetzende Wirkung ist Anlaß für den Hinweis, die Tablette erst kurz vor dem Schlafengehen anzuwenden.	
i.	Nebenwirkungen	Keine Angabe
j.	Kontraindikationen	Keine Angabe
k.	Wechselwirkungen	Keine Angabe
l.	Explizite Warnhinweise	Keine Angabe
m.	Weitere Inhalte	
	Verträglichkeit: Im Allgemeinen unbenommen frisches Erwachen. Verweis auf weiteres Mittel des Herstellers: Für ausgesprochene Durchschlafstörungen, d. h. häufiges Erwachen nach Mitternacht, steht jetzt mit unserem neuen Dormutil retard ein zuverlässiges Mittel zur gezielten Behandlung dieser besonders lästigen Form der Schlafstörung zur Verfügung.	

8.5.2.2   Analyse der Gestaltung

Der Beipackzettel enthält etwa 150 Wörter in allgemeinverständlicher Sprache. Er ist in einen Überschriftenabschnitt (Name des Präparats, Darreichungsform und Stärke, Stoffgruppe und Angabe zum Behandlungserfolg) und verschiedene Textabschnitte (Dosierung, Angaben zur Wirkung, Verweis auf weiteres Mittel des Herstellers) gegliedert. Abschließend werden das Markenzeichen GERMED, der Name des Herstellers sowie sein Logo und eine Folge aus Buchstaben und Zahlen angegeben. Der Name des Präparats in der Überschrift erscheint fett und in einer höheren Schriftgröße. Die Stoffgruppen und die Angabe zum Behandlungserfolg wurden fett gedruckt. Die Darreichungsform, der Verweis auf ein weiteres Mittel des Herstellers sowie die Folge aus Buchstaben und Zahlen werden in roter, der übrige Text in schwarzer Farbe abgebildet.

Auf der Vorderseite flankiert den Beipackzettel links und rechts je ein grüner Streifen, auf der Rückseite weist er das Warenzeichen GERMED sowie das Logo des Herstellers auf.

8.5.2.3   *Beurteilung des Inhalts und der Gestaltung*

Der Beipackzettel weist eine für den Patienten verständliche Sprache auf. Diese beschrieb das Präparat mithilfe von Begriffen wie „neuartig"[280] oder „zeichnet sich aus" sowie die Wirkung, der eine „Zuverlässigkeit", ein „rascher Wirkungseintritt" und ein „unbenommenes Erwachen" attestiert wurden, auf eine positive Weise. Weiterhin hob der Beipackzettel die Empfehlung von Dormutil® retard mit roter Schrift hervor und bediente sich mit grünen Streifen an den Seiten der Vorderseite des Beipackzettels eines grafischen Elementes, das die Erinnerung des Patienten an das Präparat unterstützte.

Gemäß dem Arzneimittelverzeichnis von 1969 wurde Dormutil® als Sedativum und Hypnotikum eingesetzt. Auch die vom Arzneimittelverzeichnis gegebene Dosierung von ein bis zwei Tabletten stimmt mit den Angaben in der Packungsbeilage überein.[281] Anzumerken ist, dass die Packungsbeilage den Wirkstoff als „Dormutil" bezeichnete, obwohl dies der Name des Präparats war, das den Wirkstoff Methaqualon enthielt.[282]

Der Beipackzettel informierte den Patienten über das Anwendungsgebiet und die korrekte Dosierung. Die verwendete Sprache wirkt anempfehlend. Hinzu kamen ein obgleich schlichtes, aber doch das Erinnerungsvermögen des Patienten ansprechendes grafisches Element der flankierenden Streifen und nicht zuletzt der Hinweis auf ein weiteres Mittel des Herstellers, sodass der werbliche Charakter überwiegt. Aufgrund dessen war die Packungsbeilage nicht mit der Anweisung für die Gestaltung von Packungsbeilagen für Arzneimittel von 1961 vereinbar.

8.5.3   Pholedrin, 1971

Pholedrin war ein Herz-Kreislauf-Mittel mit dem Wirkstoff Pholedrinsulfat bzw. Pholedrinformiat,[283] das der Verschreibungspflicht unterlag.[284] Den Beipackzettel von Pholedrin Tropfen 1971 zeigt Abbildung 72:

---

[280] Bereits das Arzneimittelverzeichnis 1962 führt Dormutil® auf. Vgl. AMV (1962), S. 112. Einen alternativen Syntheseweg zu dem als Vorbild dienenden Präparat Normi-Nox® aus der Bundesrepublik patentierte die ISIS-Chemie KG jedoch erst 1964. Vgl. A. SCHWARZER (2010), S. 247f.

[281] Vgl. AMV (1969), Teil I, S. 102.

[282] Vgl. A. SCHWARZER (2011), S. 27; sowie AMV (1969), Teil I, S. 102.

[283] Vgl. A. SCHWARZER (2011), S. 27. Das verwendete Salz war von der Darreichungsform abhängig. Pholedrin-Augentropfen beinhalteten bspw. Pholedrinformiat, während die zur Einnahme vorgesehenen Tropfen Pholedrin liquidum Pholedrinsulfat enthielten. Vgl. AMV (1969), Teil I, S. 217.

[284] Vgl. AMV (1969), Teil I, S. 217.

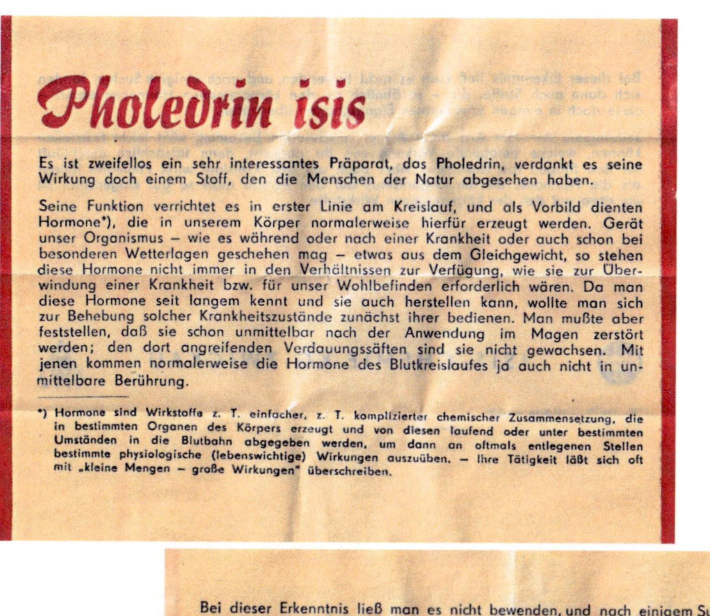

Abb. 72: Vorder- und Rückseite der Packungsbeilage von Pholedrin, 1971[285]

---

[285] SAM Schaudepot „Apothekenräume", Sammlung Arzneimittel DDR. Packung von Pholedrin (ISIS-Chemie KG Zwickau) mit Beipackzettel.

8.5.3.1 *Erfassung des Inhalts*

Tab. 46: Inhalt der Packungsbeilage von Pholedrin, 1971

a.	Bezeichnung des Präparats	Pholedrin isis
b.	Hersteller	ISIS-Chemie KG Zwickau
c.	Zusammensetzung (qualitativ, quantitativ)	Ein Stoff, den die Menschen der Natur abgesehen haben.
d.	Indikation / Stoffgruppe	Funktion am Kreislauf
e.	Darreichungsform / Art der Anwendung	Tropfen
f.	Dosierung (Einzel- / Tagesdosierung)	Die Einnahme der Pholedrin-Tropfen wird im allgemeinen nach der vom Arzt gegebenen Richtlinie erfolgen.

g. Weitere Einnahmehinweise

Es empfiehlt sich jedoch, die Tropfen in einer halben Tasse warmer Flüssigkeit (nicht heiß) etwa 15 Minuten vor den Mahlzeiten zu nehmen, dann erfolgt die Wirkung rascher. Die Möglichkeit des allzulangen Verweilens im Magen wird dadurch sehr eingeschränkt, so daß auf diese Weise einer etwaigen Minderung der Wirksamkeit noch zusätzlich vorgebeugt wird.

h.	Wirksamkeit	Keine Angabe
i.	Nebenwirkungen	Keine Angabe
j.	Kontraindikationen	Keine Angabe
k.	Wechselwirkungen	Keine Angabe
l.	Explizite Warnhinweise	Keine Angabe

m. Weitere Inhalte

<u>Beschreibung des Präparats und Wirkstoffs:</u> Es ist zweifellos ein sehr interessantes Präparat, das Pholedrin, verdankt es seine Wirkung doch einem Stoff, den die Menschen der Natur abgesehen haben. Seine Funktion verrichtet es in erster Linie am Kreislauf, und als Vorbild dienten Hormone[286], die in unserem Körper normalerweise hierfür erzeugt werden.[287]

<u>Beschreibung der Wirkung:</u> Jedermann, der vom Arzt diese Arznei verschrieben bekommt, wird leicht feststellen können, welche belebende Wirkung von ihr ausgeht, denn tatsächlich durchläuft sie den Magen fast unzerstört. Aber auch auf den Kreislauf wirkt Pholedrin länger als die Hormone, da der Organismus auf den Abbau nicht so gut eingerichtet ist wie etwa auf den der körpereigenen Wirkstoffe.

---

[286] Diesen Begriff erklärte die Packungsbeilage: Hormone sind Wirkstoffe z. T. einfacher, z. T. komplizierter chemischer Zusammensetzung, die in bestimmten Organen des Körpers erzeugt und von diesen laufend oder unter bestimmten Umständen in die Blutbahn abgegeben werden, um dann an oftmals entlegenen Stellen bestimmte physiologische (lebenswichtige) Wirkungen auszuüben. – Ihre Tätigkeit läßt sich oft mit „kleinen Mengen – große Wirkungen" überschreiben.

[287] Dazu führte der Beipackzettel weiter aus: Gerät unser Organismus – wie es während oder nach einer Krankheit oder auch schon bei besonderen Wetterlagen geschehen mag – etwas aus dem Gleichgewicht, so stehen diese Hormone nicht immer in den Verhältnissen zur Verfügung, wie sie zur Überwindung einer Krankheit bzw. für unser Wohlbefinden erforderlich wären. Da man diese Hormone seit langem kennt und sie auch herstellen kann, wollte man sich zur Behebung solcher Krankheitszustände zunächst ihrer bedienen. Man mußte aber feststellen, daß sie schon unmittelbar nach der Anwendung im Magen zerstört werden; den

8.5.3.2 *Analyse der Gestaltung*

Der Beipackzettel enthält ca. 360 Wörter in allgemeinverständlicher Sprache. Er ist in eine Überschrift (Name des Präparats) und verschiedene Textabschnitte (Beschreibung des Präparats und des Wirkstoffs, Beschreibung der Wirkung, Dosierung und weitere Einnahmehinweise) gegliedert. Abschließend werden das Markenzeichen GERMED, der Name des Herstellers sowie sein Logo und eine Folge aus Buchstaben und Zahlen angegeben. Der Name des Präparats in der Überschrift wurde fett, in einer höheren Schriftgröße und in Rot gedruckt. Zudem sind die Angaben zur Dosierung und die weiteren Einnahmehinweise in Rot wiedergegeben, der übrige Text ist schwarz.

Der Beipackzettel ist auf der Vorderseite links und rechts von einem roten Streifen flankiert, auf der Rückseite ist das Warenzeichen GERMED sowie das Logo des Herstellers abgebildet.

8.5.3.3 *Beurteilung des Inhalts und der Gestaltung*

Der Beipackzettel ist in einer für Laien verständlichen Sprache abgefasst. Trotz seiner Länge von über 300 Wörtern, die ihn in Verbindung mit relativen langen Textpassagen mitunter unübersichtlich wirken lässt, beinhaltete er für den Patienten nur wenig relevante Informationen. Zu diesen zählten die aus einem Verweis auf die ärztliche Verordnung bestehende Dosierungsangabe sowie weitere Einnahmehinweise. Das Anwendungsgebiet als Kreislaufmittel musste der Anwender aus dem Fließtext erschließen, wobei er auch eine Einnahme zur „Überwindung einer Krankheit" oder für das „Wohlbefinden" verstehen konnte. Das Präparat, der Wirkstoff und die Wirkungsweise wurden auf eine positive Art beschrieben. Nach einer ausführlichen Erklärung hob man bspw. die Überlegenheit des Pholedrin gegenüber körpereigenen Hormonen hervor. Ferner konnte eine belebende Wirkung von „jedermann" festgestellt werden, der es einnahm. Darüber hinaus waren die roten Streifen auf der Vorderseite des Beipackzettels ein grafisches Element, das die Erinnerung des Patienten an das Präparat unterstützte. Die Farbe assoziierte zugleich eine Vorstellung von Vitalität.

Gemäß dem Arzneimittelverzeichnis von 1969 wurde Pholedrin als Sympathomimetikum eingesetzt. Es sieht eine Dosierung von zehn bis 20 Tropfen für Erwachsene bzw. fünf bis zehn Tropfen für Kinder vor und weist somit ergänzende Informationen auf.[288]

Der Beipackzettel informierte den Patienten etwas irreführend über das Indikationsgebiet. Die Anwendung als Kreislaufmittel, das üblicherweise bei niedrigem Blutdruck und damit verbundenem Schwindel eingesetzt wird, konnte der Laie aufgrund der Be-

---

dort angreifenden Verdauungssäften sind sie nicht gewachsen. Mit jenen kommen normalerweise die Hormone des Blutkreislaufes ja auch nicht in unmittelbare Berührung. Bei dieser Erkenntnis ließ man es nicht bewenden, und nach einigem Suchen fanden sich dann auch Stoffe, die – so ähnlich sie den körpereigenen Hormonen waren – diese doch in einigen erwünschten Eigenschaften übertrafen.

[288] Vgl. AMV (1969), Teil I, S. 217. Die Stoffgruppe ist Pholedrin longo Dragees zu entnehmen, da das Arzneimittelverzeichnis unter Pholedrin liquidum keine entsprechende Angabe führt. Pholedrin liquidum bestand zu 16 % aus Ethanol. Vgl. AMV (1969), Teil I, S. 217. Pholedrin ist strukturell dem Sympathomimetikum Ephedrin ähnlich. Vgl. A. SCHWARZER (2010), S. 192.

schreibung einer „belebenden Wirkung" und den Ausführungen zu Hormonen sehr un-spezifisch auch mit der „Überwindung von Krankheit" oder für das „Wohlbefinden" verstehen. Das schlichte, aber dennoch dem Erinnerungsvermögen des Patienten förder-liche, grafische Element der flankierenden roten Streifen sowie die ansonsten für den Patienten wenig informativen Inhalte lassen einen überwiegend werblichen Charakter der Packungsbeilage erkennen. Da es gemäß der Anweisung für die Gestaltung von Pa-ckungsbeilagen für Arzneimittel von 1961 erlaubt war, eine allgemeine Charakteristik der Wirkungsweise in Packungsbeilagen aufzunehmen, ist ein Verstoß zumindest nicht mit Sicherheit festzustellen.

8.5.4   Nitrangin[®] compositum, 1972

Nitrangin[®] compositum stellte ein Herz-Kreislauf-Mittel mit dem chemisch definierten Wirkstoff Glyceroltrinitrat und Baldriantinktur dar,[289] das der Verschreibungspflicht unterlag.[290] Den Beipackzettel von Nitrangin[®] compositum von 1972 zeigt die nachfol-gende Abbildung:

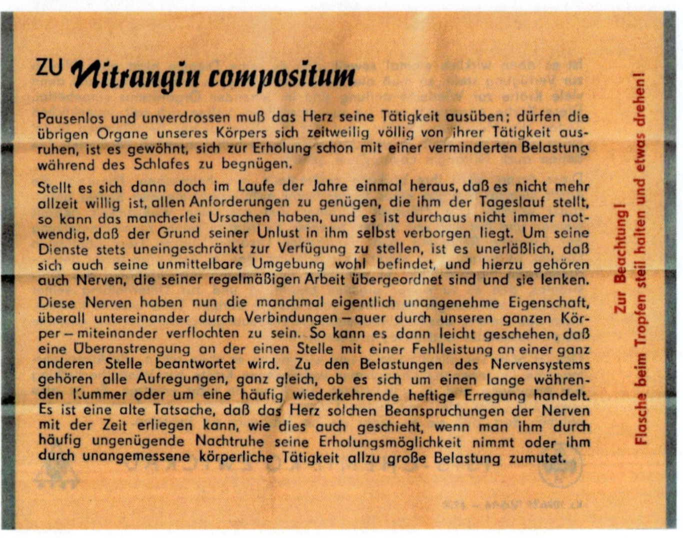

---

[289]   Vgl. A. SCHWARZER (2011), S. 27.

[290]   Vgl. AMV (1969), Teil I, S. 190. Nitrangin[®] compositum war bereits 1951 im Handel. Vgl.
        AMV (1951), S. 77.

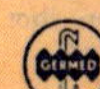

Abb. 73: Vorder- und Rückseite der Packungsbeilage von Nitrangin® compositum, 1972[291]

8.5.4.1 *Erfassung des Inhalts*

Tab. 47: Inhalt der Packungsbeilage von Nitrangin® compositum, 1972

a.	Bezeichnung des Präparats	Nitrangin compositum
b.	Hersteller	ISIS-Chemie KG Zwickau
c.	Zusammensetzung (qualitativ, quantitativ)	Aus heimischen Pflanzen, die durch kleinste Mengen eines in der Natur nicht vorkommenden Stoffes unterstützt werden.
d.	Indikation / Stoffgruppe	Keine Angabe
e.	Darreichungsform / Art der Anwendung	Tropfen; Anwendungshinweis: Zur Beachtung! Flasche beim Tropfen steil halten und etwas drehen!
f.	Dosierung (Einzel- / Tagesdosierung)	Keine Angabe
g.	Weitere Einnahmehinweise	Keine Angabe
h.	Wirksamkeit	Das Präparat ist eine lange Zeit auf seine Wirksamkeit geprüft worden und hat sich seit Jahren bewährt.
i.	Nebenwirkungen	Keine Angabe
j.	Kontraindikationen	Keine Angabe
k.	Wechselwirkungen	Keine Angabe
l.	Explizite Warnhinweise	Keine Angabe

---

[291] SAM Schaudepot „Apothekenräume", Sammlung Arzneimittel DDR. Packung von Nitrangin® compositum (ISIS-Chemie KG Zwickau) mit Beipackzettel. Das auf der Packung aufgedruckte Herstelldatum weist das Jahr 1972 aus. Die Druckversion des Beipackzettels hingegen stammt gemäß der Zahlenfolge aus dem Jahr 1969.

m. Weitere Inhalte

<u>Beschreibung möglicher Beschwerden und deren Ursprungs:</u> Pausenlos und unverdrossen muß das Herz seine Tätigkeit ausüben; dürfen die übrigen Organe unseres Körpers sich zeitweilig völlig von ihrer Tätigkeit ausruhen, ist es gewöhnt, sich zur Erholung schon mit einer verminderten Belastung während des Schlafes zu begnügen.

Stellt es sich dann doch im Laufe der Jahre einmal heraus, daß es nicht mehr allzeit willig ist, allen Anforderungen zu genügen, die ihm der Tageslauf stellt, so kann das mancherlei Ursachen haben, und es ist durchaus nicht immer notwendig, daß der Grund seiner Unlust in ihm selbst verborgen liegt. Um seine Dienste stets uneingeschränkt zur Verfügung zu stellen, ist es unerläßlich, daß sich auch seine unmittelbare Umgebung wohl befindet, und hierzu gehören auch Nerven, die seiner regelmäßigen Arbeit übergeordnet sind und sie lenken.

Diese Nerven haben nun die manchmal eigentlich unangenehme Eigenschaft, überall untereinander durch Verbindungen – quer durch unseren ganzen Körper – miteinander verflochten zu sein. So kann es dann leicht geschehen, daß eine Überanstrengung an der einen Stelle mit einer Fehlleistung an einer ganz anderen Stelle beantwortet wird. Zu den Belastungen des Nervensystems gehören alle Aufregungen, ganz gleich, ob es sich um einen lange währenden Kummer oder um eine häufig wiederkehrende heftige Erregung handelt. Es ist eine alte Tatsache, daß das Herz solchen Beanspruchungen der Nerven mit der Zeit erliegen kann, wie dies auch geschieht, wenn man ihm durch häufig ungenügende Nachtruhe seine Erholungsmöglichkeit nimmt oder ihm durch unangemessene körperliche Tätigkeit allzu große Belastung zumutet.

Ist es dann wirklich einmal soweit, daß es seine Dienste nicht ohne Klagen zur Verfügung stellt, so muß dies noch kein Grund zu ernster Sorge sein, denn viele Kräfte zur Wiederherstellung sind im lebenden Organismus eingebettet. Diese Kräfte anzuregen und sie zu unterstützen, haben sich seit undenklichen Zeiten die Menschen bemüht, und das Ergebnis solcher Bemühungen findet heute seinen Ausdruck in wohldurchdachten, feinabgestimmten Heilmitteln, zu denen auch Nitrangin compositum gehört.

<u>Beschreibung der Wirkungsweise:</u> Es [Nitrangin compositum] trägt in seiner Zusammensetzung der Tatsache Rechnung, daß mancherlei Ursachen unser Herz überlasten können, es beruhigt, es stärkt, es regelt und, das ist wohl eine seiner hervorragendsten Eigenschaften, es erleichtert dem Herzen die Zuführung des Blutstromes, den es zu seiner eigenen Ernährung und zur Unterhaltung seiner Tätigkeit noch weniger entbehren kann als die übrigen Teile unseres Körpers, etwa das Gehirn, das Knochenskelett, die Verdauungsorgane oder die gesamte Körpermuskulatur und vieles andere mehr.

Das ist aber vor allem wichtig, und wir sagten es eben schon, die Arznei vermag die im lebenden Organismus vorhandenen Kräfte zur Wiederherstellung nur anzuregen und zu unterstützen, sie kann sie nicht ersetzen.

<u>Unterstützende Maßnahmen:</u> Es ist also unerläßlich, das Herz vor jenen Dingen zu bewahren, von denen man annehmen darf, daß sie es, mehr als ihm zuträglich ist, belasten.

8.5.4.2 *Analyse der Gestaltung*

Der Beipackzettel enthält ca. 490 Wörter in allgemeinverständlicher Sprache. Er ist in eine Überschrift (Name des Präparats) und verschiedene Textabschnitte (Beschreibung möglicher Beschwerden und deren Ursprungs, Zusammensetzung, Wirksamkeit und Wirkungsweise, unterstützende Maßnahmen sowie ein Anwendungshinweis [seitlich]) gegliedert. Abschließend werden das Markenzeichen GERMED, der Name des Herstellers sowie sein Logo und eine Folge aus Buchstaben und Zahlen angegeben. Der Name des Präparats in der Überschrift erscheint fett, in einer höheren Schriftgröße und in einer anderen Schriftart. Der seitlich auf der Vorderseite angebrachte Hinweis zum Umgang mit dem Tropfer wurde in Rot gedruckt, der übrige Text in Schwarz.

Die Vorderseite wird links und rechts je von einem blauen Streifen flankiert, auf der Rückseite wird das Warenzeichen GERMED sowie das Logo des Herstellers abgebildet.

8.5.4.3 *Beurteilung des Inhalts und der Gestaltung*

Der Beipackzettel weist eine für Laien verständliche Sprache auf. Trotz seiner Länge von über 400 Wörtern, die ihn in Verbindung mit relativ langen Textpassagen mitunter unübersichtlich wirken lässt, enthielt er für den Patienten nur wenig relevante Informationen. Zu diesen zählten ein Hinweis zur korrekten Anwendung des Tropfers sowie Ruhe als unterstützende Maßnahme. Eine Anwendung als Mittel zur Unterstützung der Herztätigkeit konnte aus dem Fließtext erkannt werden. Vermutlich verleitete die lange Umschreibung und die Herausstellung der Anregung und Unterstützung der Kräfte des Organismus den Patienten jedoch auch zu einer prophylaktischen Einnahme vor schwerer körperlicher Betätigung oder in bestimmten Lebenssituationen, die eine psychische Belastung darstellten. Der Beipackzettel beschrieb das Präparat, den Wirkstoff und die Wirkungsweise auf eine positive Art. Demnach zählte Nitrangin® compositum zu den „wohldurchdachten, feinabgestimmten Heilmitteln", wurde „lange Zeit auf seine Wirksamkeit geprüft" und hatte „sich seit Jahren bewährt". Bei den Ausführungen zur Zusammensetzung führte man die überwiegende Wirkung auf die „heimischen Pflanzen" zurück, die „durch kleinste Mengen eines in der Natur nicht vorkommenden Stoffes [nur] unterstützt" wurden.[292] Ferner waren die blauen Streifen auf der Vorderseite ein grafisches Element, das die Erinnerung des Patienten an das Präparat unterstützte.

Das Arzneimittelverzeichnis von 1969 nennt zu Nitrangin® compositum kein Anwendungsgebiet. Es führt jedoch die im Beipackzettel nicht im Detail angegebene Zusammensetzung auf: 100g Nitrangin® compositum bestanden aus 0,028 g Glyceroltrinitrat, 90,0 g Baldriantinktur, 0,18 g Oleum aetherea[293] sowie Ethanol. Ferner spezifiziert es die Dosierung als drei bis fünf Mal täglich zehn, 15 oder 20 Tropfen.[294]

Der Beipackzettel informierte Patienten etwas irreführend über mögliche Anwendungsgebiete. Das schlichte, aber dennoch dem Erinnerungsvermögen förderliche, grafische Element der flankierenden blauen Streifen sowie die ansonsten für Patienten we-

---

[292] Ein Vergleich der Zusammensetzung und Dosierung von Nitrangin® compositum und Nitrangin® liquidum zeichnet jedoch ein anderes Bild: 100 g Nitrangin® liquidum beinhalteten 0,25 g Glyceroltrinitrat, 100 g Nitrangin® compositum hingegen 0,028 g. Bei Nitrangin® liquidum war eine Dosierung von drei bis vier Tropfen im Anfall vorgesehen, für Nitrangin® compositum jedoch bis zu 20 Tropfen als Einzelgabe. Vgl. AMV (1969), Teil I, S. 190. Die verabreichte Menge an Glyceroltrinitrat einer jeweiligen maximalen Einzeldosis unterschied sich also um weniger als den Faktor zwei.

[293] Bezeichnet ein Gemisch aus ätherischen Ölen nicht näher genannter Herkunft. Vgl. HUNNIUS (2004), S. 32.

[294] Vgl. AMV (1969), Teil I, S. 190. Glyceroltrinitrat wird insbesondere in der Therapie der Angina pectoris, Baldriantinktur als Schlaf- und Beruhigungsmittel eingesetzt.

nig informativen Inhalte lassen einen überwiegend werblichen Charakter erkennen. Da es gemäß der Anweisung für die Gestaltung von Packungsbeilagen für Arzneimittel von 1961 erlaubt war, eine allgemeine Charakteristik der Wirkungsweise in Packungsbeilagen aufzunehmen, ist ein Verstoß zumindest nicht mit Sicherheit festzustellen.

8.5.5   Nitro-Obsidan®, 1978

Das Herz-Kreislauf-Mittel Nitro-Obsidan® enthielt die Wirkstoffe Pentaerythrityltetranitrat und Propanololhydrochlorid und unterlag der Verschreibungspflicht.[295] Den Beipackzettel von 1978 gibt Abb. 74 wieder:

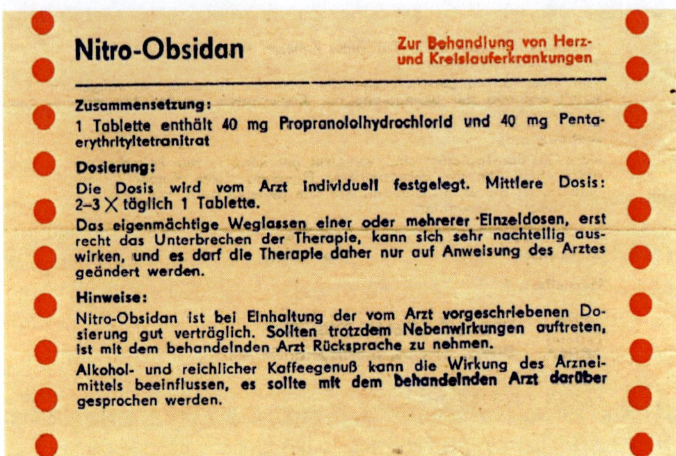

Abb. 74: Vorder- und Rückseite der Packungsbeilage von Nitro-Obsidan®, 1978[296]

---

295 Vgl. AMV (1980), Teil I, S. 204. Der VEB ISIS-Chemie brachte Nitro-Obsidan® ab 1978 in den Verkehr. Vgl. A. SCHWARZER (2010), S. 231.

8.5.5.1   *Erfassung des Inhalts*

Tab. 48:   Inhalt der Packungsbeilage von Nitro-Obsidan®, 1978

a.	Bezeichnung des Präparats	Nitro-Obsidan
b.	Hersteller	VEB ISIS-Chemie Zwickau
c.	Zusammensetzung (qualitativ, quantitativ)	Eine Tablette enthält 40 mg Propranololhydrochlorid und 40 mg Pentaerythrityl-tetranitrat.
d.	Indikation / Stoffgruppe	Zur Behandlung von Herz- und Kreislauferkrankungen
e.	Darreichungsform / Art der Anwendung	Tablette
f.	Dosierung (Einzel- / Tagesdosierung)	Die Dosis wird vom Arzt individuell festgelegt. Mittlere Dosis: zwei bis drei Mal täglich eine Tablette.
g.	Weitere Einnahmehinweise	Keine Angabe
h.	Wirksamkeit	Keine Angabe

i.   Nebenwirkungen

Nitro-Obsidan ist bei Einhaltung der vom Arzt vorgeschriebenen Dosierung gut verträglich. Sollten trotzdem Nebenwirkungen auftreten, ist mit dem behandelnden Arzt Rücksprache zu nehmen.

j. Kontraindikationen	Keine Angabe

k.   Wechselwirkungen

Alkohol- und reichlicher Kaffeegenuß kann die Wirkung des Arzneimittels beeinflussen, es sollte mit dem behandelnden Arzt darüber gesprochen werden.

l.   Explizite Warnhinweise

Das eigenmächtige Weglassen einer oder mehrerer Einzeldosen, erst recht das Unterbrechen der Therapie, kann sich sehr nachteilig auswirken, und es darf die Therapie daher nur auf Anweisung des Arztes geändert werden.

Folgender Hinweis sollte bei jeder inneren Anwendung von Arzneimitteln beachtet werden: Von einer Schwangerschaft vor bzw. vom Eintritt einer Schwangerschaft während der Behandlung mit Arzneimitteln ist der Arzt stets zu unterrichten.

m.   Weitere Inhalte

Aufbewahrungshinweis: Nitro-Obsidan-Tabletten sind vor Licht geschützt in der Faltschachtel aufzuheben. Um die unkontrollierte Einnahme durch Kinder zu verhindern, ist dieses Arzneimittel, wie alle anderen auch, vor ihrem Zugriff sicher zu verwahren.

Handelsform: 50 Tabletten

Kennziffer: ARp 14/04/59

8.5.5.2   *Analyse der Gestaltung*

Der Beipackzettel enthält etwa 170 Wörter in allgemeinverständlicher Sprache. Er ist in eine Überschrift (Name des Präparats) und verschiedene Textabschnitte mit je einer Unterüberschrift (Zusammensetzung, Dosierung, Hinweise, Aufbewahrung, Handelsform,

---

[296]   Privatarchiv PhR Klaus-Joachim König. Arzneifertigwaren, Packung von Nitro-Obsidan® (VEB ISIS-Chemie Zwickau) mit Beipackzettel.

Kennziffer) gegliedert. Abschließend werden der Name sowie die Adresse des Herstellers, das Markenzeichen GERMED und eine Folge aus Buchstaben und Zahlen angegeben. Der Name des Präparats in der Überschrift und der Name des Herstellers am Ende sind fett und in einer höheren Schriftgröße geschrieben. Das Anwendungsgebiet in der Überschrift, die Unterüberschriften, die Kennziffer und die Adresse des Herstellers erscheinen fett. Weiterhin wurden das Anwendungsgebiet in der Überschrift und die auf der Vorderseite seitlich angebrachten Punkte in roter Farbe abgedruckt, der restliche Text in Dunkelblau.

Auf der Vorderseite flankieren den Beipackzettel links und rechts rote Punkte, auf der Rückseite ist das Warenzeichen GERMED abgebildet.

8.5.5.3 *Beurteilung des Inhalts und der Gestaltung*

Der Beipackzettel ist in einer für Laien verständlichen und neutralen Sprache abgefasst. Er enthielt einen Großteil der für Patienten relevanten Informationen. Zu diesen zählten Anwendungsgebiet, Zusammensetzung im Hinblick auf die Wirkstoffe, die Dosierung, Hinweise zur ärztlichen Rücksprache bei dem Auftreten von Nebenwirkungen, auf Wechselwirkungen mit Alkohol und Kaffee sowie für das Verhalten bei einer Schwangerschaft und die korrekte Aufbewahrung. Die Gliederung und die kurzen Textabschnitte stützten die Übersichtlichkeit des Beipackzettels, dazu wurde auch das Anwendungsgebiet in roter Farbe herausgestellt. Die roten Punkte auf seiner Vorderseite stellten ein grafisches Element dar, das die Erinnerung des Patienten an das Präparat unterstützte.

Das Arzneimittelverzeichnis von 1980 führt zu Nitro-Obsidan® eine gleichlautende Zusammensetzung hinsichtlich der Wirkstoffe sowie Hinweise auf die vor Licht geschützte und vor Kindern gesicherte Aufbewahrung auf. Das Anwendungsgebiet spezifiziert es als Angina pectoris mit Hypertonie. Die Dosierung weicht mit anfangs zwei bis drei Mal täglich eine halbe Tablette bis höchstens vier bis fünf Tabletten täglich von der Packungsbeilage leicht ab.[297]

Der Beipackzettel informierte den Patienten über das Anwendungsgebiet, die korrekte Einnahme und Aufbewahrung. Ferner gab er wichtige Hinweise zu Nebenwirkungen, Wechselwirkungen und zum Verhalten bei einer Schwangerschaft. Die übersichtliche Gestaltung trug zur schnellen Erfassung der Inhalte bei. Das schlichte grafische Element der flankierenden roten Punkte hatte zwar einen Wiedererkennungswert, der informative Charakter der Packungsbeilage überwiegt jedoch. Die Packungsbeilage setzte damit bereits die im Januar 1979 in Kraft tretende Richtlinie des Instituts für Arzneimittelwesen für die Ausarbeitung von Informationsmaterialien für Ärzte und Apotheker sowie von Packungsbeilagen um. Ein Grund für den Wechsel der zuvor eher werblich gestalteten Beipackzettel zu einem nunmehr mehrheitlich informativen Charakter könnte dabei auch der Abschluss des Verstaatlichungsprozesses des Unternehmens gewesen sein. Im April 1972 ging aus der zuvor bereits zu über 90 % in staatlichem Besitz befindlichen ISIS-Chemie KG der VEB ISIS-Chemie hervor.[298]

---

[297] Vgl. AMV (1980), Teil I, S. 204.
[298] Vgl. A. SCHWARZER (2010), S. 255–257; sowie A. SCHWARZER (2011), S. 28.

8.6 Untersuchung ausgewählter Beipackzettel des VEB Jenapharm

8.6.1 Ovosiston®, 1974

Ovosiston® war ein Kontrazeptivum, das die Wirkstoffe Chlormadinonacetat[299] und Mestranol enthielt. Im Jahr 1965 eingeführt, war es die erste in der DDR verfügbare Antibabypille.[300] Da hormonelle Kontrazeptiva es fortan ermöglichten, den Zeitpunkt für eine Schwangerschaft nach den eigenen Wünschen zu gestalten, verwendete man in der DDR die Bezeichnung ‚Wunschkindpille'.[301] Den dazugehörigen Beipackzettel von 1974 zeigt Abbildung 75:

---

[299] Zu der Markteinführung von Chlormadinonacetat und der Entwicklung eines Herstellungsprozesses beim VEB Jenapharm siehe A. MÖCKEL (2018), S. 245–250.

[300] Vgl. A. MÖCKEL (2018), S. 378–380; C. FRIEDRICH / W.-D. MÜLLER-JAHNCKE (2005), S. 531; D. ONKEN (2006), S. 9; sowie M. BUCHHEIT (2021), S. 2006. Zur Einführung von Chlormadinonacetat bzw. Ovosiston® und weiteren Chlormadinonacetat enthaltenden Ovulationshemmern in der DDR siehe A. MÖCKEL (2018), S. 372–384. 2003 wurde Ovosiston® im Rahmen der Nachzulassung vom Markt genommen. Vgl. A. MÖCKEL (2018), S. 382; sowie D. ONKEN (2006), S. 9. Zu Anovlar®, der ersten Antibabypille in der Bundesrepublik, siehe Kapitel 7.6.2. Zur Unternehmensgeschichte des VEB Jenapharm unter besonderer Berücksichtigung der Steroidforschung siehe A. MÖCKEL (2018). Zur Rolle des VEB Jenapharm im Staatsdoping der DDR siehe K. LATZEL (2009). Zur Geschichte der Dopingmittel siehe O. HAUPT / C. FRIEDRICH (2016), S. 8–16. Ausführlich zur Geschichte der Dopingmittel unter besonderer Berücksichtigung der DDR siehe O. HAUPT (2017).

[301] Vgl. A. MÖCKEL (2018), S. 371–373; C. FRIEDRICH / W.-D. MÜLLER-JAHNCKE (2005), S. 531; D. ONKEN (2006), S. 9; G. SCHWARZ (1996), S. 149f.; sowie M. BUCHHEIT (2021), S. 2006. Zu den Beipackzetteln der ‚Wunschkindpillen' in der DDR siehe M. BUSCHING / C. FRIEDRICH (2021).

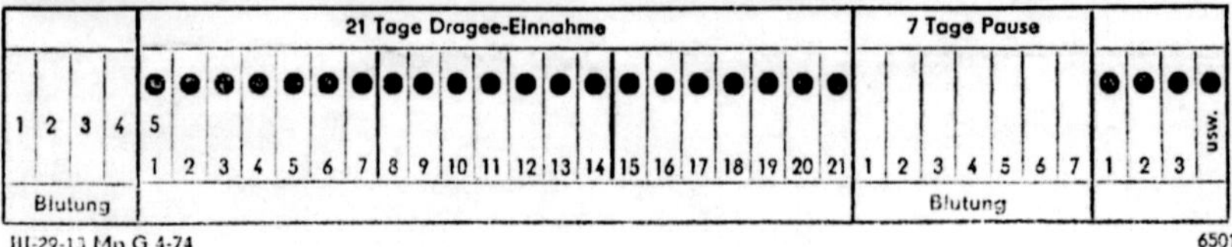

Abb. 75: Packungsbeilage von Ovosiston®, 1974[302]

8.6.1.1   Erfassung des Inhalts

Tab. 49: Inhalt der Packungsbeilage von Ovosiston®, 1974

a.	Bezeichnung des Präparats	Ovosiston®
b.	Hersteller	VEB Jenapharm
c.	Zusammensetzung[303] (qualitativ, quantitativ)	Ein Dragee enthält 2,0 mg Chlormadinonazetat und 0,08 mg Mestranol.
d.	Indikation / Stoffgruppe	Hormonpräparat
e.	Darreichungsform / Art der Anwendung	Dragee

---

[302] UKJ E-409. Packung von Ovosiston® (VEB Jenapharm) mit Beipackzettel.

[303] Ursprünglich war Ovosiston® in der Zusammensetzung 3,0 mg Chlormadinonacetat und 0,1 mg Mestranol pro Dragee eingeführt worden. Aufgrund von bei der Anwendung aufgetretenen Nebenwirkungen, zu denen Übelkeit und Erbrechen als häufigste zählten, die auf Chlormadinonacetat zurückgeführt wurden, passte man die Rezeptur jedoch nach kurzer Zeit an. Für die überarbeitete Zusammensetzung empfahl der Zentrale Gutachterausschuss 1966 auch eine reduzierte Menge von Mestranol, da bereits zu diesem Zeitpunkt die Tendenz zu einer Senkung des Thromboserisikos bestand. 1967 stellte der VEB Jenapharm den dahingehenden Zulassungsantrag. Vgl. A. MÖCKEL (2018), S. 380.

<table>
<tr><td colspan="2">

f. Dosierung (Einzel- / Tagesdosierung)

Das erste Dragee wird am 5. Tag nach Beginn der Blutung (1. Blutungstag mitgerechnet) eingenommen. Tag für Tag wird danach jeweils 1 Dragee genommen. Nachdem im Verlauf von drei Wochen die Dragees aufgebraucht sind, werden sieben Tage lang keine Dragees genommen. Soll die Schwangerschaftsverhütung fortgesetzt werden, so folgt nach diesen sieben Tagen die Anwendung einer neuen Packung.

Diese Anweisungen finden nur Anwendung, soweit der Arzt keine andere Vorschrift gegeben hat.

</td></tr>
<tr><td colspan="2">

g. Weitere Einnahmehinweise

Dabei [bei der Einnahme des ersten Dragees] ist es gleichgültig, ob die Blutung bereits beendet ist oder nicht. Den ersten Einnahmetag sollte man sich notieren, um die regelmäßige Anwendung jederzeit selbst kontrollieren zu können. Eine Kontrolle wird außerdem durch den Aufdruck auf der Rückseite der Folienverpackung ermöglicht. Das erste Dragee muß aus dem Feld herausgedrückt werden, das mit der Abkürzung des zutreffenden Wochentags gekennzeichnet ist. Die weitere Einnahme verläuft in Pfeilrichtung.

Die Einnahme erfolgt am besten zur stets gleichen Tageszeit (möglichst nach dem Abendessen), um sich an die erforderliche Regelmäßigkeit zu gewöhnen.

Der Abstand zwischen zwei Einnahmen darf nicht mehr als 36 Stunden betragen. Wird eine Einnahme versäumt, so ist diese am nächsten Tag nachzuholen, d. h. morgens und abends je ein Dragee.

</td></tr>
<tr><td colspan="2">

h. Wirksamkeit

Nur bei richtiger Anwendung des Präparates ist ein sicherer Behandlungserfolg gewährleistet!

Bei erstmaliger Anwendung des Präparates oder bei Wiederbeginn nach einer längeren Pause besteht in der ersten Woche noch kein zuverlässiger Empfängnisschutz. Die Sicherheit der Wirkung wird auch beeinträchtigt, wenn die Einnahmen nicht stets zur gleichen Tageszeit erfolgen.

</td></tr>
<tr><td>i. Nebenwirkungen</td><td>Bspw. Migräne</td></tr>
<tr><td>j. Kontraindikationen</td><td>Keine Angabe</td></tr>
<tr><td>k. Wechselwirkungen</td><td>Keine Angabe</td></tr>
<tr><td>l. Explizite Warnhinweise</td><td>

Falls abnorme Nebenerscheinungen wie Migräne auftreten, die vor der Einnahme nicht beobachtet wurden, muß der behandelnde Frauenarzt aufgesucht werden.

Jede Anwendung von Arzneimitteln in der Schwangerschaft nur nach Beratung mit dem behandelnden Arzt.

</td></tr>
<tr><td colspan="2">

m. Weitere Inhalte

<u>Entnahme:</u> Zur Entnahme der Dragees werden die Näpfchen des Folienstreifens bis zum Zerreißen der Aluminiumfolie eingedrückt.

<u>Hinweis auf Regelblutung:</u> In dieser Zeit [sieben Tage der Nichteinnahme] tritt eine Blutung auf.

<u>Lagerung:</u> Vor Kindern sicher geschützt aufbewahren!

<u>Handelsformen:</u> Packung mit 21 Dragees, Packung mit 3x 21 Dragees.

</td></tr>
</table>

8.6.1.2 *Analyse der Gestaltung*

Der Beipackzettel enthält ca. 320 Wörter in allgemeinverständlicher Sprache. Er ist in einen Überschriftenteil (Name des Präparats, Stoffgruppe) und teilweise anhand von Unterüberschriften, teilweise anhand von Absätzen in verschiedene Textabschnitte (Zusammensetzung, Dosierung, Handelsformen, Einnahmeschema) gegliedert. Abschließend werden der Hersteller und eine Folge aus Buchstaben und Zahlen angegeben. Der Name des Präparats in der Überschrift erscheint fett, in Großbuchstaben und in heller Schrift auf einem schwarzen Rechteck als Hintergrund. Die Bezeichnung der Stoffgruppe „Hormonpräparat" wurde in höherer Schriftgröße gedruckt. Die Unterüberschriften (Dosierung, Einnahmeschema und Handelsformen) sowie der Satz „Nur bei richtiger Anwendung des Präparates ist ein sicherer Behandlungserfolg gewährleistet!" sind fett, der Name des Herstellers fett und in Großbuchstaben geschrieben. Der Druck des Beipackzettels erfolgte durchgehend in schwarzer Farbe.

Der Beipackzettel wirkt überwiegend schlicht. Als grafische Elemente weist er den auf einem schwarzen Balken als Hintergrund in heller Schrift abgebildeten Namen des Präparats sowie ein Einnahmeschema, das die im Text beschriebene Anwendung verdeutlichte, auf.

8.6.1.3 *Beurteilung des Inhalts und der Gestaltung*

Der Beipackzettel ist in einer für Laien verständlichen und neutralen Sprache abgefasst. Er enthielt mit der Zusammensetzung, der Dosierung und insbesondere den ausführlichen Hinweisen zur richtigen Einnahme die für die Wirksamkeit von Ovosiston® grundlegenden Informationen. Ferner klärte er über das Verhalten bei einer vergessenen Einnahme auf und warnte vor dem fehlenden Schutz bei erstmaliger Anwendung bzw. der Anwendung nach einer längeren Pause, um die in diesem Fall weitreichenden Konsequenzen einer fälschlich angenommenen Wirksamkeit vorzubeugen. Die Gestaltung ist übersichtlich. Zwar dürfte der ausführliche Text auf den ersten Blick anspruchsvoll gewirkt haben, er gab jedoch im Detail genaue Anweisungen, die mithilfe des Einnahmeschemas als grafisches Element komplettiert wurden. Zu möglichen Nebenwirkungen nannte die Packungsbeilage nur beispielhaft Migräne und riet den Arztbesuch bei ungewöhnlichen, zuvor nicht erfahrenen Beschwerden an.

Das Arzneimittelverzeichnis von 1974 nennt zu Ovosiston® eine gleichlautende Zusammensetzung hinsichtlich der Wirkstoffe. Die Anwendung spezifiziert es als Gestagen-Östrogen zur Behandlung von Zyklusstörungen, Endometriosen, Dysmenorrhoen und Sterilität sowie als Kontrazeptivum. Die Dosierung entspricht der des Beipackzettels in verkürzter Form, wobei auch der maximale Abstand zwischen zwei Einnahmen erwähnt wurde. Abschließend gibt das Arzneimittelverzeichnis einen Hinweis zur Lagerung, der in der Packungsbeilage fehlte. Demnach sollte das Präparat vor Licht geschützt gelagert werden.[304]

Der Beipackzettel diente der Information der Patientinnen. Er gab Hinweise, die für eine korrekte Anwendung benötigt wurden. In diesem Fall entsprach dies einer genauen

---

[304] Vgl. AMV (1974), Teil I, S. 182.

Einnahmevorschrift mit Hinweisen zum Wirkungseintritt und zum Verhalten bei Nicht-einnahme. Die Informationsvermittlung wurde durch ein grafisches Element unterstützt, das selbst nicht werbend in Erscheinung trat. Wenngleich die Packungsbeilage sehr ausführlich war, entsprach sie damit der Anweisung für die Gestaltung von Packungsbeilagen für Arzneimittel von 1961.

8.6.2   Gravistat® 125 / Non-Ovlon® / Ovosiston®, 1988

Gravistat® 125, Non-Ovlon® und Ovosiston® waren jeweils aus einer Gestagen- und einer Östrogen-Komponente zusammengesetzte Kontrazeptiva.[305] Ihnen war gegen Ende der 1980er-Jahre jeweils ein Beipackzettel beigefügt, der alle drei Präparate zugleich behandelte und den für 1988 die Abb. 76 zeigt:

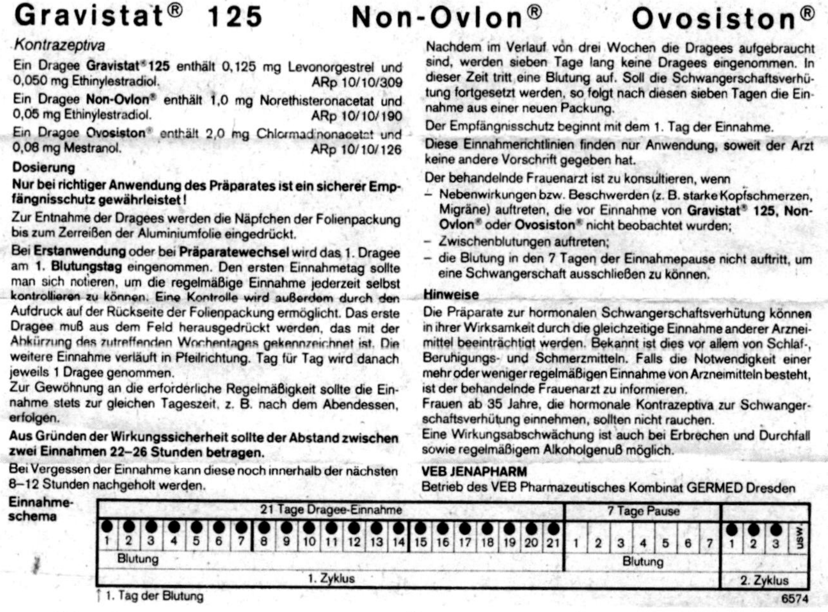

Abb. 76: Packungsbeilage von Gravistat® 125 / Non-Ovlon® / Ovosiston®, 1988[306]

---

[305]   Zu den Beipackzetteln der ‚Wunschkindpillen‘ in der DDR siehe M. BUSCHING / C. FRIEDRICH (2021). Zu Ovosiston® siehe auch Kapitel 8.6.1. Zu den Anfängen chemischer Kontrazeptiva siehe U. LANG (2022), S. 33–44.

[306]   UKJ E-410. Packung von Ovosiston® (VEB Jenapharm) mit Beipackzettel. Ein gleicher Beipackzettel befand sich in einer Packung Non-Ovlon® von 1988. Vgl. SAM Schaudepot „Apothekenräume“, Sammlung Arzneimittel DDR. Packung von Non-Ovlon® (VEB Jenapharm) mit Beipackzettel. Ferner wies eine Packung Gravistat® 125 von 1988 einen solchen Beipackzettel auf. Vgl. UKJ E-418. Packung von Gravistat® 125 (VEB Jenapharm) mit Beipackzettel.

8.6.2.1   Erfassung des Inhalts

Tab. 50:   Inhalt der Packungsbeilage von Gravistat® 125 / Non-Ovlon® / Ovosiston®, 1988

a. Bezeichnung der Präparate	Gravistat® 125 / Non-Ovlon® / Ovosiston®
b. Hersteller	VEB Jenapharm

c. Zusammensetzung (qualitativ, quantitativ)
Gravistat® 125: Ein Dragee enthält 0,125 mg Levonorgestrel und 0,050 mg Ethinylestradiol.
Non-Ovlon®: Ein Dragee enthält 1,0 mg Norethisteronacetat und 0,05 mg Ethinylestradiol.
Ovosiston®: Ein Dragee enthält 2,0 mg Chlormadinonacetat und 0,08 mg Mestranol.

d. Indikation / Stoffgruppe	Kontrazeptiva
e. Darreichungsform / Art der Anwendung	Dragee

f. Dosierung (Einzel- / Tagesdosierung)
Bei Erstanwendung oder bei Präparatewechsel wird das 1. Dragee am 1. Blutungstag eingenommen. Tag für Tag wird danach jeweils 1 Dragee genommen.
Nachdem im Verlauf von drei Wochen die Dragees aufgebraucht sind, werden sieben Tage lang keine Dragees eingenommen. Soll die Schwangerschaftsverhütung fortgesetzt werden, so folgt nach diesen sieben Tagen die Einnahme aus einer neuen Packung.
Diese Einnahmerichtlinien finden nur Anwendung, soweit der Arzt keine andere Vorschrift gegeben hat.

g. Weitere Einnahmehinweise
Den ersten Einnahmetag sollte man sich notieren, um die regelmäßige Einnahme jederzeit selbst kontrollieren zu können. Eine Kontrolle wird außerdem durch den Aufdruck auf der Rückseite der Folienpackung ermöglicht. Das erste Dragee muß aus dem Feld herausgedrückt werden, das mit der Abkürzung des zutreffenden Wochentages gekennzeichnet ist. Die weitere Einnahme verläuft in Pfeilrichtung.
Zur Gewöhnung an die erforderliche Regelmäßigkeit sollte die Einnahme stets zur gleichen Tageszeit, z. B. nach dem Abendessen, erfolgen.
Aus Gründen der Wirkungssicherheit sollte der Abstand zwischen zwei Einnahmen 22–26 Stunden betragen.
Bei Vergessen der Einnahme kann diese noch innerhalb der nächsten 8–12 Stunden nachgeholt werden.

h. Wirksamkeit
Nur bei richtiger Anwendung des Präparates ist ein sicherer Empfängnisschutz gewährleistet!
Der Empfängnisschutz beginnt mit dem 1. Tag der Einnahme.
Eine Wirkungsabschwächung ist auch bei Erbrechen und Durchfall sowie regelmäßigem Alkoholgenuß möglich.

i. Nebenwirkungen	Bspw. starke Kopfschmerzen, Migräne
j. Kontraindikationen	Keine Angabe

k. Wechselwirkungen
Die Präparate zur hormonalen Schwangerschaftsverhütung können in ihrer Wirksamkeit durch die gleichzeitige Einnahme anderer Arzneimittel beeinträchtigt werden. Bekannt ist dies vor allem von Schlaf-, Beruhigungs- und Schmerzmitteln.

l.   Explizite Warnhinweise

Der behandelnde Frauenarzt ist zu konsultieren, wenn Nebenwirkungen bzw. Beschwerden (z. B. starke Kopfschmerzen, Migräne) auftreten, die vor Einnahme von Gravistat® 125, Non-Ovlon® oder Ovosiston® nicht beobachtet wurden; Zwischenblutungen auftreten; die Blutung in den 7 Tagen der Einnahmepause nicht auftritt, um eine Schwangerschaft ausschließen zu können.

Falls die Notwendigkeit einer mehr oder weniger regelmäßigen Einnahme von [anderen] Arzneimitteln besteht, ist der behandelnde Frauenarzt zu informieren.

Frauen ab 35 Jahre, die hormonale Kontrazeptiva zur Schwangerschaftsverhütung einnehmen, sollten nicht rauchen.

m.   Weitere Inhalte

<u>Entnahme:</u> Zur Entnahme der Dragees werden die Näpfchen der Folienpackung bis zum Zerreißen der Aluminiumfolie eingedrückt.

<u>Hinweis auf Regelblutung:</u> In dieser Zeit [sieben Tage der Nichteinnahme] tritt eine Blutung auf.

<u>Registrierungsnummern des Arzneimittelverzeichnisses:</u>
ARp 10/10/309, ARp 10/10/190, ARp 10/10/126

8.6.2.2   *Analyse der Gestaltung*

Der Beipackzettel enthält ca. 370 Wörter in allgemeinverständlicher Sprache. Er ist in einen Überschriftenteil (Name der Präparate, Stoffgruppe) und teilweise anhand von Unterüberschriften, teilweise anhand von Absätzen in verschiedene Textabschnitte (Zusammensetzung, Dosierung, Einnahmeschema, Hinweise) gegliedert. Abschließend werden der Hersteller und eine Zahlenfolge angegeben. Die Namen der Präparate in der Überschrift erscheinen fett und in einer höheren Schriftgröße, die Bezeichnung der Stoffgruppe „Kontrazeptiva" kursiv. Die Namen der Präparate bei der Angabe der Zusammensetzung, die Unterüberschriften (Dosierung, Einnahmeschema und Hinweise), die Sätze „Nur bei richtiger Anwendung des Präparates ist ein sicherer Empfängnisschutz gewährleistet!" und „Aus Gründen der Wirkungssicherheit sollte der Abstand zwischen zwei Einnahmen 22–26 Stunden betragen." sowie die Worte „Erstanwendung", „Präparatewechsel" und „1. Blutungstag" bei der Angabe der Dosierung sind fett geschrieben. Der Name des Herstellers wird fett und in Großbuchstaben abgebildet. Der Druck des Beipackzettels erfolgte durchgehend in schwarzer Farbe.

Der Beipackzettel wirkt überwiegend schlicht. Als grafisches Element enthält er ein Einnahmeschema, das die im Text beschriebene Anwendung verdeutlichte.

8.6.2.3   *Beurteilung des Inhalts und der Gestaltung*

Der Beipackzettel ist in einer für Laien verständlichen und neutralen Sprache abgefasst. Er umfasste mit der Zusammensetzung, der Dosierung und insbesondere den ausführlichen Hinweisen zur richtigen Einnahme die für die Wirksamkeit der Verhütungsmittel grundlegenden Informationen. Ferner verdeutlichte er die Wichtigkeit der Compliance und klärte über das Verhalten bei vergessener Einnahme sowie über Umstände, die die Wirksamkeit der Präparate zu beeinträchtigen vermochten, wie die Einnahme anderer

Arzneimittel, Erbrechen und Durchfall sowie regelmäßiger Alkoholkonsum, auf. Die Gestaltung ist übersichtlich. Zwar dürfte der ausführliche Text auf den ersten Blick anspruchsvoll gewirkt haben, er gab jedoch im Detail genaue Anweisungen, die mithilfe des Einnahmeschemas als grafisches Element komplettiert wurden. Zu möglichen Nebenwirkungen nannte die Packungsbeilage nur beispielhaft starke Kopfschmerzen sowie Migräne und riet zu einem Arztbesuch bei ungewöhnlichen, zuvor nicht erfahrenen Beschwerden. Sie ähnelte sowohl inhaltlich als auch vom Aufbau der in Kapitel 8.6.1 untersuchten Packungsbeilage zu Ovosiston® von 1974. An einigen Stellen machte sie spezifischere Angaben, so bspw. beim Einnahmeabstand, der zuvor als maximal 36 Stunden und nunmehr als 22 bis 26 Stunden angegeben wurde. Die Hinweise zu Wechselwirkungen mit anderen Arzneimitteln und Alkohol sowie zu einem möglichen Wirkungsverlust bei Erbrechen und Durchfall stellten neue Inhalte dar. Gleiches galt für den Appell an Frauen ab 35 Jahren, bei Einnahme hormonaler Verhütungsmittel nicht zu rauchen. Diese Warnung, die auf einen Vorschlag der Gesellschaft für Gynäkologie und Geburtshilfe zurückging, hatte der Zentrale Gutachterausschuss 1985 im Wortlaut zur Aufnahme in die Beipackzettel aller hormonalen Kontrazeptiva empfohlen.[307]

Das Arzneimittelverzeichnis von 1988 führt zu den drei Arzneimitteln jeweils eine gleichlautende Zusammensetzung hinsichtlich der Wirkstoffe auf. Die Stoffgruppe Kontrazeptiva wird anhand der verschiedenen Anwendungsgebiete spezifiziert, zu denen die Konzeptionsverhütung, Zyklusstörungen und Dysmenorrhoe zählten. Die Dosierung entspricht der des Beipackzettels in verkürzter Form, wobei auch die Einnahmeabstände erwähnt werden. Zusätzlich zur Packungsbeilage gibt das Verzeichnis bei den drei Präparaten eine Reihe gleicher Kontraindikationen an, bspw. eine bestehende Schwangerschaft, hormonabhängige Gebärmutter- und Brustdrüsentumoren sowie Hypertonie und Epilepsie. Auch bei den weiteren Hinweisen gehen die Angaben über die in der Packungsbeilage hinaus. Demnach waren die Präparate nicht nur bei starken Kopfschmerzen und Migräne, sondern bspw. auch bei Sehstörungen, Anzeichen von thromboembolischen Erkrankungen, vor geplanten Operationen und bei längeren Immobilisationen sowie bei starken Raucherinnen über 35 Jahren abzusetzen. Bei Gravistat® 125 und Non-Ovlon® galt es zudem, Stimmstörungen zu beachten. Bei den wirkungsmindernden Umständen ergänzen sich Beipackzettel und Arzneimittelverzeichnis hingegen. Während der Beipackzettel bspw. Erbrechen und Durchfall angibt, die das Arzneimittelverzeichnis nicht erwähnt, nennt dieses zusätzlich Rifampicin und führt die Leberenzyminduktion als hinter der Wechselwirkung mit anderen Arzneimitteln stehenden Mechanismus für die Abschwächung der Wirkung an.[308]

Der Beipackzettel diente der Information der Patientinnen. Er gab Hinweise, die für eine korrekte Anwendung benötigt wurden. In diesem Fall entsprach dies einer genauen Einnahmevorschrift mit Hinweisen zum Verhalten bei Nichteinnahme sowie zu möglichen wirkungsmindernden Umständen. Das einzige grafische Element, das Einnahmeschema, unterstütze die Informationsvermittlung und trat nicht werbend in Erschei-

---

[307] Vgl. N. N. (1985/b), S. 162.
[308] Vgl. AMV (1988), Teil I, S. 118, S. 173 und S. 192f.

nung. Wenngleich die Packungsbeilage sehr ausführlich war, entsprach sie damit der Richtlinie für die inhaltliche Gestaltung patientengerechter Packungsbeilagen von 1987.

8.7   Untersuchung ausgewählter Beipackzettel verschiedener Hersteller

8.7.1   Algamon®, um 1950

Algamon® war ein antipyretisches Schmerzmittel mit dem Wirkstoff Salicylamid.[309] Den dazugehörigen Beipackzettel von 1950 zeigt Abbildung 77:

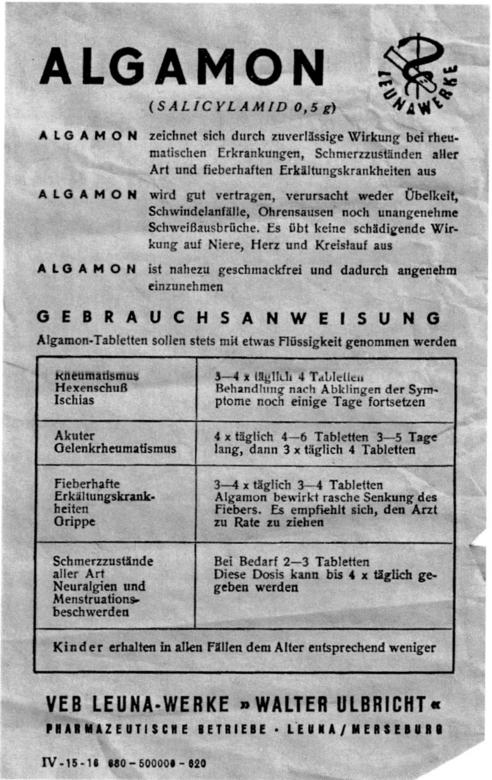

Rheumatismus Hexenschuß Ischias	3—4 x täglich 4 Tabletten Behandlung nach Abklingen der Symptome noch einige Tage fortsetzen
Akuter Gelenkrheumatismus	4 x täglich 4—6 Tabletten 3—5 Tage lang, dann 3 x täglich 4 Tabletten
Fieberhafte Erkältungskrankheiten Grippe	3—4 x täglich 3—4 Tabletten Algamon bewirkt rasche Senkung des Fiebers. Es empfiehlt sich, den Arzt zu Rate zu ziehen
Schmerzzustände aller Art Neuralgien und Menstruationsbeschwerden	Bei Bedarf 2—3 Tabletten Diese Dosis kann bis 4 x täglich gegeben werden
Kinder erhalten in allen Fällen dem Alter entsprechend weniger	

Abb. 77: Packungsbeilage von Algamon®, um 1950[310]

---

[309] Zur Geschichte der Schmerz-, Schlaf- und Betäubungsmittel in Mittelalter und früher Neuzeit siehe F.-J. KUHLEN (1983). Zur Geschichte der Antirheumatika siehe C. FRIEDRICH (2016/b), S. 408–415.

[310] SAM Schaudepot „Apothekenräume", Sammlung Arzneimittel DDR. Packung von Algamon® (VEB Leuna-Werke „Walter Ulbricht", Pharmazeutische Betriebe Leuna / Merseburg) mit Beipackzettel.

8.7.1.1 Erfassung des Inhalts

Tab. 51: Inhalt der Packungsbeilage von Algamon®, um 1950

a.	Bezeichnung des Präparats	Algamon
b.	Hersteller	VEB Leuna-Werke „Walter Ulbricht", Pharmazeutische Betriebe Leuna / Merseburg
c.	Zusammensetzung (qualitativ, quantitativ)	Salicylamid 0,5 g
d.	Indikation / Stoffgruppe	Rheumatismus, Hexenschuß, Ischias Akuter Gelenkrheumatismus Fieberhafte Erkältungskrankheiten, Grippe Schmerzzustände aller Art, Neuralgien und Menstruationsbeschwerden
e.	Darreichungsform / Art der Anwendung	Tablette

f. Dosierung (Einzel- / Tagesdosierung)

[Je nach Anwendungsgebiet in der unter d. angegebenen Reihenfolge]

3–4 x täglich 4 Tabletten. Behandlung nach Abklingen der Symptome noch einige Tage fortsetzen.

4 x täglich 4–6 Tabletten 3–5 Tage lang, dann 3 x täglich 4 Tabletten.

3–4 x täglich 3–4 Tabletten.

Bei Bedarf 2–3 Tabletten. Diese Dosis kann bis 4 x täglich gegeben werden.

Kinder erhalten in allen Fällen dem Alter entsprechend weniger.

g.	Weitere Einnahmehinweise	Algamon-Tabletten sollen stets mit etwas Flüssigkeit genommen werden.
h.	Wirksamkeit	Algamon zeichnet sich durch zuverlässige Wirkung bei rheumatischen Erkrankungen, Schmerzzuständen aller Art und fieberhaften Erkältungskrankheiten aus. Algamon bewirkt rasche Senkung des Fiebers.

i. Nebenwirkungen

Algamon wird gut vertragen, verursacht weder Übelkeit, Schwindelanfälle, Ohrensausen noch unangenehme Schweißausbrüche. Es übt keine schädigende Wirkung auf Niere, Herz und Kreislauf aus.

j.	Kontraindikationen	Keine Angabe
k.	Wechselwirkungen	Keine Angabe
l.	Explizite Warnhinweise	Es empfiehlt sich, den Arzt zu Rate zu ziehen [bei Fieber].
m.	Weitere Inhalte	<u>Geschmack:</u> Algamon ist nahezu geschmackfrei und dadurch angenehm einzunehmen.

8.7.1.2 Analyse der Gestaltung

Der Beipackzettel enthält etwa 130 Wörter in allgemeinverständlicher Sprache. Er ist in einen Überschriftenteil (Name des Präparats, Wirkstoff, Logo des Herstellers) und anhand grafischer Elemente in verschiedene Textabschnitte (Anwendungsgebiete, Verträglichkeit, Geschmack, Dosierung) gegliedert. Abschließend werden der Hersteller und eine Folge aus Buchstaben und Zahlen angegeben. Der Name des Präparats in der Überschrift ist fett, in Großbuchstaben und in einer höheren Schriftgröße, der Wirkstoff kursiv und in Großbuchstaben, die weiteren Wiederholungen des Präparatenamens fett und in Großbuchstaben geschrieben. Die Unterüberschrift „Gebrauchsanweisung" und der Name des Herstellers erscheinen fett, in Großbuchstaben und in einer höheren, im Vergleich zum Namen des Präparats in der Überschrift jedoch kleineren, Schriftgröße. Der Druck des Beipackzettels erfolgte durchgehend in schwarzer Farbe.

Der Beipackzettel weist mehrere grafische Elemente auf. Zum einen ist das Logo des Herstellers aus einem von einer Schlange umwundenen Glasröhrchen abgebildet. Zum anderen werden drei Abschnitte, die die Wirksamkeit und Anwendungsgebiete, die Verträglichkeit und den Geschmack positiv beschreiben, mit dem fett und in Großbuchstaben geschriebenen Namen des Präparats eingeleitet, den man mithilfe eines eingerückten Textes zudem weiter hervorhob. Ferner werden die für die unterschiedlichen Anwendungsgebiete vorgesehenen Dosierungen in einer Tabelle dargestellt.

8.7.1.3 Beurteilung des Inhalts und der Gestaltung

Der Beipackzettel ist in einer für Laien verständlichen Sprache abgefasst, die jedoch in Teilen anpreisend wirkt. Er enthielt viele für den Patienten relevante Informationen. Zu diesen zählten die Anwendungsgebiete, die Zusammensetzung im Hinblick auf den Wirkstoff, die Dosierung und ein Einnahmehinweis. Die Angaben warben jedoch auch für Algamon®, indem sie eine zuverlässige Wirkung, die Behandlung von Schmerzen jeglicher Art, eine gute Verträglichkeit einschließlich einer Reihe von Nebenwirkungen, die ausschließlich nicht auftreten würden, sowie eine aufgrund des neutralen Geschmacks angenehme Einnahme attestierten. Die tabellarische Angabe der Dosierung unterstützte die Übersichtlichkeit der Packungsbeilage. Auffällig waren jedoch vielmehr die am linken Rand angebrachten und hervorgehobenen Wiederholungen des Namens der Arzneifertigware, sodass sich dieser wahrscheinlich zügig einprägte.

Das Arzneiverordnungsbuch 1951 nennt bei Algamon® eine gleichlautende Zusammensetzung hinsichtlich des Wirkstoffs.[311] Die nachfolgende Ausgabe, das Arzneimittelverzeichnis 1954, ergänzt zudem die Anwendungsgebiete als Polyarthritis rheumatica, Neuralgien und Erkältungskrankheiten sowie eine Dosierung von drei Mal täglich zwei bis drei Tabletten.[312] Die zahlreichen in der Dosierungstabelle aufgeführten Anwendungsgebiete vermittelten demnach den Eindruck eines in vieler Weise wirkenden Präparats, das jedoch auf die Schmerzbehandlung zu reduzieren war. Auch die Angaben zur Verträglichkeit waren irreführend, indem sie die Vorstellung eines in jeglicher Hinsicht nebenwirkungsfreien Arzneimittels förderten. Dahingehend äußerte der Arzt und Pharmakologe Gustav Kuschinsky (1904–1992)[313]: „Wenn behauptet wird, daß eine

---

[311] Vgl. AMV (1951), S. 27.

[312] Vgl. AMV (1954), S. 36. Die Ausgabe von 1957 führt nur noch die Anwendung als Antineuralgikum auf. Vgl. AMV (1957), S. 39.

[313] Vgl. A. RETZAR (2016), S. 1.

Substanz keine Nebenwirkungen zeigt, so besteht der dringende Verdacht, daß sie auch keine Hauptwirkung hat."[314]

Der Beipackzettel informierte den Patienten über die Dosierung, Einnahme und Anwendungsgebiete, wobei letztere jedoch in fragwürdiger Ausführlichkeit dargestellt wurden. Die übrigen Angaben beschrieben die Vorzüge von Algamon®, von einer zuverlässigen Wirkung, über eine gute Verträglichkeit, bis zu einer aufgrund des neutralen Geschmacks angenehmen Einnahme. Die Gestaltung des Beipackzettels erhöhte den Erinnerungswert an den Namen Algamon® und trug somit zu der werbenden Wirkung bei, sodass diese insgesamt überwiegt. Anfang der 1950er-Jahre bestanden jedoch zu den Inhalten von Packungsbeilagen noch keine Vorgaben.

8.7.2   Anker-Pain-Expeller®, 1959

Der Anker-Pain-Expeller® war eine bereits aus dem 19. Jahrhundert stammende Arznei, die zu den Geheimmitteln gehörte und deren Zusammensetzung sich bis zum Ende der Marktpräsenz 1997 mehrmals änderte. Hauptinhaltsstoff des zur Einreibung vorgesehenen Mittels war zunächst Spanisch-Pfeffer-Tinktur, die später von Capsaicin abgelöst wurde.[315] Den Beipackzettel von 1959 zeigt Abbildung 78:

---

[314] G. KUSCHINSKY (1970), S. 625. Auch Retzar verweist auf Kuschinsky. Vgl. A. RETZAR (2016), S. 1. Den gleichen Wortlaut hatte Kuschinsky bereits 1966 verwendet. Vgl. G. KUSCHINSKY (1966), S. 617.

[315] Vgl. A. HELMSTÄDTER (1997), S. 7f. Ausführlicher zur Geschichte des Anker-Pain-Expeller® siehe T. LANGEBNER (2019), S. 40–57. sowie M. KÖPPE (2024), S. 98–103. Zur Geschichte der Gewürze in der europäischen Materia medica siehe S. ANAGNOSTOU (2021), S. 259–266. Zur Gebrauchsanweisung des Anker-Pain-Expeller® im Deutschen Reich siehe Kapitel 6.2.

ANKER-PAIN-EXPELLER

Bestandteile: Capsaicin 0,0375 — Spiritus 50,0 Vol. % — Camphora 1,25 — Liquor. ammonii caust. (0,910) 12,5 — Acid. salicylic. 1,87 — Olea aetherea 0,7 — Emulgat. 1,2 — Aqua dest. ad. 100 gefärbt

ist eine beliebte, anregende, schmerzstillende Einreibung und ein wertvolles Arzneimittel, das sich seit über 75 Jahren fast überall auf der Erde eingebürgert hat und in vielen Familien zum eisernen Bestand der Hausapotheke gehört. Anker-Pain-Expeller wird mit Erfolg angewendet bei

Gicht, Rheuma, Hexenschuß, Muskel- und Gelenkschmerzen, kalten Füßen usw.

Woraus besteht der Anker-Pain-Expeller? Nach einem besonderen Verfahren wird das in den Früchten von Capsicum fastigiatum, bekannt unter dem Namen **Cayennepfeffer**, enthaltene Capsaicin synthetisch hergestellt. Dieses wird in Spiritus gelöst und gleichzeitig Kampfer zugesetzt. In der Heilkunde wird der Kampfer sowohl als reizendes und belebendes, wie als schmerzstillendes und ableitendes Mittel geschätzt. Dazu tritt eine Auswahl **feinster ätherischer Oele**. Gerade die Auswahl therapeutisch wirksamer Oele und die Mischung dieser Oele bilden einen **wesentlichen Heilfaktor** des Anker-Pain-Expeller.

Es gibt viele Freunde dieses Präparates, insbesondere Frauen, die den Anker-Pain-Expeller als erfrischendes Riechmittel bei **Kopfschmerzen** und **Migräne** gebrauchen, weil sie den eigenartigen Geruch als wohltuend empfinden und sich erquickt fühlen. Als wirksam gegen Nervenschmerzen, Bienen-, Wespen- und Mückenstiche wird Nelkenöl zugesetzt, sodaß der Anker-Pain-Expeller auch die oft üblen Folgen von **Insektenstichen** abwehren kann.

Wie wirkt der Anker-Pain-Expeller? Durch die Tätigkeit des Einreibens und Massierens, sowie durch die heilenden Substanzen des Anker-Pain-Expeller werden die Gefäßnerven angeregt und die Hautgefäße erweitert, so daß ihnen das Blut reichlich zufließen kann. An den behandelten Stellen wird dann eine beträchtliche Erhöhung der Temperatur und ein angenehmes Wärmegefühl bis zum Schweißausbruch wahrgenommen. Der Anker-Pain-Expeller wirkt also belebend auf den Blutkreislauf, beseitigt dadurch Blutstauungen und verteilt das Blut örtlich wie allgemein gleichmäßiger

Dabei führt er die heilkräftigen Stoffe durch die Hautporen ins Innere des Körpers bis zu den gichtisch und rheumatisch erkrankten Stellen und wirkt dort mit stärkerem, die gelösten Harnsäurekristalle fortschwemmenden Blutstrom heilend.

In welchen Fällen ist also eine Einreibung mit Anker-Pain-Expeller am Platze? Im allgemeinen bei rheumatischen und gichtischen Beschwerden, bei Muskel- uud Gelenkschmerzen und bei Erscheinungen die auf eine Ermüdung und Erschlaffung der Haut und ihrer Hautnerven zurückzuführen sind, — insbesondere also bei der **Allerweltskrankheit „Erkältet sein!"**

Es ist nötig, möglichst rasch die erkälteten, verkühlten Stellen mit einer Einreibung von Anker-Pain-Expeller wieder durchzuwärmen. Die Wirkung wird erhöht, wenn die eingeriebene Stelle mit Anker-Gichtwatte warmgehalten wird. Die Vorschrift des Einreibens gilt auch bei **Rheuma, Gicht, Hexenschuß.**

Wie reibt man sich ein? Sofern der Hausarzt nichts anderes bestimmt, wärmt man vor dem Schlafengehen die betreffenden Stellen gut an, massiert sie gelinde mit Anker-Pain-Expeller, bedeckt sie mit einem Tuch oder besser noch mit Anker-Gichtwatte und legt sich ins Bett. Im Winter hüte man sich dabei vor Zugluft. Auch achte man darauf, das kein Expeller ins Auge kommt. Bei Personen mit empfindlicher Haut und bei Kindern verdünnt man den Anker-Pain-Expeller in einem Schälchen mit Oel. Sofort nach dem Einreiben ist die Flasche wieder zu verschließen.

Wird die Anwendung noch kombiniert mit dem hochwirksamen und wärmenden **Ankerplast Capsicum-Pflaster**, so können Sie auch in den hartnäckigsten Fällen von ihren Schmerzen befreit werden.

Wir empfehlen Ihnen deshalb unser

Ankerplast Capsicum-Pflaster, elastisch
In der Wirkung verstärkt durch Nicotinsäure-Propylester.
Von vielen mit Erfolg erprobt und bevorzugt.

In allen Apotheken frei verkäuflich!

Achten Sie auf unser Firmenzeichen:

VEB ANKERWERK RUDOLSTADT
Chem.-pharm. Fabrik, Rudolstadt / Thür.

V / 14 / 1 300 Mf 10 / 59

Abb. 78: Vorder- und Rückseite der Packungsbeilage von Anker-Pain-Expeller®, 1959[316]

8.7.2.1 Erfassung des Inhalts

Tab. 52: Inhalt der Packungsbeilage von Anker-Pain-Expeller®, 1959

a.	Bezeichnung des Präparats	Anker-Pain-Expeller
b.	Hersteller	VEB Ankerwerk Rudolstadt,[317]
		Chem.-pharm. Fabrik, Rudolstadt / Thür.

c. Zusammensetzung (qualitativ, quantitativ)
Capsaicin 0,0375; Spiritus 50,0 Vol. %; Camphora 1,25; Liquor. ammonii caust. (0,910) 12,5; Acid. salicylic. 1,87; Olea aetherea 0,7; Emulgat. 1,2; Aqua dest. ad 100 gefärbt
d. Indikation / Stoffgruppe
[Siehe h.] Gicht, Rheuma, Hexenschuß, Muskel- und Gelenkschmerzen, kalte Füße usw.;
Kopfschmerzen, Migräne, Nervenschmerzen, Insektenstiche;
Im allgemeinen bei rheumatischen und gichtischen Beschwerden, bei Muskel- und Gelenkschmerzen und bei Erscheinungen [!] die auf eine Ermüdung und Erschlaffung der Haut und ihrer Hautnerven zurückzuführen sind, – insbesondere also bei der Allerweltskrankheit „Erkältet sein!"

---

[316] SAM Schaudepot „Apothekenräume", Sammlung Arzneimittel DDR. Packung von Anker-Pain-Expeller® (VEB Ankerwerk Rudolstadt) mit Beipackzettel.

[317] Zur Geschichte des VEB Ankerwerk Rudolstadt siehe M. KÖPPE (2024).

e.	Darreichungsform / Art der Anwendung	Einreibung
f.	Dosierung (Einzel- / Tagesdosierung)	Keine Angabe zur Häufigkeit und Menge der Auftragung.

g. Weitere Anwendungshinweise

Es ist nötig, möglichst rasch die erkälteten, verkühlten Stellen mit einer Einreibung von Anker-Pain-Expeller wieder durchzuwärmen. Die Vorschrift des Einreibens gilt auch bei Rheuma, Gicht, Hexenschuß.

Sofern der Hausarzt nichts anderes bestimmt, wärmt man vor dem Schlafengehen die betreffenden Stellen gut an, massiert sie gelinde mit Anker-Pain-Expeller, bedeckt sie mit einem Tuch oder besser noch mit Anker-Gichtwatte und legt sich ins Bett. Bei Personen mit empfindlicher Haut und bei Kindern verdünnt man den Anker-Pain-Expeller in einem Schälchen mit Oel.

h. Wirksamkeit

Anker-Pain-Expeller wird mit Erfolg angewendet bei [siehe d.].

i.	Nebenwirkungen	Schweißausbruch
j.	Kontraindikationen	Keine Angabe
k.	Wechselwirkungen	Keine Angabe

l. Explizite Warnhinweise

Im Winter hüte man sich dabei [bei dem Zubettgehen] vor Zugluft.

Auch achte man darauf, das [!] kein Expeller ins Auge kommt.

m. Weitere Inhalte

Tradition: Anker-Pain-Expeller ist eine beliebte, anregende, schmerzstillende Einreibung und ein wertvolles Arzneimittel, das sich seit über 75 Jahren fast überall auf der Erde eingebürgert hat und in vielen Familien zum eisernen Bestand der Hausapotheke gehört.

Herstellung: Nach einem besonderen Verfahren wird das in den Früchten des Capsicum fastigiatum, bekannt unter dem Namen Cayennepfeffer, enthaltene Capsaicin synthetisch hergestellt. Dieses wird in Spiritus gelöst und gleichzeitig Kampfer zugesetzt. Dazu tritt eine Auswahl feinster ätherischer Oele.

Wirkungsweise, auch einzelner Bestandteile:

In der Heilkunde wird der Kampfer sowohl als reizendes und belebendes, wie als schmerzstillendes und ableitendes Mittel geschätzt.

Gerade die Auswahl therapeutisch wirksamer Oele und die Mischung dieser Oele bilden einen wesentlichen Heilfaktor des Anker-Pain-Expeller.

Es gibt viele Freunde dieses Präparates, insbesondere Frauen, die den Anker-Pain-Expeller als erfrischendes Riechmittel bei Kopfschmerzen und Migräne gebrauchen, weil sie den eigenartigen Geruch als wohltuend empfinden und sich erquickt fühlen. Als wirksam gegen Nervenschmerzen, Bienen-, Wespen- und Mückenstiche wird Nelkenöl zugesetzt, sodaß der Anker-Pain-Expeller auch die oft üblen Folgen von Insektenstichen abwehren kann.

Durch die Tätigkeit des Einreibens und Massierens, sowie durch die heilenden Substanzen des Anker-Pain-Expeller werden die Gefäßnerven angeregt und die Hautgefäße erweitert, so daß ihnen das Blut reichlich zufließen kann. An den behandelten Stellen wird dann eine beträchtliche Erhöhung der Temperatur und ein angenehmes Wärmegefühl bis zum Schweißausbruch wahrgenommen. Der Anker-Pain-Expeller wirkt also belebend auf den Blutkreislauf, beseitigt

[Fortsetzung auf nächster Seite]

dadurch Blutstauungen und verteilt das Blut örtlich wie allgemein gleichmäßiger. Dabei führt er die heilkräftigen Stoffe durch die Hautporen ins Innere des Körpers bis zu den gichtisch und rheumatisch erkrankten Stellen und wirkt dort mit stärkerem, die gelösten Harnsäurekristalle fortschwemmenden Blutstrom heilend.

Die Wirkung wird erhöht, wenn die eingeriebene Stelle mit Anker-Gichtwatte warmgehalten wird.

<u>Aufbewahrung:</u> Sofort nach dem Einreiben ist die Flasche wieder zu verschließen.

<u>Verweis auf weiteres Mittel des Herstellers:</u>

Wird die Anwendung noch kombiniert mit dem hochwirksamen und wärmenden Ankerplast Capsicum-Pflaster, so können Sie auch in den hartnäckigsten Fällen von ihren Schmerzen befreit werden.

Wir empfehlen Ihnen deshalb unser Ankerplast Capsicum-Pflaster, elastisch. In der Wirkung verstärkt durch Nicotinsäure-Propylester. Von vielen mit Erfolg erprobt und bevorzugt. In allen Apotheken frei verkäuflich.

<u>Hinweis auf Firmenzeichen:</u> Achten Sie auf unser Firmenzeichen: [Abbildung des Ankers].

8.7.2.2 *Analyse der Gestaltung*

Der Beipackzettel enthält ca. 530 Wörter in allgemeinverständlicher Sprache. Er ist in einen Überschriftenteil (Name des Präparats, Logo des Herstellers, Zusammensetzung) und anhand von Absätzen und Leitfragen in verschiedene Textabschnitte (Tradition, Anwendungsgebiete, Woraus besteht der Anker-Pain-Expeller? Wie wirkt der Anker-Pain-Expeller? In welchen Fällen ist also eine Einreibung mit Anker-Pain-Expeller am Platze? Wie reibt man sich ein? Verweis auf weiteres Mittel des Herstellers) gegliedert. Abschließend werden der Hersteller und eine Folge aus Buchstaben und Zahlen angegeben. Der Name des Präparats in der Überschrift wurde fett, in Großbuchstaben und in einer höheren Schriftgröße gedruckt. Die Bestandteile erscheinen in kleinerer Schriftgröße als der übrige Text, die Leitfragen in kursiv. Im Text hob man regelmäßig verschiedene Begriffe mithilfe des Fettdrucks und einer höheren Schriftgröße hervor, die die Anwendungsgebiete sowie die Zusammensetzung betrafen. Auch die Empfehlung eines weiteren Mittels des Herstellers, des Ankerplast Capsicum-Pflasters, am Ende der Packungsbeilage erfolgte in einer Aneinanderreihung aus Kursiv- und Fettdruck sowie einer höheren Schriftgröße. Der Beipackzettel wurde durchgehend in schwarzer Farbe abgedruckt.

Der Beipackzettel weist einige grafische Elemente auf. Das aus einem Anker bestehende Logo des Herstellers ist zwei Mal auf der Vorder- und ein Mal auf der Rückseite abgebildet. Am oberen Ende der Vorderseite ist zudem ein schwarzer Balken zu sehen, der in der Mitte eine rechteckige Ausbuchtung besitzt, und die beiden von einem Kreis umrahmten Anker verbindet.

8.7.2.3 *Beurteilung des Inhalts und der Gestaltung*

Der Beipackzettel ist in einer für Laien verständlichen Sprache abgefasst, die jedoch in großen Teilen anpreisend wirkt. Er enthielt einige für den Patienten relevante Informationen. Zu diesen zählten die Zusammensetzung hinsichtlich des Wirk- und der Hilfsstoffe, die Anwendungsgebiete sowie ein Warnhinweis, Anker-Pain-Expeller® nicht in Kontakt mit den Augen gelangen zu lassen. Eine Angabe zur Häufigkeit und Menge der Auftragung findet sich jedoch nicht. Viele weiterführende Angaben betonten die Vorzüge des Präparats, bspw. die langjährige Tradition und weite Verbreitung des Mittels sowie die Wirkungsweise, auch einzelner Bestandteile. Auffällig war ferner die hohe Anzahl genannter Indikationsgebiete, die über den Beipackzettel verteilt zu finden waren und letztlich in einer generellen Empfehlung bei Erkältungen mündeten. Abschließend empfahl die Packungsbeilage mit der Anker-Gichtwatte sowie dem Ankerplast Capsicum-Pflaster bei anhaltenden Schmerzen zwei weitere Präparate des Herstellers zur Unterstützung der Anwendung von Anker-Pain-Expeller®. Die grafische Gestaltung unterstützte dabei den werbenden Charakter mithilfe von Hervorhebungen der Anwendungsgebiete und der weiteren Präparate sowie der Abbildung des Herstellerlogos.

Das Arzneimittelverzeichnis 1957 führt zu Anker-Pain-Expeller® eine gleichlautende Zusammensetzung auf. Die Anwendung beschränkt es jedoch auf Antirheumatikum und Antiarthritikum.[318]

Der Beipackzettel informierte den Patienten über die Zusammensetzung und Anwendungsgebiete des Präparats. Letzteres jedoch in fragwürdiger Ausführlichkeit. Die übrigen Angaben beschrieben die Vorzüge des Mittels und empfahlen sogar weitere Präparate des Herstellers, die Anker-Gichtwatte und das Ankerplast Capsicum-Pflaster, zur Anwendung. Die grafischen Elemente bekräftigten die werbende Wirkung, indem sie die Vorzüge des Mittels hervorhoben und den Hersteller mithilfe seines Logos im Gedächtnis der Patienten verankerten. Der werbende Charakter steht daher eindeutig im Vordergrund. Zu den Inhalten von Packungsbeilagen bestanden jedoch 1960 noch keine Vorgaben.

8.7.3 Azoangin®, 1960

Azoangin® enthielt den Wirkstoff Diaminoazobenzolmonohydrochloridcitrat und wurde bei katarrhalischen Erkrankungen des Mund- und Rachenraums eingesetzt.[319] Den dazugehörigen Beipackzettel von 1960 zeigt Abbildung 79:

---

[318] Vgl. AMV (1957), S. 193. Das Verzeichnis führt die Arzneifertigware unter „Pain-Expeller (Anker)". Zur Geschichte der Antirheumatika siehe C. FRIEDRICH (2016/b), S. 408–415.

[319] Vgl. AMV (1962), S. 72. Der Wirkstoff war ein Derivat von Chrysoidin, dem 2,4-Diaminoazobenzol, das als Azofarbstoff bspw. bei der Neisser-Färbung zum Einsatz kommt. Vgl. HUNNIUS (2004), S. 359.

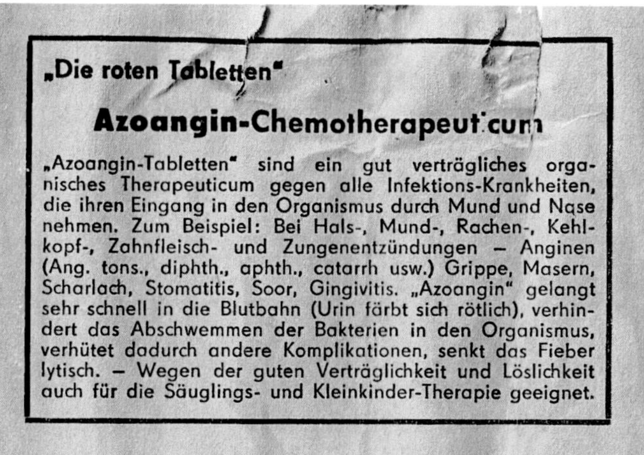

Abb. 79: Vorder- und Rückseite der Packungsbeilage von Azoangin®, 1960[320]

8.7.3.1 Erfassung des Inhalts

Tab. 53: Inhalt der Packungsbeilage von Azoangin®, 1960

a.	Bezeichnung des Präparats	
	„Die roten Tabletten", Azoangin-Chemotherapeuticum, „Azoangin-Tabletten"	
b.	Hersteller	VEB Chem.-Pharm.-Werke Zossen,
		Werk 2 Pharma Blankenfelde
c.	Zusammensetzung (qualitativ, quantitativ)	Keine Angabe

---

[320] SAM Schaudepot „Apothekenräume", Sammlung Arzneimittel DDR. Packung von Azoan-
gin® (VEB Chem.-Pharm.-Werke Zossen) mit Beipackzettel.

d. Indikation / Stoffgruppe	
Chemotherapeuticum	
Organisches Therapeuticum gegen alle Infektions-Krankheiten, die ihren Eingang in den Organismus durch Mund und Nase nehmen. Zum Beispiel: Bei Hals-, Mund-, Rachen-, Kehlkopf-, Zahnfleisch- und Zungenentzündungen – Anginen (Ang. tons., diphth., aphth., catarrh [!] usw.) [!] Grippe, Masern, Scharlach, Stomatitis, Soor, Gingivitis.	
e. Darreichungsform / Art der Anwendung	Tabletten
f. Dosierung (Einzel- / Tagesdosierung)	
Wenn vom Arzt nicht anders verordnet, dreimal täglich 1 bis 2 Tabletten schlucken und etwas Wasser, Tee, Kaffee usw. nachtrinken. Bei Grippe dreimal täglich 3 bis 4 Tabletten. Kindern zwei Tabletten, Säuglingen und Kleinkindern eine Tablette täglich in ¼ Liter gesüßtem Fencheltee verabfolgen.	
g. Weitere Einnahmehinweise	Das Mittel kann auch in einem Glas Wasser gesüßt oder ungesüßt gelöst sofort oder besser in längeren Zeitabständen schluckweise genommen werden.
h. Wirksamkeit	„Azoangin" gelangt sehr schnell in die Blutbahn, verhindert das Abschwemmen der Bakterien in den Organismus, verhütet dadurch andere Komplikationen, senkt das Fieber lytisch.
i. Nebenwirkungen	Urin färbt sich rötlich.
j. Kontraindikationen	Keine Angabe
k. Wechselwirkungen	Keine Angabe
l. Explizite Warnhinweise	Keine Angabe
m. Weitere Inhalte	
Verträglichkeit: Wegen der guten Verträglichkeit und Löslichkeit auch für die Säuglings- und Kleinkinder-Therapie geeignet. Wissenschaftliche Untersuchung: Wissenschaftliche Begutachtung: Unter anderen Staatl. Institut für Infektionskrankheiten Robert Koch, Berlin.	

8.7.3.2 *Analyse der Gestaltung*

Der Beipackzettel enthält etwa 170 Wörter in teilweise für den Laien unverständlicher Sprache, die insbesondere die Angabe der Anwendungsgebiete betreffen. Er ist in einen Überschriftenabschnitt (Umgangssprachliche Bezeichnung des Präparats, Name des Präparats und Stoffgruppe) und verschiedene Textabschnitte (Anwendungsgebiete und Verträglichkeit, wissenschaftliche Untersuchung und Gebrauchsanweisung) gegliedert. Abschließend werden der Name des Herstellers sowie eine Folge aus Buchstaben und Zahlen angegeben. Der Überschriftenabschnitt sowie die Unterüberschrift „Gebrauchsanweisung" und der Name des Herstellers erscheinen fett und in einer höheren Schriftgröße. Der Ausdruck „wissenschaftliche Begutachtung" wurde in Sperrschrift abgebildet. Das den Produktionsort spezifizierende Werk des Herstellers wurde fett geschrieben. Der Druck des Beipackzettels erfolgte durchgehend in schwarzer Farbe.

Der Beipackzettel ist schlicht gestaltet. Als einziges grafisches Element tritt eine rechteckige Umrandung des Textes auf der Vorder- und Rückseite in Erscheinung.

8.7.3.3 Beurteilung des Inhalts und der Gestaltung

Abgesehen von einigen Fachausdrücken, die insbesondere die Anwendungsgebiete betrafen und die wahrscheinlich Patienten beeindrucken sowie das Gefühl einer vielseitig einsetzbaren Arznei vermitteln sollten, war die Sprache des Beipackzettels für den Patienten verständlich. Einige Passagen stellten die Arznei positiv dar. Demnach war Azoangin[®] „gut verträglich" und wirksam gegen „alle Infektions-Krankheiten" im Mund- und Nasenbereich. Auch der Hinweis auf die wissenschaftliche Begutachtung u. a. durch das Staatliche Institut für Infektionskrankheiten Robert Koch erweckte den Eindruck einer hochwertigen Qualität. Auf der anderen Seite enthielt der Beipackzettel mit den Anwendungsgebieten, einer Dosierung[321] und weiteren Einnahmehinweisen für den Patienten wichtige Informationen. Ferner klärte er über die Rotfärbung des Urins als Nebenwirkung auf, die Patienten andernfalls beunruhigt hätte. Die Gestaltung ist, auch aufgrund der Kürze des Textes, übersichtlich.

Gemäß dem Arzneimittelverzeichnis von 1962 wurde das Chemotherapeutikum Azoangin[®] bei katarrhalischen Erkrankungen des Mund- und Rachenraums eingesetzt. Damit fasst das Verzeichnis die Vielzahl der in der Packungsbeilage angegebenen Anwendungsgebiete treffend zusammen. Die Dosierung wird abweichend vom Beipackzettel nur grob als mehrmals täglich eine Tablette angegeben.[322]

Insgesamt sind informative und werbliche Inhalte der Packungsbeilage etwa gleichmäßig verteilt. Aufgrund der sprachlichen Gestaltung, die die Verträglichkeit, die breite Anwendungsmöglichkeit und die Qualität gegenüber Patienten betonte, überwiegt jedoch der werbliche Charakter. Dies verdeutlicht auch die Angabe eines einfach zu merkenden, umgangssprachlichen Namens als „Die roten Tabletten". 1960 bestanden jedoch zu den Inhalten von Packungsbeilagen noch keine Vorgaben.

8.7.4 Alupent®-Dosieraerosol, 1982

Alupent[®] war ein als Ampullen, Tabletten und Dosieraerosol erhältliches β-Sympathomimetikum mit dem Wirkstoff Orciprenalin, das in der Asthmatherapie eingesetzt wurde.[323] Den zum Dosieraerosol gehörigen Beipackzettel von 1982 zeigt Abbildung 80:

---

[321] Die maximale Tagesdosis von 12 Tabletten bei Grippe erscheint aus heutiger Sicht ungewöhnlich hoch.

[322] Vgl. AMV (1962), S. 72.

[323] Vgl. AMV (1988), Teil I, S. 48 und S. 284. Alupent®-Dosieraerosol gehörte zu den Arzneifertigwaren der Nomenklatur C, die grundsätzlich nur bei bestimmten therapeutischen Notwendigkeiten verschrieben werden sollten. Dazu vgl. Kapitel 8.3, Anm. 202. Erst im Arzneimittelverzeichnis von 1988 wurden erstmalig auch die Arzneifertigwaren der Nomenklatur C abgedruckt. Vgl. AMV (1988), Teil I, S. 5; VuM MfGe (1988), Nr. 7, S. 81; sowie K. GERECKE (2007), S. 199. Daher wird an dieser Stelle und im Folgenden in Kapitel 8.7.4.3 auf eine im Vergleich zum Erscheinungsjahr des Beipackzettels deutlich spätere Fassung zurückgegriffen.

ALUPENT® Dosier-Aerosol zur Inhalation

Antasthmatikum

Zusammensetzung: 100 g Spray enthalten 1,071 g Orciprenalinsulfat. 1 Sprühstoß enthält 0,75 mg Orciprenalinsulfat. Die Packung gibt insgesamt 400 Sprühstöße ab.
Dosierung: Um eine exakte Dosierung und eine volle Wirkung zu erreichen, müssen folgende Hinweise genau befolgt werden.

1. Schutzkappe abnehmen.
2. Die Flasche vor jedem Gebrauch kräftig schütteln (Abb. 1)
3. So tief wie möglich ausatmen und das Mundstück so in den Mund nehmen, daß die Lippen es fest umschließen. Die Flasche wird dabei entsprechend der Abb. 2 mit dem Flaschenboden nach oben gehalten.
4. Dann nur durch den Mund ganz tief einatmen und gleich zu Beginn des Atemzuges den Behälter kurz und kräftig mit dem Zeigefinger nach unten drücken und weiter einatmen. Den Atem mehrere Sekunden anhalten, das Mundstück aus dem Mund nehmen und langsam ausatmen.
5. Nach Gebrauch Schutzkappe wieder aufsetzen.

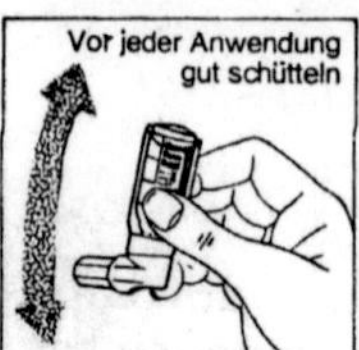
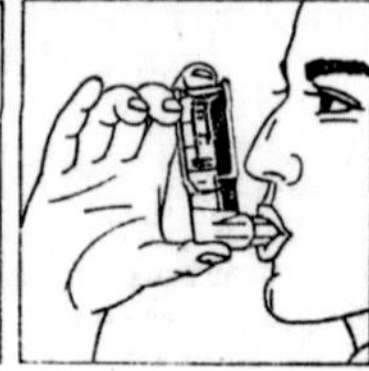

Falls vom Arzt nicht anders verordnet, gilt folgende Dosierungsempfehlung:
Im akuten Anfall von Atemnot 1–2 Aerosolstöße
Zur Vorbeugung von anfallsartiger Atemnot: 3mal täglich 1–2 Aerosolstöße

Bei drohendem oder akutem Asthmaanfall genügt meistens ein Aerosolstoß, um eine sofortige Atmungserleichterung zu erzielen. Hat sich die Atmung nach 5 Minuten nicht spürbar gebessert, kann ein zweiter Aerosolstoß genommen werden. Wenn bei einem besonders schweren Asthmaanfall nach weiteren 5 Minuten noch keine befriedigende Atmungserleichterung erzielt wurde, kann eine dritte und für diesen Anfall letzte Inhalation vorgenommen werden. Die nächste Inhalation darf dann frühestens nach 2 Stunden vorgenommen werden.

Die vom Arzt festgelegte Dosis ist nicht zu überschreiten. Bei gleichzeitiger Einnahme von Asthmamitteln in Pulver- oder Tablettenform (insbesondere Alupent-, Arubendol-, Ephedrin-Tabletten oder Asthma-Mischpräparaten) kann die zusätzliche Anwendung des Sprays verstärkte Nebenwirkungen auf das Herz-Kreislauf-System hervorrufen. Bei verstärkten Beschwerden nach der Anwendung des Arzneimittels ist sofort der Arzt zu konsultieren.
Anwendung bei Kindern nur unter Aufsicht Erwachsener.

Hinweis: Das Mundstück muß in regelmäßigen Abständen gesäubert werden. Man entfernt es vom Behälter und spült es in nicht zu heißem Wasser, evtl. mit Seife oder Geschirrspülmittel. Anschließend gründlich mit klarem Wasser spülen und wieder auf den Behälter aufsetzen.

Warnhinweis: Bei Schwangerschaft oder in der Stillperiode vor Anwendung den Arzt informieren.

Aufbewahrung: Vor Kindern geschützt aufbewahren. Nicht über 50 °C erwärmen.
Handelsform: Dosieraerosol zu 28 g mit Spezialmundstück.

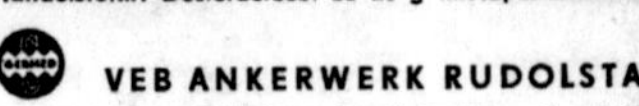

Abb. 80: Vorder- und Rückseite der Packungsbeilage von Alupent®-Dosieraerosol, 1982[324]

8.7.4.1 Erfassung des Inhalts

Tab. 54: Inhalt der Packungsbeilage von Alupent®-Dosieraerosol, 1982

a.	Bezeichnung des Präparats	Alupent®
b.	Hersteller	VEB Ankerwerk Rudolstadt, Lizenzgeber: Boehringer Ingelheim International GmbH, Ingelheim am Rhein
c.	Zusammensetzung (qualitativ, quantitativ)	100 g Spray enthalten 1,071 g Orciprenalinsulfat. 1 Sprühstoß enthält 0,75 mg Orciprenalinsulfat.
d.	Indikation / Stoffgruppe	Antasthmatikum
e.	Darreichungsform / Art der Anwendung	Dosier-Aerosol zur Inhalation
f.	Dosierung (Einzel- / Tagesdosierung)	
	Falls vom Arzt nicht anders verordnet, gilt folgende Dosierungsempfehlung: Im akuten Anfall von Atemnot 1–2 Aerosolstöße Zur Vorbeugung von anfallsartiger Atemnot: 3mal täglich 1–2 Aerosolstöße	

---

[324] StadtAR Werbung / Produktbeschreibung VI / 178-4, [ohne Paginierung]. Packungsbeilage von Alupent®-Dosier-Aerosol zur Inhalation.

<table>
<tr><td colspan="2">

g. Weitere Einnahmehinweise

Um eine exakte Dosierung und eine volle Wirkung zu erreichen, müssen folgende Hinweise genau befolgt werden.

1. Schutzkappe abnehmen.

2. Die Flasche vor jedem Gebrauch kräftig schütteln (Abb. 1)

3. So tief wie möglich ausatmen und das Mundstück so in den Mund nehmen, daß die Lippen es fest umschließen. Die Flasche wird dabei entsprechend der Abb. 2 mit dem Flaschenboden nach oben gehalten.

4. Dann nur durch den Mund ganz tief einatmen und gleich zu Beginn des Atemzuges den Behälter kurz und kräftig mit dem Zeigefinger nach unten drücken und weiter einatmen. Den Atem mehrere Sekunden anhalten, das Mundstück aus dem Mund nehmen und langsam ausatmen.

5. Nach Gebrauch Schutzkappe wieder aufsetzen.

Bei drohendem oder akutem Asthmaanfall genügt meistens ein Aerosolstoß, um eine sofortige Atmungserleichterung zu erzielen. Hat sich die Atmung nach 5 Minuten nicht spürbar gebessert, kann ein zweiter Aerosolstoß genommen werden. Wenn bei einem besonders schweren Asthmaanfall nach weiteren 5 Minuten noch keine befriedigende Atmungserleichterung erzielt wurde, kann eine dritte und für diesen Anfall letzte Inhalation vorgenommen werden.

Die nächste Inhalation darf dann frühestens nach 2 Stunden vorgenommen werden.

Die vom Arzt festgelegte Dosis ist nicht zu überschreiten.
</td></tr>
<tr><td>h. Wirksamkeit</td><td>Keine Angabe</td></tr>
<tr><td>i. Nebenwirkungen</td><td>Möglich [aber nicht spezifiziert, siehe k.]</td></tr>
<tr><td>j. Kontraindikationen</td><td>Keine Angabe</td></tr>
<tr><td colspan="2">

k. Wechselwirkungen

Bei gleichzeitiger Einnahme von Asthmamitteln in Pulver- oder Tablettenform (insbesondere Alupent-, Arubendol-, Ephedrin-Tabletten oder Asthma-Mischpräparaten) kann die zusätzliche Anwendung des Sprays verstärkte Nebenwirkungen auf das Herz-Kreislauf-System hervorrufen.
</td></tr>
<tr><td colspan="2">

l. Explizite Warnhinweise

Bei verstärkten Beschwerden nach der Anwendung des Arzneimittels ist sofort der Arzt zu konsultieren.

Anwendung bei Kindern nur unter Aufsicht Erwachsener.

Bei Schwangerschaft oder in der Stillperiode vor Anwendung den Arzt informieren.
</td></tr>
<tr><td colspan="2">

m. Weitere Inhalte

<u>Gesamtinhalt:</u> Die Packung gibt insgesamt 400 Sprühstöße ab.

<u>Reinigung:</u> Das Mundstück muß in regelmäßigen Abständen gesäubert werden. Man entfernt es vom Behälter und spült es in nicht zu heißem Wasser, evtl. mit Seife oder Geschirrspülmittel. Anschließend gründlich mit klarem Wasser spülen und wieder auf den Behälter aufsetzen.

<u>Aufbewahrung:</u> Vor Kindern geschützt aufbewahren. Nicht über 50 °C erwärmen.

<u>Handelsform:</u> Dosieraerosol zu 28 g mit Spezialmundstück.
</td></tr>
</table>

8.7.4.2 Analyse der Gestaltung

Der Beipackzettel enthält ca. 360 Wörter in überwiegend allgemeinverständlicher Sprache. Er ist in einen Überschriftenteil (Name des Präparats, Darreichungsform, Stoffgruppe) und anhand von Unterüberschriften in verschiedene Textabschnitte (Zusammensetzung, Dosierung einschließlich der Anwendung des Dosieraerosols, Reinigung, Warnhinweis, Aufbewahrung, Handelsform) gegliedert. Abschließend werden der Hersteller und eine Folge aus Buchstaben und Zahlen angegeben. Der Überschriftenteil erscheint fett und in einer höheren Schriftgröße, wobei der Name des Präparats in der höchsten Schriftgröße abgebildet wird. Die Unterüberschriften, einige Begriffe im Text, bspw. „Schutzkappe" oder „nur durch den Mund" und z. T. auch ganze Sätze, wie „Die vom Arzt festgelegte Dosis ist nicht zu überschreiten." sind fett geschrieben. Der Name des Herstellers wird in höherer Schriftgröße, fett und zudem in Großbuchstaben wiedergegeben. Der Druck des Beipackzettels erfolgte durchgehend in schwarzer Farbe.

Der Beipackzettel ist überwiegend schlicht gestaltet. Als grafische Elemente weist er zwei Abbildungen zur Anwendung des Dosieraerosols sowie das Markenzeichen GERMED auf.

8.7.4.3 *Beurteilung des Inhalts und der Gestaltung*

Der Beipackzettel ist in einer für Laien verständlichen und neutralen Sprache abgefasst. Einzig die Bezeichnung „Antasthmatikum" wurde nicht direkt erklärt, konnte aber aus dem übrigen Text erschlossen werden. Er lieferte mit der Zusammensetzung, der Dosierung und insbesondere mit der ausführlichen Erklärung zur Anwendung des Dosieraerosols für den Patienten grundlegend wichtige Informationen. Weiterhin waren verschiedene Warnhinweise, bspw. zur Häufigkeit der Anwendung bei akuten Asthmaanfällen sowie zur Schwangerschaft und Stillzeit, auch für die Sicherheit des Patienten wichtig.[325] Die Gestaltung erscheint sehr übersichtlich. Die grafischen Elemente unterstützten die Anwendungserklärung, allein das Markenzeichen GERMED konnte als werblich aufgefasst werden.

Das Arzneimittelverzeichnis 1988 führt zu Alupent® eine gleichlautende Zusammensetzung hinsichtlich des Wirkstoffs auf. Anstelle von Antasthmatikum spezifiziert es die Stoffgruppe als Bronchospasmolytikum sowie Betasympathomimetikum, eingesetzt bei Asthma bronchiale und einer Unverträglichkeit oder nicht ausreichenden Wirksamkeit von Isoprenalin. Über die Angaben des Beipackzettels hinaus gibt es an, dass absolute Kontraindikationen bei lokaler Anwendung nicht bekannt waren, jedoch bei Hyperthyreose, tachykarden Rhythmusstörungen und Hypertonie Vorsicht geboten war. Ferner weist es auf einen Wehen hemmenden Effekt bei der Anwendung in den letzten Wochen der Schwangerschaft hin. Bei den Dosierungsangaben ergänzt das Arzneimittelverzeichnis eine maximale Tagesdosis in Höhe von zwölf Sprühstößen.[326]

Der Beipackzettel diente der Information des Patienten. Er gab Hinweise, die für eine korrekte Anwendung benötigt wurden. Insbesondere die richtige Handhabung eines Dosiersprays ist grundlegende Voraussetzung für das Wirksamwerden des Arzneistoffs, der nur auf diese Weise die Alveolen und damit seinen Wirkort erreichen kann. Zudem

---

[325] Zu einer Überdosierung von Alupent®-Dosieraerosol mit Folgeschäden und darauf gegründeten Schadensersatzforderungen nach der in § 84 des Arzneimittelgesetzes der Bundesrepublik Deutschland vorgesehenen Gefährdungshaftung siehe Kapitel 7.4.2.

[326] Vgl. AMV (1988), Teil I, S. 284f.

informierte er über Wechselwirkungen mit anderen Asthmamitteln, deren gleichzeitige Anwendung zu einer Überdosierung führen konnte und somit eine Gefahr für den Patienten darstellte. Ihren Beitrag zur Arzneimittelsicherheit komplettierte die Packungsbeilage mit Warnhinweisen, bspw. zur Anwendung in der Schwangerschaft oder Stillzeit. Als werbendes Element trat nur das Markenzeichen GERMED in Erscheinung. Die übrigen grafischen Darstellungen unterstützten die Anwendungserklärung. Die Packungsbeilage entsprach somit der Richtlinie für die Ausarbeitung von Informationsmaterialien für Ärzte und Apotheker sowie von Packungsbeilagen von 1979.

8.8 Diskussion

Einen Einblick in die Gestaltung und Entwicklung von Packungsbeilagen in der DDR gab Retzar 2016 in ihrer Dissertation zur Geschichte unerwünschter Arzneimittelwirkungen, in der sie insbesondere auf patientengerechte Packungsbeilagen näher einging.[327] Ihre Ergebnisse konnten von uns einerseits bestätigt, andererseits in vielen Aspekten ergänzt werden.

So zeigen wir anhand weiterer Quellen, dass die Kritik an Packungsbeilagen in Fachzeitschriften bereits 1959 mit einer Reihe von Beiträgen des Apothekers Siegfried Tölke (1920–1993) einsetzte, dessen biografischen Werdegang wir skizzierten. Dieser attestierte Beipackzetteln einen werbenden Charakter, der mitsamt der übrigen Werbung für Arzneimittel zu einer Förderung der Selbstmedikation führen würde, die ferner in einer Steigerung des Arzneimittelverbrauchs münden könnte. Grundsätzlich problematisch sah er eine anhand der Packungsbeilagen vermittelte medizinische Aufklärung von Laien, die ebenfalls die Selbstmedikation und deren Folgen fördern würde. Logische Konsequenz seines Standpunkts war die daran anknüpfende Forderung, Arzneimitteln keine Packungsbeilagen mehr beizufügen. Auf diese Weise konnte zudem das dafür genutzte Papier eingespart und die Kosten für Arzneimittel gesenkt werden.

Dass Materialknappheit bei Papier und Pappen ein bereits seit der ersten Hälfte der 1950er-Jahre bestehendes Problem darstellte, das auch Beipackzettel von Arzneifertigwaren betraf, konnten wir erstmals anhand von Analysen zum Volkseigenen Betrieb (VEB) Jenapharm über Materialbereitstellung und -verbrauch aus den Jahren 1953, 1956 und 1957 und dazugehöriger Korrespondenz nachweisen.[328]

---

[327] Siehe hierzu A. RETZAR (2016), S. 380–390. Retzar widmete sich auch den rechtlichen Rahmenbedingungen zu Packungsbeilagen in der DDR. Zur Diskussion unserer Ergebnisse bezüglich dieses Aspekts siehe Kapitel 4.4.

[328] Insofern konnten wir auch Richter bestätigen, der allgemein von einem „Fortfall von Gebrauchsinformationen [...] durch Probleme bei der Bereitstellung von Papier und Druckkapazität für die Gebrauchsinformationen" berichtet. J. RICHTER (2007), S. 134. Ferner trug auch fehlendes Material für äußere Umhüllungen dazu bei, ohne die Gebrauchsinformationen nicht hinzugefügt werden konnten. Vgl. J. RICHTER (2007), S. 134. Retzar stellte zudem Schwierigkeiten bei der Bereitstellung patientengerechter Packungsbeilagen aufgrund von Papiermangel Ende der 1980er-Jahre fest. Vgl. A. RETZAR (2016), S. 389f.

Die von Retzar beschriebenen, Anfang der 1960er-Jahre in Fachzeitschriften geführten Diskussionen zu einem werbenden Charakter, zu der Förderung der Selbstbehandlung und einem negativen psychologischen Einfluss von Packungsbeilagen auf Patienten, insbesondere aufgrund einer Vielzahl angegebener Indikationsgebiete,[329] konnten wir bestätigen. Dabei gaben wir die Quellen teilweise ausführlicher wieder und ergänzten einen weiteren Zeitschriftenbeitrag, der Negativbeispiele von Formulierungen aus Packungsbeilagen verschiedener Arzneimittel von 1962 aufführte. Damit bestätigen und ergänzen wir zudem Richter, der berichtete, dass Apotheker und Ärzte Kritik an Packungsbeilagen äußerten, da sie Ängste bei Patienten schüren würden, sich durch die Angabe abschreckender Informationen, wie Neben- und Wechselwirkungen, negativ auf die Patienten-Compliance auswirkten und die Selbstmedikation förderten, ohne dies jedoch zu erläutern oder zeitlich einzuordnen.[330] Ferner konnten wir herausarbeiten, dass insbesondere diese in den Fachzeitschriften geführten Diskussionen den Anstoß für die Anweisung für die Gestaltung von Packungsbeilagen für Arzneimittel der Vereinigung Volkseigener Betriebe (VVB) 1961 gaben, und einen biografischen Werdegang von Joachim Eichler (1931–2008) skizzieren, der einen wesentlichen Beitrag zu den Diskussionen lieferte.

Erstmals vermochten wir weiterhin verschiedene Aktivitäten staatlicher Institutionen zum Beipackzettel darzulegen. Der Zentrale Gutachterausschuss (ZGA) empfahl bspw. noch 1961 für die Packungsbeilage der Arzneifertigware Targophagin®, einen Hinweis auf die Nebenwirkung Argyrie aufzunehmen, und bemerkte dabei, dass es nicht üblich war, in Beipackzetteln auf Nebenwirkungen hinzuweisen, die ein chronischer oder nicht ärztlich kontrollierter Gebrauch von Arzneimitteln hervorrufen konnten. Anhand des Psychostimulans Aponeuron® der Firma APOGEPHA zeigen wir, dass der ZGA Beipackzettel seit der Veröffentlichung der Anweisung für die Gestaltung von Packungsbeilagen für Arzneimittel 1961 fortan bei Neuanträgen auf Eintragung in das Verzeichnis der Arzneifertigwaren auf Grundlage der Anweisung beurteilte und diese als verbindlich betrachtete. Sogar das Ministerium für Gesundheitswesen erkundigte sich aufgrund anhaltender Beschwerden zur Packungsbeilage des Zytostatikums Cyclophosphamid 1964 beim ZGA über die Kontrolle der Einhaltung der Anweisung. Wie unsere Studie ergab, forderte die 1966 am Deutschen Institut für Arzneimittelwesen (DIAR) gebildete ‚Arbeitsgruppe zur Beurteilung des äußeren Gesamteindrucks von Arzneifertigwaren‘, die auch Packungsbeilagen bewertete, Arzneimittelhersteller auf, Beipackzettel wegzulassen und nur noch beizubehalten, wenn sie dem Patienten oder Arzt wichtige Anwendungshinweise vermitteln mussten. Im Rahmen des Neuerervorschlags NV 65/66, der die Kennzeichnung von Arzneimitteln betraf, die die Fahrtüchtigkeit beeinträchtigten, stellte das DIAR 1966 klar, dass man den Beipackzettel schon abgeschafft hat bzw. er abgeschafft wird. Dies bestätigte der ZGA 1967 in der Stellungnahme zu dem Neuerervorschlag NV 306/67, der die Einsparung von Packungsbeilagen empfahl. Somit konnten wir nachweisen, dass die zunächst unauffällig erscheinende Anweisung für die Gestaltung von Packungsbeilagen für Arzneimittel der VVB von 1961 auch in

---

[329] Vgl. A. Retzar (2016), S. 380f.
[330] Vgl. J. Richter (2007), S. 134.

den Institutionen des Gesundheitswesen anerkannt und durchgesetzt wurde, sodass sie die Grundlage für den auch institutionell vorangetriebenen Rückgang von Packungsbeilagen darstellte. Der Regierung der DDR dürfte dies entgegengekommen sein, da aufgrund der Versorgungsschwierigkeiten ohnehin zu wenig Papier zur Verfügung stand.

Am Beispiel des VEB Jenapharm konnten wir darüber hinaus zeigen, dass pharmazeutische Betriebe aufgrund des Arzneimittelgesetzes 1964 und der darin untersagten Arzneimittelinformation gegenüber Laien gleichermaßen Zurückhaltung in der Ausgestaltung von an den Patienten gelangenden Packungsbeilagen übten, um nicht gegen das Gesetz zu verstoßen.

Der Beipackzettel als Informationsmedium erhielt erst in den 1980er-Jahren verstärkte Aufmerksamkeit, insbesondere auf dem 15. Kongress der Pharmazeutischen Gesellschaft der DDR 1985 und der daran anschließenden Entwicklung patientengerechter Packungsbeilagen, wie Retzar bereits berichtete.[331] Allerdings existierten schon ab den 1960er-Jahren in Fachkreisen verschiedene Ideen, Packungsbeilage als Mittel zur medizinischen Aufklärung von Patienten zu verwenden, wie unsere Untersuchung zeigte. Den Anlass für einen ersten Vorschlag lieferte 1962 eine Statistik zum Verbrauch rezeptpflichtiger und nicht rezeptpflichtiger Analgetika, Antipyretika und Antineuralgika, für die für die Jahre 1955 bis 1960 ein starker Anstieg registriert worden war. Für die bekannten Spalt-Tabletten® entstand daher ein Entwurf für einen Beipackzettel, der über den Dauergebrauch dieser Indikationsgruppe aufklärte. Unsere Ergebnisse weisen jedoch darauf hin, dass dieser Entwurf nicht umgesetzt wurde. Im gleichen Jahr schlug zudem ein Referent auf einem Kolloquium der Pharmazeutischen Gesellschaft der DDR, Gruppe Brandenburg, vor, verbindliche Hinweise in Beipackzettel von Arzneifertigwaren aufzunehmen, deren Anwendung die Fahrtüchtigkeit beeinträchtigte. Ein dahingehender Neuerervorschlag wurde 1966 vom DIAR jedoch abgelehnt.[332] 1969 empfahl schließlich der ZGA, einen entsprechenden Hinweis auf den Packungen anzubringen und ließ damit den Beipackzettel unberücksichtigt. Aufgrund der technologisch schwierigen Realisierbarkeit dieses Vorhabens schlug der Justitiar der VVB 1972 vor, den Hinweis vielmehr auf der inneren Umhüllung und, soweit vorhanden, auf der Umverpackung und der Packungsbeilage anzubringen. Dabei wies er einschränkend darauf hin, dass dies erst ab Januar 1974 möglich wäre. In Anbetracht unserer Ergebnisse dürfte eine weitläufige Informationsvermittlung über Packungsbeilagen indes an ihrem überwiegenden Nichtvorhandensein gescheitert sein. Sinnbildlich dafür stand die 1979 veröffentlichte Richtlinie für die Ausarbeitung von Informationsmaterialien für Ärzte und Apotheker sowie von Packungsbeilagen, die zwar verschiedene Warnhinweise in Beipackzetteln vorsah, deren Einsatz jedoch ausdrücklich auf unbedingt notwendige Fälle reduzierte.[333] Ohnehin dürfte auch zu diesem Zeitpunkt nur eine kleine Menge der Arzneifertigwaren einen Beipackzettel besessen haben.

---

[331] Vgl. A. Retzar (2016), S. 382–390.

[332] Es handelte sich hierbei um den gleichen Neuerervorschlag, in dem das DIAR die Abschaffung der Packungsbeilage anmerkte.

[333] Über die Richtlinie berichtet auch Retzar. Vgl. A. Retzar (2016), S. 381f.

In den 1970er-Jahren trat der Beipackzettel in pharmazeutischen Fachzeitschriften lediglich rudimentär in Erscheinung. Eine Befragung unter Ärzten und Apothekern ergab 1974, dass der überwiegende Teil allgemeine Hinweise in Beipackzetteln für Patienten für ausreichend hielt. Ein erstes nachhaltiges Zeichen zum Wandel in der Wahrnehmung der Packungsbeilage hin zu einem nützlichen Informationsmittel gegenüber Patienten lieferte der Apotheker Dr. Hans Feldmeier (geb. 1924) auf dem 12. Kongress der Pharmazeutischen Gesellschaft der DDR 1979. Dieser erklärte, dass Packungsbeilagen dazu beitragen konnten, das Recht des Bürgers auf Information zu verwirklichen, mit der Intention, eine vorschriftsgemäße Einnahme von Arzneimitteln zu fördern. In den 1980er-Jahren manifestierte sich nunmehr die Idee der Informationsvermittlung über Packungsbeilagen, wie es auch Richter erwähnte, ohne dies jedoch weiter auszuführen.[334] 1983 empfahl der Apotheker Manfred Böhm (geb. 1935) die Packungsbeilage für die Patienteninformation, wobei er allerdings psychologisches Feingefühl bei deren Ausformulierung forderte, um der Compliance der Patienten nicht zu schaden. In diesem Zusammenhang konnten wir eine von Böhm 1982 durchgeführte Untersuchung auffinden, die sich insbesondere der Compliance mit der Richtlinie für die Ausarbeitung von Informationsmaterialien für Ärzte und Apotheker sowie von Packungsbeilagen einschließlich einer Betrachtung patientengerechter Sprache in Beipackzetteln widmete und die von ihm als beispielhaft erwähnten Exemplare zu Arubendol®- und Risocon®-Spray wiedergeben. Über die 1985 auf dem 15. Kongress der Pharmazeutischen Gesellschaft der DDR von Erika Heydel (geb. 1935) vorgestellte Untersuchung und die etwa zeitgleichen Bestrebungen, patientengerechte Packungsbeilagen in Umlauf zu bringen, die allerdings größtenteils an der Umsetzung des Drucks scheiterten, referierte auch Retzar.[335] Ihre Ergebnisse konnten wir bestätigen. Ferner korrigierten wir im Rahmen der Quellenanalyse zu einem angrenzenden Themengebiet von Saitz und Rausch missverständliche Darstellungen zur Nomenklatur C der Arzneifertigwaren.[336]

Weiterhin konnten wir mit einer exemplarischen Analyse von 18 Packungsbeilagen, die ihrer Darreichungsform entsprechend an den Patienten gelangten, unsere aus der Literaturauswertung erhaltenen Ergebnisse bestätigen. Diese Analyse zeigte, dass Beipackzettel von verschiedenen Unternehmen inhaltlich wie konzeptionell grundsätzlich sehr heterogen waren. Erst mit der Richtlinie für die Ausarbeitung von Informationsmaterialien für Ärzte und Apotheker sowie von Packungsbeilagen von 1979 näherten sie sich einander an, so erhielten bspw. vermehrt über die Richtlinie standardisierte Warnhinweise Einzug in die Druckerzeugnisse. Die 1987 veröffentlichte Richtlinie für die inhaltliche Gestaltung patientengerechter Packungsbeilagen verstärkte diese Tendenz nochmals. Die Heterogenität bedeutete zugleich, dass Rückschlüsse auf den Inhalt und die Gestaltung nur beispielhaft möglich waren. In unserer Untersuchung konnten wir anhand verschiedener Packungsbeilagen der Firma ISIS-Chemie KG bzw. des VEB ISIS-Chemie eine Entwicklung ihres Verwendungszwecks nachvollziehen. Demnach besaß die Packungsbeilage des Neurosedativums und Schlafmittels Eseral® 1961 einen

---

[334] Vgl. J. RICHTER (2007), S. 134.
[335] Vgl. A. RETZAR (2016), S. 382–390.
[336] Vgl. S.-M. H. SAITZ (2000), S. 4; sowie R. RAUSCH (2019).

werblichen Charakter, der sich insbesondere in der Betonung der Qualität des Präparats widerspiegelte. Zu diesem Zweck fanden sich in der Wortwahl bspw. auch viele Fachausdrücke, die für Patienten unverständlich waren. Eine zusätzliche Werbemaßnahme war der Hinweis auf weitere Präparate des Herstellers, wie der Beipackzettel des Schlafmittels Dormutil® von 1969 zeigt. In diesem wurde auf Dormutil® retard aufmerksam gemacht, das bei Durchschlafstörungen angewendet werden sollte, während Dormutil® bei Einschlafstörungen indiziert war. Die Packungsbeilagen von Pholedrin und Nitrangin® compositum Anfang der 1970er-Jahre besaßen noch einen überwiegend werblichen Charakter. Ihre Gestaltung wies seitlich angebrachte, farbliche Streifen auf, die als grafisches Element das Erinnerungsvermögen forcierten. Sie enthielten eine ausführliche Beschreibung der Wirkungsweise der Präparate, ohne dabei für den Patienten wesentliche Informationen, wie eine ausdrückliche Dosierung, zu liefern. Ein gänzlich anderes Bild zeichnete schließlich die Packungsbeilage von Nitro-Obsidan® von 1978, die sich sachlich auf für den Patienten wichtige Informationen beschränkte, wie Dosierung, Hinweise zu Wechselwirkungen mit Alkohol und Kaffee sowie die korrekte Aufbewahrung. An dieser Stelle könnte auch die 1972 erfolgte Verstaatlichung der letzten privaten Anteile an der ISIS-Chemie KG ein Faktor gewesen sein, sodass Werbung gänzlich überflüssig wurde. Übertragen auf andere pharmazeutische Hersteller dürfte dies auch ein Ansatz für das Verschwinden eines evtl. anfangs vorhandenen werblichen Charakters gewesen sein, an dessen Stelle sachliche Hinweise in Packungsbeilagen traten, sofern diese im Rahmen der medizinischen Aufklärung erwünscht waren.

Indes bedeutete eine aus den 1950er-Jahren stammende Packungsbeilage nicht automatisch, dass sie ein Werbemittel war. An dieser Stelle wurden die weitreichenden Unterschiede zwischen verschiedenen Herstellern deutlich. Der Beipackzettel des Antibiotikums Euvernil® der Chemischen Fabrik von Heyden, VEB Radebeul-Dresden, klärte bereits 1950 sachlich über die korrekte Einnahme und Dosierung auf. Gleiches ergab sich für die Beipackzettel des VEB Arzneimittelwerk Dresden, in dem der VEB Radebeul-Dresden aufgegangen war. So waren die Beipackzettel von Euvernil® 1962, von dem Migränetherapeutikum Ergoffin® 1963, dem Antifibrinolytikum Pamba® 1970, dem Erkältungspräparat Rhinetten® 1979, dem Asthmaprophylaktikum Zaditen® 1987 sowie den Phenobarbital-haltigen Arzneifertigwaren Lepinal® bzw. Lepinaletten® für die Anwendungserklärung gegenüber Patienten konzipiert. Im genauen Gegensatz dazu stand die Packungsbeilage des vom VEB Ankerwerk Rudolstadt hergestellten, ehemaligen Geheimmittels Anker-Pain-Expeller® von 1959, die in erster Linie ein Werbemittel darstellte. In abgeschwächter Form traf dies auch auf das antipyretische Schmerzmittel Algamon® des VEB Leuna-Werke „Walter Ulbricht" 1950 zu. Die Packungsbeilagen beider Arzneifertigwaren informierten den Patienten zwar auch über die Anwendung, die werbende Intention stand jedoch im Vordergrund.

Bezüglich der für Patienten relevanten Informationen vermochten wir für die Mehrzahl der Packungsbeilagen festzustellen, dass insbesondere Nebenwirkungen, Wechselwirkungen und Kontraindikationen in den 1950er- und 1960er-Jahren seltener erwähnt wurden. Die üblicherweise an den Patienten weitergegebenen Angaben beliefen sich in dieser Zeit i. d. R. auf ein oder mehrere Anwendungsgebiete, eine Dosierung und evtl.

weitere Einnahmehinweise, wie die Einnahme mit Wasser. Gegen Ende der 1970er-Jahre wurden schließlich auch vermehrt unterschiedliche Warnhinweise, bspw. zur Einnahme in der Schwangerschaft oder Stillzeit, zur Beeinträchtigung der Reaktionsfähigkeit oder zu Wechselwirkungen mit Alkohol und Kaffee, sowie zumindest ein allgemeiner Hinweis, sich beim Auftreten von Nebenwirkungen an den Arzt zu wenden, in Beipackzettel aufgenommen. Die patientengerechten Packungsbeilagen Ende der 1980er-Jahre enthielten letztlich als Ergebnis der Entwicklung zu einer ausführlicheren Aufklärung umfangreichere Informationen, ohne dabei jedoch alle wissenschaftlich abgesicherten Daten, bspw. zu Neben- und Wechselwirkungen, aufzulisten. Stattdessen wurde die Konsultation des Arztes angeraten, wenn Nebenwirkungen auftraten oder weitere Arzneimittel eingenommen wurden. Einzig zu Kontraindikationen gaben auch diese kaum Hinweise.

Insgesamt konnten wir somit erstmals eine ausführliche Darstellung zur Geschichte des Beipackzettels in der DDR vorlegen. Diese vermag die sehr verkürzte und vereinfachte Form von Richter weitestgehend zu bestätigen.[337] Zu ergänzen ist jedoch, dass Fachkreisangehörige Beipackzettel nicht dauerhaft nur kritisierten, sondern bereits in der ersten Hälfte der 1960er-Jahre ihr Potential für eine medizinische Aufklärung erkannten. Dass dies in der Folge zunächst nicht umgesetzt werden konnte, war nicht einzig der Kritik an Beipackzetteln geschuldet, sondern überwiegend den aus dieser Kritik hervorgegangenen Regularien zu ihren Inhalten, die über einen weiten Zeitraum nur wenige Informationen sowie eine Verwendung des Druckerzeugnisses ausschließlich in notwendigen Fällen erlaubten. Beispielhaft für solche notwendigen Fälle waren die Packungsbeilagen des Ovulationshemmers Ovosiston®, bzw. auch der später erhältlichen Präparate Gravistat® 125 und Non-Ovlon®. Sie beschrieben die Anwendung ausführlich und wiesen auf die Wichtigkeit der regelmäßigen Einnahme hin, die Grundvoraussetzung für die Wirksamkeit der Präparate war. Ähnlich verhielt es sich bei Alupent®-Dosieraerosol, dessen Packungsbeilage die Anwendung des Inhalations-Device ausführlich erklärte und veranschaulichte. Nur mithilfe der richtigen Inhalationstechnik konnte der Wirkstoff an den Wirkort befördert werden, was ebenfalls für die Wirksamkeit des Präparats unerlässlich war. Allerdings wurde die Anwendungserklärung in diesem Fall später auf die Packung gedruckt und der Beipackzettel somit ersetzt.

---

[337] Vgl. J. RICHTER (2007), S. 133f. Zu einer Beurteilung des von Richter getätigten Vergleichs von Packungsbeilagen in der DDR und solchen in der BRD zum Zeitpunkt der deutschen Wiedervereinigung siehe Kapitel 9. Zur Diskussion der ferner von Richter als nicht vorhanden beschriebenen Vorschriften zu Packungsbeilagen in der DDR siehe Kapitel 4.4.

9 Gesamtdiskussion

1926 warf das Reichsministerium des Innern in einem Rundschreiben, das Standpunkte über eine mögliche Spezialitätenverordnung als Ausführungsbestimmung zu einem geplanten Mantelgesetz über den Verkehr mit Arzneimitteln einholte, die Frage nach einer Regelung für die Verpackung von Spezialitäten, ausdrücklich auch für Gebrauchsanweisungen, auf. Der Deutsche Apotheker-Verein forderte daraufhin ein Verbot der Beifügung von Anpreisungen und Heilanzeigen in Abgrenzung zu kurzen Gebrauchsanweisungen, die erlaubt sein sollten. Die pharmazeutische Industrie und gleichfalls ein Teil der Verbände der chemisch-pharmazeutischen Industrie lehnten indes Bestimmungen zu Gebrauchsanweisungen ab. Die pharmazeutische Industrie sah dafür keine Notwendigkeit, zumal Gebrauchsanweisungen kurze oder fehlende Dosierungsangaben überlasteter Ärzte ergänzten und wichtige Informationen lieferten. Wie unsere Studie erstmals zeigt, existierte die Idee, Packungsbeilagen einen arzneimittelrechtlichen Rahmen zu geben, bereits im Deutschen Reich, lange vor Regelungen in der Bundesrepublik oder der Deutschen Demokratischen Republik. Konkrete Bestimmungen resultierten daraus jedoch nicht. Mit der Polizeiverordnung über Barbitursäureabkömmlinge trat schließlich im April 1940 eine erste Vorschrift mit direkten inhaltlichen Vorgaben für Gebrauchsanweisungen in Kraft. Gemäß ihrem § 4 waren Barbitursäureabkömmlinge in Arzneifertigwaren u. a. auf der Gebrauchsanweisung mit einem in der Verordnung vorgegebenen Wortlaut entweder auf Deutsch mit dem Anhang ‚-barbitursäure' oder der entsprechenden lateinischen Bezeichnung ‚Acidum ... barbituricum' kenntlich zu machen.[1]

Ob heilmittelwerberechtliche Vorschriften auf Gebrauchsanweisungen Anwendung fanden, war den Ergebnissen unserer Untersuchung nach eine schon im Deutschen Reich diskutierte Frage. Voraussetzung dafür stellte eine Klassifizierung als Werbemittel dar.[2] Für Gebrauchsanweisungen ergab sich demnach eine besondere Stellung, da sachliche Anwendungshinweise und werbliche Inhalte nebeneinander vorlagen. Auf werbliche Inhalte, wie Beschreibungen der Wirkungsweise, Anwendungserfahrungen oder Angaben zur Güte eines Präparats sollten die Vorschriften anwendbar sein.

Bezüglich der arzneimittelrechtlichen Gesetzgebung in der BRD liefert unsere Untersuchung erstmals Erkenntnisse zur Ländergesetzgebung mit Bezug zu Packungsbeilagen vor dem Inkrafttreten eines bundeseinheitlichen Arzneimittelgesetzes (AMG). Wie wir erstmals darlegten, zog man 1954 im Saarland im Zuge eines zur Diskussion stehenden Entwurfs für ein Länderarzneimittelgesetz eine Regelung in Betracht, für Packungsbeilagen die deutsche Sprache festzulegen, da dort ein wesentlicher Teil der Arzneien aus Frankreich importiert wurde. Zudem übernahmen die Länder einen Teil der

---

[1] Schlick stellte die Verordnung bereits vor, ohne die für unsere Untersuchung entscheidenden Inhalte zur Kennzeichnung zu nennen. Vgl. C. SCHLICK (2008), S. 238.

[2] Lill stellte werbende Merkmale von Packungsbeilagen im Deutschen Reich vor, ließ jedoch eine Erörterung ihres rechtlichen Status offen und verwies stattdessen weitergehend auf einen Aufsatz von Jonas. Vgl. U. LILL (1990), S. 137–140. Diesen gaben wir wieder.

Vorschriften aus der Polizeiverordnung über Barbitursäureabkömmlinge nach ihrem Außerkrafttreten Ende November 1959 in unterschiedliche Nachfolgeregelungen. Die Deklarationspflicht von Barbitursäureabkömmlingen in Gebrauchsanweisungen nach § 4 überstand diesen Übergang indes nur in Berlin, die übrigen Länder verfolgten sie nicht weiter. Daraufhin verbargen Hersteller diese Wirkstoffklasse teilweise wieder hinter einer chemisch wissenschaftlichen Nomenklatur. Bremen würdigte ferner bereits 1959 den informativen Charakter von Packungsbeilagen, indem es im Gesetz über die Abgabe verschreibungspflichtiger Arzneimittel erlaubte, dass die für verschreibungspflichtige Arzneimittel zum inneren Gebrauch vorgeschriebene ärztliche Gebrauchsanweisung auf der Ordination entfallen durfte, sofern auf oder in der Packung eine Gebrauchsanweisung vorhanden war. Eine ähnliche Regelung verabschiedete das Saarland Anfang der 1960er-Jahre und ebenfalls Bayern, das die Abgabe ohne rezeptierte ärztliche Gebrauchsanweisung jedoch zusätzlich erleichterte.

Zum AMG von 1961 und von 1976 konnten wir auf Packungsbeilagen bezogene Aspekte teilweise ergänzen und auch korrigieren. Erstmals wiesen wir auf die zum AMG 1961 erlassene Verordnung über die Zulassung von Arzneimitteln, die mit ionisierenden Strahlen behandelt worden sind oder die radioaktive Stoffe enthalten, hin, die zur Informationsvermittlung auch das Medium Packungsbeilage nannte. Zudem beschrieben wir den 1965 zum AMG hinzugefügten § 38a und die auf dessen Grundlage verabschiedete Verordnung über die Bestimmung von Stoffen oder Zubereitungen aus Stoffen nach § 38a AMG. Sie verpflichtete ab Mai 1974 dazu, bei Arzneimitteln mit bestimmten analgetischen, hypnotischen und appetithemmenden Wirkstoffen einen Warnhinweis auf den Behältnissen, äußeren Umhüllungen und Packungsbeilagen anzugeben, diese nicht ohne ärztlichen Rat über eine längere Dauer oder in höherer Dosierung einzunehmen.[3] Wurden darüber hinaus der Anzeigepflicht unterliegende Angaben, z. B. der Herstellername, Indikationen und Kontraindikationen, die Gebrauchsanweisung (Dosierungsvorschrift) und die Packungsgröße, nach erfolgter Registrierung eines Arzneimittels in Packungsbeilagen geändert, musste dies unseren Analysen zufolge beim Bundesgesundheitsamt (BGA) angezeigt werden.[4]

Zu den arzneimittelrechtlichen Vorschriften in der DDR konnten wir ebenfalls auf Packungsbeilagen bezogene Aspekte der Dissertation von Retzar ergänzen.[5] Unsere Studie zeigte erstmals, wie der Zentrale Gutachterausschuss (ZGA) vor der Veröffentlichung der Anweisung für die Gestaltung von Packungsbeilagen für Arzneimittel durch die Vereinigung Volkseigener Betriebe (VVB) Pharmazeutische Industrie 1961 Packungsbeilagen bewertete. Während der Bearbeitung von Anträgen auf Eintragung einer Arzneifertigware in das Verzeichnis bemängelte er insbesondere eine versteckte Wer-

---

[3]   Auf die Verordnung gehen auch Berold und Müller-Jahncke ein, allerdings nur bezüglich Analgetika mit Aminophenazon. Sie sind hinsichtlich ihrer Gültigkeit zu korrigieren, die nicht schon 1973 begann. Vgl. R. BEROLD / W.-D. MÜLLER-JAHNCKE (1999), S. 44.

[4]   Dahingehend ist Stapel zu korrigieren, die postuliert, dass es erlaubt war, Packungsbeilagen unabhängig vom Änderungsgegenstand ohne Anzeige beim BGA anzupassen. Vgl. U. STAPEL (1988), S. 144f.

[5]   Siehe hierzu A. RETZAR (2016).

bung und unsachliche Argumente, zu denen v. a. Aufzählungen vieler Indikationsgebiete sowie Behauptungen einer Unschädlichkeit und garantierten heilenden Wirkung gezählt haben dürften, da sie potentiell die Selbstbehandlung von Patienten begünstigten.
Demnach sollten Packungsbeilagen möglichst frei von Werbung sein und wissenschaftlich begründete Wirkungen einer Arznei angeben. In einer Sitzung vom März 1961 forderte der ZGA ausdrücklich, Packungsbeilagen sollten keinen Anreiz zu Selbstbehandlungen oder Ableitungen von Diagnosen geben. Anträge auf Eintragung in das Verzeichnis sollten fortan diesbezüglich besonders begutachtet werden. Die Staatlichen Institute sollten zudem Packungsbeilagen im Verkehr befindlicher Arzneifertigwaren dahingehend untersuchen. Dabei hatte das Staatliche Institut für Arzneimittelprüfung Berlin bereits 1957 und 1958 Richtlinien für die Deklaration, Verpackung und Lagerung
von Arzneimitteln als vorläufige Normen veröffentlicht, die es zusammen mit dem Ministerium für Gesundheitswesen ausgearbeitet hatte und in erster Linie auf Stellungnahmen des ZGA gründeten. Inhalte von Beipackzetteln flossen dabei in die Beurteilung des äußeren Gesamteindrucks von Arzneifertigwaren ein, wobei wiederum unsachliche Angaben bspw. negativ bewertet wurden.

Auf Grundlage des AMG von 1964 fügte man den Gütevorschriften von Arzneifertigwaren nunmehr ggf. Packungsbeilagen bei.[6] § 27 Abs. 6 des Gesetzes stellte zudem
die Grundlage für die Richtlinie für die Ausarbeitung von Informationsmaterialien für
Ärzte und Apotheker sowie von Packungsbeilagen vom Januar 1979 dar.[7] Auf der Basis
neu erschlossenen Archivmaterials gaben wir diese Richtlinie erstmals in ihrem vollständigen Wortlaut wieder, ergänzend zu Retzar, die teilweise daraus zitierte.[8]

Dass Einblattdrucke Vorgänger von Beipackzetteln bzw. deren entfernte Verwandte
waren, wie der Pharmaziehistoriker Rudolf Schmitz (1918–1992)[9] feststellte,[10] können
wir anhand unserer Untersuchung bestätigen.

Ferner zeigten wir den besonderen Stellenwert von Gebrauchszetteln für das Laborantenwesen und boten damit einen Einblick in die Gebrauchszettel der Thüringer Olitäten, ergänzend zur Dissertation von Bernschneider-Reif.[11] Anhand einer im Rahmen
unserer Untersuchung erstmals inhaltlich vorgestellten Archivale,[12] konnten wir zeigen,
dass der thüringische Laborant Johann Georg Eckstein 1785 ein Privileg für die Anbrin-

---

[6] Aus der Darstellung Retzars zum Antrag auf Eintragung in das Register für Arzneifertigwaren ist dies nicht abzuleiten. Vgl. A. RETZAR (2016), S. 80–87.

[7] Daher stellt Richter richtig fest, das AMG von 1964 erwähnte keine Packungsbeilagen, abgegrenzt von Gebrauchsanweisungen als reine Dosierungsvorschrift. Vgl. J. RICHTER
(2007), S. 133. Eine mit dieser Aussage verbundene Auffassung, Packungsbeilagen wären
im Gesetz auf keine Weise erfasst, ist jedoch zu korrigieren.

[8] Vgl. A. RETZAR (2016), S. 381f.

[9] Siehe hierzu C. FRIEDRICH / A. LÖHNERT / W.-D. MÜLLER-JAHNCKE (2018), S. 434–436;
sowie C. AHLHEIM (2018), S. 4876f. Zum Wirken von Schmitz, dem Gründer und langjährigen Leiter des Instituts für Geschichte der Pharmazie in Marburg, und seiner wissenschaftlichen Schule siehe A. LÖHNERT (2022).

[10] Vgl. R. SCHMITZ (1998), S. 402.

[11] Vgl. dazu insbesondere Tabelle 9 in Kapitel 5.2.

[12] Bernschneider-Reif erwähnt den Titel der Archivale, ohne den Inhalt näher zu beschreiben.

gung des fürstlichen Wappens in den Gebrauchszetteln seiner Olitäten von Ludwig Günther II. (1708–1790)[13], Fürst zu Schwarzburg-Rudolstadt, erbat, der dieses gegen eine Spende erteilte. Ein in Gebrauchszetteln abgebildetes Wappen oder eine Petschaft, die als grafische Elemente in Gebrauchszetteln nicht unüblich waren, besaß Wiedererkennungswert und bürgte für die Herkunft und Qualität eines Präparats. Zusätzlich sollten sie vor Nachahmern schützen.[14] Ferner gelang es uns, die Lebensdaten und weitere biografische Angaben zu dem Arzt Dr. Friedrich Wilhelm Clemens (1819–1891)[15] zu ermitteln. Dieser verfasste 1859 einen Bericht über das Laborantenwesen in Thüringen, dem er viele der damaligen Gebrauchszettel anhängte und auf diese Weise für spätere Studien und nicht zuletzt auch für die vorliegende Arbeit tradierte. Erstmals führten wir anhand sechs ausgewählter Exemplare eine detaillierte Analyse des Inhalts und der Gestaltung unterschiedlicher Gebrauchszettel der Thüringer Laboranten durch.[16] Dabei waren nicht alle Gebrauchszettel nur zur Werbung vorgesehen, wie gemeinhin behauptet wird.[17] In einfacher Sprache erklärte bspw. die Fassung zur Schmerzstillenden Kinder-Tinktur die Anwendungsgebiete und Dosierung. Werbende Elemente waren zwar auch erkennbar, wie die Wiederholung des Namens der Tinktur, doch war dies, in diesem Fall, offensichtlich nicht der Hauptzweck des Gebrauchszettels. In jedem Fall enthielten die Gebrauchszettel die Anwendungsgebiete, die oft einen Katalog verschiedenster Indikationen darstellten und den Eindruck einer universell anwendbaren Arznei vermittelten, wie unsere Untersuchung anhand der kaiserl[ich] privilegirten Blutreinigungs-Pillen, vormals Universal-Pillen genannt, sowie des Hamburgischen Universal-Lebens-Oels zeigte. Solche Indikationslisten besaßen werbenden Effekt.[18] Dosierungen wurden ebenfalls angegeben, teilweise auch für Kinder anlehnend an deren Alter, wie bei dem Edeln Berg-Oel, und oft durch weitere Einnahmehinweise, wie die Tageszeit, die Einnahme zu Mahlzeiten oder mit bestimmten Flüssigkeiten, ergänzt. Zusätzlich attestierte man häufig eine sichere Anwendung und zuverlässige Wirkung. Kontraindikationen, Wechselwirkungen und Warnhinweise fehlten meistens. Für die Dr. Sulzbergersche all-

---

[13]   Siehe hierzu D. WINKER (2001), S. 66–83.

[14]   Vgl. A. ELSÄSSER (1925), S. 115.

[15]   Siehe hierzu Kapitel 5.2, Anm. 103.

[16]   Bernschneider-Reif verwies auch auf Gebrauchszettel, legte jedoch keine detaillierte Analyse ihrer Inhalte vor. Siehe hierzu S. BERNSCHNEIDER-REIF (2001), S. 167–291. Unsere Stichprobe untersuchter Gebrauchszettel beschränkte sich auf die Mitte des 19. Jahrhunderts. Die Erkenntnisse dürften jedoch auf den vorhergehenden Zeitraum übertragbar sein, da der „Text [der Gebrauchszettel] in richtiger Einschätzung der Psyche des Konsumenten trotz aller Wandlungen der Rechtschreibung und der Maß- und Münzsysteme Jahrhunderte hindurch unverändert beibehalten wurde". H. PEICKERT (1932), S. 58.

[17]   Jedoch möchten wir damit nicht ihre überwiegend werbliche Verwendung in Frage stellen. Selbst in der zweiten Hälfte des 19. Jahrhunderts hatte „das Reklamekonto [...] an den Vertriebsorganisationskosten der eigentlichen Thüringer Volkshausmittel so gut wie keinen Anteil, weil die notwendigen Umhüllungen sowohl als Gebrauchsanweisungen wie als Propagandazettel dien[t]en." G. PETRY (1936), S. 71.

[18]   Vgl. dazu auch S. BERNSCHNEIDER-REIF (2004), S. 159, die jedoch keinen Bezug zum Gebrauchszettel herstellt.

gemeine Flußtinktur wurde allerdings die Anwendung des Präparats u. a. bei Fieber und Exanthemen untersagt.

Für das Deutsche Reich wies unsere Studie erstmals die Vielfältigkeit der im Verkehr befindlichen Packungsbeilagen nach. Diese durchliefen parallel unterschiedliche Entwicklungen und korrelierten deutlich mit dem Charakter der Arzneien, denen sie beilagen. Gebrauchszettel von Olitäten behielten ihre Inhalte und Gestaltung im Deutschen Reich bei. Indes verschwanden sie spätestens in den 1930er-Jahren, da Olitäten allmählich den neuen wissenschaftlichen Erkenntnissen weichen mussten. Für die Gebrauchsanweisungen industrieller Geheimmittel konnten wir die von Ernst festgestellte werbende Funktion bestätigen.[19] Wie wir erstmals anhand des bekannten Anker-Pain-Expeller® darlegten, besaßen Gebrauchsanweisungen mitunter einen sehr hohen Stellenwert als Werbemittel für Geheimmittelhersteller. Die Korrespondenz des Kaufmanns Friedrich Adolf Richter (1846–1910)[20], Inhaber der gleichnamigen Firma F. Ad. Richter & Cie., mit der Regierung Schwarzburg-Rudolstadt und dem Reichsamt des Innern vom Anfang des 20. Jahrhunderts belegen dies. Darin versuchte Richter hartnäckig, eine Klassifizierung seines Präparats als Geheimmittel zu verhindern, da eine bevorstehende restriktive Gesetzgebung zugleich die Beilage der 16 Seiten langen Gebrauchsanweisung untersagen würde. Er befürchtete dadurch erhebliche wirtschaftliche Schäden wegen einer ausbleibenden Abgrenzung zu Nachahmern und der fehlenden Werbung für den Anker-Pain-Expeller® und weitere seiner Präparate und Produkte, wie den Steinbaukasten. Richter prophezeite sogar, dass das Publikum an der Echtheit des Präparats zweifeln würde, läge die Gebrauchsanweisung nicht bei.

Packungsbeilagen von Arzneispezialitäten, die mit dem Aufkommen der industriellen Arzneiherstellung zunahmen, zeichneten wiederum ein eigenes Bild. Wie wir in unserer Untersuchung nachweisen, wurden sie mitunter in irreführender Weise verwendet und priesen Arzneimittel als Vorbeugungsmittel an, um die Apothekenpflicht zu umgehen, die an den Heilzweck der Präparate geknüpft war.[21] Beispielhaft zeigten wir das Präparat Heidequell, dessen arzneiliche Wirkung bspw. bei Obstipation angesichts einer Vielzahl enthaltener, teilweise abführend wirkender Arzneidrogen nicht von der Hand zu weisen ist. Die Gebrauchsanweisung riet indes zu einer täglichen Einnahme, um gesund, frisch und leistungsfähig zu bleiben. Werbliche Eigenschaften von Packungsbeilagen untersuchte Lill in ihrer Dissertation, die wir anhand unserer Untersuchung in einigen Aspekten korrigieren können. Bspw. nutzten verschiedene, auch größere Firmen Gebrauchsanweisungen als Werbemedium für weitere Präparate, was Lill verneinte. Ebenfalls zu korrigieren ist, dass die Firma Merck zu Aufmerksamkeitszwecken verschiedene Papierfarben für Gebrauchsinformationen verwendete. Wie unsere Archiv-

---

[19] Vgl. E. ERNST (1975), S. 138f. Allerdings müssen wir die von ihm vorgenommene Einordnung von Gebrauchsanweisungen als Werbehilfe korrigieren und eine mögliche Verwendung als Werbemittel attestieren. Lill stellte fest, dass Gebrauchsanweisungen kein Werbemittel waren, was wir demgemäß ebenfalls korrigieren. Vgl. U. LILL (1990), S. 137.

[20] Siehe hierzu T. LANGEBNER (2019), S. 42–50.

[21] Stapel stellte diesen Missstand fest, ohne jedoch aufzuzeigen, dass die Regelung sich auch in Packungsbeilagen niederschlug. Vgl. U. STAPEL (1988), S. 73f. und S. 83.

recherchen ergaben, bezogen sich diese stattdessen auf verschiedene Länderaufmachungen. Zuletzt sei zudem erwähnt, dass mit Inkrafttreten heilmittelwerberechtlicher Bestimmungen Laienwerbungsverbote für bestimmte Arzneigruppen zu reduzierten Inhalten in Gebrauchsanweisungen entsprechender Präparate führten, wie das Beispiel Phanodorm® verdeutlichte. Lill führte dies indes darauf zurück, dass eine Werbewirksamkeit wegen der ärztlichen Verordnungstätigkeit nicht notwendig gewesen wäre.[22] Anhand unserer Analyse ausgewählter Gebrauchsanweisungen verschiedener Hersteller zeigten wir ihre Vielgestaltigkeit.[23] Sie enthielten sowohl werbliche als auch informative Inhalte. Charakteristisch für werbende Passagen waren die Betonung einer guten Verträglichkeit und Wirksamkeit. Allerdings belegt unsere Arbeit auch, dass Gebrauchsanweisungen bereits wichtige Informationsmittel waren und zur Arzneimittelsicherheit beitrugen, indem sie bspw. über die korrekte Dosierung aufklärten, die angesichts hoher Auslastungen bei Ärzten und Sparzwängen der Krankenkassen teilweise auf Rezepten stark wirkender Arzneien fehlten, was bisweilen zu gefährlichen Fehleinnahmen führte. In der Packungsbeilage von Prontosil® machte man auf eine mögliche Rotfärbung des Harns als Nebenwirkung aufmerksam und gab Ratschläge zum Umgang mit Prontosil®-Flecken. Zugleich sahen Ärzte Gebrauchsanweisungen kritisch, da mit ihnen eine medizinische Aufklärung über u. a. die Anwendungsgebiete und Dosierung von Arzneien einherging,[24] die sie als Eingriff in die ärztliche Kunst betrachteten und sogar den Vorwurf der Kurpfuscherei äußerten, wenn Apotheker Arzneispezialitäten mit Packungsbeilagen entsprechenden Inhalts abgaben. Als Gegenmaßnahme verordneten sie diese teilweise ‚sine confectione‘.

Zur Packungsbeilage in der BRD liefert die vorliegende Arbeit insbesondere für den Zeitraum bis zur Verabschiedung des AMG 1976 neue Erkenntnisse. Die ersten Jahre waren von den Zuständen aus dem Deutschen Reich geprägt. Analgetika, wie die Koffienol-Oblatenkapseln, die u. a. Acetylsalicylsäure enthielten, sollten der Packungsbeilage zufolge nicht zur Behandlung von Schmerzen, sondern nur zu ihrer Vorbeugung eingesetzt werden, um abseits von Apotheken vertrieben werden zu können. Ärzte, aber teilweise auch Apotheker, kritisierten weiterhin die durch Packungsbeilagen vermittelten Informationen über bspw. Anwendungsgebiete und die Dosierung, weshalb sie nach wie vor mitunter auf ‚sine confectione‘-Verordnungen zurückgriffen. 1953 schlugen Vertreter des Berufsstandes in einer Stellungnahme zu 1952 vom Bundesministerium des Innern erarbeiteten Grundsätzen zur Gestaltung eines neuen AMG vor, dass Gebrauchsanweisungen für verschreibungspflichtige Arzneimittel entfallen sollten. Dabei ermöglichten zusätzliche Informationen, insbesondere zur Dosierung, angesichts regelmäßig fehlender ärztlicher Einnahmevorschriften auf Verordnungen wegen anhaltender Sparzwänge der Krankenkassen, Patienten eine korrekte Anwendung. Überhaupt wiesen Packungsbeilagen schon früh auch für die Arzneimittelsicherheit wichtige Informationen auf, wie wir erstmals nachweisen konnten. Bereits 1951 informierte die Packungs-

---

[22] Vgl. U. LILL (1990), S. 137–139.

[23] Demgegenüber beschränkte sich Lill im Wesentlichen auf Gebrauchsanweisungen der Firma E. Merck Darmstadt. Vgl. U. LILL (1990), S. 137–140.

[24] Dies berichtet auch Lill ohne nähere Ausführungen. Vgl. U. LILL (1990), S. 138.

beilage des Antihistaminikums Atosil® der Firma Bayer, wenn auch nur beiläufig, über mögliche Müdigkeitserscheinungen, verbunden mit der Einnahmeempfehlung eines weiteren Präparats. Die Firma Merck wies in der Packungsbeilage des Antihistaminikums Ilvin®-Dupletten von Juli 1956 ebenfalls auf diese Möglichkeit hin und adressierte den Hinweis ab Juli 1959 sogar direkt an Kraftfahrer. Der Beipackzettel des Neuroleptikums Decentan®-Dragees 4 mg von 1958 warnte zusätzlich davor, dass die Müdigkeit durch Alkohol, Schlaf- und Beruhigungsmittel verstärkt werden konnte. Teilweise gaben Hersteller zudem wichtige Verhaltensregeln an. Das Mutterkornalkaloide enthaltende Ergotin Merck® sollte gemäß der Packungsbeilage von 1952 bei Gefühlsstörungen abgesetzt werden, in der Packungsbeilage des Glucocorticoid-Präparats Decortin®-H warnte man hingegen 1965 vor einem abrupten Absetzen der Medikation. Indikationen wurden bis zum Inkrafttreten der Vorschriften nach dem AMG 1976 mitunter recht zahlreich in Packungsbeilagen angegeben. Eine Stichprobe von 350 Exemplaren wies 1966 im Schnitt 11 Indikationen auf. Der von uns exemplarisch untersuchte Beipackzettel von Psychatrin® enthielt ebenfalls mehrere, die unter depressiver Verstimmung oder Depression zusammengefasst werden konnten. Anders hielt es die Firma E. Merck Darmstadt, die Packungsbeilagen in drei Gruppen einteilte. Auf Ärzte angepasst waren solche, die aufgrund der Darreichungsform auch nur ein Arzt erhielt, bspw. von Injektionslösungen. Packungsbeilagen zu freiverkäuflichen Arzneimitteln orientierten sich dagegen am Patienten als Empfänger. Beide Varianten waren ausführlicher als die dritte, die vom Arzt verordneten Arzneimitteln zur eigenständigen Einnahme durch Patienten, wie Tabletten, beilag. Sie enthielt üblicherweise keine detaillierten Indikationsangaben, sondern nur allgemeine Hinweise zum Anwendungsgebiet. Zudem gab man meistens eine niedrige bzw. übliche Dosierung mit der Anmerkung ‚wenn vom Arzt nicht anders verordnet‘ an. Demnach existierten Beipackzettel mit unterschiedlicher Adressierung. Andererseits wiesen Packungsbeilagen häufig werbliche Passagen auf. Wie bereits im Deutschen Reich betrafen sie v. a. die Verträglichkeit, bspw. ‚unschädlich‘ oder ‚frei von Nebenwirkungen‘, und Wirksamkeit von Arzneien. Das Schlafmittel Proponal® sollte zu ‚körperlicher und geistiger Frische‘ verhelfen. Solche werbenden Passagen fanden sich später im Abschnitt ‚Eigenschaften‘ nach der Richtlinie über Packungsinformationen des Bundesverbandes der Pharmazeutischen Industrie e. V. (BPI) wieder. Auch Verweise auf weitere Präparate waren anzutreffen.

Schließlich prägte die Contergan®-Katastrophe Anfang der 1960er-Jahre die weitere Entwicklung von Packungsbeilagen maßgeblich. Kirk und Lenhard-Schramm beleuchten dabei bereits die werbliche Verwendung von Packungsbeilagen durch die Firma Grünenthal, die in ihnen eine Ungiftigkeit und Verträglichkeit der Thalidomid enthaltenden Präparate propagierte.[25] Ihre Ausführungen ergänzend bildeten wir erstmals eine zu Contergan®-forte gehörende Packungsbeilage vom Dezember 1957 ab und gaben Aussagen zur Packungsbeilage des als Sachverständigen im Contergan®-Prozess heran-

---

[25] Zudem skizzierten sie die mit Verzug eingeführten Änderungen der Beipackzettel als Reaktion auf das Bekanntwerden der Nebenwirkungen. Vgl. B. KIRK (1999), S. 42, S. 62, S. 70 bis 72 und S. 79–81; sowie N. LENHARD-SCHRAMM (2016), S. 174–176, S. 182f., S. 199, S. 238f., S. 245, S. 279, Anm. 346, S. 292, S. 296f., S. 567, S. 833 und S. 867.

gezogenen Mediziners Walter Kreienberg (1911–1994)[26] wieder. Als Ergebnis unserer Studie können wir die direkte Verbindung zwischen der Contergan®-Katastrophe und den inhaltlichen Anforderungen des § 11 AMG 1976 an Gebrauchsinformationen aufzeigen.[27] Der Einstellungsbeschluss des LG Aachen zum Contergan®-Verfahren führte einerseits zur Erstellung des Merkblatts ‚Sorgfaltspflichten des Arzneimittelherstellers nach dem Einstellungsbeschluss im Contergan®-Verfahren' durch den BPI 1972, das erste unverbindliche Hinweise zur Gestaltung von Packungsbeilagen lieferte. Andererseits beeinflussten die Ereignisse die Ärzteschaft dahingehend, dass sie auf dem 75. Deutschen Ärztetag 1972 eine Entschließung für die inhaltliche Gestaltung von Packungsbeilagen fasste, die die Zusammensetzung, Eigenschaften, den Verwendungszweck, die Dosierung und Anwendungsweise, Nebenwirkungen, Hinweise auf besondere Unverträglichkeiten und Risiken sowie Antidote, allgemeine und spezielle Warnhinweise, spezielle Haltbarkeits- und Aufbewahrungshinweise sowie die Darreichungsformen und Packungsgrößen anzugeben forderte.[28] Die Richtlinie über Packungsinformationen des BPI, die im Wesentlichen in das AMG 1976 übernommen wurde, bezog sich direkt auf die genannte Entschließung. Zusätzlich zeigen sich in der Präambel der Richtlinie Parallelen zum Einstellungsbeschluss, ohne dass jedoch direkt auf diesen verwiesen wird. Damit ist die Wahrnehmung, der Gesetzgeber folgte Vorgaben der Industrie zu § 11 AMG 1976 vordergründig richtig. Jedoch verbargen sich dahinter vielmehr Forderungen der Ärzteschaft, die letztlich Eingang in das AMG 1976 fanden. Wie erstmals von uns beschrieben, entwickelte sich ausgehend von der Contergan®-Katastrophe bis zur Verabschiedung des AMG 1976 bereits die Tendenz, sicherheitsrelevante Informationen vermehrt in Packungsbeilagen aufzunehmen. Die Firma Merck wich wegen der Vorkommnisse um Contergan® 1964 von den genannten firmeninternen Richtlinien zur Erstellung von Packungsbeilagen ab und folgte damit Empfehlungen der Arzneimittelkommission der deutschen Ärzteschaft und des BGA. 1964 ordnete mindestens eine Landesbehörde zudem Warnhinweise für die Anwendung Menthol-haltiger Präparate bei Kleinkindern und Säuglingen an. Warnhinweise zur Anwendung in der Schwangerschaft wurden nunmehr ebenfalls häufiger in Packungsbeilagen integriert, wie Friedrich und Langebner bereits feststellten,[29] oder teilweise bei geringsten Anhaltspunkten einer schädigenden Wirkung in diese aufgenommen. Für Warnhinweise zur Beeinträchtigung der Verkehrstüchtigkeit forderte man verbindliche und einheitliche Vorschriften, die

---

[26] Vgl. E. KLEE (2003), S. 338.

[27] Bisherige Aussagen beschränken sich darauf, dass die Katastrophe Auslöser der verpflichtenden Einführung der Gebrauchsinformation mit dem AMG 1976 war, ohne die Ereigniskette nachzuvollziehen oder den Inhalt von § 11 AMG einzubeziehen. Vgl. U. STAPEL (1988), S. 373; K. NINK / H. SCHRÖDER (2005), S. 14; K. NINK / H. SCHRÖDER (2010), S. 202; sowie M. HEIER (2013), S. 77.

[28] Auf dem Deutschen Ärztetag 1971 standen die Inhalte von Packungsbeilagen vorerst nur zur Debatte. Daher sind Sander und Stapel dahingehend zu ergänzen, dass nicht der Deutsche Ärztetag 1971, sondern der Deutsche Ärztetag 1972 wesentliche Bedeutung für Packungsbeilagen erlangte. Vgl. A. SANDER (1980), S. 7, Anm. 1; sowie U. STAPEL (1988), S. 176. Stapel verweist auf Sander.

[29] Vgl. C. FRIEDRICH (2017), S. 24; sowie T. LANGEBNER (2020), S. 382.

jedoch an der Erstellung einer Liste betroffener Arzneimittel scheiterte. Hersteller nahmen indes vermehrt freiwillig Warnhinweise in Beipackzettel auf, auch wenn diese unterschiedlichen Wortlaut hatten. Wie wir erstmals nachwiesen, formulierte die Arbeitsgruppe ‚Verkehrshinweise' der Arbeitsgemeinschaft der Leitenden Medizinalbeamten der Länder in einer Richtlinie verschiedene Warnhinweise zur Beeinträchtigung der Verkehrsfähigkeit für unterschiedliche Arzneimittelgruppen,[30] die das Ministerium für Soziales, Gesundheit und Sport im *Staatsanzeiger für Rheinland-Pfalz* im August 1977 in Übereinstimmung mit den übrigen obersten Landesgesundheitsbehörden, dem Bundesministerium für Jugend, Familie und Gesundheit und dem BGA veröffentlichte. Diese Warnhinweise verwendete das BGA zukünftig bei der Zulassung neuer Arzneimittel, bei der Erarbeitung von Standardzulassungen, wie wir am Beispiel von Lithiumcarbonat-Tabletten 450 mg zeigten, und im Rahmen von Auflagen nach Stufenplanverfahren.

Dank unserer Untersuchungen konnten wir feststellen, dass das AMG 1976 ohnehin bereits bestehende Tendenzen zu Packungsbeilagen manifestierte. Dass es fortan die Verständlichkeit von Packungsbeilagen sowie ihre Ausführlichkeit bei den Risikoangaben aufgrund der Gefährdungshaftung beeinflusste, sind bekannte Umstände, da das Gesetz heute noch geltendes Recht darstellt. In diesem Zusammenhang führten wir eine Chronologie verschiedener Ereignisse auf. Dabei legten wir einen Schwerpunkt auf die feste Einbindung der Packungsbeilage in Prozesse der Arzneimittelsicherheit, die, wie wir zeigen konnten, bspw. bei dem möglichen Reye-Syndrom nach der Einnahme von Acetylsalicylsäure auch abseits populärer Fälle, wie Metamizol oder Clofibrat, ein wesentliches Instrument zur Abwehr von Arzneimittelrisiken darstellte. Allerdings fanden wir auch heraus, dass mitunter Inhalte in Gebrauchsinformationen fehlten, die als bekannt und wichtig angesehen wurden, oder nicht dem wissenschaftlichen Erkenntnisstand entsprachen. Dies betraf für die Patienten wichtige Anwendungshinweise, bspw. Bisacodyl-haltige Arzneimittel nicht mit Milch einzunehmen. Auch fehlten teilweise Warnhinweise, wie eine Schädigung der Zähne von Kindern durch Tetrazykline, und gewichtige Nebenwirkungen, wie das Abhängigkeitspotential von Barbituraten und Benzodiazepinen.

Die vorliegende Arbeit untersuchte abschließend Packungsbeilagen aus der DDR, zu denen bereits Retzar, die insbesondere patientengerechte Packungsbeilagen betrachtete, und Richter einen kurzen Einblick gaben,[31] deren Ergebnisse wir bestätigen und ergänzen können. Erstmals vermochten wir nachzuweisen, dass einige kritische Beiträge zu Packungsbeilagen bereits 1959 in Fachzeitschriften erschienen. Sie wurden vom Apotheker Siegfried Tölke (1920–1993) verfasst, dessen biografischen Werdegang wir skizzierten. Argumentativ ähnelten die Beiträge der von Retzar und Richter vorgestellten Kritik, dass Packungsbeilagen bspw. die Selbstmedikation förderten.[32] Tölke forderte daher, Arzneimitteln keine Packungsbeilagen mehr beizufügen. Er versprach sich damit zudem, Papier zu sparen und Kosten für Arzneimittel zu senken. Anhand von Analysen des Volkseigenen Betriebes (VEB) Jenapharm über Materialbereitstellung und -ver-

---

[30] Das AMG 1976 gab dafür keinen Wortlaut vor.
[31] Siehe hierzu A. RETZAR (2016), S. 380–390; sowie J. RICHTER (2007), S. 133f.
[32] Vgl. A. RETZAR (2016), S. 380f.; sowie J. RICHTER (2007), S. 134.

brauch von 1953, 1956 und 1957 zeigten wir, dass Materialknappheit von Papier und Pappen ein bereits frühes Problem darstellte, das sich auch auf Beipackzettel von Arzneifertigwaren auswirkte.[33] Ferner skizzierten wir den biografischen Werdegang des Mediziners Joachim Eichler (1931–2008), der einen kritischen Beitrag über Beipackzettel lieferte, und wiesen erstmals nach, dass die in den Fachzeitschriften geführten Diskussionen wesentlicher Ausgangspunkt dafür waren, die Anweisung für die Gestaltung von Packungsbeilagen für Arzneimittel der VVB Pharmazeutische Industrie 1961 zu erstellen.[34] Weiterhin untersuchten wir, ebenfalls erstmals, Aktivitäten staatlicher Institutionen bezüglich des Beipackzettels und kamen zu dem Ergebnis, dass der ZGA die genannte Anweisung der VVB als verbindlich erklärte. Sie untersagte aber Beipackzettel, wenn ausreichende Angaben zur Anwendung auf der äußeren Umhüllung angebracht werden konnten. Bei einem Antrag auf Eintragung in das Verzeichnis der Arzneifertigwaren für das Psychostimulans Aponeuron® der Firma APOGEPHA wirkte der ZGA 1963 zunächst auf eine Einschränkung der Inhalte, reduziert auf die Dosierung, hin. Die Gütevorschrift 1971 sah indes keine Packungsbeilage vor. Das Ministerium für Gesundheitswesen erkundigte sich 1964 beim ZGA über die Kontrolle der Einhaltung der Anweisung und auch das Deutsche Institut für Arzneimittelwesen (DIAR), das Packungsbeilagen in die Bewertung des äußeren Gesamteindrucks von Arzneifertigwaren einbezog, empfahl Arzneimittelherstellern, Packungsbeilagen nur zu verwenden, wenn Patienten oder Ärzte wichtige Hinweise zur Anwendung benötigten. Im Rahmen der Bearbeitung von Neuerervorschlägen wies das DIAR 1966 darauf hin, dass der Beipackzettel schon abgeschafft wurde oder abgeschafft wird, und der ZGA empfahl 1967 die Einsparung von Packungsbeilagen. Somit konnten wir erstmals nachweisen, dass Institutionen des Gesundheitswesens die Reduzierung von Packungsbeilagen forcierten. Dass das AMG 1964 untersagte, Arzneimittelinformationen an Laien zu richten, nahmen pharmazeutische Betriebe, wie der VEB Jenapharm, überdies zum Anlass, Packungsbeilagen allenfalls zurückhaltend zu formulieren oder direkt auf sie zu verzichten. Erste Bestrebungen Mitte der 1960er-Jahre, Packungsbeilagen als Informationsmittel zu etablieren, scheiterten konsequenterweise. Ein Neuerervorschlag, Warnhinweise zur Beeinträchtigung der Fahrtüchtigkeit in Packungsbeilagen aufzunehmen, wurde 1966 abgelehnt. Stattdessen befürwortete der ZGA 1969, solche auf der Packung anzubringen.[35]

Unsere exemplarische Analyse von 18 Packungsbeilagen zeigte, dass Beipackzettel auch in der DDR sehr unterschiedlich waren, wobei die Richtlinie für die Ausarbeitung von Informationsmaterialien für Ärzte und Apotheker sowie von Packungsbeilagen von 1979 und die 1987 veröffentlichte Richtlinie für die inhaltliche Gestaltung patientenge-

---

[33] Richter stellte allgemein den „Fortfall von Gebrauchsinformationen [...] durch Probleme bei der Bereitstellung von Papier und Druckkapazität für die Gebrauchsinformationen" fest. J. RICHTER (2007), S. 134. Retzar berichtet über Papiermangel Ende der 1980er-Jahre. Vgl. A. RETZAR (2016), S. 389f.

[34] Diese Verbindung weist Retzar nicht nach. Vgl. A. RETZAR (2016), S. 380f.

[35] Es handelte sich hierbei um den gleichen Neuerervorschlag, in dem das DIAR die Abschaffung des Beipackzettels anmerkte.

rechter Packungsbeilagen zu einer gewissen Annäherung führten. Anfänglich besaßen Packungsbeilagen durchaus werblichen Charakter, wie im Fall des Neurosedativums und Schlafmittels Eseral® der ISIS-Chemie KG von 1961, von dem man die Qualität herausstellte, oder die Packungsbeilage des Schlafmittels Dormutil®, in der man auf Dormutil® retard als weiteres Präparat des Herstellers aufmerksam machte. Die von uns analysierten Packungsbeilagen der ISIS-Chemie in Zwickau wiesen einen werblichen Inhalt auf, den ihre ansehnliche farbliche Gestaltung schon äußerlich widerspiegelte. Ein Exemplar für Nitro-Obsidan® von 1978 beschränkte sich indessen sachlich auf für den Patienten wichtige Informationen. Hier ist eine Verbindung zu der 1972 erfolgten vollständigen Verstaatlichung des Unternehmens anzunehmen, das seitdem als VEB operierte, sodass Werbung entbehrlich erschien. Andere Beipackzettel klärten bereits in den 1950er-Jahren sachlich über die Anwendung des Präparats auf, wie zum Antibiotikum Euvernil®. Dies galt im Allgemeinen für die von uns untersuchten Packungsbeilagen des VEB Arzneimittelwerk Dresden. Andererseits war die Packungsbeilage des Anker-Pain-Expeller® von 1959, hergestellt vom VEB Ankerwerk Rudolstadt, überwiegend werblich. Dies war vermutlich historisch begründet. Bezüglich der für Patienten relevanten Informationen tauchten in den 1950er- und 1960er-Jahren üblicherweise die Anwendungsgebiete, eine Dosierung und ggf. weitere Einnahmehinweise in Packungsbeilagen auf. Warnhinweise, bspw. zur Anwendung in der Schwangerschaft oder Stillzeit, zur Beeinträchtigung des Reaktionsvermögens oder zu Wechselwirkungen mit Alkohol, erhielten Ende der 1970er-Jahre häufiger Eingang in Beipackzettel. Gleiches gilt für einen allgemeinen Hinweis, beim Auftreten von Nebenwirkungen einen Arzt aufzusuchen. Aufgrund der Vielfalt von Packungsbeilagen muss dabei jedoch stets betont werden, dass unsere Ergebnisse nicht grundsätzlich auf alle Fassungen übertragbar sind, wie dies auf jeden von uns untersuchten Zeitabschnitt zutrifft.

Die vorliegende Untersuchung erlaubt uns zudem, Richter zu spezifizieren, der Packungsbeilagen der DDR „zum Beitrittszeitpunkt der DDR zur Bundesrepublik etwa das gleiche Niveau"[36] attestierte. Bezogen auf die vom Patienten für eine korrekte Anwendung benötigten Informationen, können wir sie für patientengerechte Packungsbeilagen aus der DDR und Gebrauchsinformationen nach § 11 AMG aus der BRD bestätigen. Indes enthielt die Gebrauchsinformation der BRD aufgrund ihrer Einbindung in die Arzneimittelsicherheit und der Gefährdungshaftung deutlich ausführlichere Risikoinformationen,[37] worunter jedoch ihre Verständlichkeit litt. Für die Abfassung patientengerechter Packungsbeilagen besaßen Arzneimittelhersteller in der DDR hingegen einen größeren Gestaltungsspielraum, wie Richter richtig feststellt.[38] Ihrer Bezeichnung entsprechend waren sie verständlicher.

---

[36] J. RICHTER (2007), S. 134.
[37] Retzar berichtete mit Verweis auf die Gefährdungshaftung von einer im Vergleich höheren Zahl an Nebenwirkungen in Packungsbeilagen der BRD. Vgl. A. RETZAR (2016), S. 395.
[38] Vgl. J. RICHTER (2007), S. 134.

10 Zusammenfassung

Die vorliegende Studie widmet sich der Geschichte des Beipackzettels in Deutschland von den Anfängen bis 1990. Dazu wird zunächst ein Überblick über die rechtlichen Rahmenbedingungen im Deutschen Reich, in der Bundesrepublik und in der DDR gegeben und gezeigt, welche arzneimittel-, heilmittelwerbe- und wettbewerbsrechtlichen Vorschriften Packungsbeilagen direkt und indirekt betrafen. Die Verordnung, betreffend den Verkehr mit Apothekerwaren von 1872 beeinflusste Beipackzettel bspw. auf Umwegen. Sie regelte die Apothekenpflicht von Arzneien im Deutschen Reich und sogar bis Ende der 1960er-Jahre in der Bundesrepublik und machte diese von ihrer Verwendung als Heilmittel abhängig. In Beipackzetteln wurde daher teilweise ausdrücklich eine vorbeugende Anwendung von Arzneien angepriesen, um die Apothekenpflicht zu umgehen. So sollte das aus verschiedenen Heilkräutern, wie Anis- und Fenchelfrüchten, Pfefferminz- und Sennesblättern, Enzianwurzel, Faulbaumrinde sowie Scharfgarbenblüten zusammengesetzte Präparat Heidequell allein der Gesunderhaltung dienen, verschiedene Analgetika, wie das Beispiel der Acetylsalicylsäure enthaltenden Koffienol-Oblatenkapseln zeigt, sollten Schmerzen nicht behandeln, sondern vorbeugen.

Anschließend stellt die Untersuchung Entwicklungen zu Packungsbeilagen und ihre Inhalte aus vier Zeitabschnitten der deutschen Geschichte vor. Angefangen mit einer Vorgeschichte zu Beipackzetteln, die von der Erfindung des Drucks mit beweglichen Lettern ausgeht, wird gezeigt, dass Einblattdrucke Vorläufer von Beipackzetteln waren, die bereits Ende des 15. Jahrhunderts Arzneien, wie dem Magdalenenbalsam, beigegeben wurden und in erster Linie der Werbung dienten. Der überwiegend werbliche Charakter ihrer frühen Formen wird sodann am Beispiel des Arzneimittelbegleitscheins des Theriaks und für das Olitätenwesen belegt. Dabei stellten Gebrauchszettel für Olitäten ein charakteristisches Werbemittel dar, das Laboranten in ausgewählten Druckereien anfertigen ließen und ihren Präparaten auch zur Abgrenzung von Nachahmern hinzufügten. Der thüringische Laborant Johann Georg Eckstein bat 1785 Ludwig Günther II., Fürst zu Schwarzburg-Rudolstadt, dessen fürstliches Wappen auf seinen Gebrauchszetteln anbringen zu dürfen, zweifelsohne gegen eine finanzielle Leistung. Weitere Charakteristika dieser Gebrauchszettel zeigt eine Analyse ausgewählter Exemplare.

Dass Werbezettel Vorläufer von Beipackzetteln waren, lässt sich auch für das Deutsche Reich nachweisen. Dies weist die Studie anhand von Packungsbeilagen zu Arzneispezialitäten nach und zeigt zudem den hohen Stellenwert als Werbemittel des bekannten Geheimmittels Anker-Pain-Expeller® der Firma F. Ad. Richter & Cie. Als Reaktion auf eine bevorstehende restriktive Gesetzgebung versuchte Firmeninhaber Adolf Richter vehement, sein Präparat vor einer Klassifizierung als Geheimmittel zu bewahren, da dies zugleich ein Verbot der Beigabe seiner 16 Seiten langen Gebrauchsanweisung bedeutet hätte. Er befürchtete erhebliche wirtschaftliche Schäden wegen einer ausbleibenden Abgrenzung zu Nachahmern und der fehlenden Werbung für seine Produkte. Mit dem Aufkommen der industriellen Herstellung von Arzneispezialitäten wurden

Beipackzettel nunmehr so vielgestaltig wie der Spezialitätenmarkt. Eine exemplarische Untersuchung von Packungsbeilagen verschiedener Hersteller zeigt unterschiedliche Merkmale. Sie waren nicht nur werblich, bspw. durch die positive Beschreibung der Wirkungen einer Arznei und ihrer guten Verträglichkeit, wie der Beipackzettel des Schlafmittels Phanodorm®, sondern enthielten auch wichtige Anwendungsinformationen. Zu diesen zählten gewöhnlich mindestens die Dosierungsangaben, die mitunter halfen, gefährlichen Fehldosierungen vorzubeugen. Insgesamt nahm ihr informativer Charakter an Bedeutung zu. Dagegen formierte sich jedoch auch Widerstand, insbesondere von Ärzten. Diese kritisierten die medizinische Aufklärung von Laien durch bspw. Indikations- und Dosierungsangaben und äußerten den Vorwurf der Kurpfuscherei.

Darauf aufbauend erläutert die vorliegende Arbeit die Entwicklungen in der Bundesrepublik. Mit vermeintlichen Vorbeugungsmitteln knüpfen diese zunächst, begünstigt durch eine unveränderte Gesetzeslage, an das Deutsche Reich an. Werbliche Betonungen einer guten Wirksamkeit und Verträglichkeit tauchten regelmäßig in Packungsbeilagen auf, zugleich missbilligten Ärzte weiterhin eine durch sie vermittelte medizinische Aufklärung. Allerdings führte die Contergan®-Katastrophe Anfang der 1960er-Jahre zu einem Umdenken, sodass zunehmend informative Inhalte Eingang fanden, wie Hinweise zur Anwendung in der Schwangerschaft und zur Beeinträchtigung der Verkehrstüchtigkeit. Sie war der Ausgangspunkt zur Schaffung einer verbindlichen Richtlinie des Bundesverbandes der Pharmazeutischen Industrie e. V. zu Inhalten von Packungsbeilagen, die auf eine Entschließung des 75. Deutschen Ärztetages 1972 zurückging und im Wesentlichen in das Arzneimittelgesetz 1976 übernommen wurde. Dieses legte fortan umfangreiche Pflichtangaben für Gebrauchsinformationen fest und manifestierte die bereits zuvor erkennbare Tendenz, Packungsbeilagen in die Arzneimittelsicherheit einzubinden, um eine ausführliche Patienteninformation zu gewährleisten. Jedoch verfestigte es damit zugleich Probleme der Verständlichkeit und Compliance aufgrund umfangreicher Angaben über Risiken der Arzneimitteleinnahme, die zusätzlich begünstigt durch die neu eingeführte Gefährdungshaftung zunahmen. Die genannten Aspekte werden anhand zahlreicher Beispiele und exemplarischer Analysen von Beipackzetteln, bspw. der E. Merck AG Darmstadt und der Antibabypille Anovlar®, verdeutlicht.

Schließlich stellt die Untersuchung die Entwicklungen zur Packungsbeilage in der DDR vor. Dort führte eine in Fachzeitschriften diskutierte Kritik an einer medizinischen Aufklärung und Förderung der Selbstmedikation sowie an negativen Auswirkungen auf die Compliance durch Packungsbeilagen Anfang der 1960er-Jahre zur Anweisung der VVB Pharmazeutische Industrie, auf diese im Regelfall zu verzichten. Dadurch konnte zudem Papier eingespart werden. Institutionen des Gesundheitssystems, wie der Zentrale Gutachterausschuss, achteten auf die Einhaltung der Anweisung und förderten damit einen Rückgang von Beipackzetteln. Ein Umdenken zu ihrer Verwendung als Informationsmittel erfolgte erst Ende der 1970er-Jahre. In der zweiten Hälfte der 1980er-Jahre wurden patientengerechte Packungsbeilagen erarbeitet, die aufgrund von Papiermangel jedoch kaum in Umlauf gelangten. Anhand einer Vielzahl untersuchter Beipackzettel, u. a. des VEB Arzneimittelwerk Dresden und der ‚Wunschkindpille' Ovosiston®, bietet die Studie einen Einblick in ihre unterschiedlichen Ausführungen in der DDR.

11   Anlagenteil

Anlage 1: Neufassung der Richtlinie über Packungsinformationen des BPI von 1977[1]

Präambel

[ohne Text]

§ 1

(1) Die in der Richtlinie vorgeschriebenen Angaben der Packungsbeilage sind unerläßliche Informationen des Arzneimittelherstellers an den Patienten. Bei Packungsbeilagen für nicht verschreibungspflichtige Arzneimittel ist zu berücksichtigen, daß oftmals die Erklärung oder Beratung durch den Arzt entfällt.

(2) Packungsbeilagen für Arzneimittel, die aufgrund ihrer Darreichungsform vorwiegend oder ausschließlich vom Arzt appliziert werden (z. B. Injektionslösungen), und Diagnostika müssen die für eine sachgerechte Anwendung durch den Arzt erforderlichen Angaben enthalten.

§ 2

(1) Die Packungsbeilage ist laufend daraufhin zu überprüfen, ob ihr Inhalt dem jeweiligen Stand der wissenschaftlichen Erkenntnis entspricht.

(2) Die Packungsbeilage soll mit einem Kennzeichen versehen werden, das die Feststellung des Zeitpunktes ihrer Herausgabe ermöglicht.

§ 3

Es wird empfohlen, auf der äußeren Umhüllung des Arzneimittels einen Vermerk, z. B. ‚Packungsbeilage beachten!‘, anzubringen.

§ 4

(1) *Fertigarzneimittel, die Arzneimittel im Sinne des § 1 Abs. 1 oder Abs. 2 Nr. 1 des Arzneimittelgesetzes 1976 sind und nicht zur klinischen Prüfung oder zur Rückstandsprüfung bestimmt sind, dürfen nur mit einer Packungsbeilage in den Verkehr gebracht werden, die die Überschrift ‚Gebrauchsinformation‘ trägt sowie folgende Angaben in deutscher Sprache und in deutlich lesbarer Schrift enthalten muß:*

    1. *Bezeichnung des Arzneimittels,*

    2. Zusammensetzung,

---

[1] Bundesverband der Pharmazeutischen Industrie e. V. (1977/a), S. 562f. Der in der Quelle verwendete Fettdruck wurde zur Verbesserung der Lesbarkeit nicht übernommen. Er sollte die Änderungen gegenüber der Vorgängerfassung hervorheben. Allerdings führte man dies an einigen Stellen ungenau aus. Davon teilweise abweichend sind Veränderungen gegenüber der 1973 verabschiedeten Fassung hier stattdessen in *kursiver Schrift* gekennzeichnet. Falls Inhalte aufgrund unterschiedlicher Nummerierung in einem anderen Paragraphen erschienen, ganze Paragraphen wegfielen oder sinngemäß gleiche Inhalte auf eine andere Weise ausgedrückt wurden, wurde dies nicht kenntlich gemacht.

3. Eigenschaften und Anwendungsgebiete,
4. Dosierungsanleitung,
5. die Art der Anwendung *und bei Arzneimitteln, die nur begrenzte Zeit angewendet werden sollen, die Dauer der Anwendung,*
6. Nebenwirkungen,
7. *Wechselwirkungen mit anderen Mitteln,*
8. *Gegenanzeigen,*
9. *soweit die Angabe eines Verfalldatums vorgeschrieben ist, den Hinweis, daß das Arzneimittel nach Ablauf des Verfalldatums nicht mehr angewendet werden soll,*
10. Darreichungsformen und Packungsgrößen,
11. *den Namen oder die Firma und die Anschrift des pharmazeutischen Unternehmers.*

Die Reihenfolge der Angaben muß einheitlich sein.

(2) Im einzelnen ist bei den Informationen folgendes zu beachten:

1. Zusammensetzung

Die wirksamen Bestandteile sind nach Art und Menge anzugeben. Zur Bezeichnung der Art sind die internationalen Kurzbezeichnungen der Weltgesundheitsorganisation oder, soweit solche nicht vorhanden sind, gebräuchliche wissenschaftliche Bezeichnungen zu verwenden. Zur Bezeichnung der Menge sind Maßeinheiten zu verwenden; *sind biologische Einheiten oder andere Angaben zur Wertigkeit wissenschaftlich gebräuchlich, so sind diese zu verwenden.*

2. Eigenschaften und Anwendungsgebiete

Wirkungen und Wirkungsweise und sonstige Eigenschaften des Arzneimittels sind in allgemeiner Form sachlich zu beschreiben. Auf eine ausführliche wissenschaftliche Darlegung der Pharmakologie und des Wirkungsmechanismus kann verzichtet werden. Dieselben Grundsätze gelten für die Einsatzmöglichkeiten des Präparates.

3. Dosierungsanleitung

Bei der Angabe der Dosierung ist möglichst große Genauigkeit anzustreben. Dabei ist, soweit notwendig, z. B. nach Alter, Geschlecht, Schweregrad der Erkrankung, zu differenzieren. *Die Dosierungsanleitung muß Einzel- und Tagesangaben enthalten* und mit dem Hinweis ‚Soweit nicht anders verordnet‘ versehen sein.

4. Nebenwirkungen

Nebenwirkungen sind die beim bestimmungsgemäßen Gebrauch eines Arzneimittels auftretenden unerwünschten Begleiterscheinungen (§ 4 Abs. 13 Arzneimittelgesetz 1976).

5. *Wechselwirkungen mit anderen Mitteln*

Hier sind Warnungen vor dem gleichzeitigen Gebrauch anderer Arzneimittel, Alkohol, bestimmte Nahrungsmittel (z. B. bei Mao-Hemmern) usw. aufzuführen.

6. *Gegenanzeigen*

Hier sind die Kontraindikationen anzugeben, z. B. wie folgt: ‚Das Präparat soll (darf) nicht angewendet werden bei…, es sei denn, daß der Arzt es ausdrücklich gestattet hat.‘ Dabei sind die Angaben in der Roten Liste über Kontraindikationen und

Antidote zugrundezulegen. Auf eventuelle Gefahren bei Schwangerschaft und während der Stillzeit ist hinzuweisen.

§ 5

Es sind ferner in der Packungsbeilage Warnhinweise und für die Verbraucher bestimmte Aufbewahrungshinweise anzugeben, soweit dies durch Auflagen der zuständigen Bundesoberbehörde nach § 28 Abs. 2 Nr. 2 Arzneimittelgesetz 1976, durch Rechtsverordnung nach § 36 Abs. 1 Arzneimittelgesetz 1976 oder durch den Bundesverband formuliert ist.

§ 6

Die nach § 4 notwendigen Angaben *auf der Gebrauchsinformation* sind *nach der Überschrift* mit dem Hinweis ‚Sorgfältig lesen!‘ einzuleiten und mit dem Hinweis ‚Arzneimittel sorgfältig aufbewahren!‘ ‚Vor Kindern sichern!‘ zu beenden.

§ 7

Soweit durch eine umfassende Information die Therapie gefährdet wird, darf *nach Maßgabe etwaiger von der zuständigen Bundesoberbehörde angeordneter Auflagen* von der Richtlinie abgewichen werden (z. B. bei Zytostatika oder Psychopharmaka).

§ 8

Bei Arzneimitteln, die in das Register für homöopathische Arzneimittel eingetragen sind, muß bei der Bezeichnung nach § 4 Abs. 1 Nr. 1 der Hinweis ‚Homöopathisches Arzneimittel‘ angegeben sein. Die Angaben nach § 4 Abs. 1 Nr. 3 dürfen nicht gemacht werden.

§ 9

Bei Arzneimitteln, die zur Anwendung bei Tieren bestimmt sind, gelten die gesetzlichen Bestimmungen des § 11 AMG 1976.

§ 10

Können die nach § 4 Abs. 1 Nrn. 6 bis 8 vorgeschriebenen Angaben nicht gemacht werden, so können sie entfallen. Werden auf der Packungsbeilage weitere Angaben gemacht, so müssen sie *von den Angaben nach §§ 4, 5, 6, 8 und 9* deutlich abgesetzt und abgegrenzt sein.

§ 11

Wird ein Arzneimittel ohne äußere Umhüllung in den Verkehr gebracht, so kann die Packungsbeilage entfallen, wenn die nach § 4 Abs. 1, §§ 5, 6, 8 und 9 vorgeschriebenen Angaben auf dem Behältnis stehen. § 10 findet entsprechende Anwendung.

§ 12

(1) *Diese Richtlinie tritt für am 1.1.1978 noch nicht im Handel befindliche Arzneimittel im Sinne des § 2 Abs. 1 und Abs. 2 Nr. 1 Arzneimittelgesetz 1976 am 1.1.1978 in Kraft.*

(2) *Diese Richtlinie tritt für am 1.1.1978 bereits im Handel befindliche Arzneimittel am 1.1.1981 in Kraft. Bis zu diesem Zeitpunkt behält die Richtlinie über Packungsinformationen in der Fassung vom 25. Mai 1973 ihre Gültigkeit.*

Anlage 2: Richtlinie des IfAR zur Gestaltung von Packungsbeilagen 1979[2]

ZIM und Beipackzettel   **(6)**

II. Hinweise zur Gestaltung von Beipackzetteln[10])

Es ist zu berücksichtigen, daß der Beipackzettel überwiegend für Arzneimittel gedacht
ist, die dem Patienten ausgehändigt werden.
Der Beipackzettel soll folgende Angaben enthalten:

Name des Arzneimittels
Hauptanwendungsgebiet

Möglichst keine Fremdworte, möglichst keine Einzelindikationen, möglichst Anlehnung
an ELN.

Zusammensetzung

Deklarationspflichtige Bestandteile.

Dosierung

Sinngemäß anzuwendende Formulierungen:

„Wenn vom Arzt nicht anders verordnet ...“ oder
„Die Dosis wird vom Arzt individuell festgelegt. Die durchschnittliche Dosis für Erwachsene beträgt ...“
Ferner sind Angaben zum Einnahmezeitpunkt (z. B. vor dem Essen, nach dem Essen),
zur Art der Verabreichung (z. B. bei ''ukkaltabletten, Externa), zur Vorbereitung des Arzneimittels zur Anwendung (z. B.) sen von Wirkstoffen), zur Verwendung von Hilfsmitteln (z. B. Pipetten), zu notwendigen Diäten und zur Dosierung bei Kindern zu
machen.

Hinweis

Es sollen keine Angaben gemacht werden, die die ärztliche Handlungsfreiheit einengen!
Kontraindikationen, Wechselwirkungen (Arzneimittel, Lebensmittel) und mögliche
Nebenwirkungen sind nur anzugeben, wenn dies im Interesse der Sicherheit des Patienten
unerläßlich ist. Ev. Hinweis, den behandelnden Arzt zu konsultieren.

Warnhinweise[11])

Die entsprechenden obligatorischen Hinweise sind wie folgt zu formulieren:

„Achtung! Fahruntauglichkeit“
„Beeinträchtigt Fahrtauglichkeit“
„Bei Schwangerschaft/Stillperiode vor Anwendung Arzt informieren“
„Nicht für längeren Gebrauch ohne ärztliche Konsultation“ (bei Laxantien)
„Vor Kindern sicher geschützt aufbewahren“

416

---

2   BArch DC 20 / 23109, fol. 68–71. Richtlinie des IfAR für die Ausarbeitung von Informationsmaterialien für Ärzte und Apotheker sowie von Packungsbeilagen vom 01.01.1979,
S. 6–9.

„Ärztlich nicht kontrollierten Gebrauch über Wochen sowie die gleichzeitige Einnahme
alkoholischer Getränke unbedingt vermeiden"
„Nach höchstens 10 Tagen Behandlung beenden oder für 5 Tage unterbrechen" (bei
Rhinolytika)
„Nicht bei Kindern unter ... Jahre anwenden"
„Bei Anwendung direkte Sonneneinwirkung auf behandelte Stellen vermeiden" (bei be-
stimmten Antimykotika)

Hinweis auf Meldung von Nebenwirkungen

Bei neuen Arzneimitteln sollte zur Gewinnung zusätzlicher Informationen folgende Formulierung gebraucht werden:

„Bei Einhaltung der vom Arzt gegebenen Vorschriften sowie der Angaben im Beipackzettel ist (Name des Arzneimittels) (abgesehen von ...) gut verträglich. Sollten trotzdem
Nebenwirkungen auftreten, so sind diese dem behandelnden Arzt unverzüglich mitzuteilen."

Hersteller, Kennziffer

Beipackzettel, die nur für den Arzt bestimmt sind (z. B. bei Ampullenpräparaten), können
weitere Angaben enthalten; s. a. Anlage

Anlage

Beipackzettel für Seren und Impfstoffe, Diagnostika zur Anwendung
am Menschen, Labordiagnostika

Es ist zu berücksichtigen, daß der Beipackzettel vor allem der Information des Arztes
dienen soll.
Beipackzettel für Seren und Impfstoffe sollen folgende Angaben enthalten:

Name des Erzeugnisses

Zusammensetzung

Herstellungsverfahren werden, nur soweit sie für das Verständnis der Zusammensetzung
notwendig sind, angegeben.

Indikationen

Werden Anwendungen nur im Rahmen des gesetzlichen Impfprogrammes vorgenommen,
so ist auf dieses zu verweisen. Weitere Angaben analog zum ZIM sind möglich.

Kontraindikationen

einschließlich Angabe von Antidota bzw. einzuleitender Gegenmaßnahmen.

Abstände zu anderen Impfungen oder Medikationen

Siehe Impfkalender und „Vademecum" für Impfärzte.

Anwendung, Dosierung

Vorschriften für die Auflösung lyophilisierter Präparate, für notwendiges Aufschütteln
von Suspensionen usw., Beschreibung der Applikationsweise einschl. notwendiger Hautdesinfektionsmaßnahmen. Auf Rechtsvorschriften kann gegebenenfalls verwiesen werden.
Sind Vortests zur Prüfung der Verträglichkeit vorzunehmen, dann ist besonders darauf
hinzuweisen.

Nebenwirkungen und Reaktivitäten

Es sind die normalerweise zu erwartenden und anormalen Reaktionen beim Behandelten
anzugeben. Gesetzliche Meldepflichten sind zu beachten.

Haltbarkeit, Aufbewahrung

Auf Besonderheiten der Aufbewahrung (z. B. kein Einfrieren) ist hinzuweisen.

Handelsform, Hersteller, Kennziffer

Beipackzettel für Diagnostika zur Anwendung am Menschen sollen folgende Angaben enthalten:

Name des Erzeugnisses

Allgemeines

Zusammensetzung, Spezifitäten, mögliche Fehlerquellen.

Anwendung

Applikation, Dosierung, notwendige Vortestung, Vorsichtsmaßnahmen

Bewertung der Reaktionen

Haltbarkeit und Aufbewahrung

Handelsform, Hersteller, Kennziffer

(9)   ZIM und Beipackzettel   C 05 10 01

Beipackzettel für Labordiagnostika sollen folgende Angaben enthalten:

Name des Erzeugnisses

Allgemeines

Zusammensetzung, Spezifitäten, mögliche Fehlerquellen

Methodik

Gegebenenfalls Verweise auf das Arzneibuch der DDR, Bd. Diagnostische Laboratoriums-methoden

Besondere Hinweise

Haltbarkeit und Aufbewahrung

Handelsform, Hersteller, Kennziffer

Weitere Hinweise

Soweit Methoden des Arzneibuches der DDR, Bd. Diagnostische Laboratoriumsmethoden bestehen, dürfen zu diesen keine Widersprüche auftreten.

[1]) Angestrebt wird die Auslieferung des ZIM etwa 3 Monate vor der der Arzneifertigware.
[2]) Drucktechnische Angaben u. ä. sind hier nicht wiedergegeben; zuständig dafür ist der VEB Ingenieur-büro für Rationalisierung der pharmazeutischen Industrie, Bereich Berlin, 1199 Berlin, Glienicker Weg 125/127, der hierzu verbindliche V   chriften erlassen hat.
[3]) Auszugsweise abgedruckt unter C   00 01.
[4]) Bei Importerzeugnissen gegebenenfalls Hinweis auf andere Pharmakopöen.
[5]) Reihenfolge alphabetisch.
[6]) Stets Singular.
[7]) Es ist das Datum des erteilten Auftrages zur Aus- bzw. Überarbeitung vom Auftraggeber einzusetzen.
[8]) Es ist stets das Datum der Weitergabe einzusetzen.
[9]) Nichtzutreffendes streichen.
[10]) Beipackzettel sind nur in unbedingt notwendigen Fällen einzusetzen.
[11]) Wenn die Warnhinweise auf der Umhüllung des Arzneimittels nicht angebracht werden können, muß der Packung ein Beipackzettel beigelegt werden.

12 Verzeichnisse

12.1 Abkürzungsverzeichnis

A	nicht rezeptpflichtiges Arzneimittel
Abb.	Abbildung
ABDA	Arbeitsgemeinschaft der Berufsvertretungen Deutscher Apotheker
Abs.	Absatz
AG	Aktiengesellschaft
AMG	Arzneimittelgesetz
Anm.	Anmerkung (Fußnote)
ARp	rezeptpflichtiges Arzneimittel
Art.	Artikel
BFV	Bundesfachverband der Heilmittelindustrie
BGA	Bundesgesundheitsamt
BGH	Bundesgerichtshof
BPI	Bundesverband der Pharmazeutischen Industrie e. V.
BRD	Bundesrepublik Deutschland
bspw.	beispielsweise
BT-Drs.	Bundestags-Drucksache
bzw.	beziehungsweise
ca.	circa
DB	Durchführungsbestimmung

DDR	Deutsche Demokratische Republik
DIAR	Deutsches Institut für Arzneimittelwesen
Dipl.	Diplomarbeit
Diss.	Dissertation
DM	Deutsche Mark
Dt.	Deutsches
DZVG	Deutsche Zentralverwaltung für das Gesundheitswesen
e.g.	exempli gratia / for example
EG	Europäische Gemeinschaft
EWG	Europäische Wirtschaftsgemeinschaft
f.	[und die unmittelbar] folgende [Seite]
fol.	folium / folio
g	Gramm
geb.	geboren
ggf.	gegebenenfalls
GmbH	Gesellschaft mit beschränkter Haftung
Hrsg.	Herausgeber(in)
i. d. R.	in der Regel
i. m.	intramuskulär
i. S. d.	im Sinne der / des
i. v.	intravenös
i. V. m.	in Verbindung mit

IfAR	Institut für Arzneimittelwesen
Inv.-Nr.	Inventar-Nummer
KG	Kommanditgesellschaft
KGaA	Kommanditgesellschaft auf Aktien
LG	Landgericht
M. A.	Master of Arts
MfGe	Ministerium für Gesundheitswesen
mg	Milligramm
ml	Milliliter
mmol/l	Milimol pro Liter
N. N.	Nomen nominandum
Nr.	Nummer
o. Nr.	ohne Nummer
o. O.	ohne Ort
o. S.	ohne Seite
o. V.	ohne Vorname
OLG	Oberlandesgericht
PhR	Pharmazierat
QRD	Quality Review of Documents
RL	Richtlinie
RM	Reichsmark
s. c.	subkutan

Sign.	Signatur
SMAD	Sowjetische Militäradministration
t	Tonne
Tab.	Tabelle
TKOP	Technische Kontrollorganisation Pharmazie
u. a.	unter anderem
v. a.	vor allem
VEB	Volkseigener Betrieb
VVB	Vereinigung Volkseigener Betriebe
z. T.	zum Teil
ZGA	Zentraler Gutachterausschuss für Arzneimittelverkehr
ZIM	Zentrales Informationsmaterial
[…]	Auslassung
[!]	Fehler im Originaldokument

12.2   Abbildungsverzeichnis

12.3 Tabellenverzeichnis

12.4   Quellen- und Literaturverzeichnis

12.4.1 Siglenverzeichnis

ABl	Amtsblatt der Europäischen Gemeinschaften. Brüssel 1958–1967.
	Amtsblatt der Europäischen Gemeinschaften, Reihe L. Brüssel / Luxemburg 1968–2001.
AMV	Arzneiverordnungsbuch. 1. Ausgabe. Herausgegeben vom Ministerium für Gesundheitswesen der Deutschen Demokratischen Republik, dem Zentralvorstand der Gewerkschaft Gesundheitswesen und dem Zentralvorstand der Sozialversicherung. Berlin 1951.
	Arzneimittelverzeichnis. Zweite Ausgabe. Herausgegeben vom Ministerium für Gesundheitswesen der Deutschen Demokratischen Republik. Berlin 1954.
	Arzneimittelverzeichnis. 3. Ausgabe. Herausgegeben vom Staatlichen Institut für Arzneimittelprüfung Berlin im Auftrage des Ministeriums für Gesundheitswesen der Deutschen Demokratischen Republik. Zusammengestellt von K. Gerecke, unter Mitarbeit von W. Scheler und H. Matthies. Berlin 1957.
	Arzneimittelverzeichnis. 6. Ausgabe. Im Auftrag des Ministeriums für Gesundheitswesen der Deutschen Demokratischen Republik herausgegeben vom Staatlichen Institut für Arzneimittelprüfung Berlin. Zusammengestellt und bearbeitet von K. Gerecke. Berlin 1962.
	Arzneimittelverzeichnis. 7. Ausgabe. Im Auftrag des Ministeriums für Gesundheitswesen der Deutschen Demokratischen Republik herausgegeben vom Deutschen Institut für Arzneimittelwesen Berlin. Zusammengestellt und bearbeitet von K. Gerecke. Berlin 1965.
	Arzneimittelverzeichnis. 8. Ausgabe, Teil I und II. Im Auftrag des Ministeriums für Gesundheitswesen der Deutschen Demokratischen Republik herausgegeben vom Deutschen Institut für Arzneimittelwesen. Zusammengestellt und be-

arbeitet von K. Gerecke. Berlin 1969–1970.

Arzneimittelverzeichnis. Ausgabe 1974, Teil I und II. Im Auftrag des Ministeriums für Gesundheitswesen der Deutschen Demokratischen Republik herausgegeben vom Institut für Arzneimittelwesen der DDR. Zusammengestellt und bearbeitet von K. Gerecke. Berlin 1974–1975.

Arzneimittelverzeichnis 1980, Teil I und II. Im Auftrag des Ministeriums für Gesundheitswesen der Deutschen Demokratischen Republik herausgegeben vom Institut für Arzneimittelwesen der DDR. Zusammengestellt und bearbeitet von K. Gerecke. Berlin 1979–1980.

Arzneimittelverzeichnis 1984, Teil I und II. Im Auftrag des Ministeriums für Gesundheitswesen der Deutschen Demokratischen Republik herausgegeben vom Institut für Arzneimittelwesen der DDR. Berlin 1984.

Arzneimittelverzeichnis 1988. 22. Auflage, Teil I und II. Im Auftrag des Ministeriums für Gesundheitswesen der Deutschen Demokratischen Republik herausgegeben vom Institut für Arzneimittelwesen der DDR. Berlin 1988.

BGBl	Bundesgesetzblatt, Teil I. Bonn / Köln 1951–2005. Bundesgesetzblatt, Teil II. Bonn / Köln 1951–2005.
BGBlNB	Bundesgesetzblatt des Norddeutschen Bundes. Berlin 1867–1871.
DApoB	Deutsche Apotheker-Biographie. 2 Bde. und 3 Ergänzungsbde. Bde. 1 und 2 und Ergänzungsbde. 1 und 2 herausgegeben von Wolfgang-Hagen Hein und Holm-Dietmar Schwarz. Ergänzungsbd. 3, Teil 1 und Teil 2, herausgegeben von Christoph Friedrich, Peter Hartwig Graepel, Johannes Müller und Ariane Retzar. Stuttgart 1975–2021 (Veröffentlichungen der Internationalen Gesellschaft für Geschichte der Pharmazie, Neue Folge; 43, 46, 55, 60 / Veröffentlichungen zur Pharmaziegeschichte; 17, 18).
DRPS	Deutscher Reichs-Anzeiger und Königlich Preußischer Staats-Anzeiger. Berlin 1871–1918. Ab 1903 Deutscher Reichsanzeiger und Königlich Preußischer Staatsanzeiger. Deutscher Reichsanzeiger und Preußischer Staatsanzeiger. Berlin 1918–1945.
GBl	Gesetzblatt der Deutschen Demokratischen Republik. Berlin 1949–1954. Gesetzblatt der Deutschen Demokratischen Republik, Teil I. Berlin 1955–1990. Gesetzblatt der Deutschen Demokratischen Republik,

	Teil II. Berlin 1955–1990.
GEHES CODEX	Gehes Codex der Bezeichnungen von Arzneimitteln [...]. 3. Auflage, Dresden 1920.
	Gehes Codex der Bezeichnungen von Arzneimitteln [...]. Nachtrag I zur 3. Auflage, Dresden 1922.
	Gehes Codex der Bezeichnungen von Arzneimitteln [...]. Nachtrag I zur 4. Auflage, Dresden 1927.
	Gehes Codex der pharmazeutischen u. organotherapeutischen Spezialpräparate [...]. Sechste, vollständig neu gestaltete Auflage, Dresden 1933.
	Gehes Codex der pharmazeutischen und organotherapeutischen Spezialpräparate [...]. Nachtrag II zur 6. Auflage, Dresden 1935.
	Gehes Codex der pharmazeutischen und organotherapeutischen Spezialpräparate [...]. Siebente, neu gestaltete Auflage, Dresden 1937.
	Gehes Codex der pharmazeutischen und organotherapeutischen Spezialpräparate [...]. Nachtrag I zur 7. Auflage, Dresden 1938.
	Gehes Codex der pharmazeutischen und organotherapeutischen Spezialpräparate [...]. Nachtrag II zur 7. Auflage, Dresden 1939.
	Gehes Codex der pharmazeutischen und organotherapeutischen Specialpräparate [...]. Nachtrag III zur 7. Auflage, Berlin 1948.
	Gehes Codex der pharmazeutischen Spezialpräparate [...]. VIII., neubearbeitete Auflage, Stuttgart / München 1953.
	Gehes Codex der pharmazeutischen Spezialpräparate [...]. Nachtrags- und Ergänzungsband I zur VIII. Auflage, Stuttgart / München 1954.
	Gehes Codex der pharmazeutischen Spezialpräparate [...]. Nachtrags- und Ergänzungsband II zur VIII. Auflage, Stuttgart / München 1956.
	Gehes Codex der pharmazeutischen Spezialpräparate [...]. IX., neubearbeitete Auflage, Stuttgart / München 1960.
	Gehes Codex der pharmazeutischen Spezialpräparate [...]. Nachtrags- und Ergänzungsband zur IX. Auflage, Stuttgart / München 1964.
GRIMMELSHAUSEN	Hans Jakob Christoffel von Grimmelshausen: Der abentheurliche Simplicissimus Teutsch. Monpelgart [Nürnberg] 1669 [1668]. Nach: Grimmelshausens Werke in vier

	Bänden. Herausgegeben von den nationalen Forschungs- und Gedenkstätten der klassischen deutschen Literatur in Weimar. Ausgewählt und eingeleitet von Siegfried Streller. Bde. 1 und 2. 5. Auflage, Berlin / Weimar 1984.
GsKgrS	Gesetzsammlung für das Königreich Sachsen. Dresden 1818–1831.
GuVBlB	Gesetz- und Verordnungs-Blatt für den Freistaat Bayern. München 1919–1936.
HAGER	Hagers Handbuch der pharmazeutischen Praxis für Apotheker, Arzneimittelhersteller, Drogisten, Ärzte und Medizinalbeamte. 2 Bde. 2. berichtigter Neudruck, Berlin 1938.
HUNNIUS	Hunnius. Pharmazeutisches Wörterbuch. Herausgegeben von Hermann P. T. Ammon. 9. neu bearbeitete und erweiterte Auflage, Berlin / New York 2004.
MBl	Ministerialblatt der Deutschen Demokratischen Republik. Berlin 1949–1952.
PGS	Preußische Gesetzsammlung. Berlin 1907–1945.
PSCHYREMBEL	Pschyrembel. Klinisches Wörterbuch. 260., neu bearbeitete Auflage, Berlin / New York 2004.
PVBDR	Protokolle über die Verhandlungen des Bundesraths des Deutschen Reichs. Berlin 1899.
RGBl	Reichsgesetzblatt. Berlin 1871–1922 (Nr. 26). Reichsgesetzblatt, Teil I. Berlin 1922 (Nr. 27)–1945. Reichsgesetzblatt, Teil II. Berlin 1922–1945.
ROTE LISTE	Preisverzeichnis deutscher pharmazeutischer Spezialpräparate. Teil I. Präparate der Reichsfachschaft der Pharmazeutischen Industrie (Reipha). [Berlin] 1933.
	Preisverzeichnis deutscher pharmazeutischer Spezialpräparate. Rote Liste 1935. Herausgegeben von der Fachgruppe Pharmazeutische Erzeugnisse der Wirtschaftsgruppe Chemische Industrie. Berlin 1935.
	Preisverzeichnis deutscher pharmazeutischer Spezialpräparate. Rote Liste 1939. Herausgegeben von der Fachgruppe Pharmazeutische Erzeugnisse der Wirtschaftsgruppe Chemische Industrie. 3. Auflage, Berlin 1939.
	Rote Liste 1952. Verzeichnis pharmazeutischer Spezialpräparate der Mitglieder des Bundesverbandes der Pharmazeutischen Industrie e. V. Herausgegeben vom Bundesverband der Pharmazeutischen Industrie e. V. Aulendorf 1952.
	Rote Liste 1961. Verzeichnis pharmazeutischer Spezialpräparate der Mitglieder des Bundesverbandes der Pharmazeu-

tischen Industrie e. V. Herausgegeben vom Bundesverband der Pharmazeutischen Industrie e. V. Aulendorf 1961.

Rote Liste 1967. Verzeichnis pharmazeutischer Spezialpräparate der Mitglieder des Bundesverbandes der Pharmazeutischen Industrie e. V. Herausgegeben vom Bundesverband der Pharmazeutischen Industrie e. V. Aulendorf 1967.

Rote Liste 1975. Verzeichnis pharmazeutischer Spezialpräparate der Mitglieder des Bundesverbandes der Pharmazeutischen Industrie e. V. Herausgegeben vom Bundesverband der Pharmazeutischen Industrie e. V. Aulendorf 1975.

Rote Liste 1979. Verzeichnis von Fertigarzneimitteln der Mitglieder des Bundesverbandes der Pharmazeutischen Industrie e. V. Herausgegeben vom Bundesverband der Pharmazeutischen Industrie e. V. Aulendorf 1979.

Rote Liste 1983. Verzeichnis von Fertigarzneimitteln der Mitglieder des Bundesverbandes der Pharmazeutischen Industrie e. V. Herausgegeben vom Bundesverband der Pharmazeutischen Industrie e. V. Aulendorf 1983.

Rote Liste 1990. Verzeichnis von Fertigarzneimitteln der Mitglieder des Bundesverbandes der Pharmazeutischen Industrie e. V. Herausgegeben vom Bundesverband der Pharmazeutischen Industrie e. V. Aulendorf 1990.

SCHUMANN   Vollständiges Staats-, Post- und Zeitungs-Lexikon von Sachsen, enthaltend eine richtige und ausführliche geographische, topographische und historische Darstellung aller Städte [...]. 18 Bde. Bde. 1–12 herausgegeben von [Friedrich] August [Gottlob] Schumann. Bde. 13–18 herausgegeben von [Friedrich] August [Gottlob] Schumann und [Christian] Albert Schiffner. Zwickau 1814–1833.

SCRIBAS   Scriba's Tabelle der rezeptpflichtigen Mittel und Gegenstände nach den Vorschriften, betreffend die Abgabe stark wirkender Arzneimittel und ergänzenden Verordnungen. Herausgegeben von der Deutschen Apotheker-Zeitung. 16. Auflage, Stuttgart 1953.

Scribas Tabelle der rezeptpflichtigen Mittel und Gegenstände nach den Vorschriften der Länder über die Abgabe verschreibungspflichtiger Arzneimittel und ergänzenden Verordnungen. Herausgegeben von der Deutschen Apotheker-Zeitung. 18. Auflage, Stuttgart 1964.

VuM MfGe   Verfügungen und Mitteilungen des Ministeriums für Gesundheitswesen. Berlin 1954–1989.

WwWDDR   Wer war wer in der DDR? Ein Lexikon ostdeutscher Biographien. Herausgegeben von Helmut Müller-Enbergs u. a. 2 Bde. 5. aktualisierte und erweiterte Neuausgabe, Berlin 2010.

ZVBl   Zentralverordnungsblatt. Berlin 1947–1949.

12.4.2 Ungedruckte Quellen

<u>Bayer Archiv Leverkusen (BAL):</u>
Die aufgeführten Akten sind ohne Foliierung.

166-008   Pharma, Produkte A–Z.

168-002/85   Pharma, Tropenpräparate A–Z, Gebrauchsanweisungen.

316-003/36   Gerhard Domagk, Antimone.

<u>Bundesarchiv Berlin-Lichterfelde (BArch):</u>

DC 20 / 23109   Herausgabe der Richtlinie für die Ausarbeitung von Informationsmaterialien für Ärzte und Apotheker sowie von Packungsbeilagen durch das Institut für Arzneimittelwesen der DDR.

DQ 116 / 145   Aponeuron/Amfetaminil-Dragees, Bd. 1: 1963–1990.

DQ 116 / 1632   Neuerervorschläge, Bd. 1: 1964–1970.

R 86 / 3078   Mantelgesetz betr. Verkehr mit Arzneien und Giften im Deutschen Reich, Bd. 5, 1932.

<u>Deutsches Apotheken-Museum (DAM):</u>

I B 124   Arzneifertigware Papaverin (Knoll)
(Knoll AG Chemische Fabriken Ludwigshafen a. Rh.).

I B 400   Arzneifertigware Koffienol (CHEMICAL COMPANY,
Fabrik pharmazeut. Präparate, Schliersee Ob[er]b[ayern].

I B 413   Arzneifertigware Pyramidon®
(Farbwerke Hoechst AG, Frankfurt (Main)).

I B 586   Arzneifertigware Carciprophyl (Carciprophyllabor. Eichtersheim (Baden), P. Beisel, Apotheker, Schloßapotheke).

I B 675   Arzneifertigware Leo-Pillen®
(LEO-Werke GmbH).

I B 881   Arzneifertigware Pyramidon®
(Hoechst AG, Frankfurt (Main)).

I B 1039   Arzneifertigware Spalt-Tabletten®
(Prof. Dr. med. Much AG, Pharm. Fabrik).

I B 1180   Arzneifertigware Algosediv®-Kinderzäpfchen
                         (Chemie Grünenthal GmbH).

I B 1752   Arzneifertigware Psychatrin® (Apotheker Kurt Merz,
                         Pharmazeutische Präparate Steinau / Schlüchtern).

I B 1990   Arzneifertigware Novalgin-Chinin®
                         (Hoechst AG, Frankfurt am Main).

I B 2462   Arzneifertigware Bayer 205 (Germanin®)
                         (Bayer Leverkusen).

I B 2573   _   Arzneifertigware Pyramidon®
                         (Farbwerke Hoechst AG, Frankfurt (Main)).

Deutsches Museum (DM):

Inv.-Nr. 2009-0410   Arzneifertigware Xifalmilch®
                         (Sächsisches Serumwerk AG Dresden).

Inv.-Nr. 2010-280   Arzneifertigware Doromaletten® (Bayer Leverkusen).

Inv.-Nr. 2018-680T1   Arzneifertigware Euvernil® Heyden (Chemische Fabrik
                         von Heyden Aktiengesellschaft Radebeul – Dresden).

Landesarchiv Thüringen – Staatsarchiv Rudolstadt (LATh – StA RU):

Geheimes Ratskollegium Rudolstadt, Bestandssignatur 5-12-1070

9344   Privileg für den Laboranten Johann Georg Eckstein zu Un-
                         terschöblingen zur Führung seines Namens und des
                         schwarzburgischen Wappens auf der Gebrauchsanweisung
                         für einen „rothfarben gülden Balsam", 1785.

Hofmarschallamt Rudolstadt, Bestandssignatur 5-12-1020

159   Diverse Ernennungen, 1811–1891.

Ministerium Rudolstadt, II. Abteilung (Inneres), Bestandssignatur 5-13-3000

2195   Ernennung des Medizinalassessors Dr. Clemens zum Medi-
                         zinalrat und des Kommissionssekretärs Berninger zum Rat,
                         1862.

2356   Überwachung des Arzneimittelhandels und Laborantenwe-
                         sens, 1835–1874.

2371   Maßnahmen gegen Missbrauch des Handels mit Heil- bzw.
                         Geheimmitteln, Bd. 2, 1893–1900.

2372   Maßnahmen gegen Missbrauch des Handels mit Heil- bzw.
                         Geheimmitteln, Bd. 3, 1900–1903.

VEB Jenapharm, Bestandssignatur 5-94-2660

1080   Berichte über Materialbereitstellung, -verbrauch, Auslands-

	reisen, Kennzifferbericht zur Rechenschaftslegung der Werkleiter, 1956–1959.
1576	Materialversorgung. Berichte, 1952–1957.
1653	Schriftwechsel mit VVB der Pharmazeutischen Industrie, 1952–1953.
1784	Schriftwechsel zum Plan, 1965–1967.
2046	Panthenol-Spray, 1960.

Witwen- und Waisensozietät Rudolstadt, Bestandssignatur 5-12-3912

| 375 | Dr. med. Friedrich Wilhelm Clemens (geb. 04.08.1819; gest. 16.06.1891), Arzt aus Blankenburg, Einzahlungsklasse: 1. & 4., (1819) 1852–1891. |

<u>Medizinhistorische Sammlung, Karl-Sudhoff-Institut für Geschichte der Medizin und der Naturwissenschaften, Medizinische Fakultät der Universität Leipzig (KSI UL)</u>:

Sign. 0929	Arzneifertigware Digalen® (Chemische Werke Grenzach A. G.), vermutlich Körnchen.
Sign. 3402	Arzneifertigware Pamba® (VEB Arzneimittelwerk Dresden).
Sign. 3763	Arzneifertigware Arubendol®-Spray (VEB Ankerwerk Rudolstadt).
Sign. 3772	Arzneifertigware Zaditen® (VEB Arzneimittelwerk Dresden).
Sign. 4125	Arzneifertigware Neosalvarsan® (Farbwerke vorm. Meister Lucius & Brüning).
Sign. 4129	Arzneifertigware Original Bullrich-Salz® (A. W. u. C. W. Bullrich).
Sign. 4186	Arzneifertigware Frost-Salbe (Dr. Scheller & Christian Wagner G. m. b. H.).
Sign. 4252	Fertigarzneimittel Titretta® analgica (Berlin-Chemie AG).
Sign. 4340	Arzneifertigware Wurm-Agen® (Merz & Co., chemische Fabrik, Frankfurt am Main).
Sign. 4362	Arzneifertigware Askaridol-Lösung (Bayer Leverkusen).

<u>Merck-Archiv (Darmstadt) (MA)</u>:
Die aufgeführten Akten sind ohne Foliierung.

| K 01 / 72 | Beipackzettel, 1964. |
| W 39 / 23e | Gebrauchsanweisungen, ca. 1941. Magnocid bis Tannoforme. |

W 39 / 24c	Gebrauchsanweisungen, ca. 1947–1949. Ektebin bis Ephetonin.
W 39 / 24f	Gebrauchsanweisungen, ca. 1947–1949. Magnocid bis Optonicum.
W 39 / 25e	Gebrauchsanweisungen, 1950–1959. Cosome bis Cytobion.
W 39 / 25f	Gebrauchsanweisungen, 1950–1959. Daluwal bis Decortin.
W 39 / 25g	Gebrauchsanweisungen, 1950–1959. Decortisal bis Doryl.
W 39 / 25h	Gebrauchsanweisungen, 1950–1959. Egressin bis Ergotren.
W 39 / 25j	Gebrauchsanweisungen, 1950–1959. Euboldin bis Eupaverin.
W 39 / 25l	Gebrauchsanweisungen, 1950–1959. Hämobion bis Iloban.
W 39 / 25m	Gebrauchsanweisungen, 1950–1959. Ilvico bis Invertin.
W 39 / 25o	Gebrauchsanweisungen, 1950–1959. Lactoflavin bis Magnesium.
W 39 / 25q	Gebrauchsanweisungen, 1950–1959. Nedolon bis Nicotilamid.
W 39 / 25v	Gebrauchsanweisungen, 1950–1959. Phanodorm-Calcium bis Scophedal.
W 39 / 25z	Gebrauchsanweisungen, 1950–1959. Vermicompren bis Vitamine.
W 39 / 26f	Gebrauchsanweisungen, 1960–1969. Decortin bis Doryl, hier: 1960–1965.
W 39 / 26n	Gebrauchsanweisungen, 1960–1969. Ilvico bis Isaverin.
W 39 / 26o	Gebrauchsanweisungen, 1950–1959. Jacutin bis Methionin.
W 39 / 26q	Gebrauchsanweisungen, 1960–1969. Nasicortin bis Neobar.
W 39 / 26x	Gebrauchsanweisungen, 1960–1969. Prednisolone bis Suprastin, hier: 1966 bis 1969.
W 39 / 26y	Gebrauchsanweisungen, 1960–1969. Prominal bis Sanomacortin, hier: 1960 bis 1965.

W 39 / 26z.b	Gebrauchsanweisungen, 1960–1969. Vermicompren bis Zwei-Farbstoff-Test.
W 39 / 27a	Gebrauchsanweisungen, 1970–1975. Aconcen bis Bromthalein.
W 39 / 27j	Gebrauchsanweisungen, 1970–1975. Iliadin mini bis Jodid.
W 39 / 27k	Gebrauchsanweisungen, 1970–1975. Kalium bis Luminal-Natrium.
W 39 / 27p	Gebrauchsanweisungen, 1970–1975. Pallidin bis PSP Plasma Test.
W 39 / 27s	Gebrauchsanweisungen, 1970–1975. Thiogenal bis Zwei-Farbstoff-Test.
W 39 / 28a	Gebrauchsanweisungen, 1976–1982. Aknecompren bis Bromthalein.
W 39 / 28c	Gebrauchsanweisungen, 1976–1982. Daluwal bis Dimethylaminophenasol.
W 39 / 28f	Gebrauchsanweisungen, 1976–1982. Iloban bis Luminaletten.
W 39 / 31a	Spezialitäten Gebrauchsanweisungen, ca. 1930–1960. Acid.acetyl.salic. bis Bulbocapnin.
W 39 / 31e	Spezialitäten Gebrauchsanweisungen, ca. 1930–1960. Evion bis Hypophysen.
W 39 / 31i	Spezialitäten Gebrauchsanweisungen, ca. 1930–1960. Perovetten bis Syntaverin.
W 39 / 31k	Spezialitäten Gebrauchsanweisungen, ca. 1930–1960. Bakterien-Vakzinen bis Vigantol.
W 39 / 32	Spezialitäten Gebrauchsanweisungen, ca. 1940–1950. A bis Z.

Museum Obertor-Apotheke, Marktheidenfeld (MOA):

13.1-014l-00	Blechdose von Migränin® (Farbwerke Hoechst AG vormals Meister Lucius & Brüning).
13.1-016a-00	Arzneifertigware Allional® (F. Hoffmann-La Roche & Co. AG Berlin).
13.1-019d-00	Arzneifertigware Pervitin® Tabletten (Temmler-Werke, Marburg / Lahn).
13.1-020a-00	Arzneifertigware Atractyl (Asta-Werke AG).
13.1-025q-00	Arzneifertigware Tiamon® (Temmler-Werke, Marburg / L[ahn]).

13.1-057k-19	Arzneifertigware Neosalvarsan® (Bayer Leverkusen).
13.1-058k-19	Arzneifertigware Hogan (Gothania-Präparate Nürnberg-S).
13.1-067-22	Konvolut historischer Fertigarzneimittel Peter Heilmann.

<u>Sächsisches Apothekenmuseum (SAM)</u>:

Sammlung Arzneimittel BRD [ohne Inv.-Nr.]:

Anirrit® (Gebrüder Giulini GmbH).

Atosil® (Bayer Leverkusen).

Nyxanthan-Dragees®
(Dr. Karl Thomae GmbH Biberach an der Riss).

Reducdyn® (Nordmark-Werke GmbH Hamburg).

Segontin® (Farbwerbe Hoechst AG
vormals Meister Lucius & Brüning).

Sulfosellan-Salbe® (Dr. Gerhard Mann Arzneimittelfabrik).

Tussi Longoral® (Artesan GmbH, Winsen / Luhe).

Warondo®-Ekzemsalbe
(Pharmazeutische Fabrik Lengerich).

Sammlung Arzneimittel vor 1945 [ohne Inv.-Nr.]:

Bellergal® (Sandoz A.-G. Nürnberg).

Schaudepot „Apothekenräume", Sammlung Arzneimittel DDR [ohne Inv.-Nr.]:

Algamon® (VEB Leuna-Werke „Walter Ulbricht",
Pharmazeutische Betriebe Leuna / Merseburg).

Anker-Pain-Expeller® (VEB Ankerwerk Rudolstadt).

Azoangin® (VEB Chem.-Pharm.-Werke Zossen).

Disalunil® (VEB Chemische Werke Radebeul).

Divalol® (VEB Ysat Wernigerode).

Dormutil® (ISIS-Chemie KG Zwickau).

Ergoffin® (VEB Arzneimittelwerk Dresden).

Eseral® (ISIS-Chemie KG Zwickau).

Euvernil®
(Chemische Fabrik von Heyden VEB Radebeul-Dresden).

Euvernil® (VEB Arzneimittelwerk Dresden).

Methylthiouracil
(Philopharm, chem.-pharm. Fabrik Quedlinburg).

Nitrangin® compositum (ISIS-Chemie KG Zwickau).

Non-Ovlon® (VEB Jenapharm).

Pholedrin (ISIS-Chemie KG Zwickau).

Rhinetten® (VEB Arzneimittelwerk Dresden).

<u>Schering Archiv der Bayer AG (SchA):</u>

1-12924	Aufnahme einer Packungsbeilage von Anovlar®, Mai 1961.
1-12927	Aufnahme einer Packungsbeilage von Anovlar®, Februar 1962.
S1-004	Pharma Präparate, Santonin.
S6-023	Arzneifertigware Atophanyl® (Schering).
S6-317	Arzneifertigware Krysolgan® (Chemische Fabrik auf Actien (vorm. E. Schering)).
S6-580	Arzneifertigware Synthalin® „Kahlbaum" (C. A. F. Kahlbaum chemische Fabrik GmbH).
S6-680	Arzneifertigware Veramon® (Schering-Kahlbaum A. G. Berlin).

<u>Stadtarchiv Rudolstadt (StadtAR):</u>

9.7. Werbung / Produktbeschreibung

VI / 158-1	Verpackungskollektion der Chemischen Abteilungen / Produktbeschreibungen, 1960–1965.
VI / 178-4	Beschreibung der Anker-Hausmittel bzw. der Produkte des VEB Ankerwerk, 1935–1983.

<u>Stiftung Deutsches Hygiene-Museum Dresden, Sammlung:</u>

1998/1526	Beipackzettel Divalol®: Choleretikum, Cholokinetikum, ca. 1962.

<u>Stiftung Haus der Geschichte Nordrhein-Westfalen (HdGNRW):</u>

Arzneifertigwaren [ohne Inv.-Nr.]:

Contergan®-forte (Chemie Grünenthal GmbH).

<u>Thüringer Apothekenmuseum (THAM):</u>

1B1091	Arzneifertigware Pacatal® (Promonta Hamburg).
1B1103	Arzneifertigware Perklimol® (Uzara-Werk Melsungen).
1B1132	Arzneifertigware Vesitan® (Boehringer Mannheim GmbH).
1B1149	Arzneifertigware Lanatacanth® (Lindopharm KG).

1B1218   Arzneifertigware Crustaladerma
                          (Synthera, Dr. Friedrichs & Co.).
1E005   Packungsbeilage Stas® (Stada).

Universitätsklinikum der Friedrich-Schiller-Universität Jena, medizinhistorische Sammlung (UKJ):

E-405   Arzneifertigware Myosalvarsan® (Farbwerke Höchst).
E-409   Arzneifertigware Ovosiston® (VEB Jenapharm).
E-410   Arzneifertigware Ovosiston® (VEB Jenapharm).
E-417   Arzneifertigware Lepinal® 0,1 (VEB Berlin-Chemie).
E-418   Arzneifertigware Gravistat® 125 (VEB Jenapharm).

Persönliche Mitteilungen:

Persönliche Mitteilung Nora FRIEBE, Deutsche Gesellschaft für Orthopädie und Ortho-
pädische Chirurgie (DGOOC) / Deutsche Gesellschaft für Orthopädie und Unfallchi-
rurgie (DGOU), Berlin, E-Mail vom 25. Februar 2021.

Persönliche Mitteilung Gabriele HOLLIEN, Schwerin, 15. März 2021.

Persönliche Mitteilung Anke MIES, Franckesche Stiftungen zu Halle, Studienzentrum
August Hermann Francke, Halle, E-Mail vom 11. Februar 2019.

Persönliche Mitteilung Pia TSCHERNOSCHEK, Landesarchiv Thüringen – Staatsarchiv
Rudolstadt, Rudolstadt, E-Mail vom 24. Februar 2022.

Persönliche Mitteilung Pia TSCHERNOSCHEK, Landesarchiv Thüringen – Staatsarchiv
Rudolstadt, Rudolstadt, E-Mail vom 15. August 2022.

Privatarchiv Gabriele Hollien:

Persönliche Unterlagen und Auszeichnungen von Siegfried Tölke.

Privatarchiv PhR Klaus-Joachim König:

Arzneifertigwaren [ohne Inv.-Nr.]:
                          Nitro-Obsidan® (VEB ISIS-Chemie Zwickau).

Internetquellen:

BUSCHING, Manuel / Christoph FRIEDRICH: Ein Mittel gegen die Syphilis: Der Durch-
      bruch der Chemotherapie. Jena, Friedrich-Schiller-Universität Jena, 01. Mai 2020,
      letzter Zugriff 07. Juli 2024, URL: https://sammlungen.uni-jena.de/aktuelles/archiv-
      objekt-des-monats/News/detail/771?cHash=9ee55a967701714234728b201ba994ac

EUROPÄISCHE KOMMISSION (Hrsg.): Guideline on the Readability of the Labelling and Package Leaflet of Medicinal Products for Human Use. Brüssel, Europäische Kommission, 12. Januar 2009, letzter Zugriff 05. Juli 2024, URL: https://ec.europa. eu/health//sites/health/files/files/eudralex/vol-2/c/2009_01_12_readability_guidelin e_final_en.pdf

– : Bericht der Kommission an das Europäische Parlament und den Rat gemäß Artikel 59 Absatz 4 der Richtlinie 2001/83/EG des Europäischen Parlaments und des Rates vom 6. November 2001 zur Schaffung eines Gemeinschaftskodexes für Humanarzneimittel. Brüssel, Europäische Kommission, 22. März 2017, letzter Zugriff 05. Juli 2024, URL: https://eur-lex.europa.eu/legal-content/DE/TXT/HTML/?uri=CELEX% 3A52017DC0135

FRAMM, Joachim: Zur Geschichte der Hirsch-Apotheke in Wismar. Wismar, Dr. Joachim Framm, 13. Februar 2013, letzter Zugriff 05. Juli 2024, URL: http://www.hirsch-apotheke-wismar.de/framm.html

KALLIOPE-VERBUND: Vulpius, Walther (1860–1944). Berlin, Staatsbibliothek zu Berlin - Preußischer Kulturbesitz, 24. Januar 2020, letzter Zugriff 27. Juli 2024, URL: https://kalliope-verbund.info/de/eac?eac.id=117450324

RAUSCH, Rika: 30 Jahre Mauerfall – und bei den Engpässen alles wie früher? Stuttgart, Deutsche Apotheker Zeitung, 09. November 2019, letzter Zugriff 05. Juli 2024, URL: https://www.deutsche-apotheker-zeitung.de/news/artikel/2019/11/09/30-jahr e-mauerfall-und-bei-den-engpaessen-alles-wie-frueher/

12.4.3 Gedruckte Quellen und Literatur

7b DIREKT APOTHEKENSERVICE AG (Hrsg.): 45 Jahre Pharmazie in Deutschland Ost. Beiträge zur Geschichte des Arzneimittel- und Apothekenwesens der Deutschen Demokratischen Republik. Fürstenfeldbruck / Berlin 2007.

ABELSHAUSER, Werner (Hrsg.): Die BASF. Eine Unternehmensgeschichte. München 2002.

ACHNER, Hugo: Die Werbung in der Pharmazie. München 1932; ursprünglich Diss. [oec. publ.] München 1932.

ADAM, Karl Ludwig: Die Struktur der Fachwerbung für Arzneispezialitäten. Diss. oec. Nürnberg 1958.

ADLUNG, A[lfred] / G[eorg] URDANG: Grundriß der Geschichte der deutschen Pharmazie. Berlin 1935.

AHLGRIMM, Ernst-Dietrich: Patienten-Compliance, Erfahrungen in der Bundesrepublik Deutschland. In: Pharmazeutische Zeitung 124 (1979), S. 1809–1814.

– : Das Arzneimittelwesen in Europa. Ein Überblick zu Status und Entwicklung in den westeuropäischen Ländern. In: Pharmazeutische Zeitung 126 (1981), S. 1224–1227.

AHLHEIM, Christine: Pharmaziehistoriker feiern 100. Geburtstag von Rudolf Schmitz. Festveranstaltung „Perspektiven der Pharmaziegeschichte" in Marburg. In: Deutsche Apotheker Zeitung 158 (2018), S. 4876f.

ALBRECHT, B[rigitte] / W[erner] FÜRTIG: Beiträge zu aktuellen pharmazeutischen Problemen und zu einigen speziellen Fragen der klinischen Pharmazie. 6. Mitteilung: Die Bedeutung der Arzneimittelverpackung als Informationsträger für Arzt, Schwester und Patient. In: Das deutsche Gesundheitswesen 31 (1976), S. 583–588.

ALCER, Gerhard: Zum Konzentrations- und Spezialisierungsprozeß in der pharmazeutischen Industrie der DDR. In: Müller-Jahncke, Wolf-Dieter / Anna Maria Carmona-Cornet / François Ledermann (Hrsg.): Materialien zur Pharmaziegeschichte. Akten des 31. Kongresses für Geschichte der Pharmazie Heidelberg 3.–7. Mai 1993. Stuttgart 1995 (Heidelberger Schriften zur Pharmazie- und Naturwissenschaftsgeschichte; Beiheft 1), S. 169–177.

– : Zur Vorgeschichte der Berlin-Chemie AG. In: Friedrich, Christoph / Wolf-Dieter Müller-Jahncke (Hrsg.): Preußen und die Pharmazie. Die Vorträge der Pharmaziehistorischen Biennale in Potsdam vom 23. bis 25. April 2004. Stuttgart 2005 (Veröffentlichungen zur Pharmaziegeschichte; 5), S. 85–104.

ALT, Susanne: Quantensprung oder Me-too – Arzneimittelinnovationen im 20. Jahrhundert. Diss. rer. nat. Frankfurt 2018.

AMSBERG, [Julius] von: Personal- und amtliche Nachrichten. Mecklenburg-Schwerin. II. Bekanntmachung vom 11. Oktober 1898, betreffend die Aufbewahrung und Verabfolgung des festen Diphtherieserums in den Apotheken. In: Pharmaceutische Zeitung 43 (1898), S. 765.

AMTSBLATT DES PREUSSISCHEN MINISTERIUMS FÜR VOLKSWOHLFAHRT (1931), Nr. 19, S. 897–904: III. Volksgesundheit. 2. Verkehr mit Heilmitteln. Bkm. d. MfV. v. 31. 3. 1931, betr. die Abgabe stark wirkender Arzneimittel sowie die Beschaffenheit und Bezeichnung der Arzneigläser und Standgefäße in den Apotheken – I M II 817. 31 –.

AMTSBLATT DES SAARLANDES (1948), Nr. 79, S. 1290–1292: Polizeiverordnung über den Verkehr mit chemisch-pharmazeutischen Erzeugnissen im Saarland. Vom 1. Oktober 1948.

– (1959), Nr. 99, S. 1146: Verordnung über den Verkehr mit Arzneifertigwaren im Saarland. Vom 6. Juli 1959.

– (1961), Nr. 47, S. 431–436: Polizeiverordnung über die Abgabe verschreibungspflichtiger Arzneimittel in den Apotheken. Vom 28. Juni 1961.

ANAGNOSTOU, Sabine: Theriak – ein weltweites Antidot. In: Friedrich, Christoph / Wolf-Dieter Müller-Jahncke (Hrsg.): Gifte und Gegengifte in Vergangenheit und Gegenwart. Die Vorträge der Pharmaziehistorischen Biennale in Mülheim an der Ruhr vom 23.–25. April 2010. Stuttgart 2012 (Veröffentlichungen zur Pharmaziegeschichte; 10), S. 45–70.

– : Zur Geschichte der Gewürze in der europäischen Materia medica. In: Pharmakon 9 (2021), S. 259–266.

ANDREE-EYSN, Marie: Volkskundliches. Aus dem bayrisch-österreichischen Alpengebiet. Braunschweig 1910.

ASSION, Peter: St. Katharinenöl für Reich und Arm. In: Medizinische Monatsschrift 29 (1975), S. 68–75.

ASSMANN, Günter: Änderungen bestehender Zulassungen. In: Schnieders, Bernhard / R[ainer] Mecklenburg (Hrsg.): Zulassung und Nachzulassung von Arzneimitteln. Verfahren und Entscheidungskriterien nach dem Arzneimittelgesetz. Internationale Vereinbarungen. Basel 1987, S. 87–94.

AUMILLER, Jochen: Abschreckendes Beispiel. In: Münchener medizinische Wochenschrift 121 (1979), S. 1096.

AWD.PHARMA GmbH & Co. KG (Hrsg.): Geschichte des Arzneimittelwerkes Dresden 1935–1951–2001–2002. Dresden 2002.

B., C.: Unhaltbarer Zustand! Aerztliche Verordnungen ohne Gebrauchsanweisung. In: Apotheker-Zeitung 45 (1930), S. 120.

BAACKE, Ulrich: Die Geschichte der wissenschaftlich begründeten oralen Antidiabetika. Diss. med. Berlin 1977.

BAECKER, W[illy]: Die derzeitige, von der pharmazeutischen Industrie zu berücksichtigende Gesetzgebung über Ankündigung v. Arzneimitteln. In: Chemisch-technische Zeitschrift 1 (1927), S. 136.

BALZ, Viola: Zwischen Wirkung und Erfahrung – eine Geschichte der Psychopharmaka. Neuroleptika in der Bundesrepublik Deutschland, 1950–1980. Bielefeld 2010; ursprünglich Diss. rer. nat. Braunschweig 2009.

BARTKE, Michael (a): Modellentwicklung einer neuen patientengerechten Gebrauchsinformation. In: Kienzl, Hilmar / Hellmuth Kleinsorge / Harald P. Schaaf (Hrsg.): Patientengerechte Gebrauchsinformation für Arzneimittel. Entwicklung eines Modells. Stuttgart / New York 1987, S. 21–33.

– (b): Diskussion des Modells einer neuen Gebrauchsinformation. In: Kienzl, Hilmar / Hellmuth Kleinsorge / Harald P. Schaaf (Hrsg.): Patientengerechte Gebrauchsinformation für Arzneimittel. Entwicklung eines Modells. Stuttgart / New York 1987, S. 35–76.

BAUER, Wolf: Ausgewählte Aspekte zur Apothekenbetriebsordnung. Diss. rer. nat. Marburg 1990.

BAUMANN, [Dietrich]: Mitteilung des Ministeriums für Gesundheitswesen. In: Die Pharmazie 9 (1954), S. 948.

BAYER (Hrsg.): Meilensteine. 125 Jahre Bayer 1863–1988. Leverkusen 1988.

BAYER. GESETZ- UND VERORDNUNGSBLATT (1946), Nr. 11, S. 177f.: Gesetz Nr. 16 zur Lenkung der Herstellung und des Verkaufs medizinischer Erzeugnisse und Ausrüstungen in Bayern. Vom 6. März 1946.

BAYERISCHES GESETZ- UND VERORDNUNGSBLATT (1961/a), Nr. 15, S. 194–199: Landesverordnung über die Abgabe verschreibungspflichtiger Arzneimittel (Abgabeverordnung). Vom 21. Juli 1961.

– (1961/b), Nr. 18, S. 227: Druckfehlerberichtigung [in der Anlage zur Landesverordnung über die Abgabe verschreibungspflichtiger Arzneimittel (Abgabeverordnung) vom 21. Juli 1961].

BECKER, Jürgen: Straßenverkehr: Gefahr durch Arzneimittel. In: Pharmazeutische Zeitung 135 (1990), S. 953.

BEHRENS, Paul: Zur Regelung der Abgabe starkwirkender Arzneimittel. In: Pharmazeutische Zeitung 105 (1960), S. 68–70.

BERGLER, Georg: Der chemisch-pharmazeutische Markenartikel. Darstellung des Wesens, der Absatzformen und des Kampfes um den Markt. Stuttgart 1933; ursprünglich Diss. [rer. pol.] Tübingen 1931.

BERGMANN, Christine: Zur Effektivität der Arzneimittelinformation in der DDR – qualitative und methodologische Aspekte. Diss. rer. nat. Berlin 1989.

BERGMANN, Ch[ristine] / M[anfred] BÖHM / B[rigitte] GÖTHE (a): Aufgaben und Verantwortung der Arzneimittelhersteller auf dem Gebiet der Arzneimittelinformation – gesetzliche Grundlagen und aktuelle Probleme. In: medicamentum 29 (1988), S. 159–161.

– (b): Richtlinie des IfAR zur Gestaltung des Zentralen Informationsmaterials für Ärzte und Apotheker (ZIM) vom 1. Januar 1988. In: medicamentum 29 (1988), S. 177 bis 179.

– (c): Richtlinie des IfAR zur inhaltlichen Gestaltung patientengerechter Packungsbeilagen vom 1. Januar 1987. In: medicamentum 29 (1988), S. 179f.

BERG-SCHMITT, Jutta: Wissenstransfer Arzneimittel. Untersuchungen zu Packungsbeilagen. Diss. phil. Trier 2003.

BERG-SCHORN, Elisabeth: Henry E. Sigerist (1891–1957). Medizinhistoriker in Leipzig und Baltimore. Standpunkt und Wirkung. Köln 1978 (Kölner medizinhistorische Beiträge; 9); ursprünglich Diss. med. Köln 1978.

BERLIN-CHEMIE AG: Entwicklung der Berlin-Chemie zwischen 1945 und 1990. In: IfAp Service-Institut für Ärzte und Apotheker GmbH (Hrsg.): 50 Jahre IfAp. Streiflichter aus der Geschichte der Pharmazie in Deutschland. Bad Saarow-Neu Golm 1999, S. 319–331.

BERNHARDT, Fritz: Arzneimittelgesetz. Gesetz über den Verkehr mit Arzneimitteln. Vom 16. Mai 1961 i. d. Fassung des Gesetzes vom 25. Juli 1961. Berlin / Frankfurt a. M. 1961.

BERNSAU, H[elmut]: Myosalvarsan-Vergiftung, tödliche, medizinale. In: Sammlung von Vergiftungsfällen 2 (1931), S. 49f.

BERNSCHNEIDER-REIF, Sabine: Laboranten, Destillatores, Balsamträger. Das Olitätenwesen im Thüringer Wald vom 17. bis zum 19. Jahrhundert. In: Pharmazie in unserer Zeit 29 (2000), S. 213–219.

– : Laboranten, Destillatores, Balsamträger: Das laienpharmazeutische Olitätenwesen im Thüringer Wald vom 17. bis 19. Jahrhundert. Frankfurt am Main usw. 2001 (Pharmaziehistorische Forschungen; 3); ursprünglich Diss. rer. nat. Marburg 1999.

– : Das laienpharmazeutische Olitätenwesen im Thüringer Wald – (adelige) Frauen als Laboranten und ihre Rezepturbücher. In: Wahrig, Bettina (Hrsg.): Arzneien für das „schöne Geschlecht". Geschlechterverhältnisse in Phytotherapie und Pharmazie vom Mittelalter bis zum 19. Jahrhundert. Stuttgart 2004 (Braunschweiger Veröffentlichungen zur Pharmazie- und Wissenschaftsgeschichte; 44), S. 151–168.

– : Verhältnismäßig kurz und spannend: Die Geschichte der Therapie von Fettstoffwechselstörungen. In: Pharmazie in unserer Zeit 36 (2007), S. 88–97.

BEROLD, Randolf / Wolf-Dieter MÜLLER-JAHNCKE: Pyramidon – Nachgesang auf einen „Schnelldreher". In: Geschichte der Pharmazie 51 (1999), S. 39–47.

BERTELSMANN, Annekarin: Grundzüge der Abwehr von Arzneimittelrisiken, Stufenplanverfahren. In: Schnieders, Bernhard / R[ainer] Mecklenburg (Hrsg.): Zulassung und Nachzulassung von Arzneimitteln. Verfahren und Entscheidungskriterien nach dem Arzneimittelgesetz. Internationale Vereinbarungen. Basel 1987, S. 133–147.

BGA: Rundschau. BGA – Warnhinweise. In: Deutsche Apotheker Zeitung 121 (1981), S. 140f.

– : Arzneimittel-Schnellinformationen. Arzneimittelsicherheitsmaßnahmen des BGA im Jahr 1986. In: Bundesgesundheitsblatt 30 (1987), S. 32f.

– (a): Arzneimittel-Schnellinformationen. Änderung des Zulassungsstatus auf der Basis von einzelnen Spontanberichten Oktober 1986 – September 1987. In: Bundesgesundheitsblatt 31 (1988), S. 32f.

– (b): Arzneimittel-Schnellinformationen. Änderung des Zulassungsstatus auf der Basis von einzelnen Spontanberichten. Stand: Dezember 1987. In: Bundesgesundheitsblatt 31 (1988), S. 143.

– (a): Arzneimittel-Schnellinformationen. Änderung des Zulassungsstatus auf der Basis von einzelnen Spontanberichten Januar 1988 – Februar 1989. In: Bundesgesundheitsblatt 32 (1989), S. 172f.

– (b): Arzneimittel-Schnellinformationen. Änderung des Zulassungsstatus auf der Basis von einzelnen Spontanberichten März 1989 bis August 1989. In: Bundesgesundheitsblatt 32 (1989), S. 426.

– (a): Arzneimittel-Schnellinformationen. Änderung des Zulassungsstatus auf der Basis von einzelnen Spontanberichten September–Dezember 1989. In: Bundesgesundheitsblatt 33 (1990), S. 80.

– (b): Arzneimittel-Schnellinformationen. Änderung des Zulassungsstatus auf der Basis von einzelnen Spontanberichten Januar–Juni 1990. In: Bundesgesundheitsblatt 33 (1990), S. 368.

– : Arzneimittel-Schnellinformationen. Änderung des Zulassungsstatus auf der Basis von einzelnen Spontanberichten Juli–Dezember 1990. In: Bundesgesundheitsblatt 34 (1991), S. 80.

BIBER, Erich: Gestaltung der Werbung. In: Die Pharmazie 6 (1951), S. 428.

B[IECHELE], M[ax]: Die preuss., bayrische u. württemb. Apotheken-Betriebsordnung in Hinsicht auf die in Aussicht stehende Reichs-Apotheken-Betriebsordnung. In: Süddeutsche Apotheker-Zeitung 46 (1906), S. 34–36.

BIERI, Alexander Lukas (Hrsg.): Roche in der Welt 1896–2021. Eine globale Geschichte. 3 Bde. [Lörrach] 2021.

BISCHOFF, Gustav Adolf: Geschäftsdrucksachen – Packung – Verpackung. In: Kroth, Horst / Egon von Wagner (Hrsg.): Die Werbemittel. Ein Handbuch für Werbungstreibende. Berlin 1938, S. 61–70.

BLÄHSER, Bernd / Udo REIMANN: Unlautere und irreführende Werbung für Arzneimittel, Behandlungsmethoden und Heilgeräte in medizinischen und nicht-medizinischen Zeitschriften der Bundesrepublik Deutschland unter besonderer Berücksichtigung des Heilmittelwerbegesetzes. Marburg 1983; ursprünglich Diss. med. dent. Marburg 1983.

B[LANC], [Ulrich] v[on] (a): Wettbewerb und Werbung. Die Gestaltung von Gebrauchsanweisungen für Arzneimittel. In: Die Pharmazeutische Industrie 9 (1942), S. 140f.

– (b): Wettbewerb und Werbung. Preisangabe auf Arzneifertigwaren. In: Die Pharmazeutische Industrie 9 (1942), S. 177f.

BLASIUS, Helga: 25 Jahre Arzneimittelgesetz. In: Deutsche Apotheker Zeitung 143 (2003), S. 5234–5243.

– : Patientenschutz durch Aufklärung. In: Deutsche Apotheker Zeitung 145 (2005), S. 3064–3072.

– : Packungsbeilage – Fachinformation. Rechtliche Grundlagen von Arzneimittelinformation und Kennzeichnung. In: Deutsche Apotheker Zeitung 154 (2014), S. 4554 bis 4559.

BÖHM, M[anfred] (a): Zum Wesen der Arzneimittelinformation. Beiträge zur Rolle der Arzneimittelinformation im Reproduktionsprozeß. In: Pharmazeutische Praxis 38 (1983), S. 113–117.

– (b): Zur Spezifik der Arzneimittelinformation. In: Die Pharmazie 38 (1983), S. 556 bis 558.

– : Zeittafeln zum Arzneimittel- und Apothekenwesen der Bundesrepublik Deutschland. In: IfAp Service-Institut für Ärzte und Apotheker GmbH (Hrsg.): 50 Jahre IfAp. Streiflichter aus der Geschichte der Pharmazie in Deutschland. Bad Saarow-Neu Golm 1999, S. 119–246.

– (a): Die Arzneimittelgesetzgebung 1945–1990. In: 7b DIREKT Apothekenservice AG (Hrsg.): 45 Jahre Pharmazie in Deutschland Ost. Beiträge zur Geschichte des Arzneimittel- und Apothekenwesens der Deutschen Demokratischen Republik. Fürstenfeldbruck / Berlin 2007, S. 24–39.

– (b): Die Arzneimittelinformation. In: 7b DIREKT Apothekenservice AG (Hrsg.): 45 Jahre Pharmazie in Deutschland Ost. Beiträge zur Geschichte des Arzneimittel- und Apothekenwesens der Deutschen Demokratischen Republik. Fürstenfeldbruck / Berlin 2007, S. 506–532.

BÖHM, M[anfred] / R. METZNER / J[oachim] RICHTER: Zentrales Informationsmaterial für Ärzte und Apotheker. In: medicamentum 18 (1977), S. 241–243.

BÖHM, M[anfred] / I. ROHDE: Die Aufgaben des Apothekers in der Arzneimittelinformation. In: Pharmazeutische Praxis 34 (1979), S. 18f.

B[ORSCH], J[ulia]: Packungsbeilage soll verständlicher werden. EU-Kommission legt Empfehlungen vor. In: Deutsche Apotheker Zeitung 157 (2017), S. 1178.

BOSQUE, Günter du: Der Einfluß der Kombination Alkohol und Arzneimittel auf die Fahrtüchtigkeit im Spiegel von Strafakten und einer Erhebung in einem Industriewerk. Diss. med. Hamburg 1969.

BÖTTGER, H[ermann]: Die Preußischen Apothekengesetze mit Einschluß der reichsgesetzlichen Bestimmungen über den Betrieb des Apothekergewerbes. Vierte, neubearbeitete und vervollständigte Auflage, Berlin 1910.

BRA, [o. V.]: Rundschau. APV-Symposium. Arzneimittelqualität – Nutzen, Risiko, Kosten. In: Deutsche Apotheker Zeitung 122 (1982), S. 263–268.

BRACHVOGEL, R[einhard]: Todesfall nach Oleum Chenopodii infolge „Anwendung ungenügend signierter Arzneimittel"? In: Süddeutsche Apotheker-Zeitung 88 (1948), S. 131f.

BRAND, Anton: Die deutsche Heilmittelwirtschaft in volkswirtschaftlicher und volksgesundheitspolitischer Betrachtung. Erlangen-Bruck 1940; ursprünglich Diss. [rer. pol.] Erlangen 1940.

BRAUN, Rainer: Standardzulassungen – wem sie nützen! In: Deutsche Apotheker Zeitung 122 (1982), S. 2605–2608.

– : Nutzungsmöglichkeiten von Standardzulassungen. In: Schnieders, Bernhard / R[ainer] Mecklenburg (Hrsg.): Zulassung und Nachzulassung von Arzneimitteln. Verfahren und Entscheidungskriterien nach dem Arzneimittelgesetz. Internationale Vereinbarungen. Basel 1987, S. 99–106.

BRAUN, Rainer (Hrsg.): Standardzulassungen für Fertigarzneimittel. Text und Kommentar. 3 Bde. Mit 18. Aktualisierungslieferung. Stand: Oktober 2010, Stuttgart 2011.

BREMER, H.: Es ging um Beipackzettel. Der Contergan-Prozeß in Alsdorf stellt auch Fragen an den Apotheker. In: Pharmazeutische Zeitung 115 (1970), S. 435f.

BRENNHAUSEN, Hubertus: Landesrechtliche Vorschriften über das Inverkehrbringen von Arzneifertigwaren. Eine vergleichende Betrachtung. In: Pharmazeutische Zeitung 104 (1959), S. 1239–1241.

BRY, H.: Noch einmal § 19 der Apothekenbetriebsordnung vom 2. April 1958. In: Pharmazeutische Praxis 15 (1960), S. 80f.

BT, [o. V.]: Gemeinsames Ringen um Verordnungsfreiheit. Präzise und fruchtbare Diskussion zum Vortrag Dr. Muschalliks. In: Deutsches Ärzteblatt 68 (1971), S. 1420 bis 1422.

B[UCHHEIT], Ma[rina]: 60 Jahre Pille in Deutschland. Ein revolutionäres Arzneimittel feiert Geburtstag. In: Deutsche Apotheker Zeitung 161 (2021), S. 2006.

[BUNDESÄRZTEKAMMER] (a): Einschränkung der Verkehrstauglichkeit durch Arzneimittel. Stellungnahme der Bundesärztekammer vom 10. Januar 1964 nach Empfehlungen des Ausschusses „Verkehrsmedizin". In: Deutsche Apotheker-Zeitung 104 (1964), S. 677f.

– (b): Einschränkung der Verkehrstauglichkeit durch Arzneimittel. Stellungnahme der Bundesärztekammer vom 10. Januar 1964 nach Empfehlungen des Ausschusses „Verkehrsmedizin". In: Pharmazeutische Zeitung 109 (1964), S. 189f.

– : Einschränkung der Verkehrstüchtigkeit durch Arzneimittel. Merkblatt der Bundesärztekammer. In: Deutsche Apotheker-Zeitung 114 (1974), S. 1908–1910.

BUNDESFACHVERBAND DER HEILMITTELINDUSTRIE UND DER IHR VERBUNDENEN WERBEWIRTSCHAFT E. V. (Hrsg.): Gesetz über die Werbung auf dem Gebiet des

Heilwesens vom 11. Juli 1965. Rechtsprechung, Materialien und Kommentare zum Heilmittelwerberecht. Köln 1966 (Schriftenreihe zur Heilmittelwerbung; 8).

BUNDESFACHVERBAND DER HEILMITTELINDUSTRIE / VEREIN FÜR LAUTERE HEILMITTELWERBUNG (Hrsg.): Rechtsprechung und Richtlinien zum Heilmittelwerberecht. Köln 1973 (Schriftenreihe zur Heilmittelwerbung; 10).

BUNDESGESUNDHEITSAMT: Amtliche Bekanntmachungen. Bundesrepublik Deutschland. 19. Bekanntmachung über die Zulassung von Arzneimitteln sowie andere Amtshandlungen. Vom 8. August 1979. In: Pharmazeutische Zeitung 124 (1979), S. 1745 bis 1748.

– : Bundesgesundheitsamt BGA. Über ein Jahrhundert im Dienste der Gesundheit. Aus Anlaß der Einweihung des Instituts für Arzneimittel 1983. Berlin 1983.

– : Pharmazeutisches Recht. Verlängerung der Zulassung von Arzneimitteln. Mustergebrauchs- und Musterfachinformationen für den humanmedizinischen Bereich. Vom 25. April 1991 (BAnz. S. 3464 vom 28. Mai 1991). In: Deutsche Apotheker Zeitung 131 (1991), S. 1207f.

BUNDESVERBAND DER PHARMAZEUTISCHEN INDUSTRIE E. V.: Richtlinien für die Arzneimittelwerbung. In: Die Pharmazeutische Industrie 15 (1953), S. 47–49.

– : Die Richtlinien des Bundesverbandes der Pharmazeutischen Industrie für die Arzneimittelwerbung. In: Die Pharmazeutische Industrie 18 (1956), S. 277–279.

– : Bericht des Bundesverbandes der Pharmazeutischen Industrie e. V. über die Tätigkeit im Jahre 1959 / 60 (2. Teil). In: Die Pharmazeutische Industrie 22 (1960), S. 343–348.

– (a): Richtlinien des Bundesverbandes der Pharmazeutischen Industrie für die Arzneimittelwerbung. Fassung vom 14. Mai 1969. In: Deutsche Apotheker-Zeitung 109 (1969), S. 1149–1151.

– (b): Richtlinien für die Arzneimittelwerbung (Fassung vom 14. Mai 1969). In: Die Pharmazeutische Industrie 31 (1969), S. 312–314.

– (a): Richtlinien für die Arzneimittelwerbung. Erläuterungen. Frankfurt am Main 1972.

– (b): Sorgfaltspflichten des Arzneimittelherstellers nach dem Einstellungsbeschluß im Contergan-Verfahren. In: Die Pharmazeutische Industrie 34 (1972), S. 477f.

– (c): Sorgfaltspflichten des Arzneimittelherstellers nach dem Einstellungsbeschluß im Contergan-Verfahren. In: Pharmazeutische Zeitung 117 (1972), S. 1251–1253.

– (a): Richtlinien für die wissenschaftliche Information und für die Arzneimittelwerbung. Fassung vom 25. Mai 1973. In: Die Pharmazeutische Industrie 35 (1973), S. 417–420.

– (b): Richtlinie über Packungsinformationen beschlossen auf der Hauptversammlung des Bundesverbandes der Pharmazeutischen Industrie e. V. am 25. Mai 1973 in Bonn. In: Die Pharmazeutische Industrie 35 (1973), S. 421f.

– (c): Richtlinien des Bundesverbandes der Pharmazeutischen Industrie für die wissenschaftliche Information und für die Arzneimittelwerbung. Neufassung vom 25. Mai 1973. In: Pharmazeutische Zeitung 118 (1973), S. 1378–1381.

– (d): Richtlinie des Bundesverbandes der Pharmazeutischen Industrie über Packungsinformationen. Beschlossen auf der Hauptversammlung am 25. Mai 1973 in Bonn. In: Pharmazeutische Zeitung 118 (1973), S. 1382f.

– : Richtlinien für die wissenschaftliche Information und für die Arzneimittelwerbung. Eintragungen der Änderungen in das Register für Wettbewerbsregeln vom Bundeskartellamt bekanntgemacht. In: Die Pharmazeutische Industrie 36 (1974), S. 924.

– : Pharma-Werbung und Information. In: Pharma Jahresbericht 5 (1974 / 75), S. 17f.

– (a): Änderung der Richtlinie über Packungsinformationen. In: Die Pharmazeutische Industrie 39 (1977), S. 562f.

– (b): Änderung der Richtlinien für die wissenschaftliche Information und für die Arzneimittelwerbung. In: Die Pharmazeutische Industrie 39 (1977), S. 565–569.

– (c): Pharma-Daten 77. 7. erweiterte Auflage, Frankfurt / Main 1977.

– : Standardzulassung nach § 36 AMG. In: Die Pharmazeutische Industrie 43 (1981), S. 30–50.

– (a): Gebrauchsinformation für Fachkreise. In: Die Pharmazeutische Industrie 44 (1982), S. 213.

– (b): Wettbewerbsregel Gebrauchsinformation für Fachkreise (Fachinformation). In: Die Pharmazeutische Industrie 44 (1982), S. 213–216.

– (c): Muster der Gebrauchsinformation für Fachkreise. In: Die Pharmazeutische Industrie 44 (1982), S. 217–221.

– (d): Kodex der Mitglieder des Bundesverbandes der Pharmazeutischen Industrie e. V. In: Die Pharmazeutische Industrie 44 (1982), S. 561–567.

– (e): Bericht über Erfahrungen mit dem Arzneimittelgesetz. Stellungnahme des Bundesverbandes der Pharmazeutischen Industrie e. V. zum AMG-Bericht der Bundesregierung (Bundestags-Drucksache 9/1355). In: Die Pharmazeutische Industrie 44 (1982), S. 569–576.

– (a): Das Zweite Gesetz zur Änderung des Arzneimittelgesetzes. Erläuterungen Teil I und Text. In: Die Pharmazeutische Industrie 48 (1986), S. 701–735.

– (b): Pharma Kodex. Stand: November 1986 [18. Erg. Lf.]. [Frankfurt/M.] 1986.

– : Die Verständlichkeit der Pflichtangaben in der Publikumswerbung. In: Die Pharmazeutische Industrie 49 (1987), S. 152f.

– (a): Gestaltung von Packungsbeilagen. In: Die Pharmazeutische Industrie 53 (1991), S. 886.

– (b): Pharma-Daten '91. 21. überarbeitete Auflage, Frankfurt / Main 1991.

BURGER, Ernst: Robert Schumann. Eine Lebenschronik in Bildern und Dokumenten. Unter Mitarbeit von Gerd Nauhaus und mit Unterstützung des Robert-Schumann-Hauses Zwickau. Mainz 1998 (Robert Schumann. Neue Ausgabe sämtlicher Werke, Serie VIII: Supplemente; 1).

BURHOP, Carsten u. a.: Merck. Von der Apotheke zum Weltkonzern. München 2018.

BURKERT, Klaus: Die deutsche „Pharmazeutische Interessengemeinschaft" (1906–1918). Ein Beitrag zur Firmenpolitik der pharmazeutisch-chemischen Industrie bis zum Ende des Ersten Weltkrieges. Stuttgart 1990 (Quellen und Studien zur Geschichte der Pharmazie; 61); ursprünglich Diss. rer. nat. Marburg 1990.

BÜSCH, Günther: Geschäftsbericht der Arbeitsgemeinschaft der Berufsvertretungen Deutscher Apotheker (ABDA), der Arbeitsgemeinschaft Deutscher Apothekerkammern (Bundesapothekerkammer) [und] des Deutschen Apotheker-Vereins für die Zeit vom 1. September 1965 bis 31. August 1966. In: Pharmazeutische Zeitung 111 (1966), Anhang.

BUSCHING, Manuel / Christoph FRIEDRICH: Die Beipackzettel der „Wunschkindpillen" in der DDR. Marburg 2021. [Posterpräsentation auf der Pharmaziehistorischen Biennale in Detmold vom 08.–10.10.2021 sowie auf der DPhG-Jahrestagung in Marburg vom 13.–17.09.2022].

CATELLANI, Patrizia / Renzo CONSOLE: The Rise and Fall of Mithridatium and Theriac in Pharmaceutical Texts. In: Pharmaceutical Historian 37 (2007), S. 2–9.

CRAMER, Hans-Joachim Leonhard: Was soll ein Verbraucher wissen? Pro und Contra der Information über Arzneimittel. In: Medikament und Meinung 1 (1978), Heft 5, S. 6.

CRANZ, Hubertus: Meinungsbeitrag. Publikumswerbung für Arzneimittel. Behinderung oder Chance für die Beratung durch den Apotheker? In: Deutsche Apotheker Zeitung 128 (1988), S. 181–183.

CRANZ, Hubertus / Holde KLEIST / Barbara SICKMÜLLER: Die Bedeutung ergänzender Informationen in der Packungsbeilage. In: Die Pharmazeutische Industrie 48 (1986), S. 127–132.

DAEMS, Willem [Frans]: Der Misteltraktat des Wiener Kodex 3811. In: Sudhoffs Archiv für Geschichte der Medizin und der Naturwissenschaften 49 (1965), S. 90–93.

DAEMS, Willem F[rans] / Gundolf KEIL / Ria JANSEN-SIEBEN: Petrol-Reklamezettel. Text- und Überlieferungsgeschichte eines kardiotropen Wunderdrogentraktats mit einer Edition des ›Middelburgischen Erdöl-Schreizettels‹. In: Keil, Gundolf (Hrsg.): „ein teutsch puech machen". Untersuchungen zur landessprachlichen Vermittlung medizinischen Wissens. Wiesbaden 1993 (Wissensliteratur im Mittelalter; 11 / Ortolf-Studien; 1), S. 470–479.

DENNINGER, Ilse: Das Apothekenwesen in Baden von 1945 bis 1960. Stuttgart 2019 (Quellen und Studien zur Geschichte der Pharmazie; 120); ursprünglich Diss. rer. nat. Marburg 2019.

DEUTSCH, Erwin / Hans-Dieter LIPPERT (Hrsg.): Kommentar zum Arzneimittelgesetz (AMG). Dritte Auflage [korrigierter Nachdruck], Berlin / Heidelberg 2011.

DEUTSCHMANN, R.: Nicht patientengerechte und patientengerechte Arztgespräche im Hinblick auf die Therapie – dargestellt anhand von Video- und Tonbandaufzeichnungen. In: Vogel, Hans Rüdiger (Hrsg.): Patientengerechte Arzneimittelinformation durch den Arzt. Bericht über ein Symposium der Medizinisch Pharmazeutischen Studiengesellschaft e. V. vom 5.–7. Februar 1981 in Titisee / Schwarzwald. Mainz 1981 (Schriftenreihe der Medizinisch Pharmazeutischen Studiengesellschaft e. V.; 8), S. 60–65.

DFG, [o. V.]: CDU-MdB Anneliese Augustin legt Entwurf eines Entschließungsantrags zum Arzneimittelgesetz vor. In: Pharmazeutische Zeitung 129 (1984), S. 2052f.

DI, [o. V.]: Arzneimittelkommission der Deutschen Apotheker. Acetylsalicylsäure. In: Pharmazeutische Zeitung 129 (1984), S. 1351–1354.

– : Arzneimittelkommission der Deutschen Apotheker. Auflagen des BGA für Fansidar®. In: Pharmazeutische Zeitung 130 (1985), S. 758f.

DI., [o. V.]: Arzneimittelkommission der Deutschen Apotheker. Anhörung zu Clofibrinsäure und Derivate. In: Pharmazeutische Zeitung 124 (1979), S. 1787–1790.

– (a): Arzneimittelkommission der Deutschen Apotheker. Sondersitzung gemäß Stufenplan. In: Pharmazeutische Zeitung 125 (1980), S. 1982–1987.

– (b): Arzneimittelkommission der Deutschen Apotheker. Sondersitzung gemäß Stufenplan. In: Pharmazeutische Zeitung 125 (1980), S. 2492–2497.

– : Arzneimittelkommission der Deutschen Apotheker. Blutgerinnungs-Faktor VIII-haltige Arzneimittel. In: Pharmazeutische Zeitung 129 (1984), S. 1416f.

– (a): Arzneimittelkommission der Deutschen Apotheker. Vorinformation Diclofenac-haltige Arzneimittel. In: Pharmazeutische Zeitung 131 (1986), S. 2619.

– (b): Arzneimittelkommission der Deutschen Apotheker. Vorinformation Acetylsalicylsäure-haltige Arzneimittel. In: Pharmazeutische Zeitung 131 (1986), S. 2744.

DICKMANN, W[erner]: Die Vereinheitlichung der Heilmittelgesetzgebung. In: Heilmittelwesen und Werbung 6 (1936 / 37), S. 42–44.

– : Einiges über Arzneimittelwerbung. In: Heilmittelwesen und Werbung 7 (1937 / 38), S. 50–53.

DIEPENBROCK, F[elix]: Erläuterungen zu der Polizeiverordnung über die Abgabe von Barbitursäureabkömmlingen. In: Deutsche Apotheker-Zeitung 55 (1940), S. 195f.

DIERCKSEN, Günter: Der „Beipackzettel" in medizinischen Präparatepackungen, Fortschritt oder Rückschritt in der Medizin? In: Medizinrecht 2 (1984), S. 137–139.

DIETERICHSJUN., [o. V.]: Zuschriften an die Redaktion. Die Not der Krankenkassen und deren Abhilfe. In: Pharmazeutische Zeitung 68 (1923), S. 11.

DIJK, van Liset u. a. (a): Feasibility and value of a possible "key information section" in patient information leaflets and summaries of product characteristics of medicinal products for human use. The PILS-Box Study. European Union 2014.

– (b): Study on the Package Leaflets and the Summaries of Product Characteristics of Medicinal Products for Human use. PIL-S Study. European Union 2014.

DILG, Peter: Das Theriakbüchlein des Euricius Cordus. In: Keil, Gundolf (Hrsg.): Fachprosa-Studien. Beiträge zur mittelalterlichen Wissenschafts- und Geistesgeschichte. Berlin 1982, S. 417–447.

– : Theriaca – die Königin der Arzneien. In: Deutsche Apotheker Zeitung 126 (1986), S. 2677–2682.

DINNENDAHL, V[olker]: Patientengerechte Arzneimittelinformation aus der Sicht des Apothekers. In: Vogel, Hans Rüdiger (Hrsg.): Patientengerechte Arzneimittelinformation durch den Arzt. Bericht über ein Symposium der Medizinisch Pharmazeutischen Studiengesellschaft e. V. vom 5.–7. Februar 1981 in Titisee / Schwarzwald.

Mainz 1981 (Schriftenreihe der Medizinisch Pharmazeutischen Studiengesellschaft e. V.; 8), S. 79–84.

DITTES, W. / K. VOIGT: Zur Arzneimittelinformation für den Patienten. In: Pharmazeutische Praxis 38 (1983), S. 78–84.

DITTMANN, Rainer: Quellen und Entstehungsprozeß der Präparateinformation bei neuentwickelten Arzneimitteln. In: Die Pharmazeutische Industrie 39 (1977), S. 413 bis 420.

DI[T]Z[EL], [Peter]: Rundschau. Metamizol und weitere Pyrazolonderivate. Kein Verbot, aber Verschreibungspflicht und geänderte Packungsbeilage erwogen. In: Deutsche Apotheker Zeitung 121 (1981), S. 2859–2861.

– (a): Rundschau. Arzneimittel und Verkehrssicherheit. Aufklärung beginnt in der Fahrschule. In: Deutsche Apotheker Zeitung 122 (1982), S. 373.

– (b): Rundschau. Arzneimittel und Strassenverkehr. Alkohol am Steuer – nein! Arzneimittel am Steuer – ? In: Deutsche Apotheker Zeitung 122 (1982), S. 2343–2346.

DOEPNER, Ulf: Heilmittelwerbegesetz. Kommentar. München 1980.

– : Heilmittelwerbegesetz. Kommentar. 2., neubearbeitete Auflage, München 2000.

DS, [o. V.]: Patientengerechte Packungsbeilage – ein Modell. In: Pharmazeutische Zeitung 132 (1987), S. 3244.

DÜRING, Brigitte / Michael SCHÄFER: APOGEPHA Arzneimittel. Im Dienste der Gesundheit. Eine Firmengeschichte. Leipzig 2016.

E., [o. V.]: Mit Selbstmedikation und Selbstbeteiligung sicher in die 80er Jahre. Der Bundesfachverband der Heilmittelindustrie feierte sein 25jähriges Bestehen. In: Pharmazeutische Zeitung 124 (1979), S. 1330f.

E., B.: Einsendung. Verordnung starkwirkender Arzneien. In: Süddeutsche Apotheker-Zeitung 54 (1914), S. 256.

EBERWEIN, Bernd: DAZ aktuell. Meinungsbeitrag. Die Bedeutung der Packungsbeilage für die Selbstmedikation. In: Deutsche Apotheker Zeitung 126 (1986), S. 338–340.

EDA[LAT], [Armin]: Packungsbeilagen sollen lesbarer werden. Europäischer Aktionsplan sieht Optimierung der Vorgaben und Gestaltung vor. In: Deutsche Apotheker Zeitung 157 (2017), S. 4566.

EICHLER, Joachim: Kritische Bemerkungen zur Notwendigkeit der Beipackzettel und ihrer psychologischen Wirkung. In: medicamentum 2 (1961), S. 38–40.

ELSÄSSER, August: Oberweißbach und der Olitätenhandel. In: Monatsblätter für wanderfrohe Nachbarn 2 (1925), S. 97–120.

ELSNER, F[ritz]: Deutscher Apotheker-Verein. Kreis Leipzig. In: Pharmaceutische Zeitung 27 (1882), S. 351.

ELSTNER, Peter: Der Handel mit Giften. Entstehung, Inhalt und Weiterentwicklung entsprechender Vorschriften. In: Deutsche Apotheker Zeitung 135 (1995), S. 3625 bis 3630.

ENKE, Ulrike: Emil von Behring (1854–1917): Wissenschaftler, Hochschullehrer, Unternehmer. In: Kleinschmidt, Christian (Hrsg.): Seuchenbekämpfung, Wissenschaft und Unternehmensstrategien. Die Behringwerke und die Philipps-Universität Marburg im 20. Jahrhundert. Darmstadt / Marburg 2021 (Quellen und Forschungen zur hessischen Geschichte; 187), S. 15–23.

– : Emil von Behring 1854–1917. Immunologe – Unternehmer – Nobelpreisträger. Göttingen 2023.

ERNST, Elmar: Das „industrielle" Geheimmittel und seine Werbung. Arzneifertigwaren in der zweiten Hälfte des 19. Jahrhunderts in Deutschland. Würzburg 1975 (Quellen und Studien zur Geschichte der Pharmazie; 12); ursprünglich Diss. rer. nat. Marburg 1969.

FACHGRUPPE APOTHEKEN IN DER ÖTV BERLIN: Weg mit dem Grauschleier. Waschzettel unter der Lupe. Berlin [1982].

FACHVEREINIGUNG HEILMITTELWERBUNG E. V. (Hrsg.): Die Rechtsprechung zur Polizeiverordnung über die Werbung auf dem Gebiete des Heilwesens (HWVO) vom 29. September 1941 mit Gesetzestext und Anmerkungen. Köln 1958 (Schriftenreihe zur Heilmittelwerbung; 4).

FAUST-KÜBLER, E[rika]: Arzneimitteltherapie aus der Sicht des Patienten. In: Vogel, Hans Rüdiger (Hrsg.): Patientengerechte Arzneimittelinformation durch den Arzt. Bericht über ein Symposium der Medizinisch Pharmazeutischen Studiengesellschaft e. V. vom 5.–7. Februar 1981 in Titisee / Schwarzwald. Mainz 1981 (Schriftenreihe der Medizinisch Pharmazeutischen Studiengesellschaft e. V.; 8), S. 11–19.

FEIDEN, Karl (a): Die Neuordnung des Arzneimittelrechts. In: Pharmazeutische Zeitung 121 (1976), S. 1357–1360.

– (b): Die Neuordnung des Arzneimittelrechts. In: Pharmazeutische Zeitung 121 (1976), S. 1623–1625.

FELDMEIER, H[an]s: Das Fachgespräch in der Offizin. In: Pharmazeutische Praxis 34 (1979), S. 11–14.

– : Die Arzneimittelversorgung in Rostock zur DDR-Zeit als pharmazeutische Herausforderung (Autobiographische Impressionen). In: Meyer, Klaus/ Wolf-Dieter Müller-Jahncke (Hrsg.): Apotheke und die Arzneiversorgung in Notzeiten. Stuttgart 1999 (Pharmaziegeschichtliche Tagungsberichte), S. 105–118.

– : Laudatio. Professor Joachim Richter wird 90. In: Deutsche Apotheker Zeitung 156 (2016), S. 729f.

FELDMEIER, H[ans] / E. HAUPT / N[anna] JUNGE: Pictogrammata in Pharmacia. In: medicamentum 21 (1980), S. 111–113.

FISCHER, [o. V.] / [Werner] FÜRTIG: Mitteilungen und Veranstaltungen der Pharmazeutischen Gesellschaft der DDR. Gesellschaft für Allgemeinpharmazie. In: Die Pharmazie 41 (1986), S. 754f.

FISCHER, G[uido]: Das Warenzeichen und seine Bedeutung in der Arzneimittelbranche. In: Werbung in der Medizin 1 (1931 / 32), S. 361–368.

FLEISCHER, Arndt: Patentgesetzgebung und chemisch-pharmazeutische Industrie im Deutschen Kaiserreich (1871–1918). Stuttgart 1984 (Quellen und Studien zur Geschichte der Pharmazie; 25); ursprünglich Diss. rer. nat. Marburg 1983.

FLOHR, [o. V.]: Die Zollbehandlung von Geheimmitteln. In: Süddeutsche Apotheker-Zeitung 77 (1937), S. 754–756.

FORBES, R[obert] J[ames]: Studies in early petroleum history. Leiden 1958.

FRAMM, Edith: Ein Mecklenburger Apothekerleben im 19. Jahrhundert. Romanbiografie. Wismar 2007.

FRAMM, J[oachim]: Über die Patientengespräche und die pharmazeutische Betreuung in der Apotheke. In: Pharmazeutische Praxis 36 (1981), S. 37–39.

FRAMM, J[oachim] u. a. (Hrsg.): Studienmaterial. Beiträge zur Patientenberatung in der Apotheke. Manuskriptdruck o. O. [1989].

– : Arzneimittelprofile. Wirkstoffbezogene Beratungsempfehlungen für die Pharmazeutische Betreuung. 6., völlig neu bearbeitete und erweiterte Auflage, Stuttgart 2018.

FRANTZ, [o. V.]: Mitteilungen und Veranstaltungen der Pharmazeutischen Gesellschaft der DDR. Gruppe Magdeburg. In: Die Pharmazie 28 (1973), S. 72f.

FRAUENKNECHT, Ferd[inand]: Handverkauf und Arzneimittel auf Rezept. In: Heilmittelwesen und Werbung 9 (1939 / 40), S. 176–179.

[FRICK, Wilhelm]: Gesetz und Recht. Erlasse des Reichs- und Preußischen Ministers des Innern. In: Die Pharmazeutische Industrie 3 (1936), S. 317f.

FRIEDRICH, Christoph: Gerhard Domagk und Greifswald. In: Pharmazeutische Zeitung 134 (1989), S. 2169–2172.

– : Selbstmedikation und Apotheke aus historischer Sicht. Beiträge zur Geschichte der Pharmazeutischen Wissenschaft: 44. Mitteilung. In: Pharmazeutische Praxis 45 (1990), S. 73–76.

– : Zum 150. Todestag des Entdeckers des Morphins, Friedrich W. Sertürner. In: Pharmazeutische Zeitung 136 (1991), S. 1935–1941.

– : Privatapotheken in der ehemaligen DDR: Inseln im Staatssystem. In: Pharmazeutische Zeitung 137 (1992), S. 1035–1039.

– : Die Apotheke von innen gesehen. Apothekerautobiographien aus zwei Jahrhunderten. Frankfurt a. M. / Eschborn 1995.

– : Die Anfänge der industriellen Ära der Pharmazie in Deutschland. In: Pötzsch, Regine (Hrsg.): Die Apotheke. Historische Streiflichter. Basel 1996, S. 243–255.

– : Die Geschichte der ABDA von 1950 bis 2000. Eschborn 2000.

– : Paul Ehrlich. Von der Immunologie bis zu Salvarsan. In: Pharmazeutische Zeitung 149 (2004), S. 808–812.

– (a): Die Entdeckung des Morphins. In: Deutsche Apotheker Zeitung 145 (2005), S. 1176–1182.

– (b): Contergan – zur Geschichte einer Arzneimittelkatastrophe. In: Rauschmann, Michael A. / Klaus-Dieter Thomann / Ludwig Zichner (Hrsg.): Die Contergankatastrophe – Eine Bilanz nach 40 Jahren. Darmstadt 2005 (Deutsches Orthopädisches Geschichts- und Forschungsmuseum, Jahrbuch; 6), S. 3–12.

– (c): Von der pflanzlichen Droge zum Arzneistoff. Eine historische Betrachtung aus Anlass der Entdeckung des Morphins vor 200 Jahren. In: Zeitschrift für Phytotherapie 26 (2005), S. 106–112.

– : Zwischen Zufall und gezielter Entwicklung. Die Geschichte der β-Lactam-Antibiotika. In: Pharmazie in unserer Zeit 35 (2006), S. 392–398.

– (a): Die Geschichte der Spalt-Tablette. Eine Festschrift zum 75-jährigen Markenjubiläum. Münster 2007.

– (b): Spalt. Werbung als Karrierefaktor. In: Pharmazeutische Zeitung 152 (2007), S. 4813f.

– (a): Thalidomid – Aufstieg, Absturz und neue Perspektiven. In: Friedrich, Christoph / Wolf-Dieter Müller-Jahncke (Hrsg.): Arzneimittelkarrieren. Zur wechselvollen Geschichte ausgewählter Medikamente. Die Vorträge der Pharmaziehistorischen Biennale in Husum vom 25. bis 28. April 2008. Stuttgart 2009 (Veröffentlichungen zur Pharmaziegeschichte; 7), S. 75–92.

– (b): Apotheken und Apotheker in der DDR. In: Pharmazeutische Zeitung 154 (2009), S. 4228–4236.

– (a): Friedrich Stolz – Industrieapotheker und Arzneimittelforscher. In: Pharmazeutische Zeitung 155 (2010), S. 3938–3942.

– (b): Die Identifizierung und Entwicklung chemischer Wirkstoffe. In: Koesling, Volker / Florian Schülke (Hrsg.): Pillen und Pipetten. Facetten einer Schlüsselindustrie. Berlin / Leipzig 2010, S. 102–117.

– (a): Apotheker als Toxikologen. In: Friedrich, Christoph / Wolf-Dieter Müller-Jahncke (Hrsg.): Gifte und Gegengifte in Vergangenheit und Gegenwart. Die Vorträge der Pharmaziehistorischen Biennale in Mülheim an der Ruhr vom 23.–25. April 2010. Stuttgart 2012 (Veröffentlichungen zur Pharmaziegeschichte; 10), S. 133–156.

– (b): Vom Apothekenlabor zur Pharmazeutischen Industrie. In: Blätter für Technikgeschichte 74 (2012), S. 11–29.

– (c): Zum 175. Todestag von Johann Bartholomäus Trommsdorff. In: Geschichte der Pharmazie 64 (2012), S. 23–26.

– (a): Zur Geschichte der stark wirkenden Analgetika. In: Pharmakon 4 (2016), S. 192 bis 198.

– (b): Zur Geschichte der Antirheumatika. In: Pharmakon 4 (2016), S. 408–415.

– : Der Contergan-Fall und seine Bedeutung für die Arzneimittelentwicklung und die Pharmaziegeschichte. In: Großbölting, Thomas / Niklas Lenhard-Schramm (Hrsg.): Contergan. Hintergründe und Folgen eines Arzneimittel-Skandals. Göttingen / Bristol 2017, S. 23–43.

– (a): „Vater der Wissenschaft Pharmazie". 250. Geburtstag von Johann Bartholomäus Trommsdorff. In: Deutsche Apotheker Zeitung 160 (2020), S. 1872–1874.

– (b): Geschichte oder Zukunftsvision? Das pharmazeutische und medizinische System der DDR im Wandel der Zeit. In: Deutsche Apotheker Zeitung 160 (2020), S. 3866 bis 3873.

– (a): Friedrich Wilhelm Sertürner. Berlin / [Heidelberg] 2022 (Klassische Texte der Wissenschaft; [o. Nr.]).

– (b): Leben und Wirken von Johann Bartholomäus Trommsdorff (1770–1837). In: Kästner, Ingrid / Christoph Friedrich (Hrsg.): Johann Bartholomäus Trommsdorff (1770–1837) und die Pharmazie, Chemie und Medizin seiner Zeit. Düren 2022 (Europäische Wissenschaftsbeziehungen; 21), S. 17–36.

FRIEDRICH, Christoph / Gerhard ALCER: Prof. Dr. rer. nat. Dr. phil. habil. Hans-Joachim Seidlein verstorben. In: Deutsche Apotheker Zeitung 148 (2008), S. 260f.

FRIEDRICH, Christoph / Albrecht EICHHORN: Zeittafeln zur Entwicklung der Pharmazie in der sowjetischen Besatzungszone und der DDR. In: IfAp Service-Institut für Ärzte und Apotheker GmbH (Hrsg.): 50 Jahre IfAp. Streiflichter aus der Geschichte der Pharmazie in Deutschland. Bad Saarow-Neu Golm 1999, S. 247–301.

FRIEDRICH, Christoph / Ariane LÖHNERT / Wolf-Dieter MÜLLER-JAHNCKE: Rudolf Schmitz. Pharmaziehistoriker aus Leidenschaft. In: Pharmazeutische Zeitung 163 (2018), S. 434–436.

FRIEDRICH, Christoph / Wolf-Dieter MÜLLER-JAHNCKE: Von der Frühen Neuzeit bis zur Gegenwart. Eschborn 2005 (Geschichte der Pharmazie / R. Schmitz; 2).

FRIEDRICH, Christoph / Hans PROBST / Marion SCHAEFER: Oberpharmazierat Dietrich Baumann 95 Jahre. In: Deutsche Apotheker Zeitung 149 (2009), S. 495f.

FRIEDRICH, Ch[ristoph] / H[ans]-J[oachim] SEIDLEIN: Die Bedeutung der Entdeckung des Morphins für die Entwicklung der Pharmazeutischen Wissenschaft. In: Die Pharmazie 39 (1984), S. 340–345.

FRIESEWINKEL, Harald: Der Arzt und die Werbung. (6. Mitteilung). In: Die Pharmazeutische Industrie 28 (1966), S. 535–541.

– : Zur Psychologie der pharmazeutischen Packung. In: Die Pharmazeutische Industrie 30 (1968), S. 765–769.

FUCHS, Jörg: Die Packungsbeilage als ein Mittel zur gezielten Information und Handlungsanleitung für Patienten. Entwicklung und Testung eines Instrumentes zur Beurteilung und Optimierung der Packungsbeilagen von Arzneimitteln. Diss. rer. nat. Berlin 2005.

FUNKE, Tammo: Das Apothekenwesen in der Bundesrepublik Deutschland von 1945 bis 1961 am Beispiel der Länder Niedersachsen und Bremen. Stuttgart 2013 (Quellen und Studien zur Geschichte der Pharmazie; 99); ursprünglich Diss. rer. nat. Marburg 2012.

FÜRTIG, Werner: Beiträge zur Information und Dokumentation im Arzneimittel- und Apothekenwesen. 3. Mitteilung: Auswertung einer Befragungsaktion von Ärzten und Apothekern über Probleme der Arzneimittelinformation. In: Pharmazeutische Praxis 29 (1974), S. 236–238.

– : Klinische Pharmazie in der DDR von 1949 bis 1990. Mit einem Ausblick von 1990 bis heute. In: Geschichte der Pharmazie 69 (2017), S. 10–17.

FÜRTIG, [Werner] / [Erika] HEYDEL: Mitteilungen und Veranstaltungen der Pharmazeutischen Gesellschaft der DDR. Arbeitsgemeinschaft „Organisation und Ökonomie der Arzneimittelversorgung". Aktuelle Probleme der Arzneimittelinformation. In: Die Pharmazie 29 (1974), S. 487–490.

FÜSSEL, Stephan: Johannes Gutenberg. 5., überarbeitete und aktualisierte Auflage, Reinbek bei Hamburg 2013 (Rowohlts Monographien; [o. Nr.]).

GABRIEL, Max: Das Verzeichnis der Mittel, die als Geheimmittel im Sinne des § 15 II, Nr. 16 des neuen Umsatzsteuergesetzes der erhöhten Umsatzsteuer unterliegen. In: Süddeutsche Apotheker-Zeitung 61 (1921), S. 284f.

GALL, Andrea B.: Vergleich von Medizinproduktegesetz und Arzneimittelgesetz unter besonderer Berücksichtigung des Inverkehrbringens und der klinischen Prüfung. Diss. rer. nat. Bonn 2009.

GEBLER, Herbert: Probleme des Arzneimittelverkehrs. In: Pharmazeutische Zeitung 125 (1980), S. 2203–2207.

GEISSLER, Heiner: Sicherung der Gesundheit – eine Herausforderung an uns alle. In: Grosdanoff, Peter / Bernhard Schnieders / Karl Überla (Hrsg.): Arzneimittelsicherheit. Vorträge anläßlich der Erweiterung des Institutes für Arzneimittel des Bundesgesundheitsamtes am 23. und 24. Juni 1983. München 1983 (bga Schriften; 1/83), S. 9–12.

GEMEINSCHAFTSAUSSCHUSS ZUR SELBSTKONTROLLE DER HEILMITTELWERBUNG: Gutachten und Empfehlungen des Gemeinschaftsausschusses zur Selbstkontrolle der Heilmittelwerbung innerhalb des ersten Jahres der Geltung des Heilmittelwerbegesetzes (1965 / 66). [o. O. 1966].

GENTZ, Lauritz: Theriaca. In: Festschrift zum 75. Geburtstage von Ernst Urban am 19. April 1949. Stuttgart 1949, S. 73–83.

GERECKE, Klaus: Die Gestaltung des Arzneimittelsortiments. In: 7b DIREKT Apothekenservice AG (Hrsg.): 45 Jahre Pharmazie in Deutschland Ost. Beiträge zur Geschichte des Arzneimittel- und Apothekenwesens der Deutschen Demokratischen Republik. Fürstenfeldbruck / Berlin 2007, S. 158–260.

GESETZ- UND VERORDNUNGSBLATT DES LANDES BRANDENBURG Teil I (1948), Nr. 8, S. 21–23: Gesetz über den Verkehr mit Arzneimitteln (Arzneimittelgesetz).

GESETZ- UND VERORDNUNGSBLATT DES LANDES BRANDENBURG Teil II (1950), Nr. 2, S. 43–45: Zweite Durchführungsverordnung zum Gesetz über den Verkehr mit Arzneimitteln (Arzneimittelgesetz) vom 10. Oktober 1948.

GESETZ- UND VERORDNUNGSBLATT FÜR BERLIN (1959), Nr. 55, S. 1222: Verordnung über Barbitursäureabkömmlinge. Vom 1. Dezember 1959.

GESETZ- UND VERORDNUNGSBLATT FÜR DAS LAND NORDRHEIN-WESTFALEN Ausgabe A (1960), Nr. 9, S. 35–39: Erste Verordnung zur Änderung und Ergänzung der Verordnung über die Abgabe stark wirkender Arzneimittel und über die Abgabegefäße in Apotheken (1. Erg. Abgabe-VO). Vom 15. März 1960.

GESETZ- UND VERORDNUNGSBLATT LAND SACHSEN (1948/a), Nr. 7, S. 137f.: Gesetz über den Verkehr mit Arzneimitteln (Arzneimittelgesetz). Vom 27. Februar 1948.

– (1948/b), Nr. 8, S. 157–160: Verordnung zur Durchführung des Gesetzes vom 27. Februar 1948 über den Verkehr mit Arzneimitteln. Vom 19. März 1948.

GESETZBLATT DER FREIEN HANSESTADT BREMEN (1959/a), Nr. 33, S. 155f.: Gesetz über die Abgabe verschreibungspflichtiger Arzneien. Vom 22. Dezember 1959.

– (1959/b), Nr. 33, S. 157–160: Verordnung zum Gesetz über die Abgabe verschreibungspflichtiger Arzneien. Vom 29. Dezember 1959.

GESETZBLATT DER VERWALTUNG DES VEREINIGTEN WIRTSCHAFTSGEBIETES (1949), Nr. 24, S. 175–179: Erstes Gesetz zur Aenderung und Ueberleitung von Vorschriften auf dem Gebiet des gewerblichen Rechtsschutzes. Vom 8. Juli 1949.

GESETZBLATT DES LANDES SACHSEN-ANHALT Teil I (1948), Nr. 15, S. 83–85: Gesetz über den Verkehr mit Arzneimitteln (Arzneimittelgesetz) vom 28. Juni 1948.

GILLMANN, H[elmut]: Patienten-Compliance bei Hypertonikern. In: Weber, Ellen / Ursula Gundert-Remy / A[lfred] Schrey: Patienten-Compliance. Workshop am 14. Mai 1977 über Verbesserung der Arzt-Patienten-Beziehung in Frankfurt a. M. Baden-Baden 1977, S. 15–21.

GODER, Kristina: Zur Einführung synthetischer Schlafmittel in die Medizin im 19. Jahrhundert. Frankfurt am Main / Bern / New York 1985 (Marburger Schriften zur Medizingeschichte; 18); ursprünglich Diss. med. Marburg 1985.

GOLDMANN, Georg: Der Werberat der deutschen Wirtschaft. Aufbau, Aufgabe, Rechtsstellung. Würzburg-Aumühle [1938]; ursprünglich Diss. [jur.] Halle-Wittenberg 1938.

GOLTZ, Dietlinde: Mittelalterliche Pharmazie und Medizin. Dargestellt an Geschichte und Inhalt des Antidotarium Nicolai. Mit einem Nachdruck der Druckfassung von 1471. Stuttgart 1976 (Veröffentlichungen der Internationalen Gesellschaft für Geschichte der Pharmazie e. V., N. F.; 44).

GÖRLT, H[orst]: Grundsätze und Probleme der Zusammenarbeit Apotheker – Arzt. In: Die Pharmazie 41 (1986), S. 652–655.

GÖTZ, Ute Jutta: Im Wettlauf gegen das Wechselfieber. Zur Geschichte der synthetischen Antimalariamittel. Stuttgart 2014 (Quellen und Studien zur Geschichte der Pharmazie; 102); ursprünglich Diss. rer. nat. Marburg 2014.

GRABOW, Heidemarie / Brigitte GÖTHE: Richtlinie des IFAR zur inhaltlichen Gestaltung von Packungsbeilagen für den Arzt vom 1.1.1990. In: medicamentum 31 (1990), S. 93f.

GRAEPEL, Peter Hartwig: Regenon® (Amfepramon). Über sechs Jahrzehnte ein erfolgreicher Appetitzügler. In: Geschichte der Pharmazie 75 (2023), S. 40–42.

GRANITZA, Axel: Rechtliche Probleme bei der Erarbeitung von Informationen über Arzneimittel. In: Die Pharmazeutische Industrie 39 (1977), S. 314–317.

– : Patientengerechte Arzneimittelinformation aus der Sicht des Juristen. In: Vogel, Hans Rüdiger (Hrsg.): Patientengerechte Arzneimittelinformation durch den Arzt. Bericht über ein Symposium der Medizinisch Pharmazeutischen Studiengesellschaft e. V. vom 5.–7. Februar 1981 in Titisee / Schwarzwald. Mainz 1981 (Schriftenreihe der Medizinisch Pharmazeutischen Studiengesellschaft e. V.; 8), S. 85–90.

GREIF, Daniela: Arzneimittelgebrauchsinformationen – was verstehen Patienten? Diss. med. Freiburg i. Br. 2009.

GREIFF, [o. V.]: Personal- und amtliche Nachrichten. Deutsches Reich. Preussen. Min.-Verfg. betr. die Abgabe von Bandwurmmitteln in den Apotheken. In: Pharmaceutische Zeitung 29 (1884), S. 559.

GREULING, Wilhelm: Der Werberat der deutschen Wirtschaft und seine Tätigkeit. [o. O.] 1938; ursprünglich wirtschaftswiss. Diss. Königsberg (Pr.) [1938].

GRI, [o. V.]: Aus der Rechtsprechung. Kraftfahrer muß vor Medikamentengenuß die Gebrauchsanweisung lesen. In: Pharmazeutische Zeitung 113 (1968), S. 74f.

GRILLMAIER, J. B.: Ärztliche Fragen bei der Zulassung neuer Arzneispezialitäten in der Bundesrepublik Deutschland. In: Internationale Zeitschrift für Klinische Pharmakologie, Therapie und Toxikologie 2 (1968 / 69), S. 315–330.

GRIMM, Franz: Öffentliches Forum. Über Arzneimittelverwechslung. In: Pharmazeutische Zeitung 104 (1959), S. 176.

GRIMM, Thore: Von der Apotheke zum Weltkonzern. Die Unternehmensgeschichte Scherings. In: Koesling, Volker / Florian Schülke (Hrsg.): Pillen und Pipetten. Facetten einer Schlüsselindustrie. Berlin / Leipzig 2010, S. 82–99.

GRIMM, W.: Ein Prozess mit Wasmuth & Co. In: Pharmaceutische Zeitung 43 (1898), S. 85f.

GROLL, Erhard: Das Patientendilemma Beipackzettel. Die Compliance der Patienten läßt zu wünschen übrig – aber was läßt sich tun? In: Deutsche Apotheker Zeitung 129 (1989), S. 522–524.

GRÖNIG, Nils-Steffen: Zur Geschichte des Arzneistoffs Methamphetamin (Pervitin). Dipl. Marburg 2008.

GROSS, Dominik / Werner Friedrich KÜMMEL: Karl Sudhoff (1853–1938) und der Nationalsozialismus. In: Sudhoffs Archiv 100 (2016), S. 2–22.

GROTE, [Heinrich]: Arzt, Apotheker und chemisch-pharmazeutische Industrie. In: Die Pharmazeutische Industrie 3 (1936), S. 265f.

GROTHUSHEITKAMP, Kerstin: Pflanzen in der Krebstherapie des 18. bis 20. Jahrhunderts unter Berücksichtigung ihres Einsatzes in der Homöopathie. Stuttgart 2019 (Quellen und Studien zur Geschichte der Pharmazie; 123); ursprünglich Diss. rer. nat. Marburg 2019.

GRUBER, Doris Maria: Licht und Schatten. Vor 60 Jahren wurde die „Pille" eingeführt – ein Update. In: Deutsche Apotheker Zeitung 160 (2020), S. 4596–4602.

GRUNDMANN, Ekkehard: Gerhard Domagk – Der erste Sieger über die Infektionskrankheiten. 2. Auflage, Berlin 2018 (Worte – Werke – Utopien. Thesen und Texte Münsterscher Gelehrter; 18).

GRUNDMANN, Kornelia: Die Marburger Behringwerke und ihr Gründer Emil von Behring (1854–1917). In: Dilg, Peter (Hrsg.): Pharmazie in Marburg. Historische und aktuelle Aspekte. Marburg 2007 (Stätten pharmazeutischer Praxis, Lehre und Forschung; 6), S. 89–114.

GRUNDMANN, Kornelia / Christoph FRIEDRICH: Nicht nur eine Erfolgsstory. Zur Geschichte der Tuberkulosebehandlung. In: Pharmazie in unserer Zeit 41 (2012), S. 10–18.

GRÜTER, Michaela / Frank LEIMKUGEL: Von bahnbrechenden Hypnotika zu Abusus- und Suizidarzneistoffen – Zur Geschichte der Malonylharnstoffderivate. In: Schmidt, Mathias / Dominik Groß / Axel Karenberg (Hrsg.): Medizin- und Pharmaziegeschichte im Fokus. Beiträge des „Rheinischen Kreises der Medizinhistoriker". Düren 2020 (Schriften des Rheinischen Kreises der Medizinhistoriker; 5), S. 91–97.

GUBA, Karoline: Vom Feinwaschmittel zum Koronartherapeutikum. Die Pharma-Sparte des VEB Deutsches Hydrierwerk Rodleben – Entwicklung, Herstellung und Vertrieb von Arzneimitteln sowie pharmazeutischen Hilfsstoffen. Stuttgart 2022 (Quellen und Studien zur Geschichte der Pharmazie; 129); ursprünglich Diss. rer. nat. Marburg 2021.

GÜNTER, Hans Helmut: Sorgfaltspflichten bei Neuentwicklung und Vertrieb pharmazeutischer Präparate. In: Neue juristische Wochenschrift 25 (1972), S. 309–315.

H., [o. V.]: „Materielle Interessen." In: Pharmaceutische Zeitung 30 (1885), S. 101f.

– : Wissenschaftliche u. praktische Mitteilungen. Vergiftung mit Oleum Chenopodii. In: Süddeutsche Apotheker-Zeitung 64 (1924), S. 367.

HAARS, Maximilian: Die allgemeinen Wirkungspotenziale der einfachen Arzneimittel bei Galen. Oreibasios, Collectiones medicae XV. Einleitung, Übersetzung und pharmazeutischer Kommentar. Stuttgart 2018 (Quellen und Studien zur Geschichte der Pharmazie; 116); ursprünglich Diss. rer. nat. Marburg 2018.

HAAS, Jochen: Vigantol. Adolf Windaus und die Geschichte des Vitamin D. Stuttgart 2007 (Heidelberger Schriften zur Pharmazie- und Naturwissenschaftsgeschichte; 20); ursprünglich Diss. rer. nat. Heidelberg 2004.

HACKENBERGER, F[rieder] / H[elmut] KOCH: Prüfung von Arzneimitteln zur Anwendung in der Humanmedizin – die 12. Durchführungsbestimmung zum Arzneimittelgesetz der DDR. In: medicamentum 18 (1977), S. 130–135.

HAGER, [Hermann]: Therapeutische Notizen. Senfstifte. Stili sinapinati. In: Pharmaceutisches Wochenblatt aus Württemberg 24 (1884), S. 15.

HAHN, Eduard / J[ohann] HOLFERT / G[eorg] ARENDS: Spezialitäten und Geheimmittel. Aus den Gebieten der Medizin, Technik, Kosmetik und der Nahrungsmittelindustrie. Ihre Herkunft und Zusammensetzung. Eine Sammlung von Analysen und Gutachten. Siebente, vermehrte und verbesserte Auflage, Berlin 1919.

HALLER, Lea: Cortison. Geschichte eines Hormons, 1900–1955. 2. Auflage, Zürich 2014 (Interferenzen – Studien zur Kulturgeschichte der Technik; 18); ursprünglich Diss. sc. ETH Zürich 2011.

HAMANN, Hans-Jürgen: Die Schering AG 1945 bis 1949. Ein Unternehmen kämpft um sein Überleben. Berlin 1990 (Schriftenreihe des Scheringianums; [o. Nr.]).

HÄNDEL, Konrad: Pharmazeutisches Recht. Rechtsprechung. Beipackzettel. Wie ausführlich müssen die Angaben sein? In: Deutsche Apotheker Zeitung 129 (1989), S. 1487–1489.

HANNIG, Michael Martin: Dokumentation von unerwünschten Arzneimittelwirkungen im veröffentlichten Schrifttum und ihre Übernahme in die staatlich kontrollierte Gebrauchsinformation in West-Deutschland nach 1978. Diss. rer. nat. Berlin 1995.

HANUSCH, A[lmut] (a): 15. Kongreß der Pharmazeutischen Gesellschaft der DDR. In: medicamentum 27 (1986), S. 67–69.

– (b): 15. Kongreß der Pharmazeutischen Gesellschaft der DDR. In: Die Pharmazie 41 (1986), S. 359–366.

HANZLIK, A[dolf]: Zuschriften an die Redaktion. Apotheken- und Geheimmittelwesen. In: Pharmazeutische Zeitung 52 (1907), S. 365f.

HASS, Ulrich: Die Industrie soll werben. In: Die Pharmazie 6 (1951), S. 554.

HASSKARL, Horst: Sicherheit durch Information. In: Die Pharmazeutische Industrie 51 (1989), S. 37–44.

HAUCK, H[ans]: Aufgabe der Packungsbeilage. In: Deutsche Apotheker Zeitung 125 (1985), S. 533f.

HAUKE, Christian / Gerhard KREMER: Der bestimmungsgemäße Gebrauch eines Arzneimittelns. In: Pharma Recht 15 (1992), S. 162–169.

HAUPT, Oliver: Dopingmittel. Geschichte, Nachweise, Entwicklungen unter besonderer Berücksichtigung der DDR. Stuttgart 2017 (Quellen und Studien zur Geschichte der Pharmazie; 114); ursprünglich Diss. rer. nat. Marburg 2017.

HAUPT, Oliver / Christoph FRIEDRICH: Zur Geschichte der Dopingmittel. In: Pharmakon 4 (2016), S. 8–16.

HAUSCHILD, F[ritz]: Der Zentrale Gutachterausschuß und die Arzneimittelgesetzgebung der DDR. In: Die Pharmazie 6 (1951), S. 313–316.

HEIER, Magnus: Nocebo: Wer′s glaubt wird krank. Gesund trotz Gentests, Beipackzetteln und Röntgenbildern. 3., überarbeitete und ergänzte Auflage, Stuttgart 2013.

HEINE, Werner: Arzneimittelindustrie und -handel im Lichte des Warenzeichenschutzes. Heidelberg 1912; ursprünglich Diss. [phil.] Heidelberg [1912].

HEINZL, Susanne: Meist unverträglich: Pharmaka und Straßenverkehr. Jahrestagung der Deutschen Gesellschaft für Verkehrsmedizin in Münster. In: Deutsche Apotheker Zeitung 120 (1980), S. 739–744.

HELLMUTH, Herta: Zur Geschichte von Arzneimitteln im Thüringer Raum. In: Die Pharmazie 40 (1985), S. 353–355.

HELMSTÄDTER, Axel: Natron als Allheilmittel. Arzneitherapie nach August Wilhelm Bullrich. In: Geschichte der Pharmazie 43 (1991), S. 59–62.

– : Statistik zu Geheimmitteln im 19. Jahrhundert. In: Pharmazeutische Zeitung 139 (1994), S. 1435–1438.

– : Der Anker-Pain-Expeller, ein Verkaufsschlager. In: Deutsches Apotheken-Museum 6 (1997), S. 7f.

– : Werbung statt Wirkung: Ernst Strahl (1863–1939) und die „Dostrah-Methode". In: Hamburger Ärzteblatt 55 (1999), S. 9–12.

– : Werbung und Wirkung: Reklame als Karrierefaktor für Arzneimittel. In: Friedrich, Christoph / Wolf-Dieter Müller-Jahncke (Hrsg.): Arzneimittelkarrieren. Zur wechselvollen Geschichte ausgewählter Medikamente. Die Vorträge der Pharmaziehistorischen Biennale in Husum vom 25. April bis 28. April 2008. Stuttgart 2009 (Veröffentlichungen zur Pharmaziegeschichte; 7), S. 57–74.

– : Diabetesbehandlung – Von der Verzweiflung zum Therapiemanagement. In: Pharmakon 1 (2013), S. 104–111.

– (a): Historische Aspekte der Alkohol- und Tabakentwöhnung. In: Pharmakon 3 (2015), S. 8–15.

– (b): Zur Geschichte des pharmakologischen Hirndopings. In: Pharmakon 3 (2015), S. 185–191.

– : Therapie der Herzinsuffizienz – Historische Aspekte. In: Pharmakon 5 (2017), S. 175–180.

– : Zufall und Strategie – Zur Entwicklungsgeschichte der Antibiotika. In: Pharmakon 8 (2020), S. 217–224.

HELMSTÄDTER, Axel / Birgit VOGT: Arzneimitteltherapiesicherheit – Ein Konzept mit langer (Vor-)Geschichte. In: Pharmakon 12 (2024), S. 343–351.

HENIG, Eva-Maria: 200 Jahre Pockenimpfstoff in Deutschland. Stuttgart 1997 (Quellen und Studien zur Geschichte der Pharmazie; 73); ursprünglich Diss. rer. nat. Marburg 1997.

HENNIG, G.: Zu Problemen der Arzneimittelinformation. Diskussion zum Beitrag „Pictogrammata in Pharmacia". In: medicamentum 21 (1980), S. 113–115.

HENSEL, O.: Arzneimittelverbrauch und äußere Aufmachung. In: Pharmazeutische Praxis 17 (1962), S. 17f.

HEROLD, Georg: Die Arzneimittelherstellung in Bayern. In: Süddeutsche Apotheker-Zeitung 86 (1946), S. 59–61.

HERRMANN, Manfred: Non-Compliance hat viele Gründe. In: Pharmazeutische Zeitung 135 (1990), S. 3300–3302.

HERTZSCH, Claudia: Möglichkeiten und Grenzen einer patientenfreundlicheren Gestaltung von Packungsbeilagen im Hinblick auf Inhalte, formale Gestaltung und Textumfang. Diss. rer. nat. Bonn 2010.

HERTZSCH, Claudia u. a.: Die Packungsbeilage: Anforderungen des Haftungsrechts. Was muss der pharmazeutische Unternehmer in Bezug auf Inhalt und Gestaltung der Packungsbeilage beachten? In: Die Pharmazeutische Industrie 72 (2010), S. 1189–1196.

HESS, Volker / Laura HOTTENROTT / Peter STEINKAMP: Testen im Osten. DDR-Arzneimittelstudien im Auftrag westlicher Pharmaindustrie. 1964–1990. Berlin 2016.

HEYDEL, Erika: Methoden und Ergebnisse der Erarbeitung von Informationsmaterialien für Patienten. In: Die Pharmazie 41 (1986), S. 586f.

HEYL, W[erner]: Mitteilungen der Fachgruppe. Gebrauchsanweisungen bei Arzneispezialitäten. In: Die Pharmazeutische Industrie 3 (1936), S. 142.

HICKEL, Erika: Die Arzneimittel in der Geschichte. Trost und Täuschung – Heil und Handelsware. Nordhausen 2008 (Edition Lewicki – Büttner; 4).

HIELSCHER, Meike: Grundzüge des Arzneimittelrechts in der Bundesrepublik Deutschland. In: Schnieders, Bernhard / R[ainer] Mecklenburg (Hrsg.): Zulassung und Nachzulassung von Arzneimitteln. Verfahren und Entscheidungskriterien nach dem Arzneimittelgesetz. Internationale Vereinbarungen. Basel 1987, S. 3–8.

HOFFMANN, Ludger: Wie verständlich sind Arzneimittel-Gebrauchsinformationen? Sprachwissenschaftliche Untersuchung im Fachbereich 23 der Universität Münster / Westfalen. In: Pharmazeutische Zeitung 126 (1981), S. 2691–2693.

– : Arzneimittel-Gebrauchsinformationen: Struktur, kommunikative Funktionen und Verständlichkeit. In: Deutsche Sprache 11 (1983), S. 138–159.

– : Mehrfachadressierung und Verständlichkeit. In: Zeitschrift für Literaturwissenschaft und Linguistik 55 (1984), S. 71–85.

HOFFMANN, Peter: Lipid-Senker: Zur Behandlung von erhöhten Blutfetten, Fettstoffwechselstörungen sowie deren Folgen und Begleiterkrankungen wie Arterienverkalkung und Durchblutungsstörungen. Frankfurt am Main 1992 (Trigonomed-Reihe; [o. Nr.]).

HÖGEMANN, Annelore: Der altdeutsche ›Eichenmisteltraktat‹. Untersuchungen zu einer bairischen Drogenmonographie des 14. Jahrhunderts. Pattensen/Han. 1981 (Würzburger medizinhistorische Forschungen; 19 / Mittelalterliche Wunderdrogentraktate; 2); ursprünglich Diss. med. Würzburg 1981.

HÖGEMANN, Annelore / Gundolf KEIL: Der „Strassburger Eichentraktat". Ein zum Wunderdrogen-Text gewordenes Albertus-Magnus-Kapitel. In: Engelhart, Helmut / Gerda Kempter (Hrsg.): Diversarum Artium Studia. Beiträge zu Kunstwissenschaft, Kunsttechnologie und ihren Randgebieten. Festschrift für Heinz Roosen-Runge zum 70. Geburtstag am 5. Oktober 1982. Wiesbaden 1982, S. 267–276.

HOHGRÄWE, Uwe: Informationsbedürfnisse älterer Patienten in der Apotheke. In: Pharmazeutische Zeitung 132 (1987), S. 2869–2871.

– (a): Verständlichkeit von Instruktionstexten und das Informationsverhalten von Arzneimittel Verbrauchern. Wuppertal [1988] (Wuppertaler sozialwissenschaftliche Studien; [o. Nr.]).

– (b): Zuwachs an „verständigen Lesern" durch Verbesserung der Packungsbeilagen. In: Die Pharmazeutische Industrie 50 (1988), S. 300–303.

– : Implementation der Arzneimittelsicherheitspolitik durch das Bundesgesundheitsamt. Baden-Baden 1992 (Nomos Universitätsschriften: Politik; 30); ursprünglich Diss. [rer. soc.] Wuppertal 1991.

HÖLDER, [Julius von]: Personal- und amtliche Nachrichten. Deutsches Reich. Württemberg. a. Verfügung des Ministeriums des Innern, betr. die Einrichtung und den Betrieb der Apotheken, sowie die Zubereitung und Feilhaltung der Arzneien. Vom 1. Juli 1885. In: Pharmaceutische Zeitung 30 (1885), S. 571f.

HOLLÄNDER, Hans: Geschichte der Schering Aktiengesellschaft. Berlin 1955.

HOLSCHER, Helmut: Der Conterganprozeß ist zu Ende… aber die meisten Fragen, die er aufwarf, blieben ohne Antwort. In: Deutsche Apotheker-Zeitung 110 (1970), S. 1997f.

HOLSTE, Thomas: Der Theriakkrämer. Ein Beitrag zur Frühgeschichte der Arzneimittelwerbung. Pattensen/Han. [1976] (Würzburger medizinhistorische Forschungen; 5); ursprünglich Diss. med. dent. Würzburg 1976.

– : Vom Dosis-Problem zum Arzneimittelbegleitschein. Wege der Vulgarisierung bei der Theriak-Diskussion. In: Medizinhistorisches Journal 13 (1978), S. 171–185.

HOLTHÖFER, Hugo: Zur rechtlichen Neuordnung des Verkehrs mit Arzneimitteln. In: Die Pharmazie 1 (1946), S. 37–40.

HOLZ-SLOMCZYK, Maria: Die Nachzulassung – Hintergründe und Ablauf. In: Bundesgesundheitsblatt 33 (1990), S. 292–297.

HOLZ-SLOMCZYK, Maria u. a.: Anleitung zur patientenfreundlichen Gestaltung von Packungsbeilagen unter Berücksichtigung der Richtlinie 92/27/EWG des Rates vom 31. März 1992 über die Etikettierung und die Packungsbeilage von Humanarzneimitteln. In: Die Pharmazeutische Industrie 55 (1993), S. 6–13.

– : Empfehlungen zur Gestaltung von Packungsbeilagen. In: Die Pharmazeutische Industrie 56 (1994), S. 686–689.

HONKE, B.: Fachkörperschaften. St.-Albertus-Magnus-Apothekergilde. Gruppe Berlin. In: Deutsche Apotheker-Zeitung 104 (1964), S. 600f.

HÖPKER, Jost: Einige Probleme zum Arzneimittelgesetz. In: Neue juristische Wochenschrift 14 (1961), S. 2048–2050.

– : Das neue Heilmittelwerbegesetz. In: Wettbewerb in Recht und Praxis 11 (1965), S. 424–427.

HOPPE, Brigitte: Das Kräuterbuch des Hieronymus Bock. Wissenschaftshistorische Untersuchung mit einem Verzeichnis sämtlicher Pflanzen des Werkes, der literarischen Quellen der Heilanzeigen und der Anwendungen der Pflanzen. Stuttgart 1969; [ursprünglich Diss. rer. nat. Frankfurt am Main 1964].

HORNUNG, Heinrich: Apotheken- und Arzneimittelgesetzeskunde mit geschichtlicher Rückschau. Vorlesungen gehalten an der Philipps-Universität Marburg. Stuttgart 1955.

HORSTMANN, Rolf Dieter: Zur Geschichte der Apothekenvisitation von den Anfängen bis zum Ende des Zweiten Weltkrieges in Deutschland unter besonderer Berücksichtigung der Rheinprovinz. Stuttgart 2017 (Quellen und Studien zur Geschichte der Pharmazie; 111); ursprünglich Diss. rer. nat. Marburg 2016.

HUBER, Heinrich: Das Quirinusöl vom Tegernsee. In: Süddeutsche Apotheker-Zeitung 79 (1939), S. 749f.

HUHLE-KREUTZER, Gabriele: Die Entwicklung arzneilicher Produktionsstätten aus Apothekenlaboratorien. Dargestellt an ausgewählten Beispielen. Stuttgart 1989 (Quellen und Studien zur Geschichte der Pharmazie; 51); ursprünglich Diss. rer. nat. Marburg 1987.

HÜNTELMANN, Axel C.: 1910 – Transformationen eines Arzneistoffes – vom 606 zum Salvarsan. In: Eschenbruch, Nicholas u. a. (Hrsg.): Arzneimittel des 20. Jahrhunderts. Historische Skizzen von Lebertran bis Contergan. Bielefeld 2009, S. 17–51.

– : Paul Ehrlich. Leben, Forschung, Ökonomien, Netzwerke. Göttingen 2011.

– : Making Salvarsan: Experimental Therapy and the Development and Marketing of Salvarsan at the Crossroads of Science, Clinical Medicine, Industry, and Public Health. In: Gaudillière, Jean-Paul / Volker Hess (Hrsg.): Ways of Regulating Drugs in the 19th and 20th Centuries. Basingstoke / New York 2013, S. 43–65.

HUSEMANN, Th[eodor]: Die Mysterien der kaiserl. Verordnung vom 27. Januar 1890. In: Pharmaceutische Zeitung 42 (1897), S. 543–545.

HUXHAGEN, L.: Zur Kennzeichnung von Arzneimitteln. In: medicamentum 13 (1972), S. 217–219.

IMMENDÖRFFER, K[arl]: Schweizerpillen – und kein Ende! In: Pharmaceutische Zeitung 31 (1886), S. 449.

INTERESSENGEMEINSCHAFT MEDIZIN UND GESELLSCHAFT E. V. (Hrsg.) (a): Dokumentation zur Geschichte des Gesundheitswesens der DDR. Teil I: Die Entwicklung des Gesundheitswesens in der sowjetischen Besatzungszone (1945–1949). Berlin 1996 (Veröffentlichungen der Interessengemeinschaft Medizin und Gesellschaft e. V.; 3).

– (b): Dokumentation zur Geschichte des Gesundheitswesens der DDR. Teil II: Das Gesundheitswesen zwischen Gründung der DDR und erster Gesellschaftskrise (1945–1953). Berlin 1996 (Veröffentlichungen der Interessengemeinschaft Medizin und Gesellschaft e. V.; 5).

– : Dokumentation zur Geschichte des Gesundheitswesens der DDR. Teil III: Das Gesundheitswesen der DDR zwischen neuem Kurs und der Schließung der Staatsgrenze (1953–1961). Berlin 1998 (Veröffentlichungen der Interessengemeinschaft Medizin und Gesellschaft e. V.; 17/18).

JACHERTZ, [Norbert]: Der 76. Deutsche Ärztetag. In den Grundsätzen der Fortentwicklung überzeugend einig. In: Deutsches Ärzteblatt 70 (1973), S. 2965–2976.

JENAPHARM GmbH & Co. KG (Hrsg.): 50 Jahre Jenapharm 1950–2000. Jena 2000.

JENKE, Nina: Haftung für fehlerhafte Arzneimittel und Medizinprodukte. Eine vergleichende Untersuchung des deutschen und US-amerikanischen Rechts. Berlin / Heidelberg / New York 2004 (Schriftenreihe Medizinrecht; [o. Nr.]); ursprünglich Diss. jur. Regensburg 2002.

JONAS, Karl Heinz: Das richterliche Prüfungsrecht im Selbsturteil der Gerichte. Diss. jur. Königsberg Pr. 1930.

– : Die Gebrauchsanweisung in der Heilmittelwerbung. In: Heilmittelwesen und Werbung 10 (1941), S. 153–156.

JOOSSENS, Luk: Der Beipackzettel. Gleiche Information für Patienten und Verbraucher. In: Schleicher, Ursula / Friedrich Merz (Hrsg.): Europäischer Binnenmarkt für pharmazeutische Produkte. Pillen-Knick – Pillen-Vielfalt. Bonn 1992 (Transnational; 30), S. 28–33.

JOREK, Adriane: Das Pulver als Arzneiform. Ein Überblick über seine Entwicklung vom 18. bis 20. Jahrhundert. Stuttgart 1998 (Heidelberger Schriften zur Pharmazie- und Naturwissenschaftsgeschichte; 16); ursprünglich Diss. rer. nat. Heidelberg 1997.

JÖRGENS, Viktor: Die Geschichte der Diabetesforschung. Mainz 2022.

JPD, [o. V.]: Bekanntmachungen der Behörden und Rechtsprechung. Rechtsprechung. Gebrauchsanweisung lesen! In: Deutsche Apotheker-Zeitung 104 (1964), S. 1234f.

K., [o. V.]: 25. Deutsche Therapiewoche und 25. Deutsche Heilmittelausstellung vom 26. August bis 1. September 1973 in Karlsruhe. In: Deutsche Apotheker-Zeitung 113 (1973), S. 1383–1394.

K., D.: Fachkörperschaften. Deutsche Pharmazeutische Gesellschaft. Gruppe Westfalen-Lippe. Mitgliederversammlung und wissenschaftliche Vortragstagung. In: Pharmazeutische Zeitung 108 (1963), S. 371–373.

K., E.: Selbsthilfe gegen die Schrankdrogisten. In: Pharmaceutische Zeitung 46 (1901), S. 229f.

K., W.: Mitgliederversammlung der Gruppe Westfalen-Lippe der Deutschen Pharmazeutischen Gesellschaft verbunden mit einer wissenschaftlichen Vortragstagung in Dortmund am 16. und 17. Februar 1963. In: Deutsche Apotheker-Zeitung 103 (1963), S. 339–341.

KAISER, Hanns / Norbert KLINKENBERG: Cortison. Die Geschichte eines Medikaments. Darmstadt 1988.

KAISER, Hans / Gertrud SCHULTZ: Rezeptpflicht für alle Barbitursäureabkömmlinge. In: Süddeutsche Apotheker-Zeitung 79 (1939), S. 857f.

KALLINICH, Günter / Rainer SCHNABEL: Bekannte Arzneispezialitäten aus altbayerischen Klöstern. In: Pharmazeutische Zeitung 109 (1964), S. 1307–1312.

KARLSCH, Rainer. Von der Schering AG zum VEB Berlin Chemie – Die Folgen der Teilung Berlins für die chemische Industrie im Ostteil der Stadt. In: Fischer, Wolfram / Johannes Bähr (Hrsg.): Wirtschaft im geteilten Berlin 1945–1990. Forschungsansätze und Zeitzeugen. München usw. 1994 (Einzelveröffentlichungen der historischen Kommission zu Berlin; 76), S. 223–258.

KASSEBAUM, Horst: Standardzulassungen – Wem nützen sie und wie sind sie zu nutzen? In: Deutsche Apotheker Zeitung 122 (1982), S. 2603–2605.

KATHE, Helmut: Alsdorf – eine Industrie auf der Anklagebank. Versuch einer Bilanz nach dem größten Arzneimittelprozeß der Geschichte. In: Pharmazeutische Zeitung 116 (1971), S. 269–271.

KAUBISCH, Erika / Georg ENGEL: In memoriam OPhR Prof. Dr. Dr. Hans-Joachim Seidlein. In: Deutsche Apotheker Zeitung 148 (2008), S. 372.

KEIL, Gundolf: Das 'costelic laxatijf' Meister Peters van Dordt: Untersuchungen zum Drogen-Einblattdruck des Spätmittelalters. In: Sudhoffs Archiv 50 (1966), S. 113 bis 135.

– : Die Niederlassungsankündigung eines Wundarztes aus dem 15. Jahrhundert. Untersuchungen zum ärztlichen Werbe-Formular. In: Beiträge zur Geschichte der deutschen Sprache und Literatur 89 (1967), S. 302–318.

– : Zauberpflanzen und Wunderdrogentraktate. In: Leuvense Bijdragen 57 (1968), S. 165–175.

– : 'Gart', 'Herbarius', 'Hortus'. Anmerkungen zu den ältesten Kräuterbuch-Inkunabeln. In: Keil, Gundolf (Hrsg.): Gelêrter der arzenîe, ouch apotêker. Beiträge zur Wissenschaftsgeschichte. Festschrift zum 70. Geburtstag von Willem F. Daems. Pattensen/Han. 1982 (Würzburger medizinhistorische Forschungen; 24), S. 589 bis 635.

KEIL, Gundolf / Hans REINECKE: Der nordische Wacholderbeertraktat. Seine deutschen Übertragungen und Bearbeitungen. In: Schwenk, Sigrid / Gunnar Tilander / Carl Arnold Willemsen (Hrsg.): Et Multum et Multa. Beiträge zur Literatur, Geschichte und Kultur der Jagd. Festgabe für Kurt Lindner zum 27. November 1971. Berlin / New York 1971, S. 165–176.

– : Der kranewitber-Traktat des 'Doktor Hubertus'. Untersuchungen zur spätmittelalterlichen Pharmakologie der Baccae Juniperi. In: Sudhoffs Archiv 57 (1973), S. 361 bis 415.

KELDENICH, Beate Barbara: Die Geschichte der Antibabypille von 1960 bis 2000. Ihre Entwicklung, Verwendung und Bedeutung im Spiegel zweier medizinscher Fachzeitschriften: "Zentralblatt der Gynäkologie" und "Lancet". Aachen 2002 (Berichte aus der Medizin; [o. Nr.]); ursprünglich Diss. med. Aachen 2001.

KELLER, [o. V.]: Tagungen, Vorträge und Gesellschaften. Pharmazeutische Gesellschaft der DDR. Gruppe Brandenburg. In: Die Pharmazie 18 (1963), S. 311–313.

KERND'L, Alfred: Die deutsche pharmazeutische Versandindustrie. Saalfeld Ostpr. [1933]; ursprünglich Diss. phil. Berlin 1933.

– : Probleme der Arzneimittelwerbung. In: Die Pharmazeutische Industrie 17 (1955), S. 87–91.

– : Vorbeugung und Vorbeugungsmittel. In: Die Pharmazeutische Industrie 19 (1957), S. 334–336.

KERND'L, Alfred / Karl MARCETUS: Heilmittelwerbegesetz mit Entwürfen, amtlichen Begründungen, Ausschußbericht, Protokollen von Bundestag und Bundesrat sowie weiteren einschlägigen Rechtsvorschriften. Kommentar. Stuttgart 1965.

KESSEL, Nils: 1971 – Arzneimittelschäden zwischen Regulierung und Skandal. Das Beispiel des Appetithemmers Phentermin. In: Eschenbruch, Nicholas u. a. (Hrsg.): Arzneimittel des 20. Jahrhunderts. Historische Skizzen von Lebertran bis Contergan. Bielefeld 2009, S. 283–308.

KESSELMEIER, Manfred Rudolf: Friedrich Wilhelm Adam Sertürner (1783–1841). Apotheker und Forscher. Stuttgart 2008 (Quellen und Studien zur Geschichte der Pharmazie; 89); ursprünglich Diss. rer. nat. Marburg 2007.

KEUNE, H[ans]-G[eorg]: Beziehungen zwischen Strafrecht und Gesundheitsschutz sowie sich hieraus ergebende Aufgaben der Organe und Einrichtungen des Gesundheitswesens. In: Pharmazeutische Praxis 25 (1970), S. 97–101.

KICKLER, Hilke: Die Geschichte des Schutzes geographischer Herkunftsangaben in Deutschland. Vom zweiten deutschen Kaiserreich bis zum Markengesetz 1995. Tübingen 2012 (Geistiges Eigentum und Wettbewerbsrecht; 66); [ursprünglich Diss. jur. Bayreuth 2011 / 2012].

KILIAN, Eckehard: Medikamentencompliance beim niedergelassenen Arzt unter besonderer Berücksichtigung der Packungsbeilage. Diss. med. Leipzig 1999.

KIMBEL, Karl H[einz]: Arzneimittelinformation, lesbar und verstehbar für den Patienten. Nach einem Vortrag vor der Untergruppe Bonn der Deutschen Pharmazeutischen Gesellschaft am 25. Oktober 1979. In: Pharmazeutische Zeitung 125 (1980), S. 398–400.

KINSKY, Gisela: Zulassung von Arzneimitteln in ihrer Bedeutung für die Arzneimittelsicherheit. In: Deutsche Apotheker Zeitung 119 (1979), S. 1235–1237.

KIRK, Beate: Der Contergan-Fall: eine unvermeidbare Arzneimittelkatastrophe? Zur Geschichte des Arzneistoffs Thalidomid. Stuttgart 1999 (Greifswalder Schriften zur Geschichte der Pharmazie und Sozialpharmazie; 1); ursprünglich Diss. rer. nat. Greifswald 1998.

KIRSTEN, Herbert: Bemerkungen zum Beitrag „Gestaltung der Werbung". In: Die Pharmazie 6 (1951), S. 629.

KLEE, Ernst: Kreienberg, Walter. Physiologe. In: Das Personenlexikon zum Dritten Reich. Wer war was vor und nach 1945? Frankfurt am Main 2003, S. 338.

KLEINKNECHT, [o. V.]: Die bösen Krankenkassen mit ihrer Sparsamkeit bei Gewährung von Arzneien und Heilmitteln [mit Nachschrift der Schriftleitung]. In: Süddeutsche Apotheker-Zeitung 70 (1930), S. 259–261.

KLEIST, H[olde]: Werbung für Arzneimittel / Verfahrensordnung für die Durchführung der Richtlinien für die wissenschaftliche Information und für die Arzneimittelwerbung. In: Die Pharmazeutische Industrie 36 (1974), S. 914f.

KLEIST, Holde / Uwe ALBRECHT / Hans-Georg HOFFMANN: Heilmittelwerbegesetz. Kommentar zu den Bestimmungen des Gesetzes über die Werbung auf dem Gebiete des Heilwesens. Frankfurt am Main 1979.

KLINKENBERG, Norbert: Cortison. Die Geschichte des Cortisons und der Kortikosteroidtherapie. Ein Beitrag zur Forschungs- und Therapiegeschichte heutiger Medizin. Köln 1987 (Pahl-Rugenstein Hochschulschriften Gesellschafts- und Naturwissenschaften; 238 / Serie: Studien zur Theorie und Praxis der Medizin); ursprünglich Diss. med. Aachen 1986.

KLIPPEL, Diethelm: Der zivilrechtliche Schutz des Namens. Eine historische und dogmatische Untersuchung. Paderborn usw. 1985 (Rechts- und Staatswissenschaftliche Veröffentlichungen der Görres-Gesellschaft. Neue Folge; 45); ursprünglich Habil. Regensburg 1982.

KLOESEL, Arno / Walter CYRAN: Arzneimittelgesetz mit amtlicher Begründung, Ausschußbericht, Protokollen von Bundestag und Bundesrat, weiteren einschlägigen Rechtsvorschriften, höchstrichterlichen Entscheidungen und einer Zeittafel. Kommentar. Stuttgart 1961.

– : Arzneimittelrecht mit amtlichen Begründungen, weiteren Materialien und einschlägigen Rechtsvorschriften sowie Sammlung gerichtlicher Entscheidungen. Kommentar. 3., völlig neubearbeitete Auflage mit 24. Ergänzungslieferung. Stand: 1. Juni 1984, Stuttgart 1984.

– : Neue Arzneimittel-Warnhinweisverordnung. In: Deutsche Apotheker Zeitung 125 (1985), S. 935f.

KNOCHE, Bernhard: Die Bedeutung der Erarbeitung, Dokumentation und zielgerechten Streuung von Arzneimittelinformationen. MPS lud Medizinjournalisten nach Berlin ein. In: Deutsche Apotheker-Zeitung 117 (1977), S. 1333–1336.

KO, [o. V.]: DAZ aktuell. Podiumsdiskussion in Berlin. Arzneimittelinformation. In: Deutsche Apotheker Zeitung 124 (1984), S. 2288.

KOBYLETZKI, Dietrich von: Zur Arzneimittelgabe während der Schwangerschaftsvorgänge. Aus der Universitäts-Frauenklinik im Klinikum Mannheim der Universität Heidelberg. In: Pharmazeutische Zeitung 114 (1969), S. 829–831.

KOENIGS, [o. V.]: Personal- und amtliche Nachrichten. Preußen. Reg.-Bez. Düsseldorf. a) Bek., betr. die Apotheken-Revisionen. In: Pharmaceutische Zeitung 35 (1890), S. 319.

KÖHLER, Joh[ann] Aug[ust] Ernst: Zur Geschichte des ehemaligen Arznei-Laborantenwesens im westlichen Erzgebirge. Schneeberg / Schwarzenberg 1898.

KOHLHAAS, Max: Das neue Heilmittelwerbegesetz. In: Deutsche Apotheker-Zeitung 105 (1965), S. 1041–1047.

KOLB, Eberhard: Otto von Bismarck. Eine Biographie. München 2014.

KÖNIGLICHE KREISHAUPTMANNSCHAFTEN: Amtliche Verordnungen und Erlasse. Kgr. Sachsen. Bekanntmachung betr. eine Handverkaufsliste für Krankenkassen. In: Pharmazeutische Zeitung 62 (1917), S. 523.

KOPF, Rudolf: Wie kann man die Transparenz des Arzneimittelmarktes verbessern? Kurzreferate. Orientierungshilfe durch die Packungsbeilage. In: Pharmazeutische Zeitung 118 (1973), S. 1374f.

KÖPPE, Melanie: Vom Anker Pain Expeller zum Panthenol-Spray. Zur Geschichte der chemisch-pharmazeutischen Fabrik F. Ad. Richter & Cie. und dem VEB Ankerwerk Rudolstadt. Stuttgart 2024 (Quellen und Studien zur Geschichte der Pharmazie; 133); ursprünglich Diss. rer. nat. Marburg 2023.

KOYUNCU, Adem: Das Haftungsdreieck Pharmaunternehmen – Arzt – Patient. Verschulden und Mitverschulden bei der Haftung für Arzneimittelschäden. Berlin / Heidelberg / New York 2004 (Veröffentlichungen des Instituts für Deutsches, Europäisches und Internationales Medizinrecht, Gesundheitsrecht und Bioethik der Universitäten Heidelberg und Mannheim; 22); ursprünglich Diss. jur. Mannheim 2004.

– : Die Rechtsnatur der Packungsbeilage. In: GesundheitsRecht 4 (2005), S. 289–295.

KR., [o. V.]: BGH, Urt[eil] v[om] 11.7.1972 – VI ZR 194/70. In: Neue juristische Wochenschrift 25 (1972), S. 2217–2222.

KRANZ, Otto: Die Info-Börse. Der ungeliebte Beipackzettel. In: Die Pharmazeutische Industrie 41 (1979), S. 913.

KREIENBERG, Walter: Arzneimittelprüfung in Klinik und Praxis. Referat […] bei der Plenarsitzung des 75. Deutschen Ärztetages, am 1. Juni 1972 in Westerland / Sylt. In: Deutsches Ärzteblatt 69 (1972), S. 1739–1747.

KRÖNING, Hans W[ilhelm]: Was bleibt in der Heilmittelwerbung erlaubt? In: Heilmittelwesen und Werbung 10 (1941), S. 74–78.

– : Voraussetzungen für ein Arzneimittelgesetz. In: Die Pharmazie 1 (1946), S. 278 bis 280.

KUGLER, [Josef]: Ueber den Verkehr mit Arzneimitteln. In: Pharmaceutische Zeitung 37 (1892), S. 470–472.

KUHLEN, Franz-Josef: Zur Geschichte der Schmerz-, Schlaf- und Betäubungsmittel in Mittelalter und früher Neuzeit. Stuttgart 1983 (Quellen und Studien zur Geschichte der Pharmazie; 19); ursprünglich Diss. rer. nat. Marburg 1981.

KÜHNE, Paul: Das Risiko der Sicherheit. Vom Ende des Normalen in Physiologie und Pharmakologie. Wiesbaden 1969.

KÜHNERT, Herbert: Zur Geschichte der Heilmittelindustrie und des Apothekenwesens in Thüringen. In: Beiträge zur Geschichte der Pharmazie und ihrer Nachbargebiete 1 (1955), S. 53–76.

KULLMANN, H[ans] J[osef]: Die Haftungsregelung des § 84 AMG. In: Pharma-Recht 4 (1981), S. 112–119.

KURZ, Hermann: Einfluß von Arzneimitteln auf die Verkehrssicherheit. In: Pharmazeutische Zeitung 126 (1981), S. 550–554.

KUSCHINSKY, Gustav: Taschenbuch der modernen Arzneibehandlung. Vierte überarbeitete Auflage, Stuttgart 1966.

– : Taschenbuch der modernen Arzneibehandlung. Angewandte Pharmakologie. 5., neubearbeitete Auflage, Stuttgart 1970.

LAHR, Eugen: Gleiches Recht für Alle? Kritische Beleuchtung der Polizeiverordnung, den Verkehr mit Geheimmitteln und ähnlichen Arzneimitteln betr. Würzburg 1904.

LANDGRAF-BRUNNER, Kristin: Die Auseinandersetzungen zwischen Apothekern und den gesetzlichen Krankenkassen von Beginn der gesetzlichen Krankenversicherung an. Stuttgart 1986 (Quellen und Studien zur Geschichte der Pharmazie; 38); ursprünglich Diss. rer. nat. Marburg 1986.

LANG, Nicola Katharina: Die Packungsbeilage als Haftungsbestand für pharmazeutische Industrie, Ärzte und Apotheker. Diss. med. München 1996.

LANG, Sabine: Borax-haltige Rhinologika sind verboten. In: Pharmazeutische Zeitung 145 (2000), S. 26–28.

LANG, Ursula: Vom Remedium adjuvans zum Immunstimulans. In: Pharmakon 8 (2020), S. 305–311.

– : Frauensache. Zu den Anfängen chemischer Kontrazeptiva. In: Geschichte der Pharmazie 74 (2022), S. 33–44.

LANGEBNER, Thomas: „Hier steht der Kugelman". Über den wandernden Arzneihändler Georg Faber. In: Mensch-Wissenschaft-Magie. Mitteilungen der Österreichischen Gesellschaft für Wissenschaftsgeschichte 33 (2017), S. 33–54.

– : Some like it hot – Vom Pain-Expeller und seinen Vorläufern. In: Geschichte der Pharmazie 71 (2019), S. 40–57.

– : Pro gravidis: Über Diät und Arzneigebrauch in der Schwangerschaft. In: Pharmakon 8 (2020), S. 377–383.

– (a): Vomáčka, Adolf. In: Friedrich, Christoph u. a. (Hrsg.): Deutsche Apotheker-Biographie. Ergänzungsband III. Teil 2, M–Z. Stuttgart 2021 (Veröffentlichungen zur Pharmaziegeschichte; 18), S. 604f.

– (b): „einzig und allein echt". Der Streit um die Mariazeller Magentropfen. In: Geschichte der Pharmazie 73 (2021), S. 10–21.

LATZEL, Klaus: Staatsdoping. Der VEB Jenapharm im Sportsystem der DDR. Köln / Weimar / Wien 2009.

LAUBINGER-JORKS, Tomas: Patientenbefragung zu Arzneimittel-Wechselwirkungen. In: Deutsche Apotheker Zeitung 119 (1979), S. 1301f.

LAUFER, Stefan / Michael STEIN: DPhG-Ehrenmitglied OPhR Dr. Hans Feldmeier zum 95. Geburtstag. In: Deutsche Apotheker Zeitung 159 (2019), S. 2909.

LEDWOCH, Wolfram / Rainer BONN / Alfred SCHREY: Patienten-Compliance – ein unterbewertetes Problem? In: Pharmazeutische Zeitung 123 (1978), S. 1774–1779.

LEHMANN, Carl: Chronik der freien Bergstadt Schneeberg. 3 Bde. Schneeberg 1837 bis 1840.

LEHNERT, [Hermann]: Deutschland. Provinz Hannover. Betreffend das Kurpfuschen der hannöverschen Apotheker. In: Pharmaceutische Zeitung 16 (1871), S. 493.

LEHRL, S[iegfried] / B[ernd] FISCHER / R[einhard] CZISKE: Was bringt die Beseitigung von Fremdwörtern in Medikamenten-Packungsbeilagen? Ergebnisse einer empirischen Untersuchung. In: Münchener medizinische Wochenschrift 124 (1982), S. 565–567.

LENHARD-SCHRAMM, Niklas: Das Land Nordrhein-Westfalen und der Contergan-Skandal. Gesundheitsaufsicht und Strafjustiz in den „langen sechziger Jahren“. Göttingen / Bristol 2016; ursprünglich Diss. [phil.] Münster 2016.

– : Contergan und das Arzneimittelrecht. In: Großbölting, Thomas / Niklas Lenhard-Schramm (Hrsg.): Contergan. Hintergründe und Folgen eines Arzneimittel-Skandals. Göttingen / Bristol 2017, S. 135–165.

LETZEL, Heinz / Herbert WARTENSLEBEN: „Begründeter Verdacht“ und „Jeweils gesicherter Stand der wissenschaftlichen Erkenntnisse“. Zur Wissenschaftstheorie und -dynamik von zwei AMG-Begriffen. In: Pharma Recht 12 (1989), S. 2–8.

LEUNIKAVA, Iryna: Wissenstransfer in medizinischen Packungsbeilagen. Was verstehen Patienten? Hamburg 2011; ursprünglich M. A. Bochum 2010.

LICHTENHELDT, Alfred: Die Thüringer Volkshausmittel-Industrie! In: Die Pharmazeutische Industrie 2 (1935), S. 169–173.

LIEDTKE, Petra Sigrid: J. B. Trommsdorffs Beitrag zur Arzneimittelsicherheit unter besonderer Berücksichtigung seiner 'Chemischen Receptirkunst'. Diss. rer. nat. Marburg 2010.

LIER, Werner: Die Gebrauchsanweisung. In: Pharmazeutische Zeitung 90 (1954), S. 305 bis 308.

– : Die Gebrauchsanweisung im Lichte der Krankenkasse. In: Pharmazeutische Zeitung 91–100 (1955), S. 216–219.

LILL, Ursula: Die pharmazeutisch-industrielle Werbung in der ersten Hälfte des 20. Jahrhunderts. Stuttgart 1990 (Quellen und Studien zur Geschichte der Pharmazie; 56); ursprünglich Diss. rer. nat. Marburg [1989].

LINDEN, M[ichael] / B. GEISELMANN / A. MAKANSI: Der Beipackzettel im Urteil von Patienten. Wie beurteilen Patienten leicht lesbare Zusatzinformationen? In: Münchener medizinische Wochenschrift 125 (1983), S. 671–674.

LINDNER, A. F. / C[arl] H[einz] BRIESKORN: Zwei Todesfälle nach Anwendung ungenügend signierter Arzneimittel. In: Süddeutsche Apotheker-Zeitung 87 (1947), S. 233f.

LINKHAUER-TRIEM, Ursula: Häufigkeitsangaben im Beipackzettel von Medikamenten: Ein Problem der Informationsverarbeitung und der Handlungstheorie. Dipl. Psychologie Saarbrücken 1987.

LINZ, Armin: Apotheken- und Arzneimittelwesen unter drei Reichsverfassungen. In: Pharmazeutische Zeitung 85 (1949), S. 294–297.

– : Entwicklung der Arzneimittelgesetzgebung bis 1947. Vortrag gehalten auf der Hauptversammlung der ABDA in Bremen am 5. Juli 1953. In: Pharmazeutische Zeitung 89 (1953), S. 508–512.

– (a): Entwicklung der Arzneimittelgesetzgebung bis 1947. In: Arbeitsgemeinschaft der Berufsvertretungen Deutscher Apotheker (ABDA) (Hrsg.): Materialien für ein Arzneimittelgesetz. Frankfurt am Main 1959, S. 10–19.

– (b): Der Entwurf eines Arzneimittelgesetzes der Bundesregierung. Eine Besprechung. In: Arbeitsgemeinschaft der Berufsvertretungen Deutscher Apotheker (ABDA) (Hrsg.): Materialien für ein Arzneimittelgesetz. Frankfurt am Main 1959, S. 20–61.

LINZBACH, Christina: August Eberhard (1887–1960) – Entdecker der Ephedrin-Synthese. Pharmazeutischer Hochschullehrer, Regierungs- und Krankenhausapotheker, Pharmaziehistoriker. Stuttgart 2024 (Quellen und Studien zur Geschichte der Pharmazie; 132); ursprünglich Diss. rer. nat. Marburg 2023.

LÖHNERT, Ariane: Der Pharmaziehistoriker Rudolf Schmitz (1918–1992) und seine wissenschaftliche Schule in Marburg. Stuttgart 2022 (Quellen und Studien zur Geschichte der Pharmazie; 127); ursprünglich Diss. rer. nat. Marburg 2021.

LUDWIG, Otto: Im Thüringer Kräutergarten. Von Heilkräutern, Hexen und Buckelapothekern. 4. Auflage, Rudolstadt 1989.

LÜER, [Kurt]: Zur Kurpfuscherfrage. In: Pharmaceutische Zeitung 48 (1903), S. 319.

LUSTIG, Walter: Dürfen Konsumvereine Apothekerwaren an ihre Mitglieder abgeben? In: Pharmazeutische Zeitung 71 (1926), S. 1581f.

– : Behandlung und Ratschlagserteilung im Sinne des Gesetzes zur Bekämpfung der Geschlechtskrankheiten. In: Pharmazeutische Zeitung 74 (1929), S. 461f.

MAASSEN, Bernhard M. / Axel GRANITZA: Clofibrat und andere Lipidsenker. Vertrag mit dem BGA über Arzt- und Patienteninformation. In: Die Pharmazeutische Industrie 42 (1980), S. 229–234.

MÄGDEFRAU, Karl: Geschichte der Botanik. Leben und Leistung großer Forscher. 2., Auflage, Berlin / Heidelberg 1992; Nachdruck Berlin / Heidelberg 2013.

MANNETSTÄTTER, [Egon]: Mitteilungen und Veranstaltungen der Pharmazeutischen Gesellschaft der DDR. Regionalgesellschaft Thüringen. In: Die Pharmazie 40 (1985), S. 434.

MAR, [o. V.]: Rundschau. LAV Baden-Württemberg. Belange der Apotheker an die Öffentlichkeit bringen: LAV informierte die Tagespresse. In: Deutsche Apotheker Zeitung 121 (1981), S. 2476f.

– : Der Fall Metamizol und seine Lehren. In: Deutsche Apotheker Zeitung 122 (1982), S. 1309–1311.

– : DAZ aktuell. MPS-Veranstaltung: Information des Patienten über Arzneimittel. Packungsbeilage – nützlich oder furchteinflößend? In: Deutsche Apotheker Zeitung 124 (1984), S. 652–654.

MARAWSKE, G[erhard]: Zur Problematik der Arzneimittelwerbung. In: Die Pharmazie 6 (1951), S. 298–301.

– : „Zur Problematik der Arzneimittelwerbung". In: Die Pharmazie 7 (1952), S. 387 bis 391.

– : Läßt sich der Arzneiverbrauch allgemein und lassen sich die Arzneikosten der Sicherungsträger vermindern? Eine Erwiderung auf den Beitrag von S. Tölke. In: Pharmazeutische Praxis 15 (1960), S. 93–95.

– : Packungsbeilagen und Karteikarten für Arzneimittel. In: medicamentum 2 (1961), S. 248–250.

– : Quo vadis, medicamentum? In: medicamentum 3 (1962), S. 27–31.

– : Das neue Arzneimittelgesetz, ein Dokument sozialistischer Gesundheitspolitik. In: medicamentum 5 (1964), S. 117–121.

MARCETUS, Karl: Arzneimittelrecht. Entscheidungssammlung. Berlin / Leipzig / Wien 1943.

– : Arzneimittelrecht. Entscheidungssammlung. 2., neubearbeitete Auflage, München / Berlin 1955.

– : Der BGH zur Abgabe von Arzneimitteln außerhalb der Apotheken. In: Neue juristische Wochenschrift 10 (1957), S. 939f.

– : Arzneimittelrecht. Entscheidungssammlung. Ergänzung [zur 2., neubearbeiteten Auflage], [Berlin] 1968.

MARTINI, [o. V.]: Zuschriften an die Redaktion. Fremdsprachige Gebrauchsanweisungen. In: Pharmazeutische Zeitung 60 (1915), S. 331.

MAYER, Johannes Gottfried: Die Wahrheit über den Gart der Gesundheit (1485) und sein Weiterleben in den Kräuterbüchern der Frühen Neuzeit. In: Anagnostou, Sabine / Florike Egmond / Christoph Friedrich (Hrsg.): A passion for plants: materia medica and botany in scientific networks from the 16th to 18th centuries. Stuttgart 2011 (Quellen und Studien zur Geschichte der Pharmazie; 95), S. 119–128.

MEINE, Klaus: Der Verkehr mit Arzneimitteln als Rechtsproblem. Diss. jur. Göttingen 1967.

MEINECKE, Ulla: Apothekenbindung und Freiverkäuflichkeit von Arzneimitteln. Darstellung der historischen Entwicklung bis zur Kaiserlichen Verordnung von 1901 unter besonderer Berücksichtigung des Kurfürstentums Brandenburg und des Königreiches Preußen. Marburg 1972; ursprünglich Diss. rer. nat. Marburg 1971.

MEISSNER, Otto: Kommentar zur Kaiserlichen Verordnung vom 22. Oktober 1901 betreffend den Verkehr mit Arzneimitteln ausserhalb der Apotheken. Leipzig 1902.

MENTRUP, Wolfgang (a): Der Sprach- und Wörterbuchausschnitt ‚Anweisung durch Packungsbeilage von Medikamenten'. Zur lexikographischen Beschreibung des Vokabulars. In: Mentrup, Wolfgang (Hrsg.): Konzepte zur Lexikographie. Studien zur Bedeutungserklärung in einsprachigen Wörterbüchern. Tübingen 1982 (Reihe Germanistische Linguistik; 38), S. 1–33.

– (b): Gebrauchsinformation – sorgfältig lesen! Die Packungsbeilage von Medikamenten im Schaltkreis medizinischer Kommunikation: Handlungsausschnitt. In: Grosse, Siegfried / Wolfgang Mentrup (Hrsg.): Anweisungstexte. Tübingen 1982 (Forschungsberichte des Instituts für Deutsche Sprache Mannheim; 54), S. 9–55.

– (a): Zur Pragmatik einer Lexikographie. Handlungsausschnitt – Sprachausschnitt – Wörterbuchausschnitt. Auch zur Beschreibung schwerer Wörter in medizinischer Kommunikation. Am Beispiel fachexterner Anweisungstexte. Teil 1. Von Prinzipien der Sprachforschung zu Prinzipien einsprachiger Lexikographie. Handlungsausschnitt: Fachexterne Anweisungshandlungen 'Packungsbeilage' / 'Bedienungsanleitung'. Tübingen 1988 (Forschungsberichte des Instituts für Deutsche Sprache Mannheim; 66.1).

– (b): Zur Pragmatik einer Lexikographie. Handlungsausschnitt – Sprachausschnitt – Wörterbuchausschnitt. Auch zur Beschreibung schwerer Wörter in medizinischer Kommunikation. Am Beispiel fachexterner Anweisungstexte. Teil 2. Sprachausschnitt: Bereich Medizin – Sprache / Wortschatz vs. Texte / Vokabulare – zum Umgang mit Wörtern. Wörterbuchausschnitt: Wörterbuchmerkmale – Kleincorpus medizinisch-fachexterner Texte – Wörterbuchkandidaten. Tübingen 1988 (Forschungsberichte des Instituts für Deutsche Sprache Mannheim; 66.2).

MERK, Fritz: Die Absatzgestaltung der Erzeugnisse der deutschen chemisch-pharmazeutischen Industrie. Düsseldorf 1939; ursprünglich wirtschafts- u. sozialwiss. Diss. Köln 1939.

MERTEN, Karlhugo: Bemerkungen zu der Arbeit „Zur Problematik der Arzneimittelwerbung". In: Die Pharmazie 6 (1951), S. 695f.

METZLER, Gabriele: Der deutsche Sozialstaat. Vom bismarckschen Erfolgsmodell zum Pflegefall. Stuttgart / München 2003.

METZNER, R.: Verpackungsmaterial und Arzneimittel. In: Pharmazeutische Praxis 33 (1978), S. 31f.

– : Anforderungen an die Beschaffenheit von Behältnissen für Arzneimittel und Methoden der Reinigung und Vorbereitung der Abgabebehältnisse. In: Pharmazeutische Praxis 35 (1980), S. 32.

MEYER, Hans: 10 Jahre Arbeitsgemeinschaft der Berufsvertretungen Deutscher Apotheker (ABDA). Tätigkeitsbericht von 1950–1960, zugleich Geschäftsbericht der Arbeitsgemeinschaft der Berufsvertretungen Deutscher Apotheker (ABDA), der Bundesapothekerkammer und des Deutschen Apotheker-Vereins für die Zeit vom 1. September 1959 bis 15. Juni 1960. In: Pharmazeutische Zeitung 105 (1960), Anhang.

– : Geschäftsbericht der Arbeitsgemeinschaft der Berufsvertretungen Deutscher Apotheker (ABDA), der Arbeitsgemeinschaft Deutscher Apothekerkammern (Bundesapothekerkammer) [und] des Deutschen Apotheker-Vereins für die Zeit vom

1. September 1961 bis 31. August 1962. In: Pharmazeutische Zeitung 107 (1962), Anhang.

– : Geschäftsbericht der Arbeitsgemeinschaft der Berufsvertretungen Deutscher Apotheker (ABDA), der Arbeitsgemeinschaft Deutscher Apothekerkammern (Bundesapothekerkammer) [und] des Deutschen Apotheker-Vereins für die Zeit vom 1. September 1963 bis 31. August 1964. In: Pharmazeutische Zeitung 109 (1964), Anhang.

MEYER, Hilko J.: Zweite Novelle des Arzneimittelgesetzes – Die wichtigsten Änderungen (Teil II). In: Pharmazeutische Zeitung 131 (1986), S. 2220f.

MEYER, Jonas: Arzneimittelsicherheit durch Gebrauchsinformation. Sind die rechtlichen Anforderungen an die Packungsbeilage patientenorientiert? In: Die Pharmazeutische Industrie 52 (1990), S. 1192–1200.

MEYER, Ulrich: Steckt eine Allergie dahinter? Die Industrialisierung von Arzneimittel-Entwicklung, -Herstellung und -Vermarktung am Beispiel der Antiallergika. Stuttgart 2002 (Greifswalder Schriften zur Geschichte der Pharmazie und Sozialpharmazie; 4); ursprünglich Diss. rer. nat. Greifswald 1999.

– : Zur Geschichte der Antihypertonika. In: Pharmakon 1 (2013), S. 376–385.

– (a): »Kein Kommunist im üblichen Sinne« – Der Apotheker Dietrich Baumann (1914–2009) in der NS-Zeit. In: Anagnostou, Sabine / Ariane Retzar (Hrsg.): Facetten der Pharmaziegeschichte. Festschrift für Christoph Friedrich zum 65. Geburtstag. Stuttgart 2019 (Veröffentlichungen zur Pharmaziegeschichte; 15).

– (b): Leber-Galle- und Pankreas-Therapeutika in historischer Perspektive. In: Pharmakon 7 (2019), S. 385–393.

– : Die Geschichte der Migräne-Therapeutika. In: Pharmakon 9 (2021), S. 171–179.

MEYER, Ulrich / Andreas SCHUMANN / Christoph FRIEDRICH: Zufall und gezielte Entwicklung! Geschichte der oralen Antidiabetika. In: Pharmazie in unserer Zeit 31 (2002), S. 242–250.

MEYER-WILMES, Jürgen: Verbände. Berlin. Arzneimittel in der Schwangerschaft. In: Pharmazeutische Zeitung 134 (1989), S. 647f.

MINISTERIALBLATT DES REICHS- UND PREUSSISCHEN MINISTERIUMS DES INNERN (1943), Nr. 21, S. 865–868: Heilmittel und Gifte. Verbot der Herstellung neuer Arzneifertigwaren. RdErl. d. RMdI. v. 17.5.1943 – IV e 5862/43-4141.

MINISTERIUM DER JUSTIZ (Hrsg.): Ordnungswidrigkeitsrecht der DDR. Kommentar zum Ordnungswidrigkeitsgesetz und zur Ordnungswidrigkeitsverordnung. Berlin 1989.

MINISTERIUM FÜR GESUNDHEITSWESEN: C. Entscheidungen des Ministeriums für Gesundheitswesen. In: Die Pharmazie 7 (1952), Amtlicher Teil, Nr. 3, S. 103f.

MITTELSTENSCHEID, Karl Otto: Schering und die Berliner Chemie in der Nachkriegszeit. In: Fischer, Wolfram / Johannes Bähr (Hrsg.): Wirtschaft im geteilten Berlin 1945–1990. Forschungsansätze und Zeitzeugen. München usw. 1994 (Einzelveröffentlichungen der historischen Kommission zu Berlin; 76), S. 209–222.

MK, [o. V.]: Rundschau. Packungsbeilage. Nahezu unvorstellbare Verständnisschwierigkeiten. In: Deutsche Apotheker Zeitung 121 (1981), S. 2926f.

MÖCKEL, Andreas: Steroide hinter dem Eisernen Vorhang. Zur Entstehung und Entwicklung des VEB Jenapharm unter besonderer Berücksichtigung der Steroidforschung bis Ende der 1960er-Jahre. Stuttgart 2018 (Quellen und Studien zur Geschichte der Pharmazie; 117); ursprünglich Diss. rer. nat. Marburg 2018.

MOHRBUTTER, Klaus Peter: Grundzüge der formellen pharmazeutischen Beurteilung bei der Zulassung von Fertigarzneimitteln. In: Schnieders, Bernhard / R[ainer] Mecklenburg (Hrsg.): Zulassung und Nachzulassung von Arzneimitteln. Verfahren und Entscheidungskriterien nach dem Arzneimittelgesetz. Internationale Vereinbarungen. Basel 1987, S. 37–42.

MÖLLER, H[orst] / D. SINGER / A. LÜDICKE: Das neue Arzneimittelgesetz – qualifizierte Rechtsgrundlage für den Arzneimittelverkehr. In: Pharmazeutische Praxis 42 (1987), S. 157–162.

MORCK, Hartmut: Editorial. In: Pharmazeutische Zeitung 133 (1988), Heft 40, S. 3.

– : Straßenverkehr und Arzneimittel. In: Pharmazeutische Zeitung 134 (1989), S. 2995 bis 2998.

MS, [o. V.]: Zu neuen Ufern. „Gesundheit durch Aufklärung – eine Gemeinschaftsaktion der Apotheker" in München vorgestellt. In: Deutsche Apotheker Zeitung 119 (1979), S. 257f.

MÜHL, Heiko / Josef PFEILSCHIFTER: Geschichte der Glucocorticoide. Ein kurzer Abriss. In: Pharmazie in unserer Zeit 32 (2003), S. 284–287.

MÜLLER, F. X. (a): Verschiedenes. Einsendungen. Der Zirkus mit der Gebrauchsanweisung. In: Deutsche Apotheker-Zeitung 95 (1955), S. 1154f.

– (b): Öffentliches Forum. Der Zirkus mit der Gebrauchsanweisung. In: Pharmazeutische Zeitung 91–100 (1955), S. 1357f.

MÜLLER, Georg: Die Arzneispezialität und ihre Marktprobleme. Diss. oec. Nürnberg 1952.

MÜLLER, Hans: Die rechtliche Bedeutung des Werberats und seiner Bekanntmachungen. Köln a. Rh. [1938]; ursprünglich Diss. [jur.] Heidelberg 1938.

MÜLLER, Johannes: Pflanzen zur Wundbehandlung der mittelalterlichen arabischen Heilkunde in der europäischen Tradition. Stuttgart 2013 (Quellen und Studien zur Geschichte der Pharmazie; 100); ursprünglich Diss. rer. nat. Marburg 2013.

MÜLLER-HESTER, Herbert: Über die Entstehung und Entwicklung der Apotheken im deutschen Sprachgebiet im 13. und 14. Jahrhundert. In: Pharmazeutische Zeitung 88 (1952), S. 943–948.

MÜLLER-JAHNCKE, Wolf-Dieter: Das Glaubersalz – eine unendliche Karriere. In: Friedrich, Christoph / Wolf-Dieter Müller-Jahncke (Hrsg.): Arzneimittelkarrieren. Zur wechselvollen Geschichte ausgewählter Medikamente. Die Vorträge der Pharmaziehistorischen Biennale in Husum vom 25. bis 28. April 2008. Stuttgart 2009 (Veröffentlichungen zur Pharmaziegeschichte; 7), S. 11–29.

MÜLLER-JAHNCKE, Wolf-Dieter / Christoph FRIEDRICH / Ulrich MEYER: Arzneimittelgeschichte. 2., überarbeitete und erweiterte Auflage. Stuttgart 2005.

MURSWIECK, Axel: Die staatliche Kontrolle der Arzneimittelsicherheit in der Bundesrepublik und den USA. Opladen 1983 (Beiträge zur sozialwissenschaftlichen Forschung; 46); ursprünglich Habil. Heidelberg 1981.

MUSCHALLIK, Hans Wolf: Moderne Medikation – sachgerechte Information. In: Deutsches Ärzteblatt 68 (1971), S. 1410–1420.

N., [o. V.]: Referate und Kurzberichte. Arzneimittel und Verkehrssicherheit. In: Deutsche Apotheker-Zeitung 107 (1967), S. 794.

– : Warnung vor Gefahren eines Arzneimittels. BGH, Urt[eil] v[om] 24.1.1989 – VI ZR 112/88 Frankfurt. In: Neue juristische Wochenschrift 42 (1989), S. 1542–1545.

N. N.: Zur Geschichte der Thüringer Laboranten. In: Pharmaceutische Zeitung 3 (1858), S. 51f.

– : Ueber das Laborantenwesen des sächsischen Erzgebirges. In: Pharmaceutische Zeitung 4 (1859), S. 44f.

– : Tagesgeschichte. Fürstenthum Lübeck. In: Pharmaceutische Zeitung 20 (1875), S. 198.

– : Tagesgeschichte. Aus Pommern. In: Pharmaceutische Zeitung 24 (1879), S. 774.

– (a): Tagesgeschichte. Westfalen. In: Pharmaceutische Zeitung 26 (1881), S. 252.

– (b): Der Process in Sachen des „Hellmich'schen Lebensbitter". In: Pharmaceutische Zeitung 26 (1881), S. 275.

– (a): Unbefugte Ausübung der Medicin seitens der Apotheker. In: Pharmaceutische Zeitung 27 (1882), S. 161.

– (b): Unbefugte Ausübung der Medicin seitens der Apotheker. In: Pharmaceutische Zeitung 27 (1882), S. 419.

– (a): Das Arzneiabgabe-Recht der Apotheker in Preussen. In: Pharmaceutische Zeitung 29 (1884), S. 586f.

– (b): Verbot der Ankündigung von Geheimmitteln. In: Pharmaceutische Zeitung 29 (1884), S. 771f.

– (c): Kothe's Zahnwasser ein Heilmittel. In: Pharmaceutische Zeitung 29 (1884), S. 868.

– (d): Signaturen für die Handverkaufswaaren der Apotheken. In: Pharmaceutisches Handelsblatt 11 (1884), S. 8.

– (a): Die Pharmacie im Jahre 1884. In: Pharmaceutische Zeitung 30 (1885), S. 33f.

– (b): Geheimmittelwesen. In: Pharmaceutische Zeitung 30 (1885), S. 85.

– (c): Geheimmittelwesen. In: Pharmaceutische Zeitung 30 (1885), S. 105.

– (d): Tagesgeschichte. Berlin. In: Pharmaceutische Zeitung 30 (1885), S. 551.

– : Geheimmittelwesen. In: Pharmaceutische Zeitung 31 (1886), S. 668.

– : Einsendungen aus dem Leserkreis. Zur Auslegung der Verordnung vom 4. Januar 1875. In: Pharmaceutische Zeitung 32 (1887), S. 379.

– : Geheimmittelwesen u. Kurpfuscherei. In: Pharmaceutische Zeitung 33 (1888), S. 236.

– : Tagesgeschichte. Aus der Rheinprovinz. In: Pharmaceutische Zeitung 35 (1890), S. 609.

– (a): Der Prozess Mylius vor dem Reichsgericht. In: Pharmaceutische Zeitung 37 (1892), S. 306.

– (b): Tagesgeschichte. In: Süddeutsche Apotheker-Zeitung 32 (1892), S. 321.

– (a): Tagesgeschichte. Berlin. In: Pharmaceutische Zeitung 38 (1893), S. 382f.

– (b): Tagesgeschichte. Württemberg. In: Pharmaceutische Zeitung 38 (1893), S. 445.

– (a): Preussische Medizinalberichte. In: Pharmaceutische Zeitung 39 (1894), S. 69f.

– (b): Zur Auslegung der kaiserlichen Verordnung vom 27. Januar 1890. In: Pharmaceutische Zeitung 39 (1894), S. 98f.

– (c): Zur Auslegung der kaiserlichen Verordnung vom 27. Januar 1890. In: Pharmaceutische Zeitung 39 (1894), S. 861.

– (a): Tagesgeschichte. Berlin. In: Pharmaceutische Zeitung 40 (1895), S. 800f.

– (b): Tagesgeschichte. Berlin. In: Pharmaceutische Zeitung 40 (1895), S. 848.

– : Zur Auslegung der kaiserl. Verordnung vom 27. Januar 1890. In: Pharmaceutische Zeitung 41 (1896), S. 709f.

– (a): Einsendungen aus dem Leserkreis. Drogistenpraktiken. In: Pharmaceutische Zeitung 42 (1897), S. 347.

– (b): Tagesgeschichte. Rbz. Wiesbaden. In: Pharmaceutische Zeitung 42 (1897), S. 579f.

– (c): Personal- und amtliche Nachrichten. Rbz. Köln. Erlass des Regierungspräsidenten, betreffend den Geheimmittelhandel der Apotheker. In: Pharmaceutische Zeitung 42 (1897), S. 833.

– (a): Das Apothekenwesen im Jahre 1897. 1. Das Deutsche Reich. II. In: Pharmaceutische Zeitung 43 (1898), S. 9–13.

– (b): Personal- und amtliche Nachrichten. Preussen. I. Bekanntmachung, betreffend das feste Diphtherieheilserum. In: Pharmaceutische Zeitung 43 (1898), S. 605.

– (c): Einsendungen aus dem Leserkreise. Revisionsmonita. In: Pharmaceutische Zeitung 43 (1898), S. 706.

– (d): Tagesgeschichte. Thüringen. In: Pharmaceutische Zeitung 43 (1898), S. 828.

– (e): Tagesgeschichte. Berlin. In: Süddeutsche Apotheker-Zeitung 38 (1898), S. 555.

– (a): Tagesgeschichte. Baden. In: Pharmaceutische Zeitung 44 (1899), S. 117.

– (b): Rechtsprechung und Verwaltung. CXXV. In: Pharmaceutische Zeitung 44 (1899), S. 546.

– (c): Tagesgeschichte. Berlin. In: Süddeutsche Apotheker-Zeitung 39 (1899), S. 529.

– (a): Entwurf von Vorschriften über den Verkehr mit Geheimmitteln. In: Pharmaceutische Zeitung 45 (1900), S. 19.

– (b): Pharmaceutischer Fragekasten. In: Pharmaceutische Zeitung 45 (1900), S. 211f.

– : Briefwechsel der Redaktion. In: Pharmaceutische Zeitung 46 (1901), S. 639.

– (a): Vereinsangelegenheiten. Pharmaceutischer Kreisverein im Rbz. Bautzen. In: Pharmaceutische Zeitung 48 (1903), S. 507f.

– (b): Zuschriften an die Redaktion. Handverkauf in den Apotheken. In: Pharmaceutische Zeitung 48 (1903), S. 877.

– (a): Nochmals die neue Verordnung über den Verkehr mit Arzneimitteln. In: Pharmaceutische Zeitung 49 (1904), S. 193f.

– (b): Tagesgeschichte. Berlin. In: Pharmaceutische Zeitung 49 (1904), S. 280f.

– (c): Fragekasten. In: Süddeutsche Apotheker-Zeitung 44 (1904), S. 210.

– (d): Tagesgeschichte. Ausländische Geheimmittel und der neue Zolltarif. In: Süddeutsche Apotheker-Zeitung 44 (1904), S. 239.

– (e): Tagesgeschichte. Wegen Verkaufs verbotener Heilmittel. In: Süddeutsche Apotheker-Zeitung 44 (1904), S. 495.

– (a): Fragekasten. Frage Nr. 121. In: Süddeutsche Apotheker-Zeitung 45 (1905), S. 284.

– (b): Bekanntmachung der Behörden. In: Süddeutsche Apotheker-Zeitung 45 (1905), S. 807.

– (a): Die Verzollung von Arzneiwaren nach dem neuen Zolltarif. XII. In: Pharmazeutische Zeitung 51 (1906), S. 977.

– (b): Das Deutsche Arzneibuch und die Entwicklung der Materia medica. In: Pharmazeutische Zeitung 51 (1906), S. 1013–1015.

– (c): Briefkasten. In: Süddeutsche Apotheker-Zeitung 46 (1906), S. 675.

– : Originalpackungen. In: Apotheker-Zeitung 22 (1907), S. 173f.

– (a): Vorläufiger Entwurf eines Gesetzes betreffend die Ausübung der Heilkunde durch nichtapprobierte Personen und den Geheimmittelverkehr. In: Pharmazeutische Zeitung 53 (1908), S. 115–117.

– (b): Die Verzollung von Arzneiwaren nach dem neuen Zolltarif. In: Pharmazeutische Zeitung 53 (1908), S. 282.

– (c): Die Verzollung von Arzneiwaren u. a. nach dem neuen Zolltarif. In: Pharmazeutische Zeitung 53 (1908), S. 631.

– (d): Pharmazeutischer Handverkauf. In: Süddeutsche Apotheker-Zeitung 48 (1908), S. 777.

– (a): Revisionsprotokolle. In: Pharmazeutische Zeitung 54 (1909), S. 163f.

– (b): Pharmazeutischer Fragekasten. In: Pharmazeutische Zeitung 54 (1909), S. 736f.

– (a): Tagesgeschichte. Thüringen. In: Pharmazeutische Zeitung 55 (1910), S. 867.

– (b): Entwurf eines Gesetzes gegen Mißstände im Heilgewerbe. In: Pharmazeutische Zeitung 55 (1910), S. 951–955.

– (c): Fragekasten. In: Süddeutsche Apotheker-Zeitung 50 (1910), S. 206.

– (d): Tagesgeschichte. Sind „deutsche Schweizerpillen" dem Handel freigegeben? In: Süddeutsche Apotheker-Zeitung 50 (1910), S. 387.

– : Begriff der Ausübung der Heilkunde. In: Pharmazeutische Zeitung 56 (1911), S. 317f.

– : Tagesgeschichte. Nochmals das unleserliche Rezept. In: Süddeutsche Apotheker-Zeitung 52 (1912), S. 595.

– (a): Tagesgeschichte. Kgr. Sachsen. In: Pharmazeutische Zeitung 58 (1913), S. 24.

– (b): Tagesgeschichte. Zur Verordnung stark wirkender Mittel durch Aerzte. In: Süddeutsche Apotheker-Zeitung 53 (1913), S. 375.

– : Der Jahresbericht der Apothekerkammer für Oberbayern. In: Süddeutsche Apotheker-Zeitung 54 (1914), S. 36.

– (a): Die Vorschriften über die Abgabe stark wirkender Arzneimittel. In: Pharmazeutische Zeitung 60 (1915), S. 499–501.

– (b): Die Vorschriften über die Abgabe stark wirkender Arzneimittel. In: Pharmazeutische Zeitung 60 (1915), S. 515f.

– (c): Die Vorschriften über die Abgabe stark wirkender Arzneimittel. In: Pharmazeutische Zeitung 60 (1915), S. 523f.

– (d): Die Vorschriften über die Abgabe starkwirkender Arzneimittel. In: Pharmazeutische Zeitung 60 (1915), S. 701f.

– (e): Tagesgeschichte. Strafbare öffentliche Ankündigung eines Heilmittels gegen Rheumatismus. In: Süddeutsche Apotheker-Zeitung 55 (1915), S. 366.

– (a): Verbot der Einfuhr von Geheimmitteln. In: Pharmazeutische Zeitung 61 (1916), S. 695.

– (b): Tagesgeschichte. Einfuhrverbot für Geheimmittel. In: Süddeutsche Apotheker-Zeitung 56 (1916), S. 543.

– (a): Tagesgeschichte. Kgr. Sachsen. In: Pharmazeutische Zeitung 62 (1917), S. 52.

– (b): Handverkaufsliste für Krankenkassen (K. H. L.). In: Pharmazeutische Zeitung 62 (1917), S. 109.

– : Einsendungen. Notlage der Krankenkassen. In: Süddeutsche Apotheker-Zeitung 63 (1923), S. 250.

– (a): Rechtsprechung und Verwaltung. Rad-Jo ist dem freien Verkehr überlassen. In: Pharmazeutische Zeitung 69 (1924), S. 752f.

– (b): Neuordnung des Arzneiverkehrs ausserhalb der Apotheken? In: Pharmazeutische Zeitung 69 (1924), S. 983–985.

– (a): Silvester- und Neujahrsbetrachtung. In: Süddeutsche Apotheker-Zeitung 65 (1925), S. 3f.

– (b): Umschau. In: Süddeutsche Apotheker-Zeitung 65 (1925), S. 159f.

– (c): Der Arzt und die Arzneiversorgung der Versicherten. In: Süddeutsche Apotheker-Zeitung 65 (1925), S. 619.

– (a): Rechtsprechung und Verwaltung. Ankündigung von Rad-Jo in Hamburg nicht strafbar. In: Pharmazeutische Zeitung 71 (1926), S. 35f.

– (b): Briefwechsel der Redaktion. Bad Wörishofen. In: Pharmazeutische Zeitung 71 (1926), S. 724.

– (c): Regelung des Spezialitätenwesens. I. In: Pharmazeutische Zeitung 71 (1926), S. 931–934.

– (d): Regelung des Spezialitätenwesens. II. In: Pharmazeutische Zeitung 71 (1926), S. 947–951.

– (e): Regelung des Spezialitätenwesens. III. In: Pharmazeutische Zeitung 71 (1926), S. 963–967.

– (f): Regelung des Spezialitätenwesens. IV. In: Pharmazeutische Zeitung 71 (1926), S. 979–982.

– (g): Die pharmazeutisch-chemische Industrie zur Regelung des Spezialitätenwesens. In: Pharmazeutische Zeitung 71 (1926), S. 1532f.

– (h): Zur Regelung des Spezialitätenwesens. In: Süddeutsche Apotheker-Zeitung 66 (1926), S. 415f.

– (a): Der Deutsche Apotheker-Verein zum Rundschreiben des Reichsministers des Innern, betr. Arzneien in Spezialitätenform. In: Apotheker-Zeitung 42 (1927), S. 211f.

– (b): Tagesgeschichte. Sachsen. In: Pharmazeutische Zeitung 72 (1927), S. 228.

– (c): Tagesgeschichte. Berlin. In: Pharmazeutische Zeitung 72 (1927), S. 242f.

– (d): Tagesgeschichte. Berlin. In: Pharmazeutische Zeitung 72 (1927), S. 276f.

– (e): Rechtsprechung und Verwaltung. Ankündigung von Rad-Jo und Radjosan. In: Pharmazeutische Zeitung 72 (1927), S. 858.

– (f): Tagesgeschichte. Zur Frage der Freiverkäuflichkeit der Aufbausalze. In: Süddeutsche Apotheker-Zeitung 67 (1927), S. 139.

– (g): Vereinsmitteilungen. Bezirksgruppe Reutlingen, und Egwa, Einkaufsvereinigung württembergischer Apotheker. In: Süddeutsche Apotheker-Zeitung 67 (1927), S. 269f.

– (h): Rechtsprechung. Oeffentliche Anpreisung von Rad-Jo und Radjosan. In: Süddeutsche Apotheker-Zeitung 67 (1927), S. 371.

– (i): Rechtsprechung. Freiverkäuflichkeit von Leciferrin. In: Süddeutsche Apotheker-Zeitung 67 (1927), S. 744.

– : Rechtsprechung und Verwaltung. In: Pharmazeutische Zeitung 73 (1928), S. 6.

– (a): Tagesgeschichte. Berlin. In: Pharmazeutische Zeitung 74 (1929), S. 481f.

– (b): Aktuelle Rechtsfragen aus dem Gebiete des Arzneimittelverkehrs. In: Pharmazeutische Zeitung 74 (1929), S. 507f.

– (c): Rechtsprechung und Verwaltung. Behandlung und Ratschlagerteilung bei Geschlechtskrankheiten durch Arzneimittelprospekte. In: Pharmazeutische Zeitung 74 (1929), S. 658.

– (d): Wirtschaftliche Verordnungsweise und Landesarzneimittelkommission in Bayern. In: Süddeutsche Apotheker-Zeitung 69 (1929), S. 23–25.

– (e): Rechtsprechung. In: Süddeutsche Apotheker-Zeitung 69 (1929), S. 344.

– (f): Rechtsprechung. Das Anbieten prophylaktischer Mittel fällt unter das Gesetz zur Bekämpfung der Geschlechtskrankheiten. In: Süddeutsche Apotheker-Zeitung 69 (1929), S. 681f.

– (a): Rechtsprechung und Verwaltung. Verordnung und Abgabe von Chenopodiumöl ohne schriftliche Gebrauchsanweisung. In: Pharmazeutische Zeitung 75 (1930), S. 85f.

– (b): Tagesgeschichte. Berlin. In: Pharmazeutische Zeitung 75 (1930), S. 187.

– (c): Zuschriften an die Redaktion. Verhindern die Krankenkassen schriftliche Gebrauchsanweisungen auf Rezepten? In: Pharmazeutische Zeitung 75 (1930), S. 399.

– (d): Das kommende Arzneimittelgesetz. In: Pharmazeutische Zeitung 75 (1930), S. 1471–1473.

– (e): Rechtsprechung. Ein Todesfall durch Oleum Chenopodii. In: Süddeutsche Apotheker-Zeitung 70 (1930), S. 37f.

– (f): Tagesgeschichte. Mißstände im Verschreiben ärztlicher Rezepte. In: Süddeutsche Apotheker-Zeitung 70 (1930), S. 97.

– (g): Tagesgeschichte. Gebrauchsanweisungen auf ärztlichen Verordnungen. In: Süddeutsche Apotheker-Zeitung 70 (1930), S. 112.

– (h): Einsendungen. Beitrag zum Kapitel: Gebrauchsanweisung zu starkwirkenden Arzneimitteln. In: Süddeutsche Apotheker-Zeitung 70 (1930), S. 213.

– (i): Tagesgeschichte. Die ärztliche Vertragsgemeinschaft Groß-Berlin. In: Süddeutsche Apotheker-Zeitung 70 (1930), S. 286.

– (j): Tagesgeschichte. Bayern. In: Süddeutsche Apotheker-Zeitung 70 (1930), S. 409.

– : Der amtliche Entwurf eines Reichsarzneimittelgesetzes. In: Pharmazeutische Zeitung 76 (1931), S. 73–78.

– (a): Eine neue (dritte) Fassung des Arzneimittelgesetzentwurfs. In: Pharmazeutische Zeitung 77 (1932), S. 219–221.

– (b): Tagesgeschichte. Sparsame Arzneiverordnung. In: Süddeutsche Apotheker-Zeitung 72 (1932), S. 140.

– (c): Richtlinien für wirtschaftliche Arzneiverordnung. In: Süddeutsche Apotheker-Zeitung 72 (1932), S. 363–366.

– (d): Tagesgeschichte. Auswirkungen des Regelbetrages und der Richtlinien für wirtschaftliche Arzneiverordnung. In: Süddeutsche Apotheker-Zeitung 72 (1932), S. 624.

– (e): Tagesgeschichte. Regreßpflicht der Aerzte und wirtschaftliche Verordnungsweise. In: Süddeutsche Apotheker-Zeitung 72 (1932), S. 644.

– (f): Tagesgeschichte. Regreßpflicht der Aerzte und wirtschaftliche Verordnungsweise. In: Süddeutsche Apotheker-Zeitung 72 (1932), S. 651.

– (g): Tagesgeschichte. Regreßpflicht der Aerzte und wirtschaftliche Verordnungsweise. In: Süddeutsche Apotheker-Zeitung 72 (1932), S. 658.

– (h): Richtlinien für wirtschaftliche Arzneiverordnung. In: Süddeutsche Apotheker-Zeitung 72 (1932), S. 743–746.

– (a): Tagesgeschichte. Berlin. In: Pharmazeutische Zeitung 78 (1933), S. 318f.

– (b): Tagesgeschichte. Aerztemuster. In: Süddeutsche Apotheker-Zeitung 73 (1933), S. 163f.

- (c): Mitteilungen von Körperschaften und Vereinen. Bezirksgruppe Ulm. In: Süddeutsche Apotheker-Zeitung 73 (1933), S. 412f.
- (d): Die Haftung des Arztes für seine Arzneiverordnungen. In: Süddeutsche Apotheker-Zeitung 73 (1933), S. 495–497.
- (a): Tagesgeschichte. Abgabe starkwirkender Arzneimittel. In: Süddeutsche Apotheker-Zeitung 74 (1934), S. 294f.
- (b): Rechtsprechung. Auch in dem mit Vorträgen verbundenen Vertrieb eines Heilapparates und eines seine Heilwirkung und Verwendung erläuternden Buches kann unter Umständen die Ausübung der Heilkunde erblickt werden. In: Süddeutsche Apotheker-Zeitung 74 (1934), S. 831f.
- : Der Gebrauch schmückender und empfehlender Beiworte bei der Wirtschafts-Werbung. In: Heilmittelwesen und Werbung 4 (1934 / 35), S. 298–300.
- (a): Bekanntmachungen der Behörden. Saarland. Hausierhandel mit Arznei- und Geheimmitteln. – Ausübung der Heilkunde im Umherziehen. – Markthandel mit Arzneimitteln. In: Süddeutsche Apotheker-Zeitung 75 (1935), S. 657.
- (b): Wirschaftliche Arzneiverordnung in der Krankenversicherung. In: Süddeutsche Apotheker-Zeitung 75 (1935), S. 798–800.
- : Entscheidungen des Werberates der deutschen Wirtschaft. In: Heilmittelwesen und Werbung 5 (1935 / 36), S. 188.
- (a): Gesetz und Recht. Preußische Polizeiverordnung über die Werbung auf dem Gebiete des Heilwesens vom 5. Mai 1936. In: Die Pharmazeutische Industrie 3 (1936), S. 316f.
- (b): Tagesgeschichte. Mitteilungen. Gebrauchsanweisungen bei Arzneispezialitäten. In: Pharmazeutische Zeitung 81 (1936), S. 275.
- (c): Tagesgeschichte. Mitteilungen. Gebrauchsanweisungen und Preisaufdruck bei Arzneispezialitäten. In: Pharmazeutische Zeitung 81 (1936), S. 484.
- (d): Tagesgeschichte. Verordnung starkwirkender Arzneimittel. In: Süddeutsche Apotheker-Zeitung 76 (1936), S. 18f.
- (e): Tagesgeschichte. Württemberg. Verschreibung starkwirkender Arzneimittel. In: Süddeutsche Apotheker-Zeitung 76 (1936), S. 125.
- : Tagesgeschichte. Exakte Deklarierung von Arzneimitteln. In: Süddeutsche Apotheker-Zeitung 77 (1937), S. 506f.
- : Was versteht man unter Werbung im Sinne der Polizeiverordnung über die Werbung auf dem Gebiete des Heilwesens vom 5. Mai 1937? In: Heilmittelwesen und Werbung 7 (1937 / 38), S. 149.
- : Tagesgeschichte. Württemberg. Gebrauchsanweisungen bei Verordnungen. In: Süddeutsche Apotheker-Zeitung 78 (1938), S. 439.
- (a): Bekanntmachungen der Behörden. Deutsches Reich. Polizeiverordnung über Barbitursäureabkömmlinge. Vom 25. November 1939 (RGBl. I Nr. 236, S. 2304.). In: Deutsche Apotheker-Zeitung 54 (1939), S. 1174f.
- (b): Gesetz und Recht. Fachliches. Genehmigungspflicht für alle Barbitursäureabkömmlinge. In: Die Pharmazeutische Industrie 6 (1939), S. 667.

– (c): Rezeptpflicht für alle Barbitursäureabkömmlinge. In: Süddeutsche Apotheker-Zeitung 79 (1939), S. 849.

– (d): Bekanntmachungen der Behörden. Deutsches Reich. Polizeiverordnung über Barbitursäureabkömmlinge. Vom 25. November 1939. In: Süddeutsche Apotheker-Zeitung 79 (1939), S. 850.

– (a): Abgabe von Barbitursäureabkömmlingen. In: Süddeutsche Apotheker-Zeitung 80 (1940), S. 154.

– (b): Verordnung von Barbitursäurepräparaten auf vorgedruckten Rezeptformularen. In: Süddeutsche Apotheker-Zeitung 80 (1940), S. 214.

– (c): Mitteilungen von Körperschaften und Vereinen. Gruppe Schwarzwald Süd. In: Süddeutsche Apotheker-Zeitung 80 (1940), S. 301.

– : Anordnung zur Regelung der Preisangabe auf Arzneifertigwaren. Vom 29. April 1942. In: Deutsches Apotheker-Jahrbuch 10 (1943), S. 758f.

– (a): Die Heilmittel-Herstellung in Bayern. In: Die Pharmazie 1 (1946), S. 40f.

– (b): Bekanntmachungen der Behörden. Bayern. Gesetz zur Lenkung der Herstellung und des Verkaufs medizinischer Erzeugnisse und Ausrüstungen in Bayern vom 6. März 1946. In: Süddeutsche Apotheker-Zeitung 86 (1946), S. 42.

– (a): Pharmazie und Recht. Verordnung über Arzneimittel und Schönheitsmittel in Groß-Berlin. In: Die Pharmazie 2 (1947), S. 379f.

– (b): Das erste deutsche Arzneimittelgesetz. In: Pharmazeutische Zeitung 83 (1947), S. 107–109.

– (a): Tagesgeschichte. Abgabe von Spezialitäten. In: Süddeutsche Apotheker-Zeitung 88 (1948), S. 117.

– (b): Einsendungen. Der Austausch von Sulfonamiden und der Standpunkt der Krankenkasse. In: Süddeutsche Apotheker-Zeitung 88 (1948), S. 356f.

– : Rechtsprechung. Apothekenpflichtige Mittel. In: Süddeutsche Apotheker-Zeitung 89 (1949), S. 568–570.

– : Auftakt zu einem Bundesarzneimittelgesetz. In: Pharmazeutische Zeitung 86 (1950), S. 677–683.

– : Tagesgeschichte. Hamburg. Verschreibung von Strophoraltabletten. In: Deutsche Apotheker-Zeitung 91 (1951), S. 600.

– : Tagesgeschichte. Schleswig-Holstein. Gebrauchsanweisung auf ärztlichen Verschreibungen. In: Pharmazeutische Zeitung 88 (1952), S. 870.

– (a): Tagesgeschichte. Mitteilungen. Bundesrepublik Deutschland. Kassenarzt und Gebrauchsanweisung. In: Deutsche Apotheker-Zeitung 93 (1953), S. 36.

– (b): Richtlinien für die Arzneimittelwerbung. In: Deutsche Apotheker-Zeitung 93 (1953), S. 180f.

– (c): Die Ortskrankenkassen zu den Grundsätzen für eine gesetzliche Regelung des Verkehrs und der Versorgung mit Arzneimitteln. In: Pharmazeutische Zeitung 89 (1953), S. 82–84.

– (d): Tagesgeschichte. Gebrauchsanweisung bei Arzneispezialitäten. In: Pharmazeutische Zeitung 89 (1953), S. 155.

– (e): Öffentliches Forum. Geldstrafe bis zu 150 DM oder Haft bis zu sechs Wochen. In: Pharmazeutische Zeitung 89 (1953), S. 838.

– (a): Tagesgeschichte. Mitteilungen und Berichte. Saarland. Gebrauchsanweisung bei Spezialitäten. In: Deutsche Apotheker-Zeitung 94 (1954), S. 1274.

– (b): Tagesgeschichte. Saarland. Französische Arzneispezialitäten. In: Pharmazeutische Zeitung 90 (1954), S. 284.

– (c): Tagesgeschichte. Saarland. Französische Arzneispezialitäten. In: Pharmazeutische Zeitung 90 (1954), S. 335.

– (d): Tagesgeschichte. Saarland. Gebrauchsanweisung bei Spezialitäten. In: Pharmazeutische Zeitung 90 (1954), S. 1334.

– (a): Tagesgeschichte. Mitteilungen und Berichte. Bundesrepublik Deutschland. Rezepturarznei oder Industriespezialität? In: Deutsche Apotheker-Zeitung 95 (1955), S. 134f.

– (b): Verschiedenes. Einsendungen. Lösung des Problems der fehlenden Gebrauchsanweisung durch eine Apothekerkammer. In: Deutsche Apotheker-Zeitung 95 (1955), S. 265f.

– (c): Verschiedenes. Einsendungen. Die gesetzlich vorgeschriebene Gebrauchsanweisung. Ein Vorschlag aus der Praxis. In: Deutsche Apotheker-Zeitung 95 (1955), S. 425f.

– (d): Tagesgeschichte. Mitteilungen und Berichte. Schleswig-Holstein. Gebrauchsanweisung auf ärztlichen Verschreibungen. In: Deutsche Apotheker-Zeitung 95 (1955), S. 591.

– (e): Nach Redaktionsschluß eingegangen. Tagesgeschichte. Mitteilungen und Berichte. Rheinland-Pfalz. Gebrauchsanweisung auf ärztlichen Verschreibungen. In: Deutsche Apotheker-Zeitung 95 (1955), S. 706.

– (f): Aus der Arzneimittelkommission der Deutschen Aerzteschaft. In: Pharmazeutische Zeitung 91–100 (1955), S. 55f.

– (g): Tagesgeschichte. Rheinland-Pfalz. Gebrauchsanweisungen auf ärztlichen Rezepten. In: Pharmazeutische Zeitung 91–100 (1955), S. 806.

– (h): Tagesgeschichte. Schleswig-Holstein. Gebrauchsanweisungen auf ärztlichen Rezepten. In: Pharmazeutische Zeitung 91–100 (1955), S. 833f.

– (i): Tagesgeschichte. Bundesrepublik Deutschland. Um das Bundesarzneimittelgesetz. In: Pharmazeutische Zeitung 91–100 (1955), S. 1448f.

– (a): Richtlinien für die Arzneimittelwerbung. In: Deutsche Apotheker-Zeitung 96 (1956), S. 663–665.

– (b): Tagesgeschichte. Bundesrepublik Deutschland. Probleme der Laienpropaganda für Arzneimittel. In: Deutsche Apotheker-Zeitung 96 (1956), S. 1213.

– (a): Wortlaut des Spalttabletten-Urteils. Spalttabletten nicht freiverkäuflich. In: Deutsche Apotheker-Zeitung 97 (1957), S. 281–285.

– (b): Tagesgeschichte. Bundesrepublik Deutschland. Arzneimittelmißbrauch im Verkehr. In: Deutsche Apotheker-Zeitung 97 (1957), S. 565f.

– (c): Tagesgeschichte. Mitteilungen. Bundesrepublik Deutschland. Gebrauchsanweisung auf Rezepten. In: Deutsche Apotheker-Zeitung 97 (1957), S. 719.

– (d): Die Entscheidung des Bundesgerichtshofs im Spalttablettenprozeß. Spalttabletten und „Kopfschmerztabletten" sind apothekenpflichtig. In: Pharmazeutische Zeitung 102 (1957), S. 337–341.

– (a): Eindämmung des Arzneimittelverbrauchs. Beschlüsse des Beirats für die Neuordnung der sozialen Leistungen beim Bundesminister für Arbeit und Sozialordnung. In: Deutsche Apotheker-Zeitung 98 (1958), S. 1096f.

– (b): Immer wieder Vorbeugung. In: Pharmazeutische Zeitung 103 (1958), S. 234f.

– (c): Immer wieder: Vorbeugungsmittel! In: Pharmazeutische Zeitung 103 (1958), S. 531–533.

– (d): Rechtsprechung. Aufsuchen von Bestellungen auf Arzneimittel im Umherziehen. In: Pharmazeutische Zeitung 103 (1958), S. 734–736.

– (e): Rechtsprechung. Die Arzneimittelverordnung vom 22. Oktober 1901 ist gültig. In: Pharmazeutische Zeitung 103 (1958), S. 788.

– (f): Kleine Mitteilungen. Verschiedenes. Antidote auf der Gebrauchsanweisung. In: Pharmazeutische Zeitung 103 (1958), S. 1093f.

– (a): Tagesgeschichte. Mitteilungen. Bundesrepublik Deutschland. Gebrauchsanweisung für Barbitursäureabkömmlinge erforderlich. In: Deutsche Apotheker-Zeitung 99 (1959), S. 361.

– (b): Tagesgeschichte. Mitteilungen. Saarland. Verkehr mit Arzneifertigwaren. In: Deutsche Apotheker-Zeitung 99 (1959), S. 745.

– (c): Tagesgeschichte. Mitteilungen. Bundesrepublik Deutschland. Arzneimittelwerbung besorgniserregend. In: Deutsche Apotheker-Zeitung 99 (1959), S. 1212f.

– (d): Bekanntmachungen der Behörden und Rechtsprechung. Schleswig-Holstein. Verordnung (Polizeiverordnung) über Barbitursäureabkömmlinge. In: Deutsche Apotheker-Zeitung 99 (1959), S. 1255f.

– (e): Tagesgeschichte. Mitteilungen. Bundesrepublik Deutschland. Wirrwarr bei den Abgabevorschriften für Barbitursäureabkömmlinge. In: Deutsche Apotheker-Zeitung 99 (1959), S. 1266f.

– (f): Tagesgeschichte. Mitteilungen. Bundesrepublik Deutschland. Abgabe von Barbitursäurederivaten. In: Deutsche Apotheker-Zeitung 99 (1959), S. 1295.

– (g): Bekanntmachungen der Behörden und Rechtsprechung. Hamburg. Verordnung über die Abgabe von Barbitursäureabkömmlingen in den Apotheken. In: Deutsche Apotheker-Zeitung 99 (1959), S. 1314.

– (h): Bekanntmachungen der Behörden und Rechtsprechung. Berlin (Westsektoren). Verordnung über Barbitursäureabkömmlinge. In: Deutsche Apotheker-Zeitung 99 (1959), S. 1314f.

– (i): Tagesgeschichte. Mitteilungen. Bundesrepublik Deutschland. Abgabe von Barbitursäurederivaten. In: Deutsche Apotheker-Zeitung 99 (1959), S. 1323.

– (j): Vorbeugungsmittel oder als Vorbeugungsmittel getarnte Heilmittel? In: Pharmazeutische Zeitung 104 (1959), S. 229f.

– (k): Amtliche Bekanntmachungen. Baden-Württemberg. Polizeiverordnung des Innenministeriums über das Inverkehrbringen von Arzneifertigwaren. In: Pharmazeutische Zeitung 104 (1959), S. 484.

– (l): Amtliche Bekanntmachungen. Bayern. Landesverordnung über Arzneifertigwaren. In: Pharmazeutische Zeitung 104 (1959), S. 485.

– (m): Amtliche Bekanntmachungen. Berlin (Westsektoren). Verordnung über das Inverkehrbringen von Arzneifertigwaren. In: Pharmazeutische Zeitung 104 (1959), S. 588.

– (n): Tagesgeschichte. Bundesrepublik Deutschland. Die Anpreisung der Arzneimittel. In: Pharmazeutische Zeitung 104 (1959), S. 660.

– (o): Amtliche Bekanntmachungen. Rheinland-Pfalz. Landespolizeiverordnung über das Inverkehrbringen von Arzneifertigwaren. In: Pharmazeutische Zeitung 104 (1959), S. 746f.

– (p): Amtliche Bekanntmachungen. Saarland. Verordnung über den Verkehr mit Arzneifertigwaren im Saarland. In: Pharmazeutische Zeitung 104 (1959), S. 772f.

– (q): Tagesgeschichte. Bundesrepublik Deutschland. Neuregelung des Verkehrs mit Arzneifertigwaren. In: Pharmazeutische Zeitung 104 (1959), S. 942.

– (r): Amtliche Bekanntmachungen. Hamburg. Verordnung über den Verkehr mit Arzneifertigwaren. In: Pharmazeutische Zeitung 104 (1959), S. 948.

– (s): Amtliche Bekanntmachungen. Hessen. Polizeiverordnung über das Inverkehrbringen von Arzneifertigwaren. In: Pharmazeutische Zeitung 104 (1959), S. 1005.

– (t): Amtliche Bekanntmachungen. Bremen. Gesetz über die Anmeldung von Arzneifertigwaren. In: Pharmazeutische Zeitung 104 (1959), S. 1123.

– (u): Amtliche Bekanntmachungen. Niedersachsen. Verordnung über die Anmeldung von Arzneifertigwaren. In: Pharmazeutische Zeitung 104 (1959), S. 1201f.

– (v): Tagesgeschichte. Bundesrepublik Deutschland. Neuregelung der Abgabebestimmungen für barbitursäurehaltige Arzneien. In: Pharmazeutische Zeitung 104 (1959), S. 1337.

– (w): Amtliche Bekanntmachungen. Schleswig-Holstein. Verordnung (Polizeiverordnung) über Barbitursäureabkömmlinge. In: Pharmazeutische Zeitung 104 (1959), S. 1344.

– (x): Amtliche Bekanntmachungen. Schleswig-Holstein. Verordnung (Polizeiverordnung) über das Inverkehrbringen von Arzneifertigwaren. In: Pharmazeutische Zeitung 104 (1959), S. 1344f.

– (y): Amtliche Bekanntmachungen. Hamburg. Verordnung über die Abgabe von Barbitursäureabkömmlingen in den Apotheken. In: Pharmazeutische Zeitung 104 (1959), S. 1403.

– (z): Amtliche Bekanntmachungen. Berlin (Westsektoren). Verordnung über Barbitursäureabkömmlinge. In: Pharmazeutische Zeitung 104 (1959), S. 1435f.

– (a): Fachkörperschaften. Apothekerkammer Niedersachsen. Bemerkungen zur Barbitursäureverordnung vom 17. Dezember 1959. In: Deutsche Apotheker-Zeitung 100 (1960), S. 23f.

– (b): Tagesgeschichte. Mitteilungen. Bundesrepublik Deutschland. Abgabe von Barbitursäureabkömmlingen. In: Deutsche Apotheker-Zeitung 100 (1960), S. 26.

– (c): Bekanntmachungen der Behörden und Rechtsprechung. Bekanntmachungen. Hessen. Polizeiverordnung über Barbitursäureabkömmlinge. In: Deutsche Apotheker-Zeitung 100 (1960), S. 365.

– (d): Bekanntmachungen der Behörden und Rechtsprechung. Rechtsprechung. Freiverkäuflichkeit von Schmerztabletten. In: Deutsche Apotheker-Zeitung 100 (1960), S. 370–372.

– (e): Tagesgeschichte. Mitteilungen. Bundesrepublik Deutschland. Fahrtüchtigkeit und Medikamente. In: Deutsche Apotheker-Zeitung 100 (1960), S. 407.

– (f): Tagesgeschichte. Mitteilungen. Bundesrepublik Deutschland. Deklarationsverschleierung! In: Deutsche Apotheker-Zeitung 100 (1960), S. 583.

– (g): Verschiedenes. Einsendungen. Zur Frage der Beipackzettel bei Spezialitätenpackungen. In: Deutsche Apotheker-Zeitung 100 (1960), S. 1420.

– (h): Deklarationsverschleierung. In: Die Pharmazeutische Industrie 22 (1960), S. 202.

– (i): Arzt und Apotheker haben das Wort. in: medicamentum 1 (1960), S. 36.

– (j): Amtliche Bekanntmachungen. Bremen. Gesetz über die Abgabe verschreibungspflichtiger Arzneien. In: Pharmazeutische Zeitung 105 (1960), S. 50f.

– (k): Amtliche Bekanntmachungen. Hessen. Polizeiverordnung über Barbitursäureabkömmlinge. In: Pharmazeutische Zeitung 105 (1960), S. 369.

– (l): Rechtsprechung. Zur Freiverkäuflichkeit von Schmerztabletten. In: Pharmazeutische Zeitung 105 (1960), S. 398–400.

– (a): (7.) Mitteilung über die ordentliche Sitzung des Zentralen Gutachterausschusses für Arzneimittelverkehr vom 23. März 1961. In: medicamentum 2 (1961), S. 213 bis 218.

– (b): Anweisung über das Verfahren bei der Eintragung von Arzneimitteln in das Verzeichnis der Arzneifertigwaren. Vom 1. September 1960. In: medicamentum 2 (1961), S. 278–283.

– (c): (9.) Mitteilung über die ordentliche Sitzung des Zentralen Gutachter-Ausschusses für Arzneimittelverkehr vom 29. Juni 1961. In: medicamentum 2 (1961), S. 377 bis 385.

– (d): Anweisung über das Verfahren bei der Eintragung von Arzneimitteln in das Verzeichnis der Arzneifertigwaren. Vom 1. September 1960. In: Pharmazeutische Praxis 16 (1961), S. 18–22.

– (e): 7. Mitteilung über die ordentliche Sitzung des Zentralen Gutachterausschusses für Arzneimittelverkehr vom 23. 3. 1961. In: Pharmazeutische Praxis 16 (1961), S. 137 bis 140.

– (f): Mitteilung über die ordentliche Sitzung des Zentralen Gutachter-Ausschusses für Arzneimittelverkehr vom 29. 6. 1961. In: Pharmazeutische Praxis 16 (1961), S. 187 bis 193.

– (g): Amtliche Bekanntmachungen. Bundesrepublik Deutschland. Richtlinien des Bundesausschusses der Ärzte und Krankenkassen über die Verordnung von Arzneimitteln in der kassenärztlichen Versorgung. Vom 12. Dezember 1960 (BAnz. Nr. 251). In: Pharmazeutische Zeitung 106 (1961), S. 20f.

– (h): Neue Vorschriften über die Abgabe verschreibungspflichtiger Arzneimittel. In: Pharmazeutische Zeitung 106 (1961), S. 887–889.

– (i): Abgabe verschreibungspflichtiger Arzneimittel in Bayern. In: Pharmazeutische Zeitung 106 (1961), S. 992f.

– (a): Bekanntmachungen der Behörden und Rechtsprechung. Rechtsprechung. Bonosan-Tabletten und Koffienol-Kapseln apothekenpflichtig. In: Deutsche Apotheker-Zeitung 102 (1962), S. 145f.

– (b): Tagesgeschichte. Kleine Rundschau. Fahruntauglichmachende Medikamente. In: Deutsche Apotheker-Zeitung 102 (1962), S. 291.

– (c): Tagesgeschichte. Mitteilungen. Bundesrepublik Deutschland. Verkehrsgefährdung durch Alkohol und Medikamente. In: Deutsche Apotheker-Zeitung 102 (1962), S. 1309f.

– (d): Tagesgeschichte. Bundesrepublik Deutschland. Bundesgesundheitsministerin empfiehlt Vorsicht beim Gebrauch von Arzneimitteln. In: Deutsche Apotheker-Zeitung 102 (1962), S. 1673.

– (e): Packungsbeilagen, einmal ganz anders. In: medicamentum 3 (1962), S. 56.

– (f): 10. Mitteilung über die ordentliche Sitzung des Zentralen Gutachterausschusses für Arzneimittelverkehr (ZGA) vom 14.12.1961. In: medicamentum 3 (1962), S. 155–159.

– (g): (11.) Mitteilung über die ordentliche Sitzung des Zentralen Gutachterausschusses für Arzneimittelverkehr (Z. G. A.) vom 15.2.1962. In: medicamentum 3 (1962), S. 218–223.

– (h): Arzt und Apotheker haben das Wort. In: medicamentum 3 (1962), S. 323.

– (i): „Vorbeugungsmittel!" Eine Entscheidung des Oberlandesgerichts München wird rechtskräftig. Bonosan-Tabl., Koffienolkapseln – „Vorbeugungsmittel" und § 8 des Arzneimittelgesetzes. In: Pharmazeutische Zeitung 107 (1962), S. 105–107.

– (j): Tagesgeschichte. Bundesrepublik Deutschland. Orale Antidiabetika. In: Pharmazeutische Zeitung 107 (1962), S. 905.

– (a): Tagesgeschichte. Bundesrepublik Deutschland. Verkehrsgefährdende Medikamente sollen Warndreiecke erhalten. In: Deutsche Apotheker-Zeitung 103 (1963), S. 1658.

– (b): (13.) Mitteilung über die ordentliche Sitzung des Zentralen Gutachterausschusses für Arzneimittelverkehr vom 4.10.1962. In: medicamentum 4 (1963), S. 51–59.

– (c): Tagesgeschichte. Niedersachsen. Teratogene Wirkung von Podophyllin. In: Pharmazeutische Zeitung 108 (1963), S. 52.

– (d): Tagesgeschichte. Bundesrepublik Deutschland. Meclizin-Präparate und Mißbildungen bei Neugeborenen. In: Pharmazeutische Zeitung 108 (1963), S. 84f.

– (e): Rechtsprechung. Der Krankheitsbegriff im Sinne der Arzneimittelverordnung von 1901. In: Pharmazeutische Zeitung 108 (1963), S. 92f.

– (f): Rechtsprechung. Um die Freiverkäuflichkeit von Novo-Petrin-Tabletten außerhalb der Apotheken. In: Pharmazeutische Zeitung 108 (1963), S. 124–128.

– (g): Tagesgeschichte. Niedersachsen. Teratogene Wirkung von Arzneimitteln. In: Pharmazeutische Zeitung 108 (1963), S. 984.

– (a): Tagesgeschichte. Mitteilungen. Bundesrepublik Deutschland. Medikamente und Fahrtauglichkeit. In: Deutsche Apotheker-Zeitung 104 (1964), S. 645.

– (b): Rundschau / Tagesfragen. Warnung für Kraftfahrer. In: Die Pharmazeutische Industrie 26 (1964), S. 317.

– (c): Tagesgeschichte. Bundesrepublik Deutschland. Medikamente mit Hinweisen für Autofahrer. In: Pharmazeutische Zeitung 109 (1964), S. 680.

– (d): Fachkörperschaften. Deutsche Pharmazeutische Gesellschaft. Gruppe Berlin. In: Pharmazeutische Zeitung 109 (1964), S. 810.

– (e): Tagesgeschichte. Niedersachsen. Apothekenpflichtige Arzneimittel der Fa. Heinrich Kleppe, Bissendorf. In: Pharmazeutische Zeitung 109 (1964), S. 999.

– (f): Tagesgeschichte. Bundesrepublik Deutschland. Warnung vor der Anwendung mentholhaltiger Präparate bei Säuglingen und Kleinkindern bis zu zwei Jahren. In: Pharmazeutische Zeitung 109 (1964), S. 1290f.

– (g): Tagesgeschichte. Bundesrepublik Deutschland. Keine mentholhaltigen Arzneimittel für Säuglinge und Kleinkinder. In: Pharmazeutische Zeitung 109 (1964), S. 1652.

– (h): Tagesgeschichte. Niedersachsen. Mentholhaltige Arzneimittel. In: Pharmazeutische Zeitung 109 (1964), S. 1730.

– (i): Amtliche Bekanntmachungen. Berlin (Westsektoren). Mentholhaltige Arzneimittel. In: Pharmazeutische Zeitung 109 (1964), S. 1770.

– (a): Tagesgeschichte. Mitteilungen. Bundesrepublik Deutschland. Deutscher Touring Club fordert Kennzeichnungspflicht für Medikamente. In: Deutsche Apotheker-Zeitung 105 (1965), S. 307.

– (b): Tagesgeschichte. Mitteilungen. Bundesrepublik Deutschland. Beeinflussung der Fahrtüchtigkeit durch Arzneimittel. In: Deutsche Apotheker-Zeitung 105 (1965), S. 745.

– (c): Bekanntmachungen der Behörden und Rechtsprechung. Rechtsprechung. Fahruntüchtigkeit durch Einnahme von Librium. In: Deutsche Apotheker-Zeitung 105 (1965), S. 844f.

– (a): Tagesgeschichte. Mitteilungen. Bundesrepublik Deutschland. Rechtsverordnung über Warnhinweise. In: Deutsche Apotheker-Zeitung 106 (1966), S. 334f.

– (b): Tagesgeschichte. Mitteilungen. Bundesrepublik Deutschland. Warnhinweise für Arzneimittel, die die Verkehrstüchtigkeit beeinträchtigen können. In: Deutsche Apotheker-Zeitung 106 (1966), S. 882.

– (c): Tagesgeschichte. Mitteilungen. Bundesrepublik Deutschland. Kennzeichnung von Arzneimitteln, die die Verkehrstüchtigkeit beeinträchtigen können. In: Deutsche Apotheker-Zeitung 106 (1966), S. 982.

– (d): Tagesgeschichte. Mitteilungen. Bundesrepublik Deutschland. Warnhinweise bei Medikamenten. In: Deutsche Apotheker-Zeitung 106 (1966), S. 1690.

– (e): Tagesgeschichte. Bundesrepublik Deutschland. Rechtsverordnung über Warnhinweise. In: Pharmazeutische Zeitung 111 (1966), S. 289.

– (f): Tagesgeschichte. Bundesrepublik Deutschland. Anwendung mentholhaltiger Einreibungsmittel bei Säuglingen und Kleinkindern. In: Pharmazeutische Zeitung 111 (1966), S. 1316.

– : Organisationen. Apothekerkammer Niedersachsen. Kammerversammlung und Tagung der Bezirksapotheker. In: Pharmazeutische Zeitung 112 (1967), S. 992–997.

– (a): Tagesgeschichte. Mitteilungen. Bundesrepublik Deutschland. Verkehrsgerichtstag appelliert an Arzneimittelhersteller. In: Deutsche Apotheker-Zeitung 108 (1968), S. 211.

– (b): Tagesgeschichte. Mitteilungen. Bundesrepublik Deutschland. Nebenwirkungen von Arzneimitteln. Warnhinweise in der Fragestunde des Bundestages. In: Deutsche Apotheker-Zeitung 108 (1968), S. 252f.

– (c): Tagesgeschichte. Mitteilungen. Bundesrepublik Deutschland. Deutscher Verkehrsgerichtstag zur Frage „Medikamente und Fahrtüchtigkeit". In: Deutsche Apotheker-Zeitung 108 (1968), S. 283.

– (d): Amtliche Bekanntmachungen. Bundesrepublik Deutschland. Verordnung nach § 35 des Arzneimittelgesetzes über verschreibungspflichtige Arzneimittel. Vom 7. August 1968. In: Pharmazeutische Zeitung 113 (1968), S. 1237–1243.

– : 41. Mitteilung des Zentralen Gutachterausschusses für Arzneimittelverkehr (ZGA), Sektion Humanmedizin, Sitzung vom 30. Januar 1969. In: medicamentum 10 (1969), S. 253–255.

– : Gerhard Marawske zum 60. Geburtstag. In: medicamentum 11 (1970), S. 98f.

– (a): Tagesgeschichte. Mitteilungen. Bundesrepublik Deutschland. Beipackzettel bitte auf gut Deutsch. In: Deutsche Apotheker-Zeitung 111 (1971), S. 85.

– (b): Tagesgeschichte. Mitteilungen. Bundesrepublik Deutschland. Kennzeichnung von Arzneimitteln, die die Verkehrstüchtigkeit beeinträchtigen. In: Deutsche Apotheker-Zeitung 111 (1971), S. 404.

– (c): Tagesgeschichte. Mitteilungen. Bundesrepublik Deutschland. Tabletten gegen Erkältung mindern die Fahrtüchtigkeit. In: Deutsche Apotheker-Zeitung 111 (1971), S. 1923.

– (d): Begegnung zu konstruktiver Aussprache. Traditioneller Empfang des Deutschen Ärzte-Verlages beim Internistenkongreß. In: Deutsches Ärzteblatt 68 (1971), S. 1409.

– (e): LG Aachen, Beschluß v[om] 18.12.1970 – 4 KMs 1/68, 15 – 115/67. In: Juristenzeitung 26 (1971), S. 507–520.

– (f): Arzneimittel im Straßenverkehr. Sind die Arzneimittel an der zunehmenden Zahl von Verkehrsunfällen schuld? In: medicamentum 12 (1971), S. 277–280.

– (a): Bekanntmachungen der Behörden und Rechtsprechung. Bekanntmachungen. Bundesrepublik Deutschland. Bekanntmachung einer geänderten Fassung der Richt-

linien des Bundesausschusses der Ärzte und Krankenkassen über die Verordnung
von Arzneimitteln in der kassenärztlichen Versorgung (Arzneimittel-Richtlinien).
Vom 13. Dezember 1971 (Bundesanz. Nr. 238 vom 22. Dezember 1971). In: Deutsche Apotheker-Zeitung 112 (1972), S. 292f.

– (b): Tagesgeschichte. Mitteilungen. Bundesrepublik Deutschland. Warndreiecke für
Medikamente. In: Deutsche Apotheker-Zeitung 112 (1972), S. 618.

– (c): Medikamente – das Handwerkszeug des Arztes. Tagesordnungspunkt „Arzneimittelprüfung in Klinik und Praxis" der Arbeitssitzungen des 75. Deutschen Ärztetages. Mehrere Entschließungen zu Arzneimittelfragen und zum Drogengebrauch. In:
Deutsches Ärzteblatt 69 (1972), S. 1697–1700.

– (a): Gesundheitswesen. Deutschland. Richtlinien über Packungsinformationen. In:
Bundesgesundheitsblatt 16 (1973), S. 233.

– (b): Gesundheitswesen. Deutschland. Wissenschaftliche Information der Ärzte. In:
Bundesgesundheitsblatt 16 (1973), S. 234.

– (c): Tagesgeschichte. Mitteilungen. Bundesrepublik Deutschland. Warnzeichen auf
Medikamenten keine Lösung. In: Deutsche Apotheker-Zeitung 113 (1973), S. 548.

– (d): Tagesgeschichte. Mitteilungen. Bundesrepublik Deutschland. Nebenwirkungen
von Arzneimitteln. In: Deutsche Apotheker-Zeitung 113 (1973), S. 654.

– (e): Fachkörperschaften. Sonstige Fachkörperschaften. Deutsche Pharmazeutische Gesellschaft. Landesgruppe Hamburg. Arzneimittel und Verkehr. In: Deutsche Apotheker-Zeitung 113 (1973), S. 858.

– (f): Tagesgeschichte. Mitteilungen. Bundesrepublik Deutschland. Gebrauchsanweisungen von Arzneimitteln künftig ausführlicher. In: Deutsche Apotheker-Zeitung
113 (1973), S. 980f.

– (g): Orientierungshilfen bei der Arzneimittelwahl. In: Deutsche Apotheker-Zeitung
113 (1973), S. 1385–1390.

– (h): Tagesgeschichte. Mitteilungen. Bundesrepublik Deutschland. Warnzeichen auf
Medikamenten sind keine Lösung. In: Deutsche Apotheker-Zeitung 113 (1973),
S. 1688.

– (i): Hauptversammlung mit zahlreichen Gästen. Beschlüsse über Verbesserung der
Information von Arzt, Apotheker und Verbraucher. In: Die Pharmazeutische Industrie 35 (1973), S. 341.

– (a): Tagesgeschichte. Mitteilungen. Bundesrepublik Deutschland. Gebrauchsanweisungen vor dem Bundestag. In: Deutsche Apotheker-Zeitung 114 (1974), S. 208.

– (b): Tagesgeschichte. Mitteilungen. Bundesrepublik Deutschland. Einschränkung der
Verkehrstüchtigkeit. In: Deutsche Apotheker-Zeitung 114 (1974), S. 811f.

– (c): Tagesgeschichte. Mitteilungen. Bundesrepublik Deutschland. Arzneimittelkommission warnt: Gefahr durch Tablettenmißbrauch. In: Deutsche Apotheker-Zeitung
114 (1974), S. 812.

– (d): Besondere Aspekte im Entwurf zum Zweiten Arzneimittelgesetz. Ein Auszug aus
dem aktuellen Referat von H. Glück, Frankfurt/M., in Meran. In: Deutsche Apotheker-Zeitung 114 (1974), S. 887–889.

– (e): Tagesgeschichte. Mitteilungen. Bundesrepublik Deutschland. Vermerke auf Arzneimitteln bestimmter Art. In: Deutsche Apotheker-Zeitung 114 (1974), S. 932.

– (f): Tagesgeschichte. Mitteilungen. Bundesrepublik Deutschland. Übergangsfrist für Warnhinweise bei Arzneimitteln verlängert. In: Deutsche Apotheker-Zeitung 114 (1974), S. 1043f.

– (g): Entwurf eines Gesetzes zur Neuordnung des Arzneimittelrechts. In: Deutsche Apotheker-Zeitung 114 (1974), S. 1129–1148.

– (h): Tagesgeschichte. Mitteilungen. Bundesrepublik Deutschland. Kabinett verabschiedet neues Arzneimittelrecht. In: Deutsche Apotheker-Zeitung 114 (1974), S. 1165f.

– (i): Verbraucher werden über Arzneimittel informiert. Eine Gemeinschaftsaktion des Bundesverbandes der Pharmazeutischen Industrie, der ABDA und der Verbände des Pharmazeutischen Großhandels. In: Deutsche Apotheker-Zeitung 114 (1974), S. 1773f.

– (j): Bekanntmachungen der Behörden und Rechtsprechung. Rechtsprechung. Alkohol und Medikamente. In: Deutsche Apotheker-Zeitung 114 (1974), S. 2016.

– (k): In memoriam Gerhard Marawske. In: medicamentum 15 (1974), S. 216.

– (l): Referentenentwurf eines Gesetzes zur Neuordnung des Arzneimittelrechts. Stand: 12. Dezember 1973. In: Pharmazeutische Zeitung 119 (1974), S. 48–66.

– (a): Verordnung über Standardzulassungen. Bundesgesundheitsminister legt Entwurf für Leitsätze vor. In: Deutsche Apotheker-Zeitung 115 (1975), S. 2036.

– (b): Die Neuordnung des Arzneimittelrechts und mögliche Auswirkungen für den Apotheker. Vortrag und Diskussion im Rahmen des 5. Davoser Fortbildungskongresses. In: Pharmazeutische Zeitung 120 (1975), S. 217–224.

– (a): Tagesgeschichte. Mitteilungen. Bundesrepublik Deutschland. Medikamenteneinnahme und Schwangerschaft. In: Deutsche Apotheker-Zeitung 116 (1976), S. 1188.

– (b): Tagesgeschichte. Mitteilungen. Bundesrepublik Deutschland. Das neue Arzneimittel-Gesetz – Ein Faltblatt der Bundeszentrale für gesundheitliche Aufklärung. In: Deutsche Apotheker-Zeitung 116 (1976), S. 1376.

– (c): Tagesgeschichte. Mitteilungen. Bundesrepublik Deutschland. Aprindin: Arzneimittelkommission warnt vor möglichen Nebenwirkungen. In: Deutsche Apotheker-Zeitung 116 (1976), S. 1462.

– (d): Verordnungen über Standardzulassungen. In: Pharmazeutische Zeitung 121 (1976), S. 89.

– (e): Katharina Focke warnt vor Medikamentenmißbrauch. (Faltblatt der BZgA zum neuen Arzneimittelgesetz herausgegeben). In: Pharmazeutische Zeitung 121 (1976), S. 1368.

– (a): Tagesgeschichte. Mitteilungen. Rheinland-Pfalz. Ministerium empfiehlt Warnhinweise für Arzneimittel. In: Deutsche Apotheker-Zeitung 117 (1977), S. 1270.

– (b): Tagesgeschichte. Mitteilungen. Bundesrepublik Deutschland. Warnhinweise für Arzneimittel. In: Deutsche Apotheker-Zeitung 117 (1977), S. 1450.

– (c): Arzneimittelkommission der Deutschen Apotheker. Biguanide: Veränderte Packungsbeilagen. Redul plus und Redul plus forte aus dem Handel. In: Pharmazeutische Zeitung 122 (1977), S. 484.

– (d): Tagesgeschichte. Packungsbeilagen für Normalverbraucher bald verständlicher? In: Pharmazeutische Zeitung 122 (1977), S. 1108f.

– (e): Tagesgeschichte. Warnhinweis-Empfehlung für Arzneimittel. In: Pharmazeutische Zeitung 122 (1977), S. 1391.

– (f): Pharmazeutische Praxis. Aspirin und Schwangerschaft. In: Pharmazeutische Zeitung 122 (1977), S. 1598.

– (a): Selbstmedikation und Gesellschaftsphilosophie. Praxisrelevante Grundlagenüberlegungen zur Verantwortung des Apothekers. In: Deutsche Apotheker Zeitung 118 (1978), S. 1601–1603.

– (b): Sine confectione: Es geht auch ohne Beipackzettel. In: Münchener medizinische Wochenschrift 120 (1978), S. 1068.

– (c): Arzneimittelkommission der Deutschen Apotheker. Duogynon® – Cumorit®. In: Pharmazeutische Zeitung 123 (1978), S. 1442.

– (a): Clofibrat wieder zugelassen. Einschränkungen der Anwendungsgebiete, deutliche Warnung an Patienten und Ärzte. In: Deutsche Apotheker Zeitung 119 (1979), S. 1233f.

– (b): Gebrauchsinformation bei Fertigarzneimitteln. Besondere Angaben für Ärzte und Apotheker. In: Pharmazeutische Zeitung 124 (1979), S. 2301.

– (a): Der Arzt-Patienten-Dialog. Compliance trotz Arzneimittelinformation? In: Münchener medizinische Wochenschrift 122 (1980), S. 32–34.

– (b): Arzneimittelkommission der Deutschen Apotheker. Valproinsäurehaltige Arzneimittel. In: Pharmazeutische Zeitung 125 (1980), S. 1761.

– (c): Arzneimittelkommission der Deutschen Apotheker. Oxetoron (Nocertone®). In: Pharmazeutische Zeitung 125 (1980), S. 2560.

– (a): Standardzulassungen nach § 36 AMG. Bundesgesundheitsamt legt Monographie-Entwürfe zur Diskussion vor. In: Deutsche Apotheker Zeitung 121 (1981), S. 106 bis 110.

– (b): Rundschau. Gebrauchsinformationen. Modell der Fachinformationen verabschiedet. In: Deutsche Apotheker Zeitung 121 (1981), S. 2475f.

– (c): Monographie-Entwürfe für Standardzulassungen nach § 36 AMG. Arzneimittel, die von der Pflicht zur Einzelzulassung freigestellt werden sollen. In: Pharmazeutische Zeitung 126 (1981), S. 140–150.

– (d): Arzneimittelkommission der Deutschen Apotheker. Warnhinweis bei nalidixinsäurehaltigen Arzneimitteln. In: Pharmazeutische Zeitung 126 (1981), S. 164.

– (e): Arzneimittelkommission der Deutschen Apotheker. Warnhinweis für Raucherinnen bei hormonalen Kontrazeptiva. In: Pharmazeutische Zeitung 126 (1981), S. 213f.

– (f): Arzneimittelkommission der Deutschen Apotheker. Warnhinweis für Phenacetinhaltige Arzneimittel. In: Pharmazeutische Zeitung 126 (1981), S. 214–217.

– (g): Arzneimittelkommission der Deutschen Apotheker. Auflagen des Bundesgesundheitsamtes für »Appetitzügler«. In: Pharmazeutische Zeitung 126 (1981), S. 1465f.

– (a): Monographie-Entwürfe für Standardzulassungen. In: Deutsche Apotheker Zeitung 122 (1982), S. 354–359.

– (b): Rundschau. BGA-Bescheide zu Pyrazolon-haltigen Arzneimitteln. Zum 1. Juli: Keine Verschreibungspflicht, aber geänderte Packungsbeilage. In: Deutsche Apotheker Zeitung 122 (1982), S. 779–783.

– (c): Rundschau. Metamizol. Es bleibt bei Indikationseinschränkungen. In: Deutsche Apotheker Zeitung 122 (1982), S. 1448.

– (d): Rundschau. Metamizol. Orale Metamizol-Zubereitungen nicht verschreibungspflichtig. In: Deutsche Apotheker Zeitung 122 (1982), S. 1573f.

– (e): Rundschau. Ranitidin (Sostril®, Zantic®). BGA forderte zusätzliche Hinweise bei Nebenwirkungen. In: Deutsche Apotheker Zeitung 122 (1982), S. 2150.

– (f): Rundschau. Tromantadin-haltige Arzneimittel. Zulassungsänderung für Viru-Merz-Serol. In: Deutsche Apotheker Zeitung 122 (1982), S. 2254.

– (g): Rundschau. Änderungen bei Fertigarzneimitteln. Farbstoffänderung. Hormonale Kontrazeptiva von Wyeth-Pharma. In: Deutsche Apotheker Zeitung 122 (1982), S. 2301.

– (h): Monographien für Standardzulassungen. In: Die Pharmazeutische Industrie 44 (1982), S. 259–263.

– (i): Verbands- und Gesundheitspolitik. »Das ist nicht für mich…«. »Wie verständlich sind Arzneimittel-Gebrauchsinformationen?« In: Pharmazeutische Zeitung 127 (1982), S. 1987.

– (a): DAZ aktuell. Pyrazolon-haltige Arzneimittel. Ab 1. Juli: Geänderte Packungsbeilage und Warnhinweis. In: Deutsche Apotheker Zeitung 123 (1983), S. 1287–1290.

– (b): DAZ aktuell. Abwehr von Arzneimittelrisiken. BGA-Bescheide zu Monopräparaten mit Acetylsalicylsäure, zu Medroxyprogesteronacetat- und Norethisteronenantat-haltigen Arzneimitteln. In: Deutsche Apotheker Zeitung 123 (1983), S. 1368 bis 1371.

– (c): DAZ aktuell. BGA-Entscheidung über ASS-Kombinationsarzneimittel. Zulassung von 43 Arzneimitteln widerrufen, Einschränkungen bei weiteren 342 Arzneimitteln. In: Deutsche Apotheker Zeitung 123 (1983), S. 2386f.

– (d): GMK fordert verständliche Packungsbeilagen von Arzneimitteln mit genauen Angaben zu Wirksamkeit, Gegenindikation und Nebenwirkungen. In: Pharmazeutische Zeitung 128 (1983), S. 2702.

– (e): Fahrlehrer-Seminar »Arzneimittel und Verkehrssicherheit« in Schleswig-Holstein. In: Pharmazeutische Zeitung 128 (1983), S. 2703.

– (a): Beipackzettel im Urteil von Patienten. In: Pharmazeutische Zeitung 129 (1984), S. 144f.

– (b): Entschließungsantrag zum AMG-Bericht im Wortlaut. In: Pharmazeutische Zeitung 129 (1984), S. 2732f.

- (c): Verbesserung der Arzneimittelsicherheit notwendig. In: Pharmazeutische Zeitung 129 (1984), S. 2826f.

- (a): DAZ aktuell. Die Ärzte haben soeben gelesen… Merkblatt zum Beipackzettel. In: Deutsche Apotheker Zeitung 125 (1985), S. 2021.

- (b): 148. Mitteilung des Zentralen Gutachterausschusses für den Arzneimittelverkehr (ZGA). In: medicamentum 26 (1985), S. 161–164.

- (c): Die Initiativeinrichtung berichtet über den Auftakt im sozialistischen Wettbewerb 1985. In: Pharmazeutische Praxis 40 (1985), S. 145–150.

- (d): Erster von Patientinnen mitgestalteter Beipackzettel. In: Pharmazeutische Zeitung 130 (1985), S. 83.

- (a): DAZ aktuell. Nutzen des Beipackzettels. „Entschlackung" der Information tut not. In: Deutsche Apotheker Zeitung 126 (1986), S. 1183.

- (b): Pharmazeutisches Recht. Bekanntmachungen. Metamizol-Sondersitzung. Bekanntmachung über eine Sondersitzung zur Abwehr von Arzneimittelrisiken. In: Deutsche Apotheker Zeitung 126 (1986), S. 1719f.

- (c): DAZ aktuell. Metamizol-Anhörung beim BGA. Viel Aufregung – wenig Neues. In: Deutsche Apotheker Zeitung 126 (1986), S. 2161–2163.

- (d): DAZ aktuell. Bundesgesundheitsamt. Anwendungsgebiete von 104 Metamizol-haltigen Monopräparaten eingeschränkt. In: Deutsche Apotheker Zeitung 126 (1986), S. 2587f.

- (e): Pharmazeutisches Recht. Bekanntmachungen. Zulassung und Registrierung von Arzneimitteln. Bekanntmachung über die Zulassung und Registrierung von Arzneimitteln (Angaben und Unterlagen bei Zulassungs- und Registrierungsanträgen). Vom 24. November 1986 (BAnz. S. 16363 vom 4. Dezember 1986). In: Deutsche Apotheker Zeitung 126 (1986), S. 2777f.

- (f): Arzneimittel im Straßenverkehr: Apotheker informieren die Bevölkerung. In: Pharmazeutische Zeitung 131 (1986), S. 902.

- (g): Arzneimittelgesetz muß verbessert werden – Verbraucherforderungen zum Regierungsentwurf. In: Pharmazeutische Zeitung 131 (1986), S. 1195.

- (h): Zweite Novelle des Arzneimittelgesetzes – Die wichtigsten Änderungen (Teil III). In: Pharmazeutische Zeitung 131 (1986), S. 3157f.

- (i): Arzneimittelinformationen. Dritte Verordnung zur Änderung der Verordnung über Standardzulassungen. In: Pharmazeutische Zeitung 131 (1986), S. 3263.

- (a): DAZ aktuell. Standardzulassungen. Packungsbeilagen ASS-haltiger Arzneimittel. In: Deutsche Apotheker Zeitung 127 (1987), S. 29.

- (b): DAZ aktuell. Verkehrsgerichtstag. Verkehrsteilnahme unter Medikamenteneinwirkung. In: Deutsche Apotheker Zeitung 127 (1987), S. 330.

- (c): Pharmazeutisches Recht. Bekanntmachungen. Bundesrepublik Deutschland. Änderungen von Gebrauchs- / Fachinformationen. Vom 4. August 1987 (BAnz. S. 10 806 vom 14. August 1987). In: Deutsche Apotheker Zeitung 127 (1987), S. 1734.

– (a): Pharmazeutisches Recht. Bekanntmachungen. Bundesrepublik Deutschland. Änderungen von Gebrauchs- / Fachinformationen. Vom 4. August 1988 (BAnz. S. 3959 vom 1. September 1988). In: Deutsche Apotheker Zeitung 128 (1988), S. 1868.

– (b): Arzneimittelkommission der Deutschen Apotheker. Anpassung der Packungsbeilagen an den gegenwärtigen wissenschaftlichen Erkenntnisstand. In: Pharmazeutische Zeitung 133 (1988), Heft 28, S. 7.

– (a): VI. Zivilsenat. Urt[eil] vom 24. Januar 1989. VI ZR 112/88. In: Entscheidungen des Bundesgerichtshofes in Zivilsachen 106 (1989), S. 273–284.

– (b): Arzneimittelkommission. Vorinformation 242/37/89. Amitriptylin-haltige Arzneimittel. In: Pharmazeutische Zeitung 134 (1989), S. 2206f. und S. 2272.

– : OLG Stuttgart, Urteil vom 23.2.1989 (14 U 19/86). In: Versicherungsrecht 41 (1990), S. 631–634.

– : PZ Nachgefragt: Beipackzettel aus Papier bald Geschichte? In: Pharmazeutische Zeitung 169 (2024), S. 478.

NASSE, H.: Marketing auf dem Arzneimittelsektor. In: Die Pharmazeutische Industrie 21 (1959), S. 455–457.

– : Arzneimittelpackungen aus der Sicht des Arztes. Ein Diskussionsbeitrag. In: Die Pharmazeutische Industrie 30 (1968), S. 763f.

NAUE, Erich / Martin RÖTTGER: Werbung! Zulässig oder verboten? Berlin 1937 (Werbung und Wirtschaft; 1).

NEUHAUS, Hans-Joachim (a): Die neuen Aufgabengebiete des Staatlichen Instituts für Arzneimittelprüfung Berlin ab 1963. In: medicamentum 4 (1963), S. 183–186.

– (b): Wissenswertes aus der Arbeit des Staatlichen Instituts für Arzneimittelprüfung Berlin. 7. Mitteilung: Die neuen Aufgabengebiete des Staatlichen Instituts für Arzneimittelprüfung Berlin ab 1963. In: Pharmazeutische Praxis 18 (1963), S. 171–173.

NICOLA, Harald / Hans-Peter WERNER: Dilemma ohne Ende: Das Problem der Beipackzettel. In: Deutsches Ärzteblatt 79 (1982), S. 75–85.

NINK, Katrin / Helmut SCHRÖDER: Zu Risiken und Nebenwirkungen: Lesen Sie die Packungsbeilage? Bonn 2005 (WIdO-Materialien; 53).

– : Zu Risiken und Nebenwirkungen: Lesen Sie die Packungsbeilage? In: Koesling, Volker / Florian Schülke (Hrsg.): Pillen und Pipetten. Facetten einer Schlüsselindustrie. Berlin / Leipzig 2010, S. 202–211.

NOACK, E[ike A.]: Patient und Arzneimittel-Compliance. In: Deutsche Apotheker Zeitung 123 (1983), S. 1871–1874.

OHLER, Norman: Volksdroge Methamphetamin. In: Friedrich, Christoph (Hrsg.): Arzneimittel und Sucht – Geschichte und Ausblick. Die Vorträge der Pharmaziehistorischen Biennale in Nürnberg vom 21. bis zum 24. April 2023. Stuttgart 2024 (Veröffentlichungen zur Pharmaziegeschichte; 20), S. 97–108.

OLDIGS-KERBER, J. / G. WOLFF / G. RAUBER: Subjektive Beurteilung und Textverständnis zweier unterschiedlich abgefaßter Packungsbeilagen durch Patienten verschiedener Altersgruppen. In: Die Pharmazeutische Industrie 50 (1988), S. 1246 bis 1249.

ONKEN, Dieter: Von der Schweinegalle zur Wunschkindpille. Aus der Steroidforschung und -produktion der DDR. Ein Zeitzeugenbericht. In: Geschichte der Pharmazie 58 (2006), S. 6–9.

OTTO, Werner: Die Neuregelung für die Werbung auf dem Gebiete des Heilwesens. In: Die Pharmazeutische Industrie 3 (1936), S. 297–300.

OTTO, Werner / Wolfgang GÄHTGENS / Werner DICKMANN: Die Werbung auf dem Gebiet des Heilwesens. Ein Leitfaden für die Praxis. Berlin 1936.

OVERHAMM, Adelheid: Zur Geschichte der Digitalis unter besonderer Berücksichtigung ihrer äußerlichen Anwendung. Würzburg 1976 (Quellen und Studien zur Geschichte der Pharmazie; 14); ursprünglich Diss. rer. nat. Marburg 1973.

PAAPE, W[aldemar]: Die Aufgaben der staatlichen Institute für Arzneimittelprüfung der DDR. In: Apothekenwesen und moderne Arzneimittel. Ausgewählte Vorträge aus dem Fortbildungslehrgang im Oktober 1959. Berlin 1960 (Schriftenreihe der ärztlichen Fortbildung; 15).

PANDTLE, Kurt: Die wirtschaftliche Gestaltung des Vertriebes chem. / pharm. Erzeugnisse unter besonderer Berücksichtigung der Werbung. Diss. rer. pol. Berlin 1941.

[Paracelsus]: Theophrast von Hohenheim gen[annt] Paracelsus. Sämtliche Werke. I. Abteilung: Medizinische, naturwissenschaftliche und philosophische Schriften. Herausgegeben von Karl Sudhoff. 14 Bde. München / Berlin 1922–1933.

PDÄ, [o. V.]: Rundschau. Packungsbeilage. Bessere Arzneimittelinformationen gefordert. In: Deutsche Apotheker Zeitung 121 (1981), S. 1996.

PEICKERT, Heinz: Geheimmittel im deutschen Arzneiverkehr. Ein Beitrag zur Wirtschaftsgeschichte der Pharmazie und zur Arzneispezialitätenfrage. Diss. phil. Leipzig 1932.

PETERS, Hans: Lehrbuch der Verwaltung. Berlin / Göttingen / Heidelberg 1949.

PETERS, Hermann: Mithridat und Theriak. In: Pharmaceutische Zeitung 31 (1886), S. 643.

PETRY, Günther [Werner]: Thüringer Haus- und Heilmittel. Ein Beitrag zur Volksmedizin. Erfurt 1936; ursprünglich Diss. med. dent. Jena 1936.

PEYER, Hans Conrad: Roche. Geschichte eines Unternehmens. 1896–1996. Basel 1996.

PHB, [o. V.]: Arzneimittel und Verkehrssicherheit: Ein Stiefkind findet Beachtung. Erstes interdisziplinäres Werkstattgespräch in Palma diente der Standortbestimmung. In: Deutsche Apotheker Zeitung 121 (1981), S. 1603–1606.

PISCHEK, [Johann von]: Personal- und amtliche Nachrichten. Württemberg. Verfügung des Ministeriums des Innern, betreffend den Verkehr mit festem Diphtherieheilserum. In: Pharmaceutische Zeitung 44 (1899), S. 77.

– : Bekanntmachungen der Behörden. Bekanntmachung des Ministeriums des Innern, betreffend den Verkehr mit Diphtherieserum in den Apotheken. Vom 28. Juli 1902. In: Süddeutsche Apotheker-Zeitung 42 (1902), S. 646.

PIZ, [o. V.]: DAZ aktuell. Handzettel-Aktion. Apotheker und Fahrlehrer klären auf. In: Deutsche Apotheker Zeitung 123 (1983), S. 1239f.

POECKERN, Hans-Joachim: Die Hallischen Waisenhaus-Arzeneyen. Kommentar, Glossar und Transkription. Zürich 1985.

– : Apotheke und Medikamenten-Expedition des Hallischen Waisenhauses. [Halle 1998].

POMP., J. (a): Zuschriften an die Redaktion. Ein unerlaubter Brauch! In: Pharmazeutische Zeitung 75 (1930), S. 197f.

– (b): Zuschriften an die Redaktion. Verhindern die Krankenkassen schriftliche Gebrauchsanweisungen auf Rezepten? In: Pharmazeutische Zeitung 75 (1930), S. 441f.

POSSEHL, Ingunn: Modern aus Tradition. Geschichte der chemisch-pharmazeutischen Fabrik E. Merck Darmstadt. 2. erweiterte Auflage, Darmstadt 1994.

PRITZEL, K[onstantin]: Die Neuordnung des Arzneimittelmarktes in der sowjetischen Besatzungszone. Zur Durchführung der Arzneimittelgesetze der Länder der Deutschen Demokratischen Republik. In: Die Pharmazie 4 (1949), S. 563–565.

– : Gesetzgebung und Verwaltung im Arzneimittelwesen der DDR. In: Die Pharmazie 6 (1951), S. 3–6.

PROBST, H[ans] / H[orst] MÖLLER: Aufgaben und Organisation der Arzneimittelinformation in der DDR. In: Die Pharmazie 41 (1986), S. 350–353.

PÜLLMANN, Alfred: Arznei aus der Büchse der Pandora? Neue Ära der Pharmakotherapie. In: Pharmazeutische Zeitung 112 (1967), S. 235f.

RAHNER, Erwin· Schlechte Compliance. Erschreckende Ergebnisse einer Infratest-Untersuchung. In: Die Pharmazeutische Industrie 52 (1990), S. 1431f.

RAU, Silvia: Vom Coffein zum Furosemid. Entdeckung, Erforschung und Entwicklung der Diuretika im 19. und 20. Jahrhundert. Frankfurt am Main usw. 2001 (Pharmaziehistorische Forschungen; 4); ursprünglich Diss. rer. nat. Marburg 2000.

RAUHUT, J.: Mitteilungen aus der pharmazeutischen Praxis. Vergiftung mit Oleum Chenopodii. In: Apotheker-Zeitung 39 (1924), S. 752.

RÄUSCHER, Editha / Marion SCHAEFER: Lesbarkeitstests von Packungsbeilagen. Defizite erkennen und gezielt beraten. In: Pharmazeutische Zeitung 163 (2018), S. 2258 bis 2263.

RB, [o. V.]: DAZ aktuell. Arzneimittelsicherheit. Wie Hoechst darüber wacht. In: Deutsche Apotheker Zeitung 125 (1985), S. 817f.

RECKE, D[ieter] von der: Nutzung von Gebrauchsinformationen durch den Patienten. In: Vogel, Hans Rüdiger (Hrsg.): Patientengerechte Arzneimittelinformation durch den Arzt. Bericht über ein Symposium der Medizinisch Pharmazeutischen Studiengesellschaft e. V. vom 5.–7. Februar 1981 in Titisee / Schwarzwald. Mainz 1981 (Schriftenreihe der Medizinisch Pharmazeutischen Studiengesellschaft e. V.; 8), S. 26–38.

REDEKER, Dietrich: Zur Entwicklungsgeschichte der Tuberkulostatika und Antituberkulotika. Stuttgart 1990 (Quellen und Studien zur Geschichte der Pharmazie; 55); ursprünglich Diss. rer. nat. Marburg 1989.

REGIERUNGSBLATT FÜR DAS LAND THÜRINGEN Teil I (1948), Nr. 10, S. 72–74: Gesetz über den Verkehr mit Arzneimitteln (Arzneimittelgesetz). Vom 4. Juni 1948.

– (1949), Nr. 1, S. 1f.: Dritte Verordnung zur Ausführung des Gesetzes über den Verkehr mit Arzneimitteln (Arzneimittelgesetz) vom 4. Juni 1948. Vom 20. Dezember 1948.

REGIERUNGSBLATT FÜR MECKLENBURG (1947/a), Nr. 15, S. 137–139: Gesetz über den Verkehr mit Arzneimitteln (Arzneimittel-Gesetz). Vom 27. Juni 1947.

– (1947/b), Nr. 15, S. 139–143: Erste Verordnung zum Gesetz über den Verkehr mit Arzneimitteln (Arzneimittel-Verordnung). Vom 28. Juni 1947.

REICHE, H. v[on]: Geheimmittelwesen. In: Pharmaceutische Zeitung 38 (1893), S. 200f.

REINBOLD, Hartmut: Möglichkeiten zur Einschränkung des Risikos des Medikamentenmißbrauchs sowie der Medikamentenabhängigkeit. In: Pharmazeutische Zeitung 131 (1986), S. 412–417.

REISSIG, C[arl] (a): Königseer Olitäten. In: Medizinische Klinik 4 (1908), S. 849f.

– (b): Königseer Olitäten. In: Medizinische Klinik 4 (1908), S. 887f.

– (c): Königseer Olitäten. In: Medizinische Klinik 4 (1908), S. 925–927.

REITZIG, Hans: Die Krummhübler Laboranten. Vom Werden, Wirken und Vergehen einer schlesischen Heilmännerzunft. Ein Beitrag zur Volkskunde Schlesiens und zur Geschichte der deutschen Volksmedizin. Münster 1952 (Schriften des Volkskunde-Archivs Marburg; 2).

REMANE, Horst / Silke CZERWENKA: Veronal aus Halle? Zur Frühgeschichte des Barbitals. In: Remane, Horst / Peter Nuhn (Hrsg.): Pharmazie in Halle (Saale). Historische und aktuelle Aspekte. Berlin 2002 (Stätten pharmazeutischer Praxis, Lehre und Forschung; 1), S. 65–77.

REMPEN, Egon: Information und Werbung – Selbstverantwortung der pharmazeutischen Industrie. In: Die Pharmazeutische Industrie 34 (1972), S. 412f.

RETZAR, Ariane: Erfassung und Bewertung von unerwünschten Arzneimittelwirkungen. Ein Beitrag zur Arzneimittelsicherheit in der DDR. Stuttgart 2016 (Quellen und Studien zur Geschichte der Pharmazie; 108); ursprünglich Diss. rer. nat. Marburg 2016.

– (a): „… ein Spiel des Zufalls“ – Zur Geschichte der Vitamin-D-Stoßprophylaxe und -therapie. In: Pharmakon 7 (2019), S. 84–91.

– (b): Arzneimittel in der Kritik – der Fall Clofibrat. In: Anagnostou, Sabine / Ariane Retzar (Hrsg.): Facetten der Pharmaziegeschichte. Festschrift für Christoph Friedrich zum 65. Geburtstag. Stuttgart 2019 (Veröffentlichungen zur Pharmaziegeschichte; 15), S. 171–184.

RETZAR, Ariane / Christoph FRIEDRICH: Zwischen Restriktion und Renaissance: Geschichte der Biguanide. In: Pharmakon 1 (2013), S. 204–213.

REUCKER, [Karl]: Die Propaganda der pharmazeutischen Industrie. In: Seidels Reklame 10 (1926), S. 59–62.

RICHTER, F[riedrich] Ad[olf] (a): Zur Abwehr! In: Süddeutsche Apotheker-Zeitung 44 (1904), S. 190.

– (b): Zur Abwehr! In: Süddeutsche Apotheker-Zeitung 44 (1904), S. 206.

– : Geheimmittelempfehlungen. In: Pharmazeutische Zeitung 54 (1909), S. 213.

RICHTER, Joachim: Das Institut für Arzneimittelwesen. In: 7b DIREKT Apothekenservice AG (Hrsg.): 45 Jahre Pharmazie in Deutschland Ost. Beiträge zur Geschichte des Arzneimittel- und Apothekenwesens der Deutschen Demokratischen Republik. Fürstenfeldbruck / Berlin 2007, S. 81–156.

RICHTER, J[oachim] / D[iether] ENNET: Mitteilungen und Veranstaltungen der Pharmazeutischen Gesellschaft der DDR. Tätigkeitsbericht 1985. In: Die Pharmazie 41 (1986), S. 607–611.

– : Mitteilungen und Veranstaltungen der Pharmazeutischen Gesellschaft der DDR. Tätigkeitsbericht 1986. In: Die Pharmazie 42 (1987), S. 492–494.

RICHTER, J[oachim] / K[laus] GERECKE: Die 14. Durchführungsbestimmung zur Anordnung über die Regelung und Überwachung des Verkehrs mit Arzneimitteln. Gesundheitspflegemittel. In: Pharmazeutische Praxis 15 (1960), S. 127–129.

RICHTER, Joachim / Hans-Georg KEUNE: Arzneimittelrecht der DDR. Kommentar. Teil I. Berlin 1972.

RICHTER, Joachim / Hans-Joachim NEUHAUS: Vorläufige Normen für Deklaration, Verpackung und Lagerung von Arzneimitteln. 1. Mitteilung. In: Die Pharmazie 12 (1957), S. 680–683.

RICHTER, Joachim / W. ODEBRECHT: Vorläufige Normen für Deklaration, Verpackung und Lagerung von Arzneimitteln. Teilweise gleichzeitig Vorschläge für das DAB 7. 2. Mitteilung und Schluß. In: Die Pharmazie 13 (1958), S. 144–148.

RICHTER, Thomas: Apotheker, Katholik und Zeitzeuge: Oberpharmazierat Dr. Hans Feldmeier zum 90. Geburtstag. In: Geschichte der Pharmazie 66 (2014), S. 82.

RIED, Heinz: Patientengerechte Arzneimittelinformation aus der Sicht der Pharma-Hersteller. In: Vogel, Hans Rüdiger (Hrsg.): Patientengerechte Arzneimittelinformation durch den Arzt. Bericht über ein Symposium der Medizinisch Pharmazeutischen Studiengesellschaft e. V. vom 5.–7. Februar 1981 in Titisee / Schwarzwald. Mainz 1981 (Schriftenreihe der Medizinisch Pharmazeutischen Studiengesellschaft e. V.; 8), S. 66–69.

RIEDEMANN, Rolf: Was ist erlaubt – was ist verboten? Werberecht von A bis Z. Reutlingen 1938 (Storch-Werbe-Fachbücher; 3).

RIEHL, G[ustav Franz Eugen] / C[arl] BACHEM: Myosalvarsan-Vergiftung, tödliche, medizinale. In: Sammlung von Vergiftungsfällen 2 (1931), S. 51f.

RINK, Melanie: Arzneimittel und Verkehr. Erläuterungen zur Stellungnahme der Bundesärztekammer zur Einschränkung der Verkehrstauglichkeit durch Arzneimittel. In: Deutsche Apotheker-Zeitung 105 (1965), S. 1357–1368.

ROMMENEY, G[erhard]: Arzneimittel und Straßenverkehrssicherheit. Ein forensischer und sozialmedizinischer Beitrag. In: Deutsche Apotheker-Zeitung 105 (1965), S. 1323–1327.

ROON, [Ludwig von]: Personal- und amtliche Nachrichten. Deutsches Reich. Preussen. b. Rb. Düsseldorf. Bek., betr. den Verkauf von Geheimmitteln in Apotheken. In: Pharmaceutische Zeitung 25 (1880), S. 577.

ROSENBERG, Ernst: Der Vertrieb pharmazeutischer und kosmetischer Spezialitäten in Deutschland. Berlin 1913 (Einzelwirtschaftliche Abhandlungen; 1).

ROSENBERG, Werner: Die deutsche pharmazeutische chemische Industrie. Diss. [rer. pol.] Freiburg i. Br. 1921.

ROSSWOG, Viktor: Der Werberat als Mittel staatlicher Wirtschaftsführung. Philippsburg / Baden [1939]; ursprünglich Diss. [jur.] Heidelberg 1939.

ROTH, H[ermann] J[osef]: Arzneimittelsicherheit. In: Deutsche Apotheker Zeitung 118 (1978), S. 1891–1895.

RÖTHLISBERGER, Martin F.: Patientengerechte Arzneimittelinformation aus der Sicht des niedergelassenen Arztes. In: Vogel, Hans Rüdiger (Hrsg.): Patientengerechte Arzneimittelinformation durch den Arzt. Bericht über ein Symposium der Medizinisch Pharmazeutischen Studiengesellschaft e. V. vom 5.–7. Februar 1981 in Titisee / Schwarzwald. Mainz 1981 (Schriftenreihe der Medizinisch Pharmazeutischen Studiengesellschaft e. V.; 8), S. 70–72.

ROTTHEGE, Konrad M.: Die Entstehung des Arzneimittelgesetzes vom 16. Mai 1961. Unter besonderer Berücksichtigung der historischen Entwicklung arzneimittelrechtlicher Bestimmungen und des Verkehrs mit Arzneimitteln. Frankfurt am Main usw. 2011; ursprünglich Diss. rer. nat. Kiel 2010.

RÜCKER, Matthias: Wirtschaftswerbung unter dem Nationalsozialismus. Rechtliche Ausgestaltung der Werbung und Tätigkeit des Werberats der deutschen Wirtschaft. Frankfurt am Main usw. 2000 (Rechtshistorische Reihe; 229); ursprünglich Diss. [iur.] Kiel 2000.

S., [o. V.]: Pharmazie und Recht. Zum Bayerischen Arzneimittelgesetz. In: Die Pharmazie 1 (1946), S. 191.

S., K.: Deutscher Ärztetag, Mainz, Mai 1971. Reform des Bestehenden. In: Selecta 13 (1971), S. 2240–2251.

SAITZ, Stefan-Markus Hermann: Veränderungen der antibakteriellen Chemotherapie in der chirurgischen Abteilung eines ostdeutschen Krankenhauses zwischen 1989 und 1992. Diss. med. Halle 2000.

SALZMANN, H[einrich]: Apotheke und Industrie. In: Apotheker-Zeitung 43 (1928), S. 994f.

SANDER, Axel: Fragen zum Clofibrat-Verfahren. In: Die Pharmazeutische Industrie 41 (1979), S. 741–744.

– : Arzneimittelinformation und Packungsbeilage. In: Die Pharmazeutische Industrie 42 (1980), S. 7f.

– : Aktuelle Aspekte des Arzneimittelrechts. In: Die Pharmazeutische Industrie 45 (1983), S. 1098–1103.

– : Das Zweite Gesetz zur Änderung des Arzneimittelgesetzes. Erläuterungen Teil II und Bericht des Bundestagsausschusses für Jugend, Familie und Gesundheit. In: Die Pharmazeutische Industrie 48 (1986), S. 863–873.

SANDER, Axel / Hans E[rich] KÖBNER: Arzneimittelrecht. Kommentar für die juristische und pharmazeutische Praxis zum neuen Gesetz über den Verkehr mit Arzneimitteln (Arzneimittelgesetz) sowie mit Betäubungsmitteln (BtMG). 14. Ergänzungslieferung. Stand: September 1987, Frankfurt / Main 1987.

SÄNGER, Thomas / Christian TENNER: Ein Beipackzettel zu einer Pestlatwerge aus dem 15. Jahrhundert. In: Würzburger medizinhistorische Mitteilungen 2 (1984), S. 19 bis 28.

SAUERTEIG, Lutz: Mit Chemie gegen die Syphilis – Anfänge der Chemotherapie um Paul Ehrlich und die DMW. In: Deutsche medizinische Wochenschrift 125 (2000), S. 95f.

SCH, [o. V.] / K[irsten] S[UCKER-SKET]: 40 Jahre Pille. Hormonelle Kontrazeption. In: Deutsche Apotheker Zeitung 141 (2001), S. 2692–2698.

SCH., [o. V.]: Landesversammlung badischer Apotheker in Offenburg. In: Süddeutsche Apotheker-Zeitung 42 (1902), S. 689f.

– : Zuschriften an die Redaktion. Regeln für Kassenärzte. In: Pharmazeutische Zeitung 70 (1925), S. 1674.

SCHAAF, Harald P.: Wirkung und Nutzung von Gebrauchsinformationen – psychologische Aspekte. In: Kienzl, Hilmar / Hellmuth Kleinsorge / Harald P. Schaaf (Hrsg.): Patientengerechte Gebrauchsinformation für Arzneimittel. Entwicklung eines Modells. Stuttgart / New York 1987, S. 11–19.

SCHAEFER, Marion / Christoph FRIEDRICH: Nachruf auf Oberpharmazierat Dietrich Baumann. In: Deutsche Apotheker Zeitung 149 (2009), S. 3230.

SCHAEFER, Marion / Michael [Martin] HANNIG: UAW: von der Kasuistik bis zur Packungsbeilage. In: Pharmazeutische Zeitung 141 (1996), S. 3994–4005.

SCHAEFER, Marion / A. KRÜGEL: Aufgaben und Arbeitsweise des Beratungsbüros beim Ministerium für Gesundheitswesen für Arzneimittel und medizinische Erzeugnisse (Import) – Bereich Arzneimittel. In: medicamentum 20 (1979), S. 282–285.

SCHARNHORST, Stefan: Zur Medikamenten-Gebrauchsinformation. Beitrag zur Diskussion über Form und Inhalt der Packungsbeilage nach den Bestimmungen des Arzneimittelgesetzes und Ergebnissen einer Patientenbefragung. Diss. med. Marburg 1986.

SCHEIGENPFLUG, Eduard: Verschiedenes. Einsendungen. Zum Thema Gebrauchsanweisung. In: Deutsche Apotheker-Zeitung 112 (1972), S. 369.

SCHELER, Fritz: Sicherheit der Arzneimittel in der Hand des Arztes. In: Bundesverband der Pharmazeutischen Industrie e. V.: 25 Jahre Arzneimittelgesetz – Fortschritte der Arzneimittelsicherheit. Symposium des Bundesverbandes der Pharmazeutischen Industrie e. V. [Frankfurt a. M. 1987], S. 91–96.

SCHENDZIELORZ, Petra: Die Anfänge der Betäubungsmittelgesetzgebung in Deutschland. Unter besonderer Berücksichtigung der Opiumstelle Berlin und des Pharmazeuten Otto Anselmino (1873–1955). Diss. rer. nat. Berlin 1988.

SCHERING AKTIENGESELLSCHAFT: Aus einem Jahrhundert Schering-Forschung. Pharma. Berlin 1991 (Schriftenreihe des Scheringianums; [o. Nr.]).

– : Aus Berlin in alle Welt. Die Schering AG 1949–1971. Berlin 1998 (Schriftenreihe Scheringianum; [o. Nr.]).

– : Von der Grünen Apotheke zum Weltunternehmen. Historischer Jahresstrang Schering. Neunte Auflage, Berlin 2001 (Schriftenreihe Scheringianum; [o. Nr.]).

– : Schering 1971–1993. Ein Unternehmen im strategischen Wandel. Berlin 2005 (Schriftenreihe Scheringianum; [o. Nr.]).

SCHIEDERMAIR, R[udolf]: Gesetzeskunde für Apotheker. Ein Leitfaden für Studium und Praxis. Vierte, unveränderte Auflage, Frankfurt am Main 1967.

– : Die Kaiserliche Verordnung. In: Pharmazeutische Zeitung 114 (1969), S. 1590 bis 1598.

SCHLENK, O[skar]: Chemische Fabrik von Heyden Aktiengesellschaft, Radebeul-Dresden. 1874–1934. Erinnerungsblätter aus 6 Jahrzehnten. Radebeul [1934].

SCHLENKER, Rolf-Ulrich: Zum Begriff des Arzneimittels im Arzneittelgesetz [!] und im Recht der gesetzlichen Krankenversichung. In: Die Ortskrankenkasse 69 (1987), S. 236–240.

SCHLICK, Caroline: Apotheken im totalitären Staat. Apothekenalltag in Deutschland von 1937 bis 1945. Stuttgart 2008 (Quellen und Studien zur Geschichte der Pharmazie; 85); ursprünglich Diss. rer. nat. Marburg 2007.

SCHLOTTMANN, U[lrich]: Fachkörperschaften. Deutsche Pharmazeutische Gesellschaft. Rheinische Landesgruppe. Verbesserung der Arzneimittelsicherheit durch das neue Arzneimittelgesetz. In: Deutsche Apotheker-Zeitung 117 (1977), S. 366.

SCHLUND, Gerhard H.: Reflexionen eines Juristen zum »Beipackzettel« (Gebrauchsinformation) im Sinne des AMG. In: Ahrens, Hans-Jürgen u. a. (Hrsg.): Festschrift für Erwin Deutsch. Zum 70. Geburtstag. Köln usw. 1999, S. 757–772.

SCHMERSAHL, [Peter]: Länderspiegel. Hamburg. Vortragsveranstaltungen. In: Pharmazeutische Zeitung 118 (1973), S. 902–904.

SCHMID, Günther: Goethe, Thüringer Laboranten und ein Faustsagenfragment. Halle (Saale) 1937.

SCHMIDT-WETTER, Rudolf: Abgabebestimmungen für Arzneimittel und ihre Kennzeichnung auf Arzneispezialitäten. In: Deutsche Apotheker-Zeitung 98 (1958), S. 939–941.

SCHMIERER, [Albert]: Mitteilungen von Körperschaften und Vereinen. Reichsapothekerkammer. Polizeiverordnung über Barbitursäureabkömmlinge vom 25. November 1939 (RGBl. I, S. 2304). In: Süddeutsche Apotheker-Zeitung 80 (1940), S. 171f.

SCHMITZ, Rudolf: Das 13. Jahrhundert als der Beginn der wissenschaftlichen und praktischen Pharmazie in Deutschland. In: Pharmazeutische Zeitung 106 (1961), S. 1622–1626.

– : Soll und kann man die Öffentlichkeit über Arzneimittel informieren? In: Pharmazeutische Zeitung 108 (1963), S. 1461–1464.

– : Die Rollenverteilung in der Heilkunde: Zum Verhältnis von Pharmazie und Medizin. Regensburg 1979.

– : Von den Anfängen bis zum Ausgang des Mittelalters. Eschborn 1998 (Geschichte der Pharmazie / R. Schmitz; 1).

SCHMITZ, Rudolf / Elmar ERNST: Über Arzneifertigwaren – ihre Entwicklung und Merkmale. In: Pharmazeutische Zeitung 115 (1970), S. 1413–1420.

– : Zur Geschichte des Geheimmittelwesens in Deutschland: G. L. Daube und die „Schweizerpillen“. In: Beiträge zur Geschichte der Pharmazie 23 (1971), S. 19–22.

SCHMITZ, Rudolf / Heinz ZIMMERMANN: Heilmittelwerbung und ihre Berechtigung. In: Die Pharmazeutische Industrie 32 (1970), S. 804–809.

SCHMITZ-CLIEVER, Egon: Ein seltener medizinischer Einblattdruck aus der ersten Hälfte des 16. Jahrhunderts. In: Rath, Gernot / Heinrich Schipperges (Hrsg.): Medizingeschichte im Spektrum. Festschrift zum Fünfundsechzigstens Geburtstag von Johannes Steudel. Wiesbaden 1966 (Sudhoffs Archiv, Beihefte; 7), S. 178–186.

SCHNABEL, Rainer: Pharmazie in Wissenschaft und Praxis. Dargestellt an der Geschichte der Klosterapotheken Altbayerns vom Jahre 800 bis 1800. München 1965.

SCHNEIDER, Axel: Primum nil nocere – Zur Nutzen-Risiko-Bewertung früher synthetischer Arzneistoffe. Diss. rer. nat. Marburg 2014.

SCHNEIDER, Erich-Dieter: Absatzpolitik pharmazeutischer Industrieunternehmen. Grundfragen des Absatzes von Arzneispezialitäten auf dem Inlandsmarkt. Berlin / Heidelberg / New York 1965 (Schriften zur Chemiewirtschaft; 2); ursprünglich wirtschafts- u. sozialwiss. Diss. Frankfurt am Main 1961.

SCHNEIDER, Wolfgang: Lexikon zur Arzneimittelgeschichte. Sachwörterbuch zur Geschichte der pharmazeutischen Botanik, Chemie, Mineralogie, Pharmakologie, Zoologie. 6 Bde. und 1 Registerbd. Frankfurt am Main 1968–1975.

SCHNEIDEWIND, Ulrich: Vorwort zum neuen Arzneimittelgesetz der Deutschen Demokratischen Republik. In: Pharmazeutische Praxis 19 (1964), S. 145.

SCHNEIDEWIND, U[lrich] / H[orst] MÖLLER: Grundsätze und Praktiken der Arzneimittelversorgung und -verwendung in der Deutschen Demokratischen Republik. In: Pharmazeutische Praxis 35 (1980), S. 193–197.

SCHNETZLER, [Karl]: Geheimmittelwesen u. Kurpfuscherei. In: Pharmaceutische Zeitung 32 (1887), S. 623.

– : Geheimmittelwesen. In: Pharmaceutische Zeitung 36 (1891), S. 578.

SCHNETZLER, [Karl] / [o. V.] SCHUMACHER: Verordnungen der Behörden. Bekanntmachung. In: Pharmaceutisches Wochenblatt aus Württemberg 25 (1885), S. 37.

SCHNIEDERS, B[ernhard]: Abwehr von Arzneimittelrisiken bei Pyrazolon-Derivaten. Beabsichtigter Maßnahmenkatalog des Bundesgesundheitsamtes. In: Pharmazeutische Zeitung 126 (1981), S. 2652–2658.

SCHNIEDERS, Bernhard / R[ainer] MECKLENBURG (Hrsg.): Zulassung und Nachzulassung von Arzneimitteln. Verfahren und Entscheidungskriterien nach dem Arzneimittelgesetz. Internationale Vereinbarungen. Basel 1987.

SCHOCKMANN, Ansgar: Der preußische Apothekerrat (1896–1921). Entwicklung und Einfluss des Beirats. Stuttgart 2008 (Quellen und Studien zur Geschichte der Pharmazie; 86); ursprünglich Diss. rer. nat. Marburg 2005.

SCHOLTZ, Heinz Dieter: Grenzen und Möglichkeiten der Heilmittelwerbung. Wirtschafts- u. sozialwiss. Diss. Köln 1943.

SCHOLZ, Hardy: Werbung mit der Packungsbeilage. In: Pharma Recht 20 (1997), S. 244 bis 255.

SCHORN, Gert: Arzneimittel und Verkehrstüchtigkeit. In: Deutsche Apotheker-Zeitung 113 (1973), S. 958–962.

SCHREY, A[lfred] / W[olfram] LEDWOCH: Die Rolle des Apothekers in der Verbesserung der Patienten-Compliance. In: Deutsche Apotheker Zeitung 118 (1978), S. 724 bis 727.

SCHRÖDER, Gerald: NS-Pharmazie. Gleichschaltung des deutschen Apothekenwesens im Dritten Reich. Ursachen, Voraussetzungen, Theorien und Entwicklungen. Stuttgart 1988.

SCHROEDER, Hasso: Werden die rechtlichen Möglichkeiten zur Gestaltung der Gebrauchsinformationen der Pharmaindustrie ausreichend genutzt? In: Die Pharmazeutische Industrie 44 (1982), S. 486–490.

SCHULDT, Janina: Den Patienten informieren. Beipackzettel von Medikamenten. Tübingen 1992 (Forum für Fachsprachen-Forschung; 15); ursprünglich Diss. [phil.] Hamburg 1990.

SCHÜLLER, [o. V.]: Rechtsprechung und Verwaltung. Hausierhandel mit Arzneimitteln. In: Pharmazeutische Zeitung 70 (1925), S. 1555.

SCHULTE-LÖBBERT, F[ranz] J[osef]: Informationen für den Patienten – vom Apotheker. 21. große Fortbildungsveranstaltung der Apothekerkammer Nordrhein am 4. Mai 1980 in Leverkusen-Opladen. In: Deutsche Apotheker Zeitung 120 (1980), S. 1323 bis 1326.

SCHULTE-PELKUM, Mechthild: Laufende Aktualisierung der Information zu den im Markt befindlichen Präparaten. In: Die Pharmazeutische Industrie 39 (1977), S. 420 bis 422.

SCHULZ-BRUHDOEL, Norbert / Katja FÜRSTENAU: Die PR- und Pressefibel. Zielgerichtete Medienarbeit. Das Praxislehrbuch für Ein- und Aufsteiger. 6., überarbeitete und aktualisierte Auflage, Frankfurt am Main 2013.

SCHÜMANN, Harald: Rundtischgespräch. In: Die Pharmazie 34 (1979), S. 507f.

SCHÜPPERT, [Roman]: Über „Vorbeugung" als Tarnung. In: Pharmazeutische Zeitung 103 (1958), S. 257f.

SCHWABE, Wolfgang: Marktbedingungen und Absatzwirtschaft der biologischen Heilmittelindustrie. Leipzig 1939; ursprünglich Diss. rer. pol. Leipzig 1938.

SCHWARZ, Gislinde: Von der Antibaby- zur Wunschkindpille und zurück. Kontrazeptiva in der DDR. In: Staupe, Gisela / Lisa Vieth (Hrsg.): Die Pille. Von der Lust und von der Liebe. Berlin 1996, S. 149–163.

SCHWARZER, Anke: Aufbau und Entwicklung der Firma ISIS-CHEMIE in Zwickau zu einem bedeutenden DDR-Arzneimittelproduzenten – insbesondere auf dem Gebiet der Herz-Kreislauf-Präparate – unter Dr. Helmut Frömmel (1915–1997). Diss. rer. medic. Dresden 2010.

– : Die Firma ISIS-CHEMIE in Zwickau. Aufbau und Entwicklung zu einem bedeutenden DDR-Arzneimittelproduzenten unter Leitung des Chemikers Dr.-Ing. Helmut Frömmel (1915–1997). In: Geschichte der Pharmazie 63 (2011), S. 26–30.

SEELBACH, H[arald]: Informationsmenge und Angst. Ein Beitrag zur Problematik der Beipackzettel. In: Therapiewoche 29 (1979), S. 4673–4676.

– : Über einige Aspekte von Beipackzetteln in ihrer Bedeutung für die Patienten-Compliance. Diss. med. Bochum 1983.

SEFRIN, Max: Begründung des Gesetzentwurfes vor der Volkskammer der Deutschen Demokratischen Republik durch den Stellvertreter des Vorsitzenden des Ministerrates der Deutschen Demokratischen Republik und Minister für Gesundheitswesen Max Sefrin. In: Pharmazeutische Praxis 19 (1964), S. 146–149.

SEIDEL, Ulrich: Rezept und Apotheke. Zur Geschichte der Arzneiverordnung vom 13. bis zum 16. Jahrhundert. Diss. rer. nat. Marburg 1977.

SEIDLEIN, H[ans]-J[oachim]: Information – Materie – Kommunikation. In: Die Pharmazie 41 (1986), S. 345–350.

SEYDEL, Helmut: Rechtsfragen. In: Gesundheitslehrer. Zeitschrift gegen Mißstände im Heilwesen für Ärzte und Behörden 35 (1932), S. 105–108.

SEŸFFERT, Rudolf: Werbelehre. Theorie und Praxis der Werbung. 2 Bde. Stuttgart 1966.

SICKMÜLLER, Barbara / Sigrid LANG: Der Rote-Hand-Brief. Entstehung und Entwicklung zum anerkannten Informationsmedium. In: Die Pharmazeutische Industrie 84 (2022), S. 288–295.

SIEBER, Siegfried: Aus der Geschichte des Arzneipflanzenanbaues im Erzgebirge. In: Die Pharmazeutische Industrie 8 (1941), S. 408–410.

– : Von erzgebirgischen Arzneilaboranten. In: Die Pharmazeutische Industrie 9 (1942), S. 224f.

– : Erzgebirgische Arzneihändler. In: Die Pharmazeutische Industrie 10 (1943), S. 287 bis 289.

– : Werbemittel der erzgebirgischen Arzneihändler. In: Die Pharmazie 1 (1946), S. 230 bis 232.

– : Zur Geschichte der Krummhübler Arzneilaboranten. In: Die Pharmazie 5 (1950), S. 404–407.

– : Thüringer Arzneidörfer. In: Die Pharmazie 6 (1951), S. 257–260.

– : Neues von erzgebirgischen Arzneilaboranten und Olitätenhändlern. In: Beiträge zur Geschichte der Pharmazie und ihrer Nachbargebiete 3 (1959), S. 58–83.

Sieg, Sabine: »Anovlar« – die erste europäische Pille. Zur Geschichte eines Medikaments. In: Staupe, Gisela / Lisa Vieth (Hrsg.): Die Pille. Von der Lust und von der Liebe. Berlin 1996, S. 131–144.

Siegel, Claus / R. Grund / A[lfred] Schrey: Beipackzettel der Pharmaindustrie: Hilfe oder Risiko der Medikation? In: Medizinische Klinik 80 (1985), S. 634–642.

Siegrist, J[ohannes]: Forschungsfragen zum Problem der Compliance bei Hypertonikern. In: Weber, Ellen / Ursula Gundert-Remy / A[lfred] Schrey: Patienten-Compliance. Workshop am 14. Mai 1977 über Verbesserung der Arzt-Patienten-Beziehung in Frankfurt a. M. Baden-Baden 1977, S. 29–35.

Sigerist, Henry E[rnest]: Deutsche medizinische Handschriften aus Schweizer Bibliotheken. In: Archiv für Geschichte der Medizin 17 (1925), S. 205–240.

Silies, Eva-Maria: Liebe, Lust und Last. Die Pille als weibliche Generationserfahrung in der Bundesrepublik 1960–1980. Göttingen 2010 (Göttinger Studien zur Generationsforschung. Veröffentlichungen des DFG-Graduiertenkollegs »Generationengeschichte«; 4).

Simon, R. F.: Die Packungen der chemisch-pharmazeutischen Industrie. In: Heilmittelwesen und Werbung 4 (1934 / 35), S. 222–226.

Šimove, Pavel: Als den (Heil-)Ölträgern aus Turiec die Welt zu Füßen lag … In: Geschichte der Pharmazie 63 (2011), S. 31–35.

Sodan, Helge / Markus Zimmermann: Das Spannungsfeld zwischen Patienteninformierung und dem Werbeverbot für verschreibungspflichtige Arzneimittel. Eine Studie zur verfassungskonformen Auslegung von § 10 Abs. 1 des Heilmittelwerbegesetzes. Berlin 2008 (Schriften zum Gesundheitsrecht; 14).

Soldan, Fritz P.: Zweck und Ziel des Beipackzettels und die damit verbundenen Probleme aus der Sicht der Pharmazeutischen Industrie. In: Die Pharmazeutische Industrie 47 (1985), S. 153–156.

Spangenberg, Werner: Zur Neuregelung der Heilmittelwerbung. In: Heilmittelwesen und Werbung 10 (1941), S. 70–73.

Spiczok von Prondczynsky, Angela-Christine: Sind die in der Bundesrepublik Deutschland üblichen Medikamenten-Beipackzettel für ältere und alte Menschen lesbar und verständlich? Diss. med. Frankfurt am Main 1979.

Staatsanzeiger für Rheinland-Pfalz (1977), Nr. 29, S. 529–532: 3151. Warnhinweis. Empfehlung für Arzneimittel, die die Fähigkeit zur aktiven Teilnahme am Straßenverkehr oder zum Bedienen von Maschinen beeinträchtigen können.

Stadelmann, Heinr[ich]: Aus dem Gerichtssaale [mit Nachschrift der Schriftleitung]. In: Süddeutsche Apotheker-Zeitung 30 (1890), S. 56.

Stader, Wilhelm: Die Arznei-Spezialität. Kritisches zum Kampf um die Spezialitäten-Gesetzgebung. Eberswalde 1931.

Staiger, Christiane: Apothekerinnen und Apotheker als Politiker im Deutschen Bundestag. In: Geschichte der Pharmazie 76 (2024), S. 18–27.

STALLBERG, Christian: Die Zugänglichmachung der Gebrauchsinformation verschreibungspflichtiger Arzneimittel im Internet – Verstoß gegen das Publikumswerbeverbot? In: Wettbewerb in Recht und Praxis 56 (2010), S. 56–64.

STAPEL, Ute: Die Arzneimittelgesetze 1961 und 1976. Stuttgart 1988 (Quellen und Studien zur Geschichte der Pharmazie; 43); ursprünglich Diss. rer. nat. Marburg 1987.

STARCK, F.: Verpackung, Packungsbeilagen und Gebrauchsanweisungen. In: Die Pharmazeutische Industrie 33 (1971), S. 867–869.

STEGER, Florian / Jan JESKOW: Das Antidepressivum Levoprotilin in Jena. Arzneimittelstudien westlicher Pharmaunternehmen in der DDR, 1987–1990. Leipzig 2018.

STEPHANY, Erich: Nachrufe. Prof. Dr. Egon Schmitz-Cliever. In: Zeitschrift des Aachener Geschichtsvereins 83 (1976), S. 245–249.

STIFTEL, Uwe: Wirtschaftsgeschichte des Apothekenwesens in der Bundesrepublik Deutschland von 1958 bis 1988 unter besonderer Berücksichtigung ordnungspolitischer Gesichtspunkte. Stuttgart 2021 (Quellen und Studien zur Geschichte der Pharmazie; 126); ursprünglich Diss. phil. Marburg 2020.

STILL, P. J.: Stimmen zur Sozialversicherung. Die neuen Richtlinien über Arzneiverordnung. In: Süddeutsche Apotheker-Zeitung 65 (1925), S. 301–303.

STOFF, Heiko: 1927 – »Dann schon lieber Lebertran«. Staatliche Rachitisprophylaxe und das wohl entwickelte Kind. In: Eschenbruch, Nicholas u. a. (Hrsg.): Arzneimittel des 20. Jahrhunderts. Historische Skizzen von Lebertran bis Contergan. Bielefeld 2009, S. 53–76.

STORZ, Eugen: Eine neue unternehmerische Aufgabe: Schaffung einer besseren Patienten-Compliance. Ein Diskussionsbeitrag. In: Die Pharmazeutische Industrie 48 (1986), S. 1503–1507.

STRACHE, F.: Auslegungsschwierigkeiten der Kaiserlichen Verordnung. In: Deutsche Apotheker-Zeitung 102 (1962), S. 196f.

STRÄTER, Burkard: Grundlagen der Gebrauchsinformation aus juristischer Sicht. In: Kienzl, Hilmar / Hellmuth Kleinsorge / Harald P. Schaaf (Hrsg.): Patientengerechte Gebrauchsinformation für Arzneimittel. Entwicklung eines Modells. Stuttgart / New York 1987, S. 1–9.

STRUNZ, Heinrich: Heilmittelwerbegesetz, Wettbewerbsrecht und Verbraucherschutz. München 1987 (Rechtswissenschaftliche Forschung und Entwicklung; 113).

STUMPF, Verena Isabel: Die Informationspolitik der Pharmaverbände in Deutschland und deren Auswirkungen auf die regulatorische Gesetzgebung. Diss. rer. nat. Bonn 2009.

SUDHOFF, Karl: Die heilsamen Eigenschaften des Magdalenenbalsams. Ein Einblattdruck aus den letzten Jahren des 15. Jahrhunderts. In: Archiv für Geschichte der Medizin 1 (1907 / 08), S. 388–390.

– : Zwei deutsche Reklamezettel zur Empfehlung von Arzneimitteln – Petroleum und Eichenmistel – gedruckt um 1500. In: Archiv für Geschichte der Medizin 3 (1909 / 10), S. 397–402.

– : Vier Niederlassungsankündigungen von Ärzten aus dem 15. Jahrhundert. In: Archiv für Geschichte der Medizin 6 (1912 / 13), S. 309–312.

SUHR, Werner: Die werbliche Bedeutung der Heilmittelflaschen und -packungen. In: Heilmittelwesen und Werbung 9 (1939 / 40), S. 197–201.

SÜSS, [F.]: Mitteilungen und Veranstaltungen der pharmazeutischen Gesellschaft der DDR. Regionalgesellschaft Leipzig. In: Die Pharmazie 39 (1984), S. 790f.

TAJERBASHI, Bardia: Zur Entwicklung der Antiepileptika der ersten Generation (klassische Antiepileptika) unter besonderer Berücksichtigung deutscher und schweizer Unternehmen. Diss. rer. nat. Marburg 2011.

TAJERBASHI, Bardia / Christoph FRIEDRICH: Eine der ältesten bekannten Krankheiten. Zur Geschichte der Therapie der Epilepsie. In: Pharmazie in unserer Zeit 36 (2007), S. 254–261.

TAUBERT, K.: Mögliche Einflüsse der pharmazeutischen Industrie auf das Arzneimitteleinnahmeverhalten. In: medicamentum 19 (1978), S. 211–214.

TELLE, Joachim: Altdeutsche Eichentraktate aus medizinischen Handschriften. Beiträge zur pharmazeutischen Kleinliteratur im ausgehenden Mittelalter. Professor Dr. Gerhard Eis zum 60. Geburtstag. In: Centaurus 13 (1968), S. 37–61.

THIERGART, F[riedrich]: Probleme der Verkehrsmedizin. In: Deutsche Apotheker-Zeitung 102 (1962), S. 953–955.

THIERY, Michel: Laudatio Gundolf Keil. In: Sartoniana 19 (2006), S. 101–104.

THROM, Carola: Das Diphtherieserum. Ein neues Therapieprinzip, seine Entwicklung und Markteinführung. Stuttgart 1995 (Heidelberger Schriften zur Pharmazie- und Naturwissenschaftsgeschichte; 13); ursprünglich Diss. rer. nat. Heidelberg 1994.

TILLMANN, Regine: Neue Erkenntnisse zur Kräuterbuchliteratur des 16. Jahrhunderts. Diss. rer. nat. Marburg 1988.

TÖLKE, S[iegfried] (a): Arzneiprobleme. In: Pharmazeutische Praxis 14 (1959), S. 5–10.

– (b): Vorschläge für unsere Arzneimittelgesetzgebung. In: Pharmazeutische Praxis 14 (1959), S. 70–85.

– (c): Läßt sich der Arzneiverbrauch allgemein und lassen sich die Arzneikosten der Versicherungsträger vermindern? In: Pharmazeutische Praxis 14 (1959), S. 149 bis 153.

– : Arbeitsschutz und Unfallverhütung im Apothekenwesen. Berlin 1962.

TSCHUPP, Christoph: Johanniskraut. Hypericum perforatum L. Vom Hexenkraut zum modernen Arzneimittel. 2. Auflage, Liebefeld 2004 (Veröffentlichungen der Schweizerischen Gesellschaft für Geschichte der Pharmazie; 26); ursprünglich Diss. pharm. Bern 1998.

UFFELMANN, Gerd: Das zweite Gesetz zur Änderung des Gesetzes über den Verkehr mit Arzneimitteln. In: Pharmazeutische Zeitung 109 (1964), S. 980–984.

ULLMANN, K[arl]: Erfahrungen und Bemerkungen über das Myosalvarsan. In: Klinische Wochenschrift 7 (1928), S. 650–655.

ULRICH, Gerd: „Wirkungen, die an Wunder grenzen". Arzneimittelwerbung in Deutschland (1830 bis 1930). 2. Auflage, Norderstedt 2009.

URBAN, Ernst: Die gesetzlichen Bestimmungen über die Ankündigung von Geheimmitteln, Arzneimitteln und Heilmethoden im Deutschen Reiche einschließlich der Vorschriften über den Verkehr mit Geheimmitteln. Zum Gebrauche für Behörden, Apotheker, Fabrikanten und die Presse. Berlin 1904.

– : Die gesetzlichen Bestimmungen über Arzneimittelankündigung und Geheimmittelverkehr. Berlin 1925.

VATER, Ulrich / Christoph FRIEDRICH (Hrsg.): Die Entwicklung des Apothekenwesens in der DDR. Jena / Quedlinburg 2010.

VERORDNUNGSBLATT FÜR GROSS-BERLIN (1947), Nr. 9, S. 130f.: Gesundheitswesen. Verordnung über Arzneimittel und Schönheitsmittel.

VERSHOFEN, Wilhelm. Die Anfänge der chemisch-pharmazeutischen Industrie. Eine wirtschaftshistorische Studie (Bde. 1 und 2). Wirtschaftsgeschichte der chemisch-pharmazeutischen Industrie. Eine wirtschaftshistorische Studie. 1870–1914 (Bd. 3). 3 Bde. Aulendorf i. Württ. 1949–1958.

VOGEL, Hans Rüdiger (Hrsg.): Patientengerechte Arzneimittelinformation durch den Arzt. Bericht über ein Symposium der Medizinisch Pharmazeutischen Studiengesellschaft e. V. vom 5.–7. Februar 1981 in Titisee / Schwarzwald. Mainz 1981 (Schriftenreihe der Medizinisch Pharmazeutischen Studiengesellschaft e. V.; 8).

– (a): Der Metamizol-Fall. In: Deutsche Apotheker Zeitung 122 (1982), S. 341–347.

– (b): Der Metamizol-Fall. In: Pharmazeutische Zeitung 127 (1982), S. 385–391.

VOGELER, Michael: Die speziellen Haftungsvoraussetzungen des § 84 Satz 2 AMG. Die Haftung für Instruktionsfehler. In: Medizinrecht 2 (1984), S. 57f.

VOLLMER, Paul: Gekoppelte Werbung. In: Heilmittelwesen und Werbung 5 (1935 / 36), S. 17f.

VULPIUS, W[alther]: Spezialität oder Rezeptur-Arznei? In: Deutsche Aerzte-Zeitung 5 (1930), Nr. 197, [o. S.].

WALLUF-BLUME, Dagmar: Grundsätze der Arzneimittelinformation in der DDR. In: Die Pharmazeutische Industrie 52 (1990), S. 550–556.

– : Einheitliche Packungsbeilage in der EG. Diskussionsstand aus deutscher Sicht. In: Deutsche Apotheker Zeitung 132 (1992), S. 142–144.

WALTER, Peter (a): Aspekte der Novellierung des Arzneimittelgesetzes. Frankfurt am Main 1973 (Pharma-Dialog; 23).

– (b): Aspekte der Novellierung des Arzneimittelgesetzes. In: Pharmazeutische Zeitung 118 (1973), S. 1863–1867.

WASSERMANN, Rudolf: „Kammergericht soll bleiben“. Ein Gang durch die Geschichte des berühmtesten deutschen Gerichts (1468–1945). Berlin 2004.

WEBER, E[llen]: Compliance als unterbewertetes Problem der Pharmakotherapie. In: Weber, Ellen / Ursula Gundert-Remy / A[lfred] Schrey: Patienten-Compliance. Workshop am 14. Mai 1977 über Verbesserung der Arzt-Patienten-Beziehung in Frankfurt a. M. Baden-Baden / Köln / New York 1977, S. 37–44.

WEBER, H. / H. KOCH / C. SAENGER: Apothekerkammer von Oberbayern. In: Süddeutsche Apotheker-Zeitung 54 (1914), S. 135f.

WEDLER, Ernst / Hans OTTO: Unglücksfälle durch falsche Anwendung oder Verwechslung von Arzneien. In: Süddeutsche Apotheker-Zeitung 87 (1947), S. 289f.

WEIMAR, Wilhelm: Die zivilrechtliche Verantwortlichkeit bei Schädigungen durch Arzneimittel. In: Pharmazeutische Zeitung 110 (1965), S. 336–338.

WEINGARTEN, Joe: Staatliche Wirtschaftsaufsicht in Deutschland. Die Entwicklung der Apothekenaufsicht Preußens und Nordrhein-Westfalens von ihrer Gründung bis zur Gegenwart. Opladen 1989 (Beiträge zur sozialwissenschaftlichen Forschung; 106).

WEISS, G[eorg]: Arzt-Patienten-Gespräch unter Berücksichtigung der Arzneimitteltherapie. In: Vogel, Hans Rüdiger (Hrsg.): Patientengerechte Arzneimittelinformation durch den Arzt. Bericht über ein Symposium der Medizinisch Pharmazeutischen Studiengesellschaft e. V. vom 5.–7. Februar 1981 in Titisee / Schwarzwald. Mainz 1981 (Schriftenreihe der Medizinisch Pharmazeutischen Studiengesellschaft e. V.; 8), S. 1–10.

WEISS, Walter: Das Erzgebirge in der Heilpflanzenversorgung einst und jetzt. In: Pharmazeutische Zeitung 82 (1937), S. 417–421.

WEITBRECHT, [Hermann] (a): Einsendungen. II. Die Aerzte, die Krankenkassen und wir! In: Süddeutsche Apotheker-Zeitung 63 (1923), S. 80–82.

– (b): Einsendungen. VI. Nürtinger Einkaufsgenossenschaft. In: Süddeutsche Apotheker-Zeitung 63 (1923), S. 94f.

WENDT, R.: Standardzulassungen nach § 36 AMG. In: Bundesgesundheitsblatt 33 (1990), S. 290f.

WETZELL, [o. V.]: Mitteilungen der Fachgruppe. Anweisung Nr. 1 betr. die Kennzeichnung von barbitursäurehaltigen Präparaten. In: Die Pharmazeutische Industrie 3 (1936), S. 658.

WEVER, [Hermann]: Personal- und amtliche Nachrichten. Preussen. Ministerialerlass, betreffend den Vertrieb des Diphtherie-Heilserums in Fläschchen und Glasampullen. In: Pharmaceutische Zeitung 47 (1902), S. 475.

WEYRAUCH, [Ernst] von: Personal- und amtliche Nachrichten. Preussen. I. Ministerialbekanntmachung, betreffend das feste Diphtherieheilserum. In: Pharmaceutische Zeitung 43 (1898), S. 673.

WIED, Heinz: Der Werberat der deutschen Wirtschaft und seine öffentlich-rechtliche Funktion. Diss. jur. Köln 1936.

WIESSNER, Matthias: Das Patentrecht der DDR. In: Zeitschrift für neuere Rechtsgeschichte 35 (2013), S. 230–271.

WILDNER, R[einer]: Zur Geschichte der Heilmittelherstellung im Thüringer Wald. In: Pharmazeutische Praxis 38 (1983), S. 64–68.

– : Zur Geschichte der Heilmittelherstellung im Thüringer Wald. 2. Teil: Die Thüringer Olitätenherstellung im 19. Jahrhundert – Vom Kleingewerbe zur Industrie. In: Pharmazeutische Praxis 42 (1987), S. 233–235.

WILDT, W[illi]: Der Apotheker als Spezialitätenfabrikant. Eupen [um 1910].

WILLENBERG, Hans-J[oachim]: Moderne Chemotherapeutika und Antibiotika. In: Süddeutsche Apotheker-Zeitung 89 (1949), S. 121–124.

WIMMER, Wolfgang: „Wir haben fast immer was Neues". Gesundheitswesen und Innovationen der Pharma-Industrie in Deutschland, 1880–1935. Berlin 1994 (Schriften zur Wirtschafts- und Sozialgeschichte; 43); ursprünglich Diss. [phil.] Berlin 1993.

– : Die Entwicklung der Pharma-Industrie in Deutschland, 1880 bis 1935. In: Müller-Jahncke, Wolf-Dieter / Anna Maria Carmona-Cornet / François Ledermann (Hrsg.): Materialien zur Pharmaziegeschichte. Akten des 31. Kongresses für Geschichte der Pharmazie Heidelberg 3.–7. Mai 1993. Stuttgart 1995 (Heidelberger Schriften zur Pharmazie- und Naturwissenschaftsgeschichte; Beiheft 1), S. 153–163.

WINCKELMANN, Erwin: Die Arzneispezialitäten und die Frage ihrer gesetzlichen Regelung. Leipzig 1928 (Wirtschafts- und Verwaltungsstudien mit besonderer Berücksichtigung Bayerns; 89); [ursprünglich rechts- u. staatswiss. Diss. Würzburg 1928].

WINKER, Doreen: Ludwig Günther II. 1708–1767–1790. In: Thüringer Landesmuseum Heidecksburg Rudolstadt (Hrsg.): Die Fürsten von Schwarzburg-Rudolstadt. 1710–1918. 3. Auflage, Rudolstadt 2001, S. 66–83.

WINKLER, Lutz: Galens Schrift ‚De Antidotis'. Ein Beitrag zur Geschichte von Antidot und Theriak. Diss. rer. nat. Marburg 1980.

WINNANDS, Simone: Die Packungsbeilage im Spannungsfeld des Werberechts. In: Die Pharmazeutische Industrie 71 (2009), S. 1358–1362.

WITTIG, Helmut: Endspurt und Neustart im Jahre 1990/91. In: Geschichte der Pharmazie 72 (2020), S. 70–77.

WO, [o. V.]: Engagierte Fortbildungsarbeit beim 6. Seminarkongreß der Bundesapothekerkammer in Braunlage. Seminar VI: Vermittlung von Arzneimittelinformationen. In: Pharmazeutische Zeitung 125 (1980), S. 1936–1940.

WO., [o. V.] / [o. V.] STO.: Apothekerstandpunkt überzeugend vertreten: Anhorung des Bundestagsausschusses zur Arzneimittelgesetznovellierung. In: Pharmazeutische Zeitung 131 (1986), S. 1056–1059.

WOLF, Anna: An Analysis and Evaluation of the Development of the QRD Human Product Information Template used in Package Leaflets. Diss. rer. nat. Bonn 2015.

WOLF-KROWARTZ, Lucia: Der gerechte Arzneimittelpreis? Zur Geschichte der Arzneitaxen im 18. und 19. Jahrhundert am Beispiel Preußens. Stuttgart 2019 (Quellen und Studien zur Geschichte der Pharmazie; 121); ursprünglich Diss. rer. nat. Marburg 2019.

WOLF-KROWARTZ, Lucia / Christoph FRIEDRICH / Wolf-Dieter MÜLLER-JAHNCKE: Vergütung im Wandel. Der Weg vom arbeits- zum packungsbezogenen Honorar der Apotheker. In: Deutsche Apotheker Zeitung 159 (2019), S. 54–59.

WOLTER, Ernst-Jürgen: Lesen Sie dreimal täglich. Aus dem Leben eines Apothekers. Frankfurt/Main 2016.

WOLTERS, Hans-Georg: Standardzulassungen sind vernünftig. In: Deutsche Apotheker-Zeitung 116 (1976), S. 410.

WRIEDT, Jan: Von den Anfängen der Drogengesetzgebung bis zum Betäubungsmittelgesetz vom 1.1.1972. Frankfurt am Main 2006 (Europäische Hochschulschriften, Reihe II Rechtswissenschaft; 4329); ursprünglich Diss. jur. Kiel 2005.

Wüst, F.: Heilmittelgesetzgebung und pharmazeutische Industrie. Internationales Symposium im Gottlieb-Duttweiler-Institut für wirtschaftliche und soziale Studien in Rüschlikon (Schweiz) am 28. und 29. August 1969. In: Die Pharmazeutische Industrie 31 (1969), S. 646–656.

Zacharias, Sylvia Christiane: Arzneimittelzulassung und Verbraucherschutz. Packungsbeilagen zwischen wirksamer Warnung und trickreicher Tarnung. Frankfurt am Main / Bern / New York 1986 (Europäische Hochschulschriften: Reihe XXXI, Politikwissenschaft; 96); ursprünglich Diss. rer. pol. Berlin 1985.

Zentzis, Kurt: Untersuchungen zur Entwicklung der Tablettenherstellung unter pharmazie- und technikgeschichtlichen Gesichtspunkten. Diss. rer. biol. hum. München 1985.

Zglinicki, Friedrich v[on]: Heilmittelwerbung bei Ärzten. In: Die Werbung 2 (1950), S. 153–156.

Zimmermann, Elisabeth: Über die Entstehung der Laborantenkolonie in Krummhübel im Riesengebirge. In: Jahrbuch der schlesischen Friedrich-Wilhelms-Universität zu Breslau 5 (1960), S. 33–51.

Zimmermann, Heinz: Arzneimittelwerbung in Deutschland vom Beginn des 16. bis Ende des 18. Jahrhunderts. Dargestellt vorzugsweise an Hand von Archivalien der Freien Reichs-, Handels- und Messe-Stadt Frankfurt am Main. Mit einer Einführung in das Wesen der Werbung unter besonderer Berücksichtigung ihrer Frühformen in antiker und mittelalterlicher Heilmittelwirtschaft. Würzburg 1974 (Quellen und Studien zur Geschichte der Pharmazie; 11); [ursprünglich Diss. rer. nat. Marburg 1968].

Zimmermann, Volker: Der Rosmarin als Heilpflanze und Wunderdroge. Ein Beitrag zu den mittelalterlichen Drogenmonographien. In: Sudhoffs Archiv 64 (1980), S. 351 bis 370.

Zimmermann, W[alther]: Stellungnahme eines Pharmakologen zur Spezialitätenfrage. In: Süddeutsche Apotheker-Zeitung 65 (1925), S. 86f.

– : Einige Betrachtungen über das Rezept. In: Süddeutsche Apotheker-Zeitung 82 (1942), S. 240–243.

Zipfel, Walter (Hrsg.): Arzneimittelrecht. Kommentar. München 1971.

12.5 Personenverzeichnis

Quellen und Studien zur Geschichte der Pharmazie

Begründet von Prof. Dr. Rudolf Schmitz †,
herausgegeben von Prof. Dr. Christoph Friedrich und Prof. Dr. Tanja Pommerening

Die Bände 1–9 erschienen im Govi-Verlag, Frankfurt, die Bände 10–16 im jal-Verlag, Würzburg; diese Bände sind sämtlich vergriffen. Ab Nr. 17 erscheint die Reihe in Kommission beim Deutschen Apotheker Verlag bzw. (ab 1991) bei der Wissenschaftlichen Verlagsgesellschaft Stuttgart. Bände ohne Preisangabe sind verlagsseitig vergriffen, ab Band 26 sind einzelne jedoch noch über das Institut für Geschichte der Pharmazie und Medizin, Roter Graben 10, 35032 Marburg, zu beziehen.

1. Rudolf Schmitz: Das Apothekenwesen von Stadt- und Kurtrier. 1960.
2. Hans Dadder: Das Apothekenwesen von Stadt und Erzstift Mainz. 1961.
3. Egon Philipp: Das Medizinal- und Apothekenrecht in Nürnberg. 1962.
4. Sieglinde Lefrère: Die Entwicklung des Saarländischen Apothekenwesens von den Anfängen bis zu der im Wiener Kongreß getroffenen Regelung (1815). 1963.
5. Tjiang Beng Jap: Über indonesische Volksheilkunde an Hand der Pharmacopoeia Indica des Hermann Nikolaus Grim(m) (1684). 1965.
6. Günther Tollmann: Die Entwicklung des Apothekenwesens in den Territorien des späteren Herzogtums Nassau von den Anfängen bis zur Einverleibung Nassaus durch Preußen (1866). 1965.
7. Rudolf Schmitz/Sieglinde Lefrère: Geschichte der Hamburger Apotheken 1818–1965 nach C. A. Jungclaussen. 1966.
8. Karl-Heinz Bartels: Drogenhandel und apothekenrechtliche Beziehungen zwischen Venedig und Nürnberg. 1966.
9. Heinz Gossmann: Das Collegium pharmaceuticum Norimbergense und sein Einfluß auf das nürnbergische Medizinalwesen. 1966.
10. Helmut P. Conradi: Apothekengläser im Wandel der Zeit. 1973.
11. Heinz Zimmermann: Arzneimittelwerbung in Deutschland zu Beginn des 16. bis Ende des 18. Jahrhunderts. 1974.
12. Elmar Ernst: Das „industrielle" Geheimmittel und seine Werbung. 1975.
13. Ursula Schmitz: Hans Minners ‚Thesaurus medicaminum‘. 1974.
14. Adelheid Overhamm: Zur Geschichte der Digitalis unter besonderer Berücksichtigung ihrer äußerlichen Anwendung. 1976.
15. Sian Nio Tan: Zur Geschichte der Pharmazie in Niederländisch-Indien (Indonesien) 1602–1945. 1976.
16. Wolfgang Götz: Zu Leben und Werk von Johann Bartholomäus Trommsdorff (1770–1837). Darstellung anhand bisher unveröffentlichten Archivmaterials. 1977.
17. Iris Renner: Zur Entwicklungsgeschichte der Pharmakognosie als selbständiges Hochschulfach an der Ludwig-Maximilians-Universität Ingolstadt-Landshut-München. 1982.
18. Cornelia D. Sonntag: Zur Geschichte der Apothekenprivilegien im Gebiet des Herzogtums Kleve vom Vertrag zu Xanthen (1614) bis zur Errichtung der Rheinprovinz (1822). 1982.
19. Franz-Josef Kuhlen: Zur Geschichte der Schmerz-, Schlaf- und Betäubungsmittel in Mittelalter und früher Neuzeit. 1983.
20. Ulrich Grass: Zu Leben und Werk von Jakob Reinbold Spielmann (1722–1783). 1983.
21. Renate Smollich: Der Bisamapfel in Kunst und Wissenschaft. 1983.
22. Jochen Keidel: Johann Heinrich Dierbach (1788–1845). Ein Beitrag zu Leben und Werk des Heidelberger Hochschullehrers. 1983.
23. Wolfgang Hömberg: Der norddeutsche Bronzemörser im Zeitalter von Gotik und Renaissance. 1983.
24. Mikulas Simon: Die soziale Stellung der Apotheker in der Zürcher Stadtgesellschaft in Mittelalter und früher Neuzeit. 1983.
25. Arndt Fleischer: Patentgesetzgebung und chemisch-pharmazeutische Industrie im deutschen Kaiserreich (1871–1918). 1984.
26. Hartmut Zimmermann: Simon Rudolph Brandes (1795–1842), ein bedeutender Apotheker des 19. Jahrhunderts.1985.

27. Michael Krafft: Die anthroposophische Heilmittellehre und ihre geistesgeschichtliche Beziehung zu Heilmittelkonzepten des 19. Jahrhunderts. 1984.

28. Wolfgang Engels: Zur Geschichte des Verstaatlichungsgedankens im deutschen Apothekenwesen unter besonderer Berücksichtigung der preußischen Verhältnisse und des Krankenkassenwesens im 19. Jahrhundert. 1984.

29. Cornelia Kohlhaas-Christ: Zur Geschichte des Apothekenwesens in Hamburg von den Anfängen bis zum Erlaß der Medizinalordnung von 1818. 1985.

30. Hans-Heino Ingendoh: Zur Geschichte des Apothekenwesens auf dem Gebiet des Herzogtums Berg von den Anfängen bis zur Einführung der Personalkonzession im Jahre 1894. 1985.

31. Marion Wühr: Die Apotheke im ehemaligen Oberen Erzstift Köln. 1985.

32. Thomas Haug: Friedrich August Flückiger (1828–1894). Leben und Werk. 1985.

33. Jürgen Müller: Die Konstitutionserforschung der Alkaloide. Die Pyridin-Piperidin-Gruppe. 1985.

34. Christine Schwarz: Genossenschaftliche Selbsthilfe von Apothekern am Beispiel der Stada. 1985.

35. Bettina Haupt: Deutschsprachige Chemielehrbücher 1775–1850. 1987.

36. Ulrike Thomas: Die Pharmazie im Spannungsfeld der Neuorientierung: Philipp Lorenz Geiger (1785–1836). Leben, Werk und Wirken – eine Biographie. 1985.

37. Marianne Engeser: Der „Liber Servitoris" des Abulkasis (936–1013). Übersetzung, Kommentar und Nachdruck der Textfassung von 1471. 1986.

38. Kristin Landgraf-Brunner: Die Auseinandersetzungen zwischen Apothekern und den gesetzlichen Krankenkassen von Beginn der gesetzlichen Krankenversicherung an. 1986.

40. Ingrid Klimaschewski-Bock: Die „Distinctio sexta" des Antidotarium Mesue in der Druckfassung Venedig 1561 (Sirupe und Robub). Übersetzung, Kommentar und Nachdruck der Textfassung von 1561. 1987.

41. Margit Kreutel: Die Opiumsucht. 1988.

42. Benno Kreutzer: Zur Geschichte der einheimischen Orchideen unter besonderer Berücksichtigung ihrer pharmazeutisch-medizinischen Anwendung. 1988.

43. Ute Stapel: Arzneimittelgesetze 1961 und 1976. 1988.

44. Joachim Schmitt-Fiebig: Einflüsse und Leistungen deutscher Pharmazeuten, Naturwissenschaftler und Ärzte seit dem 18. Jahrhundert in Chile. 1988.

45. Susanne Wüllrich: Die Geschichte der HAGEDA als standeseigener Großhandel der Apotheker. 1987.

46. Achim Keller: Die Abortiva in der Römischen Kaiserzeit. 1988.

47. Peter Jaroschinsky: Burkhard Reber (1848–1926). Ein Vorläufer der schweizerischen Pharmaziegeschichte. 1988.

48. Michaela Kollmann-Hess: Die „Erste Marburger Schule" (1884–1928). Zur wissenschaftlichen Leistung von Ernst Schmidt, Johannes Gadamer und ihren Schülern am Pharmazeutisch-Chemischen Institut der Universität Marburg. 1988.

49. Brigitte Schwamm: Atropa Belladonna. Eine antike Heilpflanze im modernen Arzneischatz. Historische Betrachtung aus botanischer, chemischer, toxikologischer, pharmakologischer und medizinischer Sicht unter besonderer Berücksichtigung des synthetischen Atropins. 1988.

50. Ludger Mentrup: Die Apotheke in der Inflation, 1914–1923. 1988.

51. Gabriele Huhle-Kreutzer: Die Entwicklung arzneilicher Produktionsstätten aus Apothekenlaboratorien – dargestellt an ausgewählten Beispielen. 1989.

52. Silvana Schumacher: Entwicklungstendenzen der multidisziplinären deutschsprachigen pharmazeutischen Lehrbuchliteratur im Vorfeld der Hochschulpharmazie (1725–1875). 1988.

53. Rainer Bens: Einige „Aussteiger aus der Pharmazie". 1989.

54. Thomas Junker: Darwinismus und Botanik. Rezeption, Kritik und theoretische Alternativen im Deutschland des 19. Jahrhunderts. 1989.

55. Dietrich Redeker: Zur Entwicklungsgeschichte der Tuberkulostatika und Antituberkulotika. 1990.

56. Ursula Lill: Die pharmazeutisch-industrielle Werbung in der ersten Hälfte des 20. Jahrhunderts. 1990. € 44,50

57. Christine Ahlheim: Pharmazie im Spiegel ihrer Presse: Die Apothekenreform von 1871 bis 1894. 1990. € 29,–

58. Ulrike Heuken: Der achte, neunte und zehnte Abschnitt des Antidotarium Mesue in der Druckfassung Venedig 1561 (Trochisci, Pulver, Suffus, Pillen). 1990.
59. Berthold Beyerlein: Die Entwicklung der Pharmazie zur Hochschuldisziplin. Ein Beitrag zur Universitäts- und Sozialgeschichte. 1991.
60. Gunter Drum: Geschichte der Deutschen Pharmazeutischen Gesellschaft (1890–1986). 1990. € 29,50
61. Klaus Burkert: Die Deutsche „Pharmazeutische Interessengemeinschaft" (1906–1918). Ein Beitrag zur Firmenpolitik der Pharmazeutisch-Chemischen Industrie bis zum Ende des Ersten Weltkrieges. 1990.
62. Klaus Biewer: Albertus Magnus, De vegetabilibus Buch VI, Traktat 2. Lateinisch-deutsch. Übersetzung und Kommentar. 1992.
63. Peter Laupheimer: Phlogiston oder Sauerstoff: Die Pharmazeutische Chemie in Deutschland zur Zeit des Übergangs von der Phlogiston- zur Oxidationstheorie. 1992.
64. Annette Diekmann: Klassifikation – System – ‚scala naturae'. Das Ordnen der Objekte in Naturwissenschaft und Pharmazie zwischen 1700 und 1850. 1992.
65. Sabine Ernst: Lise Meitner an Otto Hahn. Briefe aus den Jahren 1912 bis 1924. Edition und Kommentierung. 1992.
66. Holger Goetzendorff: Von der Selbsthilfe zur Selbstverwaltung. Entstehungsgeschichte der Apothekerkammer Nordrhein (1945–1953). 1992. € 38,–
67. Christine Billig: Pharmazie und Pharmaziestudium an der Universität Gießen. 1994. € 25,–
68. Bernhard Müller: Militärpharmazie in Deutschland bis 1945. 1993.
69. Ute Fischer-Mauch: Zum Verhältnis Apotheker / Arzt in Hessen. Bemühungen in Gießen um eine Novellierung der rechtlichen Grundlagen (um 1700). 1995. € 17,50
70. Martine Strobel: Asthma bronchiale. Die Geschichte seiner medikamentösen Therapie bis zum Beginn des 20. Jahrhunderts. 1994.
71. Sieglinde Lieberknecht: Die ‚Canones' des Pseudo-Mesue: Eine mittelalterliche Purgantien-Lehre. Übersetzung und Kommentar. Im Anhang die Versio antiqua in der Druckfassung von 1561. 1995.
72. Evemarie Wolf: Über die Anfänge der Pharmaziegeschichtsschreibung von Johannes Ruellius (1529) bis David Peter Hermann Schmidt (1835). 1996. € 14,–
73. Eva-Maria Henig: 200 Jahre Pockenimpfstoff in Deutschland. 1997. € 25,–
74. Annette Josephs: Der Kampf gegen die Unfruchtbarkeit. Zeugungstheorien und therapeutische Maßnahmen von den Anfängen bis zur Mitte des 17. Jahrhunderts. 1998. € 29,–
75. Günther Gleiche: Die Apotheke im Allgemeinen Krankenhaus St. Georg, Hamburg, 1823–1973. Eine Chronik vor dem Hintergrund des stadtgeschichtlichen, medizinischen und naturwissenschaftlichen Geschehens. Hrsg. von Fritz Krafft. 1998. € 39,–
76. Fritz Krafft: „Die Arznei kommt vom Herrn, und der Apotheker bereitet sie" – Biblische Rechtfertigung der Apothekerkunst im Protestantismus: Apotheken-Auslucht in Lemgo und Pharmako-Theologie. 1999. € 19,50
77. Clemens Stoll: Die Apotheken am bayerischen Untermain. Eine pharmaziehistorische Dokumentation vom Beginn der Neuzeit bis zum Ende der Personalkonzession 1949. Hrsg. von Ulrich Stoll. 2000. € 29,–
78. Sabine Anagnostou: Jesuiten in Spanisch-Amerika als Übermittler von heilkundlichem Wissen. 2000.
79. Carsten Gerd Dirks: Militärpharmazie in Deutschland nach 1945. Bundeswehr und Nationale Volksarmee im Vergleich. 2001. € 29,–
80. Katja Schmiederer (Hrsg.): Hamburg – Mainz – Marburg: Stationen eines Wissenschaftshistorikers. Festakt anläßlich der Pensionierung von Prof. Dr. Fritz Krafft. 2002. € 16,–
81. Fritz Krafft: Christus ruft in die Himmelsapotheke. Die Verbildlichung des Heilandsrufs durch Christus als Apotheker. Mit Beiträgen von Christa Habrich und Woty Gollwitzer-Voll. 2002. € 19,80
82. Antje Mannetstätter: Diethelm Lavater II (1781–1846). Ein Zürcher Arzt-Apotheker im Spiegel seiner Korrespondenz. 2004. € 28,–
83. Christine Stock: Robert Wilhelm Bunsens Korrespondenz vor dem Antritt der Heidelberger Professur (1852) – Kritische Edition. 2007. € 49,–
84. Gudrun Jost: Alfred Partheil (1861–1909) – ein Pharmazeutischer Chemiker aus der zweiten Reihe. 2007. € 26,–

85. Caroline Schlick: Apotheken im totalitären Staat – Apothekenalltag in Deutschland von 1937 bis 1945. 2008. € 45,–

86. Ansgar Schockmann: Der preußische Apothekerrat (1896–1921). Entwicklung des Beirats und sein Einfluss auf das Apotheken- und Arzneimittelwesen. 2008. € 34,–

87. Katja Schmiederer: Das Dictionnaire de Chymie von Pierre Joseph Macquer (1718–1784). Die Originale und Übersetzungen als Spiegelbild der Entwicklung der Chemie und Pharmazie im letzten Drittel des 18. Jahrhunderts. 2008. € 27,–

88. Achim Klosa: Johann Christian Wiegleb (1732–1800). Eine Ergobiographie der Aufklärung. 2006. € 34,–

89. Manfred Rudolf Kesselmeier: Friedrich Wilhelm Adam Sertürner (1783–1841) – Apotheker und Forscher. 2008. € 25,–

90. Holger Latsch: Bundesverband Deutscher Krankenhausapotheker (ADKA) e. V. – Entstehung und Entwicklung eines Berufsverbandes. 2008. € 39,–

91. Andrea Ludwig: Georg Urdang (1882–1960) – ein Pharmaziehistoriker als Mittler zwischen ‚alter‘ und ‚neuer‘ Welt. 2009. € 32,–

92. Nicole Klenke: Zum Alltag der Apothekergehilfen vom 18. bis Anfang des 19. Jahrhunderts 2009.

93. Florian Karl Öxler: Vom tragbaren Labor zum Chemiebaukasten. Zur Geschichte des Chemieexperimentierkastens unter besonderer Berücksichtigung des deutschsprachigen Raums. 2010.

94. Heike Gypser: Apparative Hochpotenzherstellung in der Homöopathie in den Vereinigten Staaten von Amerika im Zeitraum von 1860–1920. 2011. € 24,80

95. Sabine Anagnostou/Florike Egmond/Christoph Friedrich (Hrsg.): A Passion for Plants. Materia medica and botany in scientific networks from the 16th to 18th centuries. 2011. € 19,50

96. Thomas Rötz: Georg Edmund Dann (1898–1979): Leben und Werk eines Pharmaziehistorikers im 20. Jahrhundert. 2012. € 24,95

97. Nils Klämbt: Hans Paul Kaufmann (1889–1971) – Leben und Werk. 2013. € 38,–

98. Irene R. Lauterbach: Friedrich Christian Fikentscher (1799–1864). Ein früher Chemiefabrikant. Unter Berücksichtigung seiner Briefe aus 1823, 1824 und 1830. 2013. € 21,50

99. Tammo Funke: Das Apothekenwesen in der Bundesrepublik Deutschland von 1945 bis 1961 am Beispiel der Länder Niedersachsen und Bremen. 2013. € 24,95

100. Johannes Müller: Pflanzen zur Wundbehandlung der mittelalterlichen arabischen Heilkunde in der europäischen Tradition. 2013.

101. Andreas Martin Mendel: Die Arzneimitteltherapie im Hohen Hospital Haina zwischen 1732 und 1800. 2013. € 24,95

102. Ute Jutta Götz: Im Wettlauf gegen das Wechselfieber. Zur Geschichte der synthetischen Antimalariamittel. 2014. € 24,95

103. Frederik Vongehr: Geschichte der deutschen Marinepharmazie. 1871–1945. Die pharmazeutische Versorgung der Kaiserlichen Marine, der Reichsmarine und der Kriegsmarine. 2014. € 48,50

104. Stefanie Boman-Degen: Walther Zimmermann (1890–1945). Für Apothekerstand und Staat. Bio-Ergografie eines zu Unrecht vergessenen Apothekers. 2015. € 34,95

105. Karl Günther Zehnpfenning: Pharmazie und Hochschulstrukturen. Zur Etablierung des Pharmaziestudiums an der Université Impériale und der Humboldtschen Universität. 2015. € 26,80

106. Christiane Engel: Die Apothekengeschichte Nürnbergs im 19. und 20. Jahrhundert bis zur Niederlassungsfreiheit. 2016. € 29,90

107. Stefan Drosse: Der Bad Kreuznacher Apotheker Karl Aschoff (1867–1945) und sein Einfluss auf die Kurortmedizin. 2016. € 34,90

108. Ariane Retzar: Erfassung und Bewertung von unerwünschten Arzneimittelnebenwirkungen. Ein Beitrag zur Arzneimittelsicherheit in der DDR. 2016. € 34,90

109. Nicole Schuster: Gegen Fieber ist ein Kraut gewachsen. Traditionellen pflanzlichen Fiebermitteln auf der Spur. 2017. € 24,90

110. Karl Conrath: Lexika der Pharmazie. Zur pharmazeutischen Wissenskompilatorik des 19. Jahrhunderts als Spiegelbild eines Wandels von der ‚techne‘ zur ‚scientia‘. Eine buchhistorische, bibliographische und metalexikographische Analyse. 2017. € 34,95

111. Rolf Dieter Horstmann: Zur Geschichte der Apothekenvisitationen von den Anfängen bis zum Ende des Zweiten Weltkrieges in Deutschland unter besonderer Berücksichtigung der Rheinprovinz. 2017. € 29,95

112. Marina Bisping: Dinkel und Weizen. Zwei traditionelle Heilpflanzen. 2017.

113. André Schön: Vom Pfeilgift zur Arznei. Untersuchungen von Arzneidrogen und Giften aus den ehemaligen deutschen Kolonien West- und Südwestafrikas, vornehmlich an Berliner Instituten (1884–1918). Ein Beitrag zur Kolonialpharmazie. 2017. € 34,95

114. Oliver Haupt: Dopingmittel. Geschichte, Nachweise, Entwicklungen unter besonderer Berücksichtigung der DDR. 2017.

115. Lisa Hedrich-Trimborn: Zur Entwicklung der pharmazeutischen Zweigdisziplin Pharmazeutische Technologie bis 1980. 2018. € 24,90

116. Maximilian Haars: Die allgemeinen Wirkungspotenziale der einfachen Arzneimittel bei Galen. Oreibasios, Collectiones medicae XV. Einleitung, Übersetzung, pharmazeutischer Kommentar. 2018. € 38,00

117. Andreas Möckel: Steroide hinter dem Eisernen Vorhang. Zur Entstehung und Entwicklung des VEB Jenapharm unter besonderer Berücksichtigung der Steroidforschung bis Ende der 1960er-Jahre. 2018. € 29,00

118. Maren Zummersch: Heinrich Hörlein (1882–1954): Wissenschaftler, Manager und Netzwerker in der Pharmazeutischen Industrie. Eine pharmaziehistorische Analyse. 2018. € 32,00

119. Katja Moosmann: Tierische Drogen im 18. Jahrhundert im Spiegel offizineller und nichtoffizineller Literatur und ihre Bedeutung in der Gegenwart. 2019. € 24,95

120. Ilse Denninger: Das Apothekenwesen in Baden von 1945 bis 1960. 2019. € 29,90

121. Lucia Wolf-Krowatz: Der gerechte Arzneimittelpreis? Zur Geschichte der Arzneitaxen im 18. und 19. Jahrhundert am Beispiel Preußens. 2019. € 29,90

122. Maresca Köster: Ernst Urban (1874–1958). Apotheker, Redakteur und Kämpfer für die Neugestaltung des Apothekenwesens. 2019. € 29,90

123. Kerstin Grothusheitkamp: Pflanzen in der Krebstherapie des 18. bis 20. Jahrhunderts unter Berücksichtigung ihres Einsatzes in der Homöopathie. 2019. € 27,95

124. Sara Ruppen: Brauer und Apotheker – eine seltsame Personalunion. Ein Beitrag zur pharmazeutischen Geschichte des Bieres. 2020. € 37,50

125. Christian Redmann: Apotheker in Film und Fernsehen. Ein Beitrag zum medialen Fremdbild des Berufs. 2020. € 24,95

126. Uwe Stiftel: Wirtschaftsgeschichte des Apothekenwesens in der Bundesrepublik Deutschland von 1958 bis 1988 unter besonderer Berücksichtigung ordnungspolitischer Gesichtspunkte. 2021. € 29,–

127. Ariane Maria Löhnert: Der Pharmaziehistoriker Rudolf Schmitz (1918–1992) und seine wissenschaftliche Schule in Marburg. 2021.

128. Amalie-Sophia Sakkas: Promotionen von Apothekern von der zweiten Hälfte des 18. Jahrhunderts bis zum Beginn des Deutschen Reiches. Ein Beitrag zur Wissenschaftsgenese der Pharmazie. 2021. € 38,50

129. Karoline Guba: Vom Feinwaschmittel zum Koronartherapeutikum. Die Pharma-Sparte des VEB Deutsches Hydrierwerk Rodleben. Entwicklung, Herstellung und Vertrieb von Arzneimitteln sowie Pharmazeutischen Hilfsstoffen. 2022. € 29,90

130. Marie-Krystin Borchers: Die Arzneimitteltherapie von Frauen im Hohen Hospital Merxhausen zwischen 1720 und 1800. 2023. € 34,90

131. Patrick Sutter: Der Arzneischatz von Dr. med. Cäsar Adolph Blösch (1804–1863). 2024. € 24,90

132. Christina Linzbach: August Eberhard (1887–1960) – Entdecker der Ephedrin-Synthese. Pharmazeutischer Hochschullehrer, Regierungs- und Krankenhausapotheker, Pharmaziehistoriker. 2024. € 29,95

133. Melanie Köppe: Vom Anker Pain Expeller zum Panthenol-Spray, Zur Geschichte der chemisch-pharmazeutischen Fabrik F. Ad. Richter & Cie. und dem VEB Ankerwerk Rudolstadt. 2024. € 29,90

134. Matthias Rausch: Zur Geschichte der Hochschuldisziplin Pharmazie an der Julius-Maximilians-Universität Würzburg von 1782 bis zur Verselbstständigung des Faches mit Etablierung des ‚Pharmazeutischen Institutes‘ 1906. 2025.

135. Ingmar Allisat: Zur Geschichte des Berliner Apothekervereins nach 1945. 2025.

136. Manuel Busching: Zur Geschichte des Beipackzettels in Deutschland von den Anfängen bis 1990. Gebrauchsanweisungen für Arzneimittel zwischen Werbung, medizinischer Aufklärung und Information. 2025. € 29,90